utb 6473

AF833658

Eine Arbeitsgemeinschaft der Verlage

Brill | Schöningh – Fink · Paderborn –
Vandenhoeck & Ruprecht · Göttingen – Böhlau · Wien · Köln
Verlag Barbara Budrich · Opladen · Toronto
facultas · Wien
Walter de Gruyter · Berlin · Boston
Haupt Verlag · Bern
Verlag Julius Klinkhardt · Bad Heilbrunn
Mohr Siebeck · Tübingen
Narr Francke Attempto Verlag – expert verlag · Tübingen
Psychiatrie Verlag · Köln
Psychosozial-Verlag · Gießen
Ernst Reinhardt Verlag · München
transcript Verlag · Bielefeld
Verlag Eugen Ulmer · Stuttgart
UVK Verlag · München
Waxmann · Münster · New York
wbv Publikation · Bielefeld
Wochenschau Verlag · Frankfurt am Main

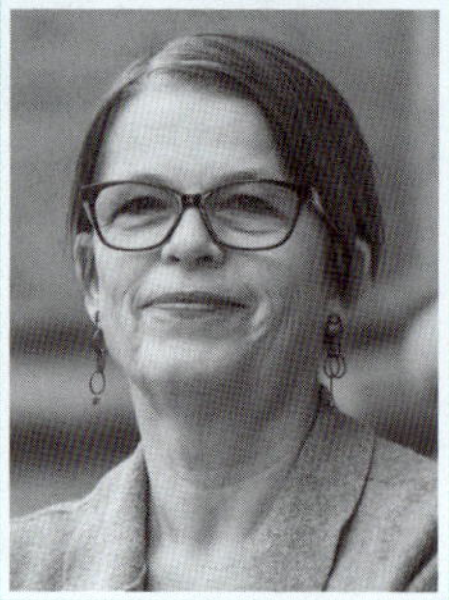 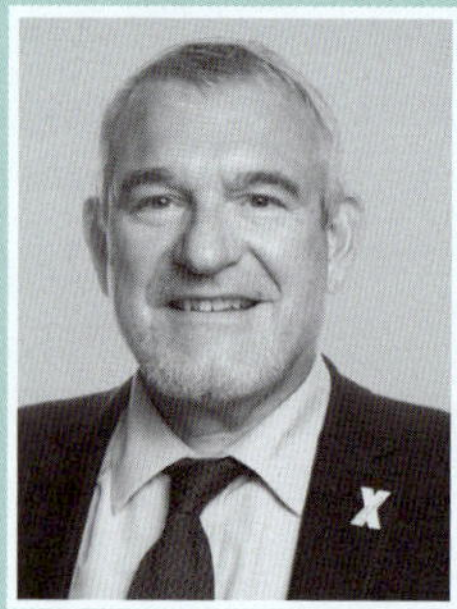 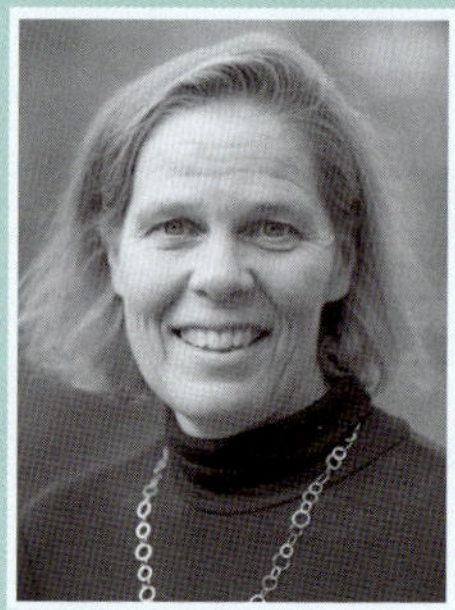

Prof. Dr. Jörg M. Fegert ist Ärztlicher Direktor der Klinik für Kinder- und Jugendpsychiatrie, Psychosomatik und Psychotherapie, Universitätsklinikum Ulm, und Präsident (2023–2027) der europäischen Fachgesellschaft European Society for Child and Adolescent Psychiatry (ESCAP).

Prim. Univ.-Prof. Dr. med. Isabel Böge ist Professorin für Kinder- und Jugendpsychiatrie, -psychotherapie sowie Abteilungsleitung der Kinder- und Jugendpsychiatrie an der Medizinischen Universität Graz, Primarärztin an der Abteilung für Kinder- und Jugendpsychiatrie des LKH-Universitätsklinikums Graz, Standort Süd.

Prof. Dr. Ulrike M. E. Schulze ist Chefärztin an der Klinik für Kinder- und Jugendpsychiatrie und -psychotherapie des ZfP Calw. Zudem ist sie an der Klinik für Kinder- und Jugendpsychiatrie, Psychosomatik und Psychotherapie am Universitätsklinikum Ulm in Lehre und Forschung tätig.

Geschlechtssensible Kinder- und Jugendpsychiatrie und -psychotherapie

Ulrike M. E. Schulze, Joerg M. Fegert, Isabel Böge (Hg.)

Mitarbeit

Marc Allroggen
Ulrike Amann
Juliane Ball
Sophia Bardt
Carola Bindt
Fabiola Casademont
Peer Briken
Vera Clemens
Florian Daxer
Sieglinde Düerkop
Diana El Khatib
Jo N. Ewert
Jonas Fegert
Lisa Feldmann
Stefanie Feteke
Herta Flor
Stephan Frisch
Jelena Gerke
Gabriele Gloger-Tippelt
Ellen Greimel
Ann-Christin Haag
Sophie Hauschild
Kaine Heimert
Anke Hinney
Nathalie Holz
Sarah Homann
Justine Hussong
Inge Kamp-Becker
Anne Karow
Franziska Köhler-Dauner
Thomas Lempp
Torsten Lucas
Veronika Mailänder Zelger
Viktoria Märker
Siebke Melfsen
Kirsten R. Müller-Vahl
Nathalie Oexle
Triinu Peters
Luise Poustka
Diane Purper-Ouakil
Luisa Sophie Rajcsanyi
Miriam Rassenhofer
Annette Richter-Unruh
Marcel Romanos
Cedric Sachser
Eliana Schiele
Benno Schimmelmann
Klaus Schmeck
Gerd Schulte-Körne
Inge Seiffge-Krenke
Emily Sitartski
Natalia Szejko
Svenja Taubner
Safiye Tozdan
Timo D. Vloet
Susanne Walitza
Florian Daniel Zepf

Psychiatrie Verlag

Ulrike M. E. Schulze, Joerg M. Fegert, Isabel Böge (Hg.)
Geschlechtssensible Kinder- und Jugendpsychiatrie und -psychotherapie
1. Auflage 2026

Bibliografische Information der Deutschen Nationalbibliothek
Die Deutsche Nationalbibliothek verzeichnet diese Publikation
in der Deutschen Nationalbibliografie;
detaillierte bibliografische Daten sind im Internet über
https://portal.dnb.de abrufbar.

© Psychiatrie Verlag, Köln 2026

Psychiatrie Verlag GmbH
Ursulaplatz 1
50668 Köln
info@psychiatrie-verlag.de

Alle Rechte vorbehalten. Kein Teil des Werkes darf
ohne Zustimmung des Verlags vervielfältigt, digitalisiert oder verbreitet werden.
Die Nutzung unserer Werke für Text- und Datamining i.S.v. §44b UrhG behalten wir uns
explizit vor.

Lektorat: Mihrican Özdem, Landau; Fabio Freiberg, Köln
Korrektorat: Leonie Bieger, Dortmund
Umschlagkonzeption: siegel konzeption | gestaltung, Stuttgart
unter Verwendung eines Farbholzschnittes von Sabine Häusler, Köln,
www.sabinehaeusler.de
Foto von Ulrike M. E. Schulze, S. 2: privat, Instagramprofil des Fotografen: human_street_
Typografiekonzeption: Iga Bielejec
Satz: Barbara Hoffmann, Leipzig
Druck und Bindung: AC medienhaus GmbH, Wiesbaden

Hinweise
Bei den in diesem Buch angegebenen Verfahren und Methoden sowie den Hinweisen zur medikamentösen Behandlung haben die Autor*innen den aktuellen wissenschaftlichen Stand berücksichtigt. Autor*innen und Verlag können aber keine Garantie für die Vollständigkeit und Wirksamkeit der Inhalte geben.
Die Handelsnamen der besprochenen Medikamente sind mit dem Zeichen ® gekennzeichnet. Aus dem Fehlen dieser Kennzeichnung darf aber nicht auf die freie Verwendbarkeit eines Medikamentennamens geschlossen werden, es kann sich um gesetzlich geschätzte Warenzeichen handeln, die nicht ohne weiteres benutzt werden dürfen.

utb-Band 6473
ISBN: 978-3-8252-6473-4
eISBN: 978-3-8385-6473-9
DOI: 10.36198/9783838564739

A Grundlagen 39

Alle Downloadmaterialien finden Sie auf:
https://psychiatrie-verlag.de/product/geschlechtssensible-kinder-und-jugendpsychiatrie-und-psychotherapie/
Den Zugangscode finden Sie auf Seite 88.

Abbildungsverzeichnis

Tabellenverzeichnis

Vorwort

Geschlechtssensible Kinder- und Jugendpsychiatrie und -psychotherapie

Ulrike M. E. Schulze, Joerg M. Fegert, Isabel Boege

Während der letzten 25 Jahre wuchs die Erkenntnis in der Medizin, dass das Geschlecht in der Forschung, der Diagnostik wie auch der Therapie eine oft vernachlässigte Größe ist und dieser Umstand erhebliche Folgen für die Patient*innen haben kann. Beispielsweise werden die meisten Medikamente zunächst an jungen, gesunden Männern getestet, anschließend aber für die identische Anwendung bei Männern wie Frauen zugelassen. Gerade in Bereichen wie der Inneren Medizin wurde deshalb zunehmend stärker die Forderung nach einem Genderbewusstsein in der Medizin, nach einer geschlechtssensiblen Medizin, geäußert und bisher ansatzweise umgesetzt. Diese Debatte ist in der deutschsprachigen Psychiatrie und Kinder- und Jugendpsychiatrie weitgehend nicht berücksichtigt worden, was erstaunen mag, lässt doch die Epidemiologie eindeutige geschlechtsspezifische Unterschiede bei vielen psychischen Erkrankungen erkennen.

Gerade das »Entwicklungsfach« Kinder- und Jugendpsychiatrie und -psychotherapie ist geprägt von den geschlechtsbezogenen Unterschieden in der Entwicklung, neurologischen Reifung und Entwicklungspsychopathologie. Jungen sind nicht nur körperlich anfälliger, sie reifen zudem in der Regel feinneurologisch langsamer, zeigen im Vorschul- und frühen Grundschulalter mehr Auffälligkeiten als Mädchen, die deshalb – in der Regel – die Herausforderungen in der Grundschule nicht nur im Hinblick aufs Stillsitzen, sondern auch in Bezug auf Auge-Hand-Koordination besser meistern als gleichaltrige Jungen.

Ein erster Blick in die Stationen einer Klinik für Kinder- und Jugendpsychiatrie zeigt, dass in der Regel die Kinderstationen von Jungen mit eher externalisierenden Störungsbildern geprägt sind, während auf den Jugendlichenstationen überwiegend weibliche Patientinnen mit Ängsten, Depressionen, posttraumatischen Belastungsstörungen, Essstörungen und sich entwickelnden Persönlichkeitsstörungen behandelt werden.

Teilweise gibt es genetische Ursachen, die die Träger des Y-Chromosoms eher benachteiligen. So ist zum Beispiel das Risiko für eine geistige Behinderung zwischen den Geschlechtern nicht gleich verteilt. Dies wiederum zeigt Auswirkungen auf die Gruppendynamik in vielen Einrichtungen für Menschen mit geistiger Behinderung, wo es darauf ankommt, für Mädchen eine adäquate Gruppensituation zu schaffen, in der auch sie funktionierende Subgruppen finden und bilden können.

Störungen des Sozialverhaltens und Delinquenz sind nach wie vor überwiegend männliche Phänomene, was wiederum zu der paradoxen Situation führt, dass für straffällig gewordene Mädchen weniger differenzierte Interventionen und Angebote zur Verfügung stehen.

Überhaupt ist es interessant zu beobachten, wie mit denen umgegangen wird, die zu den vermeintlichen Minderheitsgruppen gehören. Lange wurden Mädchen mit ADHS eher übersehen, weil man mit diesem Störungsbild bei Mädchen seltener rechnete. Jungs mit einer diagnostizierten Magersucht waren früher einmal die absolute Ausnahme.

Isabel Böge hat im Jahr 2021 das Thema »*Geschlecht und Kinder- und Jugendpsychiatrie*« zum Thema der 31. Jahrestagung der Abteilung für Kinder- und Jugendpsychiatrie am ZfP Südwürttemberg gemacht und damit einen Anstoß für die Auseinandersetzung mit dieser Perspektive gegeben. Auch in der sozialpsychiatrischen Debatte ist das Thema der Stigmatisierung und Selbststigmatisierung junger Menschen mit psychischen Erkrankungen lange Zeit weitgehend ohne Integration der Genderperspektive diskutiert worden, und erst langsam verbreitet sich die Einsicht, dass es in der Diskriminierung Unterschiede und multiple Formen der Diskriminierung gleichzeitig geben kann.

Wir sprechen immer stärker von individualisierter Medizin und beachten gleichzeitig im Alltag zu wenig die eklatanten Geschlechtsdifferenzen. So reden wir zum Beispiel global über Bildschirmzeit und digitale Medien und deren mögliche negative Auswirkungen, unterscheiden dabei jedoch nicht zwischen der geschlechtsspezifischen Nutzung von »Ballerspielen« oder der Zeit, die in sozialen Medien verbracht wird.

Gerade Letztere verbreiten einen erheblichen sozialen Druck in Bezug auf bestimmte Schönheitsideale. Hier geht es darum, wie ein Körper wahrgenommen, wie man von den anderen »gelesen« wird. Ob dies wiederum zur seelischen Geschlechtsidentität kongruent ist oder nicht, ist zu einer der großen Identitätsfragen der letzten Jahre geworden. Nichtsdestotrotz hat die zu begrüßende Entpathologisierung nicht gleichzeitig zum Rückgang von mit Geschlechtsdysphorie verbundenen Emotionen geführt.

Kaum ein Feld ist derzeit in der deutschen Kinder- und Jugendpsychiatrie so umstritten wie der Umgang mit früh artikulierten körperlichen Veränderungswünschen von trans* Jugendlichen. Nicht-binäre Menschen kritisieren unter anderem die Festlegung auf ein männliches und weibliches Geschlecht.

Insofern nimmt dieses Buchprojekt zumindest teilweise eine als altmodisch anmutende Perspektive ein, wenn zunächst versucht wird, typisch Weibliches und typisch Männliches in Bezug auf die Entwicklungspsychopathologie zu betrachten und Entwicklungsunterschiede zwischen den Geschlechtern, auch im Rahmen der Pubertätsentwicklung, zu beschreiben und als zu differenzierende Tatsachen ernst zu nehmen.

Wir halten diese Sichtweise grundlegend für klinisch relevant und haben deshalb mit dem vorliegenden Buch versucht, die neuen diagnostischen Kategorien der ICD-11 in einem überschaubaren Lehrtext mit vielen Praxis- und Fallbeispielen zugänglich zu machen und gleichzeitig den Blick auf die Entwicklungsunterschiede sowie die Geschlechtsunterschiede in der Psychopathologie zu lenken, wohlwissend, dass gerade die Thematik der Geschlechtsidentität rechtlich und gesellschaftlich »im Fluss« ist. Deshalb haben wir uns auch inhaltlich genannter Debatte in entsprechenden Beiträgen angenähert und in der Diversität der Kapitel, Begrifflichkeiten und Positionierungen z. B. zum Thema »Geschlecht versus Gender« durchaus auch eine Öffnung ermöglicht.

Letztendlich haben sich sowohl die Medizin als auch die Psychotherapie zu weiblich dominierten Fachdisziplinen entwickelt. Dies liegt allein schon am Zugang zum Studium, der über einen Numerus clausus und damit in der Regel über Schulleistung und Abiturnoten geregelt wird. Aber auch die Vertreter*innen der weiteren in der Kinder- und Jugendpsychiatrie tätigen Berufsgruppen sind in der Regel überwiegend weiblichen Geschlechts. Welchen Unterschied macht es also, ob ein männlicher Therapeut oder eine weibliche Therapeutin ein Kind behandelt, eine weibliche Pflegekraft oder ein Heilerziehungspfleger durch den therapeutischen Alltag begleitet? Inwieweit thematisieren wir Geschlechtsunterschiede bei den Behandelnden und zu Behandelnden? In der Regel am ehesten bei der körperlichen Untersuchung oder vor der psychotherapeutischen Behandlung von Personen mit Erfahrungen von sexualisierter Gewalt. Doch auch hier nutzen schematische Zugänge nicht. Ergibt es tatsächlich Sinn, festzulegen, dass Jungen durch Männer und Mädchen durch Frauen körperlich untersucht werden, wenn die meisten Täter, die Jungen sexuell missbrauchen, auch Männer sind? Liefert eine Frau immer automatisch das bessere therapeutische Angebot, wenn zum Beispiel in der Familie Gewalt vom Vater ausging? Wie sieht es mit den Übertragungs- und Gegenübertragungsgefühlen in Bezug auf erwachsene Frauen aus, die in ihrer Kindheit von Ohnmachtserfahrungen geprägt wurden? Viele Fragen, auf die es keine einfachen Lösungen gibt, die es aber wert sind, gestellt und reflektiert zu werden, etwa in Kapitel 12.

Zur besseren Orientierung finden Sie im Buch gleichbleibende didaktische Elemente, die zur Vertiefung und besseren Verständnis anregen. Die folgenden Signets kennzeichnen diese Elemente:

- Persönliche Annäherung
- Vertiefungsmöglichkeiten
- Verständnisfragen

Die Antworten zu den Verständnisfragen finden Sie im Downloadmaterial des Buchs.

Wir hoffen, dass Sie als Lesende im Anschluss an die Lektüre und das Lernen mit diesem Buch ebenfalls darüber erstaunt sind, dass man Kinder- und Jugendpsychiatrie und -psychotherapie *überhaupt* anders denn als Gendermedizin auffassen kann. Gerade wenn wir nicht einseitig in Biologismen oder sozialen Determinanten denken wollen, sondern – dem Motto des europäischen Kongresses für Kinder- und Jugendpsychiatrie 2025 in Straßburg »Beyond nature & nurture« folgend – jenseits dieser Antagonismen unterschiedliche Bedingungsfaktoren und darin jeweils stets die individuelle Freiheit einer eigenen Identitätsfindung wahrnehmen, können wir Kinder und Jugendliche mit psychischen Problemen und Erkrankungen auf ihrem Entwicklungsweg besser und passgenau unterstützen und begleiten. Hierdurch versuchen wir – häufig im multiprofessionellen Team handelnd –, psychisches Leid zu lindern, Symptome zu reduzieren und vor allem gemeinsam mit den jungen Menschen Wege zu finden, die ihr Selbstbewusstsein und ihre Zufriedenheit stärken und ihnen ein selbstermächtigendes Zugehörigkeitsgefühl zu ihren sozialen Kontexten ermöglichen.

Ulrike M. E. Schulze, Jörg M. Fegert, Isabel Böge
Ulm und Graz, im Frühjahr 2026

Trends der Entwicklungspsychopathologie als Ausdruck geschlechtssensibler Identitätskonflikte

Ein Essay über den Entstehungszusammenhang dieses Lehrbuchs

Joerg M. Fegert

In den letzten Jahren habe ich verstärkt versucht, in Essays, z. B. in der Rubrik »Die Gegenwart« der Frankfurter Allgemeinen Zeitung oder auch bei der Veröffentlichung fachpolitischer Gedanken zur Karriereförderung und Nachwuchsentwicklung, meine persönliche Sicht der Dinge, Quellen der Motivation und Inspiration offen zu legen. Dies hat mir vielfach eine erstaunliche Resonanz in Zuschriften und Kontakten gebracht und mich auch ermutigt, gerade bei diesem Lehrbuchprojekt meine persönliche Motivation und die Initialzündung für dieses Buchprojekt bei einem Ausstellungsbesuch mit den Lesenden, die sich dafür interessieren, zu teilen.

Disclaimer: Dies ist kein obligatorischer Wissensinhalt oder Lernstoff. Das Buch erfüllt seinen Zweck auch ohne dieses Kapitel. Das Kapitel kann aus der Perspektive einer langen Tätigkeit in der Kinder- und Jugendpsychiatrie Interesse an einem Fach wecken, das wie ein Seismograf immer neue gesellschaftliche Trends zuerst aufgreift und damit nie langweilig wird.

Ein Ausstellungsbesuch als Anregung

Am 18. Dezember 2022 besuchten meine Frau und ich im Vorfeld einer Kinderschutzveranstaltung im Hamburger Rathaus, zu der ich als Podiumsteilnehmer eingeladen war, nach längeren coronabedingten Kunstentbehrungen die faszinierende Ausstellung »FEMME FATALE: Blick, Macht, Gender«. Der Katalog war damals wegen der Lieferengpässe der Druckereien nicht verfügbar und kam Monate später, als ich meine Arbeit als Herausgeber des Lehrbuchs »Psychiatrie und Psychotherapie des Kindes und Jugendalters« beendete (Fegert et al., 2024).

Weshalb ich das erzähle? Erstens hatte ich mir zu diesem Zeitpunkt geschworen, nie wieder einen Lehrbuchtext herauszugeben, denn durch den umfassenden fachlichen Anspruch und die Schwierigkeiten der Coronazeit war das eine Herausforderung, die meine Geduld maximal strapazierte. Zweitens ließ mich die Ausstellung nicht los, die in mir eine alte Idee wiedererweckt hatte: In meinem Vortrag, zu dem mich Isabel Böge 2016 eingeladen hatte, hatte ich die Kinder- und Jugendpsychiatrie und -psychotherapie systematisch aus einer Genderperspektive betrachtet und wollte diesen Gedanken gern ausweiten. Isabel Böge und Ulrike M. E. Schulze zeigten sich sehr interessiert an diesem Gedanken und Ulrike M. E. Schulze erklärte sich bereit, die wichtige Kommunikations- und Koordinationsarbeit zu leisten. So entstand die Idee zum vorliegenden Buch, und wir wollten die interessante Perspektive, dass manche Dinge im Rückblick anders aussehen oder neu verstanden werden können, hier im Buch in einem Essay aufgreifen. Also begebe ich mich, gestützt auf den Ausstellungskatalog (Hamburger Kunsthalle, 2022), mit den Lesenden auf einen Gang durch ebendiese Ausstellung, um dann in einem Rückblick bestimmte Trends in der kinder- und jugendpsychiatrischen Entwicklungspsychopathologie aus Geschlechterperspektive zu betrachten.

Die »Femme fragile«: Die medizinische Pathologisierung zwischen Wahnsinn, Melancholie und Hysterie

Allgemeinhin wird in Kunst und Literatur unter einer »Femme fatale« eine Frau mit magischen Kräften oder Zügen verstanden, der es gelingt, Männer zu faszinieren, an sich zu binden oder auch zu manipulieren. Ein klassisches deutsches Beispiel dafür wäre die Loreley. So beginnt die Ballade von Clemens Brentano (1801):

> *Zu Bacharach am Rheine wohnt' eine Zauberin, sie war so schön und feine und riss viele Herzen hin. Und brachte viel zu schanden der Männer rings umher, aus ihren Liebesbanden war keine Rettung mehr.*

Abbildung E.1 **Carl Joseph Begas: Die Lureley (Porzellanmalerei auf Tasse).** CC 4.0-SA, Wikimedia, Detlef Dauer

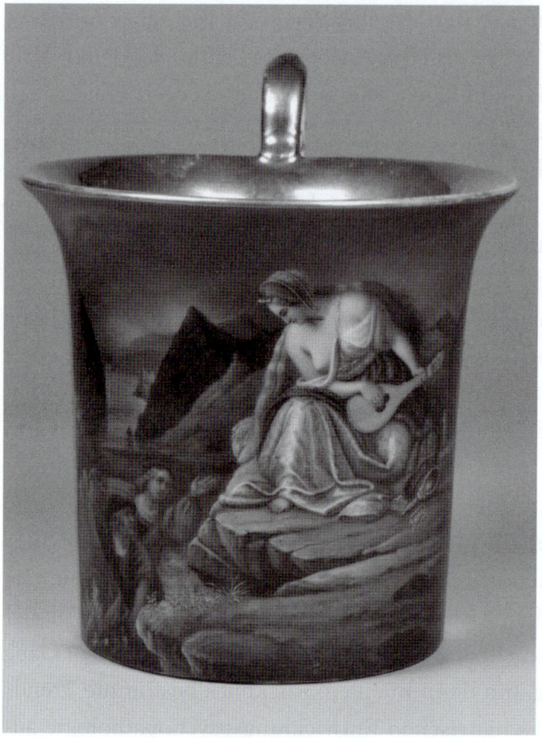

Abbildung E.2 **Friedrich Heyser: Ophelia (Öl auf Leinwand).** Museum Wiesbaden. Wikimedia, Flyingfischer

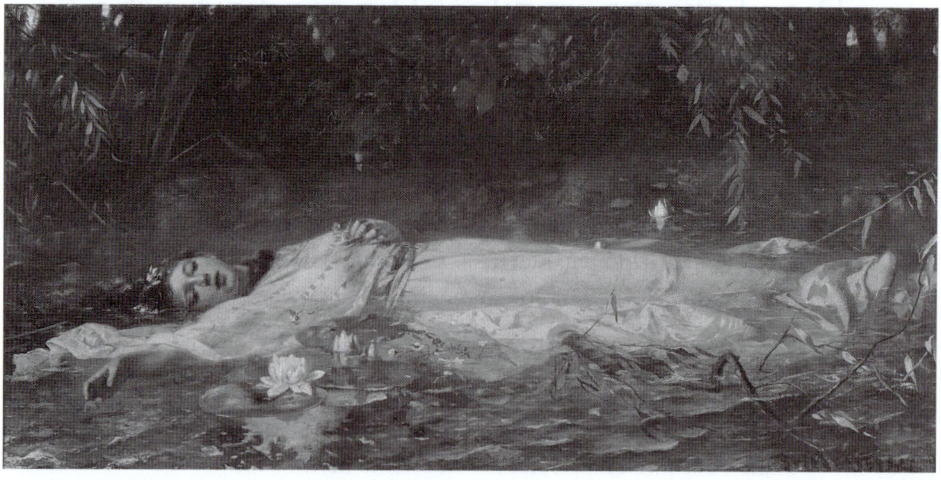

Das Gegenstück zur Femme fatale stellt die gleichermaßen künstlerisch überhöhte »Femme fragile«, die »zerbrechliche Frau«, dar. Diese beiden in der Romantik stilisierten Frauentypen sind männliche Projektionen, sowohl die übermächtige Femme fatale, derer »Mann« sich nicht erwehren kann, als auch die Femme fragile, die eines besonderen Schutzes bedarf und damit eine ebenso mächtige Anziehungskraft ausübt (vgl. Bronfen, 1992). Parallel zum Schreckensbild und Faszinosum der Femme fatale bildete sich die Verehrung für die Femme fragile aus. Etwa bei Edgar Ellen Poe, der in seinem Essay »The Philospohy of Composition« (1846) schrieb:

> *The Death […] of a beautiful woman is, unquestionably, the most poetical topic in the world.*

Von Rollenklischees und Rollenerwartungen hin zur Vorführung des weiblichen Wahnsinns

Beide Projektionen steigern Rollenklischees und -erwartungen in Bezug auf die Geschlechtsidentität, auch die der Männer, und haben damit mehr mit einer Inszenierung als mit dem wirklichen Leben, und der »Femme réelle«, zu tun. In der Folge wurden diese ästhetisch überformten Frauenbilder zunehmend mit psychischer Labilität assoziiert. Besonders das Motiv der Femme fragile schlug eine Brücke zur medizinischen Pathologisierung weiblicher Subjektivität: Weibliche Verletzlichkeit wurde nicht nur bewundert, sondern zunehmend als Symptom gedeutet. Damit verlagerte sich das kulturelle Narrativ ins Feld der Psychiatrie: Wahnsinn, Melancholie und Hysterie wurden zu dominanten Zuschreibungen.

Nico Kirchberger (2022, S. 184) schreibt in seinem Beitrag zur eingangs erwähnten Ausstellung über die Bedeutung der psychischen Erkrankung:

> *Ophelia wie auch Gretchen gehen über das ihnen durch einen Mann zugefügte Unheil zu Grunde. Sie werden beide durch eine besondere Eigenschaft charakterisiert oder vielmehr von einer Krankheit befallen, die sehr häufig bei der Femme Fragile zu beobachten ist – dem Wahnsinn. Um diese – speziell die weiblichen Fälle – zu heilen oder wenigsten zu begleiten, bildete sich im 19. Jahrhundert in der Arzt-Patientinnen-Beziehung eine besonders problematische Form des Abhängigkeitsverhältnisses heraus. Durch intensives Studium besonders außergewöhnlicher Fälle*

erhoffte man sich Aufschlüsse über dieses Krankheitsbild zu gewinnen. [...] Gegen Ende des 19. Jahrhunderts wurde aus den Einzelfällen, wurde aus der intimen Behandlung vermehrt ein Massenphänomen, beinahe schon eine Show. Das Krankheitsbild wurde nun verallgemeinernd als Hysterie klassifiziert. Einen führenden einschlägigen Ruf erwarb sich auf diesem Feld das Hôpital de la Salpêtrière in Paris. Eine Klinik, die insbesondere auf die Behandlung von »Geisteskrankheiten« bei Frauen ausgerichtet war.

Schließlich werden die Patientinnen regelrecht vorgeführt. Die Vorlesungen von Jean Martin Charcot (1825–1893), wo er seine hysteriekranken Frauen im legendären Hörsaal des Krankenhaus Salpêtrière in Paris präsentierte, wurden zu einem gesellschaftlichen Ereignis.

Taylor Swift hat im Oktober 2025 mit ihrem Musikvideo »The Fate of Ophelia« eine andere Auflösung in ihrem Tableau vivant inszeniert. Zunächst stellt sie das Gemälde Ophelia von Friedrich Heyser, das im Museum Wiesbaden hängt, täuschend ähnlich nach, dann aber steigt sie aus diesem Bild, ergibt sich nicht ihrem tragischen Schicksal, sondern wird zur Künstlerin. Dieses Musikvideo hat bei Jugendlichen einen Besuchersturm auf das ohnehin sehenswerte Kunstmuseum ausgelöst. Das Haus bietet mittlerweile eine Swifty-Tour, Swifty-Events, eine Selfie-Ecke mit dem Bild etc. Der quasi gelähmte auf dem Wasser treibende Körper, umgeben von den todkündenden weißen Seerosen als Symbol der Hingabe an Leid, ist für die Generation der »Swiftys« kein Vorbild mehr.

In Mitteleuropa hatte die Hysterie ihren Höhepunkt um die vorletzte Jahrhundertwende und markiert eines der Krankheitsbilder mit zeitspezifischen Auftretenshäufigkeiten, zunächst bei jungen Mädchen, die im historischen Rückblick Fragen der Identität, insbesondere der Geschlechtsidentität, in den jeweils bestehenden Geschlechterverhältnissen und Machtverhältnissen charakterisieren. Solche historischen Zuschreibungen psychischer Störungen an junge Frauen sind allerdings nicht isoliert zu betrachten, sondern stets im Zusammenspiel mit gesamtgesellschaftlichen Entwicklungen zu verstehen.

Frauen erkämpfen sich gesellschaftliche Rechte, tradierte Geschlechterrollen geraten ins Wanken

Auch Männer gerieten zunehmend in Identitätskrisen, insbesondere nach dem Ersten Weltkrieg, wie Florian Illies in seinem schönen Essay zum Katalog der oben genannten Ausstellung beschreibt: (2022, S. 200):

> *Das Ende der Verführung, warum die Femme Fatale in den 1920er Jahren ihre Rolle verliert – und der Mann seine Sehnsucht: mit dem Ersten Weltkrieg, als die ganze deutsche Männlichkeit sich schlafwandelnd in den Kriegsrausch stürzte und dann Jahre später, verstört an Leib und Seele, entgeistert zurücktaumelte, endete nicht nur die Monarchie, sondern grundsätzliche wusste niemand mehr, wo unten und wo oben ist. Es gab keinen König mehr, es gab keine Götter und keine Illusion. Und das hatte natürlich entscheidende Auswirkungen auch auf das Verhältnis der Geschlechter in der beginnenden Weimarer Republik.*

Männer, die selbst, z. B. durch den Shellshock im Schützengraben (vgl. Fegert, 2022), nun zum Teil dissoziative Symptome zeigten. Männer, denen nicht geglaubt wurde, die gebrochen, häufig verwundet aus dem Krieg zurückkehrten und alle ihre Ideale verloren hatten, trafen auf Frauen, die verändert waren:

> *Im Krieg auf sich allein gestellt, hatten sie an Verantwortung und Selbstbewusstsein gewonnen und waren nicht mehr bereit, sich unterzuordnen und zum früheren Status Quo zurückzukehren. Ja, sie trugen plötzlich entscheidend zum Lebensunterhalt bei und machten ihre eigenen Rechte auf Freiheit und Vergnügen immer selbstverständlicher geltend, je länger die Weimarer Republik andauerte. Die Frauen gingen arbeiten, sie durften wählen, sie fuhren Auto, sie gingen abends alleine aus, sie malten, sie schrieben, sie fotografierten – sie legten die Korsetts ab und trugen Bubikopf. Das machte das Verhältnis zwischen den Geschlechtern zu einer der großen mentalen Kampfzonen der 1920er Jahre […].* (a. a. O., S. 200)

Die neue selbstbewusste Frau wurde somit zu einem Gegenbild sowohl der der Femme fatale als auch der Femme fragile. Während Letzteres eine männliche Projektion war, ebenso wie die Femme fragile, also männlicher Fantasie im Geschlechterverhältnis entsprungen war, gestalteten nun auch in der Kunst Frauen selbst den Blick auf die »neue Frau«. Dieser Blick war geprägt von einer Rollenumkehr und Neuinterpretation der Macht der Geschlechterverhältnisse.

Selvi Göktepe (2022, S. 258) schreibt darüber wie sich ein gewandeltes Verständnis vom Frausein auch in der Darstellung der Mode der 20er Jahre mit »Bubikopf und Hosenanzügen« äußert:

> *eine selbstbewusste, pulsierende Frau, die mit ihrem Haarschnitt, ihrer Kleidung und ihren Attributen, die lange Zeit männlich konnotiert waren, eine neue Definition von Weiblichkeit verkörpert und so die strikte Binarität männlich/weiblich zu unterwandern begann […]. Damit wurde bereits*

Abbildung E.3 **Jeanne Mammen: Sie repräsentiert!**
© VG Bild-Kunst, Bonn 2026. Jeanne-Mammen-Stiftung im Stadtmuseum Berlin. Reproduktion: Mathias Schormann

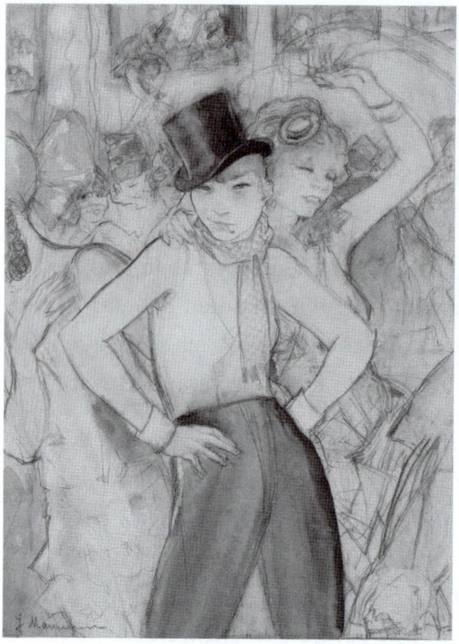

Abbildung E.4 **Karl Hubbuch: Viermal Hilde.**
© Karl Hubbuch Stiftung/Staatliche Kunsthalle Karlsruhe 2026

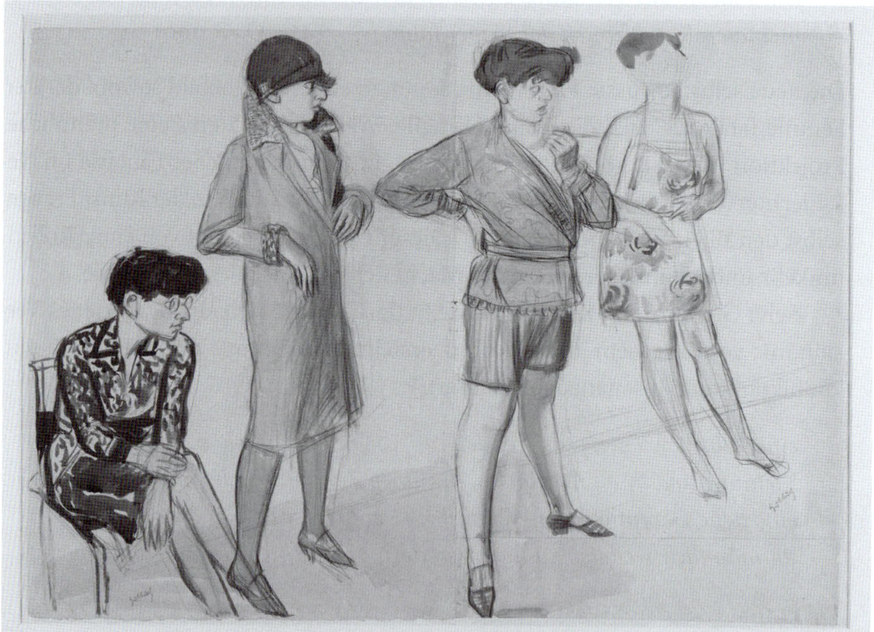

in den 1920er Jahren die Dominanz einer binären Geschlechterordnung und die damit einhergehende Heteronormativität thematisiert, die bis heute geschlechtliche und sexuelle Identitäten jenseits dessen ausgrenzt und diskriminiert.

Dekonstruktion des Geschlechterbildes

Die Nationalsozialisten drängten dieses neue Frauenbild schnell zurück und idealisierten traditionelle Mutter- und Familienbilder. Die Hamburger Ausstellung überspringt diese reaktionäre Phase mit ihren platten Zitaten althergebrachter Geschlechterstereotypen, ebenso wie die Nachkriegszeit und die mühsame Wiedererlangung von Frauenrechten. Sie setzt wieder an in der 68er-Zeit, in der eine feministische Machtanalyse an Bedeutung gewonnen hat. Die Hamburger Ausstellung zeigt hier die experimentelle Suche nach neuen Möglichkeiten der Selbstdarstellung in der Kunst feministischer Künstlerinnen nach 1968. Dabei geht es zentral um die Dekonstruktion eines klassischen Geschlechterbildes und von Geschlechtsstereotypen. So beschreibt Jenevieve Aken auf einer Texttafel im Katalog (Stamm, 2022, S. 330f.) den künstlerischen Blick aus ihrer eigenen Perspektive. Sie ist der Überzeugung, dass die Fotografie ein

maßgebliches Medium unserer Zeit ist und als Werkzeug genutzt werden kann, um ein Umdenken anzustoßen und neue Seh- und Denkweisen zu vermitteln. […] Meine künstlerische Praxis ist von dem Wunsch inspiriert, Gegenerzählungen zu einer dominanten visuellen Kultur zu schaffen … Ich interessiere mich dafür, wie Bilder die Kultur prägen und durch patriarchalische Lesarten von Texten geformt werden; meine bevorzugten Medien in dieser Befragung sind fotografische. Der Begriff Femme Fatale wurde im Laufe der Geschichte häufig im Sinne einer stereotypen Repräsentation von Frauen in der Literatur, im Kino und in der bildenden Kunst verwendet – und er ist auch heute noch aktuell. Die Kategorisierung der gesellschaftlichen Rolle der Frau wird dabei aus männlicher Sicht auf ihre Sexualität zurückgeführt. Ich habe den Eindruck, dass die Frauen im 21. Jahrhundert dazu übergegangen sind, sich die Macht weiblicher Sexualität zu eigen zu machen und diese nicht abzulehnen. So wie die Gesellschaft beginnt, eine Idee des Feminismus anzunehmen, der auf gleichen Rechten für alle beruht, so wird die Femme Fatale nicht mehr als ein verachtenswerter weiblicher Archetypus gesehen, sondern kann in ein ermächtigtes, unabhängiges und handlungsfähiges Wesen transformiert werden. Im afrikanischen Kontext bin ich daran interessiert, Formen von Identität zu erforschen, die vor der Kolonialzeit vorherrschten. Geschlechterrollen, die heute als Norm akzeptiert werden, sind noch nicht einmal ein Jahrhundert alt. Afrikanische Artefakte, traditionelle Skulpturen und Objekte geben uns einen Hinweis auf die Akzeptanz und das Zelebrieren nicht binärer Sexualität und Geschlechtlichkeit.

Betty Tompkins, z. B., übermalt bekannte Bilder (a. a. O., Seite 340 ff.) mit Zitaten von Männern. Ruth Stamm erläutert dazu, indem sie Betty Tompkins zitiert (a. a. O., S. 339):

Jeder Eignungstest, an dem ich teilgenommen habe, bewertet mich zu gleichen Teilen visuell und verbal. Daher überrascht es nicht, dass ich mehrere Werke geschaffen habe, die beides miteinander verbinden.

Über ihre Reihen »Women Words« und »Apologia« (mit Zitaten von Männern, welche im Zuge der #MeToo-Bewegung beschuldigt wurden) »malte ich auf die Seiten von Kunst- und Fotografiebüchern. Die Statements entnahm ich entweder Nachrichtenartikeln oder Artikeln über sexualisierte Gewalt« (a. a. O., S. 339).

Am Beispiel von St. Vincent, mit bürgerlichem Namen Annie Clark, beschreibt Mike Brüggemeyer das Ende der auf Geschlechtsstereotypen festgelegten weiblichen oder männlichen Identität. Die dreimalige Grammy-Gewinner*in, Sänger*in, Songwriter*in, Multiinstrumentalist*in bezeichnet sich selbst als queer. Maik Brüggemeier (2022, S. 370 ff.):

Sie schlüpft in Figuren, die ein versehrtes weibliches Ich zeigen, um dann wieder zu entwischen, ein neues Alter Ego anzunehmen und so das Konzept einer festgelegten Identität infrage zu stellen. Die Femme Fatale entkommt ihrem eigenen Schicksal, in dem sie jemand anderes wird. Auf ihrem Album (Strange Mercy 2011) war klar, laut Eigenaussage, der »Archetyp der unterdrückten Ehefrau unter einem Schleier von Barbituraten und Weißwein«.

In einem Interview gefragt, ob Annie Clarke und St. Vincent dieselbe Person seien habe sie nach einer kurzen Gedankenpause entgegnet: »Ehrlich gesagt müssen sie sie das selbst fragen.« In St. Vincent's Song »Pay your way in pain«, einem Blues von 2021, singt sie:

Das ist ein ungerechtes System. Aber so läuft es ja meist. Die Gesellschaft sagt dir: Du kannst das und das haben, aber nur, wenn du vorher irgendetwas Erniedrigendes tust. Du musst den Erfolg mit Schmerz bezahlen. (eigene Übersetzung)

In einem anderen Text des Autors (Brüggemeyer, 2017, S. 52) lässt er sie ihre Rollenspiele in einem Zitat erklären:

> *Ich glaube, dass wir in einem sozialen Klima leben, in dem es schon ein politischer Akt ist, einfach nur zu existieren und eine starke Frau zu sein, die Geschlechtsidentität und Sexualität als etwas Fließendes denkt und Musik macht, die sie wirklich machen will, statt sich irgendwas vorschreiben zu lassen.*

Deshalb kämpfe sie für die Auflösung der Heteronormativität und dies sei natürlich auch ein Kampf gegen das durch diese geschlechtliche sexuelle Norm gestützte patriarchale System. Dabei sei dann die gesellschaftlich als »verrückt« konnotierte Frau eine sich gegen ihren Ursprung wendende männliche Fantasie und in ihrer »Selbstbeherrschung, Selbstachtung und Unberechenbarkeit eine wichtige Verbündete«.

Die Hamburger Ausstellung zeigte für mich augenfällig, wie in der Kunst des 19. Jahrhunderts und 20. Jahrhunderts bis in die Gegenwart sich verändernde Rollenerwartungen, Fantasien und Projektionen von Weiblichkeit und Männlichkeit, bis hin zu fluideren diversen Konzeptionen, auch als Dekonstruktionen klassischer Bilder und Vorstellungen auftreten. Epochale Trends in der Malerei charakterisierten gesellschaftliche Veränderungen und Vorstellungen von weiblicher und männlicher Identität.

Zeit- und gesellschaftsabhängige Trends in der Entwicklungspsychopathologie

Der Kurator der Hamburger Ausstellung, Dr. Alexander Klar, spricht davon, dass sich gesellschaftliche Deutungsmuster mit jeder Generation verschieben. Diese Idee lässt sich auch auf unser Feld, auf die Entwicklungspsychopathologie übertragen: Denn die wechselnden Trends in der Entwicklungspsychopathologie des Kindes- und Jugendalters können als Entwicklungsbogen unterschiedlicher, jeweils zeitgemäßer Ausprägungsformen der Auseinandersetzung mit der Frage nach der (weiblichen) Identität interpretiert werden. In historischer Perspektive wird dann die Epidemiologie bestimmter Störungsbilder Ausdruck einer Reaktion auf gesellschaftliche Megatrends in Form besonders prävalenter und öffentlich stark beachteter Psychopathologie junger Frauen und Männer.

Ich konzentriere mich hier in dem einleitenden Essay deshalb auf eine bestimmte Gruppe von Erkrankungen, die in bestimmten Epochen, insbesondere zunächst beim weiblichen Geschlecht, eine gewisse Häufung erfahren und eine besondere epochale Beachtung gefunden haben. Während andere ausgeprägte Geschlechtsunterschiede in der Psychopathologie eher durch genetische Faktoren zentral bedingt sind, z. B. bei Autismus oder den schizophrenen Erkrankungen, oder ein Zusammenwirken von biologischen und Umwelt- und Erziehungsfaktoren Geschlechtsunterschiede in der Auftretenshäufigkeit von Depressionen, Traumafolgestörungen, Angsterkrankungen und externalisierenden Störungsbildern mitbestimmen, geht es mir hier um Erkrankungen von Mädchen und jungen Frauen, die in der jeweiligen Epoche ein gewisses Faszinosum ausstrahlten. Dazu gehören aus psychopathologischer Sicht u. a. die dissoziativen Störungen, aber auch Essstörungen, nicht-suizidales selbstverletzendes Verhalten, die Störungen, in denen am Körper, mit dem Körper durch Funktionseinschränkungen, Veränderungen, Verletzungen, Verwandlungen und/oder Identitätskonflikte zum Ausdruck kommen.

Dissoziative Störungen

Diese diagnostische Kategorie hat sich im Lauf der Zeit erheblich gewandelt – nicht nur in ihrer gesellschaftlichen Wahrnehmung, sondern auch in ihrer klinischen Einordnung: In der ICD-11 werden dissoziative Störungen (DIS) mit neurologischen Symptomen in ein Kapitel mit allen anderen dissoziativen Erscheinungen zusammengefasst.

In der zweiten Hälfte des 19. Jahrhunderts übten die damals als »Hysterie« bezeichneten dissoziativen neurologischen Symptomatiken junger Frauen eine faszinierende Anziehungskraft aus. Charcots legendäre Dienstagsvorlesung in der Salpêtrière wurde nicht nur von Medizinstudenten und Ärzten aufgesucht, nein, sie war ein gesellschaftliches Ereignis, ein Spektakel, und der Hörsaal wurde zur Bühne. Schriftsteller, Politiker, Philosophen wohnten fasziniert den »Aufführungen« der Symptomatik bei. Nach Didi-Huberman (1997) wurde unter den Zuschauer*innen in Paris gesehen: August Strindberg, die Schauspielerin Sarah Bernhardt, Studenten, Politiker und auch der Neurologe Gilles de la Tourette gehörten zu den Teilnehmenden. In seinem Buch »Erfindung der Hysterie« (1997) beschreibt Georges Didi-Huberman mit Bezug auf zahlreiche Dokumente diese bemerkenswerten Vorlesungen und die enge, durchaus ausbeuterische Abhängigkeit in der Arzt-Patientinnen-Beziehung. Über die mit 15 Jahren in die Salpêtrière eingelieferte Augustine, Charcots berühmteste Patientin, schrieb Didi-Huberman, sie und Charcot verbinde ein Pakt, ein außergewöhnliches Einverständnis. Der Schriftsteller Alphonse Daudet, einer der berühmten nicht ärztlichen Personen, die die Dienstagsvorlesungen regelmäßig besuchten, schrieb (zitiert nach Hurst, 2013, o. S.):

> *Ich habe Patienten von Charcot gesehen, die das Verschwinden eines Symptoms oder eines Reflexes, von dem sie wussten, dass es dem Wissenschaftler besonders wertvoll war, sehr verdrießlich stimmte: »Was wird er davon halten? Er wird sich nicht mehr für meinen Fall interessieren!«*

Je stärker Augustine jede Form des Leidens öffentlich vorführen kann, desto mehr steigert sich ihr Leid, ihr »Wahnsinn«. Immer häufiger aggressive Wutausbrüche, sie schlägt bei Berührungen um sich, zerreißt sogar ihre Zwangsjacke, schließlich flieht sie in Männerkleidern aus der Salpêtrière und klettert über die Anstaltsmauer. Sie wurde nie mehr wiedergesehen. Augustines Flucht aus der Salpêtrière war eine Befreiung aus einer pathologiefixierenden Beziehung, die ihre Teilhabe stark beeinträchtigte.

Rückblickend ist klar, dass es sich um eine für das Publikum aufgeführte Inszenierung von Psychopathologie handelte. Charcot »inspiriert« seine Patientinnen zu hysterischen Bewegungen und spielt selbst in der Vorlesung deren Symptome vor. Sein Assistenzarzt, Paul Richer, zeichnet ein grafisches Skizzenbuch mit 68 verschiedenen Figuren. Augustine, die 1873 in der Salpêtrière aufgenommen worden war, erlangte eine über Paris hinausreichende Berühmtheit.

Aus heutiger Perspektive wirkt diese historische Inszenierung dissoziativer Krankheitssymptome beinahe wie ein Vorläufer heutiger, moderner Selbstdarstellungen sogenannter DIS-Patient*innen mit multipler Persönlichkeit in den sozialen Netzwerken, wobei hier zwischen der damaligen Fremdbestimmung in Charcots Vorlesungen, die damals im Rahmen eines Abhängigkeitsverhältnisses inszeniert wurden, und der heutigen, meist eigeninitiativ gestalteten Selbstdarstellung in den sozialen Medien unterschieden werden muss. Bestimmte Schlüsselfiguren erreichen unglaublich viele Follower, wodurch wiederum andere evtl. auch zur Nachahmung angeregt werden. Obwohl dissoziative Identitätsstörungen (6B64) und die partielle dissoziative Identitätsstörung (6B65) als komplexe dissoziative Störungen erst in der ICD-11 als eigenständige Diagnosen beschrieben werden und zuvor in der ICD-10 als multiple Persönlichkeitsstörung (F44.81) erfasst wurden, hat sich das Konzept gerade in bestimmten Gruppen in den sozialen Medien rasend verbreitet. Zweifel an der kulturspezifischen oder gar iatrogenen Genese oder Aufrechterhaltung solcher Krankheitsbilder, die noch in der ICD-10 artikuliert wurden (WHO, 2009), sind einer spezifischen Sonderrolle auf der Bühne der Psychopathologie im Internet gewichen. Auch hier tauchen wieder Zweifel auf, ob diese Störungsbilder nicht auch durch das öffentliche Interesse aufrechterhalten werden (vgl. Giedinghagen, 2023). Auf verschiedenen Social-Media-Plattformen wird das Thema zunehmend aufgegriffen: Während noch 50 % aller Youtube-Videos zur dissoziativen Identitätsstörung über gewisse Fakten zu dieser Diagnose aufklären, sind nur 5 % der weitverbreiteten TikTok-Videos tatsächlich hilfreich als faktenbasierte Aufklärungs- oder Informationsquelle (Munoz et al., 2024). Bestimmte TikTok-Kategorien wie #dissociativeidentitydisorder, #meetthealters oder #didtok zeigen bei eigener Betrachtung Tausende Videos von vor allem jungen Frauen und trans Personen, die sich als dieser Gruppe zugehörig identifizieren und damit vermutlich ein Wirgefühl und Zugehörigkeit erleben. Ähnlich wie bei der aktuellen Debatte um Neurodiversität wird eine Diagnose als identifizierendes Merkmal der Persönlichkeit genommen, als Teil von menschlicher Vielfalt und Diversität und nicht als veränderungsbedürftige Symptomatik angesehen. Insofern wird die DIS in solchen Videos als dauerhafter Zustand dargestellt und eine traumatische Genese wird sehr häufig als Ursache für diese Identitäts- und Persönlichkeitsentwicklung angesprochen.

Diese besondere Form der öffentlichen Aufmerksamkeit für dissoziative Störungen manifestierte sich bereits im 19. Jahrhundert. So meint Didi-Huberman (1997, S. 173):

> *Charcot verwendete früh den Ausdruck »traumatische Hysterie«. Er untersuchte die psychopathologischen Auswirkungen der Zugkollisionen, der Katastrophen jener Epoche und versuchte sich an einer Theorie des kausalen Zusammenhangs zwischen dem, was er »Nervenshok« nannte, und den nachfolgenden Symptomen, neurasthenischen (bei den Männern) oder hysterischen (bei den »leichter zu beeindruckenden« Frauen).*

Sexueller Missbrauch von Kindern als Ursache von Traumatisierungen

Am 21. April 1896 hielt Sigmund Freud im *Verein für Psychiatrie und Neurologie* in Wien den Vortrag »Die Ätiologie der Hysterie«. Er berichtet aus der Behandlung von zwölf Patientinnen und sechs Patienten, die alle Opfer sexueller Übergriffe durch primäre Bezugs- und Betreuungspersonen wurden, und nennt Erfahrungen des sexuellen Missbrauchs in der Kindheit als Ursache für hysterische und neurotische Symptome. Er unterschied »einmaligen oder doch vereinzelten Missbrauch, meist weiblicher Kinder vonseiten Erwachsener, wobei die Einwilligung der Kinder nicht infrage kam und als nächste Folge des Erlebnisses der

Schreck überwog« (1999, S. 44), von einer zweiten Gruppe des Missbrauchs im Betreuungsverhältnis: »Eine auf das Kind wartende erwachsene Person – Kindermädchen, Kindsfrau, Gouvernante, Lehrer, leider allzu häufig ein naher Verwandter« (1999, S. 429) als oft über Jahre langwährende Beziehung und in den meisten Fällen beschrieb er multiple Missbrauchserfahrungen. Letztendlich resümierte er: »[E]s scheint mir sicher, dass unsere Kinder weit häufiger sexuellen Angriffen ausgesetzt sind, als man nach der geringen, von den Eltern hierauf verwendeten Fürsorge erwarten sollte.« Er spricht von der Häufigkeit sexueller Praktiken, selbst an Säuglingen und verweist auf eine zeitgenössische Publikation eines Dr. Steckel über Koitus im Kindesalter (Freud, 1999). Im Rahmen seiner Selbstanalyse widerruft er seine Annahme der traumatischen Genese psychischer Störungen, insbesondere der Hysterie, nach sexuellem Missbrauch. In seinem Brief an Wilhelm Fließ vom 21. September 1897 schreibt Freud (1986):

> *Dann die Überraschung, dass in sämtlichen Fällen der Vater als pervers beschuldigt werden musste, mein eigener nicht ausgeschlossen, die Einsicht in die nicht erwartete Häufigkeit der Hysterie, wo jedes Mal die selbe Bedingung erhalten bleibt, während doch solche Verbreitung der Perversion gegen Kinder wenig wahrscheinlich ist.*

Mit Freud verschiebt sich damit nicht nur die ätiologische Erklärung der Hysterie, sondern auch ihr gesellschaftlicher Deutungsrahmen: von einer primär äußeren Traumatisierung hin zu einer innerpsychischen Konfliktdynamik, die fortan den klinischen und kulturellen Blick auf das Symptom prägen sollte. Freud führt die Häufigkeit des Vorkommens der Hysterie als Argument gegen die Plausibilität der Verführungstheorie an: »[I]ch glaube an meine Neurotika nicht mehr«, »habe die Schilderungen der Patienten für bare Münze genommen und darob übersehen, wie Dichtung und Wahrheit sich immer wieder vermengten« (a. a. O.). Dies war der Moment, in dem er sich von Charcots Annahme der traumatischen Genese der Hysterie abwand (s. Masson, 1985). Der psychoanalytische Blick Freuds machte aus den von den Patientinnen gehörten Schilderungen sexueller Traumatisierungen – aus heutiger Sicht sehr wahrscheinlich real erfahrene sexuelle Traumatisierungen – innerpsychische sexuelle Konflikte. Freud formulierte daraus die Theorie des Ödipuskomplexes. Damit verlagerte sich die Erklärung psychischer Störungen zunehmend ins Innere, auf unbewusste Konflikte und Fantasien. Parallel dazu rückte mit dem medizinischen Fortschritt auch die Perspektive des Arztes selbst in den Fokus. Foucault hatte nach seinem großen Werk zur Geschichte des Wahnsinns (1969) mit »Die Geburt der Klinik« (1973) den Topos vom ärztlichen Blick eingeführt. Seine These war, dass der ärztliche Blick den Patienten, die Patientin zum Gegenstand mache: Er neutralisiere, versachliche und distanziere, während sich unter diesem ärztlichen Blick im betroffenen Patienten jede Faser anspanne angesichts der Angst, was der diagnostizierende Arzt bei der Untersuchung Lebensentscheidendes herausfinden möge. Er analysierte Mutationen bzw. Transformationen des medizinischen Diskurses im Übergang vom Ancien Régime über die Französische Revolution in das Zeitalter der Moderne zu einem rationalen medizinischen Diskurs.

Dieser Diskurs, diese Annahme vom innerpsychischen Konflikt, wurde zum Dogma, das den Wirklichkeitsgehalt von Äußerungen von Betroffenen negierte. Zwar gab es auch wenige widerstreitende Stimmen, wie z. B. Sandor Ferenczi, der von Sprachverwirrungen zwischen dem Erwachsenen und dem Kind sprach, indem der sexuelle Missbrauch eines Kindes eher als »Eheleben« statt als missbräuchliche Beziehung bezeichnet wurde (1933, S. 307).

Ferenczi verdeutlicht, dass sich hinter scheinbar innerpsychischen Konflikten oftmals reale, körperlich wie seelisch wirkende Traumatisierungen verbergen – ein Aspekt, der im medizinischen Diskurs lange Zeit marginalisiert wurde. Zugleich zeigt sich, dass psychisches Leid, insbesondere bei Mädchen und jungen Frauen, immer auch eine körperliche Ausdrucksform finden konnte – eine Dimension, die bereits im 19. Jahrhundert öffentlich inszeniert und gedeutet wurde. Psychische Traumatisierung äußert sich in körperlicher Reaktion. Schon Charcot unterschied geschlechtsspezifische Reaktionen auf Traumata und Schockzustände und schuf mit seinen kuratierten Aufführungen hysterischer Symptome in seinem Hörsaal eine öffentliche Faszination an einer bestimmten Psychopathologie, die auch die Geschlechtsrolle vieler Mädchen dieser Zeit als zentrale Frage aufwarf. Der kulturelle Zeitgeist war fasziniert vom körperlichen Ausdruck des psychischen Leids. In späteren Jahrzehnten verlagerte sich diese gesellschaftliche Aufmerksamkeit zunehmend auf das Thema des weiblichen Körpers selbst. Das Körperbild wurde nun nicht mehr nur als Ausdruck von Krankheit oder innerer Zerrissenheit interpretiert, sondern rückte ins Zentrum sozialer Kontrolle und Selbstinszenierung.

Essstörungen

Die starke Sorge um das eigene Körpergewicht, insbesondere bei Mädchen und Frauen, war schon in einer ersten Schlankheitswelle in den 1920er Jahren festzustellen, als sich eine neue Frauenrolle nach dem Krieg, teilweise auch mit männlichen Kleidungsattributen, formierte. Während also früher Schlanke als krankheitsanfällig galten, man denke nur an die Tuberkulose, und füllige weibliche Körper mit Gebärfreudigkeit und Attributen wie Mütterlichkeit assoziiert wurden (vgl. Showalter, 1987), entstand nun im Zeichen eigener Selbstermächtigung und Selbstkontrolle ein Körperideal, das auch die Kontrolle über die eigene Gier idealisierte – insbesondere im Sinne eines disziplinierten Umgangs mit Nahrung, Genuss und Emotionalität, die zuvor oft mit Weiblichkeit und »Unbeherrschtheit« assoziiert worden waren.

Nach dem Zweiten Weltkrieg war das Wiedererlangen eines funktionierenden Alltags, primär wieder satt werden und später ein gewisser Wohlstand, außerdem das zentrale Motiv der Nachkriegsgesellschaft, gerade auch in Westdeutschland.

Erst mit dem Wirtschaftswunder, ab den 1950er Jahren und der damit verbundenen sogenannten »Fresswelle«, wurde Übergewicht durch die zunehmende Bewegungsarmut, verbunden mit dem Aufblühen der Automobilindustrie und der übermäßigen Kalorienzufuhr, zu einer Volkskrankheit (Steinert, 2000). Gleichzeitig leistete eine Amerikanisierung im Essverhalten – der Trend zu attraktivem Fast Food, gerade für Jugendliche – eine zunehmende Problematik. Parallel zu dieser neuen Lust am Konsum kam es jedoch langfristig auch zu Gegenbewegungen in Form restriktiver Körperideale, die insbesondere Frauen betrafen. Habermas (1994) formuliert in seiner medizinpsychologischen Rekonstruktion der Geschichte der Magersucht unterschiedliche zeitgeschichtliche Erklärungsversuche für die Magersucht:

- etwa die behavioristische Erklärung als eine aus der Bahn geratene Diät oder
- die noch weitverbreitete psychoanalytisch-triebtheoretische Erklärung der Magersucht als reine Form der Abwehr sexueller Wünsche oder
- aus Sicht der Objektbeziehungstheorie das Verständnis der Magersucht als Versuch der intrapsychischen wie interpersonellen Selbstbehauptung.

Letzteren Ansatz führte z. B. Hilde Bruch später in den 1970er Jahren aus (1973, Seite 251): »Die Magersucht ist ein Kampf um Kontrolle, um Identität, um Kompetenz und darum, das Leben in die eigene Hand zu nehmen« – d. h. eine Reaktion auf die im Alltag erlebte Ohnmacht als junges Mädchen in Form einer machtvollen, am Körper herzeigbaren ausgedrückten Geste der Beherrschung. Nicht zuletzt wurde in solchen Texten die Adoleszenzentwicklung als eine Überforderung von bisher durch die Kindesrolle geschützten Mädchen mit anderen, neuen Erwartungen beschrieben.

Als letzte Perspektive nennt Habermas eine interaktionelle und familiendynamische Perspektive, wie sie in der psychoanalytischen Literatur der 1970er Jahre vertreten wurde. Sie nimmt die typischen Machtkämpfe, in die Eltern und professionelle Helfer sich mit Magersüchtigen verstritten, in den Blick.

Häufig sei die Zunahme der Inzidenz von Pubertätsmagersucht und später auch der Bulimie auf Veränderungen des Ideals des »sexuell attraktiven weiblichen Körpers« hin zu einem neuen Schlankheitsideal zurückgeführt worden – verkörpert etwa durch das britische Model Twiggy, das in den 1960er Jahren mit ihrem androgynen, dünnen Erscheinungsbild eine Gegenfigur zu früheren weiblichen Schönheitsidealen bildete (Schwartz et al., 1982). Auch in der bildenden Kunst spiegelt sich diese Veränderung wider: So schuf der Schweizer Bildhauer Alberto Giacometti in den ersten Nachkriegsjahren seine bekannten, extrem schlanken und hohen Frauenfiguren (Habermas, 1994). Habermas beschreibt auch, wie die asketische Form der Magersucht zunehmend bulimischen Formen der Essstörungen wich und führte dies in seinem Werk auf eine mangelnde Willensstärke bei gleichzeitiger Ausweitung einer Trenderkrankung zurück (1994, S. 161):

> *Je mehr sich moderne Essstörungen verbreiten, desto mehr werden solche Personen von ihnen erfasst, die das Fasten nicht durchhalten und eine bulimische Magersucht oder Bulimie bei normalem Körpergewicht entwickeln. Schließlich zeigt die klinische Erfahrung, dass viele Magersüchtige, wenn sie genesen, zwar wieder zunehmen, aber eine bulimische Symptomatik bestehen bleibt; die umgekehrte Entwicklung von einer Bulimie bei normalem Gewicht zur Magersucht wird praktisch nie beobachtet.*

Im Weiteren greift Habermas Devereux` Konzept der ethnischen Störung auf (Devereux, 1970). Dieser beschreibt mit diesem Begriff Erlebnis- und Verhaltensweisen, die bestimmten Kulturen eigen sind, auch wenn sie zugleich gegen wichtige Normen dieser Kulturen verstoßen. Diese Normabweichung werde aber nicht als abweichendes oder delinquentes Verhalten bestraft, sondern werde von herrschender psychiatrischer Nosologie erfasst:

> *Die Kultur verfügt über Theorien zu ihrer Ätiologie und Verlauf sowie über Techniken der Behandlung bzw. sozialen Kontrolle. Die Normabweichung ist mithin selbst kulturell strukturiert und normalisiert. In manchen Fällen gelingt es der Gesellschaft sogar, die Abweichung der Individuen für das Kollektiv positiv zu funktionalisieren. […] Die ethnischen Störungen greifen immer wichtige kulturelle Inhalte, Materialien oder Techniken auf, die zudem – sowohl auf individueller wie auf kollektiver Ebene – häufig ein Konfliktpotential darstellen. Hieraus ergibt sich ein ambivalentes Verhältnis der Kultur gegenüber den ethnischen Störungen: Einerseits stoßen sie auf gesellschaftliche Diskriminierung und Verurteilung, andererseits aber auch auf Anerkennung als kulturell vorgeprägte Verhaltensalternativen.* (zit. nach Habermas, 1994, S. 165, unter Bezug auf Devereux, 1970)

Dieses Konzept beschreibt sehr gut, weshalb bestimmte Ausprägungen in der Entwicklungspsychopathologie junger Mädchen uns in der Retrospektive auch möglicherweise etwas über den Zeitgeist und die gesellschaftliche Rahmung zu sagen haben. Diese Störungen haben sehr viel mit der Identitätsentwicklung, mit möglichen und unmöglichen Lebensentwürfen zu tun und werden, ähnlich wie viele Werke der Kunst, in der Retrospektive leichter in gesellschaftliche Entwicklungen eingeordnet und wahrgenommen als wir sie in der jeweiligen Entstehungszeit, mit Bezug auf die gesellschaftlichen Verhältnisse wahrnehmen konnten. Beide Perspektiven sind vom jeweiligen Zeitgeist geprägt, unterscheiden sich jedoch in ihrer historischen Deutungsperspektive.
Dies scheint zu reflektieren, dass der Anstieg bestimmter Probleme eher regional spezifisch ist oder eine hohe Korrelation zum Bruttosozialprodukt zeigt. Der kulturell geprägte Blick auf den weiblichen Körper – häufig vermittelt über männlich dominierte Schönheitsideale – scheint, z. B. bei der Magersucht, in unterschiedlichen Regionen der Welt ganz unterschiedliche Rahmenbedingungen zu schaffen. In Arabien, wo generell mehr weibliche Rundungen bevorzugt werden, ist die Magersucht deutlich weniger verbreitet. Studieren aber Töchter aus den Herrscherfamilien an den Eliteuniversitäten in England oder in USA, nähert sich die Erkrankungshäufigkeit der in diesem westlichen Umfeld bekannten Häufigkeit an (Nasser et al., 2001).

Nicht-suizidales selbstverletzendes Verhalten

Diese Skizze einer speziellen Entwicklungspsychopathologie – besonders im Hinblick auf das weibliche Geschlecht – lässt sich nun weiterführen: hin zur nächsten Entwicklungsstufe, nämlich dem selbstverletzenden Verhalten als ein sich ausweitendes Zeitphänomen, sowie hin zur Betrachtung der nicht-suizidalen Selbstverletzung als vom engen psychopathologischen Bild der Borderline-Persönlichkeitsstörung zunehmend losgelöstes Erscheinungsbild. Es verwunderte lange Jahre nicht, dass erwachsenenpsychiatrische Kolleg*innen über völlig andere Patient*innengruppen sprachen, wenn wir über Selbstverletzung diskutierten als wir, mit Blick auf das gehäufte Auftreten zunächst bei weiblichen Jugendlichen und zunehmend dann auch beim männlichen Geschlecht. Die Entwicklungen gingen einher mit einem kulturellen Wandel der Einstellung zu Körpermodifikation. Waren Tattoos in früheren Zeiten noch bestimmten männlichen Gruppen, wie z. B. Gefängnisinsassen, Seeleuten etc., vorbehalten, sind sie heute, insbesondere in den jüngeren Altersgruppen, ubiquitär. Ähnlich verhielt es sich mit der parallelen Entwicklung der Körpermodifikation durch Piercings etc., häufig verbunden mit Auseinandersetzungen in den Elternhäusern und dem Wunsch, eine gewisse individuelle Identität am eigenen Körper sichtbar zu machen. Paradoxerweise führte genau dieses Streben nach besonderen individuellen Merkmalen zu einer neuen Uniformität. Eine ausführliche Darstellung der Geschichte und kulturellen Bedeutung selbstverletzenden Verhaltens gibt Paul Plener in seiner ausgezeichneten Promotion (Plener, 2011).

Störung der Geschlechtsidentität

Diese Konstruktion, Neubeschreibung und Bebilderung des Körpers können auch als Ausdruck einer veränderten Auseinandersetzung mit Identität verstanden werden, insbesondere in der Adoleszenz. In der Entwicklungspsychopathologie verweist dies auf die nächste Debatte, die derzeit u. a. in den Auseinandersetzungen um die deutschen S3-Leitlinien zur Behandlung von Störungen der Geschlechtsidentität in der Medizin, sichtbar wird. Ein aktueller Beitrag dazu stammt von Bachmann et al. (2024). Die Autor*innen berichteten über einen deutlichen Anstieg der ICD-10-Diagnose F64 »Störung der Geschlechtsidentität« zwischen 2013 und 2022 in den deutschen Krankenkassenroutinedaten. Bemerkenswert ist dabei insbesondere die demografische Verschiebung: Aus einer Symptomatik, die bislang im klinischen Bereich eher bei als Jungen geborenen Kindern und Jugendlichen auftrat, ist vor allem eine Symptomatik junger Mädchen in der Pubertät geworden (Bachmann et al., 2024).

Einige Fachvertreterinnen und Fachvertreter in der Kinder- und Jugendpsychiatrie haben sich über die Ethik des Vorgehens mit solchen Wünschen der radikalen Körpermodifikation – etwa im Sinne einer geschlechtsangleichenden Transition – im Kontext der Erstellung und Verabschiedung einer S3-Leitlinie, heftig zerstritten. Die europäische Fachgesellschaft für Kinder- und Jugendpsychiatrie (ESCAP) hat versucht, in einem gemeinsamen Statement (Drobnič Radobuljac et al., 2024) verschiedene Aspekte auf derzeitigem Wissensstand abzuwägen, und hat vor allem gefordert, dass wir Langzeitverläufe und später auftretende Retransformationswünsche mit in den Blick nehmen müssen.

Teilweise hatte man den Eindruck, dass es in der Kinder- und Jugendpsychiatrie, Psychosomatik und Psychotherapie fast nur noch um die sogenannte »Transdebatte« gehe. Gerade in dieser Situation, in der die Zunahme geschlechtsbezogener Fragestellungen im klinischen Alltag zeitlich mit einer Phase multipler gesellschaftlicher Krisen zusammenfällt und in der zugleich von einer globalen Youth Mental Health Crisis berichtet wird (McGorry et al., 2024), lohnt es sich, insbesondere in der historischen Rückschau, die Entwicklungspsychopathologie von Problemen, die für die Geschlechtskongruenz einer bestimmten Zeit oder für die Geschlechtsidentität pathognomonisch waren, zu betrachten.

Dabei ist auch ein Blick auf die Psychiatrisierung und Pathologisierung solcher Phänomene interessant, da hierin grundliegende gesellschaftliche Konflikte in direkter Beziehung zu den Angehörigen der Heilberufe und psychiatrischen Institutionen und im Auge der Öffentlichkeit kondensiert werden. Der Kampf um die eigene Identität, die eigene zukünftige Lebensentwicklung, die Suche nach einem eigenen Platz in der Welt wird in gewisser Weise entpolitisiert, indem er psychopathologisiert wird.

Gleichzeitig wird deutlich, dass diese medizinisch gerahmten Identitätsfragen gleichermaßen in die politischen Debatten des Internets zurückkehren. Wir können etwa mutmaßen, welche Rolle die Enttäuschung eines Vaters und zugleich reichsten Menschen der Erde über die Entwicklung seines trans Kindes bei seinem Engagement im US-amerikanischen Wahlkampf spielte. Bestimmte Unterstellungen gegenüber »woken« Gruppierungen und Parteien, die Kinder in ihrer Geschlechtsidentität verwirren und sie durch »Frühsexualisierung« überfordern würden, haben sich auch hier in weiten Teilen des Internets breitgemacht. Selbst in der Kinderschutzdebatte dominieren teilweise Verschwörungsnarrative wie die Annahme, dass eine Gruppe Pädophiler heimlich unseren Staat regiere (CeMAS, 2022; Gerke et al., 2024). Ein Bericht des »Radicalisation Awareness Network« (2021) weist außerdem darauf hin, dass solche Narrative insbesondere in rechtspopulistischen Onlinediskursen aufgegriffen werden, in denen Fragen von Kinderschutz mit Ablehnung gegenüber sexueller und geschlechtlicher Vielfalt verknüpft werden – ein Kontext, in dem sich diese Erzählungen auch mit der sogenannten »Transdebatte« verbinden.

Eine geschlechtssensible Kinder- und Jugendpsychiatrie und -psychotherapie muss Konfliktlinien im Blick haben

Wenn die Psyche den Körper und dessen Veränderung zum Schlachtfeld wählt, wird Selbstbestimmung jenseits biologischer Vorgaben zum Thema. Während Diagnosen in den 1970er Jahren noch als stigmatisierende Festlegung im Labeling-Approach kritisiert wurden, der davon ausgeht, dass diagnostische Zuschreibungen soziale Identitäten verfestigen, Abweichung produzieren und gesellschaftliche Ausgrenzung verstärken, sind sie heute die Türöffner in die Peergroup ähnlich Denkender und ähnlich Betroffener. So wird das Zugehörigkeitsgefühl im vermeintlich einsamen Kampf um die eigene Identität durch das Wissen gestärkt, dass es im Internet viele gibt, die mit den gleichen Vorurteilen und Themen kämpfen. Krankheitsbilder werden hier zu Formen der Diversität und unterschiedlicher Identitätsentwürfe, was sich wiederum auf ganz andere kinder- und jugendpsychiatrische Störungsbilder wie ADHS oder Autismus übertragen lässt, wo diese Akzeptanz auch als Neurodiversität aus der Sicht vieler Betroffener positiv verstanden wird.

Diese Entwicklung verändert unsere normativen Therapieziele, im Sinne der Orientierung an einem angenommenen »Normalzustand«, und normativen Erwartungen durch eine kinder- und jugendpsychiatrische Behandlung dahingehend, wieder einen fiktiven Normalzustand herzustellen, der weniger darin besteht, implizite und gesellschaftliche Normvorstellungen widerzuspiegeln, sondern viel mehr die subjektive Erfahrung und das Selbstbild der Betroffenen. Dieser beschriebene Wandel im Verständnis von Diagnosen und Therapiezielen unterstreicht und macht deutlich, dass partizipative Zieldefinitionen in der Zukunft eine immer stärkere Bedeutung haben werden. Der Bogen von Erscheinungsformen der entwicklungsbedingten Psychopathologie, von der Hysterie zur dissoziativen Identitätsstörung, von der Magersucht zu gesellschaftlich und medizinisch gerahmten Auseinandersetzungen um Geschlechtsidentität, macht deutlich, dass eine Kinder- und Jugendpsychiatrie, die den Lebensherausforderungen junger Menschen im Entwicklungsalter gerecht werden will, stets auch ein gesellschaftliches Verständnis und eine Erkenntnis von Konfliktlinien und Megatrends beinhalten muss.

Daraus ergibt sich jedoch ein Spannungsfeld: Während normative Therapieziele zunehmend hinterfragt werden, gewinnen subjektive Entwicklungserzählungen und narrative Zugänge weiter an Bedeutung.

Gleichzeitig liegt im Narrativ, in einer subjektiven Entwicklungserzählung, ebenso wie in der Einordnung traumatischer Belastungen eine große Chance für das Verständnis, die Unterstützung und die Teilhabeförderung. Der Fokus wandelt sich von der Heilung oder Reduktion von Symptomen hin zur Verbesserung der Teilhabe durch die geschlechtssensible Behandlung. Maligne Regressionen, das Verharren und Ausagieren von Konflikten, die fortgesetzte Reduktion des Alltags zugunsten eines zentralen persönlichen Themas führen geradezu in die Ohnmacht und Abhängigkeit. Viel zu oft haben unsere institutionellen Behandlungsansätze und schlimmer noch Grenzüberschreitungen in Therapien kollusive Elemente in der Therapeuten-Patienten-Beziehung befriedigt und die Teilhabe am wirklichen Leben eher verhindert.

Eine geschlechtssensible Kinder- und Jugendpsychiatrie kann Individuen, Individualität und Identitätsentwicklung stärken, gerade wenn sie den Zeitgeist dieser Konflikte erkennt und einordnen kann. In den hier besprochenen entwicklungspsychopathologischen Phänomenen werden gesellschaftliche Konflikte im Privaten und in der Öffentlichkeit ausgetragen. Diese gegenwärtigen Auseinandersetzungen stehen in einer historischen Linie früherer gesellschaftlicher Konflikte um Geschlechterrollen und Selbstbestimmung. In diesem historischen Zusammenhang gilt die Sentenz, die den Feminismus der 1970er Jahre prägte: »Das Private ist politisch«. Damals wurde zum ersten Mal breit diskutiert, ob das, was als »von Natur aus« weiblich verstanden wurde, tatsächlich natur- oder gottgegeben so sein musste. Dies betraf dann die Rollenaufteilung im Haushalt und in Bezug auf die Kindererziehung genauso wie bestimmte Geschlechtsstereotypen in der körperlichen Präsentation und im Verhalten. In Deutschland durften verheiratete Frauen erst Ende der 1950er Jahre ein eigenes Bankkonto, ein eigenes Vermögen haben, erst 1977 durften Ehefrauen eigenständig einen Arbeitsvertrag unterschreiben, ohne ihren Ehemann zu fragen, und erst kurz vor der Jahrtausendwende, nur drei Jahre vor der Einführung der gewaltfreien Erziehung in das BGB, wurde die Vergewaltigung in der Ehe, als das anerkannt, was sie ist, nämlich eine Gewalttat. Das zentralste Thema, das auch heute wieder auf der politischen Agenda steht, war die Kriminalisierung der Abtreibung in § 218. Das Motto »Mein Bauch gehört mir« stand hier für Selbstbestimmung der Frau und eine eigenständige Entscheidung für und wider die Mutterrolle und provoziert bis heute in seiner ausschließlichen Perspektive religiös oder politisch motivierte Lebensschützer. Viele Fragen der Vereinbarkeit von Familie und Beruf bleiben ungelöst, die demografische Krise in Zentraleuropa spitzt sich zu und in autoritär geprägten politischen Diskursen werden Frauen zunehmend wieder explizit auf ihre reproduktive Rolle verpflichtet (z. B. in Russland).

Die Politisierung des traditionellen Familienentwurfs, der immer noch von den meisten Menschen als ideale Vorstellung für das eigene Leben gesehen wird (Albert et al., 2024), insbesondere in seiner politischen Inszenierung als provokative Gegenposition zu allem Queeren, macht die Ablehnung einer vorgegebenen Geschlechterrolle zu einem provozierenden Skandal. Wenn wir heute Jugendliche auf dem Weg zur Findung einer eigenen Identität begleiten, dürfen wir nicht vergessen, wie aufgeheizt diese Debatte auch in den sozialen Medien aktuell ist. Bestimmte, öffentlich sichtbare Mädchen und junge Frauen in sozialen Medien erreichen eine riesige Reichweite und Zielgruppe, auf die sie eine hohe Anziehungskraft ausüben. Auch wenn diese Dynamiken grundsätzlich alle Geschlechter betreffen, treten sie gegenwärtig in besonders sichtbarer Weise bei weiblichen Jugendlichen auf. Als Projektionsfläche und Faszinosum leiten sie häufig ihre Identität aus traumatischen Erlebnissen ab, präsentieren sich aber deshalb nicht im Sinne der zu Beginn dieses Essays beschriebenen Figur der Femme fragile, sondern als in unterschiedliche Identitäten Zerbrochene, fordern nicht Heilung oder Rückkehr zur »Femme réelle«, sondern Akzeptanz ihrer Identität im Sinne einer Akzeptanz von Diversität. In der geschlechtssensiblen kinder- und jugendpsychiatrischen Behandlung geht es darum, nicht dem medialen Faszinosum solcher Selbstinszenierungen zu erliegen, sondern Teilhabe am wirklichen Leben zu fördern und damit letztendlich Raum für die Besonderheiten im normalen Leben zu finden.

Autor

Prof. Dr. Jörg M. Fegert ist Ärztlicher Direktor der Klinik für Kinder- und Jugendpsychiatrie, Psychosomatik und Psychotherapie, Universitätsklinikum Ulm, und Präsident (2023–2027) der europäischen Fachgesellschaft European Society for Child and Adolescent Psychiatry (ESCAP).
E-Mail: joerg.fegert@uniklinik-ulm.de

Literatur

Albert, M.; Quenzel, G.; de Moll, F.; Verian (Hg.) (2024): Jugend 2024. Pragmatisch zwischen Verdrossenheit und gelebter Vielfalt. 19. Shell Jugendstudie. Weinheim: Beltz.

Bachmann, C. J.; Golub, Y.; Holstiege, J.; Hoffmann, F. (2024): Störungen der Geschlechtsidentität bei jungen Menschen in Deutschland: Häufigkeit und Trends 2013–2022. In: Deutsches Ärzteblatt International, 121, S. 370–371. doi:10.3238/arztebl.m2024.0098.

Brentano, C. (1801): Zu Bacharach am Rheine. In: von Arnim, A. & Brentano, C. (Hg.): Des Knaben Wunderhorn (Bd. 1). Mohr.

Bronfen, E. (1992): Over her dead body: Death, femininity and the aesthetic. Manchester University Press.

Bronfen, E. (1998): Das verknotete Subjekt – Hysterie in der Moderne. Berlin: V erlag Volk & Welt.

Bruch, H. (1973): Eating Disorders. New York: Basic Books.

Brüggemeier, M. (2022): Fucked up, Fluxed up. Die Femme fatale als Figur der Befreiung im Werk von St. Vincen. In: Hamburger Kunsthalle (Hg.): Femme fatale. Bild – Macht – Gender. Bielefeld: Kerber, S. 370–375.

CeMAS (2022): Q VADIS? Zur Verbreitung von QAnon im deutschsprachigen Raum. Online verfügbar unter: https://cemas.io/publikationen/q-vadis-zur-verbreitung-von-qanon-im-deutschsprachigen-raum/CeMAS_Q_Vadis_Zur_Verbreitung_von_QAnon_im_deutschsprachigen_Raum.pdf (15.12.2025)

Devereux, G. (1970): Normal und anormal. In: Devereux, G. (Hg.): Normal and anormal, S. 19–130. Frankfurt: Suhrkamp.

Didi-Huberman, G. (1997): Erfindung der Hysterie. München: Wilhelm Fink Verlag.

Drobnič Radobuljac, M.; Grošelj, U.; Kaltiala, R.; ESCAP Policy Division; ESCAP Board; Vermeiren, R.; Crommen, S.; Kotsis, K.; Danese, A.; Hoekstra, P. J.; Fegert, J. M. (2024): ESCAP statement on the care for children and adolescents with gender dysphoria: an urgent need for safeguarding clinical, scientific, and ethical standards. In: Eur Child Adolesc Psychiatry, 33 (6), 2011–2016. doi:10.1007/s00787-024-02440-8.

Fegert, J. M. (2022): Anerkennung psychischer Traumafolgen – Eine Spurensuche, inspiriert von der St. Michaelsfigur im Ulmer Münster. Köln: Psychiatrie Verlag.

Ferenczi, S. (1984, 1933): Sprachverwirrung zwischen dem Erwachsenen und dem Kind. Die Sprache der Zärtlichkeit und der Leidenschaft. In: Ferenczi, S.: Schriften zur Psychoanalyse II, S. 295–313. Frankfurt: Suhrkamp,

Foucault, M. (1969): Wahnsinn und Gesellschaft. Eine Geschichte des Wahns im Zeitalter der Vernunft. Frankfurt am Main: Suhrkamp.

Foucault, M. (1973): Die Geburt der Klinik: Eine Archäologie des ärztlichen Blicks. München: Hanser.

Freud, S. (1986). Brief an Wilhelm Fließ vom 21. September 1897. In: Strachey, J. (Hg.): Sigmund Freud: Briefe 1873–1939, S. 294–296. Frankfurt am Main: Fischer.

Freud, S. (1999, 1896): Die Ätiologie der Hysterie. In: Mitscherlich, A.; Richards, A. & Strachey, J. (Hg.): Sigmund Freud: Gesammelte Werke. Chronologisch geordnet. Band 1: Werke aus den Jahren 1892–1899, S. 421–439. Frankfurt am Main: Fischer.

Gerke, J.; Fegert, J.; Rassenhofer, M.; Fegert, J. M. (2024). Organized sexualized and ritual violence: Results from two representative German samples. In: Child Abuse & Neglect, 152, 106792.

Giedinghagen, A. (2023): The tic in TikTok and (where) all systems go: Mass social media induced illness and Munchausen's by internet as explanatory models for social media associated abnormal illness behavior. In: Clin Child Psychol Psychiatry, 28 (1), S. 270–278. doi:10.1177/13591045221098522.

Göktepe, S. (2022): Die Neue Frau. Ein Gegenbild zur Femme fatale. In: Hamburger Kunsthalle (Hg.): Femme fatale. Bild – Macht – Gender, S. 257–279. Bielefeld: Kerber.

Habermas, T. (1994): Zur Geschichte der Magersucht – Eine medizinpsychologische Rekonstruktion. Frankfurt am Main: Fischer Taschenbuch-Verlag.

Hamburger Kunsthalle (2022): Femme fatale. Bild – Macht – Gender. Bielefeld: Kerber.

Hurst, Fabienne (22.01.2013): Showtime in der Nervenklinik. Spiegel Geschichte. Online verfügbar unter: https://www.spiegel.de/geschichte/jean-marie-charcot-und-die-hysterieforschung-in-der-pariser-salpetriere-a-951005.html (15.12.2025)

Illies, F. (2022): Das Ende der Verführung. Warum die Femme fatale in den 1920er-Jahren ihre Rolle verliert - und der Mann seine Sehnsucht. In: Hamburger Kunsthalle (Hg.): Femme fatale. Bild – Macht – Gender, S. 200–2011. Bielefeld: Kerber.

Kirchberger, N. (2022): Faszinosum Femme Fragile. In: Hamburger Kunsthalle (Hg.): Femme fatale. Bild – Macht – Gender. Bielefeld: Kerber, S. 180–190.

Masson, J. M. (1985): Was hat man dir, du armes Kind, getan? Sigmund Freud und die Unterdrückung der Verführungstheorie. Frankfurt am Main: Fischer Taschenbuch Verlag.

McGorry, P. D.; Mei, C.; Dalal, N.; Alvarez-Jimenez, M.; Blakemore, S.-J.; Browne, V.; Dooley, B.; Hickie, I. B.; Jones, P. B.; McDaid, D.; Mihalopoulos, C.; Wood, S. J.; El Azzouzi, F. A.; Fazio, J.; Gow, E.; Hanjabam, S.; Hayes, A.; Morris, A.; Pang, E.; Killackey, E. (2024): The Lancet Psychiatry Commission on youth mental health. In: The Lancet Psychiatry, 11 (9), S. 731–774. doi:10.1016/S2215-0366(24)00163-9.

Munoz, I. B.; Liu-Zarzuela, J.; Oorjitham, N.; Jacob, D. (2024): YouTube and TikTok as a source of medical information on dissociative identity disorder. In: Journal of Affective Disorders Reports, 15, 100707. doi:10.1016/j.jadr.2023.100707.

Nasser, M.; Katzman, M. A.; Gordon, R. A. (Hg.) (2001): Eating disorders and cultures in transition. Brunner-Routledge.

Plener, P. L. (2011): Selbstverletzende und suizidale Verhaltensweisen in einer deutschen Schulstichprobe. Dissertation, LMU München. Online verfügbar unter: https://edoc.ub.uni-muenchen.de/13061/1/Plener_Paul_L.pdf (15.12.2025)

Poe, E. A. (1846): The philosophy of composition. In: Graham's Magazine, XXVIII (4), S. 163–167.

Radicalisation Awareness Network (RAN) (2021): Verschwörungstheorien und Rechtsextremismus: Einblicke und Empfehlungen für Prävention und Gegenstrategien. Europäische Kommission. Online verfügbar unter: https://home-affairs.ec.europa.eu/document/download/0e9b5f4f-2c34-4a92-9a5b-6c1d3c6e0c3b_en (15.12.2025)

Schwartz, D. M.; Thompson, M. G.; Johnson, C. I. (1982): Anorexia and bulimia: The socio-cultural background. In: Int J Eat Disord, 1, 20–36. doi:10.1002/1098-108X(198221).

Showalter, E. (1987): The Female Malady: Women, Madness, and English Culture, 1830–1980. New York: Penguin.

St. Vincent (2021): Pay Your Way in Pain [Song]. Auf: Daddy's Home. Loma Vista Recordings/Concord Records.

Stamm, R. (2022): Dekonstruktion, Aneignung, Neuerzählung. Die Femme fatale wird abgeschafft In: Hamburger Kunsthalle (Hg.): Femme fatale. Bild – Macht – Gender, S. 279–310. Bielefeld: Kerber.

Steinert, H.-E. (2000): Die »Fresswelle« – Essen und Trinken im Wirtschaftswunder. In: Archiv für Sozialgeschichte, 40, S. 337–362.

World Health Organization (1992): The ICD-10 classification of mental and behavioural disorders: Clinical descriptions and diagnostic guidelines. WHO.

A Grundlagen

1 Entwicklungspsychologie

Schritt für Schritt

Gabriele Gloger-Tippelt

Dieser Beitrag beschreibt die psychische Entwicklung von Kindern und Jugendlichen in mehreren Altersgruppen. Er gibt eine Orientierung über den jeweils zu erwartenden Entwicklungsstand ihrer Fähigkeiten in verschiedenen Bereichen wie Sprache oder soziales Verstehen. Dieser normative Entwicklungsverlauf, orientiert am Alter, wird von deutlichen Variationen im Entwicklungstempo und den Entwicklungsthemen überlagert.

Lernziel: Sie werden Meilensteine und Entwicklungsaufgaben für drei Altersgruppen kennenlernen: für das Alter von 3 bis 6, von 7 bis 10/11 Jahren (Schuleintritt bis Ende Grundschule) und von 12 bis 18 Jahren (Jugendalter).
Schlagworte: normative und differenzielle Entwicklung, Entwicklungsaufgaben, Entwicklungsmeilensteine, Geschlechtertypisierung

1.1 Normative und differenzielle Aspekte der menschlichen Entwicklung

Zwei Perspektiven auf den Verlauf der menschlichen Entwicklung werden unterschieden, eine durchschnittliche, *normative,* und eine *differenzielle,* auf interindividuelle Unterschiede ausgerichtete Perspektive.

Bei einer normativen Entwicklungsperspektive liegt der Fokus auf all den Merkmalen, die durchschnittlich in bestimmten Lebensaltern zu erwarten sind. Für die Gliederung des Entwicklungsverlaufes haben sich drei Konzepte bewährt:

1. *Entwicklungsaufgaben* als Abfolge von zu bewältigenden, alterstypischen Anforderungen im Lebenslauf, ausgelöst entweder durch biologische Prozesse (z. B. Kontrolle der Ausscheidungen in der frühen Kindheit, sexuelle Reife im Jugendalter) oder durch soziale Konventionen (z. B. Schuleintritt) und kulturelle Erwartungen (Moral).

2. *Entwicklungsmeilensteine* markieren Zeitfenster, in denen bestimmte kognitive, soziale oder emotionale Kompetenzen auftreten.
3. Normative *Entwicklungskrisen* bezeichnen psychosoziale Krisen, die im Verlauf des Lebens insbesondere bei der Herausbildung der Identität (des Selbst) erfolgreich bewältigt oder nicht bewältigt werden können. Bei Havighurst (1974, S. 2) lautet dies: »The tasks the individual must learn… *the developmental tasks of life* – are those things that constitute healthy and satisfactory growth in our society.« Erikson (1980, S. 54) sieht die gesunde Persönlichkeitsentwicklung als »steps predetermined in the human organism's readiness to be driven toward, to be aware of, and to interact with, a widening social radius, beginning with the dim image of a mother and ending with mankind«.

Allerdings ist bekannt, dass Entwicklungsverläufe und entwicklungsabhängige Kompetenzen der Heranwachsenden sehr stark variieren. Besonders für die Beurteilung von Einzelfällen sollte daher die differenzielle Entwicklungsperspektive im Vordergrund stehen. Es gibt nicht die »normale« Entwicklung, denn auch bei gesunden Kindern lassen sich »Frühentwickler« oder »Spätentwickler« beobachten (z. B. in der Sprache, dem Zeitpunkt der Pubertät). Variationen im Entwicklungsstand können durch familiale Anregungen wie ältere Geschwister, Erziehungsstile, Persönlichkeitsunterschiede, geschlechtsspezifische Entwicklungsgeschwindigkeiten oder kulturelle Umwelten entstehen.

Trotzdem gibt es eine *Regelhaftigkeit* der Entwicklung. Die beiden Perspektiven manifestieren sich in den zwei Beobachtungen, dass sich Kinder in Abhängigkeit vom Lebensalter durch Reifung und Lernen verändern, und dass zwischen altersgleichen Kindern große individuelle Unterschiede auftreten können. Je jünger das Kind ist, desto stärker wirken dabei biologische Faktoren, je älter es ist, desto mehr wirken bisheriges Lernen und Umwelteinflüsse.

Variationen im Entwicklungstempo und erreichtem Entwicklungsniveau sind besonders auffällig im Bereich kognitiver Fähigkeiten, oft als *Intelligenz* bezeichnet. Diese meist quantitativ erfassbaren Fähigkeiten beinhalten Informationsverarbeitung, Problemlösung und schlussfolgerndes Denken. Sie weisen eine hohe Stabilität ab dem Grundschulalter bis ins Erwachsenenalter auf (Stern & Grabner, 2014). Die kognitiven Differenzen zeigen sich aber auch in unterschiedlichem Entwicklungstempo: Kinder mit besonderen kognitiven Voraussetzungen sind schneller beim Aufbau bestimmter Kompetenzen, sie erreichen im Jugend- und Erwachsenenalter ein höheres Leistungsniveau. Das liegt auch daran, dass sich Personen mit höherer Intelligenz stimulierendere

Umweltbedingungen suchen (Lernanforderungen, Freund*innen), die sich wiederum förderlich auf Intelligenz auswirken.

Weitere Gründe für eine differenzielle Entwicklung können in Persönlichkeitsfaktoren liegen. Schon bei Säuglingen fallen Unterschiede z. B. in der Neigung zum Schreien, im negativen Affekt oder in der Regulation auf. Als frühe Temperamentstypen (Vorläufer der Persönlichkeit) werden ein »problemloses« (leicht zu beruhigendes), ein »schwieriges« (häufig weinendes) und ein »langsam auftauendes« Kind beschrieben (Thomas & Chess, 1977, in Berk 2011, S. 252). Später in der Entwicklung nehmen Eltern/Erziehende Unterschiede zwischen Kindern wahr wie besonders aktiv/neugierig, schüchtern/zurückgezogen, eigenwillig oder aggressiv. Umgangssprachlich reden wir von Charaktereigenschaften, in der Fachsprache von *Persönlichkeit* im Sinne von affektiven und sozialen *Dimensionen des Verhaltens*. Diese qualitativen Merkmale (mehr oder weniger stark ausgeprägt) bilden zusammen ein individuelles Merkmalsprofil, das bis über das Jugendalter hinaus besteht (Kray & Schäfer, S. 215–238 in Schneider & Lindenberger, 2018). Zur Beschreibung und Diagnose der Persönlichkeit von Kindern und Jugendlichen wird oft ein Eigenschaftsmodell herangezogen, die »Little Five« (vgl. »Big Five« bei Erwachsenen): Gewissenhaftigkeit, kognitive Offenheit, Verträglichkeit, Extraversion und Neurotizismus (ängstlich/hilflos).

In diesem Kontext sind Variationen durch *Geschlechtertypisierung* besonders relevant.

Bei Geburt eines Kindes ist die erste Frage häufig »Was ist es, ein Junge oder ein Mädchen?«, soweit nicht schon vorher bekannt. Während früher mit der Festlegung eines Geschlechts ein großer Teil der zu erwartenden Lebensereignisse vorhersagbar war, bestehen heute für die meisten Personen geschlechtsunabhängig mehr Wahlmöglichkeiten (z. B. Bildungschancen). Aus entwicklungspsychologischer Sicht auf die Lebenszeit zwischen 3 und 18 Jahren führen einige Prozesse zu deutlichen Unterschieden zwischen Mädchen und Jungen (s. Kap 8.2). Übereinstimmend wird ein unterschiedliches Entwicklungstempo genannt. Mädchen weisen ab dem Säuglingsalter ein schnelleres Tempo in ihrer körperlichen, sprachlichen, kognitiven und psychosexuellen Entwicklung auf als Jungen (s. Kap. 4). Das dauert bis zum Erreichen der Geschlechtsreife an (Kahl et al., 2007; für kulturvergleichende Unterschiede siehe Berk, 2011). Mädchen erreichen die Geschlechtsreife früher als Jungen (s. Kap. 5). In höherem Alter können sich Tempounterschiede verlieren oder auch umkehren (s. mathematische Überlegenheit der Jungen ab circa 12 Jahren; Stanat et al., 2018).

Geschlechtertypisierung weist auf die kognitive und soziale Konstruktion der Geschlechterrollen und ihre kulturelle Verankerung hin. Der Begriff umfasst mehrere Komponenten. Zentral sind die Entwicklung einer Geschlechtsidentität als Mädchen oder Junge (s. Kap. 2), Wissen über geschlechtstypische Eigenschaften und Präferenzen (wie bei Spielzeugen oder Schulfächern), Kenntnis der Geschlechterstereotype und geschlechtstypisches Verhalten. Insbesondere bestehen Unterschiede hinsichtlich der seelischen Gesundheit (s. Störungsbilder in Kap. 14–34). Die unterschiedliche Spielzeugwahl im Kleinkind- und Vorschulalter wird durch rosa und hellblau gestaltete Warenwelten oder durch klassische Kinderbücher verstärkt. Jungen bestehen darin Abenteuer und sind Entdecker; Mädchen helfen und pflegen, erfahren einen geringeren Aktionsradius und weniger weitreichende Selbstwirksamkeit. Bilderbücher können dazu beitragen, bei Vorschulkindern Erkenntnisse über die eigene, anatomisch festgelegte Geschlechtsidentität zu verfestigen, bevor diese mit zunehmender Reflexionsfähigkeit im Jugendalter wieder infrage gestellt werden können. Deutlicher Ausdruck geschlechtstypischer Präferenzen im Jugendalter sind die Interessensdivergenzen bei Schulfächern (Oberstufe) und Ausbildungsgängen: Jungen bevorzugen technische und naturwissenschaftliche Fächer sowie Informatik, Mädchen Sprachen und Kulturwissenschaften (Stanat et al., 2018). Variationen zwischen den Geschlechtern können weiter durch kulturelle Zugehörigkeit und die damit verbundenen normativen Überzeugungen, Wissensbestände und Verhaltensvorschriften entstehen.

1.2 Entwicklungsaufgaben, Entwicklungsmeilensteine und Entwicklungsthemen in Kindheit und Jugend

1.2.1 Entwicklung von 3 bis 6 Jahren (Kindergarten bis Schuleintritt)

In diesem Lebensabschnitt finden relevante psychische Entwicklungen in den Bereichen Beziehungsqualität und emotionale Entwicklung, Sprache, Kognition und soziale Kognition statt. Danach wird im Folgenden gegliedert und aus Platzgründen die Tabellenform gewählt (s. Tab. 1.1).

Tabelle 1.1 Entwicklungsaufgaben, -meilensteine und -themen im Alter von 3 bis 6 Jahren

Alter 3 bis 6 Jahre	Gesunde, erwartungsgemäße Entwicklung
2 bis 4 Jahre	Beziehungsqualität Frühe Entwicklung vollzieht sich in Beziehungen: • Exklusive Bindungen mit Vertrauen in die familialen Bezugspersonen • Sichere Basis ausbauen • In Kita Bezugspersonen erweitern (sich bei Belastungen trösten lassen, aktiv Hilfe und Trost suchen = sichere Bindung) Das frühe Bindungsverhalten und die spätere verinnerlichte Bindungsrepräsentation stellen in allen Entwicklungsabschnitten einen Gesundheitspuffer im Fall der sicheren Bindung und einen Risikofaktor im Fall der hoch unsicheren (desorganisierten) Bindung dar (Ahnert & Spangler, 2014).
Ab 3 Jahren Bis 5 Jahre	Emotionale Entwicklung Universell angelegte Basisemotionen sind Freude, Trauer, Furcht und Wut: • Spiegeln der Gefühle in Eltern-Kind-Interaktion • Fähigkeit, Grundgefühle unmittelbar auszudrücken und bei anderen zu erkennen • Zunehmende emotionale Selbstregulation negativer Gefühle (von externer zu interner Emotionsregulation) • Stolz und Scham als Gefühle bei Erfolg und Misserfolg (Holodynski & Oerter in Schneider & Lindenberger, 2018)
1 bis 2 Jahre Bis Schuleintritt	Sprache Sprache wird zentrales Mittel der Kommunikation: • Mit 10 Monaten: Laute der Muttersprache werden erkannt • Wortschatz steigt rasant ab 18 Monaten (50 Worte) • Bei Schuleintritt 10 000 Worte • Grammatik: Zuerst Zwei- und Dreiwortsätze; Grammatik der Muttersprache mit 5 Jahren verfügbar (Weinert & Grimm in S & L, 2018)
Ab 2 Jahren	Kognition Qualitatives Stufenmodell (Piaget): präoperationales Denken, Zentrieren auf eine Dimension • Quantitatives Intelligenzmodell: starker Zuwachs sprachlicher und nicht sprachlicher Fähigkeiten bereichsspezifische kognitive Fähigkeiten wie intuitive Physik, intuitive Psychologie (Sodian in S & L, 2018)

Fortsetzung Tabelle 1.1

Ab 3 Jahren **3 bis 4 Jahre**	Gedächtnisaufbau • Früh implizites, später explizites (bewusstes, sprachfundiertes) Gedächtnis • Zunahme Gedächtnisspanne • Routineabläufe als Scripts; früh Wiedererkennen von Objekten und Personen • Autobiografische Verankerung bedeutsamer Ereignisse (episodisches Gedächtnis) (Schneider & Lindenberger, in S & L 2018)
3 bis 4 Jahre (großer Zuwachs)	• Kognitive Kontrollfunktionen = exekutive Funktionen (Arbeitsgedächtnis, Impulskontrolle, kognitive Flexibilität) • Ende Kindergarten: Verständnis mentaler Prozesse (Kray & Schneider in S & L, 2018)
Ab 3 Jahren **Ab 5 Jahren**	Motivation • Streben nach Selbstwirksamkeit, selbst machen wollen • Stolz & Scham als Vorläufer der Leistungsmotivation • Eigene Interessen erkennbar (Haase & Heckhausen in S & L, 2018)
Schwelle 3 bis 5 Jahre, **vollständig erst ab 7 Jahren**	Intuitive Psychologie • Theory-of-Mind-Fähigkeit = mentale Prozesse bei sich und anderen erkennen • Falsche Überzeugungen erkennen; das dient der Vorhersage des Verhaltens anderer (Sodian in S & L, 2018)
Im 2. Lebensjahr **Ab 4 Jahren**	Prosozialität und Moral • Prosoziales Verhalten (helfen, teilen) • Frühes moralisches Wissen, d. h. Kenntnis der Normen • Qualitatives Stufenmodell der Moralentwicklung nach Kohlberg: Beginn der präkonventionellen Moral = Orientierung an materiellen Vor- und Nachteilen • Noch kaum moralische Motivation/moralische Gefühle (Nunner-Winkler & Paulus in S & L, 2018)

Fortsetzung Tabelle 1.1

Ab 4 Jahren	Anfänge von Selbstkonzept (SK) • Optimistische Selbsteinschätzung • Selbstbeschreibung nur nach körperlicher Erscheinung, Aktivitäten oder Besitz (Kray &Schäfer in S & L, 2018) • Teil des SKs: Geschlechtskonstanz (d. h. in der Regel nicht Veränderbarkeit des Geschlechts) • Erkennen des eigenen anatomischen Geschlechts • Geschlechtspräferenzen bei Spielzeugen und Aktivitäten (Gloger-Tippelt, 1995)

1.2.2 Entwicklung von 7 bis 10/11 Jahren (Grundschulalter bis zum Beginn der Sekundarstufe)

Wieder werden die wesentlichen psychischen Entwicklungen als Tabelle dargestellt. Die Gliederung folgt den Bereichen Beziehungsqualität, emotionale, sprachliche, kognitive und sozial-kognitive Entwicklung.

Tabelle 1.2 Entwicklungsaufgaben, -meilensteine und -themen im Alter von 7 bis 10/11 Jahren

Alter 7 bis 10/11 Jahre	Gesunde, erwartungsgemäße Entwicklung
Ab 6. Geburtstag	Schulreife/Schulbereitschaft/Schuleintritt • Neue kognitive und sozial-emotionale Anforderungen
7 bis 10/11 Jahre	Beziehungsqualität • Bindungen in erweiterter Familie, auch außerfamiliale Bindungspersonen • Sichere Bindung bringt weiterhin Vorteile • Emotionale Unterstützung durch Lehr- und Erziehungspersonal ergänzt Elternbindung
Ab 6 Jahren	Emotionale Entwicklung • Gefühle werden vielseitiger, enthalten auch Ambivalenzen • Aufgrund kognitiver Fähigkeiten (Sein und Schein unterscheiden) entsteht Erkenntnis, dass andere Gefühle auch vortäuschen können • Emotionale Selbstregulation, Selbstwirksamkeit entsteht

Fortsetzung Tabelle 1.2

Ab 5 Jahren **Ab 6 Jahren** **Ab 8 Jahren**	Sprache • Schriftspracherwerb • Wortschatz steigt bis Ende Grundschulzeit auf 40 000 Wörter • Grammatik der Muttersprache vollständig (implizites Sprachwissen) • Kann andere verbessern • Kann Sprachregeln erklären (explizites Wissen)
7 bis 9 Jahre	Kognition • Qualitatives Modell (Piaget): konkrete Operationen (wahrnehmungsgebunden), Reversibilität von Denkoperationen, z. B. Erhaltung der Menge; hierarchisches Klassifizieren möglich • Quantitatives Intelligenzmodell: Informationsverarbeitung verbessert sich (Sodian in S & L, 2018; Berk, 2011)
Ab 8 Jahren	Gedächtnisaufbau • Erinnerungsleistung steigt (Arbeitsgedächtnis) • Anwendung von Strategien, Gedächtnishilfen
1.und 2. Klasse **3. und 4. Klasse** **8 bis 9 Jahre**	Schulbezogene Kompetenzen • Schreiben, Lesen, Rechnen • Textverstehen, eingekleidete Aufgaben • 59 % der Kinder nutzen Internet (Feierabend et al., 2023b)
Bei Schuleintritt **2. und 3. Klasse**	Motivation • Freude am Umgang mit Gegenständen und Personen begründet Antrieb und Motive (wie Leistung, Macht, Anschluss) • Flowerleben, ebenso soziale Anreize • Bezugsnormwechsel: von individueller zu sozialer Bezugsnorm • Allgemeines Tüchtigkeitskonzept in Anstrengung und Begabung differenziert
Ab 8 Jahren	Soziale Kognition • Theory-of Mind-Fähigkeit jetzt vollständig; erkennen, dass andere Personen anders denken • Zweite-Person-Perspektive einnehmen (was denkt Helga, was Julia denkt, plant ...), dies hat Folgen für das Verhandeln von Konflikten

Fortsetzung Tabelle 1.2

Ab 2. Klasse	Selbstkonzept • Vom Optimisten zum Realisten: Bezugsnorm geändert • Selbstkonzept wird differenziert z. B. nach Schulfächern oder sozialer Beliebtheit
7 bis 10 Jahre	• Selbstwert wird bestimmt durch Bewertung relevanter Anderer
Bis 10/11 Jahre	Moralisches Urteil • Noch präkonventionelles Niveau (Kohlberg), d. h. Orientierung an sozialen Sanktionen oder inneren Standards (Schuldgefühle vermeiden) • Fairness bei Verteilungen, Bedürftigkeit anderer wird erkannt
Ab 8 Jahre	• Zunahme moralischer Gefühle wie Scham und Schuld
10 bis 11 Jahre	Sozialverhalten • Gleichaltrige gewinnen an Bedeutung gegenüber Familie • Freundschaften jetzt deutlich geschlechtsspezifisch • Position in Gruppe (z. B. beliebt/abgelehnt) hat Folgen für Wohlbefinden und Selbstwert • Bewertung durch andere in sozialen Netzen sehr relevant • 85 % der Kinder nutzen Internet

1.2.3 Entwicklung von 12 bis 18 Jahren (Jugendalter/Adoleszenz)

Der Beginn des Jugendalters ist klar gekennzeichnet durch die individuell eintretenden körperlichen Veränderungen der *Pubertät*. Das Ende dagegen ist offen und variiert in der Wissenschaft je nach Kriterium und Position der Autor*innen. Der Eintritt der Pubertät ist durch eine Reihe körperlicher, geschlechtsspezifisch hormonell gesteuerter Veränderungen (s. Kap. 5) markiert. Generell erreichen Mädchen die Geschlechtsreife früher als Jungen, gleichzeitig bestehen starke individuelle Unterschiede im Reifetempo. Durchschnittlich (Median) tritt die *Menarche* in Deutschland mit 12,8 Jahren ein, der Stimmbruch (Stimme tief) mit 15,1 Jahren, die *Spermarche* (erste Ejakulation) zwischen 12 und 14 Jahren (Kahl et al., 2007). Niedrigere Sozialschicht und Migrationshintergrund hängen mit früheren pubertären Reifemerkmalen bei Mädchen zusammen. Weltweit spielen kulturelle und ethnische Zugehörigkeit sowie

Ernährung eine Rolle (Berk, 2011). Mädchen mit früher körperlicher Reife erfahren Gruppendruck und zeigen eher Problemverhalten; ungünstige Entwicklungsfolgen sind oft wechselnde und riskante (ungeschützte) sexuelle Beziehungen, Schulabbrüche oder frühe Elternschaft (Weichold & Silbereisen in S & L, 2018). Jungen mit später Reife erfahren eher geringe Anerkennung von Gleichaltrigen. Mögliche Folgen können abweichendes Verhalten (Externalisierung) und Delinquenz sein.

Das Ende des Jugendalters ist deutlich offener. Die durchschnittlichen Altersangaben variieren zwischen 16 und 20 Jahren. Zwei Kriterien werden herangezogen: das Ende der Sekundarstufe I (Realschule, Hauptschule), danach Verzweigung der Bildungswege. Die Schulplicht endet in Deutschland erst mit 18 Jahren. Das Erreichen der Volljährigkeit (18. Lebensjahr) hat rechtliche Änderungen zur Folge. Das SGB VIII definiert Jugendliche als Personen zwischen 14 und 18 Jahren, junge Volljährige als solche zwischen 18 und 27 Jahren. Diese Einordnung hat große Folgen für die Leistungen der Jugendhilfe.

Tabelle 1.3 zeigt die wesentlichen Entwicklungen im Jugendalter.

Tabelle 1.3 Entwicklungsaufgaben, -meilensteine und -themen im Alter von 12 bis 18 Jahren

Alter 12 bis 18 Jahre	Gesunde, erwartungsgemäße Entwicklung
ab 10 bis 11 Jahren	Körperliche Veränderungen und Geschlechtsreife
14 Jahre bis frühes Erwachsenenalter	Beziehungsqualität • Sichere Bindung: Balance von Autonomie und Verbundenheit zu Eltern • Verfestigung der Bindungsrepräsentationen mit dem Alter
Während der Pubertät bis Ende Jugend	Umstrukturierung des Gehirns (s. Kap. 5) »Zusammenspiel von kognitiver Kontrolle und emotionaler Erregung« verändert sich (Weichold & Silbereisen in S & L, 2018), Folge sind jugendtypische Verhaltensweisen (wie Risikoverhalten, sensation seeking)
Ab 12 Jahren	Kognition • Qualitatives Modell: formale Operationen; hypothetisch-deduktives Denken möglich • Informationsverarbeitung schneller und besser • Metakognition effizienter, bereichsspezifische Zuwächse

Fortsetzung Tabelle 1.3

15 Jahre	Zunahme schulischen Wissens PISA-Studie 2022: Mädchen besser im Lesen, Jungen in Mathematik. Naturwissenschaften beide gleichauf
Gesamtes Jugendalter	Motivation Im Leistungsbereich für die Komponenten des Selbstkonzeptes spezifische Attributionsmuster bei Erfolg oder Misserfolg
12 bis 18 Jahre	Soziale Kognition • Selbstkonzept/Identität als Integration der eigenen Vergangenheit, Gegenwart und Zukunft • Weitere Differenzierung des Selbstkonzeptes (SK), Selbsteinschätzung wird realistischer • Bei gesundem Selbstkonzept: eher hoher Selbstwert, Selbstwirksamkeit und Optimismus
Jugendalter insgesamt	Moralisches Urteil • Postkonventionelle Moral (Orientierung an universellen, moralischen Prinzipien) jetzt möglich, aber eher selten
18 bis 19 Jahre	Mediennutzung Umfangreiche Mediennutzung, täglich in Kommunikationsforen im Internet: 90 % (Feierabend, 2023a)
Ab 11 Jahren	Sozialverhalten • Hohe Bedeutung Gleichaltriger • Zugehörigkeit zu Cliquen, Benutzung sozialer Netze, bei Mehrheit enge Freundschaften vorhanden
13 bis 15 Jahre	• Romantische Beziehungen werden ausprobiert, intime Freundschaften, emotionaler Austausch

1.2.4 Ausblick: Beginn des Erwachsenenalters (Emerging Adulthood)

Heute wird ein gradueller Übergang von der Jugend ins Erwachsenenalter beobachtet. Die traditionellen Kennzeichen des Erwachsenenalters (Auszug aus dem Elternhaus, feste Partner*innenschaft, Ehe) werden zeitlich hinausgezögert und hängen von gesellschaftlichen Bedingungen ab *(Postadoleszenz)*. Die Ausbildungsgänge insbesondere bei höheren Bildungsgruppen dauern sehr viel länger als früher, vor allem die Eingliederung in die Arbeitswelt stellt oft eine

Hürde dar. Bei erfolgreicher Bewältigung der Entwicklungsaufgaben und -krisen im bisherigen Lebenslauf bestehen bessere Startchancen für den Eintritt ins Erwachsenenalter.

1.3 Autorin

Prof. i. R. Dr. phil. Gabriele Gloger-Tippelt war Professorin für Entwicklungspsychologie und Pädagogische Psychologie an der Heinrich-Heine-Universität in Düsseldorf. Sie ist in der Weiterbildung zur Bindungsforschung und Entwicklungspsychologischen Beratung und Therapie mit jungen Familien tätig.
E-Mail: glogerg@uni-duesseldorf.de

1.4 Literatur

Ahnert, L.; Spangler, G. (2014): Die Bindungstheorie. In: Ahnert, L. (Hg.): Theorien in der Entwicklungspsychologie, S. 404–435. 1. Aufl. Berlin: Springer.

Berk, L. E. (2011): Entwicklungspsychologie. 5. Aufl. München: Pearson.

Erikson, E. H. (1980): Identity and the Life Cycle. New York: W. W. Norton & Company.

Feierabend, S.; Rathgeb, T.; Kheredmand, H.; et al. (2023a): JIM-Studie 2023: Jugend, Information, Medien. Basisuntersuchung zum Medienumgang 12- bis 19-Jähriger. Deutschland: Medienpädagogischer Forschungsverbund Südwest. Online verfügbar unter: https://mpfs.de/studie/jim-studie-2023/ (22.05.2025).

Feierabend, S.; Rathgeb, T.; Kheredmand, H.; et al. (2023b): KIM-Studie 2022: Kindheit, Internet, Medien. Basisuntersuchung zum Medienumgang 6- bis 13-Jähriger. Deutschland: Medienpädagogischer Forschungsverbund Südwest. https://mpfs.de/studie/kim-studie-2022/ (22.05.2025).

Gloger-Tippelt, G. (1995): Konstrukte im Bereich der Geschlechtertypisierung. Temperaments- und Persönlichkeitsunterschiede. In: Amelang, M. (Hg.): Enzyklopädie der Psychologie. Differentielle Psychologie, Bd. 3, S. 223–255. Göttingen: Hogrefe.

Havighurst, R. J. (1974): Developmental Tasks and Education. 3. Aufl.: New York: David McKay Company.

Kahl, H.; Schlaffrath Rosario, A. et al. (2007): Sexuelle Reifung von Kindern und Jugendlichen in Deutschland. Bundesgesundheitsblatt – Gesundheitsforschung – Gesundheitsschutz, 50, S. 677–685. doi:10.1007/s00103-007-0229-3

Schneider, W.; Lindenberger, U. (Hg.) (2018): Entwicklungspsychologie. 8. Aufl. Weinheim: Beltz.

Stanat, P.; Bergan, S.; Taraszow, T. (2018): Geschlechtsbezogene Disparitäten im deutschen Bildungswesen. In: Tippelt, R.; Schmidt-Hertha, B. (Hg.): Handbuch Bildungsforschung, Bd. 2, S. 1321–1328. 4. Aufl. Wiesbaden: Springer.

Stern, E.; Grabner, R. H. (2014): Die Erforschung menschlicher Intelligenz. In: Ahnert, L. (Hg.): Theorien in der Entwicklungspsychologie, S. 174–201. Berlin: Springer.

2 Jugendliche als Gestalter ihrer eigenen Entwicklung

Entwicklungsdynamik und Geschlechtsunterschiede

Inge Seiffge-Krenke

Jugendliche müssen einen Platz in einer zunehmend komplexer werdenden Welt finden und zahlreiche Entwicklungsaufgaben bewältigen. Dazu zählen die Anpassung an den sich verändernden Körper, die zunehmende Autonomie von den Eltern, Veränderungen in der Qualität von Freundschaftsbeziehungen, die Neukonzeptualisierung der Identität und der Aufbau von Partnerbeziehungen. Sie sind damit nicht nur »Produzenten ihrer eigenen Entwicklung« (Seiffge-Krenke et al., 2010a), sondern beeinflussen auch ihre Eltern und Freund*innen. Während es im Bereich der Identitätsentwicklung zu einer Verzögerung kommt, steht die schwierige Aufgabe des Umgangs mit der körperlichen Reife viel früher an. Dieser Spannungsbogen zwischen Verfrühung bezüglich körperlicher und sexueller Reife und Verspätung bezüglich einer elaborierten Identität ist belastend für Jugendliche, aber auch ihre Familien. Hinzu kommen widersprüchliche Entwicklungen im Bereich der sozial-kognitiven Kompetenzen bei insgesamt noch nicht abgeschlossener Hirnentwicklung. In diesem Beitrag geht es um die allgemeine Entwicklungsdynamik, aber auch die sehr unterschiedlichen Entwicklungspfade der Geschlechter sowie die Auswirkungen der Herausforderungen dieser Lebensphase auf die Psychopathologie.

Lernziele: Der Beitrag zeigt, was im Jugendalter allgemein und im Vergleich zwischen den Geschlechtern geschieht: Der Körper verändert sich oft schneller, als ein stabiles Selbstbild entsteht – und genau diese Spannung kann Jugendliche und Familien belasten. Verständlich wird, warum Jugendliche zeitweise stark um sich selbst kreisen, sich intensiv vergleichen und Risiken unterschätzen und welche Rolle Freund*innen dabei spielen, wieder mehr Orientierung zu gewinnen. Zudem wird ein Überblick gegeben, wie typische Belastungen (Schule, Zukunft, Beziehungen) bei Mädchen und Jungen häufig unterschiedlich ausfallen – und wann Rückzug oder anhaltendes Grübeln problematisch werden kann. Abschließend lässt sich einordnen, wie Familie, Gleichaltrige und soziale Medien Entwicklung unterstützen oder zusätzlichen Druck erzeugen und warum in dieser Lebensphase psychische Schwierigkeiten bei manchen Jugendlichen zunehmen.

Schlagworte: Entwicklungsaufgaben der Adoleszenz, Geschlechtsunterschiede in Stress und Coping, Identitätsentwicklung zwischen Exploration und Commitment, geschlechtsspezifisches Körperkonzept, Pubertät und soziale Einflüsse, soziale Risiko- und Schutzfaktoren

2.1 Mehr Narzissmus, aber auch stärkere Bezogenheit bei guten Copingfertigkeiten

Entwicklung vollzieht sich nicht nur im Sinne einer linearen Progression. Manchmal scheinen sich auch Rückschritte in der sozialen, kognitiven und emotionalen Entwicklung anzudeuten. Nachdem Kinder im Alter zwischen 4 und 8 Jahren gelernt haben, sich in die Perspektive eines anderen hineinzuversetzen, entsteht im Jugendalter erneut eine narzisstische Haltung, wenn den Jugendlichen die adäquate Bezugnahme auf das Denken und Fühlen anderer kurzzeitig abhandenkommt.

2.1.1 Kurzzeitiger Narzissmus aufgrund zunehmender sozial-kognitiver Kompetenzen

Jugendliche können hochkomplexe soziale Vergleichsprozesse und Antizipationen des Denkens und Verhaltens von Interaktionspartnern nachvollziehen. Es ist die neu gewonnene Fähigkeit, das Denken vieler anderer in Betracht zu ziehen, die zu einem kurzzeitigen Anstieg des Narzissmus führt. Der Jugendliche ist »narzisstisch« in der (Fehl-)Annahme, andere Personen beschäftigten sich mit der gleichen Ausschließlichkeit mit ihm, seinem Verhalten, seinen Interessen und seinen Gedanken, wie er selbst dies tut. Empirisch wurden zwei verschiedene Varianten gefunden: Bei der *imaginären Audienz* wähnt sich der Jugendliche im Mittelpunkt einer ihn beobachtenden Umgebung und verbringt sehr viel Zeit mit Tagträumen. Bei der *erlebten Einzigartigkeit* (»personal fable«) wird die eigene Gefühlswelt als so einzigartig wahrgenommen, dass sie kein anderer verstehen kann (Seiffge-Krenke, 2021a). Das narzisstische Durchgangsstadium kann allerdings mit zahlreichen Risikoverhaltensweisen einhergehen, weil Jugendliche ihre Verletzlichkeit unterschätzen (Alberts et al., 2007).

In diesem Kontext ist auch die nicht ganz abgeschlossene Hirnentwicklung zu bedenken, insbesondere das Ungleichgewicht zwischen der Entwicklung limbischer Hirnregionen und Regionen des präfrontalen Kortex (Pan et al., 2024). Dieses Ungleichgewicht erklärt ebenfalls teilweise das Risikoverhalten. Ganz entscheidend für eine rasche Auflösung des narzisstischen Durchgangsstadiums ist die Interaktion mit gleichaltrigen Freund*innen. Um bei den engen Freund*innen »bestehen« zu können, müssen Jugendliche relativ rasch lernen, angemessen auf deren Gefühle zu reagieren und über eigene Emotionen und die der Freund*innen angemessen zu kommunizieren.

2.1.2 Zukunftsangst, Beziehungsstress und deren Bewältigung

Die Jugendlichen haben in der Regel die Stufe der *formalen Operationen* erreicht; ihr Denken ist weitgehend unabhängig von den realen Gegebenheiten. Jugendliche können also mit abstrakten Inhalten gedanklich umgehen, Probleme theoretisch analysieren und in die Zukunft planen. Dies führt zu erheblichem zukunftsbezogenem Stress, was für viele Länder festgestellt wurde (Seiffge-Krenke, 2023).

Ein Vergleich der Zukunftsangst in den letzten drei Dekaden zeigt entscheidende Veränderungen: Standen früher persönliche Ängste im Vordergrund (z. B. Sorgen, nicht den gewünschten Ausbildungsplatz, das gewünschte Studium zu bekommen), so geht die Zukunftsangst inzwischen deutlich über die persönliche Betroffenheit hinaus, z. B. große Ängste wegen der Klimakrise und Sorgen um den »globalen Süden«.

Mädchen haben sehr hohe Werte in Zukunftsangst, sie nennen aber auch signifikant mehr Beziehungsstressoren aus dem Bereich Familie, Freund*innen und romantische Partner*innen als Jungen. Der »Stress mit den Eltern« wird allerdings, wie ein Vergleich an Jugendlichen in 21 Ländern zeigt, als mittelmäßig eingeschätzt (Persike & Seiffge-Krenke, 2014) und ist damit deutlich weniger belastend als Zukunftssorgen oder Schulstress (Seiffge-Krenke, 2021b). In allen drei Bereichen weisen Mädchen signifikant höhere Belastungswerte auf als Jungen.

Allerdings sind die Jugendlichen auch kompetente Bewältiger*innen dieser phasenspezifischen Stressoren, wiederum mit deutlichen Geschlechtsunterschieden. Mädchen sind einerseits aktiver als Jungen, d. h., sie lösen die Probleme durch Suche nach sozialer Unterstützung und Reflexion potenzieller Möglichkeiten, ziehen sich aber andererseits bei Problemen auch eher zurück; ihr Bewältigungsverhalten ist also durch Ambivalenz gekennzeichnet (Persike & Seiffge-Krenke, 2015). Während gelegentlicher Rückzug unproblematisch ist, sind durchgängig hohe Werte in Rückzug und ausweichendem Verhalten längsschnittlich mit der Entstehung bzw. der Zunahme depressiver Symptome assoziiert (Seiffge-Krenke & Stemmler, 2002).

2.1.3 Bedeutende Entwicklungsvoraussetzungen für die Neukonzeptualisierung der Identität

Erikson (1968) definierte Identität als »ein Gefühl für sich selbst, das aus der Integration vergangener, gegenwärtiger und zukünftiger Erfahrungen resultiert« (S. 36) und betonte sowohl Kontinuität als auch Veränderung über Zeiten und Kontexte. Identität entsteht aus Beziehungen, und Jugendliche besitzen gute Voraussetzungen für eine solche relationale Identität. Der Jugendliche entwickelt immer komplexere Vorstellungen von sich und anderen, er erlebt und definiert sich durch andere – grenzt sich aber auch von ihnen ab.

Jugendliche verfügen über stabile Fähigkeiten, sich und andere zu beschreiben, dabei nehmen psychologische Charakteristiken eine zentrale Rolle ein. Jugendliche sind in der Lage, negative und positive Selbstaspekte zu integrieren; diese Integrationsleistung ist häufig noch unsicher. Selbstreflexive Funktionen werden häufig angewandt. Außerdem wird immer stärker zwischen dem »true self« und der äußeren Fassade unterschieden. Zugleich können sich Jugendliche in Vergangenheit und Zukunft sehen (»self in time«). Die (zu) vielen Wahlmöglichkeiten, etwa, was berufliche Perspektiven angeht, bereiten ihnen Sorgen, und auf der Suche nach Resonanz sind sie sehr verführbar durch viele »Freund*innen«; zur Identitätsexploration dienen auch soziale Medien, Blogs und Videospiele (Seiffge-Krenke, 2020a). Die weitere Identitätsentwicklung im Jugendalter beinhaltet die Neuorientierung durch den veränderten Körper, auch hier müssen sich Jugendlichen nun stärker im Verhältnis zu anderen definieren (Flaake, 2019).

2.1.4 Identitätsentwicklung: noch lange nicht abgeschlossen

Die Identitätsentwicklung ist erst im jungen Erwachsenenalter abgeschlossen, wie Studien in vielen Ländern übereinstimmend verdeutlichen. Marcia (1966) hat die von Erikson beschriebene »Identitätskrise« in der Adoleszenz ausdifferenziert und unterscheidet vier Identitätszustände (Identitätsstatus genannt), die die Dimensionen *Exploration* (Identitätserkundung) und *Commitment* (Festlegung auf einen Identitätsentwurf) einschließen:

- Die erarbeitete Identität *(achieved identity)* ist dadurch gekennzeichnet, dass man erst ausführlich exploriert und sich schließlich verbindlich festlegt.
- Demgegenüber ist *foreclosure* dadurch gekennzeichnet, dass man sich auf eine bestimmte Identität festlegt, ohne zuvor alternative Optionen erkundet zu haben.

- Im *Moratorium* wird ausschließlich exploriert.
- Im *diffusen Status* wird weder exploriert noch sich festlegt.

In einer Übersicht von 500 Studien zum Identitätsparadigma, die auf der Konzeption von Erikson beruhen, fanden Kroger et al. (2010) bei 18-Jährigen erst zu 17 % eine *erarbeitete Identität* (Commitment nach ausreichender Exploration); ein erheblich größerer Prozentsatz befindet sich im *Moratorium* oder in einem *diffusen Status* der Identität. Der Foreclosure-Status war nicht sehr häufig vertreten. Die ursprüngliche These Eriksons, dass ein Abschluss der Identitätsentwicklung im Jugendalter erfolgt, lässt sich also gegenwärtig nicht länger halten. Allerdings gibt es eine, wenn auch langsame, Fortentwicklung: Im Alter von 22 Jahren wiesen rund 34 % der jungen Erwachsenen eine reife Identität auf. Auf der Basis von 150 Längsschnittstudien konnten Kroger et al. (2010) eine langsame Progression nachweisen. Aus den Stadien des Moratoriums bzw. der Diffusion entwickelten sich also in den Folgejahren reifere Formen der Identität.

2.1.5 Geschlechtsabhängige Entwicklungen: Jungen holen auf

Die Längsschnittstudie von Klimstra et al. (2010) zeigt ebenfalls, dass die Identitätsentwicklung sowohl durch Stabilität als auch durch fortschreitende Veränderungen beschrieben werden kann. Die Exploration nahm zu, das Commitment blieb über alle Jahre hinweg niedrig. Die Studie belegt zudem, wie wichtig es ist, das Geschlecht bei der Identitätsbildung zu berücksichtigen, da Mädchen in den frühen Stadien der Identitätsbildung verstärkt explorieren. Dies könnte mit einer schnelleren Entwicklung in vielen sozio-kognitiven Bereichen zusammenhängen, aber auch ein Hinweis auf die »social clock« sein: Für Mädchen sind die Entwicklungsfristen kürzer, beispielsweise weil Familie und Beruf früher realisiert werden müssen, sodass ihr Entwicklungsdruck in diesen Bereichen möglicherweise höher ist (Seiffge-Krenke, 2025). Hier zeigt sich also, ähnlich wie bei der Intimitätsentwicklung, eine Entwicklungsverzögerung der Jungen, die jedoch im späten Jugendalter aufgeholt wird. In diesem Kontext ist auf Studien an Kindergartenkindern hinzuweisen, die deutlich gemacht haben, dass Jungen weniger gute Möglichkeiten als Mädchen haben, unsichere Bindungsmuster, die aus den familiären Beziehungen herrühren, kompensatorisch im Kindergarten in sichere Bindungsbeziehungen zu verwandeln. Damit sind aber zugleich ihre Explorationsmöglichkeiten für die eigene Identität eingeschränkt.

Vieles in der Identitätsentwicklung von Jungen ist ähnlich wie bei Mädchen, aber es gibt auch einige Besonderheiten. Freunde sind wichtig für die zentralen

Aspekte der männlichen Identität, wie beispielsweise der Erprobung des Körpers, das Ausprobieren risikoreichen Verhaltens, die Annäherung an das andere Geschlecht. Der Einfluss von Cliquen auf das Selbst und die Identität ist – etwa im Vergleich zu Mädchenfreundschaften – ein anderer; hier wird vor allem die Orientierung an einem männlichen Stereotyp erprobt. Das Geschlechtsrollenstereotyp für Jungen sieht Durchsetzungsstärke, Dominanz und Mut auch heute noch als typisch männlich an (Seiffge-Krenke, 2020a). Der Identitätsaufbau geschieht in den Jungengruppen sehr stark über Körperoptik. Ein männlicher muskulöser Körper wird angestrebt. Anders als bei Mädchenfreundschaften, in denen größtmögliche, auch körperliche Nähe und Exklusivität angestrebt wird, sind die Beziehungen männlicher Jugendlicher zu ihrer Clique durch eine eher körperferne Unterstützung des sich verändernden Körperselbst, der Identität gekennzeichnet. Zugleich wird im Schutz der Freunde, der Clique (vermeintlich) männliches Verhalten erprobt; dies schließt auch Erfahrungen mit riskanten Verhaltensmustern ein.

2.1.6 Identitätsbildung durch Resonanzerfahrungen in den Neuen Medien

Die Lebenswelt der meisten Jugendlichen ist durch die Alltagsverwendung von interaktiven Medien und den Daueraufenthalt in sozialen Netzwerken gekennzeichnet. 90 % der Jugendlichen sind hier aktiv, sie chatten mehrmals in der Woche mit Online- und Offlinefreund*innen. Die persönlichen Netzwerke sind sehr groß geworden, durchschnittliche Bezugsgrößen von »besten Freund*innen« belaufen sich auf rund achtzig. In diesem virtuellen Raum werden durch Blogs, WhatsApp und soziale Medien wie Facebook, Twitter und Instagram identitätsstiftende Spiegel- und Resonanzerfahrungen gemacht, die der Herstellung von Selbsterfahrungen dienen. Es wird an einer narrativen Identität gearbeitet, die teilweise eine starke Überarbeitung der Realität darstellen kann und die durchaus etwas Tröstliches hat, wenn etwa kleine Schwächen verschwiegen werden. Dies kann zu wichtigen positiven Selbsterfahrungen, aber andererseits, wie beim Cybermobbing und im Darknet, zu aggressiven, vernichtenden und entwertenden Selbsterfahrungen führen. Wie die umfangreiche Metaanalyse an 81 Studien von Erbicer et al. (2025) verdeutlicht, sind bei solchen aggressiven Attacken (in Bezug auf die eigene Identität und romantische Partner*innen) Jungen wie Mädchen gleich häufig betroffen.

Das Anbieten von Identitätsaspekten und die sorgfältige Verfolgung der Reaktion des Publikums sind zentral. Die Jugendlichen sind dem bewundernden, dem verletzenden, dem beschämenden Blick der anderen, aus deren Perspektive sie sich betrachten, ausgesetzt. Dabei schaut das Selbst auf die anderen, um aus deren Perspektive etwas über sich zu erfahren. Diese selbstreflexive Blickbewegung hat einen frühen Beginn und ist für die Neukonstruktion der Identität besonders wichtig. Beschämende, kränkende Selbsterfahrungen können aktiv verändert und überarbeitet werden. In den letzten Jahren haben verstärkt Suizide von Jugendlichen öffentliche Aufmerksamkeit erhalten, in denen Jugendliche nach Cybermobbing mit einer Identität konfrontiert wurden, die nicht die ihre ist (montierte Nacktfotos, fingierte Geschichten über promiskuöses Verhalten), und diese Öffentlichkeit war so schambesetzt und so schwer auszuhalten, dass Suizide oder Suizidversuche erfolgten. Opfer von solchem Cybermobbing betonen immer wieder die dadurch beschädigte Identität; vor allem Mädchen sind in einem Dilemma, da sie einerseits die soziale Validierung für ihre Identitätsexploration stärker benötigen als Jungen, sich andererseits gegen Ausnutzung und Missbrauch schlechter wehren können (Wolak et al., 2003).

2.1.7 Zentralität der Identität bei LGBTIQ+-Gruppen

Die Identität prägt nicht nur die Selbstwahrnehmung, sondern auch unser Verhalten und die erlebte Zugehörigkeit zu Gruppen. Das Verständnis, wer wir sind, wird durch die Linse unserer Zugehörigkeit zu oder Identifikation mit bestimmten sozialen Gruppen betrachtet. Studien zeigen, dass die Zugehörigkeit zu einer spezifischen Gruppe (wie homosexuell, lesbisch, bisexuell, queer) Jugendlichen für ihre Identität wichtig ist, während die globale Erfassung in Form eines »Minoritätenstatus« eher abgelehnt wird (Lucassen et al., 2017).

Das Ausmaß, in dem eine Identität ein wichtiger Aspekt des eigenen Selbstkonzepts ist (d.h. die *Identitätszentralität*), hängt mit den Erfahrungen von Minderheiten und mit Vorurteilen zusammen. Die mit der Identitätsentwicklung verbundenen Belastungen sind unter Jugendlichen mit einer fluiden Genderthematik höher. Metaanalysen bestätigen die Zentralität von Identität für Jugendliche mit LGBTIQ+-Orientierung (Hinton et al., 2022). Die Ergebnisse zeigen, dass ein höherer Grad an LGBTIQ+-Identitätszentralität sowohl mit positiven (z.B. anderen positiven Identifikations- und LGBTIQ+-identitätsspezifischen Faktoren) als auch mit negativen Folgen (z.B. vermehrte Erfahrungen und Wahrnehmungen von Vorurteilen und Diskriminierung und größere Sensibilität gegenüber Gruppenbedrohungen) verbunden ist. Wichtig ist, dass diese Beziehungen für einige LGBTIQ+-Gruppen (schwule Jugendliche) vorteilhafter sind als für andere (bisexuelle/transsexuelle Jugendliche).

2.2 Körperliche Reife und Körperkonzept

2.2.1 Geschlechtsspezifische Unterschiede im Körperkonzept

Die körperliche Entwicklung mit dem starken asymmetrischen Wachstumsschub und den massiven hormonellen Veränderungen, insbesondere zu Beginn der Adoleszenz, führen zu einer erhöhten Selbstwahrnehmung, einem starken Fokus auf dem Körper. Aufgrund der extremen Unterschiede in der Entwicklungsgeschwindigkeit von 1,6 bis 6 Jahren bleibt den Jugendlichen unterschiedlich viel Zeit für die Integration der körperlich reifen Genitalien in das Körperkonzept und die Identität, ein entscheidender Entwicklungsschritt, von dem Entwicklungsprogression oder Psychopathologie abhängt. Jungen liegen, im Vergleich zu früheren Erhebungen, im Eintritt der körperlichen Reife nur noch knapp ein Jahr hinter den Mädchen. Ein weiterer wichtiger und konsistenter Befund betrifft die diametral unterschiedlichen Effekte von Frühreife. Während frühreife Mädchen depressiver, ängstlicher und schwieriger im Kontakt sind, wirkt sich Frühreife auf das Selbstbewusstsein von Jungen ausschließlich positiv aus. Dass das Körperkonzept von Jungen insgesamt positiver ist als das von Mädchen, ist ein weiterer Befund, der seit Jahrzenten konsistent in internationalen Studien erhoben wurde (Bornholt et al., 2005; Cohane & Pope, 2001). Die Modellierung eines weiblichen Körpers geschieht in engen Freundschaftsbeziehungen, in denen körperliche Erfahrungen geteilt werden und der »neue« Körper erprobt wird (Seiffge-Krenke, 2025). Freunde sind auch bei Jungen diejenigen, die bei der Entwicklung einer Geschlechtsrolle, des geschlechtsspezifischen Verhaltens stützend und korrigierend wirken. Dabei sind vor allem der pubertäre Status und das pubertäre Timing (zu früh – gerade richtig – zu spät) von großer Bedeutung für das Zugehörigkeitsgefühl.

2.2.2 Einflüsse durch Peers, Medien oder Eltern

Es wurden drei Hauptquellen für Druck in Bezug auf das Körperbild und die körperliche Erscheinung identifiziert, nämlich Eltern, Gleichaltrige und die Medien.

Metaanalysen belegen, dass die Botschaft der Unzufriedenheit mit dem Körper von den Eltern an das Kind weitergegeben wird, was das Risiko klinischer Essstörungen im späteren Leben erheblich erhöht (Dahil et al., 2021). Generell hat der elterliche Einfluss durch verbale Botschaften und aktive Ermutigung einen größeren Einfluss auf Körperprobleme und Essgewohnheiten der Jugendlichen als deren reine Vorbildeffekte. Während sich nur geringe Zusammenhänge zwischen dem Körperkonzept von Jungen und der elterlichen Unterstützung fanden (Walter & Shenaar-Golan, 2017), wird die Akzeptanz und Zufriedenheit mit dem eigenen Körper bei Mädchen stark durch die Beziehung zur Mutter moderiert (Goslin & Koons-Beauchamp, 2023). Aber auch die unterstützende Beziehung zum Vater (Seiffge-Krenke et al., 2015) wirkt sich langfristig positiv auf das Körperkonzept von Mädchen aus.

Die sozialen Medien haben großen Einfluss auf das Körperkonzept von Jugendlichen aller Geschlechter (Knauss et al., 2007). Die Möglichkeit, verwirrende Gefühle, Angst und Scham in einem anonymen, wertschätzenden Rahmen, z. B. in Onlineberatungsforen, äußern zu können, ist für Jugendliche sehr wichtig (Flaake, 2019). Allerdings sind die Gefahren bestimmter Plattformen nicht zu unterschätzen.

So werden etwa im Kontext Körpergewicht neben BMI-Rankings in einigen Foren Wettbewerbe (sogenannte Contests) organisiert, bei denen das Mitglied mit der größten Gewichtsabnahme oder dem niedrigsten BMI gewinnt. Viele Nutzer*innen der Foren schreiben ein Ess- und Gewichtstagebuch, in dem Essverhalten und Gewichtsverlauf dokumentiert werden. Typisch ist auch die Suche nach einem Twin (Zwilling), einem Partner, einer Partnerin mit gleichen Körpermaßen und Alter zur gegenseitigen Unterstützung beim weiteren Abnehmen.

Besonders viele Studien haben sich mit negativen Medieneinflüssen, Hänseleien und Kommentaren der Eltern bzw. Peers beschäftigt. Während sich Studien zur Entwicklung von Körperbildproblemen bei Mädchen oft auf diese Faktoren konzentriert haben (Dahill et al., 2021), stützen empirische Daten inzwischen die Möglichkeit, dass diese Faktoren auch bei Jungen mit Körperbildproblemen, gestörtem Essverhalten bzw. Diäten zusammenhängen (Ricciardelli & McCabe, 2004).

Insbesondere die verbalen Botschaften bezüglich des Gewichts und Aussehens seitens der Peers, aber auch verbale Botschaften in Form von Neckereien, Kritik und Ermutigung zum Abnehmen oder zur Gewichtskontrolle der Eltern wirken sich negativ auf Körperkonzept und Essverhalten der Mädchen aus (Keery et al., 2005), dabei ist das restriktive Verhalten der Töchter offenbar von dem ihrer Mütter geprägt. Obwohl weniger Studien männliche Teilnehmer umfassten, wurden ähnliche Muster bei Jungen gefunden (Cooper et al., 2020). Bei Jungen wurde berichtet, dass die Ermutigung der Eltern, Gewicht zu verlieren, mit Unzufriedenheit mit dem eigenen Körper verbunden ist und diese zu Strategien des Abnehmens führt (McCabe & Ricciardelli, 2005). Es ließ sich jedoch nicht feststellen, dass elterliche Hänseleien bei Jungen in Zusammenhang mit Unzufriedenheit mit dem eigenen Körper stehen, während dieser Effekt bei Mädchen massiv ist (Menzel et al., 2010).

2.2.3 Bisexuelles Schwanken als Entwicklungsphänomen

Die Sichtbarkeit der Themen Transgender, Transidentität oder Transsexualität im Jugendalter hat in der Öffentlichkeit und in den Medien in den letzten Jahren deutlich zugenommen und ist auch klinisch zunehmend relevant, was die Inanspruchnahmeraten spezieller Ambulanzen verdeutlichen (Nieder et al., 2014). Sofern die Geschlechtsidentität nicht mit den körperlichen Geschlechtsmerkmalen übereinstimmt (Geschlechtsinkongruenz), kann ein Leidensdruck entstehen (Geschlechtsdysphorie), der den Wunsch nach Veränderung der körperlichen Geschlechtsmerkmale bedingen kann. Für viele betroffene Jugendliche beinhaltet eine Transgeschlechtlichkeit, im anderen (also männlichen bzw. weiblichen) Geschlecht zu leben und anerkannt zu werden und dementsprechend auch eine das Geschlecht angleichende oder die Transition unterstützende körpermedizinische Behandlung zu erhalten (Becker-Hebly et al., 2020). Manche Jugendliche identifizieren sich aber auch zwischen (in-between) oder außerhalb (genderqueer) der binären Geschlechterordnung von Frau und Mann und/oder lehnen die Zweigeschlechtlichkeit ab (nonbinär). Während diese Varianten und insbesondere die Geschlechtsdysphorie noch in anderen Kapiteln dieses Buchs Thema sein werden, soll im Folgenden die Aufmerksamkeit auf ein Entwicklungsphänomen besonders bei Mädchen gelenkt werden.

Das bisexuelle Schwanken in der frühen Adoleszenz wurde bereits von Freud als typisch für die Mädchenentwicklung beschrieben. Freud hat 1905, vor allem aber in seinen späteren Schriften von 1923 und 1932 seine Sicht der weiblichen Sexualität dargelegt, in der bisexuelle Aspekte einen bedeutenden Platz einnehmen. Für Freud ist die *konstitutionelle Bisexualität* bei Mädchen sehr viel stärker ausgeprägt als bei Jungen. Auch Helene Deutsch greift bereits 1948 die konstitutionelle Bisexualität auf und beschreibt das *bisexuelle Schwanken* des Mädchens als ein Hin und Her in den Identifizierungen mit Mutter und Vater. Es kann in der Frühadoleszenz zu einem Aktivitätsschub mit jungenhaftem Benehmen kommen. Das Nachlassen der bisexuellen Tendenz zeigt dann den Eintritt in die eigentliche Adoleszenz an. Tatsächlich sind Bisexualität und homoerotische Bestrebungen sowohl in der Mutter-Tochter-Beziehung als auch in den Beziehungen zu den Freundinnen bei Mädchen sehr prominent, während sich Jungen eher durch eine homophobe Haltung auszeichnen (Seiffge-Krenke, 2018a).

Das Thema der sexuellen Identität gepaart mit dem Wunsch, in einem anderen Geschlecht, dem Wunschgeschlecht, leben zu können, betraf bis in die jüngste Zeit vor allem Jungen bzw. Männer (Seiffge-Krenke, 2015). Inzwischen haben zunehmend mehr Mädchen das Gefühl, im falschen Körper zu sein, bzw. den Wunsch »Warum kann ich nicht beides sein?«. Insbesondere der »late onset«, d.h. das erst zu Beginn der Pubertät auftretende Gefühl von Körperdysphorie hat sehr unterschiedliche Motive zur Grundlage, die eine genauere Analyse erfordern, da sowohl Unterlassen als auch vorschnelle Entscheidungen problematisch sind. Ist dies nun Hinweis auf eine Geschlechtsidentitätsstörung oder präsentieren die Jugendlichen in einer Zeit der Körperfixiertheit, des Bemühens um Selbstoptimierung, damit ihre Antwort im Sinne eines »Alles ist möglich«? Handelt es sich möglicherweise um ein phasentypisches Phänomen, das sog. bisexuelle Schwanken? Ist es ein Protest gegen die Eltern? Geht es um einen Nachahmungseffekt aus den Medien in einer Phase erhöhter Suggestibilität?

Dass es nicht bei dieser Fantasie bleiben muss, zeigen Entwicklungen der letzten Jahre, in denen Künstler*innen Männliches und Weibliches provokant an einem Körper miteinander vereinen. Diese medialen Inszenierungen stellen eine besondere Herausforderung dar, zeigen sie doch, ebenso wie das dritte Geschlecht in manchen Kulturen sowie die Medienberichte über Transgeschlechtlichkeit und die Ergänzung des Personenstandsgesetzes um eine dritte Kategorie für intersexuelle Personen, Alternativen auf, die über die reinen Fantasien hinausgehen und mehr als zwei Geschlechter kennen.

2.2.4 Geschlechtsdysphorie und Minderheitenstress

Geschlecht ist eines der am weitesten verbreiteten sozialen Konstrukte und eine der ersten Identitätskategorien, die wir lernen. Trotz der Tatsache, dass die meisten Menschen eine gewisse Flexibilität in Bezug auf Geschlechterrollen und -darstellung erleben, sind binäre Unterscheidungen (Mädchen/Junge) konzeptionell immer noch sehr häufig. Geschlechtsidentität wird oft als das innere Selbstgefühl einer Person als männlich, weiblich, beides oder keines von beiden verstanden. Cisgender und transgender sind Begriffe, die verwendet werden, um die Beziehung zwischen der aktuellen Geschlechtsidentität einer Person und ihrem bei der Geburt zugewiesenen Geschlecht zu bezeichnen. Während sich cisgender Jugendliche mit ihrem bei der Geburt zugewiesenen Geschlecht identifizieren, verstehen transgender Jugendliche ihre Geschlechtsidentität als etwas anderes als das bei der Geburt zugewiesene Geschlecht.

Aktuelle Forschungsergebnisse zeigen, dass LGBTIQ+-Personen überproportional häufiger Diskriminierung erfahren und wahrnehmen als ihre heterosexuellen Altersgenossen. So ergab eine repräsentative australische Studie, dass die meisten Teilnehmer*innen berichteten, im letzten Jahr aufgrund ihrer LGBTIQ+-Identität unfair behandelt worden zu sein (Hill et al., 2020). In diesem Kontext wird häufig das Minderheitenstressmodell (Minority Stress) herangezogen. LGBTIQ+-Jugendliche erleben sowohl proximale als auch distale Stressfaktoren in ihrem Umfeld als direkte Auswirkung ihres Minderheitenidentitätsstatus. Dabei gibt es deutliche Unterschiede: Bisexuelle, pansexuelle, queere und asexuelle Personen leiden deutlich stärker unter psychischem Stress als schwule und lesbische Jugendliche. Darüber hinaus leiden transgender Personen und solche mit Geschlechtervielfalt ebenfalls deutlich stärker unter psychischem Stress als cisgender Personen (Lucassen et al., 2017).

2.3 Der von der Familie bereitgestellte Entwicklungsraum und Kindeffekte

2.3.1 Aushandeln von Autonomie durch Zunahme familiärer Konflikte

Die Beziehungsstrukturen in der Familie sind einer fortlaufenden Transformation unterworfen und Jugendliche werden mit zunehmendem Alter immer mehr als kompetente Partner*innen geschätzt.

Der von den Eltern bereitgestellte Entwicklungsraum ist sehr unterschiedlich für Jungen und Mädchen. Das Monitoring, also die Überwachung der Kinder im außerhäuslichen Bereich durch GPS-Tracking, wird von Töchtern wesentlich häufiger erlebt als von Söhnen (Seiffge-Krenke, 2025). Dazu zählt auch der elterliche Leistungsdruck, den deutsche Schüler*innen im internationalen Vergleich als erheblich und stark belastend beschreiben und unter dem besonders Töchter leiden (Seiffge-Krenke, 2021b). Ganz generell nehmen mit Beginn der Pubertät Konflikte insbesondere in der Mutter-Tochter-Dyade deutlich zu. Dieses Aushandeln spiegelt das ständige Bemühen um eine Balance zwischen elterlicher Kontrolle und der Förderung von Autonomie und Selbstverantwortlichkeit wider. Eltern-Jugendlichen-Konflikte begleiten nun die gesamte Adoleszenz und nehmen erst mit etwa 18 Jahren deutlich ab. Sie werden als entwicklungsfördernd angesehen, es sei denn, das »Kind« wird in die elterlichen Konflikte involviert (Laursen & Hafen, 2010).

Väter werden als gutes Modell für Autonomie wahrgenommen und gewähren selbst Autonomie. Sie betonten sehr stark die Unabhängigkeit, während Mütter ihre Kinder als relativ abhängig von ihnen wahrnahmen. Mütter sahen 16-Jährige als so abhängig an wie Väter 12-Jährige (Shulman & Seiffge-Krenke, 2015). Jugendliche müssen sich also zwischen den Polen eines zu großen Schutzes (durch die Mutter) und einer zu großen Autonomiegewährung (durch den Vater) orientieren, was ein deutlicher Entwicklungsanreiz ist.

2.3.2 »Who shapes whom?« und Separationsangst der Eltern

Die langfristige Analyse von Interaktionen zwischen Eltern und Jugendlichen erbrachte deutliche *Kindeffekte*. Veränderte Machtverhältnisse führen zu einem größeren Einfluss der »Kinder« auf Familienentscheidungen und familiäre Aktivitäten. Die Forschung zum elterlichen Monitoring zeigte, dass das Verhalten der Eltern stark durch das Verhalten ihrer Kinder beeinflusst wird, insbesondere davon, wie viel ihnen ihre Kinder (noch) anvertrauen (Kerr et al., 2008). Eine weitere Längsschnittstudie belegte (Seiffge-Krenke & Pakalniskiene, 2011), dass der Einfluss der Eltern als Vorbild für die Bewältigung von Stressoren über die Adoleszenz hinweg deutlich abnahm. Dagegen nahmen beide Eltern zunehmend ihre (sehr aktiven) Kinder als Modell für eigene aktive Bewältigungsstile. Eltern sind diesbezüglich nicht mehr Modell, aber die elterliche Autonomieunterstützung war hilfreich und führte langfristig zu guten Copingfertigkeiten der Jugendlichen.

Es fanden sich des Weiteren deutliche Kindeffekte auf die Qualität der Familienbeziehungen, aber auch auf Gesundheit und Paarbeziehung der Eltern. Elternpaare mit Töchtern berichten überdeutlich mehr Wärme, aber auch mehr Konflikte in den Paar- und Familienbeziehungen im Vergleich zu Eltern von Söhnen (Seiffge-Krenke, 1999). Mütter in Familien mit Töchtern klagen vermehrt über psychosomatische Symptome und Depression.

In den letzten Jahrzehnten ist es verstärkt zu Veränderungen im elterlichen Verhalten (wie unangemessen lange Unterstützung, psychologische Kontrolle, intrusives Verhalten) gekommen. Kinder haben eine große Bedeutung für den Selbstwert der Eltern und deren Paarbeziehung bekommen und es fällt manchen Eltern schwer, den Kindern mehr Autonomie zuzugestehen. Die bislang nur bei klinisch auffälligen Familien gefundene *Separationsangst* hat man inzwischen auch bei Müttern und Vätern gesunder Jugendlicher nachgewiesen (Kins et al., 2012). Es bestehen wechselseitige Abhängigkeiten zwischen der Separationsangst der Eltern und der ihrer Kinder (Peleg et al., 2015). Damit sind Veränderungen eingetreten, die es schwer machen, normale von pathologischen Familienmustern zu unterscheiden (Seiffge-Krenke & Escher, 2018). Zu viel Unterstützung während der Jugendzeit der Kinder führt nicht nur zu einem verspäteten Auszug und zu einer verzögerten Identitätsentwicklung (Seiffge-Krenke et al., 2019), sondern ist psychopathologisch wirksam (Escher & Seiffge-Krenke, 2017). Die eigenen Stressbewältigungsstrategien sind langfristig bedeutsam, aber auch eine altersunangemessene elterliche Unterstützung. Wurden Söhne von beiden Eltern während der Jugendzeit zu viel und zu lange unterstützt, so hatte dies langfristig negative Effekte und führte zu mehr externalisierenden Verhaltensweisen, Delinquenz und Aggression der Söhne im jungen Erwachsenenalter (Seiffge-Krenke & Persike, 2017). Eltern sollte also auf eine altersangemessene Unterstützung achten, weil Unterstützung zugleich Abhängigkeit und Inkompetenz signalisieren kann.

2.3.3 Unterschiedliches geschlechtsspezifisches Monitoring durch die Eltern

Längsschnittstudien belegen, dass sowohl Mütter als auch Väter einen Einfluss auf die Förderung eines positiven Körperbildes ihrer Kinder haben und dass die Auswirkungen langfristig sind. Abwertende, kritische und einschränkende Bemerkungen der Mütter beeinträchtigten das Körperbild der Töchter. Das negativere Körperbild beeinflusste später die Qualität der romantischen Partnerschaft im Alter von 25 Jahren und führte zu einer höheren Vermeidung von Körperkontakt in dieser Beziehung. Töchter dagegen, die durch die Unterstützung ihres Vaters ein positives Körperkonzept in der Jugendzeit entwickeln konnten, hatten noch Jahre später als junge Erwachsene Partnerbeziehungen von hoher Qualität (Seiffge-Krenke et al., 2015).

Die psychologische Kontrolle, die Eltern einsetzen, um ihre Töchter in Richtung einer ganz bestimmten Identitätsentwicklung zu drängen (Barber, 2002), umfasst vor allem Schuldgefühle und Stoppregeln, für die Mädchen besonders empfänglich sind (Seiffge-Krenke, 2025). Der Schritt zu einer davon eigenständigen Identität wird dann nicht selten als gegen die Mutter gerichtet erlebt. In einem Tomboy-Forschungsprojekt schildern Mädchen Versuche der Mütter, ein geschlechtsrollenkonformes Verhalten zu erzielen, wenn diese gerne Jungenspiele spielten (»Meine Mutter hat mir jedes Jahr eine Puppe geschenkt, die ich dann weggelegt habe«).

Die Gleichgeschlechtlichkeit von Mutter und Tochter kann dazu verführen, die Tochter als Verlängerung des Selbst anzusehen. Klinisch bedeutsam sind die »symbiotische Illusion« in der Mutter-Tochter-Beziehung (eine zu enge, symbiotische Beziehung, die Aggression bleibt draußen) und die »falsche Empathie«, bei der die Mutter auf Grundlage ihrer Projektionen besser zu wissen scheint, was für die Tochter gut ist, als diese selbst. Falsche Empathie und eine symbiotische Illusion können die Identitätsentwicklung der Tochter einschränken, besonders, wenn deren Entwicklung in ganz bestimmte Bahnen gelenkt wird, die eigentlich die (nicht ausgelebten) Bahnen der Mutter sind (Seiffge-Krenke, 2025).

Wir sehen in psychotherapeutischen Behandlungen häufiger männliche Jugendliche, deren alternativer Identitätsentwurf von ihrem Vater nicht gestützt und nicht gefördert wird. Die verständnislose, ja aggressive Reaktion von Vätern auf die Tatsache, dass der Sohn sich nicht als »Spiegel des Vaters« darstellt, wird exemplarisch in Kafkas 1919 geschriebenem berühmten »Brief an den Vater« deutlich geschildert. Für männliche Jugendliche, die aus Ländern nach Deutschland kommen, in denen die männlichen Nachkommen höher geschätzt und privilegiert sind, wirken diese Prinzipien heute teilweise noch (Seiffge-Krenke, 2025).

Die Veränderung der väterlichen Rolle hin zu mehr Mütterlichkeit und Beziehungsfähigkeit, insbesondere die Zunahme an mütterlich-versorgenden Anteilen in der Vaterrolle, birgt durchaus Probleme. Wenn die Exploration, die für Jungen so bedeutsam ist, wesentlich zu kurz kommt, weil etwa »zu mütterliche« Väter oder ein weiblich dominiertes Erziehungs-, Kindergarten- und Schulsystem nicht genug Anregungen und Spielraum bietet, so erklärt dies teilweise die erheblichen intellektuellen Defizite unsicher gebundener Jungen und die geringen Fortschritte, die sie in den weiblich sozialisierten Erziehungseinrichtungen machen (Seiffge-Krenke, 2024).

2.4 Freund*innen als »Entwicklungshelfer« und Risikofaktor

Die Gruppe der Gleichaltrigen und engen Freund*innen erschließt neue Erfahrungsmöglichkeiten und löst die Eltern in vielen Bereichen als bedeutsame Unterstützungs- und vertrauliche Gesprächspartner*innen ab. Die mit den Eltern verbrachte Zeit geht deutlich zurück und wird durch Aktivitäten mit Freund*innen oder Phasen des Alleinseins ersetzt. Zu den Merkmalen von Freundschaftsbeziehungen, die zum ersten Mal in der Adoleszenz auftreten, zählen gegenseitiges Vertrauen, Loyalität, Exklusivität und der gegenseitige Austausch persönlich wichtiger, intimer Informationen.

2.4.1 Geschlechtsspezifische Besonderheiten der Freundschaftsnetzwerke

Extreme körperliche Nähe, aber auch Vergleich und Abgrenzung von anderen Mädchen sind charakteristisch für Mädchenfreundschaften, während Jungenfreundschaften durch größere körperliche Distanz, weniger intime Gespräche und ein »Haben und Zeigen« charakterisiert sind (Seiffge-Krenke, 2018b). Stärker noch als bei männlichen Jugendlichen sind bei weiblichen Jugendlichen der soziale Vergleich und die sorgenvolle Beschäftigung mit dem Körper charakteristisch, wie Auswertungen von Social-Media-Aktivitäten zeigen (Flaake, 2019). Mädchen erwerben die neue Freundschaftsqualität der Intimität zu einem früheren Zeitpunkt – zwei Jahre vor den Jungen – und Intimität ist auch für die Kontinuität von Mädchenfreundschaften wichtiger als bei Jungenfreundschaften. Das hohe Maß an Intimität ist Anlass für zahlreiche Konflikte zwischen Freundinnen und Mitursache dafür, dass Mädchenfreundschaften instabiler sind als Jungenfreundschaften (Hartl et al., 2015). Konfliktanlässe sind Eifersucht, aber auch eine besitzergreifende Perspektive, aus der die Aktivitäten der besten Freundin mit anderen Mädchen (oder romantischen Partner*innen) beargwöhnt werden. Ganz generell stärken Beziehungsaggressionen gegenüber anderen (Abwerten, Lächerlichmachen) das eigene soziale Netzwerk, besonders häufig bei Mädchen. Schamkonflikte sind für alle Geschlechter von großer Bedeutung und zeigen sich offline und online, insbesondere in den sozialen Medien, wo Schamlosigkeit ein auffälliges Thema ist und Beschämen ein relativ häufiges Mittel z. B. bei Cybermobbing und der Abwertung wegen einer anderen sexuellen Orientierung.

2.4.2 Depressionen und Rumination in Freundschaftsbeziehungen von Mädchen

Wie dargestellt klagen Mädchen besonders über Beziehungsstressoren. Geteiltes Leid ist aber keineswegs halbes Leid. Das ständige gemeinsame Besprechen von Problemen ohne Lösung (»Co-Rumination«) wurde ursächlich mit dem häufigen Auftreten von depressiven Episoden bei weiblichen Jugendlichen nachgewiesen (Rose & Rudolph, 2006). Co-Rumination bezeichnet das übermäßige Reden über Probleme und ist gekennzeichnet durch das Wiederaufwärmen von Problemen, Spekulationen und das Verharren in negativen Gefühlen. Die Suche nach Unterstützung hängt mit dem Wunsch nach emotionalem Wohlbefinden zusammen. Wenn jedoch das Besprechen von Problemen bis zum perseverativen Extrem getrieben wird, führt dieses Mitgrübeln zu internalisierenden Symptomen (Rose, 2021). Das Mitgrübeln über Probleme nimmt bei Mädchen mit dem Alter zu, während es bei Jungen gleichbleibt oder abnimmt. Weibliche Jugendliche mit einem hohen Maß an gemeinsamem Grübeln und Beziehungsstress sind am stärksten gefährdet, denn die Probleme erscheinen noch größer und schwerer zu lösen, was zu depressiven Symptomen führen bzw. diese aufrechterhalten kann.

2.4.3 Deviante Aktivitäten und Mobbing in Freundschaftsbeziehungen von Mädchen

Obwohl deviante Aktivitäten zahlreiche Auslöser haben, u. a. genetische (Bullock et al., 2006) und den familiären Kontext betreffende Ursachen (Dishion & Bullock, 2002), belegen zahlreiche Untersuchungen, dass leicht delinquente Aktivitäten (etwa einfache Ladendiebstähle) sowie das Ausprobieren von illegalen Drogen und Alkohol typischerweise in Jungenfreundschaften bzw. in der Jungenclique stattfinden. Dabei sind auffällig häufig frühreife Jungen betroffen (Prati & Tomasetto, 2022). Mädchen sind deutlich weniger in deviante Peeraktivitäten involviert und sind auch nicht so einem starken Gruppendruck ausgesetzt wie Jungen (Chapple et al., 2014). Längsschnittstudien belegen, dass das Problemverhalten von Gleichaltrigen während der frühen Adoleszenz zunimmt, sich in der mittleren Adoleszenz stabilisiert und in der späteren Adoleszenz abnimmt.

Ein ernst zu nehmendes Problem betrifft die offen geäußerte Aggression wie Mobbing. Die Täter*innen sind zumeist ältere männliche Schüler, die Jüngere im Schulkontext oder in der Freizeit sadistisch quälen, ohne dass das Opfer Anlass für die Gewalt gegeben hätte. Vom 13. bis 16. Lebensjahr muss von einer Verfestigung der Täter*innenrolle, aber auch der Opferrolle ausgegangen werden. Der »soziale Terror« im Rahmen des Cybermobbings erfolgt unter Verwendung der modernen Informations- und Kommunikationstechnologien. Täter*innen im digitalen Raum können ohne Probleme ihre Identität verbergen, wodurch sich das Machtgefälle zwischen Opfer und Täter*in vergrößert und die negativen Folgen für das Opfer noch schlimmer ausfallen. Aggressive Täter*innen (Bullys) können durchaus auf überdurchschnittliche soziale Fähigkeiten zurückgreifen, die sie kompetent einsetzen, um ihre soziale Umgebung zu manipulieren (Seiffge-Krenke & Petermann, 2016). Diese Bi-Strateg*innen setzen ihre sozialen Fertigkeiten geschickt und unterschiedlich ein (»bi«: positiv gegenüber Mitläufern, negativ gegenüber Opfern).

2.4.4 Freundschaftsmuster von LGBTIQ+-Jugendlichen

Freundschaften sind u. a. durch *Homophilie* gekennzeichnet, d. h., Jugendliche befreunden sich mit anderen, die ihnen ähnlich sind. Freund*innen werden auf der Grundlage von Gemeinsamkeiten in Bezug auf Geschlecht, Alter, Ethnie und sozioökonomischen Status sowie sexueller Orientierung ausgewählt. Das Geschlecht ist zwar ein Hauptschwerpunkt in der Freundschaftsforschung, man ist dabei allerdings überwiegend von Cisgender-Erfahrungen ausgegangen. Durch die Untersuchung von Freundschaftsmustern über die gesamte Geschlechtsidentität hinweg wurde die Aufmerksamkeit auf die Notwendigkeit gelenkt, das Verständnis von Geschlecht zu erweitern. Ein häufiger Befund (Lucassen et al., 2017) ist, dass LGBTIQ+-Jugendliche sich über Onlineforen zusammenfinden und befreunden. Wesentliche Motive sind dabei der gemeinsam erlebte Minderheitenstress und die Abgrenzung von klassischen Jungen- und Mädchenfreundschaften. Diese Freundschaftsbeziehungen entstehen teilweise als Reaktion auf Stigmatisierung und Stress bzw. werden dadurch aufrechterhalten. Untersuchungen der Freundschaftsmuster von transgender Jugendlichen belegen, dass die Mehrheit ihrer Freundschaften zuvor mit cisgender Freund*innen bestand (Boyer & Galupo, 2018). Es ist also offenkundig so, dass cisgender Jugendliche innerhalb ihrer Freundschaftsnetzwerke auch ein differenzierteres Verständnis von Geschlecht aushandeln. transgender Jugendliche fanden in ihren Freundschaften mit heterosexuellen cisgender, LGBI- und transgender Freund*innen unterschiedliche Arten der Unterstützung. In Freundschaften mit anderen transgender Jugendlichen werden andere Themen diskutiert (z. B. sich wohlzufühlen, ganz man selbst zu sein, Transthemen, Mentoring und Unterstützung zu finden). Es werden also Unterschiede zwischen Freundschaften innerhalb und außerhalb der größeren LGBTIQ+-Community gemacht.

2.5 Kompetenzentwicklung in romantischen Beziehungen

Die romantische Entwicklung ist zwar untrennbar mit der Aufgabe der Ablösung von den Eltern verbunden und sichere Bindung an die Eltern ist eine gute Grundlage (Seiffge-Krenke et al., 2010b), allerdings sind die Gleichaltrigen viel entscheidender als »Entwicklungshelfer«: Gleichaltrige bieten die Arena des Kennenlernens, sie trösten bei den unvermeidlichen und häufigen Trennungen. Nicht die Beziehungen zu den Eltern, sondern die Qualität von Freundschaftsbeziehungen sagt die spätere romantische Qualität vorher.

2.5.1 Der lange Weg zur Paarbildung

Studien zeigen, dass es ein relativ langer Weg ist, bis aus den unverbindlichen Begegnungen größerer Gruppen von Jungen und Mädchen und den Kontakten im Internet eine Paarbindung entsteht (Seiffge-Krenke, 2018b). Der Fokus verändert sich von romantischen Wünschen und Fantasien, die keinen Partnerkontakt enthalten, über Großgruppenmeetings hin zu dyadischen, exklusiven und intimeren Begegnungen zwischen einem Paar. Die nun entstehenden

Beziehungen sind fragil, selten von langer Dauer und durch starke, wechselnde Emotionen (»himmelhoch jauchzend, zu Tode betrübt«) gekennzeichnet. Die Jugendlichen entwickeln aber zunehmend Kompetenz im Umgang mit romantischen Partner*innen und in einer partnerbezogenen Konfliktlösung. Insbesondere die zunehmenden Konflikte sind ein wesentliches Zeichen der späten Adoleszenz, während in früheren (instabileren) Phasen Paarkonflikte vermieden werden (Seiffge-Krenke, 2020b).

Im Gegensatz zu romantischen Beziehungen im frühen Jugendalter, die oft vergänglich und ambivalent sind, sind die romantischen Beziehungen im mittleren bis späten Jugendalter also länger dauernd, leidenschaftlich, aber noch sehr idealistisch. Hier dienen weniger die Eltern als Modelle, sondern die Freund*innen, wobei die Qualität der Freundschaftsbeziehungen, insbesondere die Intimität in engen gleichgeschlechtlichen Freundschaftsbeziehungen ausschlaggebend sind. Durch zunehmende romantische Erfahrungen lernen Jugendliche, sexuelle Anziehung und Befriedigung mit Fürsorge und Bindung zu integrieren. Trennungen sind insgesamt häufig, dennoch ist für die Beziehungen in der mittleren und späten Adoleszenz eine höhere Stabilität charakteristisch. Die Beziehung wird von beiden Partner*innen als intim und emotional unterstützend, aber auch sexuell erfüllend erlebt.

2.5.2 All you need is love? Geschlechtsspezifische Gesundheitsfolgen

International nennen Jugendliche in vielen Ländern Belastungen im Zusammenhang mit ihren ersten romanischen Beziehungen; besonders hoch sind die Werte in Mitteleuropa (einschließlich Deutschland) verglichen mit anderen Regionen der Welt. Im Unterschied zu anderen Beziehungsstressoren traten keine Geschlechtsunterschiede auf, aber eine Interaktion von Geschlecht und Region: Mädchen aus Südeuropa berichteten von höherem romantischem Stress als gleichaltrige Jungen. Im Gegensatz dazu berichteten Jungen im Nahen Osten und in Südamerika von höherem romantischem Stress als gleichaltrige Mädchen. Die Bewältigungsstrategien für Probleme in romantischen Beziehungen waren bei beiden Geschlechtern zu 80 % aktiv und damit besonders hoch und eindeutig höher als in Bezug auf andere Beziehungsstressoren (Seiffge-Krenke et al., 2010c).

Allerdings führen die relativ häufigen Trennungen zu erhöhter Depressivität bei weiblichen, nicht jedoch bei männlichen Jugendlichen (Welsh et al., 2003). Engagement in romantischen Beziehungen ist bei Mädchen auch mit einer Zunahme an externalisierenden Störungen verbunden (Beckmeyer &

Malacane, 2018), während männliche Jugendliche sich in diesem neuen Beziehungsbereich zwar verunsichert fühlen (Giordano et al., 2006), dies aber keinerlei gesundheitliche Folgen hat.

Mädchen geben eine höhere affektive Intensität in ihren romantischen Beziehungen an und legen mehr Wert auf Nähe und Fürsorge in ihren Liebesbeziehungen als Jungen. Die höhere Investition in die Beziehung von Mädchen erklärt auch den größeren Einfluss ihres Verhaltens auf die Partner*innen, sobald Meinungsverschiedenheiten ausgehandelt werden (McIsaac et al., 2008). Auffällig ist das relativ aggressive Aushandeln von Mädchen in diesen frühen Paarbeziehungen, während die Jungen häufig schweigend reagieren (»self silencing«, Seiffge-Krenke & Burk, 2015).

Die unterschiedlichen Entwicklungen von Jungen und Mädchen insbesondere in Bezug auf Intimität sind möglicherweise ein Grund dafür, dass es zu Missverständnissen in der Sexualität kommt. Ein erheblicher Teil der jungen Mädchen lässt sexuelle Aktivitäten zu, obgleich sie nicht damit einverstanden sind (Sczeny et al., 2024). Der Übersicht zum »Date Rape« von Ackard und Neumark-Sztainer (2002) zufolge sind die Zusammenhänge mit Essstörungen und Suizidalität hoch. Verletzungen der Privatsphäre in romantischen Beziehungen haben problematische Auswirkungen, von denen die Eifersucht noch die Harmloseste ist (Quiroz et al., 2024). Das Weiterleiten intimer Botschaften und Bilder, etwa in den sozialen Medien, kann zu Suizidversuchen und Suiziden führen.

2.6 »Window of vulnerability«: Geschlechtsabhängige Diagnosen bei ähnlichen Konflikten

Psychische Störungen und die Bedeutung der Geschlechter sind in weiteren Kapiteln dieses Buches Gegenstand. Daher sollen nur einige abschließende Bemerkungen gemacht werden. Die Entwicklung im Jugendalter ist, wie dargestellt, generell durch eine Diskrepanz zwischen sozioemotionaler Entwicklung mit raschen Veränderungen in den Beziehungsmustern, einer Verfrühung der körperlichen Reife und einer erst langsam einsetzenden Neukonzeptualisierung der Identität gekennzeichnet, mit zahlreichen Geschlechtsunterschieden zu Ungunsten der Mädchen. Sie können u. a. Ursache für die Zunahme von psychischen Störungen in dieser Altersphase (»window of vulnerability«) sein. Hier sind besonders weibliche Jugendliche betroffen, denn wir finden eine Umkehr im Geschlechterverhältnis in den Inanspruchnahmeraten: Waren in der Kindheit vor allem Jungen im klinischen Kontext vorstellig, so finden sich ab der Pubertät zunehmend mehr Mädchen (Seiffge-Krenke, 2020c). Weibliche Jugendliche haben auch deutlich mehr Körperbeschwerden als männliche (Weitkamp & Seiffge-Krenke, 2024).

Seit Jahrzehnten sind geschlechtsabhängige Diagnosen gefunden worden; diese Unterschiede haben sich leicht angeglichen. So wird beispielweise vermehrt über Jungen mit internalisierenden Symptomen und Essstörungen berichtet, während bei Mädchen externalisierende Störungen zugenommen haben (Askari et al., 2022; Steingen et al., 2016). Trotz der nach wie vor bestehenden Geschlechtsunterschiede in den ICD-10/11-Diagnosen wurden bei allen Geschlechtern ähnliche intrapsychische Konflikte im Sinne der OPD-KJ-2 gefunden (Mayer et al., 2021). Dies unterstreicht, dass bei allen Unterschieden männliche wie weibliche Jugendliche ähnliche Themen haben und ähnliche Konflikte lösen müssen. Erwartungsgemäß haben klinisch auffällige Jugendliche höhere Konfliktwerte, aber die grundsätzlichen Themen sind die gleichen wie bei klinisch unauffälligen Jugendlichen (Escher et al., 2021).

Dass Identitätsprobleme und Identitätsdiffusion mit dem Auftreten von Psychopathologie, wie Depression, Angst- und Essstörungen, insbesondere bei Mädchen verbunden sind, wurde in zahlreichen Studien belegt (Klimstra & Denissen, 2017; Potterton et al., 2022.). Die sexuelle Orientierung und das Gefühl, einer Minorität anzugehören, sind ebenfalls mit einer Zunahme an psychischen Störungen verbunden (Dürrbaum & Sattler, 2020).

Dies unterstreicht, dass die Herausforderungen dieser Entwicklungsphase für einen erheblichen Anteil von Jugendlichen – trotz aller Kompetenz – recht hoch sind und ihre Bewältigungsressourcen überfordern können. Ein besseres Verständnis eines Zusammenhangs zwischen Entwicklungsdynamik, Familienbeziehungen und Psychopathologie kann dazu beitragen, die Präventions- und Interventionsbemühungen für diese Schwierigkeiten zu verbessern. Dabei sollten Geschlechtsaspekte unbedingt beachtet werden. Insbesondere ist an der überstarken Sensibilität für Stressoren allgemein und vor allem für Beziehungsstressoren und deren Rumination bei weiblichen Jugendlichen zu arbeiten. Auch ist der Fokus auf unterstützender, begleitender Elternarbeit von hoher Relevanz.

2.7 Autorin

Prof. Dr. Inge Seiffge-Krenke, em. Prof. für Entwicklungspsychologie an der Universität Mainz und an der IPU Berlin, in der Aus- und Weiterbildung von Psychotherapeut*innen tätig.

2.8 Literatur

Ackard, D. M.; Neumark-Sztainer, D. (2002): Date violence and date rape among adolescents: associations with disordered eating behaviors and psychological health. In: Child Abuse and Neglect, 26, S. 455–473. doi:10.1016/S0145-2134(02)00322-9

Alberts, A.; Elkind, D.; Ginsberg, S. (2007): The personal fable and risk-taking in early adolescence. In: Journal of Youth and Adolescence, 36, S. 71–76. doi:10.1007/s10964-006-9144-4

Askari, M. S.; Rutherford, C. G.; Mauro, P. M.; Kreski, N. T.; Keyes, K. M. (2022): Structure and trends of externalizing and internalizing psychiatric symptoms and gender differences among adolescents in the US from 1991 to 2018. In: Social Psychiatry and Psychiatric Epidemiology, S. 1–12. doi:10.1007/s00127-022-02290-1

Becker-Hebly, I.; Briken, P.; Schulte-Markwort, M.; Nieder, T. O. (2020): Transgender im Jugendalter: Forschungsstand und zukünftiger Forschungsbedarf. Psychother Psych Med, 20, S. 151–162. doi:10.1055/a-1206-1340

Beckmeyer, J.; Malacane, M. (2018): Patterns of Adolescents' Romantic Activities: Associations with Psychosocial Adjustment. In: Journal of Child and Family Studies, 27, S. 2394–2403. doi:10.1007/s10826-018-1060-5

Bornholt, L.; Brake, N.; Thomas, S.; Russell, L.; Madden, S.; Anderson, G.; Clarke, S. (2005): Understanding affective and cognitive self-evaluations about the body for adolescent girls. In: British Journal of Health Psychology, 10 (4), S. 485–503. doi:10.1348/135910705X52253

Boyer, C. R.; Galupo, M. P. (2018): Transgender friendship profiles: Patterns across gender identity and LGBT affiliation. In: Gender Issues, 35, S. 236–253. doi:10.1007/s12147-018-9215-1

Bullock, B. M.; Deater-Deckard, K.; Leve, L. D. (2006): Deviant peer affiliation and problem behavior: A test of genetic and environmental influences. In: Journal of Abnormal Child Psychology, 34, S. 27–39. doi:10.1007/s10802-005-9006-5

Chapple, C.; Vaske, J.; Worthen, M. G. (2014): Gender differences in associations with deviant peer groups: Examining individual, interactional, and compositional factors. In: Deviant Behavior, 35 (5), S. 394–411. doi:10.1080/01639625.2014.855097

Cohane, G. H.; Pope, H. G. Jr. (2001): Body image in boys: A review of the literature. In: International Journal of Eating Disorders, 29 (4), S. 373–379. doi:10.1002/eat.1033

Cooper, M.; Griffiths, K. M.; Burns, R. (2020): Getting shredded: Development and validation of a measure of muscularity-oriented disordered eating. In: Psychological Assessment, 32 (5), S. 451–462. doi:10.1037/pas0000802

Dahill, L. M.; Touyz, S.; Morrison, N. M.; Hay, P. (2021): Parental appearance teasing in adolescence and associations with eating problems: a systematic review. In: BMC Public Health, 21, S. 1–13. doi:10.1186/s12889-021-11542-0
Dishion, T. J.; Bullock, B. M. (2002): Parenting and adolescent problem behavior: An ecological analysis of the nurturance hypothesis. In: Borkowski, J. G.; Ramey, S.; Bristol-Power, M. (Hg.): Parenting and the child's world: Influences on intellectual, academic, and social–emotional development, S. 231–249. Mahwah, NJ: Erlbaum.
Dürrbaum, T.; Sattler, F. A. (2020): Minority stress and mental health in lesbian, gay male, and bisexual youths: A meta-analysis. In: Journal of LGBT Youth, 17, S. 298–314. doi:10.1080/19361653.2020.1727818
Erbiçer, E. S., Metin, A., Zencir, T., Boranlı, E. N., Demirtaş, E. T., & Şen, S. (2025): Gender differences in cyber dating violence among adolescents and young adults: A systematic review and meta-analysis. In: Journal of Research on Adolescence, 35 (4), e70108.
Erikson, E. H. (1968): Identity: Youth and crisis. New York: Norton.
Escher, F.; Seiffge-Krenke, I. (2017): Welchen Einfluss haben Identitätsstress, problematische Bewältigungsstile und dysfunktionales mütterliches Verhalten auf die Symptombelastung von normalen und klinisch auffälligen Heranwachsenden? In: Zeitschrift für Psychiatrie, Psychologie und Psychotherapie, 65, S. 1–10. doi:10.1024/1661-4747/a000301
Escher, F.; Sarrar, L.; Seiffge-Krenke, I. (2021): Differences in psychodynamic conflicts between healthy adolescents and adolescent patients: Results with the conflict questionnaire. In: Nordic Psychology, 73 (4), S. 347–358. doi:10.1080/19012276.2021.1873075
Flaake, K. (2019): Die Jugendlichen und ihr Verhältnis zum Körper. Stuttgart: Kohlhammer.
Giordano, P. C.; Longmore, M. A.; Manning, W. D. (2006): Gender and the meanings of adolescent romantic relationships: A focus on boys. In: American Sociological Review, 71 (2), S. 260–287. doi:10.1177/000312240607100205
Goslin, A.; Koons-Beauchamp, D. (2023): The mother-daughter relationship and daughter's positive body image: A systematic review. In: The Family Journal, 31 (1), S. 128–139. doi:10.1177/10664807221138278
Hartl, A. C.; Laursen, B.; Cillessen, A. H. N. (2015): A survival analysis of adolescent friendship: The downside of dissimilarity. In: Psychological Science, 26, S. 1–12. doi:10.1177/0956797614554211
Hill, A. O.; Bourne, A.; McNair, R.; Carman, M.; Lyons, A. (2020): Private Lives 3: The health and wellbeing of LGBTIQ people in Australia (ARCSHS Monograph Series No. 122). Melbourne: Australian Research Centre in Sex, Health and Society, La Trobe University. Online verfügbar unter: https://www.latrobe.edu.au/__data/assets/pdf_file/0009/1185885/Private-Lives-3.pdf (22.05.2025).
Hinton, J. D.; Garcia, X. P.; Kaufmann, L. M.; Koc, Y.; Anderson, J. R. (2022): A systematic and meta-analytic review of identity centrality among LGBTQ groups: An assessment of psychosocial correlates. In: The Journal of Sex Research, 59 (5), S. 568–586. doi:101080/00224499.2022.2036289
Keery, H.; Boutelle, K.; van den Berg, P.; Thompson, J. K. (2005): The impact of appearance-related teasing by family

members. In: Journal of Adolescent Health, 37, S. 120–127. doi:10.1016/j.jadohealth.2005.03.005

Kerr, M.; Stattin, H.; Pakalniskiene, V. (2008): Parents react to adolescent problem behavior by worrying more and monitoring less. In: Kerr, M.; Stattin, H.; Engels, R. C. M. E. (Hg.): What can parents do? New insight into the role of parents in adolescent problem behavior, S. 91–112. New York: Wiley.

Kins, E.; Beyers, W.; Soenens, B. (2012): When the separation-individuation process goes awry: Distinguishing between dysfunctional dependence and dysfunctional independence. In: International Journal of Behavioral Development, 37, S. 1–12. doi:10.1177/0165025412454038

Klimstra, T.; Denissen, J. J. A. (2017): A theoretical framework for the association between identity and psychopathology. In: Developmental Psychology, 53, 2052–2065. doi:10.1037/dev0000364

Klimstra, T. A.; Hale, W. W. III; Raaijmakers, Q. A. W.; Branje, S. J. T.; Meeus, W. H. J. (2010): Identity formation in adolescence: Change or stability? In: Journal of Youth and Adolescence, 39, S. 150–162. doi:10.1007/s10964-009-9401-4

Knauss, C.; Paxton, S. J.; Alsaker, F. D. (2007): Relationships amongst body dissatisfaction, internalisation of the media ideal and perceived pressure from media in adolescent girls and boys. In: Body Image, 4, S. 353–360. doi:10.1016/j.bodyim.2007.06.003

Kroger, J.; Martinussen, M.; Marcia, J. E. (2010): Identity status change during adolescence and young adulthood: A meta-analysis. In: Journal of Adolescence, 33, S. 683–698. doi:10.1016/j.adolescence.2009.11.002

Laursen, B.; Hafen, C. A. (2010): Future directions in the study of close relationships: Conflict is bad (except when it's not). In: Social Development, 19, S. 858–872. doi:10.1111/j.1467-9507.2009.00557.x

Lucassen, M. F.; Stasiak, K.; Samra, R.; Frampton, C. M.; Merry, S. N. (2017): Sexual minority youth and depressive symptoms or depressive disorder: A systematic review and meta-analysis of population-based studies. In: Australian & New Zealand Journal of Psychiatry, 51 (8), S. 774–787. doi:10.1177/0004867417713664

Marcia, J. E. (1966): Development and validation of ego-identity status. In: Journal of Personality and Social Psychology, 3, S. 551–558. doi:10.1037/h0023281

Mayer, S.; Rathgeber, M.; Sommer, T.; Winter, S.; Seiffge-Krenke, I. (2021): Diagnostische Arbeit mit dem Befundbogen der OPD-KJ: Empirische Ergebnisse an stationären und ambulanten Patienten. In: Zeitschrift für Kinder- und Jugendpsychiatrie und Psychotherapie, 49 (5), S. 334–348. doi:10.1024/1422-4917/a000765

McCabe, M. P.; Ricciardelli, L. A. (2005): A prospective study of pressures from parents, peers, and the media on extreme weight change behaviors among adolescent boys and girls. In: Behaviour Research and Therapy, 43 (5), 653–668. doi:10.1016/j.brat.2004.05.004

McIsaac, C.; Connolly, J.; McKenney, K. S.; Pepler, D.; Craig, W. (2008): Conflict negotiation and autonomy processes in adolescent romantic relationships: An observational study of interdependency in boyfriend and girlfriend effects. In: Journal of Adolescence, 31 (6), S. 691–707. doi:10.1016/j.adolescence.2007.09.001

Menzel, J. E.; Schaefer, L. M.; Burke, N. L.; Mayhew, L. L.; Brannick, M. T.;

Thompson, J. K. (2010): Appearance-related teasing, body dissatisfaction, and disordered eating: A meta-analysis. In: Body Image, 7 (4), S. 261–270. doi:10.1016/j.bodyim.2010.05.004

Nieder, T. O.; Preuss, W. F.; Becker, I.; Fahrenkrug, S.; Wüsthof, A.; Romer, G.; Möller, B. (2014): Versorgung von Kindern und Jugendlichen mit Geschlechtsdysphorie im Rahmen einer interdisziplinären Spezialsprechstunde. In: Praxis der Kinderpsychologie und Kinderpsychiatrie, 63 (6), S. 465–485.

Pan, N.; Yang, C.; Suo, X.; Shekara, A.; Hu, S.; Gong, Q.; Wang, S. (2024): Sex differences in the relationship between brain gray matter volume and psychological resilience in late adolescence. In: European Child & Adolescent Psychiatry, 33, S. 1057–1066. doi:10.1007/s00787-023-02231-7

Peleg, O.; Miller, P.; Yitzhak, M. (2015): Is separation anxiety in adolescents and parents related to parental differentiation of self? In: British Journal of Guidance & Counselling, 43 (4), S. 413–428. doi:10.1080/03069885.2014.949954

Persike, M.; Seiffge-Krenke, I. (2014): Is stress perceived differently in relationships with parents and peers? Inter- and intra-regional comparisons on adolescents from 21 nations. In: Journal of Adolescence, 37, S. 493–500. doi:10.1016/j.adolescence.2014.04.004

Persike, M.; Seiffge-Krenke, I. (2015): Stress with parents and peers: How adolescents from 18 nations cope with relationship stress. In: Anxiety, Stress, & Coping, 29, S. 38–59. doi:10.1080/10615806.2015.1025764

Potterton, R.; Austin, A.; Robinson, L.; Webb, H.; Allen, KL.; Schmidt, U. (2022): Identity development and social-emotional disorders during adolescence and emerging adulthood: A systematic review and meta-analysis. In: Journal of Youth and Adolescence, 51, S. 16–29. doi:10.1007/s10964-021-01536-7

Prati, G.; Tomasetto, C. (2022): Early pubertal development and deviant behavior: A three-year longitudinal study among early adolescents. In: Personality and Individual Differences, 193, 111621. doi:10.1016/j.paid.2022.111621

Quiroz, S. I.; Ha, T.; Anderson, S. F. (2024): »You liked that Instagram post?!« Adolescents' jealousy and digital dating abuse behaviors in reaction to digital romantic relationship threats. In: Computers in Human Behavior, 154, 108111. doi:10.1016/j.chb.2023.108111

Ricciardelli, L. A.; McCabe, M. P. (2004): A biopsychosocial model of disordered eating and the pursuit of muscularity in adolescent boys. In: Psychological Bulletin, 130 (2), S. 179–205. doi:10.1037/0033-2909.130.2.179

Rose, A. J. (2021): The costs and benefits of co-rumination. In: Child Development Perspectives, 15, S. 176–181. doi:10.1111/cdep.12390

Rose, A. J.; Rudolph, K. D. (2006): A review in sex differences in peer relationship processes: Potential trade-offs for the emotional and behavioral development of girls and boys. In: Psychological Bulletin, 132, 98–131. doi:10.1037/0033-2909.132.1.98

Sczesny, S.; Saxler, F. M.; Meyer, S.; Krahé, B. (2024): Sexual consent attitudes mediate gender differences in responsibility attributions for a heterosexual date rape scenario. In: Psychology & Sexuality. doi:10.1080/19419899.2024.2398792

Seiffge-Krenke, I. (1999): Families with daughters, families with sons: Different challenges for family relationships and marital satisfaction? In: Journal of Youth and Adolescence, 3, S. 325–342.

Seiffge-Krenke, I. (2025): Psychoanalyse des Mädchens. 4., überarbeitete und erweiterte Neuauflage. Stuttgart: Klett-Cotta.

Seiffge-Krenke, I. (2018a): Bisexuelles Schwanken und homoerotische Bestrebungen bei Mädchen. In: Kinder- und Jugendlichen-Psychotherapie, 178, S. 291–312.

Seiffge-Krenke, I. (2018b): Freundschaften und romantische Beziehungen. In: Gniewosz, B.; Titzmann, P. F. (Hg.): Handbuch Jugend, S. 107–125. Stuttgart: Kohlhammer.

Seiffge-Krenke, I. (2020a): Auf der Suche nach dem neuen Ich: Identitätsentwicklung im Jugendalter. Stuttgart: Kohlhammer.

Seiffge-Krenke, I. (2020b): Theories and stages of romantic love. In: Hupp, A.; Jewell, J. (Hg.): Encyclopedia of child and adolescent development, 1–12. New York: Wiley and Sons.

Seiffge-Krenke, I. (2020c): Jugendliche in der Psychodynamischen Psychotherapie: Kompetenzen für Diagnostik, Behandlungstechnik, Konzepte und Qualitätssicherung. Stuttgart: Klett-Cotta.

Seiffge-Krenke, I. (2021a): Der ganz normale Narzissmus im Jugendalter und im »emerging adulthood«. In: Döring, S., u. a. (Hg.): Narzissmus, S. 435–454. Stuttgart: Schattauer.

Seiffge-Krenke, I. (2021b): School-related stressors in adolescents from 21 countries: What is universal? In: Internal Medicine Review.

Seiffge-Krenke, I. (2023): Zukunftsängste bei Jugendlichen: Ein Vergleich aus 25 Ländern. In: Psychotherapie im Dialog, 2, 18–23.

Seiffge-Krenke, I. (2024): Sind Väter notwendig, überflüssig oder sogar schädlich für die Kindesentwicklung? Ein Update und Plädoyer für Väter als Ressource. In: Psychodynamische Psychotherapie, 23, S. 320–336.

Seiffge-Krenke, I.; Bosma, H.; Chau, C.; Cok, F.; Gillespie, C.; Loncaric, D.; Molinar, R.; Cunha, M.; Veisson, M.; Rohail, I. (2010): All they need is love? Placing romantic stress in the context of other stressors: A 17-nation study. In: International Journal of Behavioral Development, 34, S. 106–112. doi:10.1177/0165025409340099

Seiffge-Krenke, I.; Burk, W. J. (2015): The dark side of romantic relationships: Aggression in adolescent couples and links to attachment. In: Mental Health & Prevention, 3, S. 135–142. doi:10.1016/j.mhp.2015.10.001

Seiffge-Krenke, I.; Escher, F. J. (2018): Was ist noch »normal«? Mütterliches Erziehungsverhalten als Puffer und Risikofaktor für das Auftreten von psychischen Störungen und Identitätsdiffusion. In: Zeitschrift für Psychosomatische Medizin und Psychotherapie, 64, S. 128–143. doi:10.13109/zptm.2018.64.2.128

Seiffge-Krenke, I.; Kiuru, N.; Nurmi, J.-E. (2010): Adolescents as »producers of their own development«: Correlates and consequences of the importance and attainment of developmental tasks. S. European Journal of Developmental Psychology, 7, S. 479–510. doi:10.1080/17405620902913409

Seiffge-Krenke, I.; Overbeek, G.; Vermulst, A. (2010): Parent–child relationship trajectories during adolescence: Longitudinal associations with romantic outcomes in emerging adulthood. In: Journal of Adolescence, 33, S. 159–171. doi:10.1016/j.adolescence.2009.03.007

Seiffge-Krenke, I.; Pakalniskiene, V. (2011): Who shapes whom in the family: Reciprocal links between autonomy support in the family and parents' and adolescents' coping behaviors. In: Journal of Youth and Adolescence, 40, S. 983–995. doi:10.1007/s10964-010-9603-9

Seiffge-Krenke, I.; Persike, M. (2017): Gendered pathways to young adult symptomatology: The impact of managing relationship stress during adolescence. In: International Journal of Behavioral Development, 41, S. 52–63. doi:10.1177/0165025415618273

Seiffge-Krenke, I.; Persike, M.; Shulman, S. (2015): Gendered pathways to romantic attachment in emerging adults: The role of earlier body image and parental support. In: European Journal of Developmental Psychology, 12, S. 533–548. doi:10.1080/17405629.2015.1069829

Seiffge-Krenke, I.; Petermann, F. (2016): Kinder und Jugendliche als Täter und Opfer. In: Egle, U.; Joraschky, P.; Lampe, S. A.; Seiffge-Krenke, I.; Cierpka, M. (Hg.): Sexueller Missbrauch, Misshandlung, Vernachlässigung, S. 264–281. Stuttgart: Schattauer.

Seiffge-Krenke, I.; Stemmler, M. (2002): Factors contributing to gender differences in depressive symptoms: A test of three developmental models. Journal of Youth and Adolescence, 31: 405–417.

Seiffge-Krenke, I.; Weitkamp, K.; Cok, F.; Glogowska, K.; Pawlopoulos, V.; Perchec, C.; Rohail, I.; Saravia, J. C. (2019): Psychopathologie bei Jugendlichen aus sieben Ländern. Welche Bedeutung hat die Kontrolle von Identitätsentwicklung und Familienbeziehungen? In: Zeitschrift für Kinder- und Jugendpsychiatrie und Psychotherapie, 47, S. 441–452. doi:10.1024/1422-4917/a000615

Shulman, S.; Seiffge-Krenke, I. (2015): Fathers and adolescents. Developmental and clinical perspectives. London, New York: Routledge.

Seiffge-Krenke, I. (2015): Jungen und Freundschaft. In: Blomberg, N; Neuber, N. (Hg.): Männliche Selbstvergewisserung im Sport, S. 61–76, Heidelberg: Springer.

Steingen, A.; Gehring-Decker, M.; Knors, K. (2016): Mädchengewalt: Verstehen und Handeln: Das Kölner Anti-Gewalt-Programm für Mädchen. Göttingen: Vandenhoeck & Ruprecht.

Thompson, E. L.; Mehari, K. R.; Farrell, A. D. (2020): Deviant peer factors during early adolescence: Cause or consequence of physical aggression? In: Child Development, 91 (2), S. 415–431. doi:10.1111/cdev.13235

Walter, O.; Shenaar-Golan, V. (2017): Effect of the parent–adolescent relationship on adolescent boys' body image and subjective well-being. In: American Journal of Men's Health, 11 (4), S. 920–929. doi:10.1177/1557988317700762

Weitkamp, K.; Seiffge-Krenke, I. (2024): Gender Differences in Adolescents' Body Complaints in Eight Countries: What Do Culture and Parents Have to Do with It? In: Children, 11, S. 1–14. doi:10.3390/children11010014

Welsh, D. P.; Grello, C. M.; Harper, M. S. (2003): When love hurts: Depression and adolescent romantic relationships. In: Adolescent Romantic Relations and Sexual Behavior, 185–211. New York: Psychology Press.

Wolak, J.; Mitchell, K. J.; Finkelhor, D. (2003): Escaping or connecting? Characteristics of youth who form close online relationships. In: Journal of Adolescence, 26, S. 105–119. doi:10.1016/S0140-1971(02)00114-8

3 Neurobiologische Grundlagen

Geschlechts- und genderspezifische Unterschiede

Herta Flor & Nathalie Holz

In diesem Kapitel informieren wir Sie über neurobiologische Grundlagen der geschlechts- und genderspezifischen Unterschiede bei psychischen Störungen im Kindes- und Jugendalter. Während geschlechtsspezifische Unterschiede gut beschrieben sind, gibt es nur wenig Forschung zu genderspezifischen Unterschieden im Hinblick auf Symptome, Entstehung, Therapie und Prognose. Wichtige Einsichten ergeben sich auch aus Untersuchungen an Personen mit Genderinkongruenz, die ein erhöhtes Risiko für psychische Störungen aufweisen (siehe Kapitel 5 zur Geschlechtsdysphorie). Neurobiologische Grundlagen lassen sich in ihren Auswirkungen nur in Interaktion mit soziokulturellen Faktoren verstehen.

Lernziele: Sie werden Kenntnisse zu den neurobiologischen Grundlagen von Geschlecht und Gender in Bezug auf psychische Störungen des Kindes- und Jugendalters erwerben und die Komplexität verschiedener Einflüsse verstehen. Zudem werden Sie ein Verständnis für diagnostische und therapeutische Implikationen dieser Unterschiede entwickeln.
Schlagworte: **Neurobiologie, Gender, Geschlecht, Diversität, Gehirn, Genderinkongruenz, soziokulturelle Faktoren**

3.1 Theoretische Grundlagen für die neurobiologische Analyse geschlechts- und genderspezifischer Unterschiede

Während Geschlechtsunterschiede im Sinne von biologischem Geschlecht in der psychiatrischen Forschung zunehmend untersucht werden, ist die Analyse von Genderunterschieden im Sinne der selbst erlebten Geschlechtszugehörigkeit erst in den letzten Jahren in den Fokus der Aufmerksamkeit gerückt. Da in der Mehrzahl der in der Forschung untersuchten Personen Geschlecht und Gender übereinstimmen, werden beide oft nicht getrennt erfragt. Darüber hinaus ist es im Gegensatz zum Geschlecht beim neurobiologischen Forschungsdesign mit dem Schwerpunkt Gender nicht möglich, auf tierexperimentelle Modelle zurückzugreifen. In diesem Kapitel diskutieren wir die Unterschiede in der Gehirnentwicklung, während genetische (Kap. 4) und hormonelle (Kap. 5) Unterschiede in anderen Kapiteln behandelt werden. Hier ist es wichtig, sich zu vergegenwärtigen, dass das Gehirn schon sehr früh auch von soziokulturellen Faktoren beeinflusst wird. Dies ist in Abbildung 3.1 verdeutlicht.

Ein weiterer wichtiger Faktor bei der Analyse von Gehirnunterschieden im Hinblick auf Geschlecht und Gender ist die sexuelle Orientierung. Heterosexualität, Homosexualität, Bisexualität und Asexualität sind ebenfalls mit charakteristischen strukturellen und funktionellen Eigenschaften des Gehirns verknüpft, die mit Geschlecht und Gender interagieren (Votinov et al., 2021). So fanden sich Unterschiede in der Hirnorganisation im Hinblick auf die sexuelle Orientierung v. a. im anterioren Hypothalamus aber auch in sensomotorischen Regionen und dem Putamen, die darüber hinaus je nach Geschlecht variierten (Frigerio et al., 2021).

3.2 Neurobiologische Grundlagen geschlechtsspezifischer Unterschiede

3.2.1 Strukturelle Geschlechtsunterschiede im Gehirn

Ein zentraler neurobiologischer Unterschied betrifft die geschlechtsspezifische Gehirngröße, die bei Männern um etwa 9 bis 12 % größer als bei Frauen ist (Lenroot & Giedd, 2010), was jedoch mit der Körpergröße zu tun hat, mit der die Hirngröße korreliert. Neben dieser absoluten Differenz zeigen sich regionale Unterschiede in den Entwicklungstrajektorien: Die graue Substanz und subkortikale Strukturen stabilisieren sich bei Frauen früher und die weiße Substanz nimmt bei Männern über einen längeren Zeitraum hinweg zu (Bethlehem et al., 2022).

Langfristige Entwicklungsstudien bestätigen diese geschlechtsspezifischen Unterschiede. Lenroot und Giedd (2010) fanden heraus, dass männliche Gehirne nicht nur größer sind, sondern auch eine verzögerte Reifung aufweisen. Während Frauen früher Spitzenwerte im Hirnvolumen erreichen, zeigen Männer eine

Abbildung 3.1 **Struktur und Funktion des Gehirns**
Sowohl geschlechtsspezifische (grün) wie auch genderspezifische soziokulturelle (grau) Faktoren moderieren und mediieren Veränderungen in der Struktur und Funktion des Gehirns und das Auftreten psychischer Störungen. Sie haben Implikationen für Diagnostik und Therapie (nach Wierenga et al., 2024).

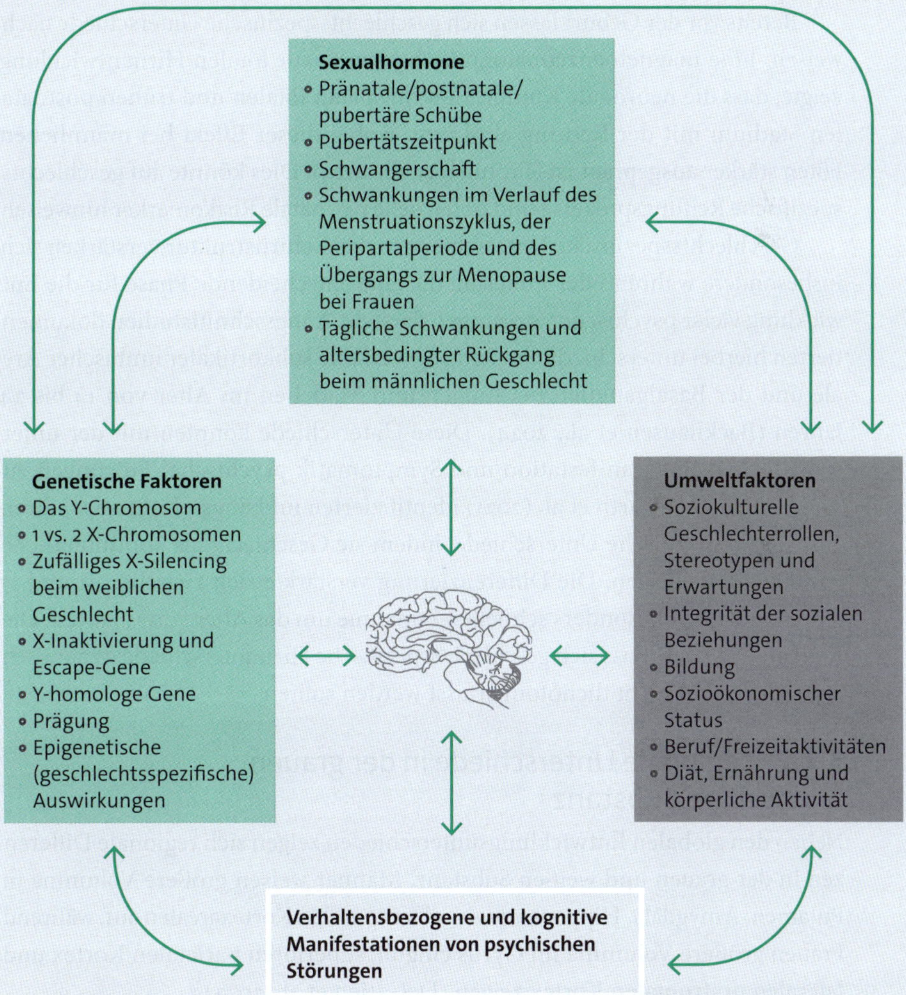

verlängerte Wachstumsphase insbesondere in der weißen Substanz und in subkortikalen Regionen. Diese Unterschiede beeinflussen nicht nur kognitive Funktionen, sondern könnten auch mit der unterschiedlichen Prävalenz psychischer Störungen zusammenhängen. Diese Zusammenhänge sind bislang nur wenig untersucht.

Diese Entwicklungsunterschiede legen nahe, dass strukturelle Differenzen nicht ausschließlich angeboren sind, sondern sich über die Lebensspanne dynamisch entwickeln und mit hormonellen sowie genetischen Faktoren interagieren.

Bereits vor der Geburt lassen sich geschlechtsspezifische Unterschiede nachweisen. Eine magnetoenzephalografische Studie zur fötalen Hirnentwicklung zeigte, dass die neuronale Komplexität im späten fötalen und frühen postnatalen Stadium mit der Reifung abnimmt, wobei dieser Effekt bei männlichen Föten stärker ausgeprägt ist (Frohlich et al., 2024). Dies könnte auf geschlechtsspezifische Reifungsprozesse und potenzielle perinatale Risikomarker hinweisen.

Geschlechtsspezifische Unterschiede in der Gehirnstruktur verstärken sich insbesondere während der Pubertät, die eine entscheidende Phase für die Entwicklung vieler psychischer Störungen darstellt. Längsschnittstudien dokumentierten hierbei unterschiedliche Reifungsverläufe subkortikaler limbischer Areale und der Basalganglien bei Jungen und Mädchen im Alter von 14 bis 24 Jahren (Backhausen et al., 2024). Diese Unterschiede könnten mit der unterschiedlichen Erstmanifestation und Symptomatik psychischer Störungen zusammenhängen. Kurth et al. (2021) identifizierten im Längsschnitt ab 6 Jahren geschlechtsspezifische Unterschiede, indem sie Geschlecht als kontinuierliche Variable modellierten. Die Differenzierung verstärkte sich zwischen 11 und 17 Jahren, mit einer besonders schnellen Zunahme um das Alter von 11 Jahren. Die Ergebnisse zeigen, dass sich geschlechtsspezifische Hirnunterschiede dynamisch entwickeln und nicht dichotom erfasst werden sollten.

3.2.2 Regionale Unterschiede in der grauen und weißen Substanz

Neben den globalen Entwicklungsunterschieden zeigen sich regionale Differenzen in der grauen und weißen Substanz. Männer weisen größere Volumina in Putamen, Amygdala, Hippocampus und temporalen Kortexarealen auf, während Frauen größere Volumina im Gyrus cinguli, superioren parietalen Kortex und lateralen präfrontalen Kortex zeigen (DeCasien et al., 2022).

Auch die Variabilität innerhalb des männlichen Gehirns ist stärker ausgeprägt, insbesondere im Kortex, Putamen und Hippocampus (Wierenga et al., 2018). Verschiedene Studien klassifizierten männliche und weibliche Gehirne mittels maschineller Lernverfahren auf Basis der weißen Substanz mit hoher Genauigkeit und zeigten signifikante geschlechtsspezifische Unterschiede sowohl in der lokalen Vernetzung wie auch der Vernetzung über weite Distanzen (Chen et al., 2024).

Auch in der strukturellen Vernetzung innerhalb und zwischen den Hemisphären zeigen sich geschlechtsspezifische Unterschiede, die bereits in der Kindheit nachweisbar sind und sich in der Adoleszenz weiter verstärken (Ingalhalikar et al., 2014). Männliche Gehirne wiesen eine stärkere intrahemisphärische Konnektivität auf, was eine effizientere Integration sensorisch-motorischer Prozesse unterstützen könnte. Weibliche Gehirne zeigten eine stärkere interhemisphärische Konnektivität, was eine effizientere Kommunikation zwischen analytischen und sozial-kognitiven Prozessen ermöglichen könnte. Frauen zeigten zudem eine geringere Asymmetrie zwischen den beiden Hemisphären, was eine höhere interhemisphärische Integration und eine effizientere Verarbeitung komplexer sozialer und kognitiver Aufgaben begünstigen könnte. Diese geschlechtsspezifischen Vernetzungsmuster könnten zur unterschiedlichen kognitiven Spezialisierung beitragen und die geschlechtsspezifische Anfälligkeit für bestimmte psychische Störungen mit beeinflussen.

3.2.3 Funktionelle Geschlechtsunterschiede im Gehirn

Obwohl strukturelle Unterschiede lange im Fokus der Forschung standen, zeigen neuere Studien, dass Geschlechtsunterschiede in der funktionellen Konnektivität (d. h. der synchronen Aktivität zwischen Hirnregionen, die über Korrelationen im Blutfluss oder der elektrischen Hirnaktivität gemessen wird) nicht ausschließlich auf anatomischen Faktoren beruhen und hochgradig replizierbar sind.

Hierbei klassifizierte ein KI-gestütztes Deep-Learning-Modell funktionelle Geschlechtsunterschiede der spontanen Gehirnaktivität in Ruhe mit einer Genauigkeit von über 90 %. Die größten Differenzen fanden sich in der Konnektivität des *Default Mode Networks* (DMN), des Striatums und des limbischen Netzwerks: also in Netzwerken, die für selbstbezogene mentale Prozesse, Emotions- und Belohnungsverarbeitung zentral sind und typischerweise durch die zeitliche Synchronisation ihrer Aktivität charakterisiert werden. Unterschiede in dieser funktionellen Organisation können beeinflussen, wie stark innengerichtete Kognitionen, Emotionsverarbeitung oder Belohnungssensitivität ausgeprägt sind und sind daher auch für Depression und andere psychische Störungen relevant (Ryali et al., 2024). Ein wichtiger Unterschied in der funktionellen Organisation betrifft auch die Sensory-Association-(S-A)-Achse, die sensorische Areale mit assoziativen Kortexregionen verbindet. Frauen zeigten eine stärkere funktionelle Konnektivität innerhalb des DMN, was mit sozial-kognitiven Prozessen assoziiert ist. Männer hingegen wiesen eine höhere funktionelle Konnektivität in somatomotorischen Netzwerken auf, die mit Bewegungssteuerung und sensorischer Integration verknüpft sind (Serio et al., 2024).

Diese Befunde stellen die Annahme infrage, dass strukturelle Unterschiede automatisch funktionelle Differenzen bewirken. Stattdessen deuten sie darauf hin, dass geschlechtsspezifische Unterschiede primär auf einer höheren funktionellen Ebene entstehen, insbesondere in der Interaktion neuronaler Netzwerke.

Neben diesen funktionellen Mustern zeigt sich, dass geschlechtsspezifische Gehirnkonnektivität nicht strikt dichotom verläuft, sondern ein dynamisches Spektrum bildet. Zhang et al. (2021) zeigten, dass Individuen mit einer funktionellen Netzwerkorganisation, die weder stark typisch männlich noch typisch weiblich ausgeprägt war – ein Muster, das als androgyn beschrieben werden könnte –, weniger internalisierende Symptome und eine insgesamt bessere psychische Gesundheit aufweisen. Dies deutet darauf hin, dass geschlechtsspezifische Unterschiede in der Gehirnkonnektivität nicht strikt binär, sondern als dynamisches Spektrum betrachtet werden sollten.

3.2.4 Einfluss von Hormonen und mikrostrukturellen Unterschieden

Während viele Studien geschlechtsspezifische Unterschiede primär auf neurobiologischer Basis untersucht haben, zeigen neuere Arbeiten, dass Hormone ebenfalls eine Rolle spielen (siehe Kapitel 5 zu hormonellen Faktoren). Hormonelle Schwankungen während des Menstruationszyklus sowie die Einnahme oraler Kontrazeptiva führen zu mikrostrukturellen Veränderungen in präfrontalen, cingulären und insulären Arealen (Küchenhoff et al., 2024). Besonders in paralimbischen Arealen zeigen sich geschlechtsspezifische Unterschiede, die mit der Expression von Sexualhormonrezeptorgenen überlappen. Diese Befunde verdeutlichen, dass ein Teil der als geschlechtsspezifisch beschriebenen Hirnunterschiede hormonell vermittelt und prinzipiell auch durch exogene Hormonveränderungen modulierbar ist und daher nicht ausschließlich auf das biologische Geschlecht zurückgeführt werden kann, was bei der Analyse neurobiologischer Veränderungen zu berücksichtigen ist (Pallier et al., 2022).

3.2.5 Fazit

Die geschlechtsspezifische Gehirnentwicklung ist das Ergebnis eines komplexen Zusammenspiels aus strukturellen, funktionellen, hormonellen und soziokulturellen Faktoren (McCarthy, 2016). Strukturelle Unterschiede allein reichen nicht aus, um kognitive oder psychopathologische Geschlechtsunterschiede zu erklären. Vielmehr deuten aktuelle Befunde darauf hin, dass funktionelle Netzwerkorganisation, hormonelle Schwankungen und soziale Einflüsse eine entscheidende Rolle spielen.

3.3 Neurobiologische Grundlagen für genderspezifische Unterschiede

Während Geschlecht meist binär (männlich oder weiblich, mit der Möglichkeit einer biologischen intergeschlechtlichen Identität) untersucht wird, ist Gender auf einem Kontinuum von männlich nach weiblich mit vielen Zwischenstufen zu sehen. Daraus ergibt sich ein komplexerer Forschungszugang zu den neurobiologischen Grundlagen, der auch durch mangelnde Tiermodelle erschwert wird.

Eine Möglichkeit, genderspezifische Ausprägungen von Hirnarealen oder Hirnreaktionen zu untersuchen, ist die Analyse im Hinblick auf selbstberichtete Genderzugehörigkeit mittels Fragebogen, wie z. B. dem BEM Sex-Role Inventory, das auch in deutschen Versionen für Jugendliche und Erwachsene vorliegt (Troche & Rammsayer, 2011). Hier werden die Unterskalen Maskulinität und Femininität unterschieden. Verschiedene Ausprägungen auf diesen Skalen wurden mit unterschiedlichen strukturellen und funktionellen Charakteristika des Gehirns in Zusammenhang gebracht (Rauch & Eliot, 2022).

Eine weitere Möglichkeit der Analyse genderspezifischer Effekte ist der Vergleich von Personen, bei denen das Geschlecht und Gender übereinstimmen, mit Personen, bei denen Gender vom biologischen Geschlecht abweicht. Dieses Vorgehen ist nicht unproblematisch, da Genderinkongruenz oft mit psychischen und sozialen Problemen z. B. aufgrund von gesellschaftlichen Herausforderungen und Stigmatisierungen einhergeht. Unterschiede der Hirnorganisation und Hirnreagibilität können auch dadurch mit-verursacht sein. Ebenso wurde bei bisherigen Studiendesigns die sexuelle Orientierung oft nicht mitberücksichtigt. Einige Untersuchungen zeigten jedoch, dass bei transgender im Vergleich zu cisgender Personen Abweichungen im Volumen spezifischer Hirnregionen (z. B. N. Caudatus, Putamen) in Richtung des erlebten Geschlechts auftraten (Roselli, 2018).

Neuere Arbeiten versuchen, Geschlecht und Gender in großen Stichproben getrennt zu erfassen und Gehirncharakteristika für beide Konstrukte mittels Methoden des maschinellen Lernens zu identifizierten. Hier zeigte sich, dass funktionelle Gehirnnetzwerke sowohl Geschlecht als auch Gender unabhängig voneinander widerspiegeln. Dhamala et al. (2024) fanden heraus, dass Geschlecht primär mit somatomotorischen, visuellen, Kontroll- und limbischen Netzwerken assoziiert ist, während genderbezogene Unterschiede breiter über den gesamten Kortex verteilt sind. Diese Ergebnisse unterstreichen, dass Geschlecht und Gender nicht nur soziale, sondern auch neurobiologische Konstrukte sind, die sich in spezifischen funktionellen Netzwerkmustern manifestieren. Für eine genauere Analyse neurobiologischer und soziokultureller Einflussfaktoren auf Genderunterschiede sind Längsschnittstudien mit differenzierter Erfassung von Geschlecht, Gender und der sexuellen Orientierung nötig (Holz et al., 2021).

3.4 Neurobiologische Aspekte der Diagnostik

Bei der Diagnostik von Störungen im Kindes- und insbesondere im Jugendalter sollten Geschlecht und Gender routinemäßig berücksichtigt werden. Dies ist für die adäquate Betreuung wichtig, da sich Geschlechts- und Genderunterschiede auf die Symptomatik und den Umgang mit der Erkrankung auswirken. Dies ist insbesondere für die Forschung notwendig, damit eine klarere Rolle dieser Unterschiede für das Auftreten, die Diagnostik und Therapie psychischer Störungen möglich ist. Vor ca. zehn Jahren waren nur in 15 % der biomedizinischen Untersuchungen beide Geschlechter vertreten. Dies hat sich nun durch gesetzliche Bestimmungen, aber auch durch eine bessere Wahrnehmung der Bedeutung von Geschlechts- und Genderunterschieden verbessert. Wichtig ist hier auch, dass über eine binäre Klassifikation von Geschlecht und Gender hinaus die Vielfältigkeit der soziokulturellen Einflüsse und das Selbstverständnis der betroffenen Personen adäquat berücksichtigt werden. Entsprechende Vorschläge für eine gendersensible Diagnostik sind gemacht worden (z. B. Wierenga et al., 2024).

3.5 Neurobiologische Aspekte der Therapie

Eine Herausforderung ist es, neurobiologische Grundlagen der Gehirnentwicklung gewinnbringend für eine Anpassung der Therapie unter Berücksichtigung von Gender einzusetzen. Hier sind pubertätsspezifische Unterschiede zwischen Jugendlichen beider Geschlechter besonders wichtig. Darüber hinaus ist es wichtig, geschlechts- und genderspezifische Symptomatiken von Störungen aufzugreifen und differenziell zu behandeln (Lenz & Derntl, 2024).

3.6 Zusammenfassung

In diesem Kapitel konnten wir zeigen, dass es im Gehirn strukturelle und funktionelle Unterschiede im Hinblick auf Geschlecht und Gender gibt. Dabei stellt sich zunehmend eine dimensionale Sicht auf beide Konstrukte heraus, die diese komplexen Unterschiede besser abbilden kann. Dies bedeutet, dass Geschlecht und Gender und deren Zusammenhang mit psychischen Störungen differenziert erfasst werden müssen. Unterschiedliche Trajektorien der Gehirnentwicklung für Jungen und Mädchen machen es nötig, den Entwicklungsstand differenziert in Diagnostik und Therapie miteinzubeziehen.

3.7 Autorinnen

Prof. Dr. Dr. h. c. Dr. h. c. Herta Flor ist Seniorprofessorin und Leiterin der AG Lernen und Gehirnplastizität bei psychischen Störungen am Zentralinstitut für Seelische Gesundheit, Mannheim.
Prof. Dr. Nathalie Holz ist Professorin und Leiterin der AG Entwicklungsneurowissenschaften in der Psychiatrie am Zentralinstitut für Seelische Gesundheit, Mannheim.

3.8 Vertiefungsmöglichkeiten

Konrad, K.; Reindl, V. (2024): Neurobiologische Forschungsmethoden in der Kinder- und Jugendpsychiatrie. In: Fegert, J.; Resch, F.; Kaess, M.; et al. (Hg.): Psychiatrie und Psychotherapie des Kindes- und Jugendalters. Berlin: Springer. doi:10.1007/978-3-642-45088-0_71-1

Lenz, B.; Derntl, B. (2024): Sex-sensitive and gender-sensitive care for patients with mental disorders. In: The Lancet Psychiatry, S2215-0366(24)00330-4. Advance online publication. doi:10.1016/S2215-0366(24)00330-4

McCarthy, M. M. (2016): Multifaceted origins of sex differences in the brain. In: Philosophical Transactions of the Royal Society of London. Series B, Biological Sciences, 371 (1688), 20150106. doi:10.1098/rstb.2015.0106

3.9 Verständnisfragen

1. Welche typischen Geschlechtsunterschiede gibt es im Gehirn?
2. Welche genderspezifischen Unterschiede hat man gefunden?

3. Welche Faktoren spielen bei den Geschlechts- und Genderunterschieden im Gehirn eine Rolle?

Alle Antworten und weitere Unterlagen finden Sie in den Downloadmaterialien auf https://psychiatrie-verlag.de/product/geschlechtssensible-kinder-und-jugendpsychiatrie-und-psychotherapie/
Der Zugangscode lautet: G-KJP_2026

3.10 Literaturverzeichnis

Backhausen, L. L.; Fröhner, J. H.; Lemaître, H.; et al. (2024): Adolescent to young adult longitudinal development of subcortical volumes in two European sites with four waves. In: Human brain mapping, 45 (3), e26574. doi:10.1002/hbm.26574

Bethlehem, R. A. I.; Seidlitz, J.; White, S. R.; et al. (2022): Brain charts for the human lifespan. In: Nature, 604 (7906), S. 525–533. doi:10.1038/s41586-022-04554-y

Chen, J.; Bayanagari, V. L.; Chung, S.; et al. (2024): Deep learning with diffusion MRI as in vivo microscope reveals sex-related differences in human white matter microstructure. In: Scientific Reports, 14 (1), 9835. doi:10.1038/s41598-024-60340-y

DeCasien, A. R.; Guma, E.; Liu, S.; et al. (2022): Sex differences in the human brain: a roadmap for more careful analysis and interpretation of a biological reality. In: Biol Sex Differ, 13 (1), 43. doi:10.1186/s13293-022-00448-w

Dhamala, E.; Bassett, D. S.; Yeo, B. T. et al. (2024): Functional brain networks are associated with both sex and gender in children. In: Science Advances, 10 (28), eadn4202. doi:10.1126/sciadv.adn4202

Frigerio, A.; Ballerini, L.; Valdes Hernandez, M. (2021): Structural, Functional, and Metabolic Brain Differences as a Function of Gender Identity or Sexual Orientation: A Systematic Review of the Human Neuroimaging Literature. In: Archives of Sexual Behavior, 50 (8), S. 3329–3352. doi:10.1007/s10508-021-02005-9

Frohlich, J.; Moser, J.; Sippel, K.; et al. (2024): Sex differences in prenatal development of neural complexity in the human brain. In: Nature Mental Health, 2, S. 401–416. doi:10.1038/s44220-024-00206-4

Holz, N. E.; Nees, F.; Meyer-Lindenberg, A.; et al. (2021): Kohortenstudien in der Kinder- und Jugendpsychiatrie. In: Der Nervenarzt, 92 (3), S. 208–218. doi:10.1007/s00115-020-01018-4

Ingalhalikar, M.; Smith, A.; Parker, D.; et al. (2014): Sex differences in the structural connectome of the human brain. In: Proceedings of the National Academy of Sciences of the United States of America, 111 (2), S. 823–828. doi:10.1073/pnas.1316909110

Küchenhoff, S.; Bayrak, Ş.; Zsido, R. G.; et al. (2024): Relating sex-bias in human cortical and hippocampal microstructure to sex hormones. In: Nature Communications, 15 (1), 7279. doi:10.1038/s41467-024-51459-7

Kurth, F.; Gaser, C.; Luders, E. (2021): Development of sex differences in the human brain. In: Cognitive Neuroscience, 12 (3–4), S. 155–162. DOI: https://doi.org/10.1080/17588928.2020.1800617

Lenroot, R. K.; Giedd, J. N. (2010): Sex differences in the adolescent brain. In: Brain and Cognition, 72 (1), S. 46–55. DOI: https://doi.org/10.1016/j.bandc.2009.10.008

Pallier, P. M.; Ferrara, M.; Romagnolo, F.; et al. (2022): Chromosomal and environmental contributions to sex differences in the vulnerability to neurological and neuropsychiatric disorders: Implications for therapeutic interventions. In: Progress in Neurobiology, 219, 102353. DOI: https://doi.org/10.1016/j.pneurobio.2022.102353

Rauch, J. M.; Eliot, L. (2022): Breaking the binary: Gender versus sex analysis in human brain imaging. In: NeuroImage, 264, 119732. doi:10.1016/j.neuroimage.2022.119732

Troche, S. J.; Rammsayer, T. H. (2011): Eine revision des deutschsprachigen Bem Sex-Role Inventory [A revision of the German Bem Sex Role Inventory]. Klinische Diagnostik und Evaluation, 4, S. 262–283.

Roselli, C. E. (2018): Neurobiology of gender identity and sexual orientation. In: Journal of Neuroendocrinology, 30 (7), e12562. doi:10.1111/jne.12562

Ryali, S.; Zhang, Y.; de Los Angeles, C.; et al. (2024): Deep learning models reveal replicable, generalizable, and behaviorally relevant sex differences in human functional brain organization. In: Proceedings of the National Academy of Sciences of the United States of America, 121 (9), e2310012121. doi:10.1073/pnas.2310012121

Serio, B.; Hettwer, M. D.; Wiersch, L.; et al. (2024): Sex differences in functional cortical organization reflect differences in network topology rather than cortical morphometry. In: Nature Communications, 15 (1), 7714. doi:10.1038/s41467-024-51942-1

Votinov, M.; Goerlich, K. S.; Puiu, A. A.; et al. (2021): Brain structure changes associated with sexual orientation. In: Scientific Reports, 11 (1), 5078. doi:10.1038/s41598-021-84496-z

Wierenga, L. M.; Sexton, J. A.; Laake, P.; et al. (2018): A Key Characteristic of Sex Differences in the Developing Brain: Greater Variability in Brain Structure of Boys than Girls. In: Cerebral Cortex, 28 (8), S. 2741–2751. doi:10.1093/cercor/bhx154

Wierenga, L. M.; Ruigrok, A.; Aksnes, E. R.; et al. (2024): Recommendations for a Better Understanding of Sex and Gender in the Neuroscience of Mental Health. In: Biological Psychiatry: Global Open Science, 4 (2), 100283. doi:10.1016/j.bpsgos.2023.100283

Zhang, Y.; Luo, Q.; Huang, C. C.; et al. (2021): The Human Brain Is Best Described as Being on a Female/Male Continuum: Evidence from a Neuroimaging Connectivity Study. In: Cerebral Cortex, 31 (6), S. 3021–3033. doi:10.1093/cercor/bhaa408

4 Genetische und epigenetische Grundlagen der Geschlechtswendigkeit psychischer Erkrankungen

Was verrät die DNA über psychische Erkrankungen bei Mädchen und Jungen?

Luisa Sophie Rajcsanyi, Triinu Peters, Sieglinde Düerkop, Anke Hinney

In diesem Kapitel werden Erkenntnisse der genetischen und epigenetischen Forschung zu psychischen Erkrankungen vorgestellt. Dabei liegt ein Fokus auf der Essstörung Anorexia nervosa und auf der Aufmerksamkeitsdefizit-/Hyperaktivitätsstörung.

Lernziele: Sie lernen, die Grundlagen der Genetik und Epigenetik sowie die Relevanz aktueller Erkenntnisse der Forschung einzuordnen. Geschlechtswendige Effekte werden an den Beispielen Anorexia nervosa und ADHS erläutert. Zudem lernen Sie, welchen Herausforderungen sich künftige Studien stellen müssen, um ein umfassenderes Verständnis der Ätiologie psychischer Erkrankungen zu erlangen.
Schlagworte: Erblichkeit, genomweite Assoziationsstudien, Mendelsche Randomisierungsstudien, DNA-Methylierung

4.1 Grundlagen der Genetik bei psychischen Erkrankungen

Psychische Erkrankungen wie Essstörungen und die Aufmerksamkeitsdefizit-/Hyperaktivitätsstörung (ADHS) sind durch eine hohe Erblichkeit gekennzeichnet. Das wissen wir aus familienbasierten Studien, auf die wir gleich näher eingehen werden. Die Erkrankungen treten meist im Kindes- und Jugendalter auf, begleiten die Betroffenen aber oft bis ins Erwachsenenalter (Andreassen et al., 2023). Selten ist nur ein Gen, oder korrekter eine *genetische Variante*, an der

Ausprägung der Erkrankung beteiligt. In den meisten Fällen trägt eine Vielzahl von Genvarianten zur Ätiologie bei – wir sprechen dann von einer *polygenen Erkrankung*, bei der viele Gene bzw. Genvarianten jeweils einen kleinen Beitrag leisten. Diese polygenen Erkrankungen resultieren aus einem komplexen Zusammenspiel genetischer und umweltbedingter Faktoren. In den letzten Jahrzehnten wurden wichtige biologische Faktoren identifiziert, die uns helfen, die Erkrankungen besser zu verstehen. Ein vertieftes Verständnis der biologischen Mechanismen trägt zur Verbesserung von Prävention, Diagnostik und Behandlung von Patient*innen bei (Andreassen et al., 2023).

Psychische Erkrankungen treten bei Männern und Frauen unterschiedlich häufig und mit verschiedenen Symptomen auf (Green et al., 2019). Frauen sind zum Beispiel häufiger von Depressionen, Essstörungen und Angststörungen betroffen, während Männer öfter mit neurologischen Entwicklungsstörungen wie Intelligenzminderung, Autismus-Spektrum-Störung und ADHS diagnostiziert werden (Green et al., 2019). Im Folgenden werden wir die Genetik und Epigenetik sowie geschlechtsspezifische Unterschiede anhand der weiblich dominierten Anorexia nervosa (AN) und der überwiegend durch männliche Patienten geprägten ADHS darstellen.

4.2 Woher wissen wir, dass Gene einen Einfluss auf psychische Erkrankungen haben?

Seit dem 20. Jahrhundert ist klar, dass psychische Erkrankungen familiär gehäuft auftreten (Andreassen et al., 2023; Hirtz et al., 2021; Hohmann et al., 2022). Konkret besteht für Verwandte ersten Grades von Patient*innen mit AN ein bis zu elffach erhöhtes Risiko, selbst an einer Essstörung zu erkranken (Hirtz et al., 2021). Das Erkrankungsrisiko für Angehörige von Kindern mit ADHS ist ebenfalls um das zwei- bis achtfache erhöht. Bei 40 bis 60 % der Kinder von betroffenen Eltern wird ebenfalls eine ADHS diagnostiziert (Hohmann et al., 2022).

Die Erblichkeit beschreibt, in welchem Ausmaß genetische Unterschiede zur Variation einer Erkrankung in einer Population beitragen und wird in der Forschung mittels Familien-, Adoptions- und Zwillingsstudien geschätzt (Andreassen et al., 2023; Hirtz et al., 2021). Diese Studien lieferten so erste Hinweise auf die Relevanz genetischer Faktoren für die Entstehung psychischer Erkrankungen.

Die Erblichkeit psychischer Erkrankungen liegt grob geschätzt bei über 50 % (Andreassen et al., 2023). Für ADHS und die Autismus-Spektrum-Störung liegen die Schätzungen sogar bei über 80 % (Andreassen et al., 2023; Hohmann et al., 2022; Silk et al., 2022, Langley et al., 2022). Die Erblichkeit von Angst- und Zwangsstörungen sowie AN liegen dagegen bei etwa 50 % (Andreassen et al., 2023; Bulik et al., 2022; Hirtz et al., 2021; Huckins et al., 2022).

4.3 Wie finden wir die genetischen Varianten, die für psychische Erkrankungen relevant sind?

Bei polygen vererbten Erkrankungen bestimmen eine Vielzahl genetischer Varianten das Risiko zu erkranken. Dabei gibt es sowohl schützende als auch risikoerhöhende Varianten. Allgemein umfassen genetische Varianten vor allem *Einzelbasenaustausche* (engl. Single Nucleotide Polymorphisms; SNPs), bei denen ein einzelnes Nukleotid verändert ist. Seltener kommen strukturelle Veränderungen größerer Fragmente des Genoms vor, wie z. B. Kopienzahlenveränderungen (engl. Copy Number Variants; CNVs), die Deletionen oder Duplikationen beinhalten können (Andreassen et al., 2023).

Um genetische Varianten zu identifizieren, die für die untersuchte Erkrankung relevant sind, werden *genomweite Assoziationsstudien* (GWAS) durchgeführt. Diese Studien untersuchen Unterschiede in der Allel- und Genotypfrequenz von SNPs zwischen Personen mit einer Erkrankung und gesunden Kontrollen. Hierbei werden parallel Millionen von SNPs mittels chipbasierter Verfahren in jeder teilnehmenden Person analysiert. Letztlich berichten GWAS genomische Regionen, sogenannte *Loci,* die mit der Erkrankung assoziieren (Andreassen et al., 2023, Hirtz et al., 2021). Dabei müssen einige statistische Hürden genommen werden. Wichtig ist, dass für die Identifizierung der Varianten, die meistens kleine Effekte zeigen, sehr große Studiengruppen erforderlich sind (Hirtz et al., 2021, Andreassen et al., 2023).

In den vergangenen Jahren wurde eine Vielzahl von GWAS zu verschiedenen psychischen Erkrankungen und assoziierten Phänotypen veröffentlicht (Andreassen et al., 2023, Huckins et al., 2022). Die neueste GWAS zu AN umfasste knapp 17 000 Patient*innen sowie über 55 000 Kontrollen und identifizierte acht genetische Loci (Watson et al., 2019). Darüber hinaus lieferte eine entsprechende Studie zum Alter bei Beginn von AN weitere Erkenntnisse zu genetischen

Risikofaktoren für ein frühes Einsetzen der Erkrankung. Dabei wurde unter anderem eine kausale Beziehung zwischen früher Menarche und dem Risiko eines früheren Beginns der Erkrankung festgestellt (Huckins et al., 2022).

Mit mehr als 39 000 Patient*innen und über 186 000 Kontrollen wurden 27 genomische Loci identifiziert, die für ADHS relevant sind. Diese beinhalten vorwiegend Gene, die an der frühen Gehirnentwicklung beteiligt sind (Demontis et al., 2023). Für ADHS wurden auch GWAS durchgeführt, bei denen *copy number variants* analysiert wurden. Eine solche Studie identifizierte eine relevante Region im *PARK2*-Gen, die zuvor schon mit Morbus Parkinson assoziiert worden war. Bei Patient*innen mit ADHS beinhaltete diese Region drei Deletionen und neun Duplikationen (Jarick et al., 2014). Eine Analyse seltener (Allelfrequenz < 0,01) und großer (> 500 kb) *copy number variants* zeigte, dass Patient*innen mit ADHS im Schnitt etwa doppelt so viele dieser Varianten tragen wie Kontrollproband*innen (Williams et al., 2010). Bei Patient*innen mit ADHS und einer Intelligenzminderung wurde eine fast sechsmal höhere Anzahl dieser Strukturvarianten im Vergleich zu Kontrollen detektiert. Diese wurden hauptsächlich auf genomischen Loci nachgewiesen, die zuvor auch schon mit Schizophrenie und der Autismus-Spektrum-Störung assoziiert waren (Williams et al., 2010). Neuere Studien belegen, dass seltene Deletionen insbesondere bei Mädchen mit ADHS eine größere Rolle spielen als bei Jungen (Jung et al., 2023).

4.4 Erkenntnisse zu einer Erkrankung können helfen, eine andere besser zu verstehen

Der Begriff der *Pleiotropie* beschreibt den Einfluss einzelner genetischer Varianten auf mehrere unterschiedliche phänotypische Ausprägungen oder Erkrankungen (Andreassen et al., 2023), während *genetische Korrelationen* den Grad der Übereinstimmung der genetischen Faktoren beschreiben, die zwei unterschiedliche Merkmale beeinflussen (Watson et al., 2021). Bei der Analyse von mehr als 4 000 Datensätzen genomweiter Assoziationsstudien wurde festgestellt, dass 90 % aller erkrankungsassoziierter Loci pleiotrop sind (Andreassen et al., 2023).

Eine bedeutende Erkenntnis ist, dass psychische Erkrankungen positive genetische Korrelationen zueinander aufweisen. Darüber hinaus sind genetische Überlappungen mit kognitiven, psychologischen und psychosozialen Phänotypen, aber auch mit somatischen Erkrankungen und Phänotypen beschrieben (Andreassen et al., 2023). Auch AN ist mit weiteren psychischen Erkrankungen und Phänotypen korreliert. So sind positive genetische Korrelationen zwischen AN und Neurotizismus, Zwangsstörungen, Depressionen und Schizophrenie bereits beschrieben worden (Watson et al., 2019). Demgegenüber stehen negative Korrelationen der AN mit anthropometrischen Eigenschaften wie dem Körpergewicht (in Body Mass Index, BMI; Hinney et al., 2017) sowie mit endokrinologischen Parametern wie dem Leptinspiegel (Bulik et al., 2022, Watson et al., 2021, Hirtz et al., 2021, Hinney et al., 2022). ADHS korreliert neben weiteren psychischen Erkrankungen wie der Autismus-Spektrum-Störung, Depressionen, Tourette-Syndrom sowie Substanzmissbrauch unter anderem auch mit somatischen Erkrankungen wie Adipositas, Lungenkrebs oder Asthma (Langley et al., 2022; Demontis et al., 2023).

4.5 Geschlechtsspezifische Effekte lassen sich mithilfe genomweiter Assoziationsstudien nachweisen

Tatsächlich kann man auch geschlechtsspezifische Effekte mithilfe von GWAS analysieren. Gerade weil es in der Psychiatrie viele geschlechtswendige Erkrankungen gibt, sind diese Analysen besonders lohnenswert. So konnten für die AN, die bekanntlich deutlich häufiger im weiblichen Geschlecht zu finden ist, geschlechtsspezifische Effekte identifiziert werden.

Eine Studie, bei der die SNPs mit den niedrigsten p-Werten (n = 1 000) aus einer GWAS zu AN mit Daten aus einer Studie zum BMI abgeglichen wurden, ergab drei genetische Loci, die sowohl für AN als auch für einen niedrigen BMI relevant sind (Hinney et al., 2017). Für eine dieser Regionen auf Chromosom 10, die das Gene *CTBP2* beinhaltet, konnte nachgewiesen werden, dass der Effekt auf den BMI vorwiegend bei Frauen zu sehen ist (Hinney et al., 2017).

Des Weiteren wurde in der neuesten GWAS zu AN *PTBP2* als ein relevantes Gen identifiziert. Neben einer Assoziation mit dem AN-Risiko zeigte das Risikoallele eines SNPs (rs10747478) in *PTBP2* auch eine Relevanz für einen erniedrigten BMI (Zheng et al., 2022). Innerhalb dieses Kandidatengens zeigten etwa 65 % der BMI-relevanten SNPs einen geschlechtsspezifischen Effekt. Dabei war der Effekt bei Männern stärker ausgeprägt und führte zu einem höheren BMI (Zheng et al., 2022). Generell weisen viele psychische Erkrankungen eine genetische Korrelation mit anthropometrischen Parametern wie dem BMI auf. Diese sind teilweise ebenfalls geschlechtsspezifisch ausgeprägt (Hübel et al., 2019).

4.6 Wie können kausale Zusammenhänge gefunden werden?

Kausale Zusammenhänge zwischen veränderbaren Expositionen und einem Outcome, wie dem Risiko für eine psychische Erkrankung, können mithilfe von *Mendelschen Randomisierungsstudien* (MR-Studien) untersucht werden (Sanderson et al., 2022). Basierend auf den Vererbungsregeln von Gregor Mendel wird bei diesen Studien eine zufällige und unabhängige Allelvererbung angenommen (Sanderson et al., 2022).

Eine Two-sample-MR-Studie nutzt genomweit assoziierte SNPs aus GWAS als genetische Instrumente für die Exposition und bestimmt deren Effekte auf ein Outcome mithilfe eines zweiten, unabhängigen GWAS-Datensatzes (Sanderson et al., 2022; Libuda et al., 2022). Die Assoziation zwischen genetischen Varianten und Outcome darf jedoch ausschließlich durch die Exposition bedingt sein und Einflüsse möglicher konfundierender Variablen müssen ausgeschlossen werden. Sind diese Grundannahmen nicht erfüllt, kann es zur Verzerrung der Ergebnisse kommen (Sanderson et al., 2022).

Die Zahl der *Mendelschen Randomisierungsstudien* zu psychischen Erkrankungen steigt stetig (Andreassen et al., 2023). So zeigte eine Studie zu AN einen kausalen Zusammenhang zwischen niedrigen Leptinspiegeln und einem erhöhten Erkrankungsrisiko, der auch in einer rein weiblichen Teilgruppe beschrieben wurde. Jedoch zeigte sich, dass die Erkrankung selbst keinen Effekt auf die Höhe der Leptinspiegel hat (Peters et al., 2021). Hinsichtlich ADHS konnten *Mendelschen Randomisierungsstudien* einen Zusammenhang zwischen der Erkrankung und der körperlichen Gesundheit feststellen, darunter auch eine Korrelation mit Adipositas (Langley et al., 2022).

Geschlechtswendige Erkrankungen wie AN und ADHS legen einen Einfluss der Sexualhormone nahe. Allerdings konnte eine *Mendelsche Randomisierungsstudie* zu kausalen Zusammenhängen zwischen Testosteron und dem Risiko für ADHS keine geschlechtsspezifischen Assoziationen feststellen. Bisher wurde nur in einer geschlechterübergreifenden Analyse ein Zusammenhang zwischen genetisch bedingtem bioverfügbarem Testosteron und einem erhöhten Risiko für ADHS gefunden (Dinkelbach et al., 2024).

4.7 Über die DNA-Sequenz hinaus: Was sagt uns die Epigenetik?

Die Epigenetik beschreibt Modifikationen der Genexpression, die ohne Veränderung der DNA-Sequenz auftreten und durch verschiedene Umweltfaktoren, wie Rauchen, Stress oder Ernährung beeinflusst werden können. Zu den epigenetischen Mechanismen, die gemeinsam das Epigenom bilden, zählen die DNA-Methylierung, Histon-Modifikationen und nicht-kodierende RNAs (Silk et al., 2022; Käver et al., 2024; Hirtz et al., 2021; Watson et al., 2021).

Die Methylierung der DNA kann dazu führen, dass ein Gen nicht abgelesen wird (Transkription), wodurch die Synthese des entsprechenden Proteins ausfällt (Translation; Hirtz et al., 2021; Silk et al., 2022; Käver et al., 2024). Untersucht werden globale und epigenomweite Methylierungen sowie die Methylierung an spezifischen Kandidatengenen, bei denen bereits eine Relevanz für die zu untersuchende Erkrankung vermutet oder nachgewiesen wurde (Käver et al., 2024; Watson et al., 2021; Hirtz et al., 2021; Silk et al., 2022).

Trotz eines steigenden Interesses an der epigenetischen Forschung können viele publizierte Ergebnisse nicht repliziert werden (Watson et al., 2021; Käver et al., 2024; Hirtz et al., 2021). Im Rahmen einer Übersichtsarbeit konnten insgesamt 23 Studien erfasst werden, in denen die DNA-Methylierung im Kontext der AN untersucht wurde. Nur wenige dieser Studien konnten überlappende und replizierbare Ergebnisse zeigen. Ursächlich hierfür sind vermutlich geringe Fallzahlen, das Studiendesign und variierende Methoden zwischen den Studien (Käver et al., 2024).

Die vielversprechendsten Ergebnisse lieferten *epigenomweite Assoziationsstudien* (EWAS), die das gesamte Genom auf epigenetische Veränderungen hin untersuchen. Diese Analysen lieferten Hinweise auf eine Vielzahl methylierter Stellen, die zum Beispiel für AN oder ADHS relevant erscheinen. Nur wenige Loci konnten bisher repliziert werden. So konnte eine erhöhte Methylierung (Hypermethylierung) am *TNXB*-Gen bei Patient*innen mit AN beschrieben werden (Watson et al., 2021; Käver et al., 2024). Des Weiteren zeigten sich Methylierungsunterschiede in den Genen *DRD4* und *VIPR2* zwischen Patient*innen mit ADHS und Kontrollproband*innen (Silk et al., 2022). Eine tendenziell erhöhte *DRD4*-Methylierung korreliert mit der Schwere der ADHS-Symptome, insbesondere der Unaufmerksamkeit im Kindesalter (Silk et al., 2022). Im Rahmen verschiedener epigenomweiter Assoziationsstudien konnte zudem eine Korrelation zwischen einer ADHS-Diagnose im Kindesalter und der Methylierung bei Geburt nachgewiesen werden. In einer späteren Analyse derselben Patient*innen im Alter zwischen 7 und 12 Jahren konnten diese Methylierungsmuster nicht mehr nachgewiesen werden (Silk et al., 2022).

Aufgrund der limitierten Anzahl bestätigter Befunde sind bisher nur wenige geschlechtsspezifische Effekte auf das Methylom (Gesamtheit der DNA-Methylierung) bekannt. Es konnte jedoch eine geringere Methylierung an zwei Stellen des *VIPR2*-Gens bei Jungen mit ADHS im Vergleich zu gesunden männlichen Kontrollprobanden gefunden werden. Mädchen hingegen zeigten an einer Stelle von *VIPR2* eine höhere Methylierung (Silk et al., 2022).

4.8 Ausblick und Zusammenfassung

Der technologische Fortschritt und insbesondere die Erfolge internationaler Forschungsverbünde haben in den vergangenen Jahrzehnten maßgeblich zur Identifikation biologischer Faktoren für psychische Erkrankungen beigetragen. Speziell genomweite Assoziationsstudien haben eine Vielzahl häufiger genetischer Varianten entdeckt, die gemeinsam mit seltenen Varianten zum Risiko für komplexe Erkrankungen beitragen. Obwohl der zugrunde liegende Mechanismus in den meisten Fällen noch nicht vollständig aufgeklärt wurde, haben die Erkenntnisse, insbesondere der genetischen Forschung, das Verständnis der Ätiologie psychischer Erkrankungen deutlich verbessert.

Dennoch muss die zukünftige Forschung einige Herausforderungen meistern, um ein noch umfassenderes Verständnis der Ätiologie zu erreichen. Insbesondere die Untersuchung der Epigenetik hat bislang nur wenig replizierbare Befunde geliefert, was primär auf die hohe Heterogenität der untersuchten Proband*innen hinsichtlich Alter, Geschlecht und Symptomatik zurückzuführen ist. Aber auch genetische Studien weisen Limitationen auf. Beispielsweise werden vorwiegend europäische Populationen eingeschlossen. Obwohl einige Studien auf eine Übertragbarkeit der Ergebnisse zwischen bestimmten Populationen hinweisen, gilt dies nicht prinzipiell über alle Populationen hinweg (Andreassen et al., 2023). Darüber hinaus werden, um eine möglichst hohe Fallzahl zu erreichen, vorwiegend Patient*innen rekrutiert, die einen typischen Verlauf der Erkrankungen aufweisen. Dies führt beispielsweise dazu, dass Studien zur AN vorwiegend junge Frauen einschließen. Nichtsdestotrotz kann AN Personen aller Altersklassen, Geschlechter und Populationen betreffen (Huckins et al., 2022).

Eine präzisere phänotypische Charakterisierung sowie der Einschluss von Studiengruppen mit höherer Diversität sind daher unabdingbar. Die Analyse von Patient*innen unterschiedlicher Altersgruppen, Populationen, Geschlechter und mit variierender Symptomatik wird zu einem erweiterten Verständnis der Ätiologie der Erkrankungen beitragen. Internationale Konsortien haben bereits mit der Rekrutierung diverserer Studiengruppen begonnen und führen entsprechende Analysen durch.

Die Erforschung der Genetik (und Epigenetik) psychischer Erkrankungen hat in den letzten Jahren große Fortschritte gemacht. Mit zunehmender Fallzahl, diverseren Studiengruppen sowie fortschreitenden technologischen und methodologischen Entwicklungen ist in naher Zukunft mit der Entdeckung weiterer relevanter biologischer Faktoren und entsprechender Mechanismen zu rechnen. Die moderne Forschung liefert zunehmend wertvolle Ansatzpunkte für pharmakologische Interventionen und ermöglicht so die Integration genetischer Befunde in die klinische Praxis. Insgesamt tragen genetische Befunde dazu bei, die individualisierte Diagnostik, Prognose und Therapie psychischer Erkrankungen zunehmend individualisiert und evidenzbasiert zu gestalten.

4.9 Autorinnen

Dr. Luisa Sophie Rajcsanyi ist Postdoc in der Sektion für Molekulargenetik Psychischer Störungen am Universitätsklinikum Essen. Ihre Forschungsschwerpunkte liegen auf genetischen Mechanismen der Körpergewichtsregulation, Essstörungen und Adipositas, mit besonderem Fokus auf zirkulären RNAs und Fragestellungen der geschlechtersensiblen Medizin.

PD Dr. Triinu Peters ist wissenschaftliche Mitarbeiterin in der Sektion für Molekulargenetik psychischer Störungen am Universitätsklinikum Essen. Ihr Forschungsschwerpunkt liegt auf bioinformatischen Analysen der Genetik psychischer Störungen und deren Zusammenhängen mit somatischen Erkrankungen und Phänotypen.

Sieglinde Düerkop ist die biologisch-technische Assistentin in der Sektion für Molekulargenetik psychischer Störungen am Universitätsklinikum Essen und begleitet dort sämtliche Forschungsprojekte. Im Rahmen ihrer Arbeit war sie bereits an zahlreichen Studien beteiligt, unter anderem zu Mutationsanalysen, Methylierungsmustern, Telomerlängen, sowie an vielen weiteren genetischen Untersuchungen.

Prof. Dr. Anke Hinney leitet die Sektion für Molekulargenetik Psychischer Störungen am LVR-Universitätsklinikum Essen und das Institut für geschlechtersensible Medizin der Medizinischen Fakultät der Universität Duisburg-Essen.

Seit über dreißig Jahren forscht sie zu genetischen Mechanismen der Körpergewichtsregulation (von Essstörungen bis Adipositas), mit besonderem Fokus auf geschlechterspezifischen Aspekten.

4.10 Vertiefungsmöglichkeiten

Heft 3 der Zeitschrift für Kinder- und Jugendpsychiatrie und Psychotherapie aus 2022 (ISSN: 1422-4917)

Degenhardt, F.; Wohlleber, E.; Jamra, R. A.; et al. (2024): Genetische Diagnostik im klinischen Alltag der Kinder- und Jugendpsychiatrie – Indikationen, Rahmenbedingungen, Hürden und Lösungsvorschläge. In: Zeitschrift für Kinder- und Jugendpsychiatrie und Psychotherapie, 52 (1), S. 43–59. doi:10.1024/1422-4917/a000941

Hirtz, R.; Zheng, Y.; Rajcsanyi, L. S.; et al. (2021): Ebenen der genetischen Analyse komplexer Phänotypen am Beispiel der Anorexia nervosa und der Varianz des Körpergewichts. In: Zeitschrift für Kinder- und Jugendpsychiatrie und Psychotherapie, 50 (3), S. 175–185. doi:10.1024/1422-4917/a000829

Huckins, L. M.; Signer, R.; Johnson, J.; et al. (2022): What next for eating disorder genetics? Replacing myths with facts to sharpen our understanding. In: Molecular Psychiatry, 27 (10), S. 3929–3938. doi:10.1038/s41380-022-01601-y

Libuda, L.; Hebebrand, J.; Föcker, M.; et al. (2022): Ernährungseffekten auf der Spur – Wie die Genetik helfen kann, Zusammenhänge zwischen Ernährung und seelischer Gesundheit aufzudecken. In: Zeitschrift für Kinder- und Jugendpsychiatrie und Psychotherapie, 50 (3), S. 217–226. doi:10.1024/1422-4917/a000807

Uffelmann, E.; Huang, Q. Q.; Munung, N. S. et al. (2021): Genome-wide association studies. In: Nature Reviews Methods Primers, 1 (1), 59. doi:10.1038/s43586-021-00056-9

4.11 Literaturverzeichnis

Andreassen, O. A.; Hindley, G. F. L.; Frei, O.; et al. (2023): New insights from the last decade of research in psychiatric genetics: discoveries, challenges and clinical implications. In: World Psychiatry, 22, S. 4–24.

Bulik, C. M.; Coleman, J. R. I.; Hardaway, J. A.; et al. (2022): Genetics and neurobiology of eating disorders. In: Nature Neuroscience, 25, S. 543–554.

Demontis, D.; Walters, G. B.; Athanasiadis, G.; et al. (2023): Genome-wide analyses of ADHD identify 27 risk loci, refine the genetic architecture and implicate several cognitive domains. In: Nature Genetics, 55, S. 198–208.

Dinkelbach, L.; Peters, T.; Grasemann, C.; et al. (2024): No evidence for a causal contribution of bioavailable testosterone to ADHD in sex-combined and sex-specific two-sample Mendelian randomization studies. In: European Child & Adolescent Psychiatry. Advance online publication.

Green, T.; Flash, S.; Reiss, A. L. (2019): Sex differences in psychiatric disorders: what we can learn from sex chromosome aneuploidies. In: Neuropsychopharmacology, 44, S. 9–21.

Hinney, A.; Kesselmeier, M.; Jall, S.; et al. (2017): Evidence for three genetic loci involved in both anorexia nervosa risk and variation of body mass index. In: Mol Psychiatry, 22 (2), S. 192–201. doi:10.1038/mp.2016.71. Erratum in: Mol Psychiatry (2017), 22 (2), 321–322. doi:10.1038/mp.2016.126.

Hinney, A.; Korner, A.; Fischer-Posovszky, P. (2022): The promise of new anti-obesity therapies arising from knowledge of genetic obesity traits. In: Nature Reviews Endocrinology.

Hirtz, R.; Zheng, Y.; Rajcsanyi, L. S.; et al. (2021): Genetic Analyses of Complex Phenotypes Through the Example of Anorexia Nervosa and Bodyweight Regulation. In: Zeitschrift für Kinder- und Jugendpsychiatrie und Psychotherapie, 50, S. 175–185.

Hohmann, S.; Häge, A.; Millenet, S.; et al. (2022): Genetische Grundlagen der ADHS – ein Update. In: Zeitschrift für Kinder- und Jugendpsychiatrie und Psychotherapie, 50, S. 203–217.

Hübel, C.; Gaspar, H. A.; Coleman, J. R. I.; et al. (2019): Genetic correlations of psychiatric traits with body composition and glycemic traits are sex- and age-dependent. In: Nat Commun, 10 (1), 5765. doi:10.1038/s41467-019-13544-0

Huckins, L. M.; Signer, R.; Johnson, J.; et al. (2022): What next for eating disorder genetics? Replacing myths with facts to sharpen our understanding. In: Molecular Psychiatry, 27, S. 3929–3938.

Jarick, I.; Volckmar, A. L.; Putter, C. et al. (2014): Genome-wide analysis of rare copy number variations reveals PARK2 as a candidate gene for attention-deficit/hyperactivity disorder. In: Molecular Psychiatry, 19, S. 115–121. doi:10.1038/mp.2012.161

Jung, B.; Ahn, K.; Justice, C.; et al. (2023): Rare copy number variants in males and females with childhood attention-deficit/hyperactivity disorder. In: Mol Psychiatry, 28, S. 1240–1247. doi:10.1038/s41380-022-01906-y

Käver, L.; Hinney, A.; Rajcsanyi, L. S.; et al. (2024): Epigenetic alterations in patients with anorexia nervosa – a systematic review. In: Molecular Psychiatry. Advance online publication.

Klump, K. L.; Culbert, K. M.; Slane, J. D.; et al. (2012): The effects of puberty on genetic risk for disordered eating: evidence for a sex difference. In: Psychological Medicine, 42, S. 627–637.

Langley, K.; Martin, J.; Thapar, A. (2022): Genetics of Attention-Deficit Hyperactivity Disorder. In: Current Topics in Behavioral Neurosciences, 57, S. 243–268.

Libuda, L.; Hebebrand, J.; Föcker, M.; et al. (2022): Ernährungseffekten auf der Spur – Wie die Genetik helfen kann, Zusammenhänge zwischen Ernährung und seelischer Gesundheit aufzudecken. In: Zeitschrift für Kinder- und Jugendpsychiatrie und Psychotherapie, 50, S. 217–226.

Peters, T.; Antel, J.; Naaresh, R.; et al. (2021): Suggestive Evidence for Causal Effect of Leptin Levels on Risk for Anorexia Nervosa: Results of a Mendelian Randomization Study. In: Frontiers in Genetics, 12, 733606. doi:10.3389/fgene.2021.733606

Sanderson, E.; Glymour, M. M.; Holmes, M. V.; et al. (2022): Mendelian randomization. In: Nature Reviews Methods Primers, 2, 6. doi:10.1038/s43586-021-00092-5

Silk, T.; Dipnall, L.; Wong, Y. T.; et al. (2022): Epigenetics and ADHD. In: Current Topics in Behavioral Neurosciences, 57, S. 269–289.

Watson, H. J.; Palmos, A. B.; Hunjan, A.; et al. (2021): Genetics of eating disorders in the genome-wide era. In: Psychological Medicine, 51, S. 2287–2297.

Watson H. J.; Yilmaz, Z.; Thornton, L. M.; et al. (2019): Genome-wide association study identifies eight risk loci and implicates metabo-psychiatric origins for anorexia nervosa. In: Nat Genet, 51(8), S. 1207–1214. doi:10.1038/s41588-019-0439-2.

Williams, N. M.; Zaharieva, I.; Martin, A.; et al. (2010): Rare chromosomal deletions and duplications in attention-deficit hyperactivity disorder: a genome-wide analysis. In: The Lancet, 376, S. 1401–1408. doi:10.1016/S0140-6736(10)61109-9

Zheng, Y.; Rajcsanyi, L. S.; Herpertz-Dahlmann, B.; et al. (2022): PTBP2 – a gene with relevance for both Anorexia nervosa and body weight regulation. In: Translational Psychiatry, 12, 241.

5 Eine Debatte: Zwei Standpunkte

5a Was ist Geschlecht?

Wann ist ein Mann ein Mann?

Annette Richter-Unruh

In diesem Kapitel geht es um das Geschlecht eines Menschen. Es muss zwischen dem bei der Geburt zugewiesenem körperlichen Geschlecht »Sex« und dem erlebten/gefühlten Geschlecht »Gender«, und der Geschlechtsidentität unterschieden werden. Zunehmend bezeichnen sich Jugendliche als nonbinär und bringen damit zu Ausdruck, dass in jedem Menschen ein Kontinuum besteht, dessen Endpunkte Mann und Frau sind.

Lernziele: Das bei der Geburt zugewiesene Geschlecht muss nicht kongruent mit der Geschlechtsidentität sein. Wichtig bleibt: »Being human« – Mensch sein!
Schlagworte: Geschlechtsidentität, trans* Geschlechtlichkeit, Geschlechterrollen, Geschlechtsrollenverhalten, Geschlechtsentwicklung, Hormonblocker, zielgeschlechtliche Hormonbehandlung, nonbinär

5a.1 Persönliche Annäherung

Die Eltern stellen mir ihren vier Monate alten Säugling vor. Nach der Geburt wurde dem Kind das weibliche Geschlecht zugewiesen und es hat den Namen Ida erhalten. Bei der Vorsorgeuntersuchung fallen »Knubbel« in der Leiste auf. Diese sehen sonografisch wie Hoden aus, ein Uterus wird nicht gesehen. Die Chromosomenanalyse zeigt einen männlichen Karotyp 46, XY. Der Kinderarzt teilt den Eltern mit, dass sie einen Jungen haben. Die Eltern akzeptieren dies zunächst, ändern den Namen auf Michel. Zu Hause gibt es Probleme mit der Großmutter, die dies nicht annehmen kann. Schließlich sieht das Genital »normal weiblich« aus.

Es steht nun die Taufe an und die Eltern fragen mich um Rat: Junge oder Mädchen? Die Antwort »Menschenkind« hilft den Eltern nicht weiter.

Als Ursache der Intergeschlechtlichkeit stellt sich bei Ida/Michel ein 5-Alpha-Reduktase-Mangel heraus. Es ist bekannt, dass diese Menschen in der Regel eine männliche Geschlechtsidentität haben.

Die Eltern lassen ihr Kind mit dem Namen Ida taufen, wohl wissend, dass sie nicht wissen, was Ida möchte.

2010 bittet mich eine Mutter um Rat. Sie stellt mir ihre Tochter »Paul« vor: Längeres braunes Haar mit rosa Spangen in den Haaren, rosa Sommerkleid und rote Sandalen. Im August steht Pauls Einschulung an. Sie weiß nicht, wie sie sich verhalten soll und wie sie ihrer Tochter den Schuleintritt erleichtern kann.

Heute studiert Paula Medizin. Sie wurde bereits als Mädchen eingeschult. Offiziell wurden ihr Name und der Personenstand bei ihr im Alter von 9 Jahren geändert. Mit 11 Jahren erfolgte eine hormonelle Blockade der körpereigenen Pubertät, mit 13 Jahren startete die zielgeschlechtliche Hormonbehandlung mit Östrogenen und endgültig zufrieden war sie nach Operation einer Vaginalplastik. Nicht eine Minute bestand ein Zweifel daran, dass Paul Paula ist.

5a.2 Definition der Geschlechtsinkongruenz gemäß ICD-11

In der Medizin kam es in den letzten Jahren zu einem Paradigmenwechsel im Verständnis nonkonformer Geschlechtsidentitäten im Sinne derer Entpathologisierung. Demnach gibt es in der ICD-11 keine »Störungen der Geschlechtsidentität« (F64) im Sinne psychischer Erkrankungen mehr. Stattdessen wurde die Diagnose der Geschlechtsinkongruenz (HA60) unter einer neuen Rubrik *Zustände mit Bezug zur sexuellen Gesundheit* (engl. conditions related to sexual health) neu eingeführt (WHO, 2022).

Im medizinischen Kontext berühren verschiedene Diagnosegruppen den Bereich der Genderproblematik, also von Kindern und Jugendlichen, die sich im falschen Körper fühlen. Gemeinsam ist diesen Gruppen, dass sie eine Inkongruenz zwischen ihrem zugeordneten Geburtsgeschlecht und ihrer erlebten Geschlechtsidentität feststellen *(Geschlechtsinkongruenz)*. Diese Inkongruenz kann zu einem ausgeprägten Leidensdruck führen *(Geschlechtsdysphorie)* und mündet daher oft in einer medizinischen Behandlung, wie z. B. endokrinologische und chirurgische Eingriffe im Kontext von Geschlechtsinkongruenz (ICD-11) und Geschlechtsdysphorie (DSM-5).

Die Geschlechtsdysphorie des Kindes- und Jugendalters drückt sich durch eine ausgeprägte Inkongruenz zwischen dem erlebten/ausgedrückten und dem nach der Geburt zugewiesenen Geschlecht aus, die mindestens sechs Monate andauert. Die Kinder und Jugendlichen fallen durch den starken Wunsch auf,

Abbildung 5a.1 **Vielfalt der Varianten der Geschlechtsentwicklung im Vergleich zu trans*identen Menschen**

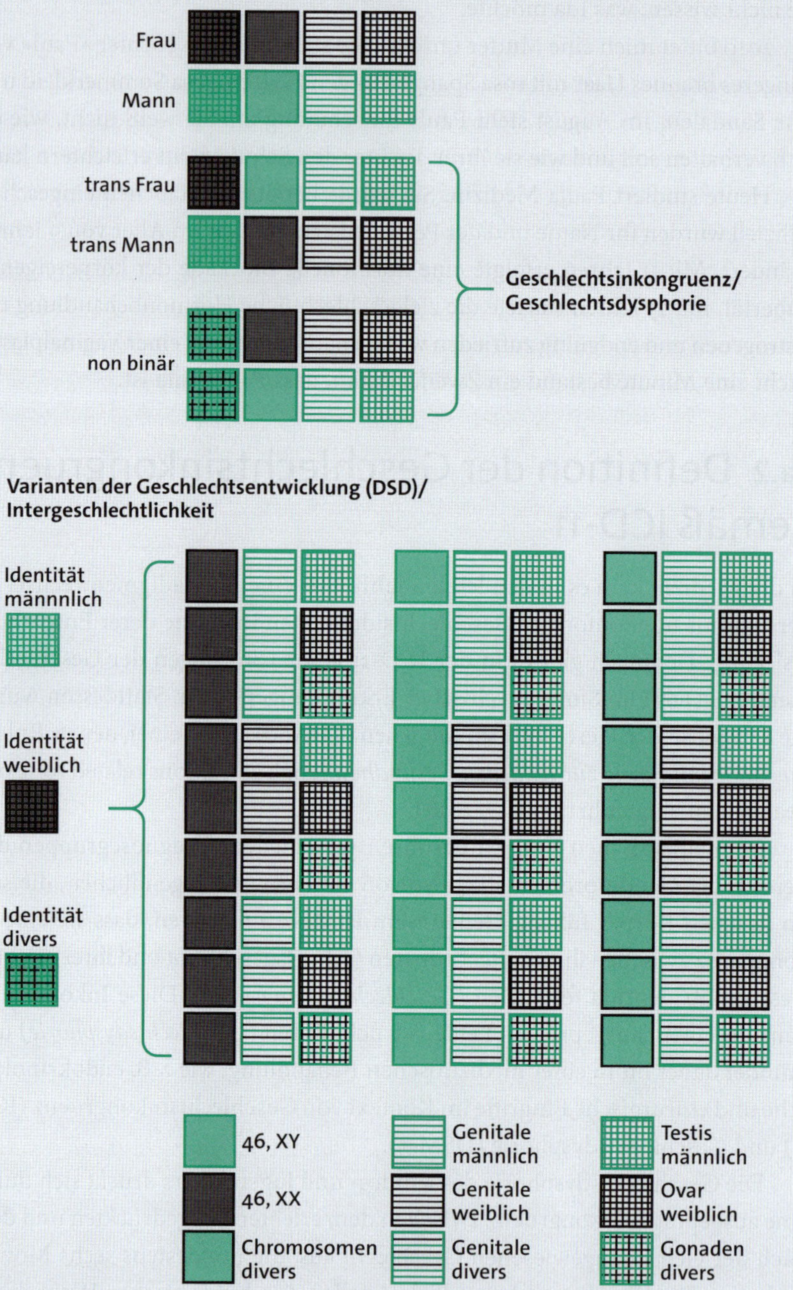

dem anderen Geschlecht anzugehören. Während sich bei einer *Intergeschlechtlichkeit* (Variante der Geschlechtsentwicklung) eine Inkongruenz bei den Geschlechtschromosomen, Genitalien oder Gonaden durch laborchemische, bildgebende oder genetische Untersuchungen aufzeigen lässt, wird die Diagnose einer Geschlechtsdysphorie durch Kinder- und Jugendpsychiater*innen oder auch erfahrenen Psycholog*innen/Psychotherapeut*innen gestellt. Es handelt sich somit um nicht um eine somatomedizinische Erkrankung.

Für das Vorgehen bei »Geschlechtsinkongruenz, Geschlechtsdysphorie und Trans-Gesundheit« liegt die aktuelle AWMF-S2k-Leitlinie zur Diagnostik, Beratung und Behandlung vor.

5a.3 Sex und Gender: Geschlecht und Geschlechtsidentität

Das biologische/körperliche Geschlecht (engl. sex, lat. sexus, Geschlecht) bestimmt sich aus den Geschlechtschromosomen (genetisches/chromosomales Geschlecht), dem Genital (äußeres Geschlecht) und den Gonaden (gonadales Geschlecht). Das »biologische« Geschlecht lässt sich eindeutig durch somatomedizinische Untersuchungen festlegen.

Bei einem Menschen mit einer Variante der Geschlechtsentwicklung (DSD; disorders/differences of sexual development) liegt eine Inkongruenz des biologischen, körperlichen Geschlechts vor: also bei den Chromosomen, Gonaden, dem äußeren Genitale. Damit ergeben sich $3 \times 3 \times 3 = 27$ verschiedene Kombinationen.

Bei der Geschlechtsidentität unterschieden wir männlich, weiblich, nonbinär. Das biologische Geschlecht ist kongruent, in der Abbildung entweder grau-schwarz für Frau und grün-weiß für Mann.

Bei Menschen mit Varianten der Geschlechtsentwicklung/DSD dagegen sind die körperlichen Merkmale, der Sex, nicht kongruent. Das äußere Genitale und die Gonaden können jeweils weiblich, männlich oder divers sein, der Chromosomensatz 46,XX; 46,XY oder viele andere Chromosomenkonstellation oder Mosaike. Jede Kombination ist möglich: $3^3= 27$.

Für jede Kombination gibt es eine große Anzahl unterschiedlicher genetischer Ursachen. Die Varianten werden nach dem Chromosomensatz eingeteilt: chromosomale DSD, 46,XY-DSD und 46,XX-DSD. Die genetischen Ursachen hierfür sind vielfältig und nicht selten kann auch mit einem Whole-Exome-Sequencing (WES) kein Gendefekt nachgewiesen werden.

Verschiedene Mutationen in einem Gen, z. B. dem LH-Rezeptor-Gen führen zu einer unterschiedlichen Ausprägung des Phänotyps. Dieser hängt unter anderem von der Produktion von Anti-Müller-Hormon (Rückbildung c, z. B. des Uterus) und Testosteron/Dihydrotestosteron (Entwicklung des männlichen äußeren Genitales) und auch von der Rezeptorbindung und Wirkung ab.

Hiervon abzugrenzen ist der Begriff Gender (engl. gender, »soziales Geschlecht«). Gender bezeichnet das soziale bzw. kulturelle Geschlecht. Es beinhaltet Rollen, Erwartungen und Verhaltensweisen, die mit »weiblich« oder »männlich« verbunden werden. Dieses soziale Geschlecht ist veränderlich und hängt von kulturellen, historischen und individuellen Faktoren ab. Es beschreibt, was eine Gesellschaft unter »Frausein« und »Mannsein« versteht, einschließlich typischer Kleidung, Berufe oder sozialer Aufgaben. Die Geschlechtsidentität ist dann ein Kern der menschlichen Persönlichkeit, der nur von jedem Menschen individuell empfunden wird und nicht durch Erziehung oder Therapien verändert werden kann. Er kann nicht durch somatomedizinische Untersuchungen bewiesen werden.

5a.4 Hormonelle Geschlechtsdifferenzierung

Mit der Befruchtung der Eizelle durch das Spermium wird der Karyotyp festgelegt, normalerweise binär 46,XX oder 46,XY. Bei Vorhandensein des Y-Chromosoms und damit auch der SRY (sex determing region Y) erfolgt die Determinierung und Differenzierung der bipotenten Gonade zum fetalen Hoden. Die Sertolizellen produzieren das Anti-Müller-Hormon (AMH) und sorgen somit für die Regression der Müllerschen Derivate (zum Beispiel Uterus, Eileiter). Unter dem Einfluss des hCG/LH bilden die Leydig-Zellen Testosteron, das gemeinsam mit dem entstehenden Dihydrotestosteron für die Entwicklung des inneren und äußeren männlichen Genitales sorgt. Ist keine SRY vorhanden, differenziert sich ebenfalls unter dem Einfluss verschiedener Transkriptionsfaktoren das Ovar, die Bildung von AMH und Testosteron bleibt aus. Davon unbenommen ist die Entwicklung der Geschlechtsidentität.

5a.5 Entwicklung der Geschlechtsidentität

Wie die Geschlechtsidentität eines Menschen entsteht, ist unklar. Es wird davon ausgegangen, dass diese bereits bei der Geburt vorliegt. Seit über fünfzig Jahren liegt der nachweisbare Schwerpunkt der Geschlechtsentwicklung auf der gonadalen Testosteronproduktion männlicher Föten und deren Auswirkungen auf das sich entwickelnde Gehirn. Mittlerweile ist aber klar geworden, dass das Transkriptom, die Summe aller zu einem bestimmten Zeitpunkt in einer Zelle transkribierten, das heißt von der DNA in RNA umgeschriebenen Gene, unzählige und unerwartete Unterschiede in der Genexpression in bestimmten Regionen des männlichen und weiblichen Gehirns die Geschlechtsunterschiede hervorruft. (McCarthy, 2020).

Eine zentrale Rolle spielen auch neuroinflammatorische Mediatoren und Immunzellen als primäre Triebkräfte der Maskulinisierung bestimmter Hirnregionen und Verhaltensweisen. Die Sexualsteroide könnten entweder als Auslöser fungieren, die die Entzündungssignale verstärken oder auch hemmen. Dies wirft die Frage auf, warum Männer mehr dieser Signalmoleküle und Immunzellen haben als Frauen. Es gibt keine eindeutigen Belege für eine direkte, durch Steroidhormone induzierte immunbezogene Genexpression. Übergeordnet scheinen immunbezogene Gene epigenetisch unterdrückt zu werden, was auf eine insgesamt höhere immunbezogene Transkription in männlichen Gehirnregionen hinweist (McCarthy et al., 2017). Das X-Chromosom ist mit an immunassoziierten Genen angereichert (Bianchi et al., 2012). Es gibt viele Gene, die der X-Inaktivierung entgehen, die zu einer doppelten Gendosis bei Frauen führt.

Insgesamt wird aktuell davon ausgegangen (McCarthy, 2020), dass diese zellulären und molekularen Mechanismen die Geschlechtsunterschiede in Gehirn und Verhalten begründen. Zentrale Rollen spielen nach derzeitigem Forschungsstand neben den Steroidhormonen die angeborenen Immunzellen des Gehirns, die Mikroglia, sowie Mastzellen, Immunzellen in bestimmten Hirnregionen, entzündungsfördernde Signalmoleküle, die während der kritischen Phase der sexuellen Differenzierung ein hohes Maß an Phagozytose betreiben, Prostaglandine, Zytokine sowie der Einfluss epigenetischer Veränderungen (McCarthy, 2020).

Unabhängig von der Grundlagenforschung wird angenommen, dass die Geschlechtsidentität durch ein komplexes Zusammenspiel biologischer, psychologischer und sozialer Faktoren beeinflusst wird. Die individuelle psychische Entwicklung, einschließlich der Selbstwahrnehmung und der Identitätsbildung, ist wichtig. Kinder beginnen schon in jungen Jahren, ein Gefühl für ihr Geschlecht zu entwickeln, das sich von rein biologischen Merkmalen unterscheiden kann. Die Gesellschaft, in der eine Person aufwächst, sowie die familiären und kulturellen Normen haben einen Einfluss auf die Geschlechtsrolle, die eine Person auslebt. Erwartungen und Rollen, die mit Geschlecht verbunden sind, beeinflussen die Art und Weise, wie sich jemand mit seinem Sex und Gender identifiziert. Persönliche Erfahrungen, wie die Interaktion mit Gleichaltrigen und die Unterstützung oder Ablehnung durch Familie und Freund*innen, prägen ebenfalls die Entwicklung der Geschlechtsidentität.

5a.6 Zunehmende Fallzahlen von Kindern und Jugendlichen mit Geschlechtsinkongruenz/Geschlechtsdysphorie

Die zunehmende Sichtbarkeit und Akzeptanz von trans Jugendlichen kann auf mehrere Faktoren zurückgeführt werden. Erstens gibt es heute mehr Informationen und Ressourcen über Geschlechtsidentität, was es jungen Menschen erleichtert, sich selbst zu verstehen und auszudrücken. Zweitens hat sich die gesellschaftliche Einstellung gegenüber LGBTQ+-Themen in vielen Teilen der Welt verbessert, was dazu führt, dass sich mehr Menschen sicher fühlen, ihre Identität auszuleben. Drittens spielen soziale Medien eine große Rolle, indem sie Plattformen bieten, auf denen trans Jugendliche sich vernetzen und Unterstützung finden können. Diese Faktoren zusammen tragen dazu bei, dass mehr trans Jugendliche sichtbar werden und sich zu ihrer Identität bekennen.

Aber es kann auch sein, dass z. B. neue, epigenetische Umwelteinflüsse bei der Entwicklung der Geschlechtsidentität eine Rolle spielen. Das könnte auch erklären, dass weltweit in verschiedenen Kulturen die Anzahl der transidenten Kinder und Jugendlichen zunimmt.

5a.7 Mögliche Auswirkungen einer Pubertätsblockade auf die psychosexuelle Entwicklung

Kinder mit einer Geschlechtsinkongruenz mit Geschlechtsdysphorie lehnen die körpereigene Pubertät ab. Die aktuelle Leitlinie sieht vor, dass nach Beginn der Pubertät und gesicherter Diagnose durch eine erfahrene kinderpsychiatrisch-kinderpsychotherapeutische Fachperson die endogene Pubertätsentwicklung reversibel unterbrochen werden kann.

Durch eine Blockade der körpereigenen Pubertät mit GnRH-Analoga bei Kindern und Jugendlichen mit diagnostizierter persistierender Geschlechtsinkongruenz nach Pubertätseintritt wird der physiologische Einfluss von Steroidhormonen auf die juvenile Gehirnentwicklung unterbunden. Welchen Einfluss dies auf die weitere Entwicklung der Geschlechtsidentität, ist strittig (Meyer-Bahlburg et al., 2008; Brik et al., 2020; Rölver et al., 2022).

Hingegen sind hormonelle Einflüsse auf die Ausprägung geschlechtstypischen Rollenverhaltens bei pubertierenden genderkonform identifizierten (cis) Jugendlichen bekannt. Es gibt jedoch bislang keine Evidenz dafür, dass Steroidhormone nach Pubertätseintritt auf ein bestehendes Zugehörigkeitsempfinden zu einem Geschlecht noch einen verändernden Einfluss nehmen können.

Ein möglicher Einfluss von Steroidhormonen, insbesondere Testosteron, auf den Verlauf der späteren Geschlechtsidentitätsentwicklung in der prä- und postnatalen Gehirnentwicklung gilt als wahrscheinlich.

Es gibt Studien von Kindern mit adrenogenitalem Syndrom. Bei Mädchen mit dem Karyotyp 46,XX kommt es bei einem klassischem 21-Hydroxylase-Mangel zu einer ausgeprägten Virilisierung des äußeren Genitales durch die hohen Spiegel von Androgenen während der Schwangerschaft. Diese Kinder werden nach der Geburt aufgrund des Karyotyps, des vorhandenen Uterus und Ovars dem weiblichen Geschlecht zugewiesen. Es konnte gezeigt werden, dass der erhöhte pränatale Androgenspiegel die Wahrscheinlichkeit für eine spätere männliche Identitätsentwicklung steigerte (Meyer-Bahlburg et al., 2008). Hingegen sind bislang unter jugendlichen Mädchen oder Frauen mit einem postpubertär entstandenen Hyperandrogenismus (z. B. polyzystisches Ovarsyndrom als dessen häufigste Ursache) keine erhöhten Raten von Geschlechtsinkongruenz (weiblich zu männlich) bekannt, was eher dafürspricht, dass ab Eintritt der Pubertät Steroidhormonspiegel keinen Einfluss mehr auf das Empfinden der geschlechtlichen Zugehörigkeit nehmen.

Aus Kohortenstudien und Fallberichten ist andererseits belegt, dass es auch nach Beginn einer Pubertätsblockade in Einzelfällen zu einer Desistenz der Geschlechtsinkongruenz kommen kann (Brik et al., 2020; Rölver et al., 2022). Diese legt nahe, dass eine verlaufsoffene bzw. fluide Weiterentwicklung der Geschlechtsidentität sehr wohl auch unter einer Pubertätsblockade möglich ist.

5a.8 Auswirkungen von Sexualsteroiden auf den kindlichen und jugendlichen Körper

In der Pubertät kommt es mit der sexuellen Reifung zur Ausbildung der primären und sekundären Geschlechtsmerkmale. Während die Reihenfolge des

Auftretens der einzelnen Pubertätszeichen recht konstant ist, sind die Zeitpunkte des Pubertätsbeginns und des -ablaufs sehr variabel. Der Zeitpunkt des Pubertätsbeginns ist von genetischen Faktoren abhängig, wird aber auch von einer Reihe anderer Einflüsse modifiziert. So spielt insbesondere das Körpergewicht eine Rolle für die biologische Reifung.

Nach Aufhebung der zentralen Hemmung der Hypothalamus-Hypophysen-Gonaden-Achse durch Absetzen der GnRh-Analoga kommt es zur zunehmenden Produktion der Sexualsteroide aus Hoden und Ovarien.

Das anabole Testosteron führt zu einem deutlich stärkeren Wachstumsschub während des pubertären Wachstums bei Jungen mit einem durchschnittlichen Körperhöhengewinn von 13 cm gegenüber den Mädchen. Weiterhin nimmt die Muskelmasse zu, was zu einer stärkeren und muskulöseren Körperstruktur führt. Deshalb erfolgt im Leistungssport eine Trennung der binären Geschlechter, um eine Chancengleichheit zu gewähren. Die Körperbehaarung nimmt zu, das Hautbild kann schlechter werden und die Stimme wird tiefer. Hoden und Penis wachsen; zum Ende der Pubertätsentwicklung ist die Spermatogenese ausgereift.

Bei Mädchen führen die Östrogene zur Brustentwicklung, zum Wachsen des Uterus. Zum Ende der Pubertätsentwicklung entwickelt sich LH/FSH-abhängig ein Menstruationszyklus.

Häufig werden emotionale und soziale Veränderungen beschrieben, es kann zu einem gesteigerten Interesse an romantischen Beziehungen und Sexualität kommen. Es wird davon ausgegangen, dass auch die kognitive Entwicklung von Sexualsteroiden beeinflusst wird.

5a.9 Zielgeschlechtliche Hormonbehandlungen

Bei trans Jungen erfolgt die Behandlung mit Testosteron. Bereits etwa zwei bis drei Monate nach Beginn einer Hormonbehandlung kann es zum Stimmwechsel kommen, in manchen Fällen dauert es länger; auch nimmt die Körperbehaarung zu (Oberlippenflaum, Behaarung an Armen, Beinen und Bauch). Bis es allerdings zu einem vollständigen Bart kommt, können zwei bis drei Jahre vergehen, und die Ausprägung ist abhängig vom familiären Behaarungsmuster. Die Gesichtszüge werden im weiteren Verlauf kantiger und die Muskulatur nimmt zu. Die Fettverteilung verändert sich, sodass das körperliche Erscheinungsbild maskuliner wird (Klaver et al., 2018). Die Klitoris wächst, sodass sich ein kleiner Phallus entwickeln kann. Die Patienten sollten darauf hingewiesen werden, dass diese körperlichen Veränderungen größtenteils irreversibel sind, dass sie auch (bei genetischer Disposition) mit einer androgenetischen Alopezie (Glatzenbildung) in der Zukunft rechnen müssen, dass Akne auftritt. Durch das Testosteron wird die gonadotrope Achse unterdrückt. Das Testosteron wird im Fettgewebe zu Östrogenen aromatisiert, sodass auch trans Jungen erhöhte Östrogenspiegel haben können.

Wenn bei trans Mädchen die körpereigene männliche Pubertät beim Pubertätsstart unterbrochen worden ist, entwickeln sich diese einem cis Mädchen entsprechend. Die Behandlung mit den Hormonblockern muss allerdings fortgeführt werden, weil die Östrogene nicht die gonadotrope Achse supprimieren.

5a.10 Zusammenfassung: Wann ist ein Mann ein Mann?

Männliche Hormone führen im menschlichen Körper zu einer Virilisierung/Vermännlichung: Die Körperbehaarung nimmt zu, die Stimme verändert sich, das Hautbild kann schlechter werden, ein Bartwuchs tritt auf. Penis oder Klitoris wachsen. Dies ist unabhängig davon, ob es sich biologisch körperlich um eine Frau oder einen Mann handelt. Die meisten dieser Veränderungen sind irreversibel.

Weibliche Hormone führen zu einer Brustentwicklung, sowohl bei biologisch-körperlichen Männern wie Frauen.

Das heißt, dass die körperlichen Auswirkungen von Sexualhormonen vorhersehbar, in ihrer Ausprägung allerdings von genetischen Anlagen abhängig sind. Heutzutage leben die meisten Menschen noch in einer binären Welt.

Dabei gibt es nur zwei Bereiche, in denen das körperlich biologische Geschlecht eine Rolle spielt. Soziologisch zählt der Leistungssport zu einem Gesellschaftsbereich, in dem Menschen mit dem Argument der Chancengleichheit eingeteilt werden. So wird in den meisten Disziplinen eine binäre Einteilung in Frauen und Männer forciert, die mit dem Argument der körperlichen Überlegenheit (Mann) bzw. Unterlegenheit (Frau) begründet wird. Der zweite Bereich stellt die Fortpflanzung dar: Hoden/Spermien und Ovar/Eizellen.

Hingegen ermöglicht das Bewusstsein für die Unzulänglichkeit des Entweder-oder von »Zweigeschlechtlichkeit«, das Feld des gelebten Geschlechts, sei es als Gesamtperson oder in spezifischen Verhaltensweisen, neu zu entdecken und zu definieren. Dabei entsteht aus dem Integral von Weiblich- und Männlichkeit eine ganz individuelle Dimension (Streuli et al., 2012).

Zusammengefasst sind die somatomedizinischen Auswirkungen von Hormonen vorhersehbar.

Die Entwicklung der körpereigenen Identität ist es nicht.

Wer darf entscheiden, wer ein Mann, wer eine Frau ist? Jeder Mensch, und jeder für sich!

5a.11 Autorin

Prof. Dr. med. Annette Richter-Unruh ist Ärztliche Leiterin des Hormonzentrums für Kinder- und Jugendliche, in der überörtlichen Berufsausübungsgemeinschaft MVZ Dr. Eberhard & Partner Dortmund. Zudem hat sie die Konsortialführung im Innovationsfondprojektes Empower-Trans* inne, an der Sektion Pädiatrische Endokrinologie und Diabetologie, an der Klinik für Kinder- und Jugendmedizin des Universitätsklinikums Ulm.

5a.12 Literaturverzeichnis

Bianchi, I.; Lleo, A.; Gershwin, M. E.; et al. (2012): The X chromosome and immune associated genes. In: Journal of Autoimmunity, 38, S. J187–192. doi:10.1016/j.jaut.2011.11.012

Brik, T.; Vrouenraets, L. J. J. J.; de Vries, M. C.; et al. (2020): Trajectories of adolescents treated with gonadotropin-releasing hormone analogues for gender dysphoria. In: Archives of Sexual Behavior, 49 (7), S. 2611–2618. doi:10.1007/s10508-020-01718-5

Klaver, M.; de Mutsert, R.; Wiepjes, C. M.; et al. (2018): Early hormonal treatment affects body composition and body shape in young transgender adolescents. In: The Journal of Sexual Medicine, 15 (2), S. 251–260. doi:10.1016/j.jsxm.2017.12.002

McCarthy, M. M.; Nugent, B. M.; Lenz, K. M. (2017b): Neuroimmunology and neuroepigenetics in the establishment of sex differences in the brain. In: Nature Reviews Neuroscience, 18, S. 471–484. doi:10.1038/nrn.2017.61

McCarthy, M. M. (2020): A new view of sexual differentiation of mammalian brain. In: Journal of Comparative Physiology A: Neuroethology, Sensory, Neural, and Behavioral Physiology, 206 (3), S. 369–378. doi:10.1007/s00359-020-01398-0

Meyer-Bahlburg, H. F. L.; Dolezal, C.; Baker, S. W.; et al. (2008): Sexual orientation in women with classical or non-classical congenital adrenal hyperplasia as a function of degree of prenatal androgen excess. In: Archives of Sexual Behavior, 37 (1), S. 85–99. doi:10.1007/s10508-007-9276-6

Rölver, A.; Föcker, M.; Romer, G. (2022): Desisting from gender dysphoria after 1.5 years of puberty suppression: A case report. In: Psychiatry Research Case Reports, 1 (2), 100049. doi:10.1016/j.psycr.2022.100049

Streuli, J. C.; Kohler, B.; Werner-Rosen, K.; et al. (2012): DSD and professionalism from a multilateral view: Supplementing the consensus statement on the basis of a qualitative survey. In: Advances in Urology, 2012, 185787. doi:10.1155/2012/185787

World Health Organization (2022): The global standard for diagnostic health information. ICD-11: International Classification of Diseases, 11th Revision. Online verfügbar unter: https://icd.who.int/en (08.07.2025).

5b Geschlecht und die Thematik medizinischer Interventionen bei jungen Menschen mit Geschlechtsdysphorie

Ist nur diejenige Person eine Frau (ein Mann), die als Frau (Mann) geboren wurde?

Florian Daniel Zepf

Um die aktuelle Diskussion rund um das Thema der Geschlechtsinkongruenz (GI) und Geschlechtsdysphorie (GD) genauer zu verstehen, insbesondere mit Blick auf das Kindes- und Jugendalter, ist es wichtig, sich einiger wesentlicher und seit langer Zeit bekannter Fakten (erneut) bewusst zu werden und diese im betreffenden Kontext einzuordnen. In den letzten Jahren hat die Anzahl von Kindern und Jugendlichen, die berichten, sich »im falschen Körper« zu fühlen, bzw. angeben, sich so zu erleben, drastisch zugenommen (Bachmann et al., 2024). Dies ist ein Phänomen, das sowohl in Deutschland als auch in anderen vornehmlich westlich orientierten Ländern beobachtet wird (z. B. Taylor et al., 2024; Doran et al., 2025). Auf potenzielle Gründe hierfür wird im Verlauf dieses Kapitels eingegangen. Problematisch und Gegenstand der aktuellen Diskussion rund um die Thematik einer Geschlechtsinkongruenz/Geschlechtsdysphorie im Kindes- und Jugendalter ist insbesondere die Frage, inwieweit medizinische Maßnahmen, die teilweise unumkehrbar sind, bei betroffenen Kindern und Jugendlichen angewendet werden sollten. In diesem Kapitel werden die konzeptionellen Grundlagen für das Phänomen einer GI/GD im Kindes- und Jugendalter und die derzeitige Evidenzlage für einige der diskutierten medizinischen Maßnahmen dargestellt.

Lernziele: Ziel ist die kritische Einordnung wissenschaftlicher Evidenz und das Erkennen bisher nur wenig gesicherter Annahmen beim Thema Geschlechtsidentität, insbesondere im Kontext noch junger kultureller und sozialer Entwicklungen. Hierbei kann das Vorkommen einer GI/GD im Kindes- und Jugendalter als ein komplexes Phänomen verstanden werden, das verschiedene Ursachen haben kann. Sie werden verstehen, wie die hormonelle Entwicklung das biologische Geschlecht beeinflusst, warum es beim Menschen nur zwei biologische Geschlechter gibt und warum der Begriff der Geschlechtsidentität im Kontext einer GI/GD im Kindes- und Jugendalter kritisch betrachtet und eher durch den Terminus einer geschlechtlichen Selbstinterpretation ersetzt werden kann. Zudem werden Sie erfahren, wie sich die aktuelle Evidenzlage für medizinische Interventionen in Form einer Pubertätsblockade oder einer Cross-Sex-Hormongabe bei Minderjährigen mit GI/GD derzeit darstellt.

Schlagworte: Geschlechtsidentität, biologisches Geschlecht, hormonelle Entwicklung, geschlechtliche Selbstinterpretation, Pubertätsblocker, Cross-Sex-Hormone

5b.1 Persönliche Annäherung

Die 13-jährige Julia berichtet ihren Eltern kurz nach ihrem Geburtstag erstmalig *sich »wie ein Junge«* zu fühlen und wird durch den involvierten Kinder- und Jugendmediziner zunächst an eine kinder- und jugendpsychiatrische Ambulanz überwiesen. Dort erfolgt eine erste orientierende Diagnostik. Seit etwa 18 Monaten, insbesondere seit dem Einsetzen der körperlichen Pubertät, empfindet Julia nach eigenen Angaben ein Unbehagen mit ihrem Körper und sie orientiert sich zunehmend an männlichen Vorbildern in sozialen Medien. Durch den Austausch mit anderen Jugendlichen, aber auch durch soziale Medien, hat sie Informationen gesammelt und ist für sich zu dem Schluss gekommen, »trans zu sein«. Diese Thematik betrifft auch ihr Verhalten im sozialen Kontext und sie möchte sich fortan mit männlichen Pronomina und dem Namen Julian anreden lassen. Die Eltern sind beunruhigt, da Julia bislang im Verlauf ihrer Entwicklung keinerlei Anzeichen einer Geschlechtsinkongruenz/Geschlechtsdysphorie zeigte und diese Äußerungen gegenüber ihren Eltern erst macht, nachdem zwei andere Mädchen aus ihrem Freundes- bzw. Bekanntenkreis ihr eigenes »Coming-out als trans« hatten.

Der die Familie betreuende Kinder- und Jugendmediziner hat bereits die Gabe einer Pubertätsblockade (Medikamente, welche die Pubertät vorübergehend aufhalten) ins Gespräch gebracht, und es wurde auch schon über eine nachfolgende Gabe von Testosteron als Cross-Sex-Hormon gesprochen. Bei Julia wird schließlich eine GI/GD diagnostiziert, ebenso eine Depression. Der involvierte Kinder- und Jugendpsychiater überweist Julia an eine Spezialambulanz für Genderfragen im Kindes- und Jugendalter. Dort wird nach einigen Terminen ein Schreiben mit Befürwortung einer Pubertätsblockade ausgestellt und sie erhält für ca. ein Jahr ein solches Medikament in Form eines GnRH-Analogons. Julia hat die Vorstellung, wenn sie nur vollständig transitioniere und einen möglichst männlich aussehenden Körper habe, dann wären ihre Probleme und ihr Unwohlsein im eigenen Körper einschließlich ihrer Depression allesamt sofort gelöst. Der verantwortliche Psychotherapeut sieht die Depression als eine »klare Folge des Transseins« bzw. der GI/GD. Er sieht die beste Behandlung dieser Symptomatik bzw. Maßnahme darin, die medizinische Transition bei Julia voranzubringen. Julia erhält daraufhin eine Testosterongabe für mehrere Jahre. Ihre Stimme wird tiefer, es zeigt sich ein Bartwuchs, die Muskelmasse nimmt zu. Die depressive Symptomatik bessert sich jedoch nicht wesentlich. Im Verlauf der Zeit zeigt sich mehr und mehr selbstverletzendes Verhalten bei Julia; es kommt später zu drei Suizidversuchen. Julia glaubt zunächst, wenn sie »jetzt nur noch eine beidseitige Mastektomie« unternimmt, d.h. eine Operation mit beidseitiger Entfernung der weiblichen Brust, dann würde sich ihre Symptomatik endlich bessern.

Im Alter von 18 Jahren erfolgt schließlich die beidseitige operative Brustentfernung, obwohl die Eltern nach wie vor skeptisch sind. Ihnen wird von den verantwortlichen Ärzten jedoch versichert, dass Julia und sie »die richtige Entscheidung« treffen, man müsse die »Transition vollständig vollziehen«. Das selbstverletzende Verhalten besteht nach der Operation jedoch weiter und es kommt zu zwei weiteren schweren Suizidversuchen. Im Alter von 21 Jahren gibt Julian schließlich an, sich »nicht mehr wie ein Junge zu fühlen«, und möchte detransitionieren, d.h., sie möchte wieder als Mädchen bzw. als Frau mit dem Namen Julia leben.

Inzwischen ist festgestellt worden, dass Julia aufgrund der Gabe von Testosteron nach vorheriger Einnahme einer Pubertätsblockade mit hoher Wahrscheinlichkeit unfruchtbar ist und keine eigenen Kinder haben kann. Der Bartwuchs in Form eines Oberlippenbarts besteht weiterhin und lässt sich nicht mehr ändern, ebenso ist ihr Körperbau stark vermännlicht. Bei der operativen Rekonstruktion der weiblichen Brust gibt es Komplikationen aufgrund einer Infektion, sodass zunächst kein weiterer operativer Wiederaufbau der Brust erfolgen kann. Die Stimme ist weiterhin tief und klingt sehr männlich; dieser Befund ist ebenfalls irreversibel.

Eine Beziehung zu einem Mann ist Julia nicht möglich, da ihr Selbstvertrauen aufgrund ihres nach wie vor sehr ausgeprägt männlichen Erscheinungsbildes stark reduziert ist. Julia macht aufgrund ihrer immer wieder aufkommenden depressiven Symptomatik eine Psychotherapie und bekommt ein Antidepressivum. Es kommt im Verlauf zu einem erneuten Suizidversuch.

Julia bereut ihre Entscheidung, als 13-jähriges Mädchen die Transition gewünscht bzw. darauf bestanden zu haben, und sie macht ihren Eltern und auch ihren Ärzten und ihrem Psychotherapeuten schwere Vorwürfe, sie nicht genügend geschützt sowie falsch und auch ungenügend beraten zu haben. In ihrer früheren Peergroup, in der auch mehrere Jugendliche mit einer solchen geschlechtsbezogenen Symptomatik waren und nun junge Erwachsene sind, wird Julia mit der Begründung abgelehnt: »Da du wieder zurücktransitioniert bist, warst du nie echt trans.« Dies belastet Julia sehr. Sie benötigt weiterhin kontinuierlich eine psychiatrische Unterstützung und psychotherapeutische Begleitung. Zuletzt zeigen sich beginnende Symptome einer Anorexia nervosa, wobei Julia nach eigenen Angaben zunächst versuchte, durch Diäten und Sport ihr Aussehen wieder weiblicher erscheinen zu lassen. Die Versuche bei der Gewichtsabnahme hätten sich jedoch mehr und mehr verselbständigt.

Wie gehen wir als Fachkräfte mit solchen Fällen um? Wie kann es zu solchen Entwicklungen kommen, und wie können solche Verläufe wie in diesem Fallbeispiel bezüglich des Bereuens durchgeführter medizinischer Maßnahmen verhindert werden? Welche Verantwortung haben Fachkräfte und Eltern, wenn sie vulnerablen Minderjährigen glaubhaft machen, dass diese wirklich im falschen Körper geboren wurden?

5b.2 Was versteht man unter einer Geschlechtsinkongruenz/Geschlechtsdysphorie?

Vereinfacht kann man beide Begriffe wie folgt definieren: Geschlechtsinkongruenz (GI) meint eine subjektiv erlebte Nichtübereinstimmung von dem empfundenen und dem eigenen biologischem Geschlecht, unabhängig davon, ob daraus ein Leidensdruck entsteht. Geschlechtsdysphorie (GD) bezeichnet das Leiden unter einer Geschlechtsinkongruenz (Dysphorie: Störung des emotionalen Erlebens, Gefühl des Unbehagens).

Laut des internationalen Klassifikationssystems ICD-11 ist die GI eine ausgeprägte und persistierende Inkongruenz zwischen dem empfundenen Geschlecht einer Person und dem »zugewiesenen« Geschlecht (WHO, 2019). Die hierbei verwendete Wortwahl ist problematisch und wird in diesem Kapitel erörtert.

Im US-amerikanischen Klassifikationssystem DSM-V wird die GD als eine psychische Störung eingestuft. Betroffene haben ein durchdringendes Gefühl, sich im eigenen Körper nicht wohlzufühlen, und zeigen häufig Ängste oder auch Depressionen. Für die Diagnosestellung müssen mindestens zwei der folgenden Kriterien erfüllt sein:

- Ausgeprägte Differenz zwischen dem biologischen Geschlecht und der Geschlechtsidentität
- Ausgeprägtes Verlangen zur Trennung von eigenen Geschlechtsmerkmalen
- Ausgeprägtes Verlangen nach den Geschlechtsmerkmalen des anderen Geschlechts
- Ausgeprägtes Verlangen nach der Zugehörigkeit zum anderen Geschlecht
- Ausgeprägtes Verlangen danach, von der Gesellschaft entsprechend dem anderen Geschlecht behandelt zu werden
- Ausgeprägte Überzeugung, die Gefühle und Reaktionen des anderen Geschlechts zu teilen

In der ICD-11 findet sich die Diagnose einer GI im Vergleich zur ICD-10 nicht mehr im Kapitel für psychische Störungen, sondern wurde im Kapitel »Zustände mit Bezug zu sexueller Gesundheit« verortet. Anlass hierfür ist die Entscheidung der WHO, ebensolche Zustände zu entpathologisieren. Grundlage dieser Entscheidung war vornehmlich die Minderheiten-Stress-Hypothese (Minority Stress Hypothesis). Diese besagt, dass Personen, die einer Minderheit angehören, zusätzlich zum Alltagsstress einem Stresserleben aufgrund von Vorurteilen und Diskriminierung ausgesetzt sind. Der erlebte Stress kann kumulieren und wird als chronisch verstanden. Daher sind Betroffene einem höheren Risiko ausgesetzt, psychische Symptome oder Störungen zu entwickeln.

Hierbei ist es wichtig, sich Folgendes zu vergegenwärtigen: Die hier genannte Depathologisierung ist vornehmlich eine *Entscheidung,* die auf Studien basiert, die zu großen Teilen den Minderheitenstress als Ursache für Belastungssymptome bei Betroffenen betrachten. Alternative Ursachen wie psychische Symptome unabhängig von einer GI/GD werden vernachlässigt. Die Annahme, dass psychische Symptome sich bei allen Betroffenen allein wegen zusätzlichen Stresses aufgrund von Diskriminierung entwickeln, ist eine insgesamt nicht belegte und vereinfachende Erklärung für das komplexe Phänomen einer GI/GD bei Minderjährigen (Zepf et al., 2024a).

Als Argumentationslinie für die Depathologisierung wird auf der Webseite der WHO (o. J.) benannt, dass transbezogene und genderdiverse Zustände keine psychischen Störungen seien. Es wird darauf hingewiesen, dass es eine enorme Stigmatisierung darstellen würde, wenn diese Zustände als solche bezeichnet würden. Hierbei fällt auf: Auf das Stigma psychischer Erkrankungen wird explizit hingewiesen, jedoch wird nur eine Gruppe von Personen hiervon ausgenommen; die Stigmatisierung aller anderen Personen mit psychischen Störungen oder Symptomen wird willkürlich toleriert bzw. in Kauf genommen.

Diese Ausführungen sollen verdeutlichen, dass die Depathologisierung zunächst einmal eine getroffene Entscheidung darstellt, die weitestgehend auf Grundlage der Minderheiten-Stress-Hypothese und Stigmatisierung getroffen wurde. Dies greift jedoch für die hier betreffenden komplexen Aspekte zu kurz.

Tatsache ist jedoch, dass Personen mit einer GI/GD einem höheren Risiko für Diskriminierungserfahrungen ausgesetzt sind. Inwieweit den betroffenen Personen mit der Depathologisierung bezüglich ihrer psychischen Gesundheit, insbesondere Kindern und Jugendlichen in der Entwicklung, nachhaltig geholfen wird, bleibt abzuwarten. Die aktuelle Situation für diese vulnerable Gruppe wird nachfolgend dargestellt.

5b.3 Bedeutung psychischer Begleitstörungen

Forschungsergebnisse belegen, dass viele Kinder und Jugendliche mit einer GI/GD Symptome begleitender psychischer Störungen zeigen (Kaltiala et al., 2020; Kaltiala-Heino, 2015; Klinger et al., 2023). Zu nennen sind hier z. B. Depressionen, Ängste, Essstörungen und Störungen aus dem autistischen Spektrum.

Eine besondere Bedeutung hat das Phänomen des »Diagnostic overshadowing«. Damit ist gemeint, dass eventuell vorliegende psychische Probleme oder psychiatrische Symptome ausschließlich im Kontext der GI/GD betrachtet und andere Ursachen für eine solche Symptomatik vernachlässigt werden. Hierbei besteht das Risiko, dass psychiatrische Diagnosen übersehen bzw. vom Vorliegen einer GI/GD überschattet werden. So könnte z. B. eine Depression, die sich gegebenenfalls auch aus anderen Gründen entwickelt haben kann, als alleinige Anpassungsreaktion betrachtet werden. Das zum Kapiteleinstieg dargestellte Fallbeispiel kann ebenfalls eine solche diagnostische Überschattung vermuten lassen, denn der involvierte Kinder- und Jugendpsychiater sah bei Julia die Depression vornehmlich als Resultat einer GI mit noch nicht vollständig vollzogener medizinischer Transition. Eine solche unikausale Sichtweise birgt enorme Risiken einer Fehlberatung und -behandlung.

Klinikerinnen und Kliniker sollten ihre Arbeitshypothesen, insbesondere hinsichtlich prädisponierender, auslösender, aufrechterhaltender und verstärkender sowie auch schützender Faktoren bei der psychischen Symptomentwicklung stetig überprüfen.

5b.4 Biologisches Geschlecht

Oftmals wird in der Literatur versucht, beim Menschen zwischen dem biologischen Geschlecht und der geschlechtlichen Selbstinterpretation, der sogenannten »Geschlechtsidentität«, zu unterscheiden. Der Terminus Geschlechtsidentität ist jedoch mit einigen Schwierigkeiten behaftet. Bei dieser Herangehensweise wird das biologische Geschlecht vereinfachend mit dem bei der Geburt »zugewiesenen Geschlecht« gleichgesetzt. Dies ist ein Begriff, der im Rahmen eines breiteren, auch gesellschaftspolitischen Diskurses Eingang in die ICD-11 gefunden hat. Das Wort »zugewiesen« suggeriert jedoch eine Willkürlichkeit bei der Feststellung des Geschlechts eines neugeborenen Kindes, die es so kaum gibt.

Man stelle sich folgende Situation vor: Ein Team von mehreren Geburtsmedizinern begutachtet ein soeben auf die Welt gekommenes Neugeborenes und sieht ein eindeutig männliches Genital, also einen Penis und zwei Hoden. Es erscheint schwer vorstellbar, dass dieses Team von Neonatologen dem Kind willkürlich ein Geschlecht »zuweist«, also ohne jegliche Grundlage entscheidet, dieses neugeborene Kind sei ein Junge. Die Feststellung des Geschlechts bei der Spezies Homo sapiens ist eine medizinische Untersuchung mit extrem hoher Sensitivität (= sehr hohe Anzahl korrekt identifizierter Personen eines Geschlechts) und Spezifität (= geringe Anzahl falsch identifizierter Personen eines Geschlechts). Das biologische Geschlecht ist bei der Spezies Homo sapiens meist eindeutig bestimmbar und eindeutig binär. Das bedeutet:

Es gibt nur zwei biologische Geschlechter beim Menschen. Zustände mit Intersexualität sind beim Menschen keine eigenen Geschlechter, sondern bezeichnen Sonderfälle im binären Geschlechtskontext. Für Zustände mit Intersexualität gibt es Ursachen, die mit den Chromosomen des Menschen zusammenhängen, und nicht chromosomale Ursachen.

Das biologische Geschlecht wird bereits bei der Konzeption, das heißt der Befruchtung einer Eizelle durch ein Spermium festgelegt. Das biologische Geschlecht ist in nahezu allen Fällen durch die Veranlagung des Körpers bestimmt, im Erwachsenenalter – bei Gesundheit und Geschlechtsreife – eine bestimmte Art von Keimzellen, sogenannte Gameten, entwickeln zu können. Dies sind Eizellen (große Gameten) bei weiblichen und Spermien (kleine Gameten) bei männlichen Personen. Das biologische Geschlecht bei der Spezies Homo sapiens ist insbesondere deswegen binär, weil es keine Zwischen- bzw. Intermediärformen bei den Gameten gibt, das heißt, es gibt keine Zwischenstufen zwischen Eizellen und Spermien. Auch in der medizinischen Forschung wird eine Binärität des biologischen Geschlechts angenommen. In der absoluten Mehrheit der Forschung mit Blick auf die bisherige Medizingeschichte ist das Geschlecht eine eindeutig binär kodierte nominale Variable. Stand heute haben noch keine Forschungsgruppen begonnen, ihre Publikationen aufgrund einer falschen Geschlechtskategorisierung im Sinne einer binären Kodierung dieser Variable in ihren untersuchten Stichproben zurückzuziehen.

Bei den Geschlechtschromosomen gibt es verschiedene Konstellationen, die mit dem Leben grundsätzlich vereinbar sind. Dies bedeutet jedoch nicht, dass es ebenso viele biologische Geschlechter wie chromosomale Konstellationen gibt. Es handelt sich hierbei um zumeist sehr seltene Erscheinungen innerhalb des binären biologischen Geschlechts beim Menschen. Bei den in folgender Aufzählung genannten chromosomalen Konstellationen finden sich trotzdem anatomische Merkmale, die darauf hindeuten, dass der jeweilige Körper *grundsätzlich darauf ausgelegt ist* (d. h. die grundsätzliche Anlage von Hoden, Ovarien usw.), Eizellen oder Spermien zu produzieren:

XX: Weiblich, grundsätzliche Auslegung des Körpers zur Produktion von Eizellen bei Geschlechtsreife und Gesundheit.

XY: Männlich, grundsätzliche Auslegung des Körpers zur Produktion von Spermien bei Geschlechtsreife und Gesundheit.

XXX: Triple-X-Syndrom mit weiblicher Veranlagung. In vielen Fällen sind Schwangerschaften möglich.

XXY: Klinefelter-Syndrom mit männlicher Veranlagung. Diese Menschen sind in den meisten Fällen nicht auf natürlichem Wege zeugungsfähig. Aber es gibt Ausnahmen und medizinische Möglichkeiten bzw. in einzelnen Fällen wird Zeugungsfähigkeit berichtet bei Mosaikkonstellationen. Eine Mosaikkonstellation bezeichnet das Vorkommen von Zelllinien mit unterschiedlicher genetischer Information in einem Gewebe oder innerhalb eines Gesamtorganismus.

XYY: Jacobs-Syndrom mit männlicher Veranlagung, diese Personen sind in der Regel zeugungsfähig.
XXXY: Variante des Klinefelter-Syndroms mit männlicher Veranlagung, allerdings mit vergleichsweise kleinen Hoden. In der Regel sind diese Personen unfruchtbar aufgrund fehlender oder stark eingeschränkter Spermienproduktion.
XYYY: Es gibt nur wenige Berichte über Menschen mit einem 48, XYYY-Karyotyp, und manche davon sind umstritten oder nicht gut dokumentiert, aber diese Personen sind grundsätzlich männlich. Die Fruchtbarkeit ist vermutlich eingeschränkt oder nicht vorhanden, da zusätzliche Y-Chromosomen die Spermatogenese stören können.
Xo: Ullrich-Turner-Syndrom mit weiblicher Veranlagung, es finden sich nicht funktionsfähige, bindegewebig degenerierte Eierstöcke, die auch als Streak-Ovarien bezeichnet werden.
Xo/XX: Es handelt sich um einen Mosaik-Karyotyp, der sowohl Xo- als auch XX-Zelllinien umfasst, mit weiblicher Veranlagung. Frauen mit einem Xo/XX-Mosaik-Karyotyp können fruchtbar sein – dies hängt aber stark vom Ausmaß und der Verteilung der Zelllinien ab.
XY/XXY: Dies ist eine Form des Mosaik-Klinefelter-Syndroms mit männlicher Veranlagung, also eine Sonderform des Klinefelter-Syndroms, bei der nicht alle Zellen das zusätzliche X-Chromosom tragen. Betroffene entwickeln sich männlich, Einzelfälle von spontaner Vaterschaft sind dokumentiert.
XXY/XXXY/XXXXY: Es handelt sich um einen sehr seltenen Mosaik-Karyotyp mit männlicher Veranlagung, bei dem eine Person mehrere Zelllinien mit unterschiedlicher Zahl an X-Chromosomen besitzt – alle gemeinsam mit einem Y-Chromosom. Es besteht Unfruchtbarkeit in fast allen Fällen, da die Hodenfunktion schwer beeinträchtigt ist.

Intersexuelle Variationen (z. B. ein Turner-Syndrom oder ein Klinefelter-Syndrom) betreffen weniger als 0,02 % der Lebendgeburten. Sie stellen medizinisch erklärbare Abweichungen, aber keine weiteren Geschlechter zusätzlich zum weiblichen oder männlichen Geschlecht beim Menschen dar. Somit ist auch die Aussage, das biologische Geschlecht sei ein Spektrum, unrichtig. Für Interessierte wird an dieser Stelle auf den Vortrag »Debunking Myths about the Biology of Sex« von Dr. Colin Wright (2022) verwiesen; die Angaben in obiger Aufzählung orientieren sich an diesem Vortrag.

Die häufig geforderte strikte Trennung von »Sex« und »Gender« ist kritisch zu betrachten. Beide Dimensionen sind hoch miteinander korreliert und keinesfalls voneinander unabhängig. So ist das als »Gender« bezeichnete soziale

Geschlecht maßgeblich vom biologischen Geschlecht beeinflusst. Die Vorstellung, die Geschlechtsidentität im Sinne einer geschlechtlichen Selbstinterpretation wäre vom körperlichen Geschlecht unabhängig und determiniert, widerspricht empirischer Evidenz und Logik. Nachstehend wird ein adaptiertes Beispiel aus einer gemeinsamen Kommentierung eines Leitlinienentwurfs von 15 Professorinnen und Professoren aus dem Gebiet der Kinder- und Jugendpsychiatrie zur Veranschaulichung des Zusammenhangs zwischen den angenommenen Dimensionen Sex (biologisches Geschlecht) und Gender (geschlechtliche Selbstinterpretation) herangezogen (Zepf et al., 2024a):

Wir nehmen an, dass eine einzelne Person aus einer Population von N = 1 000 Personen eine Geschlechtsinkongruenz erlebt und dementsprechend bei ihr das biologische Geschlecht (»Sex«) und das, was oftmals als Geschlechtsidentität verstanden wird (»Gender«) bzw. die geschlechtliche Selbstinterpretation, nicht in Übereinstimmung und somit inkongruent wären. Eine solche Schätzung mit einer Prävalenz von 1 zu 1 000 ist im Vergleich zur wahrscheinlich tatsächlichen Prävalenz einer GI/GD zwar eindeutig zu hoch, aber dieses Beispiel ermöglicht eine einfache Darstellung der hier vorhandenen Fehlannahme. Bei dem Beispiel wären das biologische Geschlecht und auch die Geschlechtsidentität bei N = 999 Personen aus dieser Population daher kongruent und in Übereinstimmung. Somit besteht hier eine nahezu perfekte mathematische Korrelation mit einer Korrelationsstärke von 0,999 zwischen dem biologischen Geschlecht und der Geschlechtsidentität (bzw. der geschlechtlichen Selbstinterpretation). Diese Korrelation ist mit Blick auf die in der Realität wahrscheinlich noch geringere Prävalenz der GI/GD sogar noch stärker. Solch starke Korrelationen finden sich normalerweise vornehmlich bei technischen Prozessen bzw. ebensolchen Zusammenhängen und sind in den empirischen Sozialwissenschaften extrem selten. Bei einer Korrelationsstärke 0,999 von einer Unabhängigkeit dieser beiden Bereichsebenen, also des biologischen Geschlechts und der Geschlechtsidentität bzw. der geschlechtlichen Selbstinterpretation, zu sprechen, entbehrt jeder wissenschaftlichen Grundlage.

5b.5 Hormone, geschlechtliche Differenzierung und »Geschlechtsangleichung«

Die hormonelle Entwicklung beginnt beim Menschen bereits im Mutterleib. Das Vorhandensein des SRY-Gens (Sex-determining Region Y) auf dem Y-Chromosom leitet bei Personen mit einem XY-Karyotyp die männliche Differenzierung ein. Fehlt dieses Gen bei Personen ohne Y-Chromosom, so entwickelt sich das weibliche Geschlecht mit einem XX-Karyotyp. In der Pubertät verstärken Sexualhormone wie Testosteron und Östrogen die Ausprägung der sekundären Geschlechtsmerkmale. Diese hormonellen Veränderungen prägen nicht nur den Körper, sondern beeinflussen auch Parameter wie Aggressionsverhalten (Hines, 2020) und andere Verhaltensweisen.

Die Annahme, Hormone seien lediglich biologische Fußnoten in einem sozialen Konstrukt, verkennt ihre fundamentale Rolle. Auch nach einer gegengeschlechtlichen Hormontherapie bleiben zahlreiche geschlechtsbezogene Unterschiede bestehen, z. B. im kardiovaskulären System oder bei der Knochendichte (Nota et al., 2019). Eine solche gegengeschlechtliche Hormongabe wird oftmals im Rahmen einer »Geschlechtsangleichung« beschrieben. Damit ist gemeint, dass das Aussehen einer Person ihrer Geschlechtsidentität »angeglichen« wird. Hierbei wird jedoch vernachlässigt, dass keine vorab bzw. primär festgelegte Geschlechtsidentität beim Menschen nachgewiesen ist, die bei allen Personen jeweils unabhängig vom biologischen Geschlecht ist. Der Begriff Geschlechtsangleichung entspricht daher eher einer sprachlichen Verharmlosung für massive und teilweise unumkehrbare medizinische Maßnahmen bei Minderjährigen mit gesunden Körpern. Auf die hier genannte Fehlannahme, es gäbe bei allen Menschen eine Geschlechtsidentität unabhängig vom biologischen Geschlecht, wird im nächsten Abschnitt eingegangen.

5b.6 Zirkuläre Logik beim Konstrukt der Geschlechtsidentität

Eine zentrale Argumentation bei der Rechtfertigung und Begründung medizinischer Maßnahmen wie der Gabe einer Pubertätsblockade oder Cross-Sex-Hormonen bei jungen Menschen mit GI/GD lautet oft:

> *»Jeder Person, die sich wie ein Mann (ein Junge) fühlt, ist ein Mann (Junge).«*

> *»Jede Person, die sich wie eine Frau (ein Mädchen) fühlt, ist eine Frau (ein Mädchen).«*

Deswegen sei die Gabe der entsprechenden Hormone, die ein entsprechendes Aussehen begünstigen bzw. eine Blockade der physiologischen Pubertät bewirken, sinnvoll und indiziert. Diese Art der Definition ist jedoch zirkulär, da der

Versuch dieser Definition allein auf sich selbst basiert: Um sich »wie ein Mann« fühlen zu können, müsste man wissen, wie ein Mann sich fühlt (sofern es denn ein allgemeines und bei allen Personen vergleichbares »Manngefühl« bzw. »Fraugefühl« geben würde). Eine biologische Frau kann jedoch per definitionem nicht wissen, wie es sich anfühlt, ein Mann zu sein, da sie nie ein Mann gewesen ist. Das Argument »Jede Person, die sich wie ein Mann fühlt, ist ein Mann« verweist somit allein auf sich selbst und bleibt ohne inhaltliche Substanz. Es hat keinerlei solide Aussagekraft.

Eine biologisch weibliche Person kann lediglich *annehmen* oder *glauben,* sich so zu fühlen, *wie sie glaubt,* dass sich eine biologisch männliche Person fühlt. Eine Kenntnis darüber, wie ein Mann sich geschlechtlich fühlt, kann sie nicht haben. Umgekehrt gilt dies natürlich genauso für biologisch männliche Personen, die angeben, sich als eine Frau fühlen. Diese Tatsache hat erst einmal nichts mit Rollenerwartungen an Weiblichkeit bzw. Männlichkeit zu tun, wobei diese teilweise je nach Kulturkreis Unterschiede zeigen können. Aufgrund der unterschiedlichen Biologie von Frauen und Männern, z. B. hinsichtlich körperlicher Möglichkeiten bzw. Fähigkeiten, haben sich im Verlauf der Entwicklung Verhaltensweisen und auch Erwartungen an das jeweilige biologische Geschlecht entwickelt. Teilweise werden diese Eigenschaften und Erwartungen an die jeweilige Geschlechtszugehörigkeit im Sinne eines geschlechtlichen Rollenverständnisses zusammengefasst. Dies hat jedoch nichts damit zu tun, wie sich z. B. eine Frau mit Blick *auf das eigene biologische Geschlecht* (hier weiblich) fühlt bzw. sich wahrnimmt. Eine weiblich geborene Person kann eine Wahrnehmung eines eigenen Penis mit zwei Hoden nicht haben, da sie keinen Penis und keine Hoden besitzt. Einen solchen Wunsch bzw. eine solche Vorstellung zu haben und darüber nachzudenken, *wie es wäre,* einen Penis und zwei Hoden zu haben, ist noch keine realitätsbegründete Wahrnehmung. Es handelt sich hierbei am ehesten um Wünsche oder Vorstellungen, die z. B. im Kontext einer geschlechtlichen Selbstinterpretation (die sich über die Zeit und die Entwicklung ändern kann) entstehen.

Auch der Begriff der Identität bzw. der Geschlechtsidentität wird oftmals verzerrt verwendet. Beim Ausdruck Geschlechtsidentität und der Annahme, man müsse in einem biologisch weiblich geborenen Individuum den »darin versteckten Jungen finden und retten«, findet sich implizit die Annahme, es gäbe eine Disposition für eine Geschlechtsidentität, die unveränderbar und durch die Natur festgelegt sei und nichts mit dem biologischen Geschlecht zu tun habe. Dies wäre eine bei allen Menschen bereits eindeutig vorab determinierte Geschlechtsidentität. Für das Vorliegen einer solchen Geschlechtsidentität bei allen Menschen, die unabhängig von der geschlechtlichen Biologie ist, gibt es jedoch keinen soliden, keinen wissenschaftlich haltbaren Beweis. Diese Annahme ist somit lediglich eine Spekulation. Diejenigen, die eine solche Annahme als Grundlage für ihre Begründung für unumkehrbare medizinische Maßnahmen bei Minderjährigen verwenden, sind hier in der wissenschaftlichen Beweispflicht.

Der eindeutige wissenschaftliche Nachweis einer vorab determinierten Geschlechtsidentität, die bei allen Menschen komplett unabhängig vom biologischen Geschlecht ist, wäre eine wissenschaftliche Sensation und eine der größten Entdeckungen der Menschheit. Diese Entdeckung ist jedoch bisher nicht erfolgt. Hierzu wäre zwingend zu fordern, dass determinierte Identitätsarten (Geschlechtsidentität, kulturelle Identität usw.) abgegrenzt werden von anderen Charakteristika, die wir benutzen, um uns als Menschen zu beschreiben. Dies betrifft insbesondere unterschiedliche Aspekte der Persönlichkeit und verschiedene Persönlichkeitsdimensionen und die dazugehörigen Entwicklungsverläufe. Diese Dimensionen wären von Identitätsaspekten, auch mit Blick auf die geschlechtliche Selbstinterpretation, an bestimmten Punkten eindeutig abzugrenzen beziehungsweise an anderen Stellen wären spezifische Überschneidungen klar darzustellen. Hier müsste dann jeweils gezeigt werden, welche Identitätsarten determiniert sind, ob und wovon die Determination abhängt und wo es Überschneidungen und Nichtüberschneidungen gibt. Es müsste ferner beschrieben werden, ob und wie sich diese Überschneidungen und Nichtüberschneidungen im Entwicklungsverlauf jeweils ändern und welchen Einfluss psychische Symptome bzw. Störungen haben. Dieses Wissen liegt uns derzeit nicht vor. Dennoch wird die Annahme einer determinierten Geschlechtsidentität unabhängig vom biologischen Geschlecht oft als Basis bzw. als Argumentation für das Einleiten medizinischer Maßnahmen bei betroffenen Kindern und Jugendlichen mit GI/GD verwendet.

5b.7 Häufigkeit einer Geschlechtsdysphorie und Suizidalität

Genaue Angaben zur Häufigkeit einer GI/GD im Kindes- und Jugendalter können derzeit nicht gemacht werden. In einer neueren Arbeit aus Deutschland wurde ein Anstieg der Prävalenz von den hier betreffenden F64-ICD-Diagnosen (GI) um das Achtfache über einen Zeitraum von zehn Jahren bei Versicherten im Alter von 5 bis 24 Jahren festgestellt (Bachmann et al., 2024). Die gestiegenen

Fallzahlen werden oftmals mit einer gestiegenen sozialen und gesellschaftlichen Akzeptanz und Toleranz dieser Thematik begründet. Andere Ursachen werden jedoch oft nicht ausreichend berücksichtigt oder vernachlässigt, z. B. die Möglichkeit einer sozialen Ansteckung über soziale Medien, aber auch über andere Kommunikationsaspekte, obgleich der gestiegene Konsum sozialer Medien bei Kindern und Jugendlichen gut belegt ist (Eirich et al., 2022; Stiglic et al., 2019; Twenge et al., 2019).

Eine neuere Studie aus Finnland an Jugendlichen und jungen Erwachsenen, die spezialisierte Gender-Services kontaktieren konnten, zeigte: Eine vorhandene GD sagte nicht die allgemeine Mortalität oder die suizidassoziierte Mortalität dieser Personen vorher. Hauptprädiktor der Mortalität in dieser Population war die psychiatrische Morbidität, das heißt das Vorkommen einer psychiatrischen Diagnose. Eine durchgeführte medizinische Intervention, wie z. B. eine Pubertätsblockade oder Cross-Sex-Hormone, hatte keinen Einfluss auf die Mortalität durch Suizid.

Gleichzeitig gibt es deutliche Hinweise darauf, dass viele der betroffenen Jugendlichen ernsthafte Suizidgedanken hegen (Clark et al., 2014; The Trevor Project, 2021; Toomey et al., 2018). Hierbei gilt es zu überlegen: Wenn die Daten zum Vorkommen schwerer Suizidgedanken in vulnerablen Kohorten zutreffen (z. B. > 50 % in der Studie des Trevor Project) und es gleichzeitig keinen inflationären Anstieg des Vorkommens einer GD bei Minderjährigen, sondern vielmehr eine vermehrte Anzahl an natürlichen Coming-outs als trans gegeben habe, dann müsste man in der Rückschau z. B. auf die letzten fünf bis zehn Jahrzehnte eine enorme Anzahl an vollendeten Suiziden in dieser Gruppe von Minderjährigen mit GI/GD vermuten. Ein solcher Anstieg an vollendeten GI/GD-assoziierten Suiziden wäre auf alle Fälle gesellschaftlich bemerkt worden, sofern er so wie in diesen Überlegungen artikuliert eingetreten wäre. Die derzeitige Datenlage gibt einen solchen Befund jedoch nicht her, das heißt, es gibt keinen eindeutigen Nachweis für einen signifikanten Anstieg GI/GD-assoziierter Suizide in den letzten fünf bis zehn Jahrzehnten in diesem dann zu erwartenden Umfang. Insofern spricht dies gegen eine Zunahme der Inanspruchnahme von GI/GD-bezogenen Hilfen und ebensolcher beobachteter Fälle allein aufgrund einer gebesserten sozialen Akzeptanz und mehr Coming-outs.

5b.8 Pubertätsblockade und Cross-Sex-Hormone: Evidenzlage und Risiken

Die Anwendung einer Pubertätsblockade (z. B. in Form sogenannter GnRH-Analoga, einer spezifischen Medikamentengruppe) und gegengeschlechtlichen Hormonen wie Testosteron oder Östrogen bei Minderjährigen mit GI/GD ist derzeit hoch umstritten. Eine aktualisierte systematische Übersichtsarbeit (Zepf et al., 2024b), zwei systematische Übersichtsarbeiten des NICE-Instituts aus dem Vereinigten Königreich (NICE, 2020a/b) und der viel beachtete Cass-Review (Cass, 2024) zeigen, dass die Evidenz für langfristige positive Effekte dieser Maßnahmen unzureichend ist. Weitere Übersichten kamen zu der gleichen Einschätzung, wobei das Wissen um die potenziellen Nebenwirkungen und Schäden eine vergleichsweise bessere Evidenzlage hat (McDeavitt, 2025). Bekannte Nebenwirkungen sind unter anderem eine beeinträchtigte Knochendichte und Störungen der kognitiven Entwicklung, daneben sind Auswirkungen auf die Fruchtbarkeit möglich.

Die Reversibilität der Pubertätsblockade ist, entgegen mancher Behauptung, wissenschaftlich nicht gesichert. Die bisherige Studienlage ist von signifikanten methodischen Mängeln geprägt, als Beispiel können fehlende oder nicht ausreichende Kontrollbedingungen sowie kurze Nachbeobachtungszeiten genannt werden (Zepf et al., 2024b). Eine häufig zitierte niederländische Studie (de Vries et al., 2014) weist erhebliche Limitationen auf, etwa durch Selektionsfehler bei der Auswahl der Studienteilnehmenden und geringe Fallzahlen. Insgesamt kann derzeit kein eindeutiger und nachhaltiger Nutzen einer Pubertätsblockade und auch einer Cross-Sex-Hormongabe bei Minderjährigen mit GI/GD aufgezeigt werden.

5b.9 Kritische Betrachtung der aktuellen Leitlinien

Die neue S2k-Leitlinie zur Geschlechtsinkongruenz und Geschlechtsdysphorie im Kindes- und Jugendalter aus dem Jahr 2025 verfolgt einen vornehmlich proaffirmativen Ansatz (DGKJP, 2025). Dieser sieht vor, dass das subjektive Empfinden der von einer GI/GD betroffenen Minderjährigen grundsätzlich in den Vordergrund zu stellen ist. Gemäß dieser Leitlinie sollen medizinische Interventionen auch in dieser Altersgruppe deutlich erleichtert werden. Die Leitlinie unternimmt bei Minderjährigen den Versuch, zwischen stabiler

»Geschlechtsinkongruenz« und einer »vorübergehenden Unzufriedenheit mit dem eigenen Geschlecht« zu unterscheiden. Allerdings gelingt dies nicht, denn die Leitlinie gibt keine spezifischen Kriterien an, wie diese beiden Gruppen im Voraus zu unterscheiden sind. Ferner ist nicht klar, mit welcher Validität eine solche Unterscheidung geschehen könnte. Daher hat dieser Vorschlag zum Vorgehen derzeit keine wissenschaftliche Aussagekraft bzw. unmittelbare klinische Konsequenz. Mit dieser versuchten neuartigen Unterscheidung geht diese Leitlinie von einer fehlerhaften Argumentationslinie aus und ignoriert wichtige Erkenntnisse, nämlich dass es derzeit keinen sicher belegten Nutzen der betreffenden Interventionen, jedoch für potenzielle Schäden im Rahmen medizinischer Maßnahmen gibt. Insgesamt ist diese Leitlinie hoch umstritten und vertritt eine im Vergleich zu internationalen Entwicklungen stark abweichende Position (Zepf, 2025). Ein zu schnelles proaffirmatives Vorgehen riskiert, tiefgreifende medizinische Entscheidungen auf Basis instabiler Selbstinterpretationen von Minderjährigen zu treffen, die häufig eine ausgeprägte begleitende Psychopathologie haben. Studien zeigen, dass ein nicht zu unterschätzender Anteil der Jugendlichen mit GI/GD im Verlauf der Pubertät ohne Intervention eine Identifikation mit dem Geburtsgeschlecht entwickelt (Ristori & Steensma, 2016). Die Society for Evidence-Based Gender Medicine hat eine sehr detaillierte Analyse und Kritik der hier betreffenden Leitlinie ausgearbeitet, deren Lektüre Interessierten dringend empfohlen wird (SEGM, 2025).

5b.10 Geschlechtsidentität oder Selbstinterpretation?

Der Begriff »Identität« suggeriert eine stabile und essenzielle sowie vorbestimmte identitäre Zugehörigkeit, was jedoch bei geschlechtlichen Selbstwahrnehmungen mit Blick auf eine vermeintliche Unabhängigkeit vom biologischen Geschlecht nicht zutrifft. Genauer wäre aus Sicht des Autors die Bezeichnung »geschlechtliche Selbstinterpretation« (am ehesten im Sinne einer Beantwortung der Frage »Wie sehe ich mich derzeit in der Welt und der Gesellschaft? «), die sich im Verlauf der Zeit ändern kann. Hierbei sei angemerkt, dass ohne Veränderungen einer solchen geschlechtlichen Selbstinterpretation über die Zeit sogenannte »genderfluide Verläufe« gar nicht möglich wären. Diese geschlechtliche Selbstinterpretation ist abhängig von psychologischen, sozialen und kulturellen Faktoren und kann daher Schwankungen unterliegen. Die Reduktion dieser komplexen Prozesse auf einen durch die Natur determinierten stabilen

Identitätsbegriff (der im Fall der Geschlechtsidentität bei Minderjährigen im Entwicklungsverlauf gar nicht eindeutig definiert und von anderen Persönlichkeitsmerkmalen nicht genau abgegrenzt ist) führt zu Fehlschlüssen und kann potenziell gefährliche Interventionsansätze legitimieren. Die in diesem Ansatz implizite Annahme lautet in etwa so:

> *»Wenn du als Jugendliche nur tief genug in dich selbst hineinsiehst, dann erkennst du dein wahres Selbst und deine wahre Geschlechtsidentität.«*

Aber: Woher weiß diese (hier in diesem Beispiel weibliche) Jugendliche, dass sie »tief genug« in sich hineingesehen hat? Woher weiß ein Mensch, dass er den tiefsten Punkt seiner Selbsterkenntnis erreicht hat? Es wird hierbei schnell deutlich, dass das Konstrukt der Geschlechtsidentität auch bei einer Betrachtungsweise ohne biologischen Bezug schnell an die Grenzen der Logik kommt. Jedoch basiert die hier diskutierte Leitlinie in Teilen auf diesen Annahmen.

5b.11 Ergebnisoffene Psychotherapie

Die hormonelle Entwicklung ist zentral für die Ausprägung des biologischen Geschlechts beim Menschen. Biologisches Geschlecht und Geschlechtsidentität bzw. die geschlechtliche Selbstinterpretation sind hoch korreliert und nicht unabhängig voneinander. Die aktuelle Tendenz, das subjektive und oftmals temporäre Empfinden von Minderjährigen generell über biologische Tatsachen zu stellen und damit teilweise unumkehrbare medizinische Maßnahmen zu begründen, ist in der Art, wie sie in der neu erschienenen Leitlinie vorgeschlagen wird, wissenschaftlich nicht haltbar und kann Minderjährigen erheblichen Schaden zufügen. Medizinische Interventionen wie eine Pubertätsblockade oder Cross-Sex-Hormone sollten daher mit größter Zurückhaltung und auf der Basis fundierter Evidenz erfolgen bzw. sollte in seltenen Einzelfällen eine kritische Nutzen-Risiko-Abwägung unter Einbezug eines multidisziplinären Teams und eine vorherige Behandlung gegebenenfalls vorhandener psychischer Störungen erfolgen.

Eine ergebnisoffene Psychotherapie meint einen Austausch im Rahmen einer Psychotherapie, die interessiert nachfragt und exploriert, wie es zu solchen Äußerungen und Wahrnehmungen von Kindern und Jugendlichen kommen kann. Einer solchen Interventionsform kommt in diesem Kontakt eine besondere Bedeutung zu. Eine solche Psychotherapie ist bei einem Symptomkomplex wie einer GI/GD, der heterogene Ursachen haben kann, keinesfalls als eine Konversionstherapie zu bezeichnen, also eine Therapie, die darauf gerichtet ist, die selbstempfundene Geschlechtsidentität einer Person zu verändern. Das Wort Konversion impliziert, dass eine Person von etwas »wegkonvertiert« wird, was bereits festgelegt ist und auf einem natürlichen Weg sonst stattfinden bzw. eintreten würde.

Hierzu zwei Beispiele – überlegen Sie, in welchem Fall es sich um ein »Wegkonvertieren« handelt:

1. Beispiel

Ein junges Mädchen, das von sich selbst sagt »Ich fühle mich wie ein Junge«, befindet sich in Psychotherapie. Nach einiger Zeit gelangt sie durch eigene Reflexion zu der Ansicht, dass sie nicht wissen kann, wie ein Junge sich fühlt, da sie nie einer war, und dass es andere Gründe für ihre geschlechtliche Selbstinterpretation als Junge gab, die im Rahmen eines erlebten Traumas, das sie in den Sitzungen thematisierte, für sie selbst erklärbar sind. Diese subjektiven Erklärungen haben für sie keinen absoluten Wahrheitsanspruch, genügen ihr aber als Modell, um für sich ihre Lebensgeschichte zum derzeitigen Zeitpunkt zu begreifen. Sie kann ihren Körper mehr und mehr annehmen und versteht ihre individuelle Entwicklung bzw. hat ein subjektives Modell hierfür. Sie beleuchtet ihre subjektive Lebensgeschichte auch im Kontext erlebter Traumata, bearbeitet diese und in der Folge ändert sich ihre geschlechtliche Selbstinterpretation hin zu »weiblich«.

Ist eine solche Psychotherapie, unabhängig davon, ob es zu einer Detransition kommt oder nicht, als eine »Konversion« zu verstehen?

2. Beispiel:

Ein biologischer Mann identifiziert sich als Frau (»Ich fühle mich wie eine Frau«) und lässt sich im Alter von 20 Jahren sein männliches Genital operieren. Der männliche Penis sowie die Hoden werden verwendet, um eine künstliche Vagina, eine sogenannte Neovagina, chirurgisch aufzubauen. Mit zunehmendem Alter beginnt er, Zweifel an seiner Entscheidung zur Genitaloperation zu haben. Er lehnt eine Psychotherapie ab, möchte aber wieder als Mann leben und bereut seine Entscheidung zur Operation. Diese medizinischen Maßnahmen kann er jedoch nicht mehr vollumfänglich rückgängig machen.

Ist die medizinische Vorgehensweise, sich im Alter von 20 Jahren sein männliches Genital abnehmen zu lassen, unabhängig davon, ob es zu einer Detransition kommt oder nicht, als eine »Angleichung« zu verstehen?

Als Klinikerinnen und Kliniker ist es unerlässlich, sich bei dieser schwierigen Thematik selbst eine fundierte Meinung zu bilden. Daher möchte ich die Leserinnen und Leser anregen, sich Gedanken zu machen, bei welchem Beispiel eine Person »von etwas wegkonvertiert« oder »von etwas weggeführt« wird, was erst einmal festgelegt war.

5b.12 Autonomie und Ethik

In der letzten Zeit hat die Forschung mehr und mehr gezeigt, dass die Evidenz für einen deutlichen und nachhaltigen Nutzen einer Pubertätsblockade und auch von Cross-Sex-Hormonen wie Testosteron oder Östrogen bei Minderjährigen mit GD sehr gering ist (Cass, 2024; NICE 2020a/b; Zepf et al., 2024b). Das Wissen um mögliche Schäden (Unfruchtbarkeit, verminderte Knochendichte und einige weitere) ist jedoch bekannt (vgl. z. B. McDeavitt et al., 2025). In dieser Situation ist aktuell eine Änderung in der Debatte um den Einsatz dieser Maßnahmen zu beobachten. Es wird vermehrt das Feld der Ethik bemüht. In den Vordergrund gestellt wird die Autonomie dieser jungen Menschen (Oosthoek et al., 2024). Auf den ersten Blick erscheint dies nachvollziehbar, denn die Autonomie eines jeden Mensch ist ein hohes Gut. Jedoch werden hierbei einige Gefahren übersehen. Bei alleiniger Berufung auf die Autonomie wird ein problematischer ethischer Rückzugsraum aufgebaut – insbesondere wenn als Grundlage für die Autonomieentscheidung angenommen wird, dass die Geschlechtsidentität bei allen Menschen determiniert und unabhängig vom biologischen Geschlecht sei. Es entsteht der Eindruck, dass das Feld der Ethik instrumentalisiert wird, um wissenschaftlich nicht haltbare Positionen zu legitimieren, etwa im Sinne eines taktischen Moralismus, der darauf abzielt, empirisch widerlegte Annahmen normativ zu verankern.

Die Autonomie eines jeden Menschen bedeutet nicht, dass Ärztinnen und Ärzte das Grundprinzip »Zuerst einmal nicht schaden« (Primum non nocere) vernachlässigen können. Ferner ist zu beachten, dass die Logik der Verbesserung einer Symptomatik eng verknüpft ist mit den medizinethischen Prinzipien des Wohltuns (Benefizienz) und des Nichtschadens (Non-Malefizienz). Alle Aspekte zu dieser Frage vornehmlich auf das Prinzip der Autonomie zu beziehen, offenbart jedoch ein tiefgreifendes Missverständnis, was Respekt gegenüber der Autonomie von Patientinnen und Patienten bedeutet. Es bedeutet, dass Betroffene entscheiden dürfen, eine vom Arzt oder von der Ärztin vorgeschlagene Behandlung oder Maßnahme anzunehmen oder abzulehnen (hier vor allem die Möglichkeit des »opt out« bezüglich einer Behandlung, die ein Arzt oder eine Ärztin empfiehlt) – also eine Behandlung bzw. Intervention, die voraussichtlich ihrer psychischen und/oder physischen Gesundheit zugutekommt. Wenn es mehr als eine Behandlungs- bzw. Interventionsoption gibt, so erfordert die Patientenautonomie zusätzlich, dass Ärztinnen und Ärzte eine sorgfältige Wissensvermittlung betreiben, um sicherzustellen, dass die Betroffenen auf der Basis tatsächlich gesicherter Informationen und ihres Willens entscheiden. Patientenautonomie bedeutet jedoch nicht, dass Ärzte und Ärztinnen eine von dem Patienten oder der Patientin gewünschte Maßnahme immer anwenden, sie ist *nicht selbst der Grund* der Bereitstellung einer medizinischen Maßnahme. Autonomie ist also nicht mit der Indikationsstellung gleichzusetzen.

Bei der Abwägungsentscheidung über die Einnahme oder die Nichteinnahme einer Pubertätsblockade oder einer Cross-Sex-Hormongabe kann aufgrund der Evidenzlage nicht von einer medizinischen Indikation gesprochen werden, denn der Begriff »Indikation« impliziert einen nachweisbaren Nutzen der jeweils betreffenden Maßnahmen. Aus der Sicht des Autors geht es hierbei vielmehr um die *individuelle Rechtfertigung* solcher Maßnahmen in seltenen Einzelfällen. Bevor solche Maßnahmen erwogen werden, sollten andere Ursachen für die geschlechtsdysphorischen Empfindungen exploriert und gegebenenfalls begleitende psychische Störungen behandelt worden sein. Neue Studienergebnisse aus Deutschland zur geringen zeitlichen Beständigkeit der Diagnose einer GI (Bachmann et al., 2024), speziell im Kontext mit den hier im Kapitel dargelegten Überlegungen zu Identitätsaspekten, legen nahe, dass ein abwartendes Vorgehen (»Watchful waiting«-Ansatz) durchaus seine Berechtigung hat.

Als Klinikerinnen und Kliniker sollten wir nicht in die Falle tappen, zu versuchen, die »echten« von den »unechten« geschlechtsinkongruenten Fällen zu unterscheiden. Eine solche Unterscheidung ist nicht möglich, da es, wie bereits erörtert, derzeit keine ausreichend fundierte Evidenz für eine prädeterminierte Geschlechtsidentität gibt, die bei allen Menschen unabhängig vom biologischen Geschlecht ist, und auf der eine solche Zuordnung beruhen könnte. Ferner ist eine solche Unterscheidung vorab und vor der Kenntnis des langfristigen Verlaufs nicht möglich. Die Erfahrungen aus dem oben genannten

Fallbeispiel von Julia, in dem sich ihre Peergroup nach der Detransition von ihr abgewendet hat, weil sie »nicht wirklich trans gewesen« sei, passt zu dieser oftmals beobachteten Fehlannahme.

Es ist jedoch möglich, dass einzelne Minderjährige mit einer oder auch mehreren der hier skizzierten medizinischen Interventionen und nach ausführlicher psychiatrischer Diagnostik und Behandlung begleitender psychischer Störungen besser oder zumindest zufrieden leben, zumindest für nicht unwesentliche Zeiträume. Diese Forschungsergebnisse liegen uns jedoch derzeit nicht in ausreichender Qualität vor. Wenn solche Untergruppen genau identifiziert werden könnten, so wäre dies jedoch nicht gleichzusetzen mit dem absoluten Nachweis einer determinierten Geschlechtsidentität, die bei allen Menschen unabhängig vom biologischen Geschlecht ist, oder damit, dass diese wenigen Individuen »wirklich und echt trans sind«. Eine Aufgabe für die Forschung wird es sein, Personen zu identifizieren, die – nach Exploration von Alternativhypothesen für die GI-/GD-Entstehung und Behandlung eventueller begleitender psychischer Störungen – von medizinischen Interventionen in begründeten Einzelfällen profitieren. Ziel der versorgenden Ärzte und Ärztinnen sollte es sein, allen Betroffenen die bestmögliche Versorgung zukommen zu lassen. Dies bedeutet, eine soweit wie möglich darstellbare Evidenzbasierung entsprechender Maßnahmen anzustreben.

Einem Watchful-waiting-Ansatz oder einer ergebnisoffenen begleitenden Psychotherapie kommen somit eine besondere Bedeutung zu. Alles-oder-nichts-Debatten werden den betroffenen Personen nicht helfen. Als Klinikerinnen und Kliniker sind wir gefordert, die bestmögliche Versorgung dieser vulnerablen Personen zu ermöglichen. Dies kann nur auf der Grundlage solider Wissenschaft gelingen, nicht aber durch deterministische Denkmuster. Die Betroffenen haben eine bestmögliche Versorgung verdient und diese sollte soweit möglich evidenzbasiert sein, um irreversible Schäden bei Kindern und Jugendlichen zu vermeiden.

Ist also nur diejenige Person eine Frau, die als Frau geboren wurde? Ja, dem ist so. Eine Frau ist aus medizinischer Sicht eine erwachsene weibliche Person und ein Mädchen ist ein weibliches Kind. Analog ist ein Mann eine erwachsene männliche Person und ein Junge ist ein männliches Kind.

5b.13 Verständnisfragen

1. Welche biologischen Faktoren bestimmen das Geschlecht eines Menschen?
2. Warum ist die Trennung zwischen Sex und Gender problematisch?
3. Wie lautet die zirkuläre Logik in der Definition von Transidentität und was ist an dieser Argumentation daran problematisch?
4. Was sind die Hauptkritikpunkte an der Anwendung einer Pubertätsblockade und von Cross-Sex-Hormonen bei Jugendlichen?

5b.14 Autor

Univ.-Prof. Dr. med. Florian Daniel Zepf, Facharzt für Kinder- und Jugendpsychiatrie und -psychotherapie, ist Klinikdirektor und Lehrstuhlinhaber für Kinder- und Jugendpsychiatrie, Psychosomatik und Psychotherapie am Universitätsklinikum Jena. Zudem ist er Principal Investigator (PI) im Deutschen Zentrum für Psychische Gesundheit (DZPG) am Standort Jena -Halle -Magdeburg. Von Mitte 2020 bis Ende November 2022 war er Mitglied der Steuergruppe der AWMF-S2k-Leitlinie »Geschlechtsinkongruenz und Geschlechtsdysphorie im Kindes- und Jugendalter: Diagnostik und Behandlung«. Aufgrund berufsethischer Bedenken hinsichtlich dieser Leitlinie sowie aus Gründen des Kinder- und Jugendschutzes beendete er seine Mitarbeit und schied aus der Steuergruppe aus.

5b.15 Literaturangaben

Bachmann, C.; Golub, Y.; Holstiege, J. et al. (2024): Störungen der Geschlechtsidentität bei Kindern, Jugendlichen und jungen Erwachsenen in Deutschland: Häufigkeit und Trends im Zeitraum 2013–2022. In: Deutsches Ärzteblatt International 121, S. 370–371. doi:10.3238/arztebl.m2024.0098

BfArM – Bundesinstitut für Arzneimittel und Medizinprodukte (2025). Geschlechtsinkongruenz (ICD-11 Entwurfsfassung Deutsch). Online verfügbar unter: https://www.bfarm.de/DE/Kodiersysteme/Klassifikationen/ICD/ICD-11/uebersetzung/_node.html (15.12.2025)

Cass, H. (2024): The Cass-Review. Independent review of gender identity services for children and young people: Final Report. April 2024. Online verfügbar unter: https://cass.independent-review.uk/home/publications/ (04.05.2025).

Clark, T. C.; Lucassen, M. F. G.; Bullen, P. et al. (2014). The health and well-being of transgender high school students: Results from the New Zealand adolescent health survey (Youth'12). Journal of Adolescent Health, 55(1): 93–99. doi:10.1016/j.jadohealth.2013.11.008.

de Vries, L. C.; McGuire, J. K.; Steensma, T. D.; et al. (2014): Young adult

psychological outcome after puberty suppression and gender reassignment. In: Pediatrics, 134 (4), S. 696–704.
DGKJP – Deutsche Gesellschaft für Kinder- und Jugendpsychiatrie, Psychosomatik und Psychotherapie; et al. (2024). Geschlechtsinkongruenz und Geschlechtsdysphorie im Kindes- und Jugendalter – Diagnostik und Behandlung. S2k-Leitlinie. AWMF-Registernummer: 028-014. Version 6.1. Online verfügbar unter: https://register.awmf.org/assets/guidelines/028-014l_S2k_Geschlechtsinkongruenz-Geschlechtsdysphorie-Kinder-Jugendliche-Diagnostik-Behandlung_2025-03.pdf (04.05.2025)
Doran, N. et al. (2025): Gender dysphoria diagnoses among children in England rise fiftyfold over 10 years. In: Archives of Disease in Childhood. [Epub ahead of print].
Eirich, R.; McArthur, B. A.; Anhorn, C. et al. (2022): Association of screen time with internalizing and externalizing behavior problems in children 12 years or younger: A systematic review and meta-analysis. In: JAMA Psychiatry, 79 (5), S. 393–405. doi:10.1001/jamapsychiatry.2022.0155
Hines, M. (2020): Hormonal influences on gender identity. In: Hormones and Behavior, 119, 104659. doi:10.1016/j.yhbeh.2019.104659
Kaltiala, R.; Bergman, H.; Työläjärvi, M. et al. (2020): Adolescent development and psychosocial functioning after starting cross-sex hormones for gender dysphoria. In: Nordic Journal of Psychiatry, 74 (3), S. 213–9. doi:10.1080/08039488.2019.1691260
Kaltiala-Heino, R.; Sumia, M.; Työläjärvi, M. et al. N. (2015): Two years of gender identity service for minors: Overrepresentation of natal girls with severe problems in adolescent development. In: Child and Adolescent Psychiatry and Mental Health, 9: 9. doi:10.1186/s13034-015-0042-y
Klinger, C.; Grill-Trautner, E.; Berghold, A. et al. (2023): Transgender identity in adolescents and mental health concerns. In: Journal of Clinical Medicine, 12 (14): 4710. doi:10.3390/jcm12144710
McDeavitt, M.; Cohn, J.; Chan Kulatunga-Moruzi, C. (2025): Pediatric gender affirming care is not evidence-based. In: Current Sexual Health Reports, 17 (1). doi:10.1007/s11930-025-00404-w
NICE – National Institute for Health and Care Excellence (2020a): Evidence Review: Gonadotrophin releasing hormone analogues for children and adolescents with gender dysphoria. Online verfügbar unter: https://cass.independent-review.uk/nice-evidence-reviews/ (04.05.2025).
NICE – National Institute for Health and Care Excellence (2020b): Evidence Review: Gender-affirming hormones for children and adolescents with gender dysphoria. Online verfügbar unter: https://cass.independent-review.uk/nice-evidence-reviews/ (04.05.2025).
Nota, N. M.; Wiepjes, C. M.; de Blok, C. J. M. et al. (2019): Occurrence of acute cardiovascular events in transgender individuals receiving hormone therapy. In: Circulation, 139 (11), S. 1461–1462. doi:10.1161/CIRCULATIONAHA.118.038584
Oosthoek, E. D.; Stanwich, S.; Gerritse, K. et al (2024): Gender-affirming medical treatment for adolescents: A critical reflection on »effective« treatment outcomes. In: BMC Medical Ethics,25 (1), S. 154. doi:10.1186/s12910-024-01143-8
Ristori, J.; Steensma, T. D. (2016): Gender dysphoria in childhood. In: International Review of Psychiatry, 28 (1), S. 13–20. doi:10.3109/09540261.2015.1115754

SEGM – Society for Evidence-Based Gender Medicine (2025): German Guidelines for Diagnosis and Treatment of Gender Incongruence and Gender Dysphoria of Childhood and Adolescence. Online verfügbar unter: https://segm.org/German-guidelines-gender-dysphoria-youth-2025 (04.05.2025).

Stiglic, N.; Viner, R. M. (2019): Effects of screentime on the health and well-being of children and adolescents: A systematic review of reviews. In: BMJ Open, 9 (1), e023191. doi:10.1136/bmjopen-2018-023191

Taylor, J.; D'Angelo, R.; Mason, J. (2024): Epidemiology of gender dysphoria and gender incongruence in children and young people in England. In: Archives of Disease in Childhood, [Epub ahead of print]. doi:10.1136/archdischild-2024-327992

The Trevor Project (2021): National Survey on LGBTQ Youth Mental Health 2021. West Hollywood, CA: The Trevor Project. Online verfügbar unter: https://www.thetrevorproject.org/survey-2021/ (04.05.2025).

Toomey, R. B.; Syvertsen, A. K.; Shramko, M. (2018): Transgender adolescent suicide behavior. In: Pediatrics, 142 (4), e20174218. doi:10.1542/peds.2017-4218

Twenge, J. M.; Martin, G. N.; Spitzberg, B. H. (2019): Trends in U.S. adolescents' media use, 1976–2016: The rise of digital media, the decline of TV, and the (near) demise of print. In: Psychology of Popular Media Culture, 8 (4), S. 329–345. doi:10.1037/ppm0000203

WHO – World Health Organization (2019). International Classification of Diseases for Mortality and Morbidity Statistics (11th Revision). Genf: WHO. Online verfügbar unter: https://icd.who.int/

WHO – World Health Organization (o. J.): Gender incongruence and transgender health in the ICD. Online verfügbar unter: https://www.who.int/standards/classifications/frequently-asked-questions/gender-incongruence-and-transgender-health-in-the-icd (04.05.2025).

Wright, C. (2022): Debunking myths about the biology of sex. Vortrag im Rahmen der Konferenz des Independent Council on Women's Sports (ICONS). Webseite zum Vortrag: https://www.youtube.com/watch?v=5-rhLH5lYi4 (Zugriff: 04.05.2025)

Zepf, F. (2025, 13. März): They were warned. In: Gender Clinic News. https://www.genderclinicnews.com/p/they-were-warned (Zugriff: 04.05.2025)

Zepf, F. D.; Bachmann, C.; Banaschewski, T. et al. (2024a): Gemeinsame Kommentierung des aktuellen Entwurfs der neuen S2k-Leitlinie »Geschlechtsinkongruenz und Geschlechtsdysphorie im Kindes- und Jugendalter« (Vers. vom 21.05.2024). Online verfügbar unter: https://www.zi-mannheim.de/fileadmin/user_upload/downloads/forschung/KJP_downloads/Gemeinsame_Kommentierung_Leitlinienentwurf_S2k-240521.pdf (04.05.2025).

Zepf, F.; König, L.; Kaiser, A. et al. (2024b). Beyond NICE: Updated systematic review on the current evidence of using puberty blocking pharmacological agents and cross-sex-hormones in minors with gender dysphoria. In: Zeitschrift für Kinder- und Jugendpsychiatrie und Psychotherapie, 52 (3), S. 167–187. doi:10.1024/1422-4917/a000972

6 Geschlechtsspezifische Erziehung, geschichtliche Zusammenhänge, aktuelle Herausforderungen

Kind sein und jugendlich werden

Franziska Köhler-Dauner & Joerg M. Fegert

Das Kapitel erklärt, wie geschlechtsspezifische Erziehung häufig unbewusst über Rollenmuster, Sprache, und Institutionen wirkt – und welche Folgen das für Identitätsentwicklung, Emotionen und die psychische Gesundheit im Kindes- und Jugendalter haben kann. Es stellt geschlechtsspezifische und geschlechtsneutrale Ansätze gegenüber, ordnet sie historisch ein und diskutiert das Spannungsfeld zwischen Förderung und Stereotypisierung. Als praxisnahen Weg skizziert der Text eine genderresponsive Erziehung, die Vielfalt ermöglicht, Rollenzuschreibungen reflektiert und zugleich gesellschaftlich geprägte Bedarfe ernst nimmt.

Lernziele: Sie können nach der Lektüre zentrale Grundbegriffe (Geschlechterrolle, Stereotyp, Sozialisation) sicher verwenden, Unterschiede und Grenzen geschlechtsspezifischer vs. geschlechtsneutraler Erziehung erläutern und typische Wirkmechanismen (z. B. emotionale Sozialisation, Spiel- und Lernangebote, institutionelle Rahmenbedingungen) erkennen. Außerdem sind sie in der Lage, einen genderresponsiven Ansatz in einfachen Schritten zu beschreiben und erste Hinweise abzuleiten, wie Fachkräfte in Beratung, Pädagogik oder Klinik Rollenzuschreibungen reflektieren und Entwicklungsspielräume stärken können.
Schlagworte: Geschlechterrollen, Sozialisation, Erziehungsstile, Adoleszenz, genderresponsive Erziehung

Eine geschlechtsspezifische Erziehung erfolgt häufig mehr oder weniger unwissentlich und beruht auf tradierten und übernommenen Stereotypen, die gesellschaftlich kleinen Mädchen und Jungen zugewiesen sind. Dementgegen haben nachfolgende Elterngenerationen versucht, sich teilweise von solchen stereotypen Vorstellungen, wie rosafarbene Kleidung für Mädchen, hellblaue für Jungs, abzugrenzen. Diese beiden Erziehungsstile werden zu Beginn kurz vorgestellt.

Eine positive *geschlechtsspezifische Erziehung* beschreibt ein Konzept, Kinder und Jugendliche entsprechend ihrer Geschlechterrolle zu fördern und zu prägen. Sie steht im Gegensatz zur *geschlechtsneutralen Erziehung*, bei der das Geschlecht in der Erziehung eine untergeordnete Rolle spielt und stattdessen die individuellen Fähigkeiten und Interessen der Kinder im Vordergrund stehen. Geschlechtsspezifische Erziehung basiert auf der Annahme, dass Jungen und Mädchen aufgrund biologischer und sozialer Unterschiede unterschiedliche Bedürfnisse und Potenziale haben, die durch spezifische Erziehungsmaßnahmen gefördert werden können. Geschlechtsneutrale Erziehung hingegen versucht, gesellschaftliche Geschlechterstereotype zu vermeiden und allen Kindern eine gleiche Ausgangsbasis für ihre Entwicklung zu bieten (Walisch, 2021).

Diese beiden Ansätze stehen in einem Spannungsverhältnis, da sie unterschiedliche Ziele verfolgen und unterschiedliche Werte betonen. Während die geschlechtsspezifische Erziehung häufig an traditionelle Rollenvorstellungen anknüpft, die in der Gesellschaft tief verwurzelt sind, zielt die geschlechtsneutrale Erziehung darauf ab, gesellschaftliche Schranken abzubauen und eine größere Vielfalt in den Entwicklungsmöglichkeiten von Kindern zu ermöglichen.

Ein vielversprechender Kompromissansatz liegt in einer *genderresponsiven Erziehung*, die die Vorteile beider Perspektiven miteinander verbindet (Chapin & WarneI, 2020). Sie hinterfragt stereotype Rollenvorstellungen kritisch, berücksichtigt aber zugleich geschlechtsspezifische Bedürfnisse und individuelle Potenziale. Ziel dieses Beitrags ist es, die Grundlagen geschlechtsspezifischer und geschlechtsneutraler Erziehung aus historischer und aktueller Perspektive zu beleuchten, ihre Bedeutung für die Entwicklung im Kindes- und Jugendalter darzustellen, sie kritisch aus der Perspektive der Gendermedizin und -psychologie zu hinterfragen und daraus praktische Implikationen für einen genderresponsiven Ansatz abzuleiten. Damit wird zugleich der Bezug zu zentralen Fragestellungen der Kinder- und Jugendpsychiatrie hergestellt, in denen geschlechtsspezifische Entwicklungsprozesse eine wichtige Rolle spielen.

6.1 Die Bedeutung der geschlechtsspezifischen Erziehung für eine gelingende Entwicklung

Eine zentrale Frage der Entwicklungspsychologie ist, inwieweit biologische (»nature«) oder soziale (»nurture«) Faktoren die Entwicklung von Kindern und Jugendlichen beeinflussen. Während genetische Prädispositionen und hormonelle Veränderungen – besonders in der Pubertät – zweifellos eine wichtige Rolle spielen, zeigen zahlreiche Studien, dass soziale Faktoren wie Erziehungspraktiken, Bildungsangebote und kulturelle Kontexte maßgeblich beeinflussen, wie Kinder und Jugendliche ihre Identität, Fähigkeiten und sozialen Kompetenzen entwickeln (Shonkoff & Phillips, 2000). Erziehung nimmt dabei eine Schlüsselrolle ein, da sie nicht nur die kognitive und emotionale Entwicklung fördert, sondern auch die Ausbildung von Resilienz und die Fähigkeit zur Beziehungsgestaltung stärkt (Leopoldina, 2024).

Die Analyse geschlechtsspezifischer und geschlechtsneutraler Ansätze zielt darauf ab, ein vertieftes Verständnis für deren Auswirkungen auf die kindliche und jugendliche Entwicklung zu vermitteln. Sie bietet wertvolle Perspektiven, die in der Forschung, Lehre und praktischen Anwendung zur Förderung einer geschlechtssensiblen Erziehung berücksichtigt werden können.

Grundsätzlich ist eine geschlechtsneutrale Erziehung wichtig, um Kindern die Freiheit zu geben, ihre Interessen und Fähigkeiten jenseits traditioneller Rollenbilder zu erkunden. Sie verhindert, dass stereotype Erwartungen Potenziale einschränken, und eröffnet vielfältige Möglichkeiten der Persönlichkeitsentwicklung.

Eine geschlechtsspezifische Erziehung kann dann sinnvoll sein, wenn sie gezielt auf geschlechtsspezifische Bedürfnisse (gesellschaftlich geprägte Herausforderungen/Bedarfe) eingeht, etwa bei der Förderung von Selbstbewusstsein bezogen auf Mädchen oder der Unterstützung der emotionalen Ausdrucksfähigkeit von Jungen. Solche Ansätze können Kindern helfen, klarer zwischen gesellschaftlich zugeschriebenen Herausforderungen und rollenkongruenten Stärken zu unterscheiden, die in ihrer sozialen oder kulturellen Umgebung als wertvoll gelten.

Entscheidend ist eine Balance zwischen beiden Erziehungsansätzen: Während geschlechtsspezifische Förderung in bestimmten Kontexten stärkend wirken kann, schafft ein geschlechtsneutraler Rahmen die Basis für eine offene und vielfältige Entwicklung.

Trotz eines allgemeinen Rückgangs geschlechtsspezifischer Unterschiede bestehen nach wie vor einzelne Bereiche, in denen differenziertes Verhalten beobachtet wird. Morawska (2020) untersucht geschlechtsspezifische Unterschiede in verschiedenen Erziehungsbereichen und stellt fest, dass Eltern oft unterschiedlich mit Jungen und Mädchen in Bereichen wie Kommunikation, Konfliktbewältigung und Spiel interagieren. Solche Unterschiede können geschlechtstypische Verhaltensmuster verstärken, was sowohl Vor- als auch Nachteile für die Entwicklung von Geschlechtsidentität und sozialen Kompetenzen mit sich bringt. Einerseits kann geschlechtsspezifische Erziehung gezielt auf die besonderen Bedürfnisse von Jungen und Mädchen eingehen, etwa indem sie Jungen zu mehr Durchsetzungsvermögen oder Mädchen zu sozialer Fürsorglichkeit ermutigt. Andererseits birgt sie die Gefahr, traditionelle Rollenbilder zu verfestigen und die individuelle Entfaltung zu begrenzen. Ein prägnantes Beispiel zeigt sich in der emotionalen Sozialisation: Während Mädchen häufig dazu ermutigt werden, ihre Gefühle zu teilen und auszudrücken, werden Jungen oft zu emotionaler Zurückhaltung angehalten (Chaplin & Aldao, 2013). Langfristig beeinflusst dies, wie Kinder und Jugendliche mit Emotionen umgehen und soziale Beziehungen gestalten. Ebenso prägen stereotype Spielmuster die Entwicklung von Interessen und Fähigkeiten. Mädchen, die vorwiegend mit Puppen spielen, entwickeln häufig stärker soziale und fürsorgliche Verhaltensweisen, während Jungen, die mit Rittern oder Fahrzeugen spielen, oft auf durchsetzungsstärkere Rollen vorbereitet werden (Blakemore & Centers, 2005). Dies zeigt, wie geschlechtsspezifische Erziehung helfen kann, spezifische Stärken zu fördern, gleichzeitig jedoch potenziell die Vielfalt individueller Entwicklung einschränkt (Jirout & Newcombe, 2015).

Im Gegensatz dazu bieten geschlechtsneutrale Erziehungsansätze den Vorteil, Kindern die Freiheit zu geben, ihre Interessen und Fähigkeiten unabhängig von traditionellen Rollenbildern zu entwickeln. Sie ermöglichen es Mädchen, beispielsweise technologische oder naturwissenschaftliche Interessen zu entdecken, und Jungen, ihre Gefühle auszudrücken. Diese Offenheit fördert die Persönlichkeitsentwicklung und hilft Kindern, Rollenkonflikte besser zu bewältigen. Allerdings kann ein rein geschlechtsneutraler Ansatz die spezifischen Herausforderungen, mit denen Jungen und Mädchen aufgrund gesellschaftlicher und kultureller Erwartungen konfrontiert sind, übersehen und dadurch weniger effektiv auf individuelle Bedürfnisse eingehen.

Eine ausgewogene Erziehung kombiniert geschlechtsspezifische Förderung mit geschlechtsneutralen Freiräumen, um Kindern und Jugendlichen eine vielfältige und selbstbestimmte Entwicklung zu ermöglichen.

6.2 Historischer Wandel der geschlechtsspezifischen Erziehung

Die Erziehung von Kindern und Jugendlichen war in Westeuropa und den USA lange Zeit stark von traditionellen Geschlechterrollen geprägt. In patriarchal geprägten Gesellschaften waren Jungen dazu bestimmt, die Rolle des Familienoberhaupts und des wirtschaftlichen Versorgers zu übernehmen, während Mädchen vor allem auf ihre spätere Rolle als Ehefrau und Mutter vorbereitet wurden. Diese binäre Geschlechterordnung führte dazu, dass es für Jungen und Mädchen unterschiedliche Erziehungsstrategien gab. Starrels (1994) zeigt, dass Väter häufiger in die Erziehung ihrer Söhne eingebunden waren und dabei instrumentelle Unterstützung (praktische, konkrete Hilfen) betonten, während Mütter bei beiden Geschlechtern eine eher gefühlsmäßige und unterstützende Rolle einnahmen. Diese Verhaltensmuster spiegelten die gesellschaftlichen Erwartungen wider, die an die jeweiligen Geschlechter gerichtet waren.

Im 20. Jahrhundert begann ein allmählicher Wandel, der durch soziale, politische und wissenschaftliche Entwicklungen vorangetrieben wurde. Insbesondere die Frauenrechtsbewegungen und die zunehmende Berufstätigkeit von Frauen führten dazu, dass traditionelle Rollenvorstellungen hinterfragt wurden. So zeigte eine Untersuchung von Simons (1992), dass Eltern ihre Erziehungsüberzeugungen an ihre Kinder weitergaben, wodurch eine intergenerationale Weitergabe im Kontext veränderter sozialer Normen bestand, die wiederum von den sozialen Normen ihrer Zeit beeinflusst waren.

Gesellschaftliche Entwicklungen wie die Frauenrechtsbewegung und eine zunehmende Berufstätigkeit bei Frauen haben dazu beigetragen, die traditionellen Rollenvorstellungen und potenziellen Nachteile starrer Rollenzuweisungen zu hinterfragen.

Eine Metaanalyse von Endendijk und Kolleg*innen (2016) offenbart, dass Unterschiede im Erziehungsverhalten gegenüber Jungen und Mädchen heutzutage minimal sind. Während Eltern in den 1970er und 1980er Jahren eher autonomiefördernde Strategien bei Jungen anwandten, kehrte sich dieser Trend ab den 1990er Jahren zugunsten von Mädchen um. Dies zeigt, wie stark gesellschaftliche Werte und Überzeugungen das Erziehungsverhalten beeinflussen können. Aufgrund der Nachteile starrer Rollenzuweisungen begannen Eltern und pädagogische Fachkräfte, den Fokus stärker auf die individuellen Bedürfnisse und

Potenziale der Kinder zu legen – unabhängig von deren Geschlecht. Gleichzeitig trugen Medien, Erziehungsratgeber und Bildungspolitiken dazu bei, die gesellschaftliche Wahrnehmung von Geschlechterrollen zu diversifizieren und inklusiver zu gestalten (Endendijk et al., 2016).

6.3 Der genderresponsive Erziehungsansatz

Ein genderresponsiver Erziehungsansatz berücksichtigt die individuellen Potenziale und Bedürfnisse von Kindern und Jugendlichen unabhängig von Geschlechterstereotypen. Er bietet die Möglichkeit, sowohl geschlechtsspezifische als auch persönliche Stärken zu fördern und gleichzeitig soziale Normen kritisch zu hinterfragen. Forschungsergebnisse zeigen, dass ein solcher Ansatz positive Auswirkungen auf die psychosoziale Entwicklung hat. Kinder, die in genderinklusiven Umgebungen aufwachsen, entwickeln häufig ein ausgeprägtes Selbstbewusstsein, eine höhere soziale Kompetenz und ein stärkeres Empathievermögen (Kamdar & Patel, 2023).

Ein solcher Ansatz erkennt sowohl geschlechtsspezifische Herausforderungen als auch die Notwendigkeit individueller Freiräume an. Er fördert die Entfaltung aller Potenziale, ohne Kinder in stereotype Rollen zu drängen, und unterstützt sie dabei, gesellschaftliche Erwartungen kritisch zu hinterfragen (Chapin et al., 2020). Praktische Methoden wie Rollenspiele, genderbewusste Gesprächsführung oder Reflexionsübungen helfen, den Kindern und Jugendlichen sowohl emotionale Stärke als auch Ausdrucksfähigkeit zu vermitteln, ohne traditionelle Geschlechterrollen zu verstärken. Ein genderresponsiver Ansatz könnte beispielsweise Jungen helfen, emotionale Stärke und Ausdrucksfähigkeit gleichermaßen zu entwickeln, während Mädchen ermutigt werden, sowohl fürsorglich als auch durchsetzungsstark aufzutreten.

Insbesondere in der Adoleszenz, einer Phase intensiver Identitätsbildung, zeigt sich die Stärke eines genderresponsiven Ansatzes (Dittmann et al., 2022; Diamond, 2020). Jugendliche, die in einer Umgebung aufwachsen, die sowohl individuelle als auch geschlechtsspezifische Bedürfnisse berücksichtigt, entwickeln ein flexibleres Verständnis von Geschlechterrollen und können sich selbstbestimmt und frei entfalten. In der Praxis können gezielte Förderstrategien wie etwa die Integration geschlechterneutraler Lehrmaterialien oder Gruppendiskussionen zu gesellschaftlichen Normen helfen, den Jugendlichen die

Möglichkeit zu geben, ihre Identität auf eigene Weise zu gestalten. Eltern, Lehrkräfte und pädagogische Fachkräfte können durch eine reflektierte, geschlechterbewusste Erziehung dazu beitragen, dass Jugendliche resilient und selbstbewusst mit den Herausforderungen und Erwartungen gesellschaftlicher Rollenmuster umgehen.

Ein genderresponsiver Erziehungsansatz hilft, traditionelle Rollenbilder zu hinterfragen, fördert individuelle Stärken und unterstützt Kinder dabei, sich frei von gesellschaftlichen Einschränkungen zu entfalten.

Ein entscheidender Vorteil des genderresponsiven Ansatzes ist seine *Flexibilität*, die besonders in einer Lebenswelt von Bedeutung ist, in der das Konzept von Geschlecht zunehmend als fließend verstanden wird. Geschlecht wird heute nicht mehr nur binär – also ausschließlich als männlich oder weiblich – wahrgenommen, sondern umfasst eine Vielzahl von Identitäten und Ausdrucksformen (Diamond, 2020). Dieses erweiterte Verständnis von Geschlecht, das oft als »fließendes Geschlecht« bezeichnet wird, erfordert Erziehungsmethoden, die dieser Vielfalt gerecht werden und Kindern ermöglichen, sich unabhängig von starren Kategorien frei zu entwickeln (ebd.). In einer Zeit, in der sowohl die Forschung als auch die gesellschaftliche Praxis zunehmend auf die Komplexität von Geschlecht eingehen, können genderinklusive Ansätze besonders in der frühen Kindheit von Bedeutung sein. Hier werden die Grundlagen für die Entwicklung von Geschlechterrollen gelegt, die wiederum die psychosoziale und emotionale Entwicklung beeinflussen. Forschungen belegen, dass Kinder, die in einem Umfeld aufwachsen, das Vielfalt fördert und Stereotype hinterfragt, nicht nur ihr Selbstbewusstsein stärken, sondern auch über eine größere soziale Kompetenz und Empathie verfügen (Kamdar & Patel, 2023).

Diese Ergebnisse sind besonders wertvoll für Fachkräfte im Bereich der Sozialen Arbeit, Psychiatrie und Psychotherapie, die mit Kindern und Jugendlichen arbeiten und die sich mit den Auswirkungen von Geschlecht und Gender auf die psychosoziale Entwicklung beschäftigen.

Ein weiterer wichtiger Aspekt des genderresponsiven Ansatzes ist seine Relevanz in der Jugendphase, in der sich die Entwicklung von Geschlechtsidentitäten weiter entfaltet und vertieft. Studien von Dittman et al. (2022) weisen darauf hin, dass starre Rollenbilder, die in der Kindheit vermittelt wurden, in der *Adoleszenz* Geschlechterklischees verstärken können. Jugendliche, die hingegen in Umgebungen aufwachsen, die auf Diversität und Offenheit setzen, entwickeln ein flexibles und selbstbestimmtes Rollenverständnis. Dies ermöglicht ihnen, ihre Persönlichkeit frei von gesellschaftlichen Erwartungen zu entfalten und ihre Identität in all ihrer Vielfalt zu erkunden. Diese Herangehensweise fördert nicht nur die Entfaltung individueller Talente, sondern trägt auch dazu bei, stereotype Rollenbilder infrage zu stellen und soziale Barrieren zu überwinden. Dies ist ein zentraler Punkt für Fachkräfte in Kinder- und Jugendpsychiatrie und -psychotherapie, welche die Auswirkungen von starren Geschlechterrollen auf die psychische Gesundheit von Jugendlichen und jungen Erwachsenen verstehen und berücksichtigen müssen.

Ein weiteres zentrales Element eines genderinklusiven Erziehungsansatzes ist die Rolle von Vorbildern. Kinder und Jugendliche orientieren sich stark an den Menschen in ihrem direkten Umfeld, insbesondere an Eltern und Geschwistern. Morawska (2020) betont, dass genderdifferenzierte Vorbilder langfristig die Geschlechtsidentität und die Haltung zu Genderfragen prägen. Eltern, die stereotypes Rollenverhalten bewusst vermeiden und Vielfalt vorleben, tragen dazu bei, ein differenziertes und offenes Verständnis von Geschlechterrollen zu fördern.

Zusammenfassend lässt sich sagen, dass ein genderresponsiver Ansatz nicht nur die individuelle Entwicklung von Kindern und Jugendlichen unterstützt, sondern auch der zunehmenden gesellschaftlichen Diversität gerecht wird. In einer Welt, in der Geschlecht nicht mehr als starre, binäre Kategorie betrachtet wird, sondern als ein fließendes Konzept, bietet dieser Ansatz eine Erziehungsmethode, die allen gerecht werden kann. Er fördert die Entfaltung von Identität und Talenten frei von Einschränkungen und hilft, stereotype Barrieren zu überwinden, während er gleichzeitig die gesellschaftliche Transformation hin zu mehr Gleichberechtigung und Diversität unterstützt.

Ein genderresponsiver Erziehungsansatz trägt zur Förderung individueller Potenziale bei, indem er Geschlechterstereotype reflektiert, soziale Kompetenzen stärkt und eine vielfältige sowie gleichberechtigte Entwicklung unterstützt. Für Fachkräfte in der Kinder- und Jugendpsychiatrie kann dieser Ansatz insbesondere in der diagnostischen Haltung, der Reflexion eigener Rollenzuschreibungen sowie in der Gestaltung therapeutischer Gespräche mit Kindern, Jugendlichen und Familien relevant sein. Weiterführende praxisorientierte Materialien und Konzepte finden sich unter anderem in Handreichungen zur genderresponsiven Pädagogik und geschlechtssensiblen Therapie (z. B. Chapin & Warne, 2020; Riecher-Rössler, 2017).

6.4 Der Einfluss kultureller Faktoren und institutioneller Rahmenbedingungen

Die Erziehung von Kindern und Jugendlichen wird nicht nur durch die Familie, sondern gleichermaßen durch kulturelle und institutionelle Kontexte geprägt. Bhana et al. (2008) zeigen, dass Schulen geschlechtsspezifische Normen entweder verstärken oder hinterfragen können. Mit steigendem Alter erweitern sich die Funktionskreise von Kindern und Jugendlichen: von der Familie hin zu Schulen, Freundeskreisen und kulturellen Einflüssen. Diese Systeme prägen Geschlechterrollen und soziale Erwartungen maßgeblich. Insbesondere im Jugendalter spielen Institutionen eine Schlüsselrolle, da sie einerseits stereotype Rollenbilder reproduzieren, andererseits aber auch Diversität fördern und starre Normen aufbrechen können (Haider, 2019).

Ein bewusster, genderinklusiver Ansatz in Bildung und Kultur ist essenziell, um Jugendliche in ihrer Identitätsbildung und sozialen Kompetenz zu stärken. Dabei können institutionelle Rahmenbedingungen wie geschlechtssensible Unterrichtsgestaltung und spezifische Förderprogramme dazu beitragen, traditionelle Rollenbilder aufzubrechen. Ein Beispiel für geschlechtssensible Ansätze sind Programme zur Förderung von Mädchen in MINT-Fächern, die darauf abzielen, geschlechtsspezifische Stereotype zu überwinden (Europäisches Parlament, 2021). Diese Initiativen setzen daran an, indem sie Mädchen in technische und naturwissenschaftliche Themen einführen, um bereits frühzeitig Barrieren abzubauen. Ebenso wichtig sind Programme, die Jungen dazu ermutigen, sich stärker in sozialen Berufen wie Pflege oder Sozialer Arbeit zu engagieren, was die gesellschaftliche Erwartung von »männlicher« Unabhängigkeit und »weiblicher« Fürsorge hinterfragt (Holtermann & Eggemann, o. J.). Für Fachkräfte in der Arbeit mit Kindern und Jugendlichen, insbesondere in den Bereichen Medizin, Psychologie, Soziale Arbeit und Kinder- und Jugendpsychiatrie, sowie für Lehrende in entsprechenden Ausbildungsprogrammen ist es von zentraler Bedeutung, die Wechselwirkungen zwischen kulturellen und institutionellen Rahmenbedingungen zu verstehen. Ein geschlechtersensibler Ansatz in diesen Bereichen fördert die Identitätsentwicklung der jungen Menschen und stärkt ihre soziale Kompetenz.

Erziehung wird maßgeblich von kulturellen und institutionellen Kontexten beeinflusst, die sowohl geschlechtsspezifische Normen verstärken als auch hinterfragen können.

Zudem existieren signifikante kulturelle Unterschiede, die geschlechtsspezifische Erziehungsmuster beeinflussen. He und Kolleg*innen (2021) untersuchten beispielsweise die Erziehungsmuster in Shanghai und den Vereinigten Staaten. In China wird oft eine Mischung aus kollektivistischen und individualistischen Ansätzen verfolgt, wobei die Familie großen Einfluss auf die Lebensentscheidungen der Kinder hat. Gleichzeitig zeigt sich eine stärkere Akzeptanz geschlechtsspezifischer Rollenzuweisungen in der frühen Kindheit. Im Gegensatz dazu liegt in den Vereinigten Staaten der Fokus stärker auf Individualismus und persönlicher Freiheit, was jedoch nicht automatisch bedeutet, dass traditionelle Rollenbilder keine Rolle spielen. In beiden Kontexten wird deutlich, dass kulturelle Werte die Art und Weise beeinflussen, wie Geschlechterrollen vermittelt werden. Ein interessantes Ergebnis von He et al. (2021) ist, dass trotz kultureller Unterschiede Faktoren wie Bildungshintergrund und wirtschaftlicher Status häufig größeren Einfluss auf Erziehungspraktiken haben. So neigen Eltern mit höherem Bildungsgrad eher dazu, geschlechtsneutrale Erziehungsansätze zu verfolgen, unabhängig von ihrer kulturellen Herkunft. Gleichzeitig zeigt die Forschung, dass ein schlechterer sozioökonomischer Status oftmals mit traditionelleren Erziehungspraktiken einhergeht. Eltern in wirtschaftlich angespannten Verhältnissen sind mit Herausforderungen wie finanziellen Sorgen, eingeschränktem Zugang zu Bildungsressourcen oder erhöhtem Alltagsstress konfrontiert, was dazu führen kann, dass sie sich stärker an traditionellen Geschlechterrollen orientieren. Diese bieten in unsicheren Kontexten eine stabile Orientierung und klare Rollenzuweisung (Lühe et al., 2016).

Diese Erkenntnis betont die Bedeutung übergreifender struktureller Einflüsse, die sich auf geschlechtsspezifische Erziehungsmuster auswirken können. Institutionen wie Schulen, Freizeitorganisationen und kommunale Programme spielen eine wesentliche Rolle bei der Förderung individueller Potenziale und der kritischen Hinterfragung gesellschaftlicher Geschlechternormen. Geschlechtssensible Bildungsprogramme, die Diversität und Inklusion betonen, tragen dazu bei, stereotype Denkweisen abzubauen und ein respektvolles Miteinander zu fördern. Ein besonders starkes Potenzial für Veränderungen liegt in kulturellen oder religiösen Gemeinschaften, die Räume bieten, in denen traditionelle Geschlechterrollen hinterfragt werden können, ohne die kulturelle Identität zu gefährden.

In klinischen Kontexten, beispielsweise in der Kinder- und Jugendpsychiatrie, kann ein geschlechtssensibler Ansatz besonders für Kinder und Jugendliche von Bedeutung sein, die aufgrund gesellschaftlicher Rollenerwartungen mit zusätzlichen Belastungen konfrontiert sind. Kinder, die von traditionellen

Geschlechterrollen stark geprägt wurden oder unter dem Druck leiden, gesellschaftliche Erwartungen zu erfüllen, können psychische Belastungen entwickeln (Tillery et al., 2022). Diese belastenden Stereotype können das emotionale Wohlbefinden und die Entwicklung des Selbstwertgefühls erheblich beeinträchtigen (Heller, 2008).

In therapeutischen Settings, etwa bei Kindern mit emotionalen oder sozialen Schwierigkeiten, könnte ein genderresponsiver Ansatz dabei helfen, die inneren Konflikte zu bearbeiten, die durch diese Erwartungen entstehen. Zum Beispiel könnten Jungen in einer psychotherapeutischen Sitzung lernen, ihren Gefühlen mehr Ausdruck zu verleihen, während Mädchen unterstützt werden, ihre Unabhängigkeit und Durchsetzungsvermögen zu entwickeln. Diese Ansätze berücksichtigen die besonderen Belastungen, die mit den tradierten Geschlechterrollen und den damit verbundenen gesellschaftlichen Erwartungen einhergehen. Sie bieten Kindern und Jugendlichen eine Gelegenheit, ihre Identität freier und ohne Angst vor gesellschaftlicher Ablehnung zu entwickeln, was für ihre gesunde psychosoziale Entwicklung und für ihre langfristige Lebensqualität von entscheidender Bedeutung ist (Riecher-Rössler, 2017).

Ein geschlechtssensibler Ansatz in klinischen Kontexten hilft, durch gesellschaftliche Rollenerwartungen bedingte psychische Belastungen zu reduzieren und die Identitätsentwicklung zu unterstützen.

Das Robert Koch-Institut untersuchte in der Studie »Health Behaviour in School-Aged Children (HBSC) 2017/18« den Zusammenhang zwischen traditioneller Geschlechterrollenorientierung und Körperzufriedenheit bei Jugendlichen. Die Ergebnisse zeigten, dass eine starke Orientierung an traditionellen Geschlechterrollen mit einer geringeren Körperzufriedenheit einhergeht, was auf die negativen Auswirkungen solcher Stereotype auf das Selbstbild hindeutet (Finne et al., 2020). Für Fachkräfte in der Medizin, Psychologie und Sozialen Arbeit sowie für Lehrende, die sich mit geschlechtssensibler Diagnostik und Therapie auseinandersetzen, ist es wichtig, über die reine Anerkennung dieser Probleme hinauszugehen.

Ein geschlechtssensibler Ansatz erfordert gezielte Interventionen, die Kindern und Jugendlichen helfen, sich von starren gesellschaftlichen Normen zu befreien und ihre individuelle Identität zu entwickeln. In der therapeutischen

Praxis bedeutet dies unter anderem, sichere und wertfreie Räume zu schaffen, in denen Kinder und Jugendliche ihre Geschlechtsidentität frei explorieren können. Besonders in therapeutischen Kontexten sollten Fachkräfte darauf achten, nicht in stereotype Rollenzuweisungen zu verfallen. Dies kann durch bewusste Reflexion der eigenen Haltung gegenüber Geschlechterrollen unterstützt werden, etwa durch die Auseinandersetzung mit eigenen Geschlechterbildern, durch Supervision, Fortbildungen oder kollegialen Austausch über stereotype Zuschreibungen im therapeutischen Alltag. Ein oft übersehener Aspekt in der klinischen Praxis sind die Materialien, die in der Arbeit mit Kindern und Jugendlichen verwendet werden. Bei der Auswahl von Spiel- und Therapiematerialien sollte darauf geachtet werden, stereotype Darstellungen von Geschlecht zu vermeiden, die eine unreflektierte Prägung der Kinder durch geschlechterstereotype Normen begünstigen könnten. Darüber hinaus haben psychotherapeutische Ansätze wie die kognitive Verhaltenstherapie (KVT) oder die Systemische Therapie die Möglichkeit, gezielt auf geschlechtsspezifische Belastungen einzugehen. Zum Beispiel können in der Systemischen Therapie familiäre Dynamiken, die starre Geschlechterrollen fördern, thematisiert und durchbrochen werden.

Gleichzeitig ist es entscheidend, Eltern und Bezugspersonen für die Bedeutung einer genderinklusiven Erziehung zu sensibilisieren, um langfristige Veränderungen in den Lebenswelten der Kinder zu bewirken. Ein genderresponsiver Ansatz in der Therapie stärkt Kinder und Jugendliche unabhängig von Geschlechterstereotypen in ihrer emotionalen Ausdrucksfähigkeit, sozialen Kompetenz und Autonomie. Gleichermaßen sollte in der Elternarbeit darauf geachtet werden, Eltern aktiv über geschlechtsinklusive Erziehungsansätze zu informieren und sie in der Umsetzung zu unterstützen. Damit wird ein Verständnis dafür erreicht, wie wichtig es ist, die Entfaltung des Kindes in einem Umfeld zu fördern, das nicht von gesellschaftlichen Erwartungen eingeengt wird.

Ein geschlechtssensibler Ansatz in der Arbeit mit Kindern und Jugendlichen, der sowohl die therapeutische Praxis als auch die Elternarbeit umfasst, fördert die emotionale Ausdrucksfähigkeit, die soziale Kompetenz und die Autonomie der Kinder und Jugendlichen. Dies trägt dazu bei, Barrieren abzubauen, die durch starre Geschlechterbilder entstehen, und ermöglicht eine gesunde Identitätsentwicklung, die unabhängig von gesellschaftlichen Stereotypen erfolgt. Fachkräfte, die sich mit diesem Thema beschäftigen, sei es in der klinischen Praxis, in der Ausbildung oder in der Forschung, können durch die Implementierung solcher Ansätze einen wichtigen Beitrag zur Förderung der

Entwicklung von Kindern und Jugendlichen leisten. Ein geschlechtssensibler Ansatz im klinischen Kontext ist nicht nur ein therapeutisches Werkzeug, sondern auch eine langfristige Investition in das Wohl und die Selbstbestimmung der kommenden Generationen.

Die Implementierung genderinklusiver Ansätze, sowohl in der Erziehung als auch in therapeutischen Kontexten, trägt langfristig zu einer gesunden psychosozialen Entwicklung und zu einer respektvollen, offenen Gesellschaft bei.

6.5 Fazit und Ausblick

Die geschlechtsspezifische Erziehung bleibt ein komplexes und dynamisches Thema, das sowohl von gesellschaftlichen, kulturellen als auch individuellen Faktoren beeinflusst wird. Gesellschaftliche Megatrends, wie z. B. die Bedeutung gut ausgebildeter Frauen für den Arbeitsmarkt, haben in unterschiedlichen Epochen die geschlechtsspezifische Erziehung stets geprägt. In sozialen Netzwerken lässt sich mit dem Wiedererstarken des Autoritarismus auch eine Art Kulturkampf männlicher Jugendlicher beobachten, die um ihre Deklassierung fürchten. Auf Telegram und anderen Plattformen werden traditionelle Rollenbilder idealisiert und Geschlechtsidentitätsprobleme einerseits dramatisiert, andererseits tabuisiert (Urman & Katz, 2022).

Ein häufiges Motiv in rechts geprägten medialen Diskursen ist der Vorwurf einer sogenannten »Frühsexualisierung« von Kindern im Kindergarten- und Grundschulalter, die als Ursache einer vermeintlichen Verunsicherung von Geschlechtsidentität konstruiert wird (Kuhar & Paternotte, 2017). Generell verlieren zwar traditionelle Geschlechterstereotype immer weiter an Bedeutung (Davis & Greenstein, 2009), gerade diese eben skizzierte ideologische Debatte macht aber deutlich, dass eine genderresponsiven Erziehung weiterhin notwendig ist.

Zu fordern ist eine genderresponsive Erziehung, die individuell auf die Potenziale und Bedürfnisse von Kindern und Jugendlichen eingeht. Eine solche Herangehensweise fördert die Entfaltung von Talenten unabhängig vom Geschlecht und unterstützt die kritische Auseinandersetzung mit gesellschaftlichen Normen. Die Forschung zeigt, dass geschlechtsspezifische Erziehung nach wie vor Auswirkungen auf die Entwicklung von Kindern hat, da sie oft stereotype

Verhaltensmuster verstärkt. Auf der anderen Seite sorgt eine geschlechtsneutrale Erziehung für mehr Freiheit, indem sie Kindern ermöglicht, sich ohne Einschränkungen durch Geschlechterrollen zu entwickeln.

Die geschlechtsspezifische Erziehung bleibt ein komplexes und dynamisches Thema, das durch gesellschaftliche, kulturelle und individuelle Faktoren beeinflusst wird. Ein genderresponsiver Ansatz vereint die Vorteile von geschlechtsspezifischer und -neutraler Erziehung, indem er die individuellen Potenziale fördert und gleichzeitig gesellschaftliche Normen hinterfragt.

Ein genderresponsiver Ansatz kann mehr als ein Kompromiss sein, da er beide Ansätze vereint: Er berücksichtigt geschlechtsspezifische Unterschiede, ohne in stereotype Rollenzuschreibungen zu verfallen, und fördert gleichzeitig die individuelle Entfaltung jedes Kindes unabhängig von Geschlechtererwartungen.

Insbesondere in der Kinder- und Jugendpsychiatrie und -psychotherapie ist dieser Ansatz von besonderer Relevanz, da er den spezifischen Belastungen Rechnung trägt, die aus gesellschaftlichen Geschlechterstereotypen resultieren. Kinder und Jugendliche, die mit Rollenstereotypen ringen, können durch einen genderresponsiven Ansatz gezielt unterstützt werden. Therapeut*innen in therapeutischen und beraterischen Settings haben die Aufgabe, geschützte Räume zu schaffen, in denen Kinder ihre Identität unabhängig von gesellschaftlichen Erwartungen erforschen können. Gleichzeitig wird den Bezugspersonen vermittelt, wie geschlechtssensible Erziehungsansätze die psychische Gesundheit und Entwicklung der Kinder fördern können. Angesichts der zunehmenden Vielfalt und Dynamik von Geschlechtern in der modernen Gesellschaft ist dieser Ansatz in therapeutischen und beraterischen Setting besonders wichtig und vielversprechend, um eine gerechtere und inklusivere Zukunft zu ermöglichen.

6.6 Autorin und Autor

PD Dr. Franziska Köhler-Dauner Leitung der Sektion »(Frühe) Bildung, Frühe Hilfen, Jugendhilfe und Inklusion« sowie wissenschaftliche Mitarbeiterin und wissenschaftliche Koordinatorin des Kompetenzbereichs Prävention Psychische Gesundheit an der Klinik für Kinder- und Jugendpsychiatrie, Psychosomatik und Psychotherapie, Universitätsklinikum Ulm.

Prof. Dr. Jörg M. Fegert ist Ärztlicher Direktor der Klinik für Kinder- und Jugendpsychiatrie, Psychosomatik und Psychotherapie, Universitätsklinikum Ulm, und Präsident (2023–2027) der europäischen Fachgesellschaft European Society for Child and Adolescent Psychiatry (ESCAP).
E-Mail: joerg.fegert@uniklinik-ulm.de

6.7 Literaturverzeichnis

Bhana, D.; Morrell, R.; Shefer, T. et al. (2008): Pregnant girls and young parents in South African schools. In: Perspectives in Education, 26 (4), S. 91–100. Online verfügbar unter: https://www.jstor.org/stable/27739402 (12.12.2025).

Blakemore, J. E. O.; Centers, R. E. (2005): Characteristics of boys' and girls' toys. In: Sex Roles: A Journal of Research, 53 (9–10), S. 619–633. doi:10.1007/s11199-005-7729-0

Chapin, J.; Skovgaard, M.; Warne, V. (2020): Integrating Gender Responsive Pedagogy into Higher Education: Our approach. UK: INASP. Online verfügbar unter: https://www.inasp.info/sites/default/files/2021-01/Gender%20responsive%20pedagogy%20Approach%20paper.pdf (12.12.2025).

Chapin, J.; Warne, V. (2020): Gender Responsive Pedagogy in Higher Education: A framework. UK: INASP. Online verfügbar unter: https://www.inasp.info/sites/default/files/2021-01/Gender%20responsive%20pedagogy%20Framework%20paper.pdf (12.12.2025).

Chaplin, T. M.; Aldao, A. (2013): Gender differences in emotion expression in children: A meta-analytic review. In: Psychological Bulletin, 139 (4), S. 735–765. doi:10.1037/a0030737

Davis, S. N.; Greenstein, T. N. (2009): Gender ideology: Components, predictors, and consequences. In: Annual Review of Sociology, 35, S. 87–105. doi:10.1146/annurev-soc-070308-115920

Diamond, L. M. (2020): Gender fluidity and nonbinary gender identities among children and adolescents. In: Child Development Perspectives, 14 (2), S. 110–115. doi:10.1111/cdep.12366

Dittman, C. K.; Keown, L. J.; Sanders, M. R. et al. (2022): Revisiting gendered parenting of adolescents: Understanding its effects on psychosocial development. In: Journal of Adolescence, 88, S. 114–127. doi:10.1007/s12144-022-03536-7

Endendijk, J. J.; Groeneveld, M. G.; Bakermans-Kranenburg, M. J. et al. (2016): Gender-differentiated parenting revisited: Meta-analysis reveals very few differences in parental control of boys and girls. In: PLOS ONE, 11 (7), e0159193. doi:10.1371/journal.pone.0159193

Europäisches Parlament (2021): Bericht zur Förderung der Gleichstellung von Frauen und Männern in Ausbildung und Beruf im Bereich Mathematik, Informatik, Naturwissenschaften und Technik (MINT). Belgien: Europäisches Parlament. Online verfügbar unter: https://www.europarl.europa.eu/doceo/document/A-9-2021-0163_DE.html (12.12.2025).

Finne, E.; Schlattmann, M.; Kolip, P. (2020): Geschlechterrollenorientierung und Körperzufriedenheit im Jugendalter – Querschnittergebnisse der HBSC-Studie 2017/18. In: Gesundheitswesen, 82 (10), S. 801–808. doi:10.1055/a-1174-8791

Haider, A. J. (2017): Der Einfluss von Geschlechterstereotypen im sekundären Bildungsbereich: Empirische Erhebung über die Wirksamkeit von geschlechtsspezifischer Sozialisation und Geschlechterstereotypen auf den Unterricht und die Interessen von Berufsmaturantinnen und Maturantinnen in Lehre. Österreich: Universität Graz. Online verfügbar unter: https://unipub.uni-graz.at/obvugrhs/content/titleinfo/3592957/full.pdf (12.12.2025).

He, H.; Usami, S.; Rikimaru, Y. et al. (2021): Cultural roots of parenting: Mothers' parental social cognitions and practices from Western US and Shanghai/China. In: Frontiers in Psychology, 12, 565040. doi:10.3389/fpsyg.2021.565040

Heller, J. (2008): Einfluss der Geschlechtsrollenorientierung auf das Selbstwertgefühl und Wohlbefinden. Deutschland: Ludwig-Maximilians-Universität München. Online verfügbar unter: https://edoc.ub.uni-muenchen.de/9262/1/Heller_Julia.pdf (12.12.2025).

Holtermann, D.; Eggemann, R. (o. J.): Boys in Care: Methodensammlung zur Förderung von Jungen in sozialen Berufen. Deutschland: Boys in Care. Online verfügbar unter: https://www.boys-in-care.eu/fileadmin/BIC/Germany/Boys_in_Care_Methodensammlung.pdf (12.12.2025).

Jirout, J. J.; Newcombe, N. S. (2015): Building blocks for developing spatial skills: Evidence from a large, representative U.S. sample. In: Psychological Science, 26 (3), S. 302–310. doi:10.1177/0956797614563338

Kamdar, N.; Patel, R. (2023): Gender-specific differences in parenting: Exploring attitudes towards gender-responsive parenting. In: Journal of Family Studies, 29 (1), S. 45–60. Online verfügbar unter: https://www.researchgate.net/publication/373935618_gender-specific_differences_in_parenting_exploring_attitudes_towards_gender-responsive_parenting/fulltext/6504550c9fdf0c69dfcdd513/gender-specific-differences-in-parenting-exploring-attitudes-towards-gender-responsive-parenting.pdf (Zugriff: 12.12.2025).

Leopoldina. Nationale Akademie der Wissenschaften (2024): Selbstregulation stärken – Wissenschaftliche Empfehlungen zur Förderung von Kompetenzen für das Leben. Halle, Saale: Leopoldina. Online verfügbar unter: https://www.leopoldina.org/fileadmin/redaktion/Publikationen/Nationale_Empfehlungen/2024_Stellungnahme_Selbstregulation.pdf (12.12.2025).

Lühe, J.; Becker, M.; Neumann, M. et al. (2016): Geschlechtsspezifische Leistungsunterschiede in Abhängigkeit der sozialen Herkunft. Eine Untersuchung zur Interaktion zweier sozialer Kategorien. In: Zeitschrift für Erziehungswissenschaft, 20 (3), S. 499–519. doi:10.1007/s11618-017-0761-1

Morawska, A. (2020): The effects of gendered parenting on child development outcomes: A systematic review. In: Clinical Child and Family Psychology Review, 23 (4), S. 553–576. doi:10.1007/s10567-020-00321-5

Riecher-Rössler, A. (2017): Geschlechtsspezifische Aspekte in der Psychotherapie. In: Psychotherapie, Psychosomatik, Medizinische Psychologie, 67 (3–4), S. 105–112. Online verfügbar unter: https://edoc.unibas.

ch/65099/1/20180620100512_5b2a0ab-885fca.pdf (12.12.2025).

Shonkoff, J. P.; Phillips, D. A. (Hg.) (2000): From Neurons to Neighborhoods: The Science of Early Childhood Development. National Academies Press. doi:10.17226/9824

Simons, R. L. (1992): Gender differences in the intergenerational transmission of parenting beliefs. In: Journal of Family Psychology, 6 (3), S. 256–267. Online verfügbar unter: https://www.jstor.org/stable/353164 (12.12.2025).

Starrels, M. E. (1994): Gender differences in parent-child relations. In: Journal of Family Issues, 15 (1), S. 148–165. Online verfügbar unter: https://deepblue.lib.umich.edu/handle/2027.42/66938 (12.12.2025).

Tillery, L. M.; Cohen, J. R.; DeSouza, E. R. (2022): Gender norms and mental health: A meta-analysis of findings on internalization of gender norms and depression in adolescents. In: Journal of Youth and Adolescence, 51 (4), S. 690–703. doi:10.1007/s10964-021-01501-6

Urman, A.; Katz, S. (2022): What they do in the shadows: examining the far-right networks on Telegram. In: Information, Communication & Society, 25(7), S. 904–923. doi:10.1080/1369118X.2020.1803946

7 Sexualpädagogische Konzeption und Arbeit in der Kinder- und Jugendpsychiatrie

Braucht's das auch noch?

Eliana Schiele & Sophia Bardt

Sexualpädagogische Konzeption verbindet in der kinder- und jugendpsychiatrischen Arbeit individuelle Therapie und Behandlung mit geschlechtsspezifischen Besonderheiten und adressiert dabei die besondere Vulnerabilität von Kindern und Jugendlichen mit psychiatrischen Störungsbildern. Die Sexualpädagogik hat dabei immer einen präventiven und lebensweltorientierten Charakter.

Lernziele: Besonderheiten von Kindern und Jugendlichen mit psychiatrischen Störungsbilder sexualpädagogisch adressieren und sie in der Bewältigung ihrer Entwicklungsaufgaben begleiten.
Schlagworte: **Sexualpädagogik, Konzeption, geschlechtsspezifische Angebote, Prävention**

7.1 Indikation für sexualpädagogische Arbeit in der KJP

Bei einer Behandlung in der Kinder- und Jugendpsychiatrie dürfen sexualpädagogische Themen nicht ausgeklammert werden. Die individuelle Behandlung und Unterstützung setzen eine geschlechtssensible Betrachtungsweise durch das interdisziplinäre Team und das Arbeiten nach geschlechtssensiblen pädagogischen Ansätzen voraus. Ein sexualpädagogisches Konzept hilft allen Mitarbeitenden, Handlungssicherheit zu entwickeln.

Die Sexualpädagogik ist ein Teilbereich der Pädagogik, »welche sowohl die sexuelle Sozialisation als auch die intentionale erzieherische Einflussnahme auf die Sexualität von Menschen erforscht und wissenschaftlich reflektiert« (Sielert, 2015, S. 12). Grundlage ist hierbei die Annahme, dass jeder Mensch von Geburt an ein sexuelles Wesen ist und die Sexualität sowohl in körperlichen, psychologischen und sozialen Aspekten nicht losgelöst vom Menschsein betrachtet werden kann. Diese Annahme bezieht sich auf den Menschen in jedem Lebensalter, weshalb bei der Vermittlung von sexueller Bildung der Fokus auf altersentsprechenden und lebensphasenabhängigen Inhalten und Methoden liegen muss.

Wichtig hierbei ist: Sexualpädagogische Angebote sind immer freiwillig. Es bedarf keiner provokanten Grenzüberschreitungen (sei es inhaltlich, verbal oder durch erzwungene Teilnahme). Ganz im Gegenteil ist das Ziel, offene Fragen in einem geschützten Rahmen zu klären, Horizonterweiterungen zu ermöglichen und einen möglichst wertfreien Raum für die eigene Identitäts- und Bedürfnisentwicklung zu schaffen.

Ein förderndes Umfeld in der KJP wird durch eine Sexualpädagogik der Vielfalt geschaffen. Die Sexualpädagogik der Vielfalt beinhaltet eine diskriminierungssensible Betrachtungsweise. Der Mensch steht ganzheitlich im Fokus. Er wird in der Gesamtheit seiner Rollen, die er im Leben einnimmt, betrachtet. Die Grundlage der sexualpädagogischen Vielfalt ist hierbei »keine Defizit- oder Minderheitenperspektive, sondern eine Macht- und Differenzierungsperspektive« (Tuider et al., 2012, S. 18). Die Sexualpädagogik der Vielfalt versucht dadurch, heteronormative[1] Strukturen abzubauen, »menschliche Begegnung und Anziehung nicht nur auf Aspekte des Begehrens und der Genitalität« zu reduzieren (Sielert, 2015, S. 86). (Selbst-)Reflexion und (macht-)kritische Auseinandersetzungen mit gesellschaftlichen Normen und Werten bilden die Grundlage für erfolgreiches sexualpädagogisches Handeln.

Ziel der sexualpädagogischen Arbeit ist die Unterstützung der individuellen Identitätsentwicklung, die Förderung von Inklusion und Wertschätzung sowie die Herstellung eines Wissensstands zu Körper, Sexualität und Beziehungen, durch die Kinder und Jugendliche ihre eigene Haltung herausbilden können. Das Thema in einer kinder- und jugendpsychiatrischen Behandlung auszuklammern, wäre eher kontraproduktiv, da es in den psychosexuellen Entwicklungsschritten von Kindern und Jugendlichen sehr präsent ist.

1 Heteronormativität bezeichnet die Annahme, dass alle Menschen heterosexuell sind und es nur zwei Geschlechter gibt. Der Wortteil Normativität betont die gesellschaftliche Normvorgabe und Regelhaftigkeit (Friedrich-Ebert-Stiftung, o. J.).

7.2 Spezifische Herausforderungen

Kinder und Jugendliche müssen verschiedene Entwicklungsaufgaben bewältigen. Der Bereich der Sexualitätsentwicklung ist besonders für psychisch kranke Kinder und Jugendliche eine große Herausforderung und erfordert eine unterstützende und wohlwollende pädagogische Begleitung.

Die besonderen Herausforderungen bei sexualitätsbezogenen Themen sind folgende:

Identitäts- und Selbstwertprobleme: Psychiatrischen Symptomen liegt häufig ein mangelnder Selbstwert zugrunde. Die Gründe hierfür sind vielfältig und entstehen über Sozialisierungsprozesse hinweg. Die Kinder und Jugendlichen haben negative Glaubenssätze verinnerlicht, durch die es für sie schwieriger ist, ihre Identität und einen positiven Bezug zu sich selbst – sei es auf physischer oder psychischer Ebene – zu entwickeln. Dies zeigt sich auch im Bereich der Sexualität und des Geschlechts. Teil der sexualpädagogischen Arbeit ist die Förderung einer akzeptierenden Haltung zu sich selbst und damit verbunden auch des eigenen Körpers. Ebenso häufig beeinträchtigt ist die Fähigkeit, Hoffnung und Vertrauen in sich und in die Zukunft zu haben. Betroffene können bei der Entwicklung positiver und selbstbestimmter Zukunftsentwürfe mithilfe sexualpädagogischer Ansätze unterstützt werden.

Wissenslücken und Fehlinformationen: Kinder und Jugendliche sowie auch Erwachsene sind im Alltag mit Tabus und Mythen in Bezug auf Sexualität konfrontiert. Über soziale Medien verbreiten sich Falschinformationen viel schneller und sind schwieriger aufzubrechen, da die erreichte Zielgruppe schnell sehr groß ist und viele Menschen in kurzer Zeit diese Inhalte konsumieren können. Durch fehlende Vertrauenspersonen, Schamgefühle oder die Tabuisierung sexualitätsbezogener Themen und mangelnde Medienkompetenz kann es zur Verinnerlichung verzerrter Informationen über Sexualität und Beziehungen kommen. Des Weiteren zeigen sich Schwierigkeiten bei der Unterscheidung zwischen *funktionalen und dysfunktionalen Beziehungen*. Dies lässt sich einerseits auf die erlebten Beziehungsprägungen der Kinder und Jugendlichen zurückführen, jedoch auch darauf, dass es wenig Aufklärung über Beziehungen generell gibt. Ein Großteil der Jugendlichen ist in ihren ersten romantischen Beziehungen von Gewalt betroffen (»Teen Dating Violence«), kann dies jedoch nicht direkt als solche einsortieren und sich dadurch schlecht schützen (Beltramini, 2022).

Beeinträchtigung der Beziehungsfähigkeit: Das Bindungsverhalten von Kindern und Jugendlichen mit psychischen Erkrankungen weist häufig Besonderheiten auf. Viele von ihnen haben Schwierigkeiten, Vertrauen aufzubauen. Dies kann gemeinsam mit der Angst vor Nähe oder Ablehnung sowie der Vermeidung von Intimität (bspw. durch Traumata) auftreten. In vielen Beziehungen existieren abhängigkeitsfördernde Muster oder die Betroffenen zeigen Beeinträchtigungen in der sozialen Interaktion. Es fällt ihnen teils schwer, eigene Grenzen und die von anderen wahrzunehmen und damit adäquat umzugehen.

Erhöhte Vulnerabilität für Grenzverletzungen: Einige Gruppen an Kindern und Jugendlichen sind besonders vulnerabel für sexualisierte Gewalt. Ein weibliches Geschlecht, aber auch das Vorhandensein geistiger und körperlicher Behinderungen erhöhen das Risiko, von sexualisierter Gewalt betroffen zu sein. Weitere Gefährdungsfaktoren sind das frühe Erleben von Gewalt (sexualisiert, emotional oder körperlich), problematische familiäre Situationen, schlechte schulische Leistungen, riskantes Sexualverhalten, externalisierende Verhaltensweisen und Konsum von Alkohol und Drogen (Allroggen & Hoffmann, 2022). Zusätzlich treten bei Jugendlichen, die selbst sexualisierte Gewalt erfahren haben, signifikant häufiger sexuelles Risikoverhalten, Teenagerschwangerschaften, sexuelle Verhaltensauffälligkeiten, sexuelle Ausbeutung, veränderte sexuelle Überzeugungen und Einstellungen und Verstöße gegen das Sexualstrafrecht auf (Schulte, 2021). Das Einfordern von Unterstützung löst für Betroffene häufig ein Schamgefühl oder die Angst aus, »zu viel zu sein«.

Im Umgang mit diesen Personengruppen benötigen Fachkräfte ein hohes Maß an Sensibilität. Sexualpädagogische Ansätze können dazu beitragen, dass die Kinder und Jugendlichen eine neue Beziehung zu ihrem Körper aufbauen und ihre Grenzen kennenlernen und kommunizieren können.

Auswirkungen psychischer Erkrankungen auf Sexualität: Belastende Abweichungen im Sexualverhalten sind teils auch Symptome psychiatrischer Störungsbilder. Dazu gehören z. B. verminderte Libido bzw. sexueller Interessensverlust, sexuelle Dysfunktionen sowie obszessives Sexualverhalten oder sexuelles Risikoverhalten. Dies sollte Bestandteil einer umfangreichen *Anamnese* sein und im Verlauf unter sexualpädagogischen Ansätzen eingeschätzt und professionell begleitet werden. Dies bedeutet, Umgangsweisen mit den Symptomen zu erarbeiten oder alternative Strategien für das Erleben von Lust und Sinnlichkeit mit der betroffenen Person zu entwickeln. Bei Grenzüberschreitungen gegenüber anderen Personen oder bei Verstößen gegen das Strafrecht wird durch die Sexualpädagogik eine klare Haltung vermittelt.

Ebenso haben diverse Psychopharmaka Nebenwirkungen, die das Ausleben der Sexualität beeinflussen. Diese wiederum sind häufig der Grund für den Abbruch der Medikamenteneinnahme und werden leider häufig aus Scham und mangelnder Kommunikation bei der Aufklärung verschwiegen. Bei der Einnahme von Antidepressiva, z. B. Fluoxetin, lassen sich Prävalenzen von sexuellen Libidostörungen finden. Auch Antipsychotika haben häufig hemmende Wirkung auf das sexuelle Verlangen (Ramsauer, 2024). Kinder und Jugendliche haben ein Recht darauf, über die Nebenwirkungen von Medikationen umfänglich aufgeklärt zu werden. Hierbei ist es notwendig, das sexualpädagogische Grundlagen allen in die Behandlung involvierten Berufsgruppen bekannt sind und diese eine einheitliche Haltung vertreten. Nur so kann ein vertrauensvoller Rahmen für einen schambefreiten Austausch geschaffen werden.

Stigmatisierung und Tabuisierung: Gesellschaftliche Tabus über psychische Erkrankung und Sexualität und ableistische[2] Haltungen sind nach wie vor weitverbreitet. Ebenso von Bedeutung sind die verbreitete Stigmatisierung und damit verbundene Tabuisierung von psychischen Erkrankungen.

Dadurch suchen sich Kinder und Jugendliche seltener Hilfe oder werden in ihren Problematiken von ihrem Lebensumfeld weniger ernst genommen, sodass es hier häufig an Unterstützung fehlt.

Im Bereich der Sexualität von psychisch kranken Personen kommt es somit zu einer mehrfachen Stigmatisierung. Sexualpädagogische Ansätze sollen diese Thematiken für alle am Behandlungsprozess beteiligten Personen besprechbar machen.

7.3 Geschlechtsspezifische Besonderheiten

Im Folgenden werden die geschlechtsspezifischen Besonderheiten betrachtet. Doch was bedeutet das eigentlich?

Unterschieden wird im Folgenden zwischen Jungen und Mädchen, wobei hierbei die Sozialisierung als Junge bzw. Mädchen in einer zweigeschlechtlich geordneten Welt gemeint ist, und nicht die selbstgewählte bzw. empfundene Geschlechtsidentität. Es ist jedoch bereits seit den 1980er Jahren bekannt, dass es mehr als diese zwei Geschlechter gibt (Voß, 2010). Als sexualpädagogischer Grundsatz ist es wichtig, dies anzuerkennen. Der dritte Abschnitt im folgenden Text thematisiert Besonderheiten von Kindern und Jugendlichen, die sich außerhalb des binären Spektrums verorten oder deren Sexualität außerhalb der heterosexuellen Norm liegt.

---

2 Der Begriff Ableismus beschreibt eine Form der Diskriminierung zwischen Menschen, die als gesund gelten, und Menschen mit Behinderungen bzw. gesundheitlichen Einschränkungen (Arnade, 2018).

Jungen stehen in ihrer sexuellen Entwicklung vor zahlreichen Herausforderungen. Diese sind neben den einzelnen Lebensphasen und der psychosexuellen Entwicklung auch von gesellschaftlichen Erwartungen und den Einflüssen der (sozialen) Medien geprägt. Ein zentrales Problem ist hierbei das Zusammenspiel von gesellschaftlichem Druck und Erwartungshaltungen an Jungen, die durch stereotype Zuschreibungen unter dem kulturell sehr diversen Konzept »Männlichkeit« geprägt sind. Männlichkeit wird in europäischen Ländern häufig mit Stärke, Dominanz, Zurückhaltung von Emotionen sowie dem Schönheitsideal eines starken, muskulösen Körpers assoziiert. Durch die Erwartungshaltung männlicher Dominanz sind Jungen oft mit dem Druck konfrontiert, »den ersten Schritt machen zu müssen«. Dies bezieht sich sowohl auf den Bereich partnerschaftlicher Beziehungen, Dates/Kennenlernen sowie das Ausleben von Sexualität. Damit einher geht das Bild eines unablässig sexuell aktiven Mannes. Jungen, die hierbei eher Zurückhaltung und Verunsicherung zeigen, werden als »nicht richtig männlich« oder »schwul« bezeichnet und häufig von der eigenen Peergroup abgewertet. Daraus resultiert Angst davor, nicht richtig männlich zu sein, wodurch viele Jungen zusätzlich unter Druck geraten und Homophobie reproduziert wird.

Die stereotype Vorstellung von Männlichkeit und das gleichzeitige Abwerten von Weiblichkeit führen dazu, dass Jungen im Ausleben ihrer Emotionen eher destruktive Strategien wählen, da konstruktive, empathische Strategien eher weiblich konnotiert sind (Heiliger, 2000). Ein offener Austausch über die eigenen Gefühle sowie das Verstehen von eigenen und fremden Emotionen ist daher häufig mit Schwierigkeiten und Hemmnissen verbunden. Unsicherheiten und Grenzen werden selten benannt. Daraus resultiert, dass sexualitätsbezogene Fragen im schulischen oder familiären Kontext häufig nicht gestellt werden.

Eine Grundlage hierfür liegt auch in der Schule selbst: Schulische Sexualaufklärung von Jungen fokussiert nach wie vor zu oft ausschließlich auf anatomische, präventive Aspekte. Emotional-soziale Themen werden selten behandelt und von Jungen auch weniger eingefordert. Das öffentliche Bekennen von Nichtwissen und eigenen Unsicherheiten wird als schwach und »unmännlich« wahrgenommen. Hier fungieren Internet oder soziale Medien häufig als Orientierungs- und Unterstützungsmöglichkeit, können jedoch auch zu Stigmatisierungserfahrungen führen. Durch den Wandel von Geschlechterrollen zeigen sich vor allem im Bereich der Definition von Männlichkeit Widersprüche zwischen dem stereotypen (veralteten) Bild von Männlichkeit und der gesellschaftlichen Forderung nach einem »neuen« Männlichkeitsbild. Dieses neue Bild verlangt nach mehr Flexibilität in Bezug auf den Geschlechtsausdruck sowie nach einer komplexeren sozialen Kompetenz. Dies führt bei vielen Jungen zu Unsicherheiten und Rollenkonflikten, die häufig das Beziehungsverhalten prägen.

Des Weiteren werden Missbrauch und Übergriffe gegenüber Jungen und Männern weniger ernst genommen und weniger mitgedacht (Thomas & Kopel, 2023), wobei diese Personengruppe bspw. in institutionellen Einrichtungen häufiger davon betroffen ist (Dreßing et al., 2025).

Mädchen sind während ihrer Entwicklung permanent der Ambivalenz zwischen Selbstbestimmung und fremdbestimmten Erwartungen ausgesetzt. Aus einem Schutzinteresse werden sie in ihrer Entfaltung auf familiärer und institutioneller Ebene deutlich eingeschränkt (Hartwig, 2015). Der weibliche Körper wird gesellschaftlich objektifiziert und sexualisiert. Mädchen werden sehr stark anhand ihrer äußeren Erscheinung beurteilt und danach, wie sehr diese den Körper und seine Form präsentiert. Noch immer spielt es in der Bewertung einer Straftat vor Gericht, aber auch in der Gesellschaft eine Rolle, was eine Person getragen hat, wenn sie einen sexuellen Übergriff anzeigen möchte (Brown et al., 2022). Ebenso werden Mädchen häufiger reglementiert, durch Männer, aber auch durch Frauen, die diese Misogynie[3] durch ihre eigene Sozialisation verinnerlicht haben.

Sexualpädagogische Arbeit fördert die Akzeptanz des eigenen Körpers durch Wahrnehmungsübungen sowie körperbezogene Spiele und versucht, die Wechselwirkung von Selbstwert und externen Rückmeldungen zum Aussehen zu entkoppeln. Bildungsarbeit unterstützt die kritische Reflexion von Normen und Erwartungen und kann die Resilienz stärken. Mädchen sind über die Unterschiede ihrer eigenen inneren und äußeren Geschlechtsmerkmale und Besonderheiten der Genitalien schlecht aufgeklärt, da ihnen bereits früh anerzogen wird, dass dies etwas Schambehaftetes sei. Den meisten Mädchen fehlen in ihrem Sprachgebrauch Wörter für ihren Intimbereich. Sie empfinden eine Vielzahl der Wörter, die es für den weiblichen Genitalbereich gibt, als abwertend und dadurch schambehaftet (Oschatz et al., 2025).

Ein wichtiger Bestandteil der Sexualpädagogik ist es, von Beginn an ohne Tabus über alle Bereiche des Körpers zu sprechen und eine sachliche, neutrale Sprache zu verwenden. Mythen rund um Menstruation, weibliche Sexualität

---

3 »Unter Misogynie wird die Vorstellung verstanden, dass Frauen weniger wert als Männer und ihnen unterlegen seien. Der Begriff stammt aus dem Altgriechischen (misos = Hass, gyne = Frau) und wird als ›Frauenhass‹ oder ›Frauenfeindlichkeit‹ übersetzt.« (Fuma – Fachstelle Gender & Diversität NRW; https://www.gender-nrw.de/misogynie/)

und Verhütung sollen möglichst entkräftet werden. Dies führt zu einem sichereren Umgang mit der eigenen Sexualität. In Beziehungen, insbesondere romantischen Paarbeziehungen, wird von Mädchen ein bestimmtes soziales Verhalten erwartet. Hier finden sie sich häufig in einer fürsorglichen, versorgenden Rolle, wodurch sie oft ihre eigenen Bedürfnisse zurückstellen. So können Machtgefälle und toxische Beziehungsdynamiken entstehen, wodurch Mädchen anfälliger für Beziehungsgewalt, aber auch andere Grenzüberschreitungen sind (Schröttle, 2008). Durch Empowerment werden Menschen, jedoch v. a. marginalisierte Personengruppen, ermutigt, ihre Bedürfnisse wahrzunehmen, als wichtig anzuerkennen und diese zu kommunizieren. Für sich selbst einzustehen, ist ein entscheidender Schritt in der Prävention und Bewältigung psychischer Störungen.

Queere Personen benötigen ebenfalls zielgruppenspezifische Angebote. Diese müssen in einem Spannungsfeld ausgestaltet werden: Alle Menschen haben gleiche Rechte, werden jedoch aufgrund ihrer Geschlechtsidentität und Sexualität unterschiedlich diskriminiert. Auch gibt es innerhalb der queeren Community große Unterschiede, wie viel und wie Diskriminierung erlebt wird, und nicht alle Menschen fühlen sich dem Label queer verbunden. Hier wird es als Sammelbegriff verwendet, um eine möglichst große Personengruppe mitzuberücksichtigen.

Auch für die sexualpädagogische Arbeit hat dies Relevanz, da diese Personengruppe in der Kinder- und Jugendpsychiatrie vermehrt anzutreffen ist. Queere Kinder und Jugendliche sind einem größeren Risiko ausgesetzt, psychiatrische Störungen zu entwickeln (O'Shea et al., 2025). Risikofaktoren sind gesellschaftliche Stigmatisierung, fehlende Unterstützungsmöglichkeiten, aber auch mangelnde Akzeptanz im sozialen Umfeld. Aufgrund der häufigen Ablehnungserfahrungen, Mobbing bis hin zum Absprechen der eigenen Existenz sind queere Jugendliche einem größeren Suizidrisiko ausgesetzt, was wiederum spezifische Prävention erfordert (Pfister, 2024).

Gleichzeitig sind sie herausfordernden Situationen im Alltag ausgesetzt, wie z. B. einem Coming-out. Ein Coming-out findet zuerst innerlich statt, bei dem die Jugendlichen für sich herausfinden und annehmen, dass ihre Sexualität oder Geschlechtsidentität von der heteronormativen Norm abweicht, beim äußeren Coming-out wird das soziale Umfeld, wie Familie, Bezugspersonen aber auch die Schule, darüber informiert. Ein Gegenentwurf zum Coming-out ist das Konzept des Inviting-in, bei dem Menschen gezielt auswählen, mit wem sie über ihre sexuelle Orientierung oder Identität sprechen möchten. Bei diesen Prozessen zeigt sich eine jugendliche Person verletzbar. Es ist wichtig, die Kinder und

Jugendlichen bei diesem Schritt wertschätzend und empathisch zu unterstützen. Dies erfordert Wissen zu den unterschiedlichen Möglichkeiten und ein Bewusstsein für die damit verbundene gesellschaftliche Diskriminierung.

Queerfeindliche Diskriminierungsstrukturen sind weitverbreitet (auch unter Fachpersonal), und der Umgang damit erfordert eine kontinuierliche Reflexion, um einen möglichst vorurteilsfreien Raum für die Behandlung zu schaffen. Für viele kann die Kinder- und Jugendpsychiatrie ein erster sichererer Raum für das Ausprobieren einer anderen Geschlechtsidentität sein. Aus Sicht der Sexualpädagogik gilt für die Begleitung queerer Kinder und Jugendlicher: Sie selbst sind Expert*innen für ihr eigenes Leben und somit auch für ihre Geschlechtsidentität und Sexualität.

Paternalistische Fremdzuschreibungen sind grenzüberschreitend. Sexualpädagogische Arbeit bedeutet auch, eine Sichtbarkeit von queeren Menschen in Sprache, Bildungsangeboten und Medien zu schaffen. So wird eine Haltung vermittelt, die gleichzeitig eine wertschätzende Atmosphäre für die persönliche Weiterentwicklung der Kinder und Jugendlichen prägt.

7.4 Fazit

Die geschlechts- und sexualitätsspezifischen Herausforderungen erfordern sensible Begleitung durch Vertrauenspersonen, die sich der oben beschriebenen Problematiken bewusst sind. Dafür benötigt es geschlechtersensible Angebote für die jeweilige Peergroup. Hinter der geschlechtsspezifischen Betrachtung steht aber immer das einzelne Individuum, das unabhängig vom Geschlecht gegen gesellschaftlichen Druck und Erwartungshaltungen gestärkt und befähigt werden soll, selbstbestimmt eine Identität und Sexualität zu entwickeln. Hierzu benötigen Kinder und Jugendliche Angebote für eine reflektierte Auseinandersetzung mit stereotypen Rollenbildern und für bedürfnisorientierte, partizipative Behandlungsansätze. Eine Verknüpfung mit medienpädagogischer Arbeit ist sinnvoll, da Medienkompetenz in vielen Aspekten der Identitätsentwicklung einen Resilienzfaktor darstellt. Ein sexualpädagogisches Konzept schafft hierfür den Raum, in einer Kinder- und Jugendpsychiatrie unter Berücksichtigung der Herausforderungen eine ganzheitliche Identitätsentwicklung zu fördern.

7.5 Autorinnen

Eliana Schiele, Gesundheits- und Kinderkrankenpflegerin, Fortbildung Sexualpädagogik beim Institut für Sexualpädagogik, arbeitet im Pflege- und Erziehungsdienst der Klinik für Kinder- und Jugendpsychiatrie, Psychotherapie & Psychosomatik Ulm.

Sophia Bardt, Jugend- und Heimerzieherin , Sexualpädagogin (isp), befindet sich aktuell im B. A. Soziale Arbeit und arbeitet im Pflege- und Erziehungsdienst der Klinik für Kinder- und Jugendpsychiatrie, Psychotherapie & Psychosomatik Ulm.

7.6 Literaturverzeichnis

Allroggen, M.; Hoffmann, U. (2012): Allgemeine Aspekte eines Schutzkonzeptes in medizinischen Einrichtungen für Kinder und Jugendliche. In: Kinderschutz-Zentrum Hamburg (Hg.): Schutzkonzepte gegen sexualisierte Gewalt in medizinischen Einrichtungen für Kinder und Jugendliche, S. 12. Hamburg: Kinderschutz-Zentrum Hamburg.

Arnade, S. (2018): Ableismus erkennen und begegnen. Strategien zur Stärkung von Selbsthilfepotenzialen. Berlin: Interessenvertretung Selbstbestimmt Leben in Deutschland e.V. (ISL). Online verfügbar unter: https://isl-ev.de/wp-content/uploads/2023/09/Able-Ismus_Broschuere-barrierefrei.pdf (08.07.2025).

Beltramini, L. (2022): Gewalt in Liebesbeziehungen von Jugendlichen. Beobachtungen zu Teen Dating Violence in Zeiten der Pandemie. In: Psychotherapie-Wissenschaft, 12 (1), S. 89–93. doi:10.30820/1664-9583-2022-1-89

Brown, M.; Burnett, L.; Boykin, K. (2023): Was she wearing red? The function of victim-blaming in women's intrasexual competition. In: Scandinavian Journal of Psychology, 64 (2), S. 205–211. doi:10.1111/sjop.12870

Dreßing, H.; Hoell, A.; Scharmann, L. et al. (2025): Sexualisierte Gewalt gegen Kinder und Jugendliche - Eine bundesweite, auf Repräsentativität ausgelegte Befragung zu Prävalenz, situativem Kontext und den Folgen. In: Deutsches Ärzteblatt, 122 (11), S. 285–291.

Friedrich-Ebert-Stiftung (o. J.): Heteronormativität. Online verfügbar unter: https://www.fes.de/wissen/gender-glossar/heteronormativitaet (08.07.2025).

Fuma – Fachstelle für Gender & Diversität NRW (o. J.): Misogynie. Online verfügbar unter: https://www.gender-nrw.de/misogynie/ (23.12.2025).

Hartwig, L. (2015): Mädchen-Sein und Sexualpädagogik in der stationären Erziehungshilfe. In: Forum Erziehungshilfen, 21 (2), S. 75–79.

Heiliger, A. (2000): Zu Hintergründen und Grundsätzen einer antisexistischen Jungenarbeit. In: Bieringer, I.; Buchacher, W.; Forster, E. J. (Hg.): Männlichkeit und Gewalt. Konzepte für die Jungenarbeit, S. 32–38. Innsbruck: StudienVerlag.

Institut für Sexualpädagogik (o. J.): Vielfältige Themen. Online verfügbar unter: https://isp-sexualpaedagogik.org/themen/ (08.07.2025).

Oschatz, T.; Klein, V.; Kovalcik, V. et al. (2025): Vagina, Pussy, Vulva, Vag: Women's Names for Their Genitals are Differentially Associated with Sexual and Health Outcomes, In: Sex Roles, 91 (74). doi:10.1007/s11199-025-01619-w

O'Shea, J.; Jenkins, R.; Nicholls, D. et al. (2025): Prevalence, severity and risk factors for mental disorders among sexual and gender minority young people: a systematic review of systematic reviews and meta-analyses. In: European Child & Adolescent Psychiatry, 34 (3), S. 959–982. doi:10.1007/s00787-024-02552-1

Pfister, A. (2024): Suizidprävention für LGBTQ+-Jugendliche: Notwendigkeit, Modell und Zugänge. In: Prävention und Gesundheitsförderung, 2025, S. 13–19. Online verfügbar unter: https://link.springer.com/content/pdf/10.1007/s11553-023-01096-7.pdf (08.07.2025).

Ramsauer, M. (2024): Wirkung von psychopharmakologischer Behandlung auf die Libido und Zusammenhang zwischen Libido und Anhedonie. Wien: Medizinische Universität Wien, S. 19–23. Online verfügbar unter: https://repositorium.meduniwien.ac.at/download/pdf/10189905.pdf (08.07.2025)

Schröttle, M. (2008): Gewalt gegen Frauen in Paarbeziehungen. Eine sekundäranalytische Auswertung zur Differenzierung von Schweregraden, Mustern, Risikofaktoren und Unterstützung nach erlebter Gewalt. Bielefeld: Interdisziplinäres Zentrum für Frauen- und Geschlechterforschung der Universität Bielefeld. Online verfügbar unter: https://www.bmfsfj.de/resource/blob/93968/f832e76ee67a623b4d0cdf-d3ea952897/gewalt-paarbeziehung-langfassung-data.pdf (08.07.2025).

Schulte, K. (2021): Gewalterfahrungen im Kindes- und Jugendalter. Auswirkungen auf die Sexualität, Behandlung und das therapeutische Kompetenzerleben. Marburg: Universität Marburg. Online verfügbar unter: https://core.ac.uk/download/pdf/511361102.pdf (08.07.2025).

Sielert, U. (2015): Einführung in die Sexualpädagogik. Kindersexualität und Sexualpädagogik. 3. Auflage. Weinheim: Beltz.

Thomas, J. C.; Kopel, J. (2023): Male Victims of Sexual Assault: A Review of the Literature. In: Behav Sci, 13 (4), S. 304. doi:10.3390/bs13040304.

Tuider, E.; Müller, M.; Timmermanns, S.; et al. (2012): Sexualpädagogik der Vielfalt. Praxismethoden zu Identitäten, Beziehungen, Körper und Prävention für Schule und Jugendarbeit. 2. überarbeitete Auflage. München: Verlag C.H. Beck. Online verfügbar unter: https://renaultolivier.wordpress.com/wp-content/uploads/2016/06/sexualp-c3a4dagogik_der_vielfalt.pdf (08.07.2025).

Voß, H. (2010): Biologisch gibt es viele Geschlechter. In: kultur und geschlecht, #6. Online verfügbar unter: https://kulturundgeschlecht.blogs.ruhr-uni-bochum.de/wp-content/uploads/2015/08/Voss_BiologischGibtEsVieleGeschlechter.pdf (08.07.2025).

8 Das biopsychosoziale Modell

3 + 2 = 1

Isabel Boege

There is nothing as practical as a good theory. – K. Lewin

Das Kapitel zeichnet die Entstehung und Logik des biopsychosozialen Modells nach und grenzt es vom biomedizinischen Modell ab. Es zeigt, wie Krankheit als Störung dynamischer Wechselwirkungen biologischer, psychischer und sozialer Ebenen verstanden wird und warum Begriffe wie Emergenz dafür zentral sind. An Beispielen (u. a. Stress, Arbeitslosigkeit, soziale Beziehungen) wird deutlich, wie sich diese Perspektive auf Diagnostik, Therapie und die Arzt-Patient*innen-Beziehung auswirkt – besonders relevant in Kindheit und Jugend.

Lernziele: Sie können nach der Lektüre das biopsychosoziale Modell historisch einordnen, seine Kernaussagen (Wechselwirkungen der Ebenen, Emergenz) erklären und es auf Fallbeispiele anwenden. Zudem sind Sie in der Lage, bei Prävention, Diagnostik und Behandlung biologische, psychische und soziale Einflussfaktoren systematisch zu identifizieren und daraus begründete, kontextsensibles Vorgehen abzuleiten.

Schlagworte: Biopsychosoziales Modell, Systemtheorie, Emergenz, Kontextfaktoren, Patient*innenzentrierung, Entwicklungspsychologie

8.1 Persönliche Annäherung

Immer dann, wenn ich die ersten Anzeichen einer Erkrankung spüre, ein leichtes Husten, ein erstes Halskratzen, gibt es den Moment, in dem ich das Gefühl habe, dass ich mich (noch) entscheiden könnte: Möchte ich krank werden und ein paar Tage zu Hause bleiben, nebenbei mit etwas Ruhe Dinge aufarbeiten, ein Buch lesen und ein wenig länger schlafen, oder möchte ich gesund bleiben, Heiserkeit und Abgeschlagenheit beiseiteschieben und die aus meiner Sicht wichtigen Termine wahrnehmen?

Ist das eine Entscheidung? Wer trifft diese Entscheidung? Der Körper? Die Seele? Das soziale Umfeld? Manchmal streicht dieser Moment unbeachtet an meinem Bewusstsein vorbei: Dann entscheidet mein Körper »für mich«. Oder ich entscheide mich aktiv, gemeinsam mit meiner Seele und den sozialen Gegebenheiten um mich herum, ob ich den Körper überstimme. In anderen Fällen wiederum entscheidet ein Kollege und schickt mich nach Hause aufs Sofa. Körper – Seele – soziale Umstände: Drei Elemente im Wechselspiel, die auf zwei Geschlechter treffen, und ein Modell ergeben.

8.2 Entstehung des biopsychosozialen Modells

Krankheit ist ein komplexes Geschehen, das wir seit Jahrhunderten mit verschiedenen Modellen versuchen, zu analysieren. Modelle, in denen wir versuchen, die Komplexität von Krankheit in verständlichere Einzelkomponenten herunterbrechen.

Die ersten Erklärungsansätze für das heutige *biopsychosoziale Krankheitsmodell* finden sich im 17. Jahrhundert. Im Jahr 1662 entwarf René Descartes in seiner Schrift »De l'homme« ein Modell, in dem er den Menschen als eine Maschine deklarierte. Descartes postulierte, dass diese Maschine aus einem physikalischen Körper und einer rationalen und unsterblichen Seele bestehe. Beide Anteile seien dabei streng voneinander getrennt.

Davon abweichend beschrieb Julien Offray de La Mettrie im 18. Jahrhundert (1748) in seiner Schrift »L'homme-machine« den Menschen alleinig als hochkomplexe physikalisch-chemische Maschine: Alles am Menschen sei Materie. Eine immaterielle, unsterbliche Seele existiere nicht. Gott brauche man nicht, um die Bewegung der Welt, den Menschen zu erklären. Seine radikale Kampfschrift, die selbst aufgeklärten Denkern wie Diderot oder Voltaire zu weit ging, wurde in der damaligen Zeit als reine Provokation aufgefasst, löste einen Skandal aus und zwang den Autor ins preußische Exil. Dabei lag es La Mettrie fern, zynisch zu sein, im Gegenteil: Aus seinen Sätzen spricht Bewunderung für den Körper mit seinem komplizierten Zusammenspiel aus Nerven, Muskeln und Organen. Er ruft auf, nicht mehr über die Seele und das Jenseits zu spekulieren, sondern sich im Jetzt, Hier und Heute an der Schönheit der Natur zu erfreuen. Allein die Lebensfreude, Sinneslust und das diesseitige Glück seien relevante Konstanten. In dem Sinne sei der Mensch eine Einheit.

Damals fand er kein Gehör, aber in den heutigen Zeiten von Hirnforschung, Computersimulationen und Künstlicher Intelligenz erhält diese Diskussion über das Verhältnis von Körper und Seele neue Aktualität. Besonders in der Neurobiologie, in der seelisch-geistige Zustände auf elektrochemische Aktivitäten von Nervenzellen zurückgeführt werden, findet La Mettries Modell eine verblüffende und passende Entsprechung.

Bis zur Mitte des 19. Jahrhunderts wurde Krankheit allerdings durchgängig primär als »eine räumlich lokalisierbare Störung in einem technischen Betrieb« (von Uexküll & Wesiack, 1988, S. 5; Engel, 1977) definiert. Der Arzt sei ein Techniker, der bei Störung dieser »technischen« Maschine, in der Lage sei, den »Betriebsfehler« im menschlichen Körper zu lokalisieren und mit gezielten chirurgischen, internistischen oder pharmakologischen Eingriffen zu reparieren. Beziehung, Emotion oder subjektives Erleben stellten in diesem Modell allenfalls Störfaktoren, aber keine Einflussgrößen dar.

An die Grenzen dieses Modells stößt man jedoch schnell, wenn es z. B. um den Verlauf chronischer Erkrankungen geht. Hier reicht das traditionelle, rein biomedizinisch orientierte Krankheitsverständnis mit seiner dichotomen Betrachtung – ursächlich ist entweder der Körper oder die Seele – nicht mehr aus, da sich viele Erkrankungen nicht auf einen somatogenen oder psychogenen Kern oder eine bloße Addition somatischer und psychischer Faktoren reduzieren lassen, sondern in der Regel bei jedem Krankheitsprozess auch psychosoziale Faktoren als potenzielle Einflussgröße kalkuliert werden müssen.

Seit den 1950er Jahren werden biologische, soziale und psychische Risikofaktoren zum Krankheitsgeschehen systematisch untersucht und miteinander in Beziehung gesetzt. Frühere lineare Ursache-Wirkungs-Modelle wurden ersetzt und erste kybernetische Modelle entwickelt. Diese basieren auf der Idee, dass Therapieprozesse selbstregulierende Systeme sind, die durch Rückkopplung und Anpassungsfähigkeit funktionieren. Kybernetische Therapieansätze zielen darauf ab, dysfunktionale Rückkopplungsschleifen zu unterbrechen und gesunde Selbstregulierung zu fördern. Manche beziehen sich dabei auf sich auf Bertalanffy (Müller, 1996). Bertalanffy, Biologe und Philosoph, war fasziniert von den Verfahren objektiver Wissenschaft, aber auch von der Notwendigkeit eines ganzheitlichen Ansatzes in den Lebenswissenschaften. In der von ihm entworfenen *Allgemeinen Systemtheorie* nahm er eine komplexe strukturelle und funktionelle Interaktion im menschlichen Körper an, zu dem das kleinste physikalische Teil ebenso gehört wie die Person und ihre Umwelt. Er postulierte, dass Prinzipien, die in dem einen System (z. B. innerhalb des biologischen Systems) gefunden werden, auch im anderen (sozialen oder psychischen) System zu beobachten sind (Müller, 1996).

Auf diesem grundsätzlichen Gedanken aufbauend, beschrieb Engel, ein Internist, das heutig immer noch genutzte *biopsychosoziale Modell von Gesundheit und Krankheit* (Engel, 1977). Engel postulierte einen integrativen medizinischen Ansatz, in dem Krankheit nicht rein mechanistisch, sondern als Störung der Interaktion körperlicher, psychischer und sozialer Faktoren verstanden wird. Engel selbst war initial von einer sehr physikalisch-chemischen Herangehensweise an den Kranken geprägt. Als er sich selbst, neben seiner Arbeit als Arzt, einer Psychoanalyse unterzog, stellte sich ihm dar, dass der Faktor Subjektivität, das heißt die Kombination von individuellem Erleben der Patient*innen und der sozialen Kommunikation, in dem bestehenden Mensch-als-Maschine-Modell zu wenig beachtet wird. Engel kritisierte daraufhin, dass das damals gültige biomedizinische Modell »ignorant« gegenüber den sozialen Umständen des Einzelnen sei. So könne z. B. eine Depression zwar sehr gut neurobiologisch erklärbar sein, wenn diese allerdings lediglich durch Antidepressiva behandelt werde und man Faktoren wie z. B. Trauer, Arbeitsplatzverlust oder Insolvenz unbeachtet lasse, dann greife die Behandlung zu kurz und habe wenig Chance auf Erfolg. Sein Hauptziel bei der Entwicklung des biopsychosozialen Modells war, die Psychoanalyse mit der Biomedizin zu vereinen. So war auch das biopsychosoziale Modell zunächst primär an die Medizin im Allgemeinen gerichtet, nicht an die Psychiatrie. Genau hier, in der Psychiatrie, wurde es dann aber im Verlauf einflussreich.

Das biopsychosoziale Modell weist wissenschaftstheoretisch aber auch noch einige Schwachstellen auf:

So existiert keine einheitliche Sprache für die physiologischen und die psychologischen Phänomene, d. h. die jeweiligen Phänomene (die eine Wirklichkeit darstellen sollen) werden weiterhin in zwei unterschiedlichen Terminologien beschrieben (in einer Sprache für »Körperliches« und in einer für »Seelisches«).

Auch fehlen noch Antworten auf Fragen wie: Wenn der Mensch und somit auch sein Gehirn aus lauter Atomen besteht, wie können Atome Bewusstsein haben? Wie wird aus Nervenimpulsen Bewusstsein? Oder auch: Was hält den Menschen gesund? Antworten der Neurobiologie und der Quantenphysik stehen noch aus.

8.3 Einzelaspekte des Modells

Das biopsychosoziale Modell ist bis heute das kohärenteste, kompakteste und auch bedeutendste Theoriekonzept, innerhalb dessen der Mensch in Gesundheit und Krankheit erklärbar wird.

Engel stellte in seinem biopsychosozialen Modell dar, dass biologische, psychische und soziale Faktoren nicht eigenständig sind, sondern Teile eines verflochtenen Ganzen, in dessen Zentrum der Mensch stehe.

Er postulierte, dass die biologischen, psychischen und sozialen Faktoren dynamische Wechselbeziehungen von kausaler Bedeutung für die Entstehung und den Verlauf von Krankheiten hätten. Der Mensch stehe im Mittelpunkt, wobei zu der einen Seite hin übergeordnete Systeme stehen würden, in die ein Mensch in der Regel als Element integriert sei (Zwei-Personen-Ebene, Familie, Gesellschaft, Kultur/Subkultur, Gesellschaft/Staat, Biosphäre), zu der anderen Seite würden die körperlichen Subsysteme bis zur molekularen Ebene des Atoms ihren Platz finden (Nervensystem, Organsystem/Organe, Gewebe, Zelle, Organelle bis hinab auf die molekulare Ebene). Die über- und untergeordneten Subsysteme ständen im Bezug zueinander, würden sich beeinflussen, besonders die direkt angrenzenden Systeme, sodass Änderungen auf einer der Ebenen unweigerlich auch zu Änderungen auf anderen Ebenen führen würden (Abb. 8.1).

Physiologisch erfolgt die Verständigung der vernetzten Nerven- und Organsysteme über biochemische und elektrophysiologische Signale, die der jeweiligen Prozessregulation dienen. Dabei spielen immunologische, endokrine und neuronale Pfade eine Rolle. Bei den psychosozialen Systemen gibt es spezifische und voneinander differenzierte Kommunikationssysteme, die den Austausch der Person mit ihrer Umwelt regulieren.

Kommt es zu einer Störung auf einer der Ebenen des Systems »Mensch«, dann ist nicht nur von Bedeutung, an welchem Ort eine Störung entsteht, sondern auch, welchen Schaden die Störung auf anderen unter- oder übergeordneten Systemebenen bewirken kann.

Mediziner*innen müssen bei der Prävention, Diagnostik, Behandlung und Rehabilitation von Krankheiten aus diesem Grund nicht nur biologische Faktoren (z. B. genetische Merkmale) berücksichtigen, sondern auch die soziokulturellen (z. B. Schichtzugehörigkeit) und psychologischen (z. B. Copingstrategien) Merkmale von Patient*innen miteinbeziehen.

Das biopsychosoziale Krankheitsmodell beschränkt sich insofern nicht auf eine additive Ergänzung des biomedizinischen Modells, sondern beschreibt Wechselwirkungen zwischen biologischen, psychischen und sozialen Parametern als einzelne Teile einer Gesamtheit.

Emergenz ist ein zentraler Begriff des biopsychosozialen Modells. Sie meint das Hervorbringen von Phänomenen, die auf der jeweils darunterliegenden Systemebene nicht vorhanden sind und die deswegen dort auch nicht als Erklärungsgrundlage zur Verfügung stehen, die aber durch das Zusammenwirken entstehen.

Abbildung 8.1 **Biomedizinisches bzw. biopsychosoziales Modell**

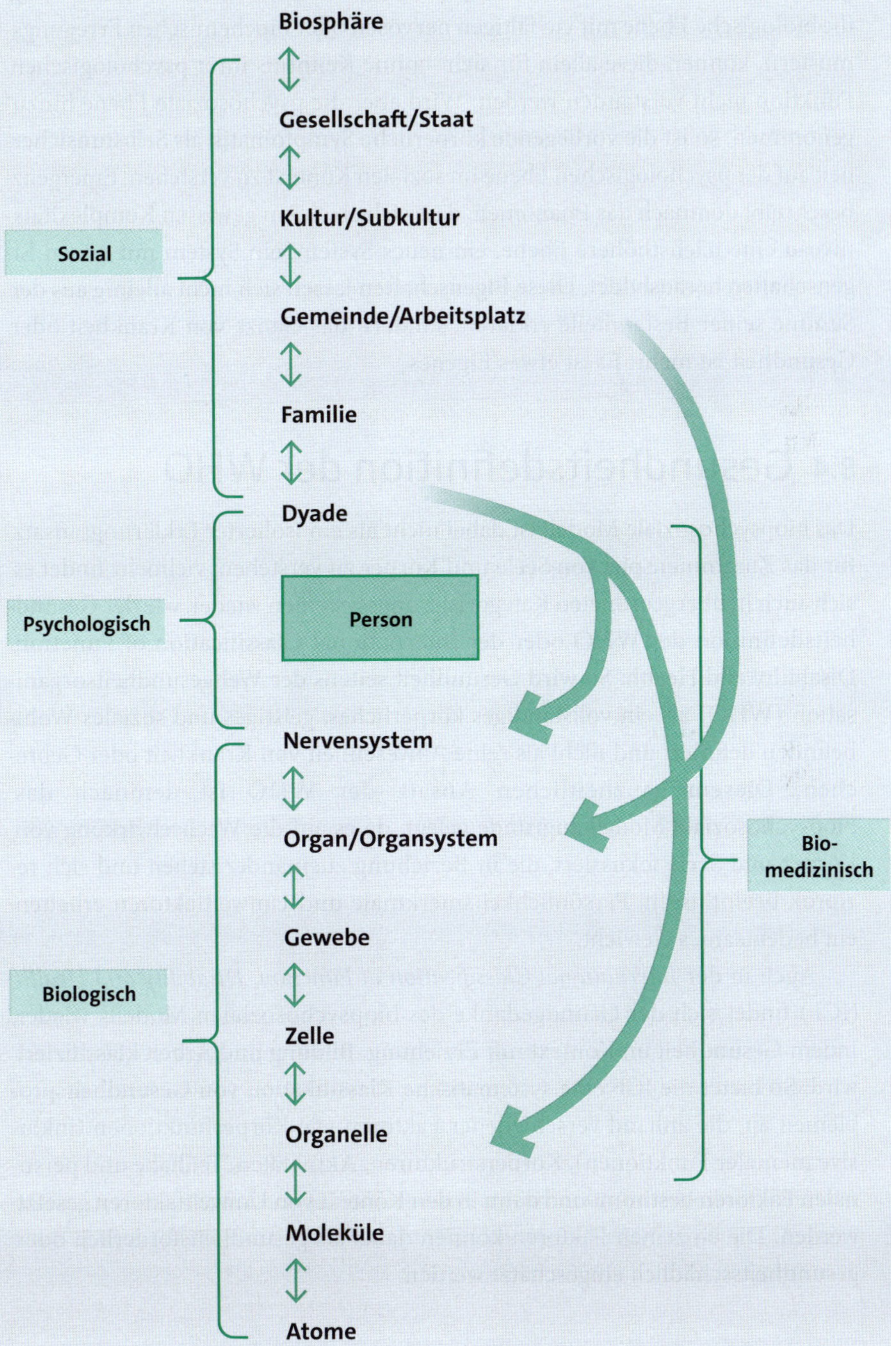

Beispielsweise kann Selbstsicherheit auf der physiologischen Ebene nicht gefunden werden, wohl aber auf der psychosozialen Ebene. Nimmt man alleinig die biologische Ebene mit vielfältigen nervösen oder biochemischen Erregungsmustern, können diese allein für sich – ohne Kenntnis ihrer psychologischen Funktion nicht verstanden werden. Wird aber die psychosoziale Ebene hinzugenommen, so ist die vorliegende körperliche Symptomatik als Selbstunsicherheit auf der psychologischen Ebene im sozialen Kontext zu verstehen. Emergenz beschreibt demnach das Phänomen, dass sich ab einem gewissen Komplexitätsniveau eine nächsthöhere Ebene, ein neues System, ein System mit neuen Eigenschaften herausbildet. Diese Eigenschaften lassen sich nicht alleinig aus der Summe seiner Bestandteile erklären, sondern das Ganze von Krankheit oder Gesundheit ist mehr: Es ist etwas Eigenes.

8.4 Gesundheitsdefinition der WHO

Das biopsychosoziale Modell ist dabei nicht als ein isolierter Erklärungsansatz für das Zusammenspiel von Seele und Körper zu verstehen, vielmehr findet es sich auch in übergeordneten Kategorisierungssystemen wieder, wie der Gesundheitsdefinition der WHO oder der International Classification of Function, Disability and Health. So wird Gesundheit seitens der Weltgesundheitsorganisation (WHO) als ein vollständiges körperliches, geistiges und soziales Wohlbefinden definiert und nicht als reine Abwesenheit von Krankheit oder Gebrechen. Diesem ganzheitlichen Ansatz der WHO ist demnach das biopsychosoziale Modell zugrunde gelegt, da es auf die Wechselwirkung von Körper und Seele fokussiert, die in Beziehung zueinander stehen und sich reziprok beeinflussen. Persönlichkeitsmerkmale und Umweltfaktoren erhalten ein bedeutsames Gewicht.

Auch in der *International Classification of Function, Disability and Health* (ICF) findet sich der Grundgedanke des biopsychosozialen Modells wieder, indem Gesundheit im Kontext mit Erziehung, Bildung und Arbeit klassifiziert wird. So bietet die ICF eine systematische Klassifikation von Gesundheitsproblemen an, die anhand verschiedener Faktoren wie Körperfunktionen (inklusive mentaler Funktionen), Körperstrukturen, Aktivitäten, Teilhabe und personalen Faktoren bestimmt und dann in den Kontext von Umweltfaktoren gesetzt werden. Die einzelnen Faktoren können dabei als gesundheitsförderlich oder gesundheitsschädlich eingeschätzt werden.

8.5 Beispiele für das Zusammenspiel von Medizin, Seele und Umwelt

Für das Zusammenspiel der Dimensionen Medizin, Seele und Umwelt gibt es unzählige Beispiele. Einige sollen exemplarisch an dieser Stelle benannt werden, sodass eine bessere Vorstellung davon entsteht (s. Tab. 8.1).

Diese Aufzählung könnte noch beliebig weitergeführt werden. Interessanterweise resultiert die Verknüpfung der in dem Modell beschriebenen Dimensionen nicht nur in einem veränderten Blickwinkel auf die einflussnehmenden Faktoren, sondern führt auch zu einer Veränderung der Ärzt*innen-Patient*innen-Beziehung.

Tabelle 8.1 Verschiedene Dimensionen des biopsychosozialen Modells inklusiver beispielhafter Störungsmuster

Dimensionen des biopsychosozialen Modells	Beispiel
Störungen auf der »Zwei-Personen-Ebene«	Trennungs- oder Verlusterlebnisse von Kindern und Eltern führen zu Veränderungen von Immunparametern (Bartrop et al., 1977).
Störung auf den Ebenen »Psyche – Körper«	Die kalifornische Adverse Childhood Experiences-Studie (Felitti et al., 1998) zeigte ein erhöhtes Risiko für das Auftreten körperlicher Erkrankungen (u. a. kardiovaskulär, Typ-2-Diabetes, Schlaganfall, COPD), wenn mehrere psychische Stressoren in Kindheit und Jugend kumulieren, was letztendlich zu einer reduzierten Lebenserwartung von bis zu 20 Jahren führen kann.
Störung auf allen drei Ebenen »Soziales Umfeld – Psyche – Körper«	In einer anderen Metaanalyse wurde gezeigt, dass sich das Risiko für das Auftreten einer koronaren Herzkrankheit bei Individuen mit hohem subjektiven Stresserleben im Alltag um 27 % erhöht (Richardson et al., 2012).
Störung auf den Ebenen »Soziales Umfeld – Körper«	Arbeitslosigkeit geht mit einem um 63 % höheren relativen Mortalitätsrisiko einher (Roelfs et al., 2011).

Fortsetzung Tabelle 8.1

Positive Rückkopplung der Ebenen »Soziales Umfeld – Körper«	Positive und enge soziale Beziehungen erhöhen wiederum die relative Überlebenswahrscheinlichkeit um 50 % (Holt-Lunstad et al., 2010).
Störung auf den Ebenen »Psyche – Soziales Umfeld«	Das bei Angststörungen charakteristische Vermeidungsverhalten hat oftmals weitreichende soziale Folgen auf Schule (Schulvermeidung), auf Beruf und auf das soziale Funktionsniveau (Fischer et al., 2022).
Störung auf den Ebenen »Psyche – Soziales Umfeld«	Energieverlust und Apathie bei Depressionen tragen zum sozialen Rückzug bei und fördern die soziale Isolation (Barr et al., 2012).
Störung auf den Ebenen »Soziales Umfeld – Psyche«	Ein niedriger sozioökonomischer Status mit chronischem Stresserleben ist mit einem erhöhten Risiko für Depression, Bipolare Störung, Schizophrenie und Angststörung assoziiert (Muntaner et al., 2004).

8.6 Beziehung zwischen Ärzt*innen und Patient*innen

Beim zuvor primär zugrunde gelegten biomedizinischen Modell waren Ärzt*innen eher in der Rolle distanzierter Beobachter*innen (siehe Kap. 6), die auf der Basis ihres Wissens um Erkrankungsmechanismen dann die Beschwerdeschilderungen der Patient*innen mit den apparativen, Labor- und den körperlichen Untersuchungsbefunden in Beziehung zueinander setzten, diese bewerteten und klassifizierten.

Mit Hinzunahme der psychosozialen Dimension im biopsychosozialen Modell begegnen sich Ärzt*innen und Patient*innen partizipativer, mehr auf Augenhöhe. Die erweiterte Informationsgewinnung zu sozialen Aspekten, individuellen Kontextfaktoren und dem emotionalen Erleben des Patienten lässt Ärzt*innen nicht nur distanzierte Betrachter*innen sein, sondern integriert subjektives Erleben und Affekt der Ärzt*innen in deren diagnostischen Fragen und die daraus resultierenden Therapievorschläge.

Folge dieser Denkweise ist ein *patient*innenzentrierter Ansatz*, bei dem der Fokus nicht alleinig auf der Krankheit liegt, sondern den gesamten Menschen partizipativ umfasst.

8.7 Systemik, Entwicklungspsychologie und biopsychosoziales Modell

Gerade in der Kinder- und Jugendpsychiatrie ist der soziale Aspekt bei der Beurteilung des körperlichen und psychischen Gesundheitszustandes nicht zu vernachlässigen, denn Kinder und Jugendliche wohnen in den allermeisten Fällen in Familien, oder, alternativ, in Wohngruppen in Pflegefamilien und sind dadurch in der Regel in ein soziales System integriert. Hinzu kommt, dass Kinder und Jugendliche sich in der Entwicklung befinden, was eine vulnerable Phase mit vielen besonderen Herausforderungen bedeutet.

Familiensysteme können dabei sowohl eine Ressource als auch eine Gefährdung darstellen. So kann es zu Erlebnissen von Vernachlässigung, Gewalt, aber auch fehlenden Beziehungsangeboten für Kinder bzw. Jugendliche kommen, die diese dann mit der Zeit in ihrer (psychischen) Gesundheit beeinträchtigen. Ist wiederum ein Kind von Beginn an krank, verändert die Erkrankung das bestehende Familiensystem und erfordert Anpassungen. Auf der anderen Seite können konstruktive Familiensysteme Ausbrüche von Erkrankungen verhindern oder verlangsamen oder aber zu einer kollektiven Resilienz für die Entwicklung weitergehender anderer Folgezustände (z. B. Erschöpfungszuständen) führen.

Das Befinden eines Kindes oder Jugendlichen darf somit nie unabhängig von seinem sozialen Umfeld gesehen werden. Dieses ist umso relevanter, je jünger und damit abhängiger Kinder sind.

Auch die *Entwicklungspsychologie* (siehe Kap. 1) basiert stark auf dem biopsychosozialen Modell. Havighurst (1972) hat eine Reihe biopsychosozialer Entwicklungsschritte beschrieben, die während der Entwicklung eines Kindes erfolgreich bewältigt werden müssen, damit Fertigkeiten und Kompetenzen gewonnen werden, mit denen wiederum die folgenden Entwicklungsaufgaben und das Leben als Ganzes bewältigt werden können. Neben stärker biologisch determinierten Entwicklungsaufgaben wie essen, schlafen, laufen lernen gibt es auch Aufgaben, die primär soziokulturell bedingt sind, wie z. B. schulische Herausforderungen wie lesen und schreiben lernen, aber auch die Eingliederung in die Peergroup. Wenn diese Entwicklungsprozesse problemlos gelingen, dann erlangen Kinder und Jugendliche letztendlich einen Zustand des psychischen Wohlbefindens. Wird dieser gestört, kann es zu psychischer Krankheit kommen. In aller Regel absolvieren die Mädchen dabei die *psychosozialen Entwicklungsschritte* schneller als die Jungen. Hier deckt sich die oftmals biologische schnellere Reifung des Körpers bei Mädchen gut mit den ebenfalls in der Regel früher erfolgenden psychosozialen Entwicklungsschritten und unterstreicht so die

Aussage des biopsychosozialen Modells, dass die drei Elemente Körper, Seele und soziales Umfeld interagieren und entwicklungspsychologisch gesehen zeitlich korrelieren.

Risiken im Entwicklungsverlauf können dabei primär biologisch wirksam sein – z. B. durch Frühgeburt oder zerebrale Entzündungsprozesse – oder durch besondere psychologische Erfahrungen, wie Isolation und soziale Deprivation oder durch einschneidende Ereignisse, wie dem Verlust einer Bezugsperson. Manche Risikofaktoren wie Drogen wirken sich dabei sowohl im biologischen als auch im psychosozialen Bereich aus. Demgegenüber sind Schutzfaktoren, wie ein positives haltgebendes Familienklima, als Teil der persönlichen Ressourcen aufzufassen. Schutzfaktoren können die Auswirkungen von Risiken reduzieren, sie fördern die Bewältigung von Entwicklungsaufgaben und helfen, ungünstige Einflüsse zu kompensieren (Petermann & Resch, 2013).

Dabei zeigen Jungen bis zur Pubertät in größerem Ausmaß psychische und psychosomatische Beeinträchtigungen als Mädchen. Sie werden in Kindergarten und Grundschule öfter als »Problemkinder« erlebt, häufig aufgrund von Hyperaktivität und aggressivem Verhalten. Sie bekommen daher auch leider oftmals in höherem Maße Psychopharmaka wie z. B. Methylphenidat oder Neuroleptika verschrieben, da sie aufgrund der externalisierenden Störungsbilder im Kindesalter sichtbarer auffällig sind.

In der Pubertät hingegen dreht sich das Geschlechterverhältnis um: Weibliche Jugendliche klagen öfter über psychische und psychosomatische Beschwerden und Unwohlsein als männliche Jugendliche, sie gehen häufiger zu Ärzt*innen und bekommen mehr Medikamente verschrieben. Die Liste der initial bei Hausärzt*innen oder Allgemeinmediziner*innen berichteten Symptome rangiert dabei von Kopfschmerzen, Nervosität, Unruhe bis hin zu Stimmungsschwankungen, Ängsten und Konzentrationsschwierigkeiten. Zudem treten Essstörungen bei Mädchen häufiger auf, allerdings werden diese zunehmend auch bei Jungen beobachtet (Steffen et al., 2018).

8.8 Zusammenfassung

In der Gesamtschau stellt das vor nunmehr fast fünfzig Jahren postulierte biopsychosoziale Modell bei der Betrachtung des Menschen im Spannungsfeld zwischen Krankheit und Gesundheit einen ganzheitlicheren Blick auf die Patient*innen, ihr Umfeld und ihre Problematiken dar. Wechselwirkungen zwischen den einzelnen drei Komponenten werden einbezogen, Emergenz kann erkannt werden. Dieses ist gerade im Kindes- und Jugendalter unter Einbezug der anstehenden multiplen störanfälligen Entwicklungsaufgaben als essenziell anzusehen. Erst wenn alle Teile des Mosaiks bekannt sind, kann man den individuellen Zustand erkennen und durch Interventionen an den kritischen Elementen verändern. In der Hinsicht ist das biopsychosoziale Modell Grundlage für alle Bereiche ärztlichen Handelns. 3 plus 2 ist eben 1.

8.9 Autorin

Prim. Univ.-Prof. Dr. med. Isabel Böge, ist Professorin für Kinder- und Jugendpsychiatrie, -psychotherapie sowie Abteilungsleitung der Kinder- und Jugendpsychiatrie an der Medizinischen Universität Graz, Primarärztin an der Abteilung für Kinder- und Jugendpsychiatrie des LKH-Universitätsklinikums Graz, Standort Süd. E-Mail: isabel.boege@medunigraz.at

8.10 Literatur

Barr, B.; Taylor-Robinson, D.; Scott-Samuel, A.; et al. (2012): Suicides associated with the 2008–10 economic recession in England: time trend analysis. In: BMJ, 345, e5142. doi:10.1136/bmj.e5142

Bartrop, R. W.; Luckhurst, E.; Lazarus, L.; et al. (1977): Depressed lymphocyte function after bereavement. In: The Lancet, 309 (8016), S. 834–836. doi:10.1016/S0140-6736(77)92780-5

Engel, G. L. (1977): The need for a new medical model: a challenge for biomedicine. In: Science, 196 (4286), S. 129–136. doi:10.1126/science.847460

Felitti, V. J.; Anda, R. F.; Nordenberg, D.; et al. (1998): Relationship of childhood abuse and household dysfunction to many of the leading causes of death in adults. The Adverse Childhood Experiences (ACE) Study. In: American Journal of Preventive Medicine, 14 (4), S. 245–258. doi:10.1016/S0749-3797(98)00017-8

Fischer, A. C.; Dunkake I.; Ricking H. (2022): Ergebnisse einer quantitativen Untersuchung an Schulen zu Risikofaktoren bei Schulangst. In: Zeitschrift für Kinder- und Jugendpsychiatrie und Psychotherapie, 50 (6), S. 447–456. doi:10.1024/1422-4917/a000880

Havighurst, R. J. (1972): Developmental tasks and education. New York: McKay.

Holt-Lunstad, J.; Smith, T. B.; Layton, J. B. (2010): Social relationships and mortality risk: a meta-analytic review. In: PLoS Medicine, 7 (7), e1000316. doi:10.1371/journal.pmed.1000316

Müller, K. H. (1996): Die Idee einer allgemeinen Systemlehre: Ludwig v. Bertalanffys organismisches Programm der 30er Jahre. In: Müller, K. H. (Hg.): Allgemeine Systemtheorie. Studien zur Sozialwissenschaft, S. 164. Wiesbaden: VS Verlag für Sozialwissenschaften.

Muntaner, C.; Eaton, W. W.; Miech, R.; et al. (2004): Socioeconomic position and major mental disorders. In:

Epidemiologic Reviews, 26 (1), S. 53–62. doi:10.1093/epirev/mxh001
Petermann, F.; Resch, F. (2013): Entwicklungspsychopathologie. In: Petermann, F. (Hg.): Lehrbuch der Klinischen Kinderpsychologie, S. 57–76. 7. Aufl. Göttingen: Hogrefe.
Richardson, S.; Shaffer, J. A.; Falzon, L.; et al. (2012): Meta-analysis of perceived stress and its association with incident coronary heart disease. In: American Journal of Cardiology, 110 (12), S. 1711–1716. doi:10.1016/j.amjcard.2012.08.004
Roelfs, D. J.; Shor, E.; Davidson, K. W.; et al. (2011): Losing life and livelihood: a systematic review and meta-analysis of unemployment and all-cause mortality. In: Social Science & Medicine, 72 (6), S. 840–854. doi:10.1016/j.socscimed.2011.01.005
Steffen, A.; Akmatov, M. K.; Holstiege, J.; Bätzing, J. (2018): Diagnoseprävalenz psychischer Störungen bei Kindern und Jugendlichen in Deutschland: Eine Analyse bundesweiter vertragsärztlicher Abrechnungsdaten der Jahre 2009 bis 2017. In: Zentralinstitut für die kassenärztliche Versorgung in Deutschland (Zi), Versorgungsatlas-Bericht, Nr. 18/07, Berlin. doi:10.20364/VA-18.07
Von Uexkull, T.; Wesiack W. (1988): Theorie der Humanmedizin: Grundlagen ärztlichen Denken und Handeln. München: Urban & Schwarzenberg.
Kahl, H.; Schlaffrath Rosario, A. et al. (2007): Sexuelle Reifung von Kindern und Jugendlichen in Deutschland. Bundesgesundheitsblatt – Gesundheitsforschung – Gesundheitsschutz, 50, S. 677–685. doi:10.1007/s00103-007-0229-3
Schneider, W.; Lindenberger, U. (Hg.) (2018): Entwicklungspsychologie. 8. Aufl. Weinheim: Beltz.
Stanat, P.; Bergan, S.; Taraszow, T. (2018): Geschlechtsbezogene Disparitäten im deutschen Bildungswesen. In: Tippelt, R.; Schmidt-Hertha, B. (Hg.): Handbuch Bildungsforschung, Bd. 2, S. 1321–1328. 4. Aufl. Wiesbaden: Springer.
Stern, E.; Grabner, R. H. (2014): Die Erforschung menschlicher Intelligenz. In: Ahnert, L. (Hg.): Theorien in der Entwicklungspsychologie, S. 174–201. 1. Aufl. Berlin: Springer.

9 Digital Natives und Online Social Networks

Kevin allein im Netz

Jonas Fegert & Ann-Christin Haag

Online Social Networks (z. B. Instagram, TikTok, YouTube) prägen das Aufwachsen junger Menschen und beeinflussen Kommunikation, Identitätsentwicklung und den Zugang zu Informationen. Der Beitrag führt verständlich in zentrale Chancen (z. B. soziale Verbundenheit, kreative Ausdrucksformen) und Risiken (z. B. Cybermobbing, Cybergrooming, problematische Nutzung, Körperbild- und Selbstwertprobleme) ein und zeigt, warum geschlechtsspezifische Dynamiken dabei eine Rolle spielen

Lernziele: Nach der Lektüre können Sie grundlegende Begriffe und Mechanismen sozialer Medien (z. B. Empfehlungssysteme, Selbstdarstellung) erklären, typische Risiko- und Schutzfaktoren bei Jugendlichen benennen und erste, sensible Fragen für Anamnese/Gesprächsführung ableiten – inklusive eines Blicks auf geschlechtsspezifische Belastungen und Ressourcen.

Schlagworte: Online Social Networks, Adoleszenz, Cybermobbing, Cybergrooming, Körperbild & Selbstwert

Die Präsenz von *Online Social Networks* (OSNs), wie Youtube, Instagram, TikTok, Reddit und Telegram, in nahezu allen Lebensbereichen hat nicht nur die Art und Weise verändert, wie Menschen kommunizieren und Informationen austauschen, sondern stellt auch eine zentrale Herausforderung für das gesellschaftliche Miteinander sowie politische Systeme dar (Weinhardt et al., 2024).

Online Social Networks sind zu zentralen sozialen Infrastrukturen des Aufwachsens geworden und prägen Kommunikationspraktiken, Identitätsentwicklung sowie Informationszugang junger Menschen in erheblichem Maße. Neben diesen Potenzialen rücken jedoch zunehmend auch die mit ihrer Nutzung verbundenen Risiken in den Fokus wissenschaftlicher und politischer Debatten. Besonders Jugendliche, die häufigste Nutzendengruppe dieser Plattformen, sind den Risiken von Datenmissbrauch, übergriffigem Verhalten und psychosozialen

Belastungen, zum Beispiel durch Mobbing, Exposition zu sexuell expliziten Inhalten oder Hassrede, ausgesetzt. Um diesen Gefahren zu begegnen, hat Australien im November 2024 ein Gesetz verabschiedet, das eine Altersgrenze von 16 Jahren für die Nutzung von Plattformen wie TikTok, Facebook und Instagram vorsieht. Für die internationale Diskussion über die Schädlichkeit von OSN-Nutzung für Kinder und Jugendliche markiert dies einen bedeutenden Schritt. Es zeigt, dass Plattformanbieter in die Verantwortung gezogen werden können, wenn sie es nicht schaffen sollten, nachzuweisen, dass sie sich ausreichend um Schutzmechanismen für vulnerable Gruppen kümmern. In gewisser Weise denkt diese Gesetzesinitiative den britischen Online Safety Act von 2023 weiter, der OSN und Suchdienste verpflichtete, stärkere Sicherheitsmaßnahmen für ihre Nutzer*innen zu implementieren, z. B. den Schutz von Kindern durch den Zugang zu altersgerechten und sicheren Onlineinhalten. In der EU wurden mit dem Digital Services Act (DSA; 2024) und in Deutschland mit dem Netzwerkdurchsuchungsgesetz (NetzDG; 2017) vergleichbare Gesetze verabschiedet.

Während problematisches Verhalten älterer Menschen auf OSN selten thematisiert wird – beispielsweise dann, wenn sie gezielt Opfer von Desinformationskampagnen werden – rückt das Verhalten von Kindern und Jugendlichen regelmäßig in den Fokus der öffentlichen Diskussion. Diese Altersgruppe wird einerseits als besonders vulnerabel dargestellt: Sie seien anfällig für problematische Schönheitsideale, Cybergrooming (siehe Kap. 9.4) oder Desinformation. Andererseits werden sie häufig auch als potenzielle Verstärker gesellschaftlicher Probleme beschrieben, beispielsweise als besonders empfänglich für extreme politische Narrative. Obwohl die intensive Nutzung von OSNs in allen Altersgruppen problematisches Verhalten und Extreme aufweisen kann, liegt der Fokus dieses Beitrags auf einer Betrachtung geschlechtsspezifischer Aspekte bei Kindern und Jugendlichen. Ziel ist es, Trends aufzuzeigen, die für Kinder- und Jugendpsychotherapie sowie in der ärztlichen Behandlung von Kindern und Jugendlichen bedeutsam sein können. Diese Tendenzen sollen widerspiegeln, welche Erfahrungen sich in der Lebenswelten von Kindern und Jugendlichen in der OSN-Nutzung abspielen können.

Die sog. *Generation Z,* geboren zwischen 1997 und 2012, ist die erste, die vollständig im digitalen Zeitalter aufgewachsen ist und daher oft als »Digital native« bezeichnet wird (Dimock, 2019). Demnach ist die nachfolgende *Generation Alpha* erst recht mit Smartphones, Tablets und VR-Headsets aufgewachsen. Ihr Alltag ist geprägt von digitaler Kommunikation und der intensiven Nutzung sozialer Medien. Laut der ARD/ZDF-Onlinestudie von 2023 (Koch, 2023) greifen 91 % der 14- bis 29-Jährigen mindestens einmal pro Woche auf soziale Netzwerke zu, wobei 78 % täglich Videos auf unterschiedlichen Plattformen konsumieren. Nicht nur die Häufigkeit, sondern insbesondere auch die Nutzungsdauer von OSNs ist für die Forschung von großer Relevanz. Jugendliche zwischen 10 und 17 Jahren verbrachten in Deutschland im Jahr 2023 durchschnittlich 150 Minuten pro Tag auf den OSNs. Am Wochenende waren es sogar 224 Minuten (DZSKJ & UKE, 2023).

Dieser Trend zeichnet sich auch international ab. Daten von Jugendlichen zwischen 14 und 17 Jahren aus den USA zeigten bereits im Jahr 2020 OSN-Nutzungszeiten von knapp 200 Minuten täglich. Die höchste angegebene Zeit lag in dieser Studie bei mehr als elf Stunden Onlinenutzung am Tag (Haag et al., 2024). Dabei ist die Tendenz weiterhin steigend, denn soziale Netzwerke sind mittlerweile ein fester Bestandteil im Leben von Jugendlichen.

Dass dies auch Risiken mit sich bringt, zeigt ein im September 2024 veröffentlichter Bericht der WHO. Beinahe 280 000 Jugendliche im Alter von 11, 13 und 15 Jahren nahmen an der internationalen Erhebung teil. Die Ergebnisse zeigen eine deutliche Erhöhung von problematischer OSN-Nutzung von 7 % (2018) auf 11 % (2022) (WHO, 2024).

Nutzungsdauer von Mädchen: Mehr als eine*r von zehn Jugendlichen wies Anzeichen von problematischer OSN-Nutzung auf, wobei Mädchen öfter betroffen waren als Jungen. Mehr als ein Drittel der Jugendlichen gab außerdem an »daueronline« zu sein und in ständigem Austausch mit Freund*innen zu stehen. Auch diesbezüglich zeigten sich bei Mädchen im Alter von 15 Jahren die höchsten Werte. Plattformen wie Instagram, TikTok und Snapchat haben herkömmliche Netzwerke wie Facebook bei jüngeren Nutzer*innen in ihrer Beliebtheit längst abgelöst.

Die stark ausgeprägte digitale Präsenz beeinflusst nicht nur die Art und Weise, wie die Generationen Z und Alpha kommunizieren und Informationen aufnehmen, sondern prägt auch ihre sozialen Interaktionen und ihr Selbstverständnis. Informationsangebote (wie z. B. Onlineangebote von Zeitungen) werden nicht mehr proaktiv aufgesucht, sondern mit dem passiven News-finds-me-Effekt (Lin et al., 2024) in die eigene Timeline gespült.

Für Fachkräfte, die mit Jugendlichen arbeiten, ist es daher entscheidend, die digitalen Lebensrealitäten nachvollziehen zu können, um passende und maßgeschneiderte Unterstützungsangebote zu entwickeln.

OSNs prägen den Alltag von Kindern und Jugendlichen, beeinflussen soziale Interaktionen und fördern gezielt deren Engagement. Dies wirft Fragen zu möglichen Chancen und Risiken für ihre Entwicklung auf:

1. OSNs basieren auf *Empfehlungssystemen,* die dafür sorgen, die Aufmerksamkeit möglichst lange zu halten. OSNs bieten zwar Raum für vielfältige Perspektiven, doch sie setzen vorrangig auf unterhaltsame oder emotionalisierende Inhalte, die die Aufmerksamkeit der Nutzer*innen gezielt fesseln. Durch individuell angepasste Inhalte greifen sie auf (neuro-)psychologische Mechanismen zurück, die Likes und aktives Posten – unabhängig von der Echtheit – belohnen und so das Engagement steigern. Diese individuell abgestimmten Empfehlungssysteme machen es
2. besonders schwer, die Auswirkungen auf das Individuum zu erforschen, insbesondere für Kinder und Jugendliche. Die Intransparenz der algorithmischen Empfehlungssysteme und Plattformmechanismen macht es schwierig, kausale Zusammenhänge zwischen OSN-Nutzung und psychischen oder sozialen Effekten eindeutig zu identifizieren. Dennoch lassen sich aus der bestehenden Forschung einige beachtenswerte Trends ableiten, die im Folgenden näher beleuchtet werden sollen. Es ist jedoch wichtig, darauf hinzuweisen, dass es sich bei den OSNs um hyperindividualisierte Systeme handelt und dementsprechend keine generalisierenden Annahmen getroffen werden sollten. Was Kindern und Jugendlichen online begegnet, hängt von vielen verschiedenen Kriterien ab.

Welche Punkte behandelnde Psychotherapeut*innen und Ärzt*innen durch das Gespräch mit den Kindern und Jugendlichen leiten können, soll deshalb am Ende des Beitrags dargestellt werden. Es entstehen permanent neue Trends und Challenges in den Neuen Medien oder regelmäßig neue Plattformen.

Im geschlechtsspezifischen Nutzungsverhalten von Technologien zeigen sich generelle Unterschiede: Während insbesondere Mädchen zunehmend Zeit mit digitalen Medien verbringen und Smartphones für OSNs und Internetkonsum nutzen, greifen Jungen eher zu Gaming und anderen elektronischen Geräten wie Spielekonsolen (Twenge & Martin, 2020). Daher bleibt es unabdingbar, genauer zu verstehen, wie sich die digitalen Lebensrealitäten von Jugendlichen gestalten und was ihnen online begegnet, um qualifiziert Rat zu geben. Die folgenden Aspekte sollen einen generellen Überblick geben.

9.1 Generelles Wohlbefinden, psychische Gesundheit und OSNs

Die Nutzung von OSNs kann das Wohlbefinden von Kindern und Jugendlichen sowohl positiv als auch negativ beeinflussen. Positive Effekte von OSNs sind unter anderem Möglichkeiten zum kreativen Ausdruck, geteilte Freude und Humor sowie Möglichkeiten, Anschluss zur eigenen Peergroup zu finden. Außerdem können Freundschaften geknüpft und dadurch soziale Unterstützung erfahren werden (Clark et al., 2018; Eales et al., 2023). Eine qualitative Untersuchung fand diesbezüglich heraus, dass die Nutzung von OSNs soziale Konnektivität fördern und Stress reduzieren kann (O'Reilly et al., 2023).

Während für Kinder und Jugendliche mit »erfülltem« Offlinealltag die Onlinewelt eine positive Ergänzung darstellen kann, können fehlende Offlineerfahrungen jedoch eine problematische Nutzung der OSNs begünstigen (Kuss & Griffiths, 2017; Chung & Lee, 2022). Zahlreiche Studien berichten mögliche Risiken von OSN-Nutzung für die *psychische Gesundheit* und das Wohlbefinden Jugendlicher (z. B. Pazdur et al., 2025; Schønning et al., 2020; Orben et al., 2024). Eine Metaanalyse, die überwiegend junge Menschen umfasste, zeigte zum Beispiel, dass ein starker OSN-Konsum mit erhöhten Leveln an Depressionssymptomen einhergehen kann (Yoon et al., 2019). Außerdem kann ein stark ausgeprägter OSN-Konsum auf Ängste, Einsamkeit oder Suizidalität hindeuten (O'Day & Heimberg, 2021; Gingras et al., 2023; Piteo & Ward, 2020; Vidal et al., 2020). Damit übereinstimmend ist OSN-Nutzung bei erhöhtem Nutzungsverhalten zudem mit einem geringeren Selbstwert (Woods & Scott, 2016) sowie weniger Freude (Twigg et al., 2020) verbunden. Außerdem wurden Risikoverhalten sowie weniger soziale Unterstützung durch Familie und Freunde mit einer erhöhten OSN-Nutzung in Zusammenhang gebracht (Noll et al., 2022; Vannucci & McCauley Ohannessian, 2019).

Neben den möglichen psychischen und sozialen Folgen kann auch die *körperliche Gesundheit* beeinträchtigt sein: Verlängerte Bildschirmzeiten führen zu weniger körperlicher Bewegung und können das Risiko für Übergewicht erhöhen. Dies kann sich wiederum negativ auf die physische und psychische Lebensqualität auswirken (Tang et al., 2021). Es zeichnen sich folglich mögliche Wechselwirkungen zwischen körperlichen, psychischen und sozialen Konsequenzen einer starken OSN-Nutzung bei Jugendlichen ab.

Inwiefern das Wohlbefinden Jugendlicher durch die Nutzung sozialer Medien und Smartphones beeinflusst wird, hängt stark von deren individuellem Entwicklungsstand ab (Santos et al., 2023; Keles et al., 2020). Dabei kann das

Ausloten der OSNs während der *Adoleszenz* – eine an sich bereits komplexe Entwicklungsphase – besonders herausfordernd für Jugendliche sein. Eine aktuelle Veröffentlichung fand bei jüngeren Jugendlichen einen besonders starken negativen Zusammenhang zwischen OSN-Nutzung und der Lebenszufriedenheit. In dieser sensitiven Entwicklungsperiode zeigten sich die Effekte von OSN-Nutzung am deutlichsten.

Bei Mädchen, die im Alter von 11 bis 13 Jahren intensiv soziale Medien nutzen, fand sich im darauffolgenden Jahr eine Abnahme ihrer Lebenszufriedenheit (Pfeifer& Allen, 2021).

Bei Jungen tritt ein ähnlicher Effekt dagegen erst im Alter von 14 bis 15 Jahren auf, was auf das frühere Einsetzen der Pubertät bei Mädchen zurückgeführt werden könnte (Pfeifer & Allen, 2021; Orben et al., 2022). Insgesamt findet sich bei Mädchen im Kontext der Nutzung sozialer Medien eine höhere Vulnerabilität als bei Jungen. So sind mehr Mädchen von problematischer OSN-Nutzung betroffen (WHO, 2024) und auch das Risiko für psychische Belastungen bei starker OSN-Nutzung ist für Mädchen höher als für Jungen (Twenge & Martin, 2020). Weitere empirische Ergebnisse zeigen, dass ein hoher Konsum digitaler Medien, insbesondere bei Mädchen, mit einem schlechteren psychischen Wohlbefinden verbunden ist. Das bedeutet, dass Mädchen, die viel Zeit online verbringen, häufiger unter Stimmungsschwankungen, Angstzuständen oder sogar Suizidgedanken leiden können, als dies bei Jungen der Fall zu sein scheint (Twenge & Martin, 2020). Weiter wurde für Mädchen berichtet, dass Belastungen im Zusammenhang mit sozialem Vergleich, Körperbild und Feedbackmechanismen (z. B. Bewertung durch Likes/Kommentare) stärker ausgeprägt sind als bei Jungen (Kelly et al., 2018; Kircaburun et al., 2020). Außerdem zeigen Längsschnittstudien, dass es altersbezogene Sensitivitätsfenster geben kann, in denen intensive Nutzung mit einem stärkeren Rückgang der Lebenszufriedenheit verbunden ist: Dies wurde insbesondere für Mädchen im Alter von 11 bis 13 Jahren und für Jungen im Alter von 14 bis 15 Jahren beschrieben (Orben et al., 2022, 2024).

Die genannten Ergebnisse unterstreichen, dass sich OSN-Konsum auf das generelle Wohlbefinden sowie die psychische Gesundheit von Kindern und Jugendlichen auswirken kann. Es ist daher umso wichtiger, ihren Einfluss auf Kinder und Jugendliche genauer und plattformbezogen zu untersuchen, um entsprechende Schutzmaßnahmen zu entwickeln (Keles et al., 2020).

Einschränkend soll jedoch erwähnt werden, dass die Studienlage nicht eindeutig ist. Metaanalysen und Reviews finden gemischte, inkonsistente und sogar Nulleffekte zwischen OSN-Nutzung und mentaler Gesundheit und

Wohlbefinden bei Kindern und Jugendlichen (Odgers & Jensen, 2020; Orben, 2020; Orben et al., 2024). Dies lässt sich unter anderem auf die methodische Qualität existierender Studien zurückführen. Diese beruhen mehrheitlich auf Selbstberichten, die von objektiven Daten abweichen (Parry et al., 2022), und querschnittlichen Erhebungen. Außerdem mangelt es an konzeptueller Klarheit in Bezug auf erhobene Konstrukte zur Erfassung von Onlineverhalten. Schließlich bestehen große Unterschiede sowohl auf inter- als auch auf intraindividueller Ebene in Bezug auf die Nutzung von OSNs sowie deren potenzielle Effekte auf das Wohlbefinden (z. B. Beyens et al., 2024). Während somit eine generelle Aussage über Digital Natives und Effekte von OSNs nur schwer zu machen ist, gibt es Hinweise darauf, dass vulnerable Kinder und Jugendliche vor besonderen Schwierigkeiten stehen, OSNs sicher zu navigieren.

Vulnerable Kinder und Jugendliche und OSNs: Potenzielle Effekte der OSN-Nutzung zeigen sich besonders in vulnerablen Populationen von Kindern und Jugendlichen. Im Folgenden soll dabei besonders auf Kinder und Jugendliche nach belastenden Lebenserfahrungen sowie Betroffene von Psychopathologie eingegangen werden.

9.2 Belastende Lebensereignisse

Belastende Lebensereignisse haben tiefgreifende Auswirkungen auf Entwicklung, Gesundheit und Wohlbefinden von Kindern und Jugendlichen – dies gilt sowohl im digitalen als auch im analogen Raum. Belastende Lebensereignisse umfassen u. a. Erfahrungen wie Misshandlung (körperliche, sexuelle, emotionale Gewalt und Vernachlässigung), das Aufwachsen in einer dysfunktionalen familiären Umgebung sowie weitere potenziell traumatische Ereignisse (z. B. Tod einer nahestehenden Person, schwerer Unfall). Belastende Lebensereignisse in Kindheit und Jugend können auch die Art und Weise beeinflussen, wie OSNs genutzt werden. OSNs bieten Kindern und Jugendlichen eine Plattform, um ihre Identität zu präsentieren und soziale Beziehungen zu pflegen, indem sie sich in virtuellen Communities austauschen und ihre Interessen teilen. Für Kinder und Jugendliche können diese digitalen Räume im Nachgang belastender Ereignisse jedoch sowohl Unterstützung als auch Risiken bedeuten.

Aktuelle Forschungsbefunde verdeutlichen, dass Jugendliche nach belastenden Lebensereignissen und insbesondere nach *Misshandlungserfahrungen* mehr zu Internetsucht und problematischem OSN-Verhalten neigen (Tang et al., 2024; Wang et al., 2024; Wang et al., 2022; Worsley et al., 2018). Betroffene von sexuellem Missbrauch – insbesondere Mädchen – sind vulnerabel für negative Effekte von OSN-Nutzung und können durch sie nachhaltig in ihrer Entwicklung beeinflusst werden. In empirischen Untersuchungen zeigten Jugendliche nach sexuellem Missbrauch mehr riskantes Onlineverhalten. Dazu zählen beispielsweise provokative Selbstdarstellungen online, mehr beabsichtigter und unbeabsichtigter Kontakt mit sexuell explizitem Material sowie das Chatten mit Fremden (Wang et al., 2022; Maas et al., 2019; Noll et al., 2009; Noll et al., 2013).

Zudem wurde berichtet, dass die Jugendlichen vermehrt von *Cybermobbing* betroffen sind (Kennedy et al., 2021). Bei jugendlichen Mädchen fanden sich nach sexuellem Missbrauch außerdem mehr *Risikoprofile* im Vergleich zu Mädchen, die nicht betroffen waren. Diese Profile zeichneten sich unter anderem durch einen erhöhten Pornografiekonsum aus. Jugendliche Mädchen mit diesem Risikoprofil berichteten zudem überproportional häufig den Erhalt sexueller Anfragen im digitalen Raum (Noll et al., 2022).

Diese Befunde verdeutlichen, dass die Nutzung von OSNs und des Internets die Entwicklung vulnerabler Jugendlicher negativ beeinflussen kann. Insbesondere für Betroffene von sexuellem Missbrauch kann sie zudem Herausforderungen mit sich bringen, denen spezifisch begegnet werden sollte.

9.3 Psychopathologie

Wie oben dargestellt, untersuchten bereits zahlreiche Studien den Zusammenhang zwischen OSN-Nutzung und mentaler Gesundheit im Jugendalter. Dahingegen ist die Studienlage zu möglichen Effekten der OSN-Nutzung in spezifischen Subgruppen psychisch belasteter Kinder und Jugendlicher bislang deutlich eingeschränkter. Befunde deuten darauf hin, dass psychische Belastung ein Risikofaktor für eine problematische Nutzung sozialer Medien darstellt (Pazdur et al., 2025) und dass Risiken stärker störungsspezifisch zu betrachten sind und neben der Nutzungsdauer vor allem konkrete Nutzungsformen sowie das subjektive Erleben zentraler Plattformfunktionen berücksichtigt werden sollten (Fassi et al., 2025; Fassi et al., 2024).

In einer aktuellen Metaanalyse wurden 143 Studien mit insgesamt 1 094 890 Jugendlichen sowohl aus klinischen (11 %) als auch aus Bevölkerungsstichproben untersucht. Während sich signifikant positive Zusammenhänge zwischen verbrachter Zeit sowie Engagement auf OSNs (z. B. das Posten von Selfies und generelle Relevanz von OSNs im Alltag) und Symptomen psychischer Störungen (Depression, Angst) fanden, gab es jedoch keine bedeutsamen Unterschiede zwischen der klinischen und der Bevölkerungsstichprobe (Fassi et al., 2024). Weitere Untersuchungen berichten hingegen Zusammenhänge zwischen vorbestehender psychischer Belastung und OSN-Nutzung bei Jugendlichen. Insbesondere fanden sich negative Assoziationen zwischen OSN-Nutzung und depressiven sowie Angst-Symptomatiken. Eine Querschnittsstudie zeigte zudem, dass depressive Jugendliche signifikant mehr Zeit auf OSN verbrachten als nicht depressive (Akkın Gürbüz et al., 2017).

Jugendliche mit einer Angststörung zeigten zudem einen spezifischen Umgang mit Facebook, der wiederum ihre Angstgefühle verstärkte (bspw. durch den Vergleich mit Gleichaltrigen oder die Angst vor Beurteilung und negativen Reaktionen auf Facebook) (Calancie et al., 2017). Zudem konnte eine Studie an psychiatrisch hospitalisierten Jugendlichen zeigen, dass häufigere negative emotionale Reaktionen während der Nutzung von OSNs mit einer im Anschluss verringerten Schlafdauer und -qualität zusammenhängt (Nesi et al., 2021). Andererseits zeigte sich auch, dass depressive Jugendliche den OSNs sowohl positive Aspekte (Unterhaltung, soziale Verbundenheit mit Peers) wie auch negative Aspekte (Oversharing, Konfrontation mit triggernden Inhalten) zuschreiben (Radovic et al., 2017).

Interessant sind in diesem Zusammenhang insbesondere die sogenannten *»online-only-Friends«*. Der Begriff bezeichnet Freundschaften, die ausschließlich online, also nicht im realen Leben bestehen. Es wird angenommen, dass die Jugendlichen zu Online-only Friends rascher und einfacher Nähe aufbauen und in den Freundschaften zudem niedrigere Hemmschwellen bestehen. Beide Effekte können Online-only Friends zu einer moderierenden und potenziell protektiven Ressource im Hinblick auf soziale und mentale Unterstützung für psychische belastete Jugendliche machen (siehe z. B. Boursier et al., 2023). Zu dieser Schlussfolgerung kommt auch eine amerikanische Längsschnittstudie, welche die schützende Wirkung von Online-only Friends bei suizidalen Jugendlichen im Vergleich zu nicht suizidalen Jugendlichen untersuchte. Suizidale Jugendliche beschrieben insgesamt mehr rein onlinebasierte Freundschaften als nicht suizidale Jugendliche (46,3 % vs. 38,3 %). Diese Freundschaften vermittelten zudem bei suizidalen Jugendlichen das gleiche Niveau an Unterstützung wie »offline« Freundschaften. Online-only Friends fungierten als abschwächender Moderator zwischen relationaler Viktimisierung, Freundschaftsstress und zukünftigen Suizidgedanken (Massing-Schaffer et al., 2022).

9.4 Soziale Dynamiken auf OSNs

Bestimmte soziale Dynamiken treten online verstärkt auf und werden dabei maßgeblich von der inhärenten Struktur des jeweiligen OSN beeinflusst. Während Messengerdienste wie Telegram auch einseitige Kommunikationskanäle schaffen, können in offenen Foren und Gruppen Ausgrenzung und andere problematische Dynamiken entstehen.

Ein besonders prägnantes Beispiel hierfür ist *Cybermobbing*, das erhebliche Auswirkungen auf das psychische Wohlbefinden von Kindern und Jugendlichen hat. In einer Studie von 2022 wird davon ausgegangen, dass in den USA etwa 15 % der 12- bis 18-Jährigen (Polanin et al., 2022) von Cybermobbing betroffen sind. International variieren die Prävalenzraten zwischen 5 % in Australien und 23,8 % in Kanada (ebd.). Cybermobbing wird von einer Vielzahl von Faktoren beeinflusst: Auf individueller Ebene gelten Alter, Geschlecht, Onlineverhalten, gesundheitliche Bedingungen, frühere Erfahrungen mit Viktimisierung sowie Impulsivität als Risikofaktoren (Ho et al., 2017). Auch situative Aspekte wie die Qualität der Eltern-Kind-Beziehung, zwischenmenschliche Beziehungen und der geografische Standort können das Risiko erhöhen (Paschke & Thomasius, 2024; Zhu et al., 2021). Gleichzeitig gibt es jedoch Schutzfaktoren, die das Risiko verringern oder die Resilienz stärken können: Empathie und emotionale Intelligenz, eine unterstützende Eltern-Kind-Beziehung und ein positives Schulklima werden dabei als protektive Faktoren genannt (Zhu et al., 2021; Ang, 2015).

Diese Erkenntnisse zeigen, dass Cybermobbing immer im jeweiligen Kontext des Entstehens betrachtet werden sollte, da es in einem komplexen Zusammenspiel individueller und sozialer Faktoren steht, was gezielte präventive und therapeutische Maßnahmen erfordert. Die generelle Aufmerksamkeit für dieses Thema führt jedoch auch dazu, dass es diverse Beratungsangebote und -materialien gibt, um für dieses Thema sowohl Pädagog*innen als auch Kinder, Jugendliche und Eltern zu sensibilisieren (Schulz, 2019).

Ein weiteres plattformübergreifendes Problem ist *Cybergrooming* – die gezielte Kontaktaufnahme durch Erwachsene, um sexuelle Beziehungen zu Minderjährigen über digitale Kanäle anzubahnen. Obwohl eine Studie der Landesanstalt für Medien NRW zeigt, dass in Deutschland ca. 25 % der 8- bis 17-jährigen Befragten in sozialen Netzwerken oder Onlinespielen Erfahrungen mit Cybergrooming gemacht haben (Landesanstalt für Medien NRW, 2024), gibt es bei der Aufklärung zu diesem Thema große Lücken. Eine aktuellere Metastudie zeigt jedoch, dass die Prävalenz je nach Studie stark variiert (Schittenhelm et al., 2024). Die Medienanstalt NRW unterscheidet zwischen folgenden Groomingformen:

- Verabreden über das Internet
- Versprechen oder das Zusenden von Fotos/Videos
- Aufforderung zum Senden freizügiger Bilder
- Aufforderungen, sich vor der Kamera auszuziehen
- Treffen im realen Leben
- Empfang von Nacktbildern
- Drohungen über digitale Kanäle (Landesanstalt für Medien NRW, 2024)

Als Risikofaktoren für Cybergrooming werden das weibliche Geschlecht, das Alter (ältere Jugendliche sind stärker betroffen), riskantes Onlineverhalten und geringeres Wohlbefinden identifiziert (Schittenhelm et al., 2024).

Die Ergebnisse verdeutlichen die Dringlichkeit präventiver Maßnahmen und umfassender Unterstützung für Betroffene. Gerade in der Behandlung durch Ärzt*innen und Psychotherapeut*innen sollte deshalb auch nach sexualisierter Gewalt und übergriffigem Verhalten auf OSNs gefragt werden.

9.5 Selbstdarstellung und OSNs

Die Dominanz visueller Informationen rückt den Aspekt der Selbstdarstellung in eine zentrale Position, wenn es um OSN-Nutzung bei Jugendlichen geht. Die Adoleszenz gilt als eine Entwicklungsperiode, die sich durch viel Veränderung auszeichnet, sowohl auf sozialer, emotionaler, kognitiver als auch neuronaler Ebene. Relevant sind beispielsweise die Entwicklung von Autonomie, die eigene Identität sowie die zunehmende Relevanz der Beurteilung durch Gleichaltrige. Hierzu gehören Aspekte wie *Peerstatus* und *soziales Feedback* (z. B. Blakemore, 2019) – sowohl im Offline- als auch vermehrt im Onlineraum.

Die Art der Selbstdarstellung auf OSNs hängt sowohl mit Charakteristiken der Persönlichkeit als auch Geschlechterunterschieden zusammen. So zeigte sich insbesondere ein stärkerer Fokus auf die eigene Darstellung auf OSNs bei Mädchen sowie bei Jugendlichen mit höherer Extraversion, höherem Narzissmus und geringerer emotionaler Stabilität (Hjetland et al., 2022; Ong et al., 2011). Dagegen gaben junge Erwachsene mit hohem Neurotizismus an, sich auf Facebook vermehrt idealisiert oder auch falsch darzustellen (Michikyan et al., 2014).

Unterschiede zwischen jugendlichen Mädchen und Jungen fanden sich ebenfalls in den Analysen ihrer Profilbilder. Mädchen teilten im Vergleich zu Jungen häufiger Fotos, auf denen sie verführerisches Verhalten zeigen oder freizügig gekleidet sind (Kapidzic & Herring, 2015). Es fanden sich auch Zusammenhänge zwischen der Art der Selbstdarstellung auf OSNs und der mentalen Gesundheit der Jugendlichen. Zum Beispiel kann ein hoher Fokus auf Selbstdarstellung mit mehr depressiven Symptomen, einer verringerten Lebensqualität (Skogen et al., 2021), mehr Perfektionismus und einem gestörten Essverhalten einhergehen (Danielsen et al., 2024). Bei Mädchen war dieser Zusammenhang jeweils stärker als bei Jungen.

9.6 Körperbild und Selbstwertgefühl und OSNs

2021 deckte die Whistleblowerin Frances Haugen, eine ehemalige Mitarbeiterin von Facebook (heute Meta), auf, dass Instagram bei Jugendlichen, besonders bei Mädchen, Körperunzufriedenheit, Essstörungen und Depressionen fördert und diese Auswirkung bewusst in Kauf nimmt (Grose, 2021). Die Enthüllungen lösten eine breite Debatte über die Verantwortung der Plattformprovider bzgl. der sogenannten »*Teenage Mental Health Crisis*« aus. Auch wenn OSNs heute die dominante Medienform im Alltag Jugendlicher darstellen, deutet die Forschung darauf hin, dass sich ihre Effekte auf das Körperbild nicht grundlegend von denen traditioneller Massenmedien unterscheiden, sondern über vergleichbare Mechanismen vermittelt werden (Williams & Ricciardelli, 2014; Perloff, 2014).

Hochvisuelle soziale Medien wie Instagram, TikTok und Snapchat sind bei Jugendlichen zunehmend beliebt, stehen jedoch in einem höheren Zusammenhang mit Körperbildproblemen und schlechterer psychischer Gesundheit (Marengo et al., 2018). So zeigte eine Studie, dass intensive Nutzung (mehr als zwei Stunden täglich) mit stärkeren *Körperbildsorgen* verbunden ist (Marengo et al., 2018). Ergänzend zeigt eine qualitative Studie (Papageorgiou et al., 2022), dass Mädchen durch OSN-Nutzung stärker gefährdet sind, mentale Belastungen zu erfahren. Insbesondere sexualisierte Darstellungen, die oftmals Vergleiche auslösen, können die Unzufriedenheit mit dem eigenen Körper fördern.

Eine Studie zu Instagram (Fardouly et al., 2018) zeigte, dass die Nutzung (v. a. mit Inhalten zum aktiven, gesunden Lebensstil: »Fitspiration«) mit Körperbildsorgen und stärkerer *Selbstobjektivierung* bei jungen Frauen verbunden ist. Dies wird durch die Internalisierung von Schönheitsidealen und Vergleiche mit Prominenten verstärkt. Mädchen neigen dabei eher zu Vergleichen mit unrealistischen Schönheitsidealen, während Jungen häufiger von Fitness- und Muskelaufbauinhalten beeinflusst werden (Fardouly et al., 2018). Dass Mädchen OSN intensiver für soziale Vergleiche nutzen, führt u. a. dazu, dass sie anfälliger für negative psychische Auswirkungen sind, wie beispielsweise Selbstzweifel und Körperbildsorgen (Noon et al., 2021; Scully et al., 2023).

Weiter stellen OSN-Plattformen zahlreiche Möglichkeiten der (KI-gestützten) Bildbearbeitung zur Verfügung. Studienergebnisse zeigen, dass mehr Selfiebearbeitung mit einer höheren Selbstobjektivierung von Jugendlichen einhergeht sowie mit mehr Bedenken hinsichtlich des eigenen Aussehens (Wang et al., 2021). Als einen potenziellen Mechanismus hinter der Bildbearbeitung von Selbstdarstellungen, besonders bei jugendlichen Mädchen, wurde ein geringer Selbstwert hypothetisiert (Chua & Chang, 2016). Um Resilienz gegenüber überzogenen und oft geschönten Schönheitsidealen zu stärken, sind frühzeitige Aufklärung sowie die Förderung eines positiven Körperbildes essenziell. Hier ist jedoch anzumerken, dass auf OSNs ebenfalls viele Inhalte z. B. unter dem Schlagwort »Body Positivity« und »Self-Love« zu einer positiven Einstellung gegenüber dem eigenen Körper angeboten werden (Rodgers et al., 2021).

Zusammenfassend kann festgehalten werden, dass OSN-Plattformen sowohl einen Raum zur Entwicklung der Identität von Jugendlichen als auch eine Quelle potenzieller Risiken darstellen. Für die psychische Gesundheit von Jugendlichen sind daher geschlechtsspezifische Präventionsstrategien und die Förderung des Selbstwerts und eines positiven Selbstbildes unerlässlich.

9.7 Was bleibt offen?

Die Untersuchung des Einflusses von OSNs auf die psychische Gesundheit von Jugendlichen bleibt eine Herausforderung, nicht zuletzt aufgrund mangelnder Datenzugänglichkeit seitens der Plattformanbieter. Dies ist besonders problematisch, da psychische Belastungen im Jugendalter oft langfristige Auswirkungen haben – rund 48 % aller psychischen Störungen beginnen vor dem 18. Lebensjahr (Solmi et al., 2022; Orben & Blakemore, 2023). Gleichzeitig entwickeln sich digitale Technologien rasant weiter, wodurch neue Chancen, aber auch Risiken entstehen. Effektive digitale Angebote zur Unterstützung der psychischen Gesundheit Jugendlicher müssen jedoch kontextsensibel gestaltet sein und sollten auf die technologische und Plattformumgebung angepasst werden. Die Einbindung von Kindern und Jugendlichen in die Gestaltung solcher Angebote sowie die Stärkung der digitalen Kompetenz in Familien kann die Wirksamkeit erheblich steigern (Ludwig-Walz et al., 2024). Nicht zuletzt ist ein einheitlicher regulatorischer Rahmen entscheidend, um Sicherheit, Wirksamkeit und ethische Standards im Bereich digitaler Mental-Health-Tools zu gewährleisten (Ludwig-Walz et al., 2024).

Die Leaks von Frances Haugen verdeutlichten die Dringlichkeit, die Auswirkungen von OSNs auf Jugendliche weiter zu untersuchen und Schutzmaßnahmen zu entwickeln. Über 300 Wissenschaftler*innen forderten in einem offenen Brief an Mark Zuckerberg den Zugang zu internen Daten, um die psychische Gesundheit junger Menschen besser erforschen zu können (Oxford Internet Institute, 2024). Mehr Transparenz wurde jedoch bisher nicht geschaffen.

Mit der zunehmenden Verbreitung großer Sprachmodelle (LLMs) und der Verbreitung generativer Künstlicher Intelligenz (KI) im beruflichen und alltäglichen Mainstream könnte sich das beschriebene Spannungsfeld ebenfalls verändern. So könnte die Möglichkeit, täuschend echte Deepfakes (KI-erstellte Videos, die als solche nicht zu erkennen sind) zu erstellen, eine zusätzliche Herausforderung im Bereich des Cybermobbings darstellen, indem manipulierte Inhalte gezielt für persönliche Angriffe genutzt werden. Gleichzeitig ist es derzeit schon der Fall, dass auf generativer KI basierende Chatbots eine unterstützende Rolle in psychosozialen Krisensituationen spielen, indem sie Jugendlichen niedrigschwelligen Zugang zu emotionaler und mentaler Unterstützung bieten. Dies verdeutlicht sowohl die Risiken als auch die Chancen, die mit der Integration generativer KI in die OSNs einhergehen, und unterstreicht die Notwendigkeit weiterer Forschung und Reflexion über mögliche gesellschaftliche Auswirkungen auf Kinder und Jugendliche.

9.8 Fazit

Die Nutzung von OSNs birgt sowohl geschlechtsunabhängige als auch geschlechtsspezifische Risiken für Kinder und Jugendliche. Allgemeine Gefahren wie Cybermobbing, Cybergrooming und psychosoziale Belastungen betreffen beide Geschlechter gleichermaßen. Gleichzeitig zeigen sich auch deutliche geschlechtsspezifische Unterschiede:

Mädchen sind besonders anfällig für problematische Darstellungen von Körperbildern, die durch Vergleiche mit idealisierten Schönheitsstandards auf Plattformen wie Instagram oder TikTok verstärkt werden. Solche Vergleiche fördern häufig Unzufriedenheit mit dem eigenen Körper und begünstigen depressive Symptome. Jungen hingegen werden häufiger durch Inhalte beeinflusst, die Fitness und traditionelle Maskulinitätsnormen idealisieren.

Studien belegen, dass eine intensive Nutzung von OSNs bei beiden Geschlechtern mit einer Zunahme innerer Symptome wie Angst und Depression verbunden ist, wobei Mädchen insgesamt eine höhere Anfälligkeit für die negativen psychischen Auswirkungen der OSN-Nutzung zeigen. Die Unterschiede verdeutlichen die Bedeutung geschlechtssensibler Präventionsstrategien und der frühzeitigen Vermittlung von Kompetenzen, um die Risiken der OSN-Nutzung zu minimieren.

Eine Einbindung der Jugendlichen in die Entwicklung von Aufklärungsprogrammen sowie die gezielte Förderung eines positiven Körperbilds sind zentrale Ansätze, um diesen Herausforderungen wirksam zu begegnen (Bundeszentrale für politische Bildung & Gemkow, 2024).

Im Folgenden werden Kriterien aufgeführt, die für die Interaktion mit Kindern und Jugendlichen in Bezug auf die Nutzung von OSNs hilfreich sein können, um potenzielle Herausforderungen und Probleme gezielt anzugehen. Diese Punkte sollen Orientierung für den Dialog mit Digital Natives bieten und zeigen Aspekte auf, die im Gespräch besonders in den Fokus gerückt werden sollten:

Nutzungsverhalten
- Genutzte Plattformen und Apps
- Tägliche Dauer der Social-Media-Nutzung
- Häufig genutzte Tageszeiten und Orte
- Emotionale Reaktionen nach der Nutzung (z. B. Stress, Zufriedenheit, Unzufriedenheit)
- Auftreten von Selbstzweifeln oder Vergleichen mit anderen
- Einfluss auf das Selbstbewusstsein und Selbstwertgefühl
- Selbstdarstellung

- Kontakte zu Fremden
- Online-only Friends
- Erhalten von Anfragen sexueller Natur
- Anzahl eigener und gefolgter Follower
- Teilnahme an »Challenges«

Datensicherheit und Prävention von Übergriffen
- Bewusstsein über geteilte persönliche Daten
- Schutz vor Konfrontation mit belastenden oder verstörenden Inhalten
- Unterstützung im Umgang mit unangenehmen oder verletzenden Nachrichten
- Erfahrung mit sexualisierten Inhalten oder sexuell übergriffiger Ansprache

Auswirkungen auf Gesundheit und Körperbild
- Einfluss auf Schlafverhalten
- Auswirkungen auf Konzentration und schulische Leistungen
- Einschränkungen bei Hobbys oder körperlicher Aktivität
- Verzerrtes Schönheitsideal
- Essstörungen, Depression, Angst, suizidale Gedanken

Soziale Dynamiken
- Verhältnis von Online- zu Offlinekommunikation
- Auswirkungen von Onlineerlebnissen auf das analoge Leben
- Erfahrungen mit verletzenden Kommentaren oder Nachrichten
- Umgang mit Gruppenzwang und Challenges

Lösungsansätze
- Bereitschaft zur Anpassung des OSN-Konsums
- Ansätze zur positiven Nutzung sozialer Medien
- Unterstützung durch das soziale Umfeld (Schule und Familie)
- Aufklärung und Empowerment von Kindern, Jugendlichen, Sorgeberechtigten sowie Schul- und klinischem Fachpersonal
- Monitoring des Onlineverhaltens spezifisch bei vulnerablen Jugendlichen, z. B. nach belastenden Lebensereignissen oder mit vorbestehender Psychopathologie
- Stärkerer Fokus auf dem Geschehen im digitalen Raum in Therapie und Beratung

9.9 Autor und Autorin

Dr. Jonas Fegert ist Politikwissenschaftler und Wirtschaftsinformatiker. Er leitet die gemeinsame Forschungsgruppe »Digital Democracy & Participation« des FZI Forschungszentrum Informatik und des Karlsruher Instituts für Technologie (KIT). In seiner Forschung beschäftigt er sich mit Informationsmanipulation, gesellschaftlicher Polarisierung und digitaler Beteiligung und leitet verschiedene größere Forschungsprojekte, darunter Social Sentiment in Times of Crises (Alfred Landecker Foundation) und DeFaktS (BMFTR). E-Mail: fegert@fzi.de

Jun.-Prof. Dr. phil. Ann-Christin Haag, Psychologin M. Sc., ist Juniorprofessorin für Kinder- und Jugendpsychotherapie mit Schwerpunkt Forschungsmethoden am Universitätsklinikum Ulm an der Klinik für Kinder- und Jugendpsychiatrie, Psychosomatik und Psychotherapie.

9.10 Literaturverzeichnis

Akkın Gürbüz, H. G.; Demir, T.; Gökalp Özcan, B.; et al. (2017): Use of social network sites among depressed adolescents. In: Behaviour & Information Technology, 36 (5), S. 517–523. doi:10.1080/0144929X.2016.1259059

Ang, R. P. (2015): Adolescent cyberbullying: A review of characteristics, prevention and intervention strategies. In: Aggression and Violent Behavior, 25, S. 35–42. doi:10.1016/j.avb.2015.07.011

Beyens, I.; Pouwels, J. L.; van Driel, I. I.; et al. (2024): Social Media Use and Adolescents' Well-Being: Developing a Typology of Person-Specific Effect Patterns. In: Communication Research, 51 (6), S. 691–716. doi:10.1177/00936502211038196

Blakemore, S.-J. (2019): Adolescence and mental health. In: The Lancet, 393 (10185), S. 2030–2031. doi:10.1016/S0140-6736(19)31013-X

Boursier, V.; Gioia, F.; Musetti, A.; et al. (2023): COVID-19-related fears, stress and depression in adolescents: The role of loneliness and relational closeness to online friends. In: Journal of Human Behavior in the Social Environment, 33 (2), S. 296–318.

Bundeszentrale für politische Bildung; Gemkow, J. (2024): Jugend und soziale Medien. Online verfügbar unter: https://www.bpb.de/shop/zeitschriften/izpb/medienkompetenz-355/523579/jugend-und-soziale-medien/ (22.07.2025).

Calancie, O.; Ewing, L.; Narducci, L. D.; et al. (2017): Exploring how social networking sites impact youth with anxiety: A qualitative study of Facebook stressors among adolescents with an anxiety disorder diagnosis. In: Cyberpsychology: Journal of Psychosocial Research on Cyberspace, 11 (4).

Chua, T. H. H.; Chang, L. (2016): Follow me and like my beautiful selfies: Singapore teenage girls' engagement in self-presentation and peer comparison on social media. In: Computers in Human Behavior, 55, S. 190–197. doi:10.1016/j.chb.2015.09.011

Chung, S.; Lee, H. K. (2022): Public Health Approach to Problems Related to

Excessive and Addictive Use of the Internet and Digital Media. In: Current Addiction Reports, 10 (1), S. 69–76.
Clark, J. L.; Algoe, S. B.; Green, M. C. (2018): Social network sites and well-being: The role of social connection. In: Current Directions in Psychological Science, 27 (1), S. 32–37. doi:10.1177/0963721417730833
Danielsen, H. E.; Finserås, T. R.; Andersen, A. I. O.; et al. (2024): Mirror, mirror on my screen: Focus on self-presentation on social media is associated with perfectionism and disordered eating among adolescents. In: BMC Public Health, 24 (1), 2466. doi:10.1186/s12889-024-19317-9
Deutsches Zentrum für Suchtfragen des Kindes- und Jugendalters (DZSKJ); Universitätsklinikum Hamburg-Eppendorf (UKE) (2023): Problematische Mediennutzung im Kindes- und Jugendalter in der post-pandemischen Phase. Ergebnisbericht 2023. Hamburg. Online verfügbar unter: https://www.dak.de/dak/unternehmen/reporte-forschung/dak-studie-mediensucht-2023-24_56536#rtf-anchor-auf-einen-blick-zentrale-ergebnisse-der-sechsten-befragungswelle (22.07.2025).
Dimock, M. (2019): Defining generations: Where Millennials end and Generation Z begins. Online verfügbar unter: https://www.pewresearch.org/short-reads/2019/01/17/where-millennials-end-and-generation-z-begins/ (08.12.2024).
Eales, L.; Wiglesworth, A.; Klimes-Dougan, B.; et al. (2023): Editorial: Benign Versus Problematic Media Use Profiles in Youth: Correlates, Concerns, and Future Directions. In: Journal of the American Academy of Child & Adolescent Psychiatry, 62 (9), S. 970–972. doi:10.1016/j.jaac.2023.05.009
Fardouly, J.; Willburger, B. K.; Vartanian, L. R. (2018): Instagram use and young women's body image concerns and self-objectification: Testing mediational pathways. In: New Media & Society, 20, S. 1380–1395. doi:10.1177/1461444817694499
Fassi, L.; Thomas, K.; Parry, D. A.; et al. (2024): Social media use and internalizing symptoms in clinical and community adolescent samples: A systematic review and meta-analysis. In: JAMA Pediatrics, 178 (8), S. 814–822.
Fassi, L.; Ferguson, A. M.; Przybylski, A. K.; Ford, T. J.; Orben, A. (2025): Social media use in adolescents with and without mental health conditions. In: Nature Human Behaviour, 9 (6), S. 1283–1299. doi:10.1038/s41562-025-02134-4
Gingras, M. P.; Brendgen, M.; Beauchamp, M. H.; et al. (2023): Adolescents and social media: Longitudinal links between types of use, problematic use and internalizing symptoms. In: Research on Child and Adolescent Psychopathology, 51, S. 1641–1655. doi:10.1007/s10802-023-01084-7
Grose, J. (2021): The Messy Truth About Teen Girls and Instagram. Online verfügbar unter: https://www.nytimes.com/2021/10/13/parenting/instagram-teen-girls-body-image.html (22.07.2025).
Haag, A.-C.; Nick, E. A.; Chen, M. S.; et al. (2024): Investigating Risk-Profiles of Smartphone Activities and Psychosocial Factors in Adolescents during the COVID-19 Pandemic. In: Journal of Research in Adolescence.
Hjetland, G. J.; Finserås, T. R.; Sivertsen, B.; et al. (2022): Focus on Self-Presenta-

tion on Social Media across Sociodemographic Variables, Lifestyles, and Personalities: A Cross-Sectional Study. In: International Journal of Environmental Research and Public Health, 19 (17), 11133. doi:10.3390/ijerph191711133

Ho, S. S.; Chen, L.; Ng, A. P. Y. (2017): Comparing cyberbullying perpetration on social media between primary and secondary school students. In: Computers & Education, 109, S. 74–84. doi:10.1016/j.compedu.2017.02.004

Kapidzic, S.; Herring, S. C. (2015): Race, gender, and self-presentation in teen profile photographs. In: New Media & Society, 17 (6), S. 958–976. doi:10.1177/1461444813520301

Keles, B.; McCrae, N.; Grealish, A. (2020): A systematic review: the influence of social media on depression, anxiety and psychological distress in adolescents. In: International Journal of Adolescence and Youth, 25, S. 79–93. doi:10.1080/02673843.2019.1590851

Kelly, Y.; Zilanawala, A.; Booker, C.; et al. (2018): Social Media Use and Adolescent Mental Health: Findings From the UK Millennium Cohort Study. In: EClinicalMedicine, 6, S. 59–68. doi:10.1016/j.eclinm.2018.12.005

Kennedy, R.; Font, S.; Haag, A.-C.; et al. (2021): Childhood Sexual Abuse and Exposure to Peer Bullying Victimization. In: Journal of Interpersonal Violence, S. 1–25.

Kircaburun, K.; Griffiths, M. D.; Billieux, J. (2020): Childhood Emotional Maltreatment and Problematic Social Media Use Among Adolescents: The Mediating Role of Body Image Dissatisfaction. In: International Journal of Mental Health and Addiction, 18 (6), S. 1536–1547. doi:10.1007/s11469-019-0054-6

Koch, W. (2023): Soziale Medien werden 30 Minuten am Tag genutzt – Instagram ist die Plattform Nummer eins. In: Media Perspektiven, 26, S. 1–8.

Kuss, D.; Griffiths, M. (2017): Social Networking Sites and Addiction: Ten Lessons Learned. In: International Journal of Environmental Research and Public Health, 14 (3), 311.

Landesanstalt für Medien NRW (2024): Repräsentative Zahlen zur Erfahrung von Kindern zwischen 8 und 18 Jahren mit sexualisierter Ansprache im Netz. https://www.medienanstalt-nrw.de/themen/cybergrooming/ein-viertel-aller-kinder-und-jugendlichen-wurde-bereits-im-netz-von-erwachsenen-zu-einer-verabredung-aufgefordert-1.html (22.07.2025).

Lin, Y.; Chen, M.; Lee, S. Y.; et al. (2024): Understanding the Effects of News-Finds-Me Perception on Health Knowledge and Information Seeking During Public Health Crises. In: Health Communication, 39, S. 352–362. doi:10.1080/10410236.2023.2165750

Ludwig-Walz, H.; Bujard, M.; Fegert, J.; et al. (2024): Integrating European contexts and needs into WHO guiding principles on online mental health content for young people: five recommendations. In: European Child & Adolescent Psychiatry. doi:10.1007/s00787-024-02566-9

Maas, M. K.; Bray, B. C.; Noll, J. G. (2019): Online Sexual Experiences Predict Subsequent Sexual Health and Victimization Outcomes Among Female Adolescents: A Latent Class Analysis. In: Journal of Youth and Adolescence, 48, S. 837–849. doi:10.1007/s10964-019-00995-3

Marengo, D.; Longobardi, C.; Fabris, M. A.; et al. (2018): Highly-visual social media and internalizing symptoms in adolescence: The mediating role of body image concerns. In: Computers in Human Behavior, 82, S. 63–69. doi:10.1016/j.chb.2018.01.003

Massing-Schaffer, M.; Nesi, J.; Telzer, E. H.; et al. (2022): Adolescent peer experiences and prospective suicidal ideation: The protective role of online-only friendships. In: Journal of Clinical Child & Adolescent Psychology, 51 (1), S. 49–60.

Michikyan, M.; Subrahmanyam, K.; Dennis, J. (2014): Can you tell who I am? Neuroticism, extraversion, and online self-presentation among young adults. In: Computers in Human Behavior, 33, S. 179–183. doi:10.1016/j.chb.2014.01.010

Nesi, J.; Burke, T. A.; Extein, J.; et al. (2021): Social media use, sleep, and psychopathology in psychiatrically hospitalized adolescents. In: Journal of Psychiatric Research, 144, S. 296–303. doi:10.1016/j.jpsychires.2021.10.014

Noll, J. G.; Haag, A. C.; Shenk, C. E.; et al. (2022): An observational study of Internet behaviours for adolescent females following sexual abuse. In: Nature Human Behaviour. doi:10.1038/s41562-021-01187-5

Noll, J. G.; Shenk, C. E.; Barnes, J. E.; et al. (2013): Association of Maltreatment With High-Risk Internet Behaviors and Offline Encounters. In: Pediatrics, 131(2), S. e510–e517. doi:10.1542/peds.2012-1281

Noll, J. G.; Shenk, C. E.; Barnes, J. E.; et al. (2009): Childhood Abuse, Avatar Choices, and Other Risk Factors Associated With Internet-Initiated Victimization of Adolescent Girls. In: Pediatrics, 123(6), S. e1078–e1083. doi:10.1542/peds.2008-2983

Noon, E. J.; Schuck, L. A.; Guțu, S. M. et al. (2021): To compare, or not to compare? Age moderates the relationship between social comparisons on instagram and identity processes during adolescence and emerging adulthood. In: Journal of Adolescence, 93, S. 134–145.

O'Day, E. B.; Heimberg, R. G. (2021): Social media use, social anxiety, and loneliness: A systematic review. In: Computers in Human Behavior Reports, 3, 100070. doi:10.1016/j.chbr.2021.100070

O'Reilly, M.; Levine, D.; Donoso, V.; et al. (2023): Exploring the potentially positive interaction between social media and mental health; the perspectives of adolescents. In: Clinical Child Psychology and Psychiatry, 28 (2), S. 668–682.

Odgers, C. L.; Jensen, M. R. (2020): Annual research review: Adolescent mental health in the digital age: facts, fears, and future directions. In: Journal of Child Psychology and Psychiatry, 61 (3), S. 336–348. doi:10.1111/jcpp.13190

Ong, E. Y. L.; Ang, R. P.; Ho, J. C. M.; et al. (2011): Narcissism, extraversion and adolescents' self-presentation on Facebook. In: Personality and Individual Differences, 50 (2), S. 180–185. doi:10.1016/j.paid.2010.09.022

Orben, A. (2020): Teenagers, screens and social media: a narrative review of reviews and key studies. In: Social Psychiatry and Psychiatric Epidemiology, 55, S. 407–414. doi:10.1007/s00127-019-01825-4

Orben, A.; Blakemore, S.-J. (2023): How social media affects teen mental health: a missing link. In: Nature, 614, S. 410–412. doi:10.1038/d41586-023-00402-9

Orben, A.; Meier, A.; Dalgleish, T.; et al. (2024): Mechanisms linking social media use to adolescent mental health vulnerability. In: Nature Reviews

Psychology, 3 (6), S. 407–423. doi:10.1038/s44159-024-00307-y
Orben, A.; Przybylski, A. K.; Blakemore, S. J.; et al. (2022): Windows of developmental sensitivity to social media. In: Nature Communications, 13 (1), 1649.
Oxford Internet Institute (2024): An Open Letter to Mr. Mark Zuckerberg: A Global Call to Act Now on Child and Adolescent Mental Health Science. Online verfügbar unter: https://www.oii.ox.ac.uk/an-open-letter-to-mark-zuckerberg/#continue (22.07.2025).
Papageorgiou, A.; Fisher, C.; Cross, D. (2022): »Why don't I look like her?« How adolescent girls view social media and its connection to body image. In: BMC Women's Health, 22, 261. doi:10.1186/s12905-022-01845-4
Parry, D. A.; Fisher, J. T.; Mieczkowski, H.; Sewall, C. J. R.; Davidson, B. I. (2022): Social media and well-being: A methodological perspective. In: Current Opinion in Psychology, 45, Article 101285.
Paschke, K.; Thomasius, R. (2024): Digitale Mediennutzung und psychische Gesundheit bei Adoleszenten – eine narrative Übersicht. In: Bundesgesundheitsblatt, 67, S. 456–464. doi:10.1007/s00103-024-03848-y
Pazdur, M.; Tutus, D.; Haag, A.-C. (2025): Risk Factors for Problematic Social Media Use in Youth: A Systematic Review of Longitudinal Studies. In: Adolescent Research Review, 10 (2), S. 237–253. doi:10.1007/s40894-025-00264-4
Perloff, R. M. (2014): Social Media Effects on Young Women's Body Image Concerns: Theoretical Perspectives and an Agenda for Research. In: Sex Roles, 71, S. 363–377. doi:10.1007/s11199-014-0384-6
Pfeifer, J. H.; Allen, N. B. (2021): Puberty Initiates Cascading Relationships Between Neurodevelopmental, Social, and Internalizing Processes Across Adolescence. In: Biological Psychiatry, 89, S. 99–108. doi:10.1016/j.biopsych.2020.09.002
Piteo, E. M.; Ward, K. (2020): Review: Social networking sites and associations with depressive and anxiety symptoms in children and adolescents – a systematic review. In: Child and Adolescent Mental Health, 25 (4), S. 201–216. doi:10.1111/camh.12373
Polanin, J. R.; Espelage, D. L.; Grotpeter, J. K.; et al. (2022): A Systematic Review and Meta-analysis of Interventions to Decrease Cyberbullying Perpetration and Victimization. In: Prevention Science, 23, S. 439–454. doi:10.1007/s11121-021-01259-y
Radovic, A.; Gmelin, T.; Stein, B. D.; et al. (2017): Depressed adolescents' positive and negative use of social media. In: Journal of Adolescence, 55, S. 5–15.
Rodgers, R. F.; Paxton, S. J.; Wertheim, E. H. (2021): #Take idealized bodies out of the picture: A scoping review of social media content aiming to protect and promote positive body image. In: Body Image, 38, S. 10–36. doi:10.1016/j.bodyim.2021.03.009
Santos, R. M. S.; Mendes, C. G.; Sen Bressani, G. Y.; et al. (2023): The associations between screen time and mental health in adolescents: a systematic review. In: BMC Psychology, 11, 127. doi:10.1186/s40359-023-01166-7
Schittenhelm, C.; Kops, M.; Moosburner, M.; et al. (2024): Cybergrooming Victimization Among Young People: A Systematic Review of Prevalence Rates, Risk Factors, and Outcomes. In: Adolescent Research Review.

doi:10.1007/s40894-024-00248-w
Schønning, V.; Hjetland, G. J.; Aarø, L. E.; et al. (2020): Social media use and mental health and well-being among adolescents – A scoping review. In: Frontiers in Psychology, 11. doi:10.3389/fpsyg.2020.01949
Schulz, I. (2019): Digitaler Knockout? Ursachen, Hintergründe und Beratungsansätze bei Cybermobbing. In: Rietmann, S.; Sawatzki, M.; Berg, M. (Hg.): Beratung und Digitalisierung: Zwischen Euphorie und Skepsis, S. 269–285. Wiesbaden: Springer Fachmedien.
Scully, M.; Swords, L.; Nixon, E. (2023): Social comparisons on social media: online appearance-related activity and body dissatisfaction in adolescent girls. In: Irish Journal of Psychological Medicine, 40 (1), S. 31–42. doi:10.1017/ipm.2020.93
Skogen, J. C.; Hjetland, G. J.; Bøe, T.; et al. (2021): Through the Looking Glass of Social Media. Focus on Self-Presentation and Association with Mental Health and Quality of Life. In: International Journal of Environmental Research and Public Health, 18 (6), 3319. doi:10.3390/ijerph18063319
Solmi, M.; Radua, J.; Olivola, M.; et al. (2022): Age at onset of mental disorders worldwide: large-scale meta-analysis of 192 epidemiological studies. In: Molecular Psychiatry, 27, S. 281–295. doi:10.1038/s41380-021-01161-7
Tang, H.; Li, Y.; Dong, W.; et al. (2024): The relationship between childhood trauma and internet addiction in adolescents: A meta-analysis. In: Journal of Behavioral Addictions, 13 (1), S. 36–50. doi:10.1556/2006.2024.00001
Tang, S.; Werner-Seidler, A.; Torok, M.; et al. (2021): The relationship between screen time and mental health in young people: A systematic review of longitudinal studies. In: Clinical Psychology Review, 86, 102021. doi:10.1016/j.cpr.2021.102021
Twenge, J. M.; Martin, G. N. (2020): Gender differences in associations between digital media use and psychological well-being: Evidence from three large datasets. In: Journal of Adolescence, 79, S. 91–102. doi:10.1016/j.adolescence.2019.12.018
Twigg, L.; Duncan, C.; Weich, S. (2020): Is social media use associated with children's well-being? Results from the UK Household Longitudinal Study. In: Journal of Adolescence, 80 (1), S. 73–83. doi:10.1016/j.adolescence.2020.02.002
Vannucci, A.; McCauley Ohannessian, C. (2019): Social media use subgroups differentially predict psychosocial well-being during early adolescence. In: Journal of Youth and Adolescence, 48, S. 1469–1493. doi:10.1007/s10964-019-01060-9
Vidal, C.; Lhaksampa, T.; Miller, L.; et al. (2020): Social media use and depression in adolescents: a scoping review. In: International Review of Psychiatry, 32 (3), S. 235–253. doi:10.1080/09540261.2020.1720623
Wang, S.; Chen, L.; Ran, H.; et al. (2022): Depression and anxiety among children and adolescents pre and post COVID-19: A comparative meta-analysis. In: Frontiers in Psychiatry, 13. doi:10.3389/fpsyt.2022.917552
Wang, S.; Geng, F.; Gu, M.; et al. (2024): Network analysis of childhood maltreatment and internet addiction in adolescents with major depressive disorder. In: BMC Psychiatry, 24 (1), 768. doi:10.1186/s12888-024-06224-x

Wang, Y.; Xie, X.; Fardouly, J.; et al. (2021): The longitudinal and reciprocal relationships between selfie-related behaviors and self-objectification and appearance concerns among adolescents. In: New Media & Society, 23 (1), S. 56–77.

Weinhardt, C.; Fegert, J.; Hinz, O.; et al. (2024): Digital Democracy: A Wake-Up Call. In: Business & Information Systems Engineering, 66, S. 127–134. doi:10.1007/s12599-024-00862-x

WHO (2024): Teens, Screens and Mental Health. Online verfügbar unter: https://www.who.int/europe/news-room/25-09-2024-teens--screens-and-mental-health (22.07.2025).

Williams, R. J.; Ricciardelli, L. A. (2014): Social Media and Body Image Concerns: Further Considerations and Broader Perspectives. In: Sex Roles, 71, S. 389–392. https://doi.org/10.1007/s11199-014-0429-x

Woods, H. C.; Scott, H. (2016): #Sleepyteens: Social media use in adolescence is associated with poor sleep quality, anxiety, depression and low self-esteem. In: Journal of Adolescence, 51 (1), S. 41–49. doi:10.1016/j.adolescence.2016.05.008

Worsley, J. D.; McIntyre, J. C.; Bentall, R. P.; et al. (2018): Childhood maltreatment and problematic social media use: The role of attachment and depression. In: Psychiatry Research, 267, S. 88–93. doi:10.1016/j.psychres.2018.05.023

Yoon, S.; Kleinman, M.; Mertz, J.; et al. (2019): Is social network site usage related to depression? A meta-analysis of Facebook–depression relations. In: Journal of Affective Disorders, 248, S. 65–72. doi:10.1016/j.jad.2019.01.026

Zhu, C.; Huang, S.; Evans, R.; et al. (2021): Cyberbullying Among Adolescents and Children: A Comprehensive Review of the Global Situation, Risk Factors, and Preventive Measures. In: Frontiers in Public Health, 9. doi:10.3389/fpubh.2021.634909

10 Delinquenz bei Kindern und Jugendlichen

Not only bad boys but also wild girls

Marc Allroggen

Delinquentes Verhalten von Kindern und Jugendlichen stellt keine psychische Störung dar, ist aber ein relevantes Thema für die Kinder- und Jugendpsychiatrie und -psychotherapie. So finden sich gemeinsame Risikofaktoren für die Entwicklung von psychischen Störungen und Delinquenz und beide Phänomene sind häufig miteinander vergesellschaftet. Der Zusammenhang von bestehenden Entwicklungs- und Verhaltensauffälligkeiten mit schweren Straftaten insbesondere von Kindern wird zudem in Bezug auf Präventions- und Interventionsmöglichkeiten gesellschaftlich kontrovers diskutiert. In diesem Kapitel werden daher einige grundlegende Aspekte zur Entstehung von Delinquenz im Kindes- und Jugendalter und zu Interventionsansätzen diskutiert, wobei der Schwerpunkt auf Gewaltdelinquenz liegt.

Lernziele: Dieser Beitrag soll Ihnen vermitteln, welche Faktoren zur Entwicklung delinquenten Verhaltens beitragen, wie sich delinquentes Verhalten und psychische Erkrankungen voneinander abgrenzen und welche Ansätze zur Prävention und Intervention sinnvoll sind.
Schlagworte: Jugendkriminalität, Jugendgewalt, psychische Störungen, Intervention, Prävention, Straftaten

10.1 Definitionen

Gerade in der öffentlichen Diskussion werden wesentliche Begriffe nicht immer trennscharf verwendet und der Begriff der *Jugendgewalt* dominiert Debatten häufig. Während Jugendgewalt Delikte im Sinne erheblicher Aggressivität durch Jugendliche beschreibt, bedeutet *Jugendkriminalität* allgemeiner das Begehen von Straftaten durch Jugendliche. Dabei handelt es sich bei den meisten Straftaten von Jugendlichen aber nicht um Gewaltdelikte. Der Begriff der Delinquenz wird häufig synonym verwendet, ist aber weiter gefasst und umfasst die

Überschreitung rechtlicher Grenzen, worunter nicht nur Straftaten im Sinne des Gesetzes gezählt werden können, sondern auch beispielsweise Verstöße gegen die Schulpflicht. Und nicht zuletzt gibt es den Begriff des antisozialen oder dissozialen Verhaltens, der sich auf die Verletzung sozialer Normen, worunter auch delinquentes oder kriminelles Verhalten fällt, bezieht, unabhängig davon, ob damit ein Gesetzesverstoß verbunden ist. Sowohl kriminelle Handlungen als auch aggressive, delinquente und antisoziale Verhaltensweisen sind Kernmerkmale der klinischen Diagnose einer Störung des Sozialverhaltens sowie teilweise der Störungen der Impulskontrolle, gleichzeitig stellen diese Verhaltensweisen aber als solche keine psychischen Störungen dar.

10.2 Häufigkeitsentwicklung von Delinquenz

In Bezug auf delinquentes und kriminelles Verhalten muss sorgfältig zwischen Hell- und Dunkelfeld unterschieden werden. Für den Bereich der Jugendkriminalität liegen zum *Hellfeld* vor allem Daten aus der polizeilichen Kriminalstatistik vor. Kinder (unter 14 Jahre) und Jugendliche (14–17 Jahre) stellten 2023 mit 4,6 % bzw. 9,2 % aller Tatverdächtigen bezogen auf ihren Anteil an der Bevölkerung eine bedeutsame Gruppe dar. In Bezug auf Gewaltkriminalität ist der Anteil mit 6,5 % (Kinder) bzw. 15,9 % (Jugendliche) noch höher. Insgesamt waren 104 233 Kinder (65 % männlich) unter 14 Jahren und 207 149 Jugendliche (72 % männlich) tatverdächtig, in Bezug auf Gewaltkriminalität 12 377 Kinder (80 % männlich) und 30 244 Jugendliche (84 % männlich). Bei Sexualstraften (Vergewaltigung, sexuelle Nötigung und sexueller Übergriff im besonders schweren Fall gemäß §§ 177, 178 StGB) sind männliche Kinder (120 Tatverdächtige, 96 % männlich) und männliche Jugendliche (1.296 Tatverdächtige, 99 % männlich) noch einmal deutlich überrepräsentiert. Mit Ausnahme der Sexualdelikte sind auch die Opfer von Gewaltdelikten überwiegend männlich. Bei einigen Diebstahlsdelikten wie Ladendiebstahl finden sich jedoch Mädchen und Jungen nahezu gleich häufig als Tatverdächtige (Bundeskriminalamt, 2024).

Zwar ist es langfristig in den letzten beiden Jahrzehnten zu einer Abnahme von Jugendkriminalität gekommen, seit 2022 ist jedoch insbesondere im Bereich der Jugendgewalt wieder eine deutliche Zunahme der Tatverdächtigenbelastungszahlen zu beobachten (Deutsches Jugendinstitut, 2023). Dabei werden auch die Zahlen aus der Zeit vor der Coronapandemie, während der es aufgrund der damit verbundenen sozialen Einschränkungen noch einmal zu einer deutlichen

Abnahme vieler Kriminalitätsformen gekommen ist, überschritten. Als mögliche Gründe für den Anstieg insbesondere der Gewaltdelikte werden die wegfallenden Einschränkungen der Coronapandemie diskutiert, gestiegene soziale und wirtschaftliche Belastungen, aber auch eine hohe Zuwanderungsrate von Menschen mit erheblichen psychosozialen Belastungen (Fluchtursachen, Fluchterfahrungen und einer schwierigen sozialen Integration im Ankunftsland). Hinzu kommen insbesondere bei Kindern und Jugendlichen mögliche anhaltende Beeinträchtigungen aufgrund der pandemiebedingten sozialen Einschränkungen, von denen diese Bevölkerungsgruppe unverhältnismäßig stark betroffen war (Bliesener et al., 2024). Kritisch anmerken muss man hier allerdings, dass es auch vor den mit der Coronapandemie verbundenen Beschränkungen Hinweise auf eine wieder zunehmende Gewaltdelinquenz gab.

In *Dunkelfeldstudien* wie beispielsweise dem Niedersachsensurvey, in dem Schüler*innen der 9. Klasse befragt werden, finden sich hohe Prävalenzzahlen in Bezug auf selbstberichtetes delinquentes Verhalten. Die 12-Monats-Prävalenz lag 2022 für Eigentumsdelikte bei 15,3 %, für Schwarzfahren bei 25,2 % und für Gewaltdelikte bei 6,4 %. Bei Eigentums- und Gewaltdelikten treten Jungen deutlich häufiger als Täter in Erscheinung als Mädchen, sind auch häufiger Opfer von Eigentumsdelikten und nicht sexualisierter Gewalt. Mädchen sind hingegen deutlich häufiger Opfer von sexualisierter Gewalt als Jungen (Dreißigacker et al., 2023).

In den letzten Jahrzehnten ist es parallel in vielen Ländern insgesamt zu einer Abnahme problematischer Verhaltensweisen (z. B. Substanzkonsum) gekommen und es wird diesbezüglich ein Zusammenhang zu verändertem Freizeitverhalten vermutet, verändertem elterlichen Erziehungsverhalten oder späterer Unabhängigkeit von den Eltern, aber auch ein Wandel von gesellschaftlicher Einstellung gegenüber problematischen Verhaltensweisen sowie verstärkte Präventionsmaßnahmen gegen beispielsweise Substanzkonsum. Gleichzeitig muss kritisch diskutiert werden, ob es nicht einfach zu einer Verschiebung problematischer Verhaltensweisen z. B. hin zu Verhaltenssüchten oder Cyberbullying gekommen ist (Ball et al., 2023).

10.3 Risiko- und Schutzfaktoren für delinquentes Verhalten

Eine vorübergehende Zunahme delinquenten Verhaltens im Jugendalter ist häufig in Zusammenhang mit der Pubertät und den in dieser Lebensphase auftretenden Veränderungen in der Stressresilienz und der Zunahme impulsiven Verhaltens zu beobachten (Konrad et al., 2013). In der Regel ist damit keine dauerhafte Beeinträchtigung des psychosozialen Funktionsniveaus verbunden. Sofern ein anhaltendes Muster insbesondere schweren delinquenten Verhaltens vorliegt, finden sich in der Regel weitere Auffälligkeiten bei diesen Jugendlichen und häufig, aber nicht ausschließlich ein früher Beginn delinquenten Verhaltens (Fairchild et al., 2013).

Bedeutsame Risikofaktoren stellen hierbei emotionale und Verhaltensprobleme, aggressives und impulsives Verhalten, Substanzkonsum sowie problematische Peerbeziehungen dar, während Faktoren wie die persönliche Einstellung gegenüber Gewalt oder die Wohngegend weniger bedeutsam sind (Assink et al., 2015).

Neben genetischen Einflüssen (Azeredo et al., 2019) spielen hierbei auch *ungünstige Kindheitserfahrungen*, sog. Adverse Childhood Experiences (ACE), eine bedeutsame Rolle (Hughes et al., 2017; Folk et al., 2021), die möglicherweise mit der Entwicklung narzisstischer und psychopathischer (sog. callous-unemotional traits) Eigenschaften in Zusammenhang stehen (Craig et al., 2021; Todorov et al., 2023). Adverse Childhood Experiences spielen auch bei wiederholter Straffälligkeit eine Rolle, denn mit ihnen ist ein erhöhtes Risiko für erneute strafbare Handlungen verbunden. Hierbei zeigen sich keine deutlichen Unterschiede zwischen Jungen und Mädchen (Yohros, 2023).

Auf der anderen Seite gibt es auch protektive Faktoren, die mit einem geringeren Risiko für gewalttätiges Verhalten verbunden sind, wie eine geringe Impulsivität, prosoziale Einstellungen, gute elterliche Beziehungen und enge elterliche Aufsicht sowie auch die Integration in nicht problematische Gleichaltrigengruppen oder ein positives Klassenklima (Lösel & Farrington, 2012).

10.4 Psychische Störungen und Delinquenz

Jugendliche mit delinquenten Verhaltensweisen haben überdurchschnittlich häufig psychische Erkrankungen (Allroggen, 2018). Bei inhaftierten Jugendlichen finden sich vor allem Störungen des Sozialverhaltens und Substanzkonsumstörungen (Colins et al., 2010). Aber auch andere Störungen finden sich häufig bei dieser Gruppe von Jugendlichen, wie ADHS, depressive Störungen und posttraumatische Belastungsstörungen (PTBS). Insbesondere die beiden letztgenannten Störungsbilder sind bei inhaftierten Mädchen häufiger als bei Jungen zu beobachten (Beaudry et al., 2021).

Gleichzeitig finden sich delinquentes und aggressives Verhalten häufig auch in kinder- und jugendpsychiatrischen Inanspruchnahmepopulationen (Barra et al., 2024). Eine vorliegende psychische Störung ist in der Regel nicht geeignet, delinquentes Verhalten oder Straftaten alleinig zu begründen, kann jedoch einen Risikofaktor für ein entsprechendes Verhalten darstellen, insbesondere wenn diese mit Störungen der Impulskontrolle einhergeht. Dass eine psychische Störung zu einer Beeinträchtigung der Schuldfähigkeit im juristischen Sinne führt, ist tatsächlich nur in Einzelfällen und bei schweren psychischen Störungen begründbar.

10.5 Interventionsansätze

In Bezug auf eine Intervention können orientierend zwei Ansätze betrachtet werden, die sich in der Praxis als wirksam erweisen (Mathys, 2017).

Beim Risk-Need-Responsivity-Prinzip werden drei Aspekte betont (Andrews & Bonta, 2010):

Die Intensität der Maßnahme sollte sich nach dem Risiko für erneutes delinquentes Handeln richten.

Adressiert werden sollten im Rahmen der Intervention vor allem die sog. *kriminogenen Faktoren,* also die Aspekte, die bedeutsam sind für (erneutes) delinquentes Verhalten. Dazu kann auch die Behandlung einer relevanten psychischen Störung gehören.

Und nicht zuletzt sollte die sog. Ansprechbarkeit berücksichtigt werden, d.h., die Auswahl der Intervention sollte sich danach richten, welche Maßnahmen von den Jugendlichen auch angenommen werden können und wie die persönlichen Risikofaktoren am besten adressiert werden können.

Das Good Lives Model (GLM) steht dem oben aufgeführten, eher risiko- und defizitorientiertem Vorgehen gegenüber (Fortune et al., 2014). Hier wird davon ausgegangen, dass delinquentes Verhalten durch die Befriedigung grundlegender Bedürfnissen durch nicht prosoziales Verhalten entsteht. Ziel des Ansatzes ist es, diese Bedürfnisse durch ein prosoziales Verhalten befriedigen zu können und somit auf delinquentes Verhalten verzichten zu können. Es handelt sich also eher um ein ressourcen- und auch resilienzförderndes Vorgehen.

Diese beiden Ansätze schließen sich nicht aus. Letztlich sind gerade Maßnahmen effektiv, die sowohl Risikofaktoren adressieren wie eine Verbesserung der Impulskontrolle und der Emotionsregulation, ressourcenorientierte Aspekte wie sozial-emotionales Lernen beinhalten, kognitiv-verhaltenstherapeutisch basiert sind als auch das soziale Umfeld miteinbinden (Aazami et al., 2023; May et al., 2014).

Negative Effekte haben vor allem repressive und auf Abschreckung basierende Maßnahmen (Young et al., 2017).

Eine Herausforderung in der Umsetzung von Interventionen stellt eine häufig geringe Eigenmotivation der Betroffenen dar. Hier kann es hilfreich sein, im Sinne einer *Kosten-Nutzen-Analyse* mit den Betroffenen herauszuarbeiten, inwieweit eine Verhaltensänderung lohnenswert ist – unabhängig von eventuell bestehenden gerichtlichen Auflagen oder drohenden Sanktionen. Gleichzeitig unterstreichen diese Herausforderungen auch die Notwendigkeit und Sinnhaftigkeit von Präventionsmaßnahmen. Auch hier sind vor allem Präventionsprogramme wirksam, die auf sozialem Lernen basieren und die soziale Umgebung aktiv miteinbeziehen. Jungen und Mädchen können von diesen Ansätzen gleichermaßen profitieren (De Vries et al., 2015).

Wünschenswert ist, wenn entsprechende, evaluierte Präventionsangebote flächendeckend und kontinuierlich beispielsweise im schulischen Kontext angeboten werden, um möglichst alle Kinder und Jugendlichen zu erreichen. Zudem muss überlegt werden, wie besonders vulnerable, aber unter Umständen auch schwer erreichbare Gruppen wie Kinder und Jugendliche mit Fluchterfahrungen von Präventionsangeboten erreicht werden können.

Die Implementierung wirksamer Präventionsmaßnahmen, aber auch die Schaffung sinnvoller therapeutischer und sozialpädagogischer Angebote für bereits delinquente Kinder und Jugendliche ist zweifelsfrei sinnvoller als die Ausweitung von Sanktionsmöglichkeiten im strafrechtlichen Sinne wie die Herabsetzung des Alters der sog. Strafreife, wie es in Zusammenhang mit Gewaltdelikten durch Kinder immer wieder in Teilen des öffentlichen Diskurses gefordert wird (Fegert & Kistler Fegert, 2023).

10.6 Fazit

Delinquenz ist kein ausschließlich männliches Thema und der Entwicklung anhaltenden delinquenten Verhaltens liegen sehr individuelle Entwicklungswege zugrunde. Dennoch sind Jungen gegenüber Mädchen gerade bei Gewaltdelikten deutlich überrepräsentiert, und in der öffentlichen Wahrnehmung (und auch der Forschung) überwiegt noch der Eindruck des »Bad Boy« in Zusammenhang mit dem Thema Jugendkriminalität. Nicht zuletzt durch Fälle schwerer Gewalttaten durch Mädchen geraten diese jedoch zunehmend in den Blick der Öffentlichkeit und Forschung. Hinzu kommen Hinweise, dass der zuletzt zu beobachtende Anstieg der Gewaltdelinquenz wesentlich auch auf eine Zunahme von Gewaltdelikten durch Mädchen zurückzuführen ist und der »gender gap« zwischen Mädchen und Jungen diesbezüglich kleiner wird (Oberwittler & Svensson, 2025). Auch wenn zum jetzigen Zeitpunkt davon auszugehen ist, dass Mädchen und Jungen von Präventionsangeboten gleichermaßen profitieren können, ergeben sich möglicherweise in den nächsten Jahren neue Erkenntnisse in Bezug auf geschlechtsspezifische Aspekte in der Entwicklung und insbesondere Verhinderung delinquenten Verhaltens bei Minderjährigen.

10.7 Autor

Prof. Dr. Marc Allroggen, Klinik für Kinder- und Jugendpsychiatrie, Psychosomatik und Psychotherapie, Universitätsklinikum Ulm.

10.8 Verständnisfragen

1. Welche Zusammenhänge bestehen zwischen psychischen Erkrankungen und delinquentem Verhalten?
2. Welche Prinzipien sollten bei der Intervention bei delinquentem Verhalten berücksichtigt werden?
3. Wie sollte die Prävention von delinquentem Verhalten gestaltet sein?

10.9 Literatur

Aazami, A.; Valek, R.; Ponce, A. N. et al. (2023): Risk and protective factors and interventions for reducing juvenile delinquency: A systematic review. In: Social Sciences, 12 (9), 474. doi:10.3390/socsci12090474

Allroggen, M. (2018): Das ist doch Wahnsinn! – Psychische Störungen und Jugenddelinquenz. In: Zeitschrift für Jugendkriminalrecht und Jugendhilfe, 29 (2), S. 105–109.

Andrews, D. A.; Bonta, J. (2010): Rehabilitating criminal justice policy and practice. In: Psychology, Public Policy, and Law, 16 (1), S. 39–55. doi:10.1037/a0018362

Assink, M.; van der Put, C. E.; Hoeve, M. et al. (2015): Risk factors for persistent delinquent behavior among juveniles: A meta-analytic review. In: Clinical Psychology Review, 42, S. 47–61. doi:10.1016/j.cpr.2015.08.002

Azeredo, A.; Moreira, D.; Figueiredo, P. et al. (2019): Delinquent behavior: Systematic review of genetic and environmental risk factors. In: Clinical Child and Family Psychology Review, 22, S. 502–526. doi:10.1007/s10567-019-00288-4

Ball, J.; Grucza, R.; Livingston, M. et al. (2023): The great decline in adolescent risk behaviours: Unitary trend, separate trends, or cascade? In: Social Science & Medicine, 317, 115616. doi:10.1016/j.socscimed.2023.115616

Barra, S.; Häßler, F.; Wunsch, K. et al. (2024): Zur Versorgungs- und Begutachtungssituation von delinquenten Kindern und Jugendlichen in Deutschland. In: Forensische Psychiatrie, Psychologie, Kriminologie, 18, S. 251–264. doi:10.1007/s11757-024-00799-1

Beaudry, G.; Yu, R.; Långström, N. et al. (2021): An updated systematic review and meta-regression analysis: Mental disorders among adolescents in juvenile detention and correctional facilities. In: Journal of the American Academy of Child & Adolescent Psychiatry, 60 (1), S. 46–60. doi:10.1016/j.jaac.2020.03.001

Bliesener, T.; Dreißigacker, L.; Schröder, C. P. (2024): Die Entwicklung der Kinder- und Jugenddelinquenz im Hell- und Dunkelfeld. Stellungnahme für das Niedersächsische Ministerium für Wissenschaft und Kultur. Online verfügbar unter: https://kfn. de/wp-content/uploads/2024/02/Entwicklung-der-Kinder-und-Jugendkriminalitaet-im-Hell-und-Dunkelfeld.pdf

Bundeskriminalamt (2024): Polizeiliche Kriminalstatistik 2023. Online verfügbar unter: https://www.bka.de/DE/AktuelleInformationen/StatistikenLagebilder/PolizeilicheKriminalstatistik/PKS2023/pks2023_node.html (15.12.2025)

Colins, O.; Vermeiren, R.; Vreugdenhil, C. et al. (2010): Psychiatric disorders in detained male adolescents: a systematic literature review. In: The Canadian Journal of Psychiatry, 55 (4), S. 255–263. doi:10.1177/070674371005500409 (15.12.2025)

Craig, S. G.; Goulter, N.; Moretti, M. M. (2021): A systematic review of primary and secondary callous-unemotional traits and psychopathy variants in youth. In: Clinical Child and Family Psychology Review, 24 (1), S. 65–91. doi:10.1007/s10567-020-00327-z

De Vries, S. L.; Hoeve, M.; Assink, M. et al. (2015): Practitioner review: Effective ingredients of prevention programs for youth at risk of persistent juvenile delinquency – recommendations for clinical practice. In: Journal of Child Psychology and Psychiatry, 56 (2), S. 108–121. doi:10.1111/jcpp.12320

Deutsches Jugendinstitut (2023): Zahlen – Daten – Fakten Jugendgewalt. München: Arbeitsstelle Kinder- und Jugendkriminalitätsprävention.

Dreißigacker, L.; Schröder, C. P.; Krieg, Y. et al. (2023): Jugendliche in Niedersachsen. Ergebnisse des Niedersachsensurveys 2022. Hannover: Kriminologisches Forschungsinstitut Niedersachsen e. V.

Fairchild, G.; Van Goozen, S. H.; Calder, A. J. et al. (2013): Research review: Evaluating and reformulating the developmental taxonomic theory of antisocial behaviour. In: Journal of Child Psychology and Psychiatry, 54 (9), S. 924–940. doi:10.1111/jcpp.12102

Fegert, J. M.; Kistler Fegert, L. (2023): Hilfen, Heilbehandlung als Schutzmaßnahmen und/oder Sanktionen bei schwerer Delinquenz von Kindern in der Pubertät. In: Zeitschrift für Kindschaftsrecht und Jugendhilfe, 5, S. 166–172.

Folk, J. B.; Kemp, K.; Yurasek, A. et al. (2021): Adverse childhood experiences among justice-involved youth: Data-driven recommendations for action using the sequential intercept model. In: American Psychologist, 76 (2), S. 268–283. DOI: https://doi.org/10.1037/amp0000764

Fortune, C.-A.; Ward, T.; Polaschek, D. L. L. (2014): The Good Lives Model and therapeutic environments in forensic settings. In: Therapeutic Communities: The International Journal of Therapeutic Communities, 35, S. 95–104. doi:10.1108/TC-01-2013-0001

Hughes, K.; Bellis, M. A.; Hardcastle, K. A. et al. (2017): The effect of multiple adverse childhood experiences on health: A systematic review and meta-analysis. In: The Lancet Public Health, 2 (8), e356–e366. doi:10.1016/S2468-2667(17)30118-4

Konrad, K.; Firk, C.; Uhlhaas, P. J. (2013): Brain development during adolescence: Neuroscientific insights into this developmental period. In: Deutsches Ärzteblatt International, 110 (25), S. 425–431. doi:10.3238/arztebl.2013.0425

Lösel, F.; Farrington, D. P. (2012): Direct protective and buffering protective factors in the development of youth violence. In: American Journal of Preventive Medicine, 43 (2), S. S8–S23. doi:10.1016/j.amepre.2012.04.029

May, J.; Osmond, K.; Billick, S. (2014): Juvenile delinquency treatment and prevention: A literature review. In: Psychiatric Quarterly, 85, S. 295–301. doi:10.1007/s11126-013-9272-5

Oberwittler, D.; Svensson, R. (2025): The international youth crime drop: evidence and explanations. In: Crime and Justice, 54 (1), S. 153–216.

Todorov, J. J.; Devine, R. T.; De Brito, S. A. (2023): Association between childhood maltreatment and callous-unemotional traits in youth: A meta-analysis. In: Neuroscience & Biobehavioral Reviews, 146, 105049. doi:10.1016/j.neubiorev.2022.105049

Yohros, A. (2023): Examining the relationship between adverse childhood experiences and juvenile recidivism: A systematic review and meta-analysis. In: Trauma, Violence, & Abuse, 24 (3), S. 1640–1655. doi:10.1177/15248380221119421

Young, S.; Greer, B.; Church, R. (2017): Juvenile delinquency, welfare, justice and therapeutic interventions: A global perspective. In: BJPsych Bulletin, 41 (1), S. 21–29. doi:10.1192/pb.bp.115.052274

11 (Selbst-) Stigmatisierung

Die zweite Krankheit

Nathalie Oexle

Zusammenfassung:
In diesem Kapitel lernen Sie das Konzept der *Stigmatisierung* kennen. Sie erhalten einen Überblick über die verschiedenen Formen von Stigma sowie historische Veränderungen. Sie lernen die vielseitigen Auswirkungen von Stigmatisierung für Menschen mit psychischen Erkrankungen kennen sowie die Möglichkeiten, Stigma abzubauen und Betroffene zu unterstützen.

Lernziele: Sie werden lernen, wie die verschiedenen Formen von Stigma die soziale und berufliche Teilhabe einschränken können und wie sich Stigmatisierung auf den Krankheitsverlauf und die generelle Gesundheit von Menschen mit psychischen Erkrankungen auswirkt. Zudem werden Sie ein Verständnis dafür entwickeln, wie Stigma in der Gesellschaft abgebaut werden kann und wie Betroffene im Umgang mit Stigma unterstützt werden können.
Schlagworte: Stigma, Stereotype, Vorurteile, Diskriminierung, soziale Reaktionen

11.1 Einleitung

Eine psychische Erkrankung zu haben, bedeutet nicht nur eine Belastung aufgrund der erlebten Symptomatik, die je nach Krankheitsbild erhebliche Einschränkungen mit sich bringen kann. Ebenso herausfordernd ist die Etikettierung und Stigmatisierung als psychisch kranke Person, die für Betroffene emotional sehr belastend ist und deren Chancen in Bezug auf Bildung, Arbeit, Wohnen und Behandlung deutlich einschränkt. Aufgrund dieser deutlichen negativen Wirkung wird Stigmatisierung auch als »zweite Krankheit« bezeichnet, die von vielen Betroffenen als ebenso belastend erlebt wird wie die psychische Erkrankung selbst. Insbesondere für diejenigen, die bereits im jungen

Alter erkranken, kann Stigmatisierung eine lebenslange Benachteiligung bedeuten. Die Berücksichtigung von Stigmatisierung und deren Konsequenzen ist deswegen für die erfolgreiche Behandlung psychischer Erkrankungen essenziell. Dieses Kapitel soll einen ersten Einstieg ins Thema ermöglichen und neben den Entstehungsmechanismen und Auswirkungen auch mögliche Interventionen in den Blick nehmen.

11.2 Stigma: Definition, Formen und Verbreitung

11.2.1 Definition

Stigma ist ein Oberbegriff und steht für einen sozialen Prozess, der in der Abwertung und Diskriminierung von Menschen mit einem spezifischen Merkmal (z. B. einer psychischen Erkrankung) mündet (Rüsch, 2021). Der Prozess beginnt mit sogenannten Stereotypen, d. h. pauschalisierenden Eigenschaften, die allen Mitgliedern einer sozialen Gruppe zugeschrieben werden, auch wenn diese unzutreffend sind. Zum Beispiel werden Menschen mit einer Depression von der Allgemeinheit oftmals als faul und selbst schuld an der Krankheit und Menschen mit einer Schizophrenie als gefährlich bewertet. Vorurteile entstehen, wenn Stereotype auf Zustimmung stoßen und emotionale Reaktionen hervorrufen, wie etwa Angst oder Ärger. In der Folge kommt es zur Diskriminierung, einer Verhaltensreaktion, die sich z. B. in der sozialen Ausgrenzung von Menschen mit psychischen Erkrankungen zeigt.

11.2.2 Wie entstehen Stereotype?

Stereotype werden im Rahmen der Sozialisation vermittelt und erlernt. Schon als Kinder lernen wir durch die Beobachtung unseres Umfelds Stereotype kennen, übernehmen diese dann meist unreflektiert, was im weiteren Verlauf unsere Einstellungen und unser Verhalten beeinflusst. Verstärkt und aufrechterhalten werden Stereotype auch über die meist negative und verzerrte Darstellung von Menschen mit psychischen Erkrankungen in den Medien, also in Zeitungsartikeln, sozialen Netzwerken, Filmen oder Büchern. Die Mächtigkeit von Stereotypen ist dadurch bedingt, dass sie für die Allgemeinheit hilfreiche Funktionen übernehmen. Sie können uns dabei helfen, uns in komplexen sozialen Interaktionen leichter und schneller zurechtzufinden. Durch die Eingruppierung unseres Gegenübers bilden wir Erwartungen bezüglich dessen Meinungen und

Verhaltensweisen und können so besser einschätzen, was uns erwartet und wie wir uns verhalten können, damit die Interaktion gelingt. Dabei kennen wir die eigenen sozialen Gruppen am besten und fühlen uns im Kontakt mit uns ähnlichen Menschen sehr viel sicherer und entspannter. Allerdings entstehen durch Stereotype eben auch Probleme. Zum Schutz des eigenen Selbstwerts tendieren wir nämlich dazu, Mitglieder der eigenen sozialen Gruppen eher auf- und Nichtmitglieder eher abzuwerten. Dadurch kann es dazu kommen, dass Minderheiten von einer Mehrheit systematisch abgewertet und auch benachteiligt, d. h. diskriminiert, werden. Stereotype können also dazu führen, dass Menschen voreingenommen und unfair behandelt werden. Sie sind ein Hindernis für ein gerechtes und inklusives Zusammenleben in der Gesellschaft.

11.2.3 Formen der Stigmatisierung

Stigmatisierung wirkt auf verschiedenen Ebenen (Thornicroft et al., 2022). *Öffentliches Stigma* beschreibt die Ausprägung von Stereotypen, Vorurteilen und Diskriminierung gegenüber einer sozialen Gruppe, ausgehend von Mitgliedern der Allgemeinbevölkerung. Dazu zählt also, wie sich das soziale Umfeld, aber auch beispielsweise Lehrer*innen und Ärzt*innen gegenüber Betroffenen verhalten. Wenn Betroffene die mit ihrer Erkrankung verbundenen Stereotype und Vorurteile nicht nur kennen, sondern ihnen auch zustimmen und auf sich selbst beziehen, spricht man von *Selbststigma*. Diese Internalisierung geht mit einer erheblichen emotionalen Belastung einher, die in Kapitel 11.1 genauer beschrieben wird. Die *strukturelle Stigmatisierung* zeigt sich durch alle Regeln und Prozesse im politischen, rechtlichen, kulturellen oder sozialen Bereich, die Menschen mit psychischen Erkrankungen benachteiligen. So existieren noch immer zahlreiche Länder, in denen Menschen mit psychischen Erkrankungen das Wahlrecht abgesprochen wird, und auch in Deutschland bestanden diesbezüglich noch bis 2019 Einschränkungen. Ein weiteres prominentes Beispiel sind die geringeren finanziellen Ressourcen, die für Forschung und Behandlung von psychischen Erkrankungen im Vergleich zu physischen Erkrankungen bereitgestellt werden und die in einer deutlichen Versorgungslücke resultieren.

11.2.4 Veränderungen über die Zeit

In den letzten Jahren lässt sich eine stärkere gesellschaftliche Thematisierung psychischer Erkrankungen beobachten, oftmals wird auch von einer Entstigmatisierung gesprochen. Inwiefern sich die gesellschaftlichen Einstellungen in Deutschland gegenüber Betroffenen tatsächlich verändert haben, wurde im Jahr 2021 in einer wissenschaftlichen Studie untersucht (Schomerus et al., 2023). Dazu wurde eine repräsentative Bevölkerungsstichprobe zu deren Einstellungen gegenüber Menschen mit psychischen Erkrankungen befragt und die Ergebnisse wurden mit vorherigen Studien aus den Jahren 2001 und 2011 verglichen. Es zeigte sich, dass sich die Einstellungen gegenüber Menschen mit Depressionen über die Zeit nur leicht verbessert hatten, zudem gaben die Befragten im Jahr 2021 im Vergleich zu den vorherigen Erhebungen negativere Einstellungen gegenüber Menschen mit Schizophrenie an. Dieses Ergebnis macht deutlich, dass die Stigmatisierung psychischer Erkrankungen trotz der geringeren Tabuisierung nach wie vor höchst relevant ist und insbesondere Einstellungen gegenüber Menschen mit schweren psychischen Erkrankungen stärker in den Fokus genommen werden sollten.

11.2.5 Stigmatisierung im Gesundheitssystem

Stigmatisierung zeigt sich auch im Gesundheitssystem, bedingt durch das Verhalten Einzelner, aber auch durch benachteiligende Strukturen und Prozesse (Rüsch, 2021). Tatsächlich haben Menschen mit psychischen Erkrankungen gegenüber der Allgemeinbevölkerung eine um zehn bis zwanzig Jahre verkürzte Lebenserwartung, die neben anderen Aspekten (z. B. Komorbidität, Medikamentennebenwirkungen) auch auf Stigmatisierung im Gesundheitswesen zurückzuführen ist (Liu et al., 2017). Beispielsweise zeigte sich in einer nordamerikanischen Studie an über 100 000 Herzinfarktpatient*innen, dass diejenigen mit einer zusätzlichen psychischen Erkrankung viel seltener adäquat behandelt wurden als diejenigen ohne psychische Erkrankung (Druss et al., 2000). Eine Begründung hierfür liefert das sogenannte »diagnostic overshadowing«, d. h., körperliche Symptome (z. B. Herzrasen) werden fälschlicherweise als Symptome einer psychischen Erkrankung interpretiert und dementsprechend weniger beachtet. Einzelne Studien zeigen, dass Ärzt*innen ebensolche oder gar stärker stigmatisierende Einstellungen zeigen als die Allgemeinbevölkerung (Rüsch, 2021), weswegen es einen großen Bedarf für Antistigma-Interventionen im Gesundheitssystem gibt.

11.2.6 Stigma unter jungen Menschen

Psychische Erkrankungen entwickeln sich zumeist bereits im Kindes- und Jugendalter, einer kritischen Phase der Persönlichkeitsentwicklung, in der soziale Akzeptanz und das Zugehörigkeitsgefühl eine zentrale Rolle spielen. Aufgrund der laufenden Identitätsentwicklung und des noch sehr fragilen Selbstkonzepts kann Stigmatisierung insbesondere für junge Menschen weitreichende negative Auswirkungen haben. Obwohl sich die bestehende Stigmaforschung zum überwiegenden Teil auf Erwachsene fokussiert, zeigte sich in einzelnen Studien, dass auch junge Menschen mit psychischen Erkrankungen deutlicher Stigmatisierung ausgesetzt sind. Negative Einstellungen hatten dabei nicht nur Erwachsene, sondern ebenso die teilweise noch sehr jungen Altersgenoss*innen (DeLuca, 2020). Tatsächlich können negative Vorurteile gegenüber Menschen mit psychischen Erkrankungen bereits im Grundschulalter beobachtet werden. Für junge Betroffene bedeutet dies nicht nur, dass Eltern, Lehrer*innen und andere relevante Erwachsene möglicherweise verständnislos und vorwurfsvoll reagieren, sondern sie aufgrund ihrer Erkrankung ebenso sozialer Ausgrenzung bis hin zu Mobbing durch Gleichaltrige ausgesetzt sein können. Gleichzeitig berichten einzelne Studien von deutlich ausgeprägter Selbststigmatisierung, ein Aspekt der auch unter jungen Menschen eine erhebliche emotionale Belastung bedeutet und Hilfesuche verhindert (DeLuca, 2020).

11.2.7 Stigma und Intersektionalität

Jeder Mensch gehört mehreren sozialen Gruppen an (z. B. Homosexuelle, Akademiker*innen, Frauen, psychisch Kranke) und kann daher mehrere Stigmatisierungen gleichzeitig erleben. Intersektionalität bezeichnet das Zusammenkommen verschiedener Diskriminierungsformen wie Rassismus, Klassismus, Homophobie oder Body Shaming, dessen Wirkung komplexer ist als bei einer einzelnen Diskriminierungsform (Oexle & Corrigan, 2018). Trotz hoher Relevanz für die Entwicklung von Interventionen zum Abbau von Stigmatisierung steht die Forschung zu Intersektionalität im Kontext psychischer Gesundheit noch ganz am Anfang. In Bezug auf den Einfluss der Geschlechterzugehörigkeit zeigten erste Studien, dass Männer im Vergleich zu Frauen Betroffene stärker stigmatisieren, jedoch gleichzeitig im Fall einer psychischen Erkrankung auch selbst von anderen stärker stigmatisiert werden (Holzinger et al., 2012). Neben einer solchen quantitativen Einflussnahme sind auch qualitative Unterschiede wahrscheinlich, die aufgrund ihrer Komplexität bislang jedoch noch recht wenig erforscht wurden. Zum Beispiel könnten Frauen mit psychischen Erkrankungen mit Stereotypen konfrontiert werden, die Frauen als emotional instabil darstellen, während Männer möglicherweise mit Erwartungen konfrontiert sind, stets stark und unabhängig zu sein, was es ihnen schwerer machen kann, Hilfe zu suchen. Für LGBTQI+-Personen kommen weitere Ebenen struktureller und interpersoneller Stigmatisierung hinzu: etwa die Pathologisierung sexueller oder geschlechtlicher Identität, Vorurteile im Gesundheitswesen, fehlende kulturelle Sensibilität oder die Annahme, psychische Probleme seien »Folgen« ihrer Identität (Cruciani et al., 2024).

11.3 Auswirkungen von Stigma

11.3.1 Emotionale Belastung

Stigmatisierungserfahrungen gehen mit einer erheblichen emotionalen Belastung einher (Rüsch, 2021). Der Status als psychisch kranke Person kann im Zusammenhang mit Selbststigmatisierung starke Schuld- und Schamgefühle auslösen. Viele Betroffene betrachten ihre Erkrankung als ein Zeichen von Schwäche oder persönlichem Versagen, was ihr Selbstwertgefühl stark mindert. Studien unter psychisch erkrankten Erwachsenen zeigen, dass Selbststigmatisierung unter Männern in Bezug auf einige Krankheitsbilder stärker ausgeprägt sein kann als unter Frauen (Pfeiffer & Watson, 2023). Ähnliche Befunde zur geschlechtsspezifischen Ausprägung von Selbststigmatisierung unter Jugendlichen liegen bislang nicht vor (Fegert & Deetjen, 2023). Als Folge von Selbststigmatisierung entsteht bei vielen Betroffenen ein Gefühl der Hoffnungslosigkeit und Hilflosigkeit, was auch als »Why Try«-Effekt beschrieben wird und mit einer stark reduzierten Anstrengungsbereitschaft einhergeht (z. B. »Was soll es bringen, weiterhin zu meiner Therapeutin zu gehen, ich habe ja doch keine Chance.«). Auch die Angst vor Offenlegung ist häufig. Die Sorge darüber, wie andere reagieren könnten, ist oftmals ein ständiger Begleiter, was soziale Interaktionen erschwert. Schließlich kann die Konfrontationen mit Stigma bei Betroffenen zu Wut und Frustration führen, was einerseits das Risiko von Konflikten erhöht, andererseits aber auch vor Selbststigmatisierung schützen kann (Corrigan & Watson, 2002).

11.3.2 Soziale Interaktion

Motiviert durch erlebte Diskriminierung oder aus Furcht vor negativen Reaktionen neigen viele Betroffene (Wagner & Reifegerste, 2024) dazu, ihre Erkrankung geheim zu halten. Zwar schützt Geheimhaltung vor Abwertung, verhindert jedoch gleichzeitig eine authentische soziale Interaktion und das Eingehen tiefer Bindungen. Zudem können das ständige Abwägen von Offenlegungsentscheidungen und die Furcht davor, entdeckt zu werden, als sehr anstrengend erlebt werden (Rüsch, 2021). In der Folge fühlen sich viele Menschen mit psychischen Erkrankungen sozial isoliert, was durch die soziale Ausgrenzung durch andere noch verstärkt wird. Denn die nicht stigmatisierte Mehrheit begegnet Betroffenen aufgrund von Stigma oftmals mit großen Vorbehalten und wenig Verständnis. Ein Problem kann aber auch dann entstehen, wenn Menschen sich der eigenen Vorurteile bewusst sind, diese aber möglichst nicht nach außen zeigen wollen und in der Folge unsicher und angespannt wirken (ebd.).

11.3.3 Körperliche und psychische Gesundheit

Inzwischen gibt es zahleiche Belege dafür, dass sich Diskriminierungserfahrungen (in Bezug auf psychische Erkrankungen, aber auch alle weiteren stigmatisierten Identitäten) negativ auf die körperliche und psychische Gesundheit auswirken. Erklärt wird dies damit, dass Diskriminierungserfahrungen starke Stressreaktionen auslösen und zudem zu gesundheitsschädlichem Verhalten beitragen (z. B. Alkoholkonsum) (Pascoe & Smart Richman, 2009). Menschen mit psychischen Erkrankungen erleben auch im Gesundheitssystem Stigmatisierung, was deren Erkrankungsverlauf und generellen Gesundheitszustand erheblich beeinflussen kann. Zu nennen ist hier nicht nur die unzureichende Verfügbarkeit von Behandlungsangeboten, sondern ebenso die Tatsache, dass auch die in der Gesundheitsversorgung tätigen Profis nicht von Stereotypen frei sind.

11.4 Interventionsmöglichkeiten

11.4.1 Öffentliches Stigma

Derzeit kennt die Forschung drei Maßnahmen, um Stigmatisierung abzubauen: Protest, Edukation und Kontakt (Corrigan et al., 2012).

Protest beschreibt alle Maßnahmen, die öffentlichkeitswirksam auf Missstände und Diskriminierung aufmerksam machen wollen, um so eine Veränderung zu erreichen. Ein Beispiel wäre der erfolgreiche Prostest vieler Verbände gegen das Bayerische Psychisch-Kranken-Hilfe-Gesetz (PsychKHG) im Jahr 2018, der zu dessen umfassender Überarbeitung führte. Allerdings kann Protest auch negativ wirken, wenn sich durch den erhöhten Druck Trotzreaktionen und Widerstand einstellen. Wissenschaftlich ist die Wirksamkeit von Protest nicht belegt, was durch eine zu geringe Anzahl an Evaluationsstudien bedingt ist (Rüsch, 2021).

Edukative Maßnahmen zielen darauf ab, Stereotype über die Vermittlung von Wissen abzubauen und diese durch Fakten zu ersetzen. In der Folge soll dies die negativen Emotionen und diskriminierendes Verhalten gegenüber Betroffenen verhindern. Edukation kann verhältnismäßig einfach sowohl in landesweiten Kampagnen als auch im Rahmen von zielgruppenspezifischen Maßnahmen z. B. an Schulen oder Kliniken eingesetzt werden. In Evaluationsstudien zeigten sich jedoch recht deutlich die Grenzen dieser Methode. Zwar kommt es in den meisten getesteten Programmen zu einer Wissenszunahme, ein Abbau von Stigmatisierung ist jedoch selten und wurde zumeist nur unter jüngeren Studienteilnehmenden erreicht, da Einstellungen unter jüngeren Menschen noch flexibler und daher leichter veränderbar sind (Rüsch, 2021).

Kontaktbasierte Maßnahmen zeigen beste Evidenz zum Abbau von Stigmatisierung, bei denen Personen der Allgemeinbevölkerung auf Betroffene treffen, sie persönlich kennenlernen und deren Erfahrungen erzählt bekommen. Dadurch sollen Unsicherheiten und Ängste abgebaut, Empathie gefördert sowie Stereotype korrigiert werden. Tatsächlich zeigte sich in einer aktuellen Metaanalyse, dass Kontakt die Stigmatisierung gegenüber Menschen mit psychischen Erkrankungen abbauen kann, sogar dann, wenn der Kontakt nur indirekt, z. B. durch ein Video, ermöglicht wurde (Maunder & White, 2019). Am wirksamsten sind kontaktbasierte Interventionen dann, wenn sie zielgruppenspezifisch durchgeführt werden. Das heißt, um Stigmatisierung unter Studierenden der Medizin abzubauen, sollte Kontakt mit einer betroffenen Studentin, einem betroffenen Studenten eingesetzt werden.

11.4.2 Selbststigma

Während der Abbau öffentlicher Stigmatisierung für eine nachhaltige Verbesserung der Situation von Menschen mit psychischen Erkrankungen unerlässlich ist, sind schnelle Veränderungen leider nicht zu erwarten. Deswegen ist es sehr wichtig, Betroffene im Umgang mit erlebter Stigmatisierung und Selbststigmatisierung zu unterstützten. Derzeit existieren dazu drei vielversprechende Ansätze, die hier kurz erläutert werden sollen.

Im Rahmen der Narrativ-kognitiven Therapie (NECT) lernen Betroffene, ihre Lebensgeschichte als ein bestärkendes und sinnstiftendes Narrativ zu konstruieren, wodurch eine Stabilisierung des Selbstwertgefühls erreicht werden soll. Diese Wirkung wurde inzwischen in mehreren Studien belegt (Alonso et al., 2019). In Photovoice-Interventionen beschreiben Betroffene ihre Erfahrungen mit Stigmatisierung über selbstaufgenommene Fotos, was zu deren Empowerment beitragen soll. Auch dieser kreative Ansatz führte in ersten Studien zu einer Reduktion von Selbststigma (Russinova et al., 2014). In den letzten Jahren zeigte sich deutlich, dass Selbsthilfe- und Peerangebote, in deren Rahmen sich Betroffene gegenseitig unterstützen, nicht nur äußerst wirksam Selbststigma reduzieren, sondern ebenso einen erheblichen Beitrag zur Genesung leisten können (Rüsch, 2021). An vielen psychiatrischen Kliniken in Deutschland arbeiten daher inzwischen speziell geschulte Betroffene als Genesungsbegleiter und stehen den Patient*innen beratend zur Seite (z. B. https://ex-in.de/). Eine Intervention zum Abbau von Selbststigma, die Aspekte von NECT und

Peersupport vereint, ist »In Würde zu sich stehen« (IWS). Dabei werden Menschen mit psychischen Erkrankungen im Rahmen von peergeleiteten Gruppen in ihren Offenlegungsentscheidungen unterstützt und es werden Offenlegungssituationen eingeübt. Durch die Teilnahme an IWS zeigte sich insbesondere unter Jugendlichen ein deutliche Abnahme an Selbststigma (Mulfinger et al., 2018).

11.5 Fazit

Neben den Symptomen ihrer Erkrankung sind Menschen mit psychischen Erkrankungen auch aufgrund von Stigmatisierung einer zusätzlichen erheblichen Belastung ausgesetzt. Die der Stigmatisierung zugrunde liegenden Stereotype sind in der Gesellschaft weitverbreitet, auch unter Profis im Gesundheitswesen. Stigmatisierung verringert die Chancen von Betroffenen in Bezug auf Arbeit, Bildung und Wohnen und wirkt sich negativ auf deren Krankheitsverlauf aus. Während geschlechtsspezifische Unterschiede in der Wahrnehmung, dem Erleben und Umgang mit Stigmatisierung unter jungen Menschen vermutet werden, ist hierzu bislang wenig aussagekräftige Evidenz vorhanden. Inzwischen existieren verschiedene wirksame Ansätze zum Abbau von öffentlicher Stigmatisierung und Selbststigmatisierung, die jedoch bislang nicht ausreichend breit implementiert werden.

11.6 Autorin

Prof. Dr. Nathalie Oexle ist Gesundheitswissenschaftlerin, M. Sc., und hat die Heisenberg-Professur für Suizidprävention und Psychische Gesundheit an der Klinik für Psychiatrie II der Universität Ulm am Bezirkskrankenhaus Günzburg inne. Sie ist zudem Gastwissenschaftlerin an der Klinik und Poliklinik für Psychiatrie und Psychotherapie am Universitätsklinikum Leipzig.

11.7 Literatur

Alonso, M.; Guillén, A. I.; Muñoz, M. et al. (2019): Interventions to reduce internalized stigma in individuals with mental illness: A systematic review. In: The Spanish Journal of Psychology, 22, E27. doi:10.1017/sjp.2019.9

Corrigan, P. W.; Morris, S. B.; Michaels, P. J. et al. (2012): Challenging the public stigma of mental illness: a meta-analysis of outcome studies. In: Psychiatric Services, 63 (10), S. 963–973. doi:10.1176/appi.ps.201100529

Corrigan, P. W.; Watson, A. C. (2002): The paradox of self-stigma and mental illness. In: Clinical Psychology: Science and Practice, 9 (1), S. 35–53. doi:10.1093/clipsy.9.1.35

Cruciani, G.; Quintigliano, M.; Mezzalira, S. et al. (2024): Attitudes and knowledge of mental health practitioners towards LGBTQ+ patients: A mixed-method systematic review. In: Clinical Psychology Review, 113, 102488. doi:10.1016/j.cpr.2024.102488

DeLuca, J. S. (2020): Conceptualizing adolescent mental illness stigma: Youth stigma development and stigma reduction programs. In: Adolescent Research Review, 5 (2), S. 153–171. doi:10.1007/s40894-018-0106-3

Druss, B. G.; Bradford, D. W.; Rosenheck, R. A. et al. (2000): Mental disorders and use of cardiovascular procedures after myocardial infarction. In: JAMA, 283 (4), S. 506–511. doi:10.1001/jama.283.4.506

Fegert, J. M.; Deetjen, U. (2023): Die schwierige Situation junger Menschen nach der Pandemie – eine Herausforderung für die Kinder- und Jugendpsychiatrie/-psychotherapie. Zeitschrift Für Kinder- und Jugendpsychiatrie und Psychotherapie, 51 (2), S. 89–91. doi:10.1024/1422-4917/a000925

Holzinger, A.; Floris, F.; Schomerus, G. et al. (2012): Gender differences in public beliefs and attitudes about mental disorder in western countries: a systematic review of population studies. In: Epidemiology and Psychiatric Sciences, 21 (1), S. 73–85. doi:10.1017/s2045796011000552

Liu, N. H.; Daumit, G. L.; Dua, T. et al. (2017): Excess mortality in persons with severe mental disorders: a multilevel intervention framework and priorities for clinical practice, policy and research agendas. In: World Psychiatry, 16 (1), S. 30–40. doi:10.1002/wps.20384

Maunder, R. D.; White, F. A. (2019): Intergroup contact and mental health stigma: A comparative effectiveness meta-analysis. In: Clinical Psychology Review, 72, 101749. doi:10.1016/j.cpr.2019.101749

Mulfinger, N.; Müller, S.; Böge, I. et al. (2018): Honest, Open, Proud for adolescents with mental illness: pilot randomized controlled trial. In: Journal of Child Psychology and Psychiatry, 59 (6), S. 684–691. doi:10.1111/jcpp.12853

Oexle, N.; Corrigan, P. W. (2018): Understanding mental illness stigma toward persons with multiple stigmatized conditions: Implications of intersectionality theory. In: Psychiatric Services, 69 (5), S. 587–589. doi:10.1176/appi.ps.20170031

Pascoe, E. A.; Smart Richman, L. (2009): Perceived discrimination and health: A meta-analytic review. In: Psychological Bulletin, 135 (4), S. 531–554. doi:10.1037/a0016059

Pfeiffer, S.; In-Albon, T. (2023): Gender specificity of self-stigma, public stigma, and help-seeking sources of mental disorders in youths. In: Stigma and Health, 8 (1), S. 124–132. doi:10.1037/sah0000366

Rüsch, N. (2021): Das Stigma psychischer Erkrankung: Strategien gegen Ausgrenzung und Diskriminierung. München: Urban & Fischer/Elsevier.

Russinova, Z.; Rogers, E. S.; Gagne, C. et al. (2014): A randomized controlled trial of a peer-run antistigma photovoice intervention. In: Psychiatric Services, 65 (2), S. 242–246. doi:10.1176/appi.ps.201200572

Schomerus, G.; Spahlholz, J.; Speerforck, S. (2023): Die Einstellung der deutschen

Bevölkerung zu psychischen Störungen. In: Bundesgesundheitsblatt – Gesundheitsforschung – Gesundheitsschutz, 66 (4), S. 416–422. doi:10.1007/s00103-023-03679-3

Thornicroft, G.; Sunkel, C.; Alikhon Aliev, A. et al. (2022): The Lancet Commission on ending stigma and discrimination in mental health. In: The Lancet, 400 (10361), S. 1438–1480. doi:10.1016/S0140-6736(22)01470-2

Wagner, A.; Reifegerste, D. (2024): Gender-Specific Non-Disclosure of Mental Distress: A Cross-Sectional Survey on Reasons and Associated Factors. In: European Journal of Health Communication, 5 (2), S. 60–80. doi:10.47368/ejhc.2024.204

12 Psychopharmakotherapie des Kindes- und Jugendalters

Die rote oder die blaue Pille?

Timo D. Vloet, Marcel Romanos, Stefanie Fekete

Psychopharmaka sind Arzneistoffe, die vor allem auf psychische Funktionen wirken und dort Störungen beseitigen oder zumindest abschwächen können. Die wichtigsten Stoffgruppen in der Kinder- und Jugendpsychiatrie sind Psychostimulanzien, Antidepressiva und Antipsychotika. Es gibt erste Hinweise auf geschlechtsspezifische Unterschiede bei diesen Medikamenten. Das vorliegende Kapitel fasst die derzeitige Datenlage zusammen und geht auf erste klinische Implikationen ein.

Lernziele: Sie erwerben Kenntnisse zu geschlechtsspezifischen Aspekten der Psychopharmakotherapie im Kindes- und Jugendalter und lernen, was diese Befunde für ihre klinische Anwendung bedeuten.
Schlagworte: Kinder- und Jugendpsychiatrie, Psychopharmakotherapie, Psychostimulanzien, Antidepressiva, Antipsychotika, unerwünschte Arzneimittelwirkungen (UAWs), therapeutisches Drug Monitoring (TDM)

12.1 Einleitung

Geschlechtsabhängige Unterschiede in der Wirksamkeit und Verträglichkeit von Psychopharmaka bei Erwachsenen sind in den letzten Jahren zunehmend in den Fokus des wissenschaftlichen und klinischen Interesses gerückt. Es konnte gezeigt werden, dass sowohl die biochemischen und physiologischen Effekte von Arzneimitteln im Organismus (Pharmakodynamik) als auch ihre Resorption, Verteilung, Verstoffwechslung und Ausscheidung (Pharmakokinetik) zwischen dem weiblichen und männlichen Geschlecht erheblich variieren. Diese Unterschiede werden vermutlich unter anderem durch Faktoren wie der prozentualen Körperfettverteilung, der Fähigkeit zur Proteinbindung bzw. der

Ausscheidungskapazität für bestimmte Wirkstoffe vermittelt. Dies hat in den USA z. B. bereits dazu geführt, dass ein Medikament zur Behandlung von Schlafstörungen (Wirkstoff: Zolpidem) zwar weiterhin individuell titriert (in der Dosis angepasst) wird, die Dosisfindung bei Männern und Frauen aber neuerdings mit einer jeweils anderen Wirkstoffmenge begonnen wird. Es ist anzunehmen, dass es ähnliche Effekte auch bei anderen Medikamenten gibt.

Zur Verbesserung der Sicherheit und Effektivität pharmakologischer Behandlungen wurden zuletzt auch Untersuchungen zu geschlechtsspezifischen Unterschieden bei Kindern und Jugendlichen intensiviert. Im vorliegenden Kapitel wird die derzeitige Datenlage zu solchen geschlechtsspezifischen Besonderheiten im Hinblick auf die wesentlichen Stoffgruppen in der Kinder- und Jugendpsychiatrie zusammenfassend dargestellt.

12.2 Unerwünschte Arzneimittelwirkungen (UAWs) und therapeutisches Drug Monitoring (TDM)

Man könnte erwarten, dass Kinder aufgrund ihres geringeren Körpergewichts niedrigere Dosen an Medikamenten erhalten als Erwachsene. Das gilt zwar in der Regel z. B. für viele Narkosemedikamente. Kinder sind aber nicht einfach »kleine Erwachsene«. So müssen bei ihnen im Vergleich zu Erwachsenen andere Medikamente auch überproportional hoch (!) dosiert werden, da der kindliche Organismus bestimmte Wirkstoffe in manchen Fällen schneller verstoffwechseln und auch ausscheiden kann (Gerlach et al., 2024). Bemerkenswert ist auch, dass unabhängig vom Lebensalter das weibliche Geschlecht einen Risikofaktor für das Auftreten unerwünschter Arzneimittelwirkungen (UAWs; umgangssprachlich »Nebenwirkungen«) darstellt. Als Grund hierfür wird unter anderem angenommen, dass zwischen den Geschlechtern pharmakokinetische und speziell auch immunologische und hormonelle Unterschiede bestehen (Sramek et al., 2016). Entsprechend einer Untersuchung von Rademaker (2001) sind Frauen im Vergleich zu Männern – unabhängig von der vorliegenden Erkrankung und der Wirkstoffgruppe – im Schnitt von einem 1,5- bis 1,7-fach erhöhten Risiko des Auftretens von UAWs betroffen.

Mit Beginn der sexuellen Reife gewinnen besonders UAWs im Hinblick auf sexuelle Funktionsstörungen an Bedeutung, welche sich zwischen Frauen und Männern zum Teil deutlich unterscheiden. Ein im klinischen Alltag häufig auftretendes Problem sind z. B. die Auswirkungen erhöhter Prolaktinspiegel bei der Behandlung mit Antipsychotika (siehe auch Kap. 12.5). Während bei Frauen typischerweise Störungen des Menstruationszyklus, ein Spannungsgefühl in der Brust oder gar eine Galaktorrhö (Milchfluss ohne Schwangerschaft) auftreten können, sind männliche Patienten zum Teil von einer Gynäkomastie (Vergrößerung der Brüste) oder von Potenzproblemen betroffen. Diese UAWs sind für die Betroffenen in der Regel nicht nur mit einer erheblichen psychischen Belastung verbunden, sondern können auch somatische Folgestörungen nach sich ziehen, wie z. B. ein deutlich erhöhtes Risiko für Brustkrebs (Rahman et al., 2022).

Diese geschlechtsspezifischen Unterschiede unterstreichen die Notwendigkeit einer sorgfältigen Dosisanpassung und Überwachung der Psychopharmakotherapie bei Kindern und Jugendlichen, um eine optimale therapeutische Wirkung und Verträglichkeit zu gewährleisten. Therapeutisches Drug Monitoring (TDM) erweist sich hierbei als wertvolles Werkzeug in der Praxis. TDM bezeichnet die individuelle Kontrolle und Anpassung der Medikamentendosis auf Grundlage der Messung der Wirkstoffkonzentration im Blut. Es gibt überzeugende Hinweise auf pharmakokinetische Unterschiede zwischen den Geschlechtern, die häufig zu höheren Wirkstoffspiegeln bei Frauen führen (Unterecker et al., 2013). Aktuelle TDM-Studien bei Kindern und Jugendlichen bestätigen diese Befunde, beispielsweise lagen die Wirkstoffspiegel des Antidepressivums Fluoxetin bei Mädchen höher (Frey et al., 2023). Es gibt jedoch auch naturalistische Studien, die diesen Befund nicht bestätigen konnten (Koelch et al., 2012). Andere TDM-Studien beobachten signifikante geschlechtsspezifische Unterschiede erst im Erwachsenenalter, etwa bei dem Antipsychotikum Risperidon und dem Antidepressivum Venlafaxin (Fekete et al., 2021).

Angesichts dieser Erkenntnisse sollten geschlechtsspezifische pharmakokinetische und -dynamische Einflüsse – also wie der menschliche Organismus auf das Medikament wirkt, es z. B. verstoffwechselt, und andersherum wie das Medikament auf den Körper und hier speziell auf das Gehirn wirkt –, für jedes im Kinder- und Jugendalter angewendete Psychopharmakon untersucht werden.

12.3 Psychostimulanzien

Psychostimulanzien stellen die wichtigste Stoffgruppe zur medikamentösen Behandlung von Aufmerksamkeitsstörungen dar. Sie gehören zu den am besten untersuchten Medikamenten, die eine Zulassung für das Kinder- und Jugendalter haben. Zu keiner anderen Stoffgruppe gibt es mehr veröffentlichte Studien und Untersuchungen. Ihre Wirksamkeit und gute Verträglichkeit sind schon seit vielen Jahren bekannt und wurde in zahlreichen Studien nachgewiesen (z. B. Storebø et al., 2023). Psychostimulanzien verbessern bei Aufmerksamkeitsstörungen die Kernsymptome, indem sie die Konzentrationsleistung steigern und körperliche Unruhe sowie Impulsivität mindern. Indirekt kann dadurch die Lebensqualität der Betroffenen erheblich verbessert werden.

Die klassischen Wirkstoffe dieser Gruppe sind Methylphenidat (MPH) und Amphetaminderivate. Atomoxetin und Guanfacin gehören pharmakologisch gesehen nicht zu den Psychostimulanzien, sind aber auch zur Behandlung von Aufmerksamkeitsstörungen bei Kindern und Jugendlichen zugelassen. Sie werden oft eingesetzt, wenn Psychostimulanzien sich als nicht ausreichend wirksam zeigen oder wenn spezielle Begleiterkrankungen vorliegen.

Hinsichtlich geschlechtsspezifischer Unterschiede konnte in einer longitudinalen Erhebung an über 12 000 behandlungsnaiven Kindern im Alter zwischen 5 und 12 Jahren nachgewiesen werden, dass Jungen im Vergleich zu Mädchen signifikant häufiger Psychostimulanzien bei Aufmerksamkeitsstörungen verordnet werden; ein Grund hierfür könnten geschlechtsspezifische Unterschiede in der Symptomatik sein (Scholle et al., 2020; siehe auch Kap. 15 in diesem Buch). Dies gilt auch für erwachsene Patient*innen, wobei die Unterschiede in den Verschreibungsraten weniger ausgeprägt sind (Übersicht bei von Kok et al., 2020).

Grundsätzlich sind Psychostimulanzien unabhängig vom Geschlecht bei der Kernsymptomatik der Aufmerksamkeitsstörungen gut wirksam. Jedoch können in verschiedenen Aspekten Unterschiede nachgewiesen werden. So ist Methylphenidat bei längerer Behandlung bei Mädchen nach Beurteilung von Behandelnden und Eltern – anders als nach der Beurteilung durch Lehrer*innen – wirksamer als bei Jungen (Wang et al., 2015). Damit scheint die Wirksamkeit von Methylphenidat in verschiedenen Kontexten bei den Geschlechtern zu differieren. Eine mögliche Erklärung könnte sein, dass die Verbesserung der meist expansiveren Symptomatik von Jungen in der Schule auffälliger ist als bei Mädchen, deren verbesserte Aufmerksamkeitsleistung möglicherweise eher im häuslichen Umfeld wahrgenommen wird. Unabhängig davon sprechen aber auch Befunde neuropsychologischer Untersuchungen dafür, dass differente Effekte von Methylphenidat bei Mädchen und Jungen bestehen. So profitieren Jungen mit Aufmerksamkeitsstörungen z. B. bei der Daueraufmerksamkeit stärker von Methylphenidat als betroffene Mädchen (Günther et al., 2010).

In einer älteren Studie konnte gezeigt werden, dass Mädchen mit Aufmerksamkeitsstörungen eine stärkere Wirksamkeit auf sofortwirksames Methylphenidat am Morgen zeigen als Jungen und auch von einer schneller nachlassenden

Wirkung im Tagesverlauf berichten (Sonuga-Barke et al., 2007). Vergleichbare Befunde liegen auch bei Erwachsenen mit Aufmerksamkeitsstörungen vor, wobei hier gezeigt werden konnte, dass die Bioverfügbarkeit von Methylphenidat bei Frauen signifikant niedriger ist als bei Männern, was ein früheres Nachlassen der Wirksamkeit beim weiblichen Geschlecht erklären könnte (Patrick et al., 2007). Dies spräche aus klinischer Sicht dafür, dass eine Einmalgabe von Methylphenidat bei Mädchen und Frauen mit Aufmerksamkeitsstörungen nicht optimal ist.

Hinsichtlich potenzieller UAWs konnten Rosenthal und Hinshaw (2024) in einer aktuellen Untersuchung an einer Kohorte von 127 Mädchen mit ADHS zeigen, dass Unterschiede hinsichtlich der Pubertätsentwicklung zwischen der klinischen und der Kontrollgruppe nur bei Mädchen bestanden, die in der Vorgeschichte mit Psychostimulanzien behandelt worden waren. Bei ihnen trat die Menarche später ein als bei Mädchen ohne Behandlung mit Psychostimulanzien. Die Autor*innen gehen davon aus, dass hierbei Unterschiede im Body-Mass-Index (BMI) zwischen den Gruppen eine Rolle spielen.

Die wenigen Untersuchungen zu geschlechtsspezifischen Effekten von Amphetaminderivaten heben hervor, dass diese im Vergleich zu anderen Medikamenten in besonderer Weise mit weiblichen Sexualhormonen interagieren (Vansickel et al., 2010). Dies könnte erklären, warum Amphetaminderivate von Mädchen weniger gut vertragen wurden als von Jungen (Barbaresi et al., 2006).

Die (wenigen) Untersuchungen zu Atomoxetin haben bisher widersprüchliche Befunde erbracht. Während Wehmeier und Kolleg*innen (2012) keine wesentlichen Unterschiede in der Wirkung von Atomexin bei Jungen und Mädchen mit Aufmerksamkeitsstörungen identifizieren konnten, fanden Marchant et al. (2011), dass bei Mädchen und Frauen die Wirksamkeit besser war als bei Jungen und Männern und zudem auch bessere Effekte bei den emotionalen Begleitschwierigkeiten erzielt werden konnten. Diese Befunde könnten eine große klinische Bedeutung haben, erfordern aber noch eine Replikation.

12.4 Antidepressiva

Die wesentliche Wirkstoffklasse der Antidepressiva im Kindes- und Jugendalter sind die selektiven Serotonin-Wiederaufnahmehemmer (SSRI). Diese Stoffgruppe wird nicht nur bei depressiven Störungen, sondern auch bei Angst- und Zwangsstörungen im Kindes- und Jugendalter eingesetzt. Ältere Wirkstoffklassen, wie die tri- und tetrazyklischen Antidepressiva, sollten im Kindes- und

Jugendalter aufgrund fehlender Wirksamkeitsnachweise und eines ungünstigen Nutzen-Risiko-Verhältnisses nicht mehr verordnet werden. Im Kindes- und Jugendalter haben bei den genannten Störungen verhaltenstherapeutische Ansätze grundsätzlich eine hohe Bedeutung; pharmakologische Therapien können bei ausgeprägten Schweregraden unterstützend eingesetzt werden.

Schon länger ist bekannt, dass sich die pharmakokinetischen Eigenschaften der Antidepressiva zwischen den Geschlechtern unterscheiden, wobei zunächst Unterschiede zwischen erwachsenen Frauen und Männern gefunden wurden, insbesondere höhere Raten an UWAs beim weiblichen Geschlecht (Weller et al., 2006; Kennedy, 2008). Auch gibt es zahlreiche Studien zur Einnahme von Antidepressiva in der Schwangerschaft und während der Stillzeit bei Frauen, allerdings weisen diese Studien häufig erhebliche qualitative Schwächen auf, wodurch die Befundlage insgesamt noch unzureichend ist (Yue et al., 2023).

Gut belegt ist, dass bei Vorliegen einer depressiven Störung Frauen häufiger eine Pharmakotherapie erhalten als Männer, was kürzlich auch für das Jugendalter repliziert werden konnte (Wesselhoeft et al., 2020). Vor diesem Hintergrund untersuchten Rhodes et al. (2013) in einer der wenigen Studien bei Minderjährigen, ob auch die Suizidrate von Mädchen unter einer antidepressiven Medikation im Vergleich zu Jungen erhöht ist. Diese Annahme konnte allerdings nicht bestätigt werden.

Ob Antidepressiva bei Frauen und Männern grundsätzlich unterschiedlich wirksam sind, konnte trotz zahlreicher Studien aufgrund erheblicher methodischer Unterschiede bisher nicht klar belegt werden. Klar ist allerdings, dass geschlechtsspezifische Unterschiede hinsichtlich der Pharmakokinetik bestehen und Frauen auf SSRI vermutlich besser ansprechen als Männer (Sramek et al., 2016). Eine aktuelle Studie an über 900 Proband*innen, in der auch Kinder ab 12 Jahren mit einer depressiven Störung einbezogen wurden, konnte entsprechend zeigen, dass Mädchen und Frauen bis ins Senium (Altersgruppe 60 bis 80 Jahre) besser von der antidepressiven Medikation profitierten als Jungen und Männer (Strawn et al., 2023). Die Forschungsgruppe vermutet, dass dabei neben psychosozialen Unterschieden auch neurobiologische Faktoren wie hormonelle Besonderheiten eine Rolle spielen. Kokras et al. (2011) argumentieren, dass es aufgrund pharmakokinetischer Unterschiede zwischen den Geschlechtern sinnvoll sein könnte, Frauen mit niedrigeren und Männer mit höheren Dosen von Antidepressiva zu behandeln. Es konnte im Übrigen gezeigt werden, dass eine antidepressive Medikation im Kindesalter (und hier nicht nur bei den Mädchen) weniger wirksam ist als bei Jugendlichen und jungen Erwachsenen (Alter zwischen 21 und 35 Jahren), was die Bedeutung einer psychotherapeutischen Behandlung und weiterer Unterstützungsmaßnahmen in diesem Altersbereich betont (Strawn et al., 2023). Auch hier scheinen neben neurobiologischen Faktoren psychosoziale Unterschiede (Einfluss des familiären und sonstigen sozialen Umfeldes, Schulsituation etc.) beteiligt zu sein.

12.5 Antipsychotika

Die dritte große Wirkstoffgruppe in der Kinder- und Jugendpsychiatrie sind Antipsychotika. Darunter versteht man eine heterogene Gruppe von Medikamenten, die bei schizophrenen Erkrankungen, aber auch Ticstörungen, stereotypen Bewegungsstörungen und anderen Störungen eingesetzt werden können. Insbesondere ältere Medikamente dieser Stoffgruppe haben zum Teil erhebliche UAWs, sodass im Jugendalter die Anwendung moderner (atypischer) Antipsychotika empfohlen wird.

Schon länger ist bekannt, dass Frauen bei der Hauptindikation der Antipsychotika, der Schizophrenie, schon von geringeren Dosen profitieren als Männer, trotzdem aber häufiger von UAWs betroffen sind (Smith, 2010; Storosum et al., 2023). Im Vergleich zu Männern treten bei Frauen z. B. häufiger eine Verstopfung, mangelnder Speichelfluss bzw. eine Inkontinenz unter der Behandlung auf (Galbally et al., 2024). Auch eine Gewichtszunahme und die Folgen einer Erhöhung des Prolaktins (Gynäkomastie und Galaktorrhö) sind häufig. Warum gerade Frauen häufiger von UAWs bei Antipsychotika betroffen sind als Männer, ist weitgehend unklar, zumal die jeweiligen Studien angesichts methodischer Unterschiede schwer vergleichbar und wesentliche physiologische Mechanismen und deren Varianz unbekannt sind (Crawford & DeLisi, 2016).

Bisher liegen nur vereinzelte Studien zu geschlechtsspezifischen Unterschieden bei der Behandlung mit Antipsychotika im Kindes- und Jugendalter vor. Deskriptive Untersuchungen konnten vor allem Unterschiede bei der Verschreibung der Antipsychotika bei schizophrenen Psychosen identifizieren. Fulone et al. (2021) fanden in einer epidemiologischen Erhebung in Brasilien an fast 50 000 Minderjährigen, dass Jungen mit psychotischen Störungen grundsätzlich häufiger antipsychotisch behandelt werden als Mädchen (65 % zu 35 %) und vor allem die Atypika Risperidon (72 % zu 28 %) und Olanzapin (67 % zu 34 %) erhalten. In einer methodisch ähnlichen Untersuchung konnten in Taiwan allerdings keine Unterschiede bei der Verordnung von Antipsychotika zwischen den Geschlechtern festgestellt werden (Hsu et al., 2019). Gründe für die differenten Befunde könnten Unterschiede in der Zulassungssituation bzw. nationalen

Leitlinien begründet sein, womit Rückschlüsse auf geschlechtsspezifische Aspekte nicht unmittelbar möglich sind.

Mehrere Studien haben auch untersucht, ob geschlechtsspezifische Unterschiede bei einer Prolaktinerhöhung unter Antipsychotikagabe im Kindes- und Jugendalter nachweisbar sind. Hierbei wurden in den verschiedenen Studien sowohl Veränderungen nur bei den Mädchen bzw. auch nur bei Jungen gefunden. Andere Forschende fanden sowohl vergleichbare Prolaktinerhöhungen bei beiden Geschlechtern als auch überhaupt keine Veränderungen (Ilzarbe et al., 2023). Es wird vermutet, dass für diese widersprüchliche Befundlage neben methodischen Unterschieden vor allem die komplexen Wechselwirkungen zwischen einzelnen Antispychotika sowie den sich zyklisch verändernden Hormonspiegeln und Reifungsunterschiede zwischen den Probanden verantwortlich sind.

12.6 Zusammenfassung und Ausblick

Während bei Erwachsenen schon einige Befunde zu geschlechtsspezifischen Unterschieden bei einer psychopharmakologischen Behandlung vorliegen, existieren bisher kaum Daten bei Kindern und Jugendlichen. Bisherige Befunde sind zum Teil widersprüchlich und es mangelt an systematisch erhobenen Daten, um zugrunde liegende Wechselwirkungen zwischen den jeweiligen Stoffgruppen und z. B. hormonellen und anderen neurobiologischen Faktoren identifizieren zu können.

Hinsichtlich der Behandlung mit Psychostimulanzien kann festgehalten werden, dass aufgrund der Unterschiede in der klinischen Symptomatik von Aufmerksamkeitsstörungen Mädchen im Vergleich zu Jungen seltener eine Medikation erhalten. Zudem reagieren sie zum Teil auch different auf eine medikamentöse Behandlung, was in der klinischen Anwendung von Methylphenidat, Amphetaminderivaten und Atomoxetin berücksichtigt werden sollte.

Bei den Antidepressiva scheinen vor allem pharmakokinetische Unterschiede zwischen den Geschlechtern zu bestehen. Mädchen und Frauen werden SSRI häufiger verschrieben als Jungen und Männern. Zudem respondieren Mädchen und Frauen auch besser, wobei die Wirksamkeit der Medikation bei Minderjährigen unabhängig vom Geschlecht geringer ist als bei jungen Erwachsenen.

Allgemein ist für die klinische Praxis bedeutsam, sich geschlechtsspezifischer Unterschiede bewusst zu sein und diese auch bei psychopharmakologischen Entscheidungen mit zu berücksichtigen. Die derzeitigen Befunde deuten darauf hin, dass eine geschlechtsspezifische Dosisanpassung bei der psychopharmakologischen Behandlung sinnvoll ist. Und es erscheint wichtig, in psychopharmakologischen Studien zukünftig geschlechtsspezifische Unterschiede als einen bedeutenden Aspekt auch im Kindes- und Jugendalter zu berücksichtigen. Ziel ist, durch die Identifikation geschlechtsspezifischer Unterschiede den Behandlungserfolg zu verbessern, UAWs zu minimieren und letztlich die Zufriedenheit der Patient*innen zu steigern.

12.7 Autoren und Autorin

Prof. Dr. med. Timo D. Vloet ist leitender Oberarzt der Klinik und Poliklinik für Kinder- und Jugendpsychiatrie, Psychosomatik und Psychotherapie an der Universitätsklinik Würzburg. E-Mail: vloet_t@ukw.de

Prof. Dr. med. Marcel Romanos ist Klinikdirektor der Klinik und Poliklinik für Kinder- und Jugendpsychiatrie, Psychosomatik und Psychotherapie an der Universitätsklinik Würzburg. E-Mail: romanos_m@ukw.de

PD Dr. med. Stefanie Fekete ist leitende Oberärztin der Klinik und Poliklinik für Kinder- und Jugendpsychiatrie, Psychosomatik und Psychotherapie an der Universitätsklinik Würzburg. E-Mail: fekete_s@ukw.de

12.8 Verständnisfragen

1. Warum ist es wahrscheinlich, dass es geschlechtsspezifische Aspekte bei der Wirkung von Psychopharmaka gibt?
2. Geschlechtsspezifische Unterschiede unterstreichen die Notwendigkeit einer sorgfältigen Dosisanpassung und Überwachung einer Psychopharmakotherapie bei Kindern und Jugendlichen. Dazu eignet sich therapeutisches Drug Monitoring (TDM). Was versteht man darunter?
3. Was weiß man aktuell zu geschlechtsspezifischen Aspekten von Antidepressiva (SSRI)?

12.9 Literatur

Barbaresi, W. J.; Katusic, S. K.; Colligan, R. C.; et al. (2006): Long-term stimulant medication treatment of attention-deficit/hyperactivity disorder: Results from a population-based study. Journal of Developmental and Behavioral Pediatrics, 27 (1), S. 1–10. doi:10.1097/00004703-200602000-00001

Crawford, M. B.; DeLisi, L. E. (2016): Issues

related to sex differences in antipsychotic treatment. In: Current Psychiatry Reports, 29 (3), S. 211–7. doi:10.1097/YCO.0000000000000243

Fekete, S.; Scherf-Clavel, M.; Gerlach, M. (2021): Dose-corrected serum concentrations and metabolite to parent compound ratios of venlafaxine and risperidone from childhood to old age. In: Pharmacopsychiatry, 54 (3), S. 117–125. doi:10.1055/a-1302-8108

Frey, M.; Smigielski, L.; Tini, E.; et al. (2023): Therapeutic drug monitoring in children and adolescents: Findings on fluoxetine from the TDM-VIGIL trial. In: Pharmaceutics, 15 (9), S. 2202. doi:10.3390/pharmaceutics15092202

Fulone, I.; Silva, M. T.; Lopes, L. C. (2021): Gender differences in the use of atypical antipsychotics in early-onset schizophrenia: A nationwide population-based study in Brazil. In: BMC Psychiatry, 21 (1), S. 320. doi:10.1186/s12888-021-03327-7

Galbally, M.; Wynter, K.; Siskind, D.; et al. (2024): Sex differences between female and male individuals in antipsychotic efficacy and adverse effects in the treatment of schizophrenia. CNS Drugs, 38 (7), S. 559–570. doi:10.1007/s40263-024-01089-w

Gerlach, M.; Mehler-Wex, C.; Romanos, M.; et al. (Hg.) (2024): Neuro-Psychopharmaka im Kindes- und Jugendalter. Grundlagen und Therapie. 4., aktualisierte Aufl. Wien: Springer.

Günther T.; Herpertz-Dahlmann B.; Konrad, K. (2010): Sex differences in attentional performance and their modulation by methylphenidate in children with attention-deficit/hyperactivity disorder. In: Journal of Child and Adolescent Psychopharmacology, 20 (3), S. 179–86. doi:10.1089/cap.2009.0060. PMID: 20578930

Hsu, C. W.; Lee, S. Y.; Wang, L. J. (2019): Gender differences in the prevalence, comorbidities and antipsychotic prescription of early-onset schizophrenia: A nationwide population-based study in Taiwan. In: European Child and Adolescent Psychiatry, 28 (6), S. 759–767. doi:10.1007/s00787-018-1242-9

Ilzarbe, L.,´; Ilzarbe, D.; Gutiérrez-Arango, F.; et al. (2023): Sex differences in serum prolactin levels in children and adolescents on antipsychotics: A systematic review and meta-analysis. In: Current Neuropharmacology, 21 (6), S. 1319–1328. doi:10.2174/1570159X21666221027143920

Kennedy, S. H. (2008): Treating each and every depressed patient. In: Journal of Psychopharmacology, 22 (7 Suppl), S. 19–23. doi:10.1177/0269881108093270

Koelch, M.; Pfalzer, A.-K.; Kliegl, K.; et al. (2012): Therapeutic drug monitoring of children and adolescents treated with fluoxetine. In: Pharmacopsychiatry, 45, S. 72–76. doi:10.3390/pharmaceutics15092202

Kok, F. M.; Groen, Y.; Fuermaier, A. B. M.; et al. (2020): The female side of pharmacotherapy for ADHD-A systematic literature review. In: PLoS One, 15 (9), e0239257. doi:10.1371/journal.pone.0239257

Kokras, N.; Dalla, C.; Papadopoulou-Daifoti, Z. (2011): Sex differences in pharmacokinetics of antidepressants. In: Expert Opinion on Drug Metabolism & Toxicology, 7 (2), S. 213–226. doi:10.1517/17425255.2011.544250

Marchant, B. K.; Reimherr, F. W.; Halls, C.; et al. (2011): Long-term open-label response to atomoxetine in adult ADHD: Influence of sex, emotional dysregulation, and double-blind response to atomoxetine. In: Attention

Deficit Hyperactivity Disorder, 3 (3), S. 237–244. doi:10.1007/s12402-011-0054-2
Patrick, K. S.; Straughn A. B.; Minhinnett, R. R.; et al., (2007): Influence of ethanol and gender on methylphenidate pharmacokinetics and pharmacodynamics. In: Clinical Pharmacology & Therapeutics, 81 (3), 346–353. doi:10.1038/sj.clpt.6100082
Rademaker, M. (2001): Do women have more adverse drug reactions? In: American Journal of Clinical Dermatology, 2 (6), S. 349–351. doi:10.2165/00128071-200102060-00001
Rahman, T.; Sahrmann, J. M.; Olsen, M. A.; et al. (2022): Risk of breast cancer with prolactin elevating antipsychotic drugs: An observational study of US women (ages 18–64 Years). In: Journal of Clinical Psychopharmacology, 42 (1), S. 7–16. doi:10.1097/JCP.0000000000001513.
Rhodes, A. E.; Skinner, R.; McFaull, S. (2013): Canada-wide effect of regulatory warnings on antidepressant prescribing and suicide rates in boys and girls. In: Canadian Journal of Psychiatry, 58 (11), S. 640–645. doi:10.1177/070674371305801110
Rosenthal, E. A.; Hinshaw, S. P. (2024): Pubertal timing in adolescents with ADHD: Extension and replication in an all-female sample. In: European Child & Adolescent Psychiatry, 33 (4), S. 1133–1141. doi:10.1007/s00787-023-02239-z
Scholle, O.; Fegert, J. M.; Kollhorst, B.; et al. (2020): Predictors for receiving medication and/or psychotherapy in children newly diagnosed with ADHD: A longitudinal population-based cohort study. In: Journal of Attention Disorders, 24 (2), 255–264. doi:10.1177/1087054718816172
Smith, S. (2010): Gender differences in antipsychotic prescribing. In: International Review of Psychiatry, 22 (5), S. 472–484. doi:10.3109/09540261.2010.515965
Sonuga-Barke, E. J. S.; Coghill, D.; Markowitz J. S.; et al. (2007): Sex differences in the response of children with ADHD to once-daily formulations of methylphenidate. In: Journal of the American Academy of Child and Adolescent Psychiatry, 46 (6), S. 701–710. doi:10.1097/chi.0b013e31804659f1
Sramek, J. J.; Murphy, M. F.; Cutler, N. R. (2016): Sex differences in the psychopharmacological treatment of depression. In: Dialogues in Clinical Neuroscience, 18 (4), S. 447–457. doi:10.31887/DCNS.2016.18.4/ncutler
Storebø, O. J.; Storm, M. R. O.; Pereira Ribeiro, J.; et al. (2023): Methylphenidate for children and adolescents with attention deficit hyperactivity disorder (ADHD). Cochrane Database of Systematic Reviews, 3 (3), CD009885. doi:10.1002/14651858.CD009885.pub3
Storosum, B. W. C.; Mattila, T.; Wohlfarth, T. D.; et al. (2023): Gender differences in the response to antipsychotic medication in patients with schizophrenia: An individual patient data meta-analysis of placebo-controlled studies. In: Psychiatry Researach, 320, S. 114997. doi:10.1016/j.psychres.2022.114997
Strawn, J. R.; Mills, J. A.; Suresh, V.; et al. (2023): The impact of age on antidepressant response: A mega-analysis of individuals with major depressive disorder. In: Journal of Psychiatric Research, 159, S. 266–273. doi:10.1016/j.jpsychires.2023.01.043
Unterecker, S.; Riederer, P.; Proft, F.; et al. (2013): Effects of gender and age on serum concentrations of antidepressants under naturalistic conditions. In: Journal of Neural Transmission, 120, S. 1237–1246.

Vansickel A. R.; Stoops W. W.; Rush C. R. (2010): Human sex differences in d-amphetamine self-administration. In: Addiction, 105 (4), S. 727–31. doi:10.1111/j.1360-0443.2009.02858.x

Wang, L. J.; Chen, C. K.; Huang, Y. S. (2015): Gender differences in the behavioral symptoms and neuropsychological performance of patients with attention-deficit/hyperactivity disorder treated with methylphenidate: A two-year follow-up study. In: Journal of Child and Adolescent Psychopharmacology, 25 (6), S. 501–508. doi:10.1089/cap.2014.0175. PMID: 26262904

Wehmeier, P. M.; Schacht, A.; Escobar, R.; et al. (2012): Health-related quality of life in ADHD: A pooled analysis of gender differences in five atomoxetine trials. In: Attention Deficit Hyperactivity Disorder, (1), S. 25–35. doi:10.1007/s12402-011-0070-2

Weller, E. B.; Kloos, A.; Kang, J.; Weller, R. A. (2006): Depression in children and adolescents: Does gender make a difference? In: Current Psychiatry Reports, 8 (2), S. 108–114. doi:10.1007/s11920-006-0007-1

Wesselhoeft, R.; Jensen, P. B.; Talati, A.; et al. (2020): Trends in antidepressant use among children and adolescents: A Scandinavian drug utilization study. In: Acta Psychiatrica Scandinavica, 141 (1), S. 34–42. doi:10.1111/acps.13116

Yue, M.; Kus, L.; Katta, S.; et al. (2023): Pharmacokinetics of antidepressants in pregnancy. In: Journal of Clinical Psychology, 63 Suppl 1 (Suppl 1), S. S137–S158. doi:10.1002/jcph.2282

13 Geschlechtssensible Psychotherapie

Was ist eigentlich »Doing Gender«?

Ulrike M. E. Schulze

In der Behandlung psychischer Störungen bei Kindern und Jugendlichen stellt die Psychotherapie eine elementare Säule dar. Sie steht – mit Ausnahme weniger Störungsbilder – auch in den AWMF-Leitlinien überwiegend an erster Stelle der multimodalen Therapieoptionen.

Doch was ist die Aufgabe von Psychotherapie? Im Rahmen meiner Weiterbildung am Psychotherapeutischen Kolleg Würzburg war es mir einmal vergönnt, den Schweizer Psychiater und Psychoanalytiker Léon Wurmser bei einem Vortrag zu erleben. Er beantwortete genannte Frage in einer Einfachheit und Klarheit, die ich weder erwartet noch vergessen habe, ungefähr in folgendem Wortlaut: »Sie soll die Klient*innen dazu befähigen, besser mit sich selbst zurechtzukommen.«

Es ist nicht mehr und nicht weniger, was wir in der Kinder- und Jugendpsychiatrie, -psychosomatik und -psychotherapie in unserem täglichen therapeutischen Tun versuchen: den Kindern und Jugendlichen unabhängig von jeglicher psychotherapeutischen Ausrichtung und Schwerpunktsetzung »Werkzeuge« an die Hand zu geben, die es ihnen ermöglichen, sich (wieder) in ihrer Kraft zu fühlen und möglichst umfänglich am Leben »da draußen« teilhaben zu können. Zudem ist es unsere Aufgabe, das Familiensystem miteinzubeziehen, sofern uns dies ermöglicht wird.

Lernziele: In diesem Kapitel erhalten Sie nicht nur einen Überblick über die Vielfalt möglicher angewandter psychotherapeutischer Verfahren in der Psychotherapie von Kindern und Jugendlichen, sondern lernen zudem, wie hilfreich in der Regel das Einbeziehen der Familie sowie nonverbaler Techniken und damit auch mehrerer Berufsgruppen ist. Sie erfahren auch, dass im persönlichen Kontakt ein »doing gender« auf Therapeut*innenseite implizit ist und letztlich ihr/sein Geschlecht nur in den seltensten Fällen maßgeblich sein wird.

Schlagworte: psychotherapeutische Verfahren, therapeutische Beziehung, Ressourcensuche, doing gender

13.1 Der therapeutische Prozess

Bevor die gemeinsame psychotherapeutische Arbeit beginnen kann, ergibt es Sinn, sich Klarheit über die eine oder andere wesentliche Grundvoraussetzung zu verschaffen.

13.1.1 Partizipation und Ressourcen

Genauso wenig wie wir als Behandelnde während einer Therapiephase das subjektive Erleben der Patient*innen sicher erfassen können, sollten sich psychisch kranke Kinder und Jugendliche nicht »auf ihr Störungsbild reduziert« fühlen.

Damit ein gemeinsamer Start mit allen Beteiligten möglichst gelingen kann, ist es sinnvoll, sich bereits im Vorfeld einer konkreten diagnostischen Einschätzung und Behandlungs- (und Rehabilitations-)Planung mit dem übergeordneten Ziel der Partizipationsmöglichkeit auf den Weg der Ressourcensuche (Abbildung 13.1) zu begeben.

Abbildung 13.1 Fragen für eine gemeinsame Suche nach Ressourcen

Gemeinsame Ressourcensuche:
- Was ist unser Arbeitsbündnis?
- Was sind unsere Ziele

Patient*in
- Wer ist für mich wichtig?
- Was brauche ich, um mich sicher zu fühlen?
- Was kann ich gut?
- Was mache ich gerne?
- Wer steht mir zur Seite und darf mir helfen?

Therapeutisches Team, Sozialdienst
- Bin ich als Gesprächsgegenüber akzeptiert?
- Höre ich gut zu?
- Haben wir einen guten Weg der Kommunikation miteinander?
- Ist unsere therapeutische Beziehung tragfähig und darf ich Hilfe anbieten?

Eltern, Geschwister, Freund*innen, Bezugspersonen
- Darf ich mit im Boot sein?
- Was kann ich tun?
- Wer ist für mich da, damit ich da sein kann?
- Was benötige ich von wem, um den gemeinsamen Weg im Sinne einer positiven Entwicklung wieder vertrauensvoll fortsetzen zu können?

Denn das, was auf die Patient*innen im therapeutischen Kontext zukommt, vermittelt ihnen häufig den Eindruck, nicht wirklich beteiligt zu sein oder gar jeglicher Kontrolle beraubt zu werden. In Konstellationen, die zudem psychodynamisch einen Autonomie-Abhängigkeits-Konflikt in sich tragen (wie z. B. bei Patient*innen mit Anorexia nervosa), wiegt subjektiv ein Gefühl des »Überrumpeltwerdens« doppelt schwer.

Zudem ist es wichtig, Eltern und weitere enge Bezugspersonen von Beginn an in den psychotherapeutischen Prozess einzubinden und hierdurch auch ein Abrücken von möglichen Schuldgefühlen zu erleichtern. Die maßgeblichen »Sparrings«- und Kommunikationspartner*innen im stationären oder teilstationären Alltag finden sich jedoch im multiprofessionellen Team: Bezugsbetreuer*innen aus dem Pflege- und Erziehungsdienst und die Mitarbeiter*innen aus dem Sozialdienst spielen hier eine tragende Rolle, die ebenfalls gut ausformuliert werden sollte.

Eltern- und Familiengespräche sind wesentlicher Bestandteil kinder- und jugendpsychiatrisch-psychotherapeutischer Arbeit. Sie dienen der Ermöglichung gelebter Partizipation, also nicht nur der Aufklärung, dem Abgleichen von Eindrücken und Treffen gemeinsamer Vereinbarungen, sondern zunächst in einem gegenseitigen Kennenlernen und anschließend dem Auf- bzw. Ausbau einer verlässlichen und vor allem von gegenseitigem Vertrauen und Transparenz getragenen therapeutischen Beziehung. Partizipation vonseiten der Kinder und Jugendlichen selbst sollte spätestens dann gut spürbar sein, wenn es um sie betreffende Entscheidungen geht.

Beispiele hierfür sind das Ausformulieren von Therapieplänen auf der Station, das Konkretisieren von persönlichen Bedürfnissen und Wünschen gegenüber Dritten, z. B. im Zusammenhang mit einer Perspektivplanung, das Festlegen des Entlassungsdatums und insbesondere die Erlaubnis, möglichst in Anwesenheit des Kindes/Jugendlichen bestimmte Gesprächsinhalte der Psychotherapie mit den Eltern kommunizieren zu dürfen.

13.1.2 Therapeutische Haltung

Wohlwollende »Neugier«, ein Gefühl der authentischen Akzeptanz sowie Empathie sind die Elemente, die in der Psychotherapie Kindern und Jugendlichen sowie ihren Eltern die Sicherheit vermitteln können, dass sie auf ihrer Suche nach Hilfe und Unterstützung am richtigen Ort angekommen sind und sich öffnen dürfen.

Oft genug weicht jedoch das, was im Alltag geschieht, gehörig von genannter Prämisse ab: Nicht nur im stationären Kontext können Zeit- und Fachkräftemangel zu einem ungewollten Mangel gerade dort führen, wo eigentlich ein therapeutisches Beziehungsangebot positive Prozesse entstehen lassen und tragen sollte.

Psychotherapie kommt, vor allem auch in unseren Kliniken, nicht selten im »learning by doing« zur Anwendung: Oftmals wird sie von der Person, die sie anbietet, unter Supervision erlernt. Sie ist also kein Hexen-, sondern im besten Sinne ein solides Handwerk, bei dem wir uns in der Regel – über alles Fachwissen hinaus – auch auf unser Bauchgefühl und unseren gesunden Menschenverstand verlassen dürfen. Wenn wir als Psychotherapeut*innen Vertrauen schaffen, Humor und eigene Unsicherheiten zulassen, können Lebendigkeit und Leichtigkeit entstehen.

Dennoch ist es wichtig, sich bewusst zu machen, dass aufseiten der Therapeut*innen, im weiteren Sinne im gesamten multiprofessionellen Team, das Sichöffnen und Einlassen auf psychotherapeutisches Arbeiten viel Kraft und Motivation erfordern.

Die Inhalte, die uns die Patient*innen durch ihr Verhalten offenbaren und in Gesprächen mitteilen, wollen in angemessener Weise aufgenommen, reflektiert und verarbeitet sein. Selbsterfahrung im Kontext der fachärztlichen oder psychotherapeutischen Weiterbildung, Supervisionen und/oder Balintgruppen sind in diesem Zusammenhang eine wichtige Unterstützung.

Zudem können keine Wunder vollbracht, sondern überwiegend lediglich Mosaiksteinchen in einem oftmals über Jahre andauernden Heilungs- oder Veränderungsprozess beigetragen bzw. in ein »Großes und Ganzes« eingefügt werden.

13.1.3 Nähe und Distanz

Weil wir in der Kinder- und Jugendpsychiatrie häufig mit traumatisierten Kindern und Jugendlichen arbeiten, müssen wir verantwortungsbewusst mit dem »richtigen Maß« an Nähe und Distanz umgehen und uns hier immer wieder kritisch überprüfen. In diesem Kontext ist die Entwicklung von Schutzkonzepten nicht nur hilfreich, sondern auch wesentlich im Hinblick auf die Verdeutlichung der Herausforderungen, die im Umgang miteinander zu bewältigen sind.

Die Begriffe Nähe und Distanz fallen uns zudem schnell dann ein, wenn es beispielsweise um die spezifische Art der Beziehungsgestaltung bei Bindungsstörungen oder der Borderline-Persönlichkeitsstörung geht. Diese kann zu Verunsicherungen im unmittelbaren Kontakt führen und auch die Dynamik innerhalb der Patient*innengruppe auf Station oder im Team erheblich mitbeeinflussen.

Es geht also um den gelebten Alltag auf Station und in der Tagesklinik wie auch um den Umgang im ambulanten Bereich im Rahmen von Therapiesitzungen. Die Wahrnehmung und Einhaltung von Grenzen aufseiten sowohl der Patient*innen als auch Therapeut*innen ist zudem von erheblicher Bedeutung, wenn pubertär getönte Verhaltensweisen oder die Suche nach geschlechtlicher Identität und Zugehörigkeit den Therapieprozess beherrschen.

13.2 Praxis der Psychotherapie in der Kinder- und Jugendpsychiatrie und -psychotherapie

Der multimodale Therapieansatz in der Kinder- und Jugendpsychiatrie und -psychotherapie wird sowohl im stationären und tagesklinischen Setting als auch in den psychiatrischen Institutsambulanzen und sozialpsychiatrischen Praxen angewandt.

Während der Begriff »Psychotherapeut*in« rechtlich geschützt ist, trifft dies nicht auf die Definition von »Psychotherapie« zu. Diese wird in der Regel störungsbezogen (Hilfe bei Störungen des Denkens, Fühlens, Erlebens und Handelns; siehe auch: https://www.pknds.de/ratsuchende/allgemeines/was-ist-psychotherapie) eingesetzt, kann aber auch losgelöst vom kategorialen Krankheitsbegriff zur Bewältigung belastender Symptome (wie zum Beispiel der Anspannung) zur Anwendung kommen.

13.2.1 Psychotherapeutische Ausrichtungen und Verfahren

Im Sinne einer alters- und entwicklungsbezogenen Herangehensweise wurden in den vergangenen Jahren insbesondere zur verhaltenstherapeutisch orientierten Behandlung für das Kindes- und Jugendalter mehrere Lehrbücher und zahlreiche – meist störungsspezifische – Therapiemanuale veröffentlicht. Auch in den AWMF-Leitlinien unserer Fachgesellschaft (DGKJP) findet sich in ihrer Herleitung von Evidenz in der Behandlung spezifischer Störungsbilder häufig die *kognitive Verhaltenstherapie* als Psychotherapiemethode der ersten Wahl. Dies ist unter anderem deshalb der Fall, als psychisch belastete Kinder und Jugendliche sich durch ihre erfolgreiche Arbeit z. B. an einer kognitiven Umstrukturierung häufig vergleichsweise schnell als selbstwirksam erleben können. Darüber hinaus werden seit einigen Jahren gerade auch bei Jugendlichen die Dialektisch-Behaviorale Therapie (DBT) sowie die Akzeptanz-Commitment-

Therapie (ACT) als wichtige Weiterentwicklungen unter anderem in der Behandlung von Borderline-Persönlichkeitsstörungen und depressiven Symptomen eingesetzt. Mit Letzteren verbundene Haltungen wie die »radikale Akzeptanz« (Annehmen, was nicht änderbar ist) oder die Suche nach persönlichen Werten und identitätsstiftenden »Orientierungsmarkern« sowie deren aktive Anwendung/Umsetzung können ein bewusstes Aufgeben von Vermeidungsstrategien und ein selbstbestimmteres Leben ermöglichen.

Dennoch ist und bleibt auch die Psychotherapie des Kindes- und Jugendalters vielfältiger und wird damit dem Umstand gerecht, dass wir es nicht nur mit einer jeweils individuellen Ansprechbarkeit, Funktionseinschränkung und Reife, sondern überwiegend auch mit Familien zu tun haben, die in ihrer Gänze der Unterstützung bedürfen, um nachhaltigen Veränderungen den Boden bereiten zu können: Neben der Verhaltenstherapie wird seit jeher die *tiefenpsychologisch fundierte/analytische Psychotherapie* eingesetzt, mittlerweile wurde auch die *systemische Psychotherapie* für die Behandlung von Kindern und Jugendlichen als Kassenleistung anerkannt. Während Erstere in der Regel eher dem Jugendalter vorbehalten ist und einem tieferen Verständnis eigener innerpsychischer Vorgänge/Veränderungen sowie ihrer Einordnung in die gegenwärtige Problemlage dient, kann die Spieltherapie vor allem Kindern dabei helfen, emotionale Schwierigkeiten in nonverbaler Weise zu verarbeiten und Selbstvertrauen zu gewinnen.

Die *Aufsuchende Familientherapie* hingegen (zu den Qualitätskriterien siehe https://systemische-gesellschaft.de/verband/position/aufsuchende-familientherapie) gilt – unter anderem auch im Sinne einer ambulanten Jugendhilfemaßnahme – als niederschwelliges systemisches Angebot. Ein weiteres aufsuchendes Therapieprogramm ist die *Multisystemische Therapie* (MST), die auch im Rahmen des Kinderschutzes (MST-CAN) in klar definierter Weise für eine spezifische Zielgruppe lebensweltorientierte sozialpädagogische Konzepte mit Elementen evidenzbasierter Psychotherapie verbindet (Hefti et al., 2019; Schmid, 2017).

Damit ist also die Traumatisierung von Kindern und Jugendlichen in den vergangenen Jahren nicht nur im Zuge der jüngsten, auch weltpolitisch bedeutsamen Erschütterungen z. B. in der Ukraine und im Nahen Osten in bedeutsamer Weise in den Vordergrund gerückt. Genannte Belastungen wollen nicht nur erkannt und eingeordnet werden, sie bedürfen insbesondere und unabhängig vom angewandten Verfahren (z. B. tiefenpsychologisch fundierte Spieltherapie, Kunsttherapie, traumafokussierte kognitive Verhaltenstherapie) der individuellen Bereitschaft seitens der Patient*innen sowie eines sensiblen und angemessenen therapeutischen Herangehens und Heilung ermöglichenden Umfelds.

Ursprünglich zur Akutbehandlung ambulanter erwachsener Patient*innen mit unipolar depressiven Episoden angelegt, konnte das Indikationsspektrum der – hier insbesondere psychosoziale und interpersonelle Themen fokussierenden – *Interpersonellen Psychotherapie* (ITP) im Sinne einer effizienten Kurzzeittherapie auf depressiv erkrankte Jugendliche ausgeweitet werden (ITP-A).

Da wir alle nur immer wieder voneinander lernen können, kann genannte Schulen- und Methodenvielfalt im Sinne der (bisweilen sehr individuellen Bedürfnisse der) Kinder und Jugendlichen zur Entwicklung eines angewandten psychotherapeutischen Pragmatismus, gegenseitigen Ergänzung von Methoden und Erweiterung des persönlichen therapeutischen Horizonts eingesetzt und als Geschenk betrachtet werden.

Dies ist nicht zuletzt deshalb wichtig, weil Untersuchungen (https://www.psychonlinetherapie.de/news/wirkfaktoren-der-psychotherapie/; Grandas, 2021) verdeutlichen konnten, dass es in erster Linie nicht auf die Therapieausrichtung, sondern vielmehr auf die therapeutische Beziehung ankommt, wenn Psychotherapie gelingen soll (siehe auch Graves fünf Wirkfaktoren: Grave et al., 2001).

Ausgeweitet werden kann diese Sichtweise auch auf den Bereich von Psychotherapie, in dem eigentlich gar nicht gesprochen werden muss (wie z. B. im Rahmen der bereits aufgeführten Spieltherapie). Denn die in ihrer Entwicklung auf unterschiedliche Weise beeinträchtigten Kinder und Jugendlichen sind oftmals (noch) nicht in der Lage, das, was sie bewegt und belastet, in Worte zu fassen oder zu abstrahieren, geschweige denn hiermit verbundene Probleme auf dieser Ebene zu lösen.

So erlaubt z. B. der geschützte Raum der *Theatertherapie*[1] den Teilnehmenden, verschiedene Rollen auszuprobieren und sich selbst aus neuen Perspektiven zu erleben. Durch das Spiel mit Identitäten und Szenarien können sie ihre Ängste, Wünsche und Konflikte erkunden, ohne reale Konsequenzen fürchten zu müssen (Landy, 1997). Besonders für Jugendliche, die sich in einer Phase der Identitätsfindung befinden, bietet diese Therapieform eine wertvolle Möglichkeit, sich in einem sicheren Rahmen auszudrücken und Selbstwirksamkeit zu erfahren.

Ob als Schwerpunkt oder Ergänzung im individuellen Zugang und Therapieprozess eingesetzt, finden sich weitere co-therapeutische Zugangswege im Rahmen des sensomotorischen Prozesses am *Tonfeld*® (siehe auch: https://www.tonfeld.de), im therapeutischen Spiel *(Sandspiel, Spieltherapie)* sowie in der *Musik-, Kunst-, Ergo-, Sport- und Bewegungstherapie*.

---

1 Herzlichen Dank an meine Kollegin Daniela Kersten für ihre Einschätzung zur Theatertherapie.

Wichtig sind in jedem Falle eine gezielte Indikationsstellung und ein regelmäßiger Austausch über therapeutische Inhalte und Fortschritte im professionellen Rahmen.

Schließlich erhält Erfahrenes und Erspürtes – zumindest im stationären und tagesklinischen Setting – die Möglichkeit, auf den haltgebenden Boden der durch die Mitarbeiter*innen des Pflege- und Erziehungsdienstes geleisteten *Milieutherapie* zu fallen und dort zu einem ersten Wachstum zu gelangen.

13.2.2 Geschlecht und Gender in der Psychotherapie

»Das Thema Gender kommt in den meisten psychotherapeutischen Ausbildungen nicht vor. […] Wir als Therapeuten können uns [hierzu jedoch] gar nicht neutral verhalten«, führte Brigitte Schigl auf einer Fachtagung zum Thema »Gender und Psychotherapie« aus (Schigl, 2022). »doing gender« passiert vielfältig: All unsere Handlungen und Interaktionen im psychotherapeutischen Prozess werden offensichtlich jeweils durch die eigene Geschlechtszugehörigkeit überformt und wir als Psychotherapeut*innen sollten diesen Aspekt auch im Sinne einer sensiblen Selbstbeobachtung nicht aus den Augen verlieren (Bühring, 2022). Dies bedeutet, dass »wir unsere Geschlechtlichkeit in Interaktionen mit anderen andauernd herstellen, indem wir entlang unserer (jeweils spezifischen) Sozialisation als ›weiblich‹, ›männlich‹ oder auch ›queer‹ verhalten« (Schigl, 2019, S. 19; Gildemeister, 2010), auch als Ausdrucksform unserer sozialen Kompetenz (Gildemeister, 2010). Weitere Prägungen erfährt unser »doing gender« durch Einflussfaktoren wie z. B. Alter, soziale Herkunft und ethnisch-kulturelle Zugehörigkeit (Schigl, 2019).

Sicherlich spielt dieser Aspekt auch in unserer therapeutischen Arbeit in der Kinder- und Jugendpsychiatrie und -psychotherapie eine bedeutende Rolle. Hier gilt es anzuerkennen, dass wir es zunehmend mit einem »frauenlastigen« Fachgebiet zu tun haben. Im Jahr 2024 waren innerhalb Deutschlands von 3 545 Fachärzt*innen 2 855 berufstätig, 1 375 im ambulanten, 1 259 im stationären Kontext (siehe Facharzt-Weiterbildung Kinder- und Jugendpsychiatrie | ÄRZTESTELLEN). Ähnlich wie in der genannten Berufsgruppe lag der Anteil der Frauen bei Psychologischen Psychotherapeut*innen im Jahr 2024 bei 77,7 % (inklusive des Anteils der Kinder- und Jugendlichenpsychotherapeutinnen), speziell im Fachgebiet der Kinder- und Jugendpsychiatrie und -psychotherapie bei 66,1 % (siehe auch: https://gesundheitsdaten.kbv.de/cms/html/16396.php). Während auf Patient*innenseite im Erwachsenenalter das weibliche Geschlecht in Bezug auf die Inanspruchnahme von Psychotherapie zumindest im ambulanten Bereich dominiert, ist hiervon bei Kindern und Jugendlichen noch nicht auszugehen.

Können wir also den geschlechtsspezifischen Bedürfnissen unserer Patient*innen gerecht werden? Brigitte Schigl ermutigt dazu, indem sie ausführt:

> *»Die Perspektive von Doing Gender […] macht […] Handlungsoptionen frei: Wenn unser Verhalten Geschlechtlichkeit in all ihren Varianten produziert, dann liegt es an uns, diese unterschiedlichen Verhaltensweisen zu reflektieren, anzupassen, neue Perspektiven auszuloten. Ein solches Verständnis von Gestaltbarkeit wohnt auch jeder Psychotherapie inne.« (Schigl, 2019, S.19)*

Auch wenn es der klinischen Erfahrung nach nicht unwichtig scheint, welchem Geschlecht die/der zuständige Therapeut*in angehört, findet sich diese Wahrnehmung durch Metaanalysen offensichtlich nicht bestätigt (Beutler, 2004; Bowman, 2001; Schigl, 2018).

Es wird unbestreitbar sein, dass sowohl die erste Annäherung zwischen den »Protagonist*innen« der Psychotherapie, die therapeutische Beziehung an sich als auch bestimmte therapeutische Inhalte (z. B. Sexualität, Paarbeziehungen, Leiblichkeit) oder Interaktionen nicht gänzlich unabhängig von der jeweiligen Gender-/Geschlechtskonstellation zu sehen sind und Gefühle von Bestätigung oder einer Andersartigkeit auslösen können (Schigl, 2019).

Eine Art theoretischer Rahmen hierfür findet sich in den konzeptuellen Annahmen der einzelnen Therapieverfahren (z. B. Übertragung/Gegenübertragung in der Tiefenpsychologie, Lerngeschichte in der Verhaltenstherapie) und weiteren Konstrukten zu Geschlecht und Gender (Schigl, 2019).

13.3 Autorin

Prof. Dr. Ulrike M. E. Schulze ist Chefärztin an der Klinik für Kinder- und Jugendpsychiatrie und -psychotherapie des ZfP Calw. Zudem ist sie an der Klinik für Kinder- und Jugendpsychiatrie, Psychosomatik und Psychotherapie am Universitätsklinikum Ulm in Lehre und Forschung tätig.
E-Mail: u.schulze@kn-calw.de; ulrike.schulze@uniklinik-ulm.de

13.4 Vertiefungsmöglichkeiten

Blundell, I.; Hissel, Y. (2022): Feministiken. Die Wahrheit über Gleichberechtigung. München: Dtv.

Criado-Perez, C. (2020): Unsichtbare Frauen. Wie eine von Daten beherrschte

Welt die Hälfte der Bevölkerung ignoriert. München: Btb Verlag.
Haller, K.; Hauten, L.; Nölle, Th. (Hg.) (2025): Diversitäten. Psychotherapie im Kontext gesellschaftlicher Vielfalt. Göttingen: V&R unipress.
Huber, D. (Hg.) (2023): Geschlechter. Neue psychodynamische Aspekte. Stuttgart: Kohlhammer.
Schößler, F.; Wille, L. (2022): Einführung in die Gender Studies. 2. Auflage. Berlin/Boston: De Gruyter.

13.5 Literatur

Beutler, Larry E.; Alimohamed, S. et al. (2004): Therapist variables. In: Lambert, M. J. (Hg.): Bergin and Garfield's Handbook of Psychotherapy and Behaviour Change, S. 227–306. 5. Auflage. Hoboken: John Wiley & Sons.
Bowman, D.; Scogin, F.; Floyd, M.; McKendree-Smith, N. (2001): Psychotherapy length of stay and outcome: A meta-analysis of the effect of therapist sex. In: Psychotherapy: Theory, Research, Practice, Training, 38, S. 142–158.
Bühring, P. (2022): Gender und Psychotherapie: Blinde Spots sichtbar machen. In: Deutsches Ärzteblatt International, 21 (12), S. 560–561.
Gildemeister, R. (2010): Doing Gender. In: Becker, R.; Kortendiek, B. (Hg.): Handbuch Frauen- und Geschlechterforschung: Theorie, Methoden, Empirie, S. 137–145. Wiesbaden: VS Verlag für Sozialwissenschaften. doi:10.1007/978-3-531-92041-2_17
Grandas, C. (2021): Die Therapeutische Beziehung in der Psychotherapie. Vom Erstgespräch bis zum Therapieabschluss. Berlin: Springer.
Grave, K.; Donati, R.; Bernauer, F. (2001): Psychotherapie im Wandel. Von der Konfession zur Profession. 5. Auflage (Erstausgabe: 1994). Göttingen: Hogrefe.
Hefti, S.; Pérez, T.; Rhiner, B. et al. (2019): Multisystemische Therapie Kinderschutz (MST-CAN): Wie erleben die zuweisenden Fachkräfte MST-CAN? – Ergebnisse einer qualitativen Untersuchung. In: Trauma & Gewalt, 13 (1), S. 62–77. Online verfügbar unter: https://elibrary.klett-cotta.de/article/10.21706/tg-13-1-62 (21.07.2025).
Landy, R. J. (1997): Drama Therapy – The State of the Art. In: The Arts in Psychotherapy, 24, S. 5–15.
Schigl, B. (2018): Psychotherapie und Gender. Konzepte. Forschung. Praxis. Welche Rolle spielt die Geschlechtszugehörigkeit im therapeutischen Prozess? 2. Auflage. Wiesbaden: Springer.
Schigl, B. (2019): Gender als notwendige Perspektive psychotherapeutischen Handelns. In: Psychotherapie Forum, 23 (1), S. 18–24. doi:10.1007/s00729-019-0109-y
Schigl, B. (2022): Doing and Un-doing Gender: Was hat Geschlecht mit psychotherapeutischem Handeln zu tun? Fachtag der Deutschen Bundes-Psychotherapeutenkammer (BPtK).
Schmid, M. (2017): Multisystemische Therapie – eine gelungene Verbindung von Lebensweltorientierung und evidenzbasierter Psychotherapie. DPtV-Symposium: Berlin.

B Ausgewählte Störungsbilder der ICD-11

14 Autismus-Spektrum-Störung

Anders anders

Luise Poustka & Inge Kamp-Becker

In diesem Kapitel informieren wir Sie über die Autismus-Spektrum-Störung (ASS) im Kindes- und Jugendalter. Sie erhalten einen Überblick über wesentliche Merkmale, Häufigkeiten bei den Geschlechtern sowie geschlechts- bzw. genderspezifische Unterschiede im Hinblick auf Symptome, Entstehung, Therapie und Prognose. Sie werden lernen, dass es deutliche Unterschiede gibt in der medialen/populärwissenschaftlichen Darstellung von ASS und dem, was empirisch gut validierte Studien belegen. Weder männliche Stereotypen wie »Rain Man« oder »Good Doctor« noch das der weiblichen Variante zugeschriebene Schlagwort »anders anders« kommen dem nahe, was der klinischen Erfahrung und evidenzbasierten Wissenschaft entsprechen.

Lernziele:

- Sie werden lernen, dass einzelne Symptome der ASS nicht spezifisch für die Diagnose ASS sind, sondern bei vielen Störungsbildern vorkommen. Entscheidend sind neben der typischen Symptomkombination der Störungsbeginn in der frühen Kindheit sowie situationsübergreifende Beeinträchtigungen – Defizite, die die persönliche, soziale, schulische sowie berufliche Entwicklung beeinträchtigen.
- Beachten Sie, dass die Diagnostik durch eine auf ASS spezialisierte Stelle erfolgen sollte, denn notwendig sind breite und fundierte entwicklungspsychologische sowie kinder- und jugendpsychiatrische Kenntnisse, ein intensives Training und Erfahrung mit dem gesamten Spektrum der ASS (low- und high-functioning) sowie Supervision.
- Sie werden lernen, dass mittels evidenzbasierter, früh einsetzender Interventionen die Lebensqualität der betroffenen Personen und ihrer Familien erheblich verbessert sowie auch komorbide Störungen effektiv behandelt werden können.

Schlagworte: Autismus-Spektrum-Störung, neuronale Entwicklungsstörung, Komorbidität, Differenzialdiagnose, Behandlung

14.1 Persönliche Annäherung

Die 14-jährige Elisabeth wird in der Ambulanz zur kinder- und jugendpsychiatrischen Diagnostik vorgestellt. Anlass ist die schulische Situation, die für Elisabeth zunehmend unerträglich werde. Sie werde von ihren Mitschüler*innen aufgrund bizarr anmutender Verhaltensweisen intensiv gemobbt. So monologisiere Elisabeth häufig über Themen, die für Jugendliche in ihrem Alter nicht von Interesse seien (z. B. Orcas), sie führe im Unterricht Selbstgespräche oder brumme zur Beruhigung laut vor sich hin und laufe in den Pausen stereotyp bestimmte Strecken ab. Bezüglich ihrer Geschlechtsidentität sei sie sich nicht ganz sicher, sie zeige auch in vielen anderen Aspekten große Unsicherheiten. Sie habe eine auffällige Intonation (stoßartige Aussprache mit monotonem Sprachduktus); eine lange logopädische Behandlung habe dies nicht verändert. Sie habe einen sehr rigiden Tagesablauf und reagiere bei kleinsten Veränderungen ausgesprochen verstört.

Elisabeth habe kaum Kontakte außerhalb der Familie, diese lebe insgesamt sehr zurückgezogen. Ihr Vater zeige nach Angaben der Mutter ähnliche Verhaltensweisen wie seine Tochter, jedoch in geringerer Ausprägung und ohne deutliche Funktionseinschränkungen im Alltag.

Die genannten Auffälligkeiten Elisabeths bestünden seit früher Kindheit. Laut dem Bericht der Grundschule sei sie eine sehr gute Schülerin gewesen, sei aber auch damals schon kaum in die Klassengemeinschaft integriert gewesen, habe keine Freund*innen gehabt und habe auch in den Pausen am liebsten allein gespielt.

In einer standardisierten Verhaltensbeobachtung (ADOS-3, Modul 4) ist bei Elisabeth Folgendes zu beobachten: deutliche Auffälligkeiten in der Kommunikation (Intonation der Stimme, keine wechselseitige Konversation, keine kommunikative Gestik) sowie in der sozialen Interaktion (nicht sozial modulierter Blickkontakt und mimischer Ausdruck, geringes Einfühlungsvermögen, auffällige Qualität der sozialen Annäherungen, geringes Ausmaß der wechselseitigen sozialen Kommunikation). Diese Auffälligkeiten sind so ausgeprägt, dass der Cut-off-Wert für ASS überschritten wird. Motorische Unruhe oder Anzeichen von sozialer Ängstlichkeit werden nicht beobachtet. Im diagnostischen Interview (ADI-R) werden die Auffälligkeiten ebenfalls berichtet. Das Vorliegen einer anderen Störung wird durch weitere Diagnostik ausgeschlossen.

Elisabeth vermeidet soziale Situationen, aber nicht aus Angst vor Bewertung oder Beobachtung, sondern aufgrund einer reduzierten sozialen Orientierung und Motivation. Sie zeigt eine deutlich reduzierte Fähigkeit zur Theory of Mind trotz guter kognitiver Begabung. Vermeidungsverhalten und Ängste beziehen sich auf das Mobbingverhalten der Mitschüler*innen und verstärken ihre ritualisierten, rigiden Verhaltensweisen. Es wird die Diagnose einer ASS gestellt und eine erste Intervention eingeleitet (Teilnahme an einem ASS-spezifischen sozialen Kompetenztraining).

Elisabeth profitiert vom Training und lernt, Selbstgespräche, Brummen und das Umherlaufen einzustellen, indem sie sich in ihrem Tagesablauf Auszeiten einplant, in denen sie dieses Verhalten unbeobachtet in ihrem Zimmer ausführt. In der Schule erarbeitet sie sich Handlungsstrategien für angemessenes Verhalten in den Pausen und in Arbeitsgruppen. Zusätzlich wird in der Schulklasse das Thema ASS behandelt. Durch eine Lehrkraft begleitet kann Elisabeth über ihre Diagnose und deren Bedeutung mit ihren Mitschüler*innen sprechen und findet adäquate Antworten auf deren Fragen. Im Vorfeld war das Gespräch mit der Schulklasse intensiv in der begleitenden Einzelpsychotherapie vorbereitet und im Rollenspiel mit Elisabeth geübt worden. Ihre Unsicherheit bezüglich ihrer Geschlechtsidentität wird in der Psychotherapie ebenfalls thematisiert. Elisabeth kann ihre Unsicherheit zunehmend besser einordnen und akzeptieren und dadurch langfristig an Selbstsicherheit gewinnen.

14.2 Definition gemäß ICD-11 und DSM-5

Die Autismus-Spektrum-Störung (ASS) zählt gemäß DSM-5 und ICD-11 zur Gruppe der Störungen der neuronalen und mentalen Entwicklung (»neurodevelopmental disorders«, »neuromentale Entwicklungsstörungen«). Diese Gruppe ist gekennzeichnet durch einen Störungsbeginn in der frühen Kindheit sowie durch deutliche Beeinträchtigungen der Entwicklung, die sich später auf die persönliche, soziale, schulische sowie berufliche Situation auswirken können.

Die Kernmerkmale einer ASS sind in der frühen Kindheit beginnende und grundlegende Auffälligkeiten in den folgenden Bereichen (Lord et al., 2020):

- Anhaltende Defizite in der sozialen Kommunikation und Interaktion über verschiedene Kontexte hinweg
- Eingeschränkte, repetitive Verhaltensmuster, Interessen oder Aktivitäten

Die genaue Beschreibung der Symptome finden Sie in Kapitel 14.7.

Die Mehrzahl der Personen mit der Diagnose einer ASS zeigen über diese Kernmerkmale hinaus zahlreiche weitere Symptome (z. B. motorische Unruhe,

Ängste), die den Verlauf und die Prognose der Grundstörung deutlich beeinflussen können, aber auch die Abgrenzung zu anderen Störungen erheblich erschweren.

Die ICD-11 und das DSM-5 verwenden die gemeinsame Bezeichnung »Autismus-Spektrum-Störung« (Autism Spectrum Disorder, ASD) für *alle* autistischen Störungen, sodass die noch in der ICD-10 verwendete Einteilung in Subtypen (z. B. Frühkindlicher Autismus: F84.0, Asperger-Syndrom: F84.5 oder Atypischer Autismus: F84.1) entfallen. Auch das in der ICD-10 unter den tiefgreifenden Entwicklungsstörungen eingeordnete Rett-Syndrom wird in der ICD-11 nicht unter Neuroentwicklungsstörungen geführt, sondern als genetische Erkrankung beschrieben; die desintegrative Störung des Kindesalters wird in der ICD-11 entgegen dem DSM-5 nicht mehr als eigenständige Diagnose klassifiziert. Die Zusammenfassung der tiefgreifenden Entwicklungsstörungen in eine Kategorie Autismus-Spektrum-Störung basiert auf jenen Befunden, die nahelegen, dass die Ausprägung der autistischen Kernsymptomatik die langfristige Prognose weniger stark bestimmt als die intellektuellen und sprachlichen Fertigkeiten (Magiati et al., 2014). Demgemäß wird die ASS in der ICD-11 weiterhin subspezifiziert nach intellektuellem Leistungsvermögen und Sprachfertigkeiten (siehe Tab. 14.1).

Nach DSM-5 müssen im Bereich der sozialen Interaktion und Kommunikation alle drei genannten Symptombereiche erfüllt sein sowie mindestens zwei repetitive, stereotype Verhaltensweisen. Die ICD-11 nennt keine notwendige Anzahl an Merkmalen, was kritisch diskutiert wird (Kamp-Becker, 2024). Die Kombination von Symptomen aus den beiden Kernbereichen ist eine notwendige Voraussetzung für die Diagnose ASS. Zudem müssen sich die berichteten und beobachtbaren Symptome bereits in der frühen Kindheit zeigen, situationsübergreifend auftreten und in klinisch bedeutsamer Weise Leiden oder Beeinträchtigung verursachen (siehe Tab. 14.1).

Für das weitere Verständnis ist auch wichtig, dass ASS-Symptome und ASS-ähnliche Symptome vom Vollbild der ASS unterschieden werden muss (Lord & Bishop, 2021). Einzelne *ASS-ähnliche Symptome* (»autism-like traits«, dt.: »autistische Züge oder Charakteristika«) kommen bei Menschen ohne psychische Besonderheiten sowie bei Menschen mit anderen psychischen Störungen vor. So unterscheiden Menschen sich in ihren sozialen und kommunikativen Fertigkeiten, und soziale Beeinträchtigungen liegen bei den allermeisten psychischen Störungen ebenfalls vor. Ähnliches gilt für repetitive, stereotype Verhaltensweisen. Beispielsweise sind repetitive Verhaltensweisen auch bei Kindern ohne Entwicklungsauffälligkeiten (z. B. ständiges Wiederholen explorativer Handlungen an Spielzeug), aber auch bei älteren Kindern, Jugendlichen und

Erwachsenen zu beobachten (z. B. intensives Interesse an bestimmten Themen, alltägliche Handlungen in immer der gleichen Weise ausführen). Widerstand bei Veränderungen sind ein typisches Merkmal bei Menschen mit einer Angststörung, der Vermeidung von Blickkontakt können sehr unterschiedliche Motivationen zugrunde liegen, wie z. B. bei einer sozialen Angststörung. Für die Diagnose einer ASS sind die Intensität sowie die Kombination der Symptombereiche entscheidend.

Tabelle 14.1 Autismus-Spektrum-Störung in der ICD-11 und im DSM-5

ICD-11: Autismus-Spektrum-Störung 6A02	DSM-5: Autismus-Spektrum-Störung 299.0
Die Autismus-Spektrum-Störung ist gekennzeichnet durch anhaltende Defizite in der Fähigkeit, wechselseitige soziale Interaktionen und soziale Kommunikation zu initiieren und aufrechtzuerhalten, sowie durch eine Reihe von *eingeschränkten, sich wiederholenden und unflexiblen Verhaltensmustern, Interessen oder Aktivitäten,* die für das Alter und den soziokulturellen Kontext der Person eindeutig untypisch oder exzessiv sind.	Anhaltende Defizite in der sozialen Kommunikation und sozialen Interaktion (alle drei Kriterien müssen erfüllt sein): • Defizite in der sozial-emotionalen Gegenseitigkeit • Defizite im nonverbalen Kommunikationsverhalten, das in sozialen Interaktionen eingesetzt wird • Defizite in der Aufnahme, Aufrechterhaltung und dem Verständnis von Beziehungen
	Eingeschränkte, repetitive Verhaltensmuster, Interessen oder Aktivitäten (mindestens zwei Kriterien müssen erfüllt sein): • Stereotype oder repetitive motorische Bewegungsabläufe bzw. repetitiver Gebrauch von Objekten oder der Sprache • Festhalten an Gleichbleibendem, an Routinen oder ritualisierten Verhaltensmustern • Hochgradig begrenzte, fixierte Interessen, die in ihrer Intensität oder ihrem Inhalt abnorm sind • Hyper- oder Hyporeaktivität auf sensorische Reize oder ungewöhnliches Interesse an Umweltreizen

Fortsetzung Tabelle 14.1

Der Beginn der Störung liegt in der Entwicklungsphase, typischerweise in der *frühen Kindheit*, aber die Symptome können sich auch erst später vollständig manifestieren, wenn die sozialen Anforderungen die begrenzten Fähigkeiten übersteigen.	Symptome beginnen in der frühen Kindheit. Eine spätere Manifestation ist möglich, sofern erst dann die sozialen Anforderungen die begrenzten Kapazitäten überschreiten und *sofern keine Belege für gute soziale und kommunikative Fertigkeiten in der Kindheit vorliegen.*
Die Defizite sind so schwerwiegend, dass sie zu Beeinträchtigungen in persönlichen, familiären, sozialen, ausbildungsbezogenen, beruflichen oder anderen wichtigen Funktionsbereichen führen.	Symptomatik verursacht klinisch bedeutsame Beeinträchtigungen in wichtigen Funktionsbereichen.
	Symptomatik ist nicht besser durch andere Entwicklungsstörungen erklärbar.
Symptome sind in der Regel ein durchgängiges Merkmal der Funktionsweise der Person, das in allen Bereichen zu beobachten ist, auch wenn sie je nach sozialem, ausbildungsbezogenem oder anderem Kontext variieren können.	Symptome sind situationsübergreifend und persistieren über die Lebensspanne.
Personen, die dem Spektrum angehören, weisen ein breites Spektrum an intellektuellen Funktionen und Sprachfähigkeiten auf.	Symptome können individuell unterschiedlich ausgeprägt sein.
Zusätzliche Spezifizierung der individuellen Symptomatik durch Angaben zu Intelligenz- und Sprachniveau	Zusätzliche Spezifizierung der individuellen Symptomatik durch Angaben zu Intelligenz- und Sprachniveau
	Zusätzliche Spezifizierung durch Angabe von weiteren körperlichen Erkrankungen oder psychischen Störungen

14.3 Häufigkeiten

Neuere Metaanalysen kommen zu der Einschätzung, dass die Prävalenz bei circa 1 % liegt. Das Geschlechterverhältnis von männlichen und weiblichen Betroffenen liegt im Mittel bei 4,2 zu 1 (Zeidan et al., 2022). Ein deutlicher Geschlechterunterschied in der Prävalenz der ASS ist in epidemiologischen Studien seit den

1960er Jahren gut dokumentiert, und ASS wurde lange Zeit als ein vorwiegend männliches Zustandsbild beschrieben. Eine Ausnahme stellt das Rett-Syndrom dar, das in der ICD-10 noch zur Gruppe der tiefgreifenden Entwicklungsstörungen gezählt wurde und in der ICD-11 nicht mehr dieser Gruppe zugeordnet wird. Das Rett-Syndrom ist eine X-chromosomal-dominante neurologische Entwicklungsstörung, die überwiegend Mädchen und Frauen betrifft.

Diskutiert wird derzeit, ob die ASS in der Vergangenheit beim weiblichen Geschlecht zu wenig diagnostiziert worden ist. In älteren Studien war das Geschlechterverhältnis wesentlich vom Vorliegen einer komorbiden Intelligenzminderung beeinflusst: Bei Populationen mit schwerer Intelligenzminderung erhöhte sich der Anteil des weiblichen Geschlechts auf 1,3 zu 1. Im Bereich des hochfunktionalen Spektrums (ASS ohne Intelligenzminderung) wurden Verhältnisse von bis zu 9 zu 1 angegeben. Aktuell erhöht sich insbesondere der Anteil des weiblichen Geschlechtes in dieser Gruppe, was jedoch auch kritisch diskutiert wird. Dass in dieser Gruppe Mädchen und Frauen unterdiagnostiziert sind, ist eine Annahme, die nicht belegt ist.

14.4 Prognose

Die Lebenssituation von Menschen mit einer ASS ist von unterschiedlichen Faktoren abhängig. Eine wesentliche Rolle spielen – neben der Ausprägung der Kernsymptomatik – die kognitiven und adaptiven Fähigkeiten, die Sprachfähigkeiten, das Vorliegen neurologischer und/oder psychiatrischer komorbider Störungen und Umgebungsfaktoren. Diese Faktoren beeinflussen die Entwicklung der Selbstständigkeit, die Eingliederung im Arbeitsprozess und die Zufriedenheit mit der eigenen Situation. Wie das Störungsbild ASS selbst, so sind auch Verlauf und Prognose sehr heterogen. Diese Heterogenität zeigt sich schon in der frühen Kindheit bis ins Erwachsenenalter.

Folgende Faktoren sind für die Beurteilung des Entwicklungsverlaufs relevant:

- Vorläuferfähigkeiten der Sprache (Blickkontakt, gemeinsame Aufmerksamkeit) und insbesondere Sprachfähigkeit vor dem 6. Lebensjahr
- Kognitive und adaptive Fertigkeiten
- Ausprägung der Kernsymptomatik
- Neurologische oder psychiatrische Komorbidität
- Umgebungsfaktoren (z. B. angemessene Erziehung, Förderung, kritische Lebensereignisse)

Insgesamt können die Lebenssituation und die Lebenszufriedenheit individuell sehr unterschiedlich ausfallen. Bis heute ist unklar, welche Rolle Variablen wie Geschlecht, Schwere der Symptome, komorbide Störungen oder familiäre und soziale Einflüsse im Detail genau spielen (Howlin, 2021). Eine aktuelle Metaanalyse von 18 Autismus-Outcome-Studien (Studien zum Therapieerfolg) mit insgesamt 1199 Personen (Mason et al., 2021) zeigte für nur etwa 20 % der Teilnehmenden ein gutes Outcome. Dieses wird klassischerweise definiert durch eine Trias aus »selbstständigem Leben«, »eine Anstellung haben« und »Freundschaften/eine Partnerschaft haben«. 49,3 % der Teilnehmenden zeigten dahingehend ein schlechtes Ergebnis, wobei andere Autor*innen auch davon ausgehen, dass neben den genannten objektivierbaren Kriterien auch andere, individuelle Faktoren zu einem guten Outcome zählen können (Georgiades & Kasari, 2018).

Obwohl kognitive und sprachliche Fähigkeiten eng mit der Prognose verknüpft sind, sind auch eine hohe Intelligenz und gute sprachliche Fähigkeiten allein keine Garantie für einen positiven Verlauf. Eine frühe, evidenzbasierte Förderung der soziokommunikativen Fähigkeiten sowie die konsequente Behandlung komorbider Störungen ist von hoher Relevanz, ebenso wie die erzieherischen Kompetenzen der Bezugspersonen und weitere Lebensumstände. Auch die Akzeptanz der Symptomatik und die Unterstützung durch die Familie, durch Bildungs- und Ausbildungsinstitutionen und durch medizinische, soziale und kommunale Dienste sind von besonderer Bedeutung.

Insgesamt ist die Prognose daher extrem heterogen, bei einem Großteil der Menschen mit ASS bleibt die Diagnose über die Lebensspanne bestehen. Ist die Symptomatik jedoch von geringer Intensität und liegen gute kognitive, sprachliche und lebenspraktische Fertigkeiten vor, dann erfüllen zwischen 7 bis 37 % im Verlauf nicht mehr die diagnostischen Kriterien für eine ASS (Eigsti & Fein, 2022; Elias & Lord, 2022; Harstadt et al., 2023).

14.5 Geschlechtsunabhängige Risikofaktoren

Bei der ASS handelt es sich um eine polygenetisch verursachte, neurobiologisch bedingte Entwicklungsstörung. Prä- und postnatale Umweltrisikofaktoren (z. B. Einnahme bestimmter Medikamente der Mutter in der Schwangerschaft, höheres Alter der Eltern bei Geburt des Kindes) haben einen zusätzlichen Einfluss auf die Ätiologie, können jedoch nicht als alleinige Verursachung angesehen werden. Die Heritabilität (Erblichkeit) ist bei Fällen mit deutlicher Symptomatik mit bis zu 91 % hoch (Tick et al., 2016). Jedoch finden neuere Studien auch bezüglich des Geschlechts Unterschiede in der Erblichkeit, die beim männlichen Geschlecht höher ausfiel (Sandin et al., 2024). Es liegen zahlreiche zytogenetische Befunde (Anzahl und Struktur von genetischen Veränderungen), Mikrodeletionen (Verlust eines Chromosomenabschnitts) und Mikroduplikationen (zusätzliche Genabschnitte) sowie häufige und seltene Genvarianten vor, die gehäuft bei ASS zu finden sind. Jedoch ist bislang keine genetische Variation identifiziert worden, die die meisten Fälle von ASS erklärt. Es existiert daher weiterhin kein biologischer Marker für ASS. Die veränderten genetischen Codes sind mit einer veränderten Dynamik des Gehirnwachstums, abweichender kortikaler Zytoarchitektur (Anordnung, Dichte und Typen von Nervenzellen im Gehirn), Hypoaktivierung (z. B. im Bereich der Aymgdala) und Konnektivität verbunden (de la Torre-Ubieta et al., 2016). Viele der identifizierten Risikogene verändern die synaptische Plastizität neuronaler Netzwerke, sodass von einer Konnektivitätsstörung (Goodwill et al., 2023) ausgegangen wird.

14.6 Geschlechtsspezifische Unterschiede

14.6.1 Kernsymptomatik

Geschlechtsspezifische Unterschiede bestehen bei der ASS in ähnlicher Weise wie bei Menschen ohne ASS. Charakteristische geschlechtsspezifische Unterschiede in der sozialen Kommunikation konnten bisher nicht systematisch beschrieben werden. Jedoch wird berichtet, dass einige Mädchen mit ASS verglichen mit Jungen über eine insgesamt bessere Fähigkeit verfügen, eine Konversation zu führen und Freundschaften zu initiieren, die sie aber, ähnlich wie Jungen mit ASS, häufig nicht konstant aufrechterhalten können. Eine neuere Metaanalyse von 16 Studien (2730 Teilnehmende) zeigte, dass weibliche Personen mit ASS signifikant bessere soziale Interaktions- und Kommunikationsfähigkeiten zeigten als männliche. Dies war vergleichbar mit dem Geschlechterprofil bei Personen ohne ASS-Diagnose (Wood-Downie et al., 2021). Neure Studienergebnisse (z. B. Stroth et al., 2022b) weisen darauf hin, dass es nur geringe Unterschiede in der Intensität der Symptomatik im Bereich der sozialen Kommunikation zwischen männlichen und weiblichen Personen gibt bzw. die diagnostischen Instrumente beim weiblichen Geschlecht mindestens genauso valide sind wie beim männlichen. Generell scheinen beim weiblichen Geschlecht weniger repetitive, stereotype Verhaltensweisen beobachtet zu werden, was jedoch auch vom Intelligenzlevel abhängt: Mädchen und Frauen mit ASS und Intelligenzminderung zeigen laut einer weiteren neueren Metaanalyse (Saure et al., 2023) sogar mehr soziale Schwierigkeiten, repetitive, stereotype Verhaltensweisen und motorische Probleme sowie auch geringere kommunikative Fertigkeiten als Jungen und Männer mit ASS.

14.6.2 Komorbidität

Mädchen und Frauen zeigen, ähnlich wie bei nicht autistischen Personen, insbesondere emotionale, Angst- und affektive Störungen, während man bei Jungen und Männer mit ASS überwiegend expansive Verhaltensstörungen wie Aggression, Hyperaktivität und oppositionelles Verhalten beobachtet. Außerdem findet man speziell bei spätdiagnostizierten Personen deutlich mehr Komorbiditäten bei den weiblichen Personen (Martini et al., 2022). Mädchen und Frauen werden darüber hinaus durchschnittlich deutlich später mit ASS diagnostiziert, häufig nachdem vorher viele andere psychiatrische Diagnosen gestellt wurden (Martini et al., 2025). Auch wird diskutiert, ob das Outcome beim weiblichen Geschlecht – auch aufgrund der zahlreichen komorbiden Störungen – schlechter ausfällt als beim männlichen Geschlecht, was vor allem in älteren Studien, bei jedoch geringem Frauenanteil in den Stichproben, gefunden wurde. Problematisch ist, dass viele der komorbiden bzw. zuvor gestellten Diagnosen (z. B. Borderline-Persönlichkeitsstörung, Angststörung, Depressionen) eine fortgesetzte Behandlung erfordern. Diese bleibt aber in vielen Fällen aus, da der Fokus auf ASS und der Identifikation mit dieser Diagnose liegt (Martini et al., 2025).

14.6.3 Neurobiologie und Hormone

Als mögliche Ursachen für die Unterschiede in den Prävalenzen der Geschlechter werden neben hormonellen und endokrinologischen Ursachen auch protektive biologische Faktoren beim weiblichen Geschlecht diskutiert. Ein theoretisches Modell für einen »weiblichen Schutzeffekt« (female protective effect, FPE) geht davon aus, dass Männer und Frauen unterschiedliche Schwellenwerte aufweisen, das heißt, dass Frauen entweder eine größere Anzahl oder ein größeres Ausmaß an vor allem genetischen Risikofaktoren (d. h. eine größere Anfälligkeit) haben müssen, um eine ASS zu manifestieren. Dies wird durch die Tatsache gestützt, dass ein größerer Anteil von Mädchen und Frauen mit ASS hochpenetrante genetische Mutationen aufweist. Auch zeigen Ergebnisse aus Analysen aus Zwillingskohortenstudien, dass weibliche Betroffene eine höhere familiäre und Umweltbelastung haben müssen, um die diagnostischen

Schwellenwerte für ASS zu erreichen, und dass darüber hinaus Verwandte weiblicher Betroffener ein höheres Risiko für die Störung tragen als Verwandte männlicher Betroffener. Andererseits sind viele Vorhersagen dieses Modells nicht mit empirischen Daten vereinbar, z. B. Vorhersagen zu genetischen und klinischen Merkmalen oder zur Stabilität des Geschlechterverhältnisses über diagnostische Veränderungen hinweg (Dougherty et al., 2022).

Bezüglich hormoneller Ursachen werden bei Frauen mit ASS höhere Raten hormoneller Abweichungen einschließlich frühzeitiger Pubertät, Dysmenorrhoe, polyzystische Ovarien und prämenstrueller Dysphorie berichtet (Corbett et al., 2022). Hormone wirken aber keinesfalls isoliert. Genetische Prozesse spielen wahrscheinlich eine wichtige Rolle, angefangen von geschlechtschromosomenspezifischen Effekten, Wechselwirkungen zwischen Genen auf dem Geschlechtschromosom, Wechselwirkungen zwischen Sexualsteroiden und Genen oder anderen geschlechtsdimorphen Prozessen, die die Gentranskription beeinflussen.

Darüber hinaus gibt es Hinweise darauf, dass Aspekte der atypischen Gehirnstruktur und -funktion beim ASS (s. Kap. 14.5) geschlechtsabhängig sind und durch die Entwicklung moduliert werden (Rippon, 2024). Dies bedeutet, dass das bei der Geburt zugewiesene Geschlecht und die damit verbundene Biologie in unterschiedlicher Weise mit der ASS-Genetik, den Umweltfaktoren oder pränatalen Störungen des hormonellen Milieus interagieren. Darüber hinaus beeinflussen diese Prozesse das Gehirn nicht nur während der frühen Entwicklungsphase, sondern auch über die gesamte Lebensspanne.

Es ist deshalb wahrscheinlich zu kurz gegriffen, Geschlechtsunterschiede beim ASS als statische und phänotypische Merkmale zu betrachten, die während der frühen Entwicklung entstehen und sich nicht verändern. Eine gründliche Charakterisierung der Zusammenhänge zwischen dem Genotyp und den komplexen klinischen Phänotypen der ASS bei Männern und Frauen erfordert einen Ansatz über die gesamte Lebensspanne, einschließlich der Untersuchung von Zeitfenstern des hormonellen Übergangs, sowie eine tiefere Betrachtung der Vielfalt der Erscheinungsformen (phänotypischen Heterogenität) über die Lebensspanne. Geschlechtsspezifische Unterschiede und deren ätiologischen Hintergründe bleiben ein noch zu wenig erforschtes Themengebiet, das jedoch in populärwissenschaftlichen Darstellungen sehr pointiert (z. B. im Sinne eines eigenen weiblichen Phänotyps) dargestellt wird. Jenseits dieser unklaren, bisher nicht ausreichend erforschten biologischen Hintergründe ist ein weiterer relevanter Aspekt, dass die Unterscheidung zwischen ASS und ASS-ähnlichen Symptomen in vielen Studien (siehe Kap. 14.2) und auch von vielen Kliniker*innen nicht klar vollzogen wird.

14.6.4 Geschlechtliche und sexuelle Minderheiten

Ein weiterer Punkt, der noch nicht ausreichend erforscht ist, ist die Häufigkeit von ASS bzw. ASS-Symptomen bei geschlechtlichen und sexuellen Minderheiten. Sowohl Personen mit ASS als auch jene mit Geschlechtsinkongruenz und Geschlechtsdysphorie (GI/GD) beschreiben sich selbst als »anders«, sozial isoliert und zeigen abweichende soziale und kommunikative Verhaltensweisen und Rigidität. Eine neure Metaanalyse (Kallitsounaki & Williams, 2023) zeigt einen Zusammenhang zwischen ASS-Merkmalen und GI/GD in der Allgemeinbevölkerung sowie eine hohe Prävalenz von GI/GD im autistischen Spektrum (11 %, $p < 0{,}001$). Jedoch wird dabei nicht zwischen ASS-ähnlichen Symptomen und ASS differenziert. Die in der Metaanalyse zitierten Studien basieren zum großen Teil auf Screeningverfahren, Patient*innenakten (ohne dass klar ist, wie und mit welchen diagnostischen Verfahren die Diagnose gestellt wurde) sowie selbstberichteten Diagnosen. Die Autor*innen dieser Studie sowie Rea et al. (2024) weisen darauf hin, dass bei Menschen mit GI/GD häufig auch Angststörungen und Depressionen vorliegen, die möglicherweise die Ergebnisse beeinflusst haben, da keine differenzialdiagnostischen Abklärungen vorgenommen wurden, sondern lediglich Screeningverfahren, deren Spezifität sehr begrenzt ist. Entscheidend ist daher, die ASS-ähnlichen Symptome bei Menschen mit GI/GD ernst zu nehmen, therapeutisch aufzugreifen und differenzialdiagnostisch weder einzig der GI/GD zuzuschreiben noch der möglicherweise vorliegenden ASS.

14.7 Symptome

Im Bereich der *sozialen Interaktion und Kommunikation* treten folgende Beeinträchtigungen anhaltend und über verschiedene Kontexte und Situationen hinweg auf (d. h. sowohl im Kontakt mit fremden als auch mit vertrauten Personen und Situationen):

- Beeinträchtigungen in der sozial-emotionalen Gegenseitigkeit (z. B. fehlende wechselseitige Konversationsfähigkeit, kaum gemeinsame Freude an der Interaktion, verminderter Austausch von Interessen, Gefühlen und Affekten). Diese Defizite variieren in der Intensität und können von einem Unvermögen, auf soziale Interaktionen zu reagieren bzw. diese zu initiieren, bis hin zu einer abnormen sozialen Kontaktaufnahme (z. B. in stereotyper, immer gleichbleibender Weise) reichen. In diesem Symptombereich scheinen weibliche Personen mit ASS etwas weniger Auffälligkeiten zu zeigen, jedoch ist die Evidenzlage noch sehr gering (Tsirgiotis et al., 2024).

- Beeinträchtigungen im nonverbalen Kommunikationsverhalten während Interaktionen. Das nonverbale Verhalten (Gestik, Mimik, Blickkontakt) wird nicht in sozial modulierter Weise eingesetzt, um die Interaktion zu initiieren, aufrechtzuerhalten oder fortzuführen. Das Spektrum reicht von einem vollständigen Fehlen der nonverbalen Kommunikation bis hin zu einer schlecht aufeinander abgestimmten verbalen und nonverbalen Kommunikation bzw. der Integration der verschiedenen nonverbalen Verhaltensweisen (z. B. nicht gerichtete Gestik, Mimik). Das Defizit betrifft auch das Verstehen der nonverbalen Kommunikation des Gegenübers und ist mit inadäquaten Reaktionen auf das Verhalten des Gegenübers verbunden. Diese Symptome werden auch als basale sozial-kommunikative Beeinträchtigungen angesehen, die deutlich weniger von Alter, Geschlecht und Intelligenz der Personen abhängig sind und daher spezifischer für ASS sind (Stroth et al., 2022a).
- Weitreichende Defizite in der Aufnahme, Aufrechterhaltung und dem Verständnis von Beziehungen. Das Spektrum reicht von Schwierigkeiten, das eigene Verhalten an verschiedene soziale Kontexte anzupassen, wechselseitige Freundschaften einzugehen bis hin zu einem Fehlen von Interesse an Gleichaltrigen. Das Defizit zeigt sich auch in einem wenig wechselseitigem Spielverhalten. Es finden sich Hinweise, dass dieser Symptombereich beim weiblichen Geschlecht noch stärker erlebt wird (Gudjonsdottir et al., 2024).

Diese sozial-kommunikativen Defizite gehen einher mit *deutlich eingeschränkten, repetitiven Verhaltensmustern,* die verschiedene Bereiche (Sprache, Interessen, Motorik) betreffen und die sich störend auf den Alltag auswirken:

- Stereotype/repetitive Bewegungen und/oder stereotyper/repetitiver Gebrauch von Objekten (z. B. Aufreihen von Dingen, stereotypes Spielverhalten) oder der Sprache (z. B. Echolalie: Aussagen anderer werden als Laute wiederholt).
- Festhalten an Gleichhaltung von Umgebung und Abläufen, unflexibles Festhalten an Routinen oder ritualisierten verbalen oder nonverbalen Verhaltensweisen. Dies kann sich äußern in einem extremen Unbehagen bei kleinen Veränderungen, Schwierigkeiten bei Übergängen von situativen oder personellen Kontexten, rigide Denkmuster oder Verhaltensweisen wie z. B. Begrüßungsrituale, täglich gleiche Abläufe. Dieser Symptombereich steht in engem Zusammenhang mit Angstsymptomen, die bei weiblichen Personen mit ASS häufiger vorliegen als bei männlichen (s. o.).
- Hochgradig begrenzte und starre Interessen, die in ihrer Intensität und im Inhalt abnorm sind. Dies können extrem umschriebene und perseverierende

Interessen oder eine starke Bindung an oder Beschäftigung mit ungewöhnlichen, nicht altersgerechten Interessen sein.

- Hyper- oder Hyporeaktivität auf sensorische Reize oder ungewöhnliches Interesse an Umweltreizen wie z. B. scheinbare Gleichgültigkeit gegenüber Schmerz, reduzierte Wahrnehmung von Temperatur, ablehnende Reaktion auf spezifische Geräusche, Strukturen oder Oberflächen, exzessives Beriechen oder Berühren von Objekten, visuelle Faszination für Licht oder Bewegungen.

Wichtig zu beachten ist, unabhängig vom Geschlecht, dass einzelne Symptome nicht spezifisch für die ASS sind, entscheidend ist neben der Symptomkombination der Störungsbeginn in der frühen Kindheit sowie situationsübergreifende Entwicklungsdefizite, die die persönliche, soziale, schulische sowie berufliche Entwicklung beeinträchtigen.

14.8 Diagnostik

Insgesamt hat sich die Konzeptualisierung von ASS – die den Klassifikationen (s. o.) zugrunde liegt – über die Zeit deutlich verändert: In der Vergangenheit lag der Fokus auf eher prototypischen Fällen mit eindeutiger und beobachtbarer Symptomatik, denen ein medizinisches Störungsmodell im Sinne einer neuronalen Entwicklungsstörung mit einer klaren Unterscheidung zwischen ASS und Nicht-ASS zugrunde gelegt wurde. Im Zuge der Neurodiversitätsbewegung wird ASS zunehmend nicht mehr als eine Störung, sondern als zum Teil identitätsstiftendes Zustandsbild (engl. »condition«) angesehen. Der Schwerpunkt liegt dabei vornehmlich auf Personen ohne Intelligenzminderung mit milder bis moderater Symptomschwere. Auf Menschen mit mehr oder weniger schwerer Intelligenzminderung und geringen oder fehlenden sprachlichen Fähigkeiten ist diese Konzeptualisierung allerdings schwer anwendbar. Insgesamt wird die Diagnose ASS inzwischen als deutlich weniger stigmatisierend aufgefasst als viele andere psychiatrische Diagnosen (Bachmann et al., 2019) und ist medial oft mit positiven Assoziationen verbunden (Kamp-Becker et al., 2019), was bei einigen Personen dazu führt, verstärkt eine Diagnose zu ersuchen.

ASS ist eine genetisch bedingte tiefgreifende Entwicklungsstörung und bisher steht kein biologischer Marker für die Diagnostik zur Verfügung. Die Diagnose einer ASS beruht daher nach wie vor auf standardisierter Verhaltensbeobachtung und strukturierten Interviews mit den Bezugspersonen. In vielen

Fällen stellt die Diagnostik eine Herausforderung aufgrund der Symptomüberlappung zu vielen anderen Störungsbildern dar (siehe unten). Die S3-Leitlinie für ASS empfiehlt daher, dass die Diagnostik durch eine spezialisierte Stelle erfolgen sollte (DGKJP, 2016).

Grundprinzip der Diagnostik einer ASS ist zunächst ein breites, alle psychiatrischen Diagnosen berücksichtigendes Vorgehen. Erst danach sollte bei bestehendem Verdacht auf ASS eine spezifische Diagnostik erfolgen. Screeninginstrumente für ASS sind bezüglich ihrer diagnostischen Güte kritisch zu sehen, da sie viele falsch-positive Verdachtsfälle generieren. Sie sollten lediglich zur Prüfung der Indikation für eine ausführliche spezifische Abklärung sowie zur Verlaufsbeobachtung eingesetzt werden. Jede psychiatrische Diagnostik erfordert eine ausführliche Anamnese aller Bezugspersonen, die auch Berichte des Kindergartens und der Schule unabhängig vom Alter der Patient*innen einbeziehen sollte. Für eine Beurteilung des Verhaltens außerhalb des unmittelbaren Untersuchungssettings sind Privatvideos aus der Kindheit sehr wertvoll.

Für die spezifische Diagnostik wird eine standardisierte Verhaltensbeobachtung mittels der Diagnostischen Beurteilungsskala für autistische Störungen (ADOS/-2) empfohlen, welche sich als valide bei beiden Geschlechtern erwiesen hat (Kaat et al., 2021). Während die Sensitivität der ADOS als gut einzuschätzen ist, ist die Spezifität niedriger und abhängig von breiten und fundierten entwicklungspsychologischen sowie (kinder- und jugend-)psychiatrischen Kenntnissen der Anwender*innen. Ein intensives Training und Erfahrung in der Durchführung mit Betroffenen aus dem gesamten Spektrum der ASS (low functioning *und* high functioning) sowie regelmäßige Supervision sind für eine adäquate Anwendung notwendig (Kamp-Becker et al., 2018).

Einen weiteren Teil der spezifischen Diagnostik bildet das anamnestische Interview »Diagnostisches Interview für Autismus – revidiert (ADI-R)«.

Auffällige Testwerte im ADOS/-2 und ADI-R bedeuten nicht automatisch, dass eine ASS vorliegt. Mittels der Verhaltensbeobachtung kann die Symptomatik (z. B. nonverbales Verhalten, Kommunikationsverhalten) gut eingeschätzt werden, muss aber noch in das Gesamtbild der klinischen Befunde zur Abgrenzung von anderen psychischen Störungen integriert werden. Da ein entscheidendes Kriterium ist, dass die Symptome bereits in der frühen Entwicklungsphase vorliegen, hat die Fremdanamnese zur Beurteilung des Längsschnitts der Symptomatik ebenfalls großes Gewicht.

Zur Diagnostik gehören zwingend eine differenzialdiagnostische Abklärung sowie die Abklärung von komorbiden Störungen. Die komorbiden Störungen sind mit einer noch größeren Beeinträchtigung, einer größeren Reduktion der täglichen Anpassungsfähigkeit, erhöhter Medikamenteneinnahme und einem schlechten Verlauf verbunden. Sie sind häufig der Anlass für stationäre Maßnahmen und stellen eine hohe Belastung für die Familie dar. Gleichzeitig muss beachtet werden, dass die komorbiden Störungen auch als Differenzialdiagnosen in Betracht kommen, denn ASS-ähnliche Symptome sind im Rahmen vieler Störungen vorzufinden (s. Kap. 13.2). Differenzialdiagnostisch kommen daher alle anderen psychiatrischen Störungen des Kindes-, Jugend- und Erwachsenenalters infrage. Die Differenzierung zwischen Komorbidität und Differenzialdiagnose stellt eine große Herausforderung dar, um beispielsweise zu differenzieren, ob die Symptomatik im Rahmen einer Intelligenzminderung, Sprachentwicklungsstörung, einer Aufmerksamkeitsstörung und/oder Persönlichkeitsentwicklung einzuordnen ist oder die Intelligenzminderung, Sprachstörung, Aufmerksamkeitsstörung oder emotionale Störung zusätzlich zur ASS vorliegt. In vielen Fällen ist es erforderlich, die vorliegende Symptomatik zunächst leitliniengetreu zu behandeln, bevor diagnostisch eingeschätzt werden kann, ob diese komorbid zur ASS vorliegen oder ob die »autistisch anmutenden Symptome« im Rahmen einer anderen Störung bestehen. Dies ist von zentraler Bedeutung, da es sonst zu erfolglosen Behandlungsversuchen und Chronifizierung kommt.

14.9 Therapie

Es gibt eindeutige Evidenz für die Wirksamkeit *verhaltenstherapeutischer Ansätze* (DGKJP, 2021), entsprechend werden diese in allen internationalen (einschließlich der deutschen) Leitlinien empfohlen. Im individuellen Fall sollten aktuelle Verhaltensprobleme und Schwierigkeiten eruiert und konkrete, überprüfbare Ziele der Behandlung definiert werden. Die Behandlung sollte auf der Grundlage eines differenzierten, individuellen Störungsmodells beruhen, in dem prädisponierende, auslösende und aufrechterhaltende Faktoren Berücksichtigung finden. Pauschalisierende, vereinfachende Konzepte, wie z. B. in dem Ausdruck »autistischer Meltdown« zur Beschreibung von aggressiven, oppositionellen Verhaltensweisen oder Defiziten in der Fähigkeit zur Emotionsregulation, sollten vermieden werden. Der Fokus sollte auf positive Zuschreibungen und die Veränderbarkeit der Symptomatik gelegt werden. Um eine Generalisierung des Gelernten zu erreichen, sollten das Umfeld und bei Kindern insbesondere die Bezugspersonen intensiv mit in die Behandlung einbezogen werden. Es wird ein langsames Vorgehen empfohlen, um Verarbeitungszeit zu erlauben und Wiederholungen der Übungen zuzulassen. Die stereotypen Interessen der Betroffenen können zur Förderung der Motivation berücksichtigt werden, indem diese beispielsweise als Verstärker eingesetzt werden. Die Therapeut*innen sollten sich sprachlich klar sowie eindeutig ausdrücken und möglichst keine oder wenige Metaphern benutzen. Insgesamt sind ein hoch strukturiertes Vorgehen und klare Benennung von Erwartungen, Regeln usw. sinnvoll. Diese sollten über Visualisierungen (z. B. Sichtbarkeit von Zeitverläufen mittels visueller Timer) explizit gemacht werden. Zusätzliche Zeit sollte für weitere Übungen und Planung der Hausaufgaben einberechnet werden.

Für junge Kinder haben sich *entwicklungsorientierte, verhaltenstherapeutische Interventionen* als effektiv erwiesen. Ein Beispiel für eine solche Intervention ist das Programm »Paediatric Autism Communication Therapy» (PACT). PACT (Green et al., 2010, 2022) ist ein evidenzbasierter therapeutischer Ansatz, der entwicklungsbezogene und verhaltenstherapeutische Prinzipien verbindet, um sie in einem naturalistischen Setting für Familien mit einem von ASS betroffenen Kind therapeutisch nutzbar zu machen. Das Programm unterstützt Eltern dabei, die Signale ihres Kindes besser zu erkennen und zu verstehen und das Kind in seinen sozial-kommunikativen Verhaltensweisen zu fördern. Gezielt werden dabei Defizite in den Bereichen der geteilten Aufmerksamkeit, spontanen und intentionalen Kommunikation sowie pragmatische Aspekte der Kommunikation adressiert. Die Eltern werden in natürlichen Interaktionen mittels Videofeedback zu sensibler und synchroner Interaktion mit ihrem Kind angeleitet. Dies erfolgt in zweiwöchentlichen Sitzungen zu je zwei Stunden über sechs Monate. Danach erfolgen monatliche Boostersitzungen. In mehreren randomisiert-kontrollierten Studien konnte gezeigt werden, dass die Intervention zu einer mittleren bis großen Steigerung der elterlichen Synchronizität, einer verbesserten Initiierung von Kommunikation durch das Kind und im Verlauf auch zu einer Reduzierung der Kernsymptomatik führte.

Für ältere Kinder und Jugendliche haben sich *verhaltenstherapeutische Gruppeninterventionen* zur Milderung der Kernsymptomatik als moderat wirksam erwiesen. Bei einschränkenden repetitiven Verhaltensweisen und/oder sensorischen Auffälligkeiten sowie zur Förderung alltagspraktischer Fertigkeiten sollten individuell angepasste verhaltenstherapeutische Verfahren zum Abbau unerwünschter und zum Aufbau erwünschter Verhaltensweisen angewandt werden (z. B. Alltagsstrukturierung, visuelle Unterstützung, Löschen durch Ignorieren, Exposition).

14.9.1 Sozialer Dienst und Multiprofessionalität

Die Behandlung von Kindern und Jugendlichen mit ASS erfordert ein multiprofessionelles Miteinander, da die Beteiligung vieler Institutionen des Gesundheitswesens notwendig ist. In vielen Familien muss sorgsam abgewogen werden, welche Hilfen des Sozialen Dienstes bzw. der Eingliederungshilfe zu welchem Zeitpunkt und welcher Intensität notwendig sind. Folgendes Vorgehen wird von der S3-Leitlinie empfohlen (DGKJP, 2021):

- Diagnostik durch eine spezialisierte Einrichtung
- Festlegung klar formulierter und konkreter Therapieziele, die mit allen Beteiligten kommuniziert und abgestimmt werden
- Koordination, Vernetzung und Abstimmung aller notwendigen Interventionen durch eine approbierte Fachkraft unter Einbezug aller an der Förderung Beteiligten (z. B. Frühförderung, Logo-, Ergotherapie, Kindergarten/Schule, Jugendamt)
- Enge Begleitung von Übergangsphasen (z. B. Einschulung, Schulabschluss, Ausbildungsstart, Berufseinstieg, Auszug aus dem Elternhaus)
- Regelmäßige Verlaufsdiagnostik
- Therapeutische Maßnahmen in strukturiertem Setting in verschiedenen Kontexten
- Enger Einbezug der primären Bezugspersonen und des Umfelds
- Einsatz evidenzbasierter psychosozialer Therapien, das heißt verhaltenstherapeutisch-übende Verfahren, die an die Fertigkeiten und den individuellen Entwicklungsstand angepasst werden

14.9.2 Genderspezifische Aspekte in der Therapie

Bezogen auf Geschlechtsunterschiede bei therapeutischem Vorgehen gibt es kaum Literatur bzw. Studien. Relevant erscheint die Beachtung der komorbiden Symptomatik, die früh und mittels der entsprechenden Leitlinien behandelt werden sollte. Die Art komorbider Störungen ist geschlechtsspezifisch unterschiedlich, oft werden komorbide Symptome nicht ausreichend behandelt (Martini et al., 2025). Zum Beispiel sind Probleme in der Emotionsregulation bei Mädchen und Frauen stärker ausgeprägt als bei Jungen und Männern (Wieckowski et al., 2020), was in der Therapie unbedingt aufgegriffen werden sollte.

Ein weiterer Aspekt ist das Erleben bzw. die Entwicklung der eigenen Identität, die bei vielen Menschen mit ASS und ASS-ähnlichen Symptomen ab dem Jugendalter häufig eine zentrale Rolle spielt. Die Bedeutung der Diagnose ASS in diesem Rahmen beschäftigt viele Jugendliche egal welchen Geschlechts und sollte daher in genderspezifischer Weise berücksichtig werden. Über die Diagnose kann einerseits Identität hergestellt werden, sie kann als Regulativ bzw. identitätsstabilisierend erlebt werden, aber auch als Belastung – im Sinne von »Was bin ich, was ist ASS?«, »Was kann ich (nicht), weil ich ASS habe oder weil ich Angst, Sonderinteressen, keine Motivation habe?«. Insbesondere beim weiblichen Geschlecht scheint auch die sexuelle Identität ein relevantes Thema zu sein, da diesbezüglich große Unsicherheit und ein erhöhtes Risiko für negative sexuelle Erfahrungen besteht (Pecora et al., 2020).

14.10 Zusammenfassung

Die Autismus-Spektrum-Störung (ASS) ist gekennzeichnet durch klinisch relevante Auffälligkeiten, die sich bereits in den ersten Lebensjahren manifestieren. Es bestehen anhaltende Beeinträchtigungen in der sozialen Kommunikation und Interaktion über verschiedene Kontexte hinweg in Kombination mit eingeschränkten, repetitiven Verhaltensmustern, Interessen oder Aktivitäten. Die Symptomatik stellt ein grundlegendes, situationsunabhängiges Funktionsmerkmal der Person dar, persistiert über die Lebensspanne und geht mit Einschränkungen der Anpassungsfähigkeit und der Lebensqualität einher. Zusätzlich kommen viele weitere Entwicklungs- und psychische Störungen vor. Mittels frühzeitiger therapeutischer Interventionen kann die Symptomatik bedeutend gebessert werden. Die Behandlung häufig vorliegender Komorbiditäten ist für den Verlauf zentral.

Die Sichtweise auf dieses Störungsbild hat sich im Lauf der Zeit sehr gewandelt. Man weiß heute, dass Autismus bei allen Geschlechtern und in vielen Facetten vorkommt – von Personen mit einigen autismusähnlichen Symptomen bis hin zu schwer betroffenen Personen ohne Sprachfähigkeit. Diese Vielgestaltigkeit muss auch bei Mädchen und Frauen mit ASS im diagnostischen und therapeutischen Prozess immer mitbedacht werden, um dieser Gruppe gerecht zu werden. Denn es spricht einiges dafür, dass Frauen und Mädchen im Spektrum deutlich später im Vergleich zu ihren männlichen Pendants eine Diagnose erhalten. Diese Beobachtung ist auch bei anderen Neuroentwicklungsstörungen wie z. B. der ADHS zu finden und löst stärkeren Leidensdruck bei betroffenen weiblichen Personen aus. Zukünftige Forschungsbemühungen sollten darauf abzielen, Männer und Frauen mit und ohne ASS in einem breiteren Spektrum von Konstrukten zu vergleichen, und andere potenziell moderierender Variablen untersuchen, um Geschlechtsunterschiede im Spektrum besser verstehen und aufgreifen zu können.

14.11 Autorinnen

Prof. Dr. med. Luise Poustka ist Fachärztin für Kinder- und Jugendpsychiatrie und -psychotherapie, und Ärztliche Direktorin der Klinik für Kinder- und Jugendpsychiatrie und Psychotherapie am Universitätsklinikum Heidelberg.
Prof. Dr. Inge Kamp-Becker ist Diplom-Psychologin und an der Klinik für Psychiatrie und Psychotherapie des Kindes- und Jugendalters des Universitätsklinikums Heidelberg tätig. E-Mail: inge.kamp-becker@med.uni-heidelberg.de

14.12 Vertiefungsmöglichkeiten

Lord, C., Brugha, T. S., Charman, T.; et al. (2020): Autism spectrum disorder. In: Nature Reviews Disease Primers, 6 (1), S. 5. doi:10.1038/s41572-019-0138-4

Martini, M. I., Kuja-Halkola, R., Butwicka, A.; et al. (2022): Sex differences in mental health problems and psychiatric hospitalization in autistic young adults. In: JAMA Psychiatry, 79 (12), S. 1188–1198. doi:10.1001/jamapsychiatry.2022.3475

14.13 Verständnisfragen

1. Finden sich bei Jungen und Mädchen unterschiedliche Häufigkeiten der ASS?
2. Gibt es geschlechtsspezifische Unterschiede in der Kernsymptomatik der ASS?
3. Kann man Mädchen und Frauen mit ASS mit denselben diagnostischen Instrumenten wie Jungen und Männer diagnostizieren?
4. Kann man Ursachen für das ungleiche Geschlechterverhältnis identifizieren?

14.14 Literatur

Bachmann, C. J.; Höfer, J.; Kamp-Becker, I.; et al. (2019): Internalised stigma in adults with autism: A German multi-center survey. In: Psychiatry Research, 276, S. 94–99. doi:10.1016/j.psychres.2019.04.023

Corbett, B. A.; Muscatello, R. A.; Kim, A.; et al. (2022): Examination of pubertal timing and tempo in females and males with autism spectrum disorder compared to typically developing youth. In: Autism Research, 15 (10), S. 1894–1908. doi: 10.1002/aur.2786

de la Torre-Ubieta, L.; Won, H.; Stein, J. L.; et al. (2016): Advancing the understanding of autism disease mechanisms

through genetics. In: Nature Medicine, 22 (4), S. 345–361. doi:10.1038/nm.4071
DGKJP – Deutsche Gesellschaft für Kinder- und Jugendpsychiatrie, Psychosomatik und Psychotherapie e. V. et al. (Hg.) (2016): S3-Leitlinie Autismus-Spektrum-Störungen im Kindes-, Jugend- und Erwachsenenalter, Teil 1: Diagnostik. Online verfügbar unter: https://register.awmf.org/de/leitlinien/detail/028-018 (06.11.2025)
DGKJP – Deutsche Gesellschaft für Kinder- und Jugendpsychiatrie, Psychosomatik und Psychotherapie e. V. et al. (Hg.) (2021): S3-Leitlinie Autismus-Spektrum-Störungen im Kindes-, Jugend- und Erwachsenenalter. Teil 2: Therapie. Online verfügbar unter: https://register.awmf.org/de/leitlinien/detail/028-047 (06.11.2025)
Dougherty, J. D.; Marrus, N.; Maloney, S. E.; et al. (2022): Can the »female protective effect« liability threshold model explain sex differences in autism spectrum disorder? In: Neuron, 110 (20), S. 3243–3262. doi:10.1016/j.neuron.2022.06.020
Eigsti, I. M.; Fein, D. A. (2022): Insights from losing the autism diagnosis: Autism spectrum disorder as a biological entity. In: Frontiers in Psychiatry, 16 (13), 972612. doi:10.3389/fpsyt.2022.972612
Elias, R.; Lord, C. (2022): Diagnostic stability in individuals with autism spectrum disorder: Insights from a longitudinal follow-up study. In: Journal of Child Psychology and Psychiatry, 63 (9), S. 973–983. doi:10.1111/jcpp.13551
Georgiades, S.; Kasari, C. (2018): Reframing optimal outcomes in autism. In: JAMA Pediatrics, 172 (8), S. 716–717. doi:10.1001/jamapediatrics.2018.1016
Goodwill, A. M.; Low, L. T.; Fox, P. T.; et al. (2023): Meta-analytic connectivity modelling of functional magnetic resonance imaging studies in autism spectrum disorders. In: Brain Imaging and Behavior, 17(2), S. 257–269. doi:10.1007/s11682-022-00754-2
Green, J.; Charman, T.; McConachie, H. (2010): Parent-mediated communication-focused treatment in children with autism (PACT): A randomised controlled trial. In: Lancet, 375 (9732), S. 2152–2160. doi:10.1016/S0140-6736(10)60587-9
Green, J.; Leadbitter, K.; Ellis, C.; et al. (2022): Combined social communication therapy at home and in education for young autistic children in England (PACT-G): A parallel, single-blind, randomised controlled trial. In: Lancet Psychiatry, 9 (5), e21. doi:10.1016/S2215-0366(22)00113-4
Gudjonsdottir, F. J.; Halldorsson, F.; Ragnarsdottir, B.; et al. (2024): Peer problems and prosocial behavior among Icelandic children and adolescents with ADHD and/or autism: Gender and age differences. In: Journal of Autism and Developmental Disorders. doi:10.1007/s10803-024-06682-y
Harstad, E.; Hanson, E.; Brewster, S. J.; et al. (2023): Persistence of autism spectrum disorder from early childhood through school age. In: JAMA Pediatrics, 177 (11), S. 1197–1205. doi:10.1001/jamapediatrics.2023.4003
Howlin, P. (2021): Adults with autism: Changes in understanding since DSM-111. In: Journal of Autism and Developmental Disorders, 51 (12), S. 4291–4308. doi:10.1007/s10803-020-04847-z
Kaat, A. J.; Shui, A. M.; Ghods, S. S.; et al. (2021): Sex differences in scores on standardized measures of autism symptoms: A multisite integrative data

analysis. In: Journal of Child Psychology and Psychiatry, 62 (1), S. 97–106. doi:10.1111/jcpp.13242

Kallitsounaki, A.; Williams, D. M. (2023): Autism spectrum disorder and gender dysphoria/incongruence. A systematic literature review and meta-analysis. In: Journal of Autism and Developmental Disorders, 53 (8), S. 3103–3117. doi:10.1007/s10803-022-05517-y

Kamp-Becker, I. (2024): Autism spectrum disorder in ICD-11: A critical reflection of its possible impact on clinical practice and research. In: Molecular Psychiatry, 29 (3), S. 633–638. doi:10.1038/s41380-023-02354-y

Kamp-Becker, I.; Albertowski, K.; Becker, J.; et al. (2018): Diagnostic accuracy of the ADOS and ADOS-2 in clinical practice. In: European Child & Adolescent Psychiatry, 27 (9), S. 1193–1207. doi:10.1007/s00787-018-1143-y

Kamp-Becker, I.; Stroth, S.; Stehr, T.; et al. (2019): Segen oder Fluch? Das Internet als Informationsquelle über Autismus und Asperger-Syndrom. In: Zeitschrift für Kinder- und Jugendpsychiatrie und Psychotherapie, 48 (2), S. 133–143. doi:10.1024/1422-4917/a000693

Lord, C.; Bishop, S. L. (2021): Let's be clear that »autism spectrum disorder symptoms« are not always related to autism spectrum disorder. In: American Journal of Psychiatry, 178 (8), S. 680–682. doi:10.1176/appi.ajp.2021.21060578

Lord, C.; Brugha, T. S.; Charman, T.; et al. (2020): Autism spectrum disorder. In: Nature Reviews Disease Primers, 6 (1), S. 5. doi:10.1038/s41572-019-0138-4

Magiati, I.; Tay, X. W.,;Howlin, P. (2014): Cognitive, language, social and behavioural outcomes in adults with autism spectrum disorders: A systematic review of longitudinal follow-up studies in adulthood. In: Clinical Psychology Review, 34 (1), S. 73–86. doi:10.1016/j.cpr.2013.11.002

Martini, M. I.; Kuja-Halkola, R.; Butwicka, A.; et al. (2022): Sex differences in mental health problems and psychiatric hospitalization in autistic young adults. In: JAMA Psychiatry, 79 (12), S. 1188–1198. doi:10.1001/jamapsychiatry.2022.3475

Martini, M. I.; Kuja-Halkola, R.; Butwicka, A.; et al. (2025): Sex differences in psychiatric diagnoses preceding autism diagnosis and their stability post autism diagnosis. In: Journal of Child Psychology and Psychiatry, 66 (8), S. 1170–1181. doi:10.1111/jcpp.14130

Pecora, L. A.; Hancock, G. I.; Hooley, M.; et al. (2020): Gender identity, sexual orientation and adverse sexual experiences in autistic females. In: Molecular Psychiatry, 11 (1), S. 57. doi:10.1186/s13229-020-00363-0

Rea, H. M.; Øien, R. A.; Webb, S. J.; et al. (2024): Gender diversity, gender dysphoria/incongruence, and the intersection with autism spectrum disorders: An updated scoping review. In: Journal of Autism and Developmental Disorders. doi:10.1007/s10803-024-06650-6

Rippon, G. (2024): Differently different?: A commentary on the emerging social cognitive neuroscience of female autism. In: Biology of Sex Differences, 15 (1), S. 49. doi:10.1186/s13293-024-00621-3

Sandin, S.; Yip, B. H. K.; Yin, W.; et al. (2024): Examining sex differences in autism heritability. In: JAMA Psychiatry, 81 (7), S. 673–680. doi:10.1001/jamapsychiatry.2024.0525

Saure, E.; Castrén, M.; Mikkola, K.; et al. (2023): Intellectual disabilities moderate sex/gender differences in autism spectrum disorder: A systematic review and meta-analysis. In: Journal of Intellectual Disability Research, 67 (1), S. 1–34. doi:10.1111/jir.12989

Stroth, S.; Niehaus, H.; Wolff, N.; et al. (2022): Subdimensions of social-communication behavior in autism. A replication study. In: JCPP Advances, 2(2), e12077. doi:10.1002/jcv2.12077

Stroth, S.; Tauscher, J.; Wolff, N.; et al. (2022): Phenotypic differences between female and male individuals with suspicion of autism spectrum disorder. In: Molecular Autism, 13 (1), S. 11. doi:10.1186/s13229-022-00491-9

Tick, B.; Bolton, P.; Happé, F.; et al. (2016): Heritability of autism spectrum disorders: A meta-analysis of twin studies. In: Journal of Child Psychology and Psychiatry, 57 (5), S. 585–595. doi:10.1111/jcpp.12499

Tsirgiotis, J. M.; Young, R. L.; Weber, N. (2024): A comparison of the presentations of males and females with autism spectrum disorder and those narrowly below the diagnostic threshold. In: Autism, 28 (4), S. 1029–1044. doi:10.1177/13623613231190682

Wieckowski, A. T.; Luallin, S.; Pan, Z.; et al. (2020): Gender differences in emotion dysregulation in an autism inpatient psychiatric sample. In: Autism Research, 13 (8), S. 1343–1348. doi:10.1002/aur.2295

Wood-Downie, H.; Wong, B.; Kovshoff, H.; et al. (2021): Research review: A systematic review and meta-analysis of sex/gender differences in social interaction and communication in autistic and nonautistic children and adolescents. In: Journal of Child Psychology and Psychiatry, 62 (8), S. 922–936. doi:10.1111/jcpp.13337

Zeidan, J.; Fombonne, E.; Scorah, J.; et al. (2022): Global prevalence of autism: A systematic review update. In: Autism Research, 15 (5), S. 778–790. doi:10.1002/aur.2696

15 Aufmerksamkeitsdefizit- und Hyperaktivitätsstörung (ADHS)

Wie lange werden Mädchen hier noch übersehen?

Diane Purper Ouakil & Ulrike M.E. Schulze

Die Aufmerksamkeitsdefizit- und Hyperaktivitätsstörung (ADHS) galt bis in die 2000er Jahre als eine Störung, von der in erster Linie Jungen im schulpflichtigen Alter betroffen sind. Beschrieben wurden motorische Hyperaktivität, Impulsivität und Aufmerksamkeitsschwierigkeiten. Familien- und Längsschnittstudien haben jedoch mittlerweile gezeigt, dass ADHS-Symptome bei einem Großteil der Betroffenen bis ins Erwachsenenalter bestehen bleiben und auch Mädchen von dieser Störung betroffen sind, wobei die Diagnose bei ihnen im Allgemeinen später gestellt wird als bei Jungen. Wir geben ein Update zum Wissensstand zur klinischen Ausprägung von ADHS-Symptomen, berücksichtigen alters-, geschlechts- und kontextbezogene Unterschiede und gehen auf die Entwicklung eines bedürfnis- und bedarfsorientierten therapeutischen Konzepts ein.

Lernziele: Sie werden mit den klinischen Erscheinungsformen der Symptome von ADHS und deren Auswirkungen auf das psychosoziale Funktionsniveau der Betroffenen vertraut gemacht. Sie lernen, welche geschlechtsspezifischen, altersbedingten und kulturellen Besonderheiten es gibt, und lernen, diese in ihrer klinischen Analyse und therapeutischen Formulierung zu berücksichtigen.

Schlüsselwörter: Hyperaktivität/Impulsivität, Unaufmerksamkeit, neurologische Entwicklung, Exekutivfunktionen, Reizbarkeit, riskantes Verhalten

15.1 Persönliche Annäherung

Folgende Beschreibung ist eine typische Situation in der ambulanten kinder- und jugendpsychiatrischen Sprechstunde:

Ein kleiner Junge wird von seinem Hausarzt wegen Verhaltensproblemen im familiären und schulischen Umfeld an unsere Abteilung überwiesen. Dieser Junge ist 7 Jahre alt. Bereits im Kindergarten wurde er als ein sehr unruhiges Kind beschrieben, das ständig die Aufmerksamkeit von Erwachsenen benötigte und – insbesondere in Gruppensituationen – nicht auf Anweisungen hörte. Dieses Jahr nun entschieden die Eltern, sich beraten zu lassen, da sie befürchten, dass er in der Schule weit zurückfallen könnte. Zudem machen sie sich Sorgen darüber, dass er nie zu Geburtstagsfeiern eingeladen wird. Tägliche Aktivitäten beschreiben sie als »ständigen Kampf«. Auf mögliche familiäre Probleme angesprochen, berichten die Eltern von einer nicht einfachen Schul- und Berufsausbildung des Vaters, der aufgrund von Lese- und Rechtschreibschwierigkeiten Logopädie erhalten habe.

Im Anschluss an eine umfassende Diagnostik bestätigen wir bei diesem Jungen mit Lernschwierigkeiten, die mit Aufmerksamkeitsschwierigkeiten und einem schwachen Arbeitsgedächtnis einhergehen, die Diagnose einer ADHS. Die Eltern nehmen an einem verhaltenstherapeutischen Training teil, welches eine Psychoedukation zu den Besonderheiten ihres Sohnes und die Stärkung elterlicher symptombezogener Strategien umfasst. Anschließend wird bei anhaltenden störenden Symptomen trotz angemessener Vorkehrungen zu Hause und in der Schule eine Behandlung mit Psychostimulanzien begonnen.

Die Situation des Jungen entwickelt sich positiv und nach zwei Jahren bitten die Eltern um Rat für seine ältere Schwester. Sie ist eine 13-jährige Teenagerin, die im Unterricht als unauffällig beschrieben wird. Ihre Eltern berichten, dass die Tochter bisher große Anstrengungen unternommen habe, um im Unterricht Schritt halten zu können, dies allerdings auf Kosten vieler Stunden Hausaufgaben. Zu Hause werde sie als lebhaft, aber auch leicht reizbar, häufig im Konflikt mit ihrem Bruder erlebt. In ihren Beziehungen zu Gleichaltrigen wirke sie sehr wählerisch und gewissermaßen streng. In diesem Jahr falle es ihr immer schwerer, am Unterricht teilzunehmen, sie klage über Schwindel und Kopfschmerzen und ihre schulischen Leistungen würden sich zunehmend verschlechtern. Auch bei diesem jungen Mädchen können die Anamnese und klinische Untersuchungen die Diagnose einer ADHS bestätigen. Ergänzend hierzu ist eine Anpassungsstörung mit depressiven und ängstlichen Symptomen, die mit Stresserfahrungen im schulischen Umfeld verbunden ist, festzustellen.

15.2 Definition gemäß ICD-11

In der ICD-11 wird ADHS wie folgt definiert:

> *»Die Aufmerksamkeitsdefizit- und Hyperaktivitätsstörung ist durch ein anhaltendes Muster (mindestens 6 Monate) von Unaufmerksamkeit und/oder Hyperaktivität-Impulsivität gekennzeichnet, das sich unmittelbar negativ auf das schulische, berufliche oder soziale Funktionsniveau auswirkt. Es gibt Anzeichen für bedeutsame Unaufmerksamkeits- und/oder Hyperaktivitäts-Impulsivitätssymptome vor dem 12. Lebensjahr […]. Das Ausmaß der Unaufmerksamkeit und Hyperaktivität-Impulsivität liegt außerhalb der normalen Schwankungsbreite, die für das Alter und das intellektuelle Funktionsniveau erwartet wird.« (BfArM, 2025, o. S.)*

Die Störung ist in Kapitel 06 »Psychische Störungen, Verhaltensstörungen oder neuromentale Entwicklungsstörungen« enthalten und wird dem Abschnitt »Neuromentale Entwicklungsstörungen« zugeordnet. Dieser fasst Störungen zusammen, deren erste Anzeichen in der Kindheit auftreten und den Erwerb kognitiver, motorischer, sozialer oder von Lernfunktionen betreffen. Der ICD-11-Code für ADHS ist 6A05. Diese Klassifizierung spiegelt die Anerkennung von ADHS als Störung mit neurobiologischen und entwicklungsbedingten Grundlagen wider.

Der Abschnitt über neuromentale Entwicklungsstörungen umfasst außerdem:

1. Störungen der Intelligenzentwicklung (6A00)
2. Störungen der Sprech- oder Sprachentwicklung (6A01)
3. Autismus-Spektrum-Störungen (6A02)
4. Lernentwicklungsstörungen (6A03)
5. Entwicklungsstörungen der motorischen Koordination (6A04)
6. Stereotype Bewegungsstörungen (6A06)
7. Sonstige näher bezeichnete neuromentale Entwicklungsstörungen (6A0Y)
8. Neuromentale Entwicklungsstörungen, nicht näher bezeichnet (6A0Z)

Primäre Tics und ticbedingte Störungen (8A05.0) sind in Kapitel 8 (Krankheiten des Nervensystems) zusammengefasst, gehen jedoch häufig mit neuromentalen Entwicklungsstörungen einher.

15.3 Symptome

15.3.1 Hauptsymptome

ADHS ist durch anhaltende Symptome in zwei Hauptdimensionen gekennzeichnet:

Unaufmerksamkeit: Schwierigkeiten, die Aufmerksamkeit aufrechtzuerhalten, Aufgaben zu organisieren und Anweisungen zu befolgen, oder die Neigung, für Aktivitäten benötigte Gegenstände zu verlieren. Dazu gehören auch Ablenkung und die Tendenz, Fehler aufgrund von Unvorsichtigkeit zu machen. Unaufmerksamkeit variiert je nach Motivation und kann fehlen, wenn die Person einer hoch motivierenden Aktivität nachgeht.

Hyperaktivität und Impulsivität: Übermäßige Unruhe, Unfähigkeit, still zu sitzen, Tendenz, andere zu unterbrechen, oder Schwierigkeiten, darauf zu warten, bis man an der Reihe ist. Dazu gehört auch die Tendenz, sofort auf Umweltreize zu reagieren, ohne negative Konsequenzen zu berücksichtigen.

15.3.2 Weitere Kriterien

Die Symptome müssen über sechs Monate anhaltend bestehen und vor dem 12. Lebensjahr aufgetreten sein. Bei Erwachsenen müssen für eine Diagnose hinreichende Hinweise darauf vorliegen, dass die Symptome bereits im Kindesalter vorhanden waren.

ADHS-Symptome sollen in mehreren Kontexten beobachtbar sein, die Ausprägungsstärke hingegen kann variieren. Sie müssen zu einer dauerhaften sozialen, akademischen oder beruflichen Beeinträchtigung der psychosozialen Anpassungsleistungen führen und sollten nicht besser durch andere Störungen erklärbar sein, wie z. B. affektive Störungen, Angststörungen oder Autismus-Spektrum-Störungen.

Die ICD-11 erfordert keine feste Anzahl von Kriterien und ermöglicht so einen größeren klinischen Spielraum als das Klassifikationssystem DSM-5. Der Schwerpunkt liegt auf einer qualitativen Beurteilung der Symptome, ihrer Dauer (mindestens sechs Monate), ihres Kontextes (mindestens zwei verschiedene Umgebungen bzw. Situationen) und ihren funktionellen Auswirkungen. Die Symptome sollten ausgeprägt sein und über das hinausgehen, was für das individuelle Entwicklungsstadium zu erwarten ist.

Die ICD-11 übernimmt den Begriff »Aufmerksamkeitsdefizit- und Hyperaktivitätsstörung« im Einklang mit aktuellen Kriterien, insbesondere denen des DSM-5. Die Entwicklung der diagnostischen Kriterien spiegelt eine ausgewogenere Anerkennung der Dimensionen von Unaufmerksamkeit und Hyperaktivität sowie eine Berücksichtigung der klinischen Besonderheiten von ADHS in verschiedenen Populationen wider.

15.4 Störungsbilder und Unterscheidungsmerkmale

Die klinische Ausprägung der ADHS-Symptome variiert je nach Person und Entwicklungsstadium. Daher wurden mit der ICD-11 diagnostische Besonderheiten eingeführt:

- Aufmerksamkeitsdefizit- und Hyperaktivitätsstörung, vorwiegend unkonzentriert (6A05.0)
- Aufmerksamkeitsdefizit- und Hyperaktivitätsstörung, vorwiegend hyperaktiv-impulsiv (6A05.1)
- Aufmerksamkeitsdefizit- und Hyperaktivitätsstörung, kombiniert (6A05.2)
- Sonstige näher bezeichnete Aufmerksamkeitsdefizit- und Hyperaktivitätsstörung (6A05.Y)
- Aufmerksamkeitsdefizit- und Hyperaktivitätsstörung, nicht näher bezeichnet (6A05.Z)

15.5 Häufigkeiten

Eine für das Jahr 2013 in 204 Ländern durchgeführte Analyse ergibt für die ADHS bei Kindern und Jugendlichen eine Prävalenz von 5,41 % (95 %-KI: 4,67–6,15 %). Die Inzidenz, Prävalenz und Lebensjahre verlorener Gesundheit (DALYs) aufgrund von Krankheit oder Behinderung lagen zwischen 1990 und 2019 bei Jungen etwa 2,5-mal höher als bei Mädchen. Die Inzidenz erreicht ihren Höhepunkt im Alter zwischen 5 und 9 Jahren, während Prävalenz und DALYs zwischen 10 und 14 Jahren maximal ansteigen (Cortese et al., 2023).

Bei Erwachsenen liegt die Prävalenz von ADHS mit Symptombeginn im Kindesalter (persistierende ADHS) in einer an die Bevölkerungsstruktur des Jahres 2020 angepasste Metaanalyse bei 2,58 %, diejenige einer ADHS ohne Zutreffen des Kriteriums eines Symptombeginns im Kindesalter (symptomatische ADHS) beträgt 6,76 %. Der Rückgang der Prävalenz von ADHS mit zunehmendem Alter wird sowohl bei persistierender als auch bei symptomatischer

ADHS beobachtet. Die Trends sind ähnlich in einer Studie aus den Niederlanden, die eine Prävalenz von persistierender ADHS bei den über 18-Jährigen von 3,5 % zeigt, wobei die Raten je nach Alter von 8,1 % bei den 18- bis 24-Jährigen bis zu 1 % bei den über 60-Jährigen sinken (Vos et al., 2022).

Das Geschlechterverhältnis der ADHS bei Kindern und Jugendlichen beträgt 2,5 bis 2,6 Jungen pro Mädchen, wobei genannte Relation altersabhängig abnimmt (Cortese et al., 2023). Das Geschlechterverhältnis der ADHS bei Erwachsenen beträgt etwa 1,7 Männer pro Frau. Die beobachtete Kluft zwischen den Geschlechtern nimmt mit zunehmendem Alter ab. Dies kann zurückzuführen sein auf einen abnehmenden Anteil der ADHS-Diagnosen bei Männern im Erwachsenenalter oder auf einen zunehmenden Anteil der ADHS-Diagnosen bei Frauen bereits im frühen Erwachsenenalter oder sogar auf die gemeinsame Wirkung dieser beiden Prozesse (Faheem et al., 2022).

15.6 Prognose und Folgen von ADHS

15.6.1 Persistenzraten und mit der Persistenz verbundene Faktoren

Eine aktuelle Längsschnittstudie von van Meter et al. (2024) zeigt, dass die Symptome bei etwa der Hälfte der im Kindesalter mit ADHS beobachteten Personen fortdauern (49 %), während 37 % der Betroffenen eine stabile Remission erreichen und 13 % fluktuierende Symptome aufweisen.

15.6.2 Negative Folgen von ADHS

ADHS verursacht zahlreiche Risiken während der Entwicklung: Übersterblichkeit, hauptsächlich aufgrund von Unfällen, Schulversagen, Instabilität der beruflichen Laufbahn, hohes Risiko für Substanzkonsum, antisoziales Verhalten und Suizidversuche (Faraone et al., 2021). Die Häufigkeit familiärer Zerwürfnisse nimmt mit der Anzahl der ADHS- und oppositionellen Symptome zu (Rydell, 2010). Das Selbstwertgefühl ist bei Kindern und Jugendlichen mit ADHS häufig beeinträchtigt, möglicherweise aufgrund sich wiederholender und einander teilweise potenzierender Misserfolge und negativer Reaktionen aus der unmittelbaren Umgebung (Sürig & Purper-Ouakil, 2016). Prädiktive Faktoren für eine gute psychosoziale Anpassung im Erwachsenenalter sind das Familieneinkommen, das intellektuelle Niveau und der anfängliche Schweregrad der ADHS (Roy et al., 2017).

Studien zur schulischen und akademischen Bildung bezogen auf das jeweilige Geschlecht zeigen, dass die mit ADHS verbundenen negativen Folgen in den sozialen Beziehungen bei Frauen größer sind, während die schulische und akademische Beeinträchtigung bei Männern stärker ausgeprägt ist. Daten zu neuropsychologischen Leistungen (z. B. Daueraufmerksamkeit, Arbeitsgedächtnis) beinhalten unterschiedliche Ergebnisse, die keine Rückschlüsse auf eindeutige geschlechtsassoziierte Unterschiede zulassen (Faheem et al., 2022). Die bei Frauen ausgeprägteren negativen sozialen Folgen könnten eine Stigmatisierung widerspiegeln, die durch die Kluft zwischen Verhalten und sozialen Erwartungen, denen insbesondere Mädchen ausgesetzt sind, noch verstärkt wird (Mikami & Lorenzi, 2011). Eine Studie an erwachsenen Frauen, die im Kindesalter diagnostiziert wurden, zeigt, dass ADHS im Kindesalter – unabhängig davon, ob es anhält oder nicht – mit einem geringeren Qualifikationsgrad, ungeplanten Schwangerschaften sowie Schwierigkeiten in sozialen Beziehungen, der beruflichen Integration und der emotionalen Stabilität verbunden ist. Anhaltende Formen sind auch mit einer Überrepräsentation externalisierter Störungen (z. B. Aggression), internalisierter Störungen (z. B. Ängste) und selbstgefährdendem Verhalten im Vergleich zur Kontrollpopulation verbunden (Owens et al., 2017).

15.6.3 Komorbiditäten

Bei Kindern und Jugendlichen mit ADHS stellt die psychiatrische Komorbidität die Regel dar; in aktuellen europäischen Studien liegt sie bei etwa 52 bis 66 % (Jensen & Steinhausen, 2015; Reale et al., 2017). ADHS geht häufig mit anderen neurologischen Entwicklungsstörungen einher, wie z. B. spezifischen Lernstörungen, motorischen Störungen (Tics und Störungen des Koordinationserwerbs), Kommunikationsstörungen und geistigen Entwicklungsstörungen. Diese Komorbiditäten treten häufiger bei Jungen auf (Jensen & Steinhausen, 2015).

Bei psychischen Störungen, die früh mit ADHS einhergehen, kommt die oppositionelle Trotzstörung häufig vor, insbesondere in klinischen Stichproben (50 bis 70 %, im Gegensatz zu etwa 30 % in der Allgemeinbevölkerung). Auch Angststörungen sind bei Kindern, insbesondere bei Mädchen, mit ADHS überrepräsentiert (25 bis 40 % innerhalb der klinischen Population, 8 bis 26 % in der Allgemeinbevölkerung), ebenso Schlafstörungen (23 %) (Reale et al., 2017). Im Jugendalter können depressive Störungen, Verhaltenssüchte und Substanzabhängigkeit sowie Essstörungen den Verlauf einer ADHS erschweren (Faraone et al., 2021).

Die mit ADHS verbundenen somatischen Begleiterkrankungen sind Enuresis und Verdauungsstörungen wie Reizdarmsyndrom (funktionelle Darmbeschwerden), aber auch Asthma und Allergien. ADHS ist auch mit Übergewicht und Adipositas sowie einem erhöhten Frakturrisiko verbunden, insbesondere bei Mädchen über 10 Jahren (Faraone et al., 2021).

Untersuchungen zur Rolle von Umweltfaktoren im Falle von Komorbiditäten zeigen, dass soziale Widrigkeiten mit Verhaltensauffälligkeiten und emotionalen Symptomen verbunden sind und dass ein rigider Erziehungsstil und Eltern-Kind-Beziehungsstörungen zu den mit einer ADHS verbundenen Verhaltensproblemen erschwerend beitragen kann (Faraone et al., 2021).

15.7 Geschlechtsunabhängige Risikofaktoren

15.7.1 Genetische Risikofaktoren

Bei Verwandten ersten Grades ist die Wahrscheinlichkeit, an ADHS zu erkranken, mindestens fünfmal höher als innerhalb der Allgemeinbevölkerung. Die Erblichkeit (Prozentsatz der Problemvarianz, die durch genetische Faktoren und deren Wechselwirkungen erklärt wird) beträgt 76 %, der Rest der Varianz ist im Wesentlichen auf die jeweilige nicht gemeinsame Umgebung zurückzuführen (Faraone et al., 2001). Es gibt genetische Faktoren, die der ADHS und anderen Störungen gemeinsam sind, zu nennen sind hier insbesondere die Autismus-Spektrum-Störung, die Bipolare Störung, die Schizophrenie sowie die geistige Entwicklungsstörung (Faraone et al., 2015; Demontis et al., 2017). Molekulargenetische Studien zeigen, dass etwa 40 % der Erblichkeit von ADHS durch häufige genetische Varianten erklärt werden, die isoliert betrachtet nur einen kleinen Teil der Phänotypvarianz ausmachen. Diese Varianten beeinflussen wichtige Neurotransmissionssysteme sowie das neuronale Wachstum. Eine aktuelle Metaanalyse genomweiter Studien an 55 374 Personen weist darauf hin, dass die Gene FOXP2, DUSP6 und andere konservative Regionen des Genoms (DNA-Abschnitte, die im Verlauf der Evolution über lange Zeiträume hinweg weitgehend unverändert geblieben sind) an der Ätiologie von ADHS beteiligt sind. Die Daten stellen eine dimensionale Perspektive der Störung dar, da mit ADHS assoziierte Loci auch an damit verbundenen Störungen und problematischem Gesundheitsverhalten beteiligt sind (Demontis et al., 2017). Seltener werden Variationen der Kopienzahl oder genetische Syndrome (Tuberöse Sklerose/Bourneville Pringle Syndrom, 22q11.2- Mikrodeletionssyndrom; Jacobsen-Syndrom; Williams-Beuren-Syndrom, Fragiles X) identifiziert.

15.7.2 Umweltrisikofaktoren

Pränatale Umweltfaktoren, die mit ADHS in Zusammenhang stehen, umfassen unter anderem den Konsum von Tabak, Alkohol und anderen psychoaktiven Substanzen, die Exposition gegenüber Umweltgiften (z. B. PCB, Hexachlorbenzol, Blei) sowie Stress und Mangelernährung der Mutter während der Schwangerschaft. Postnatale Faktoren, die mit ADHS in Zusammenhang stehen, sind unter anderem Frühgeburt und ein niedriges Geburtsgewicht (Mill & Petronis, 2008). Auch erworbene Hirnverletzungen (traumatisch oder durch Gehirnentzündung bedingt) können mit ADHS-Symptomen einhergehen. Ähnliche Symptome wie die der ADHS wurden auch bei Kindern beschrieben, die früh unter schwerer emotionaler Deprivation litten; hier hängen diese Symptome von der Dauer der Exposition ab, die mit Kommunikationsstörungen einhergeht, was als »postinstitutionelles Syndrom« bezeichnet wird (Humphreys et al., 2017).

15.8 Geschlechtsspezifische Unterschiede

ADHS bei Jungen

Symptome von *Hyperaktivität/Impulsivität* sind bei Jungen oft deutlicher sichtbar (störendes Verhalten, Unruhe). Ihr Verhalten erregt eher die Aufmerksamkeit von Eltern, Lehrer*innen oder Fachkräften (z. B. Unruhe, störendes Verhalten).
Die Diagnose wird häufiger und früher gestellt als bei Mädchen.

ADHS bei Mädchen

Mädchen haben häufiger vereinzelte Unaufmerksamkeitssymptome (Tagträume, Langsamkeit, Schwierigkeiten bei der Organisation ihrer Aufgaben), die nicht sehr störend sind und daher weniger wahrgenommen werden.
Mädchen können die Symptome aufgrund von sozialem Druck oder besseren Bewältigungsfähigkeiten teilweise »verschleiern«.

Zur Erklärung der geschlechtsspezifischen Unterschiede in den Diagnoseraten werden folgende Faktoren genannt: eine größere Anfälligkeit im Rahmen der neurologischen Entwicklung bei Jungen und Vorurteile bei der Identifizierung und Diagnose einer ADHS. Letzteres kann mit dem Symptomprofil (mehr Unaufmerksamkeit als Impulsivität/Hyperaktivität bei Mädchen) und der Komorbidität (mehr externalisierende Störungen wie aggressives Konfrontationsverhalten bei Jungen) zusammenhängen. Bei Mädchen sind die Anstrengungen zur Symptomkontrolle größer, was möglicherweise mit einer größeren Sensibilität gegenüber sozialen Erwartungen zusammenhängt (Quinn & Madhoo, 2014). Schließlich kommt es vor, dass Aufmerksamkeitsprobleme oder soziale Anpassungsschwierigkeiten eher auf eine ängstlich-depressive Komorbidität als auf eine ADHS zurückgeführt werden.

15.9 Weitere Unterschiede

15.9.1 Unterschiede je nach Alter

Das Erscheinungsbild von ADHS variiert mit dem Alter und diese Variabilität wird von der ICD-11 berücksichtigt:

Kinder:

- Die Symptome einer Hyperaktivität/Impulsivität sind häufig ausgeprägter (unaufhörliche Bewegungen, Unfähigkeit, still zu sitzen, häufige Unterbrechungen im Spiel, in Gesprächen) als bei Jugendlichen oder Erwachsenen.
- Symptome von Unaufmerksamkeit können sich in Lernschwierigkeiten oder der Unfähigkeit, Anweisungen zu befolgen, zeigen, sind bei Vorschulkindern jedoch manchmal schwer zu erkennen.

Jugendliche und Erwachsene:

- Die Hyperaktivität nimmt tendenziell ab (weniger sichtbare körperliche Bewegungen), innere Unruhe oder ein Gefühl der Ungeduld können jedoch bestehen bleiben.
- Unaufmerksamkeit kann bestehen bleiben und sogar problematischer werden, insbesondere im beruflichen oder akademischen Kontext, wenn die kognitiven und organisatorischen Anforderungen steigen.
- Symptome von Impulsivität, wie vorschnelle Entscheidungen oder riskantes Verhalten, können bei Jugendlichen stärker ausgeprägt sein.

15.9.2 Unterschiede aufgrund der Kultur

Die Dimensionen der Hyperaktivität/Impulsivität und Unaufmerksamkeit, die eine ADHS charakterisieren, sind in allen Kulturen stabil, ihre soziale Akzeptanz, ihr Verhältnis zu den akademischen Erwartungen und die Erziehungseinstellungen der Eltern können jedoch je nach Kultur und vorherrschenden sozialen Normen variieren (Tam et al., 2025). Soziale Erwartungen können daher die Auswirkung von Symptomen beeinflussen. Beispielsweise können motorische Instabilität und impulsives Verhalten bei Mädchen in Kulturen, die Wert auf ein unauffälliges und unterwürfiges weibliches Vorbild legen, besonders schlecht akzeptiert werden. Dieselben Symptome können hingegen bei Jungen toleriert werden, wenn sie als Zeichen von Stärke und Kampfbereitschaft interpretiert werden (Lawton et al., 2014).

15.9.3 Andere Variabilitätsfaktoren

Die ADHS ist eine Störung, die per definitionem mehrere Funktionsbereiche betrifft, die Ausprägung der Symptome kann jedoch je nach Kontext unterschiedlich sein. Sie werden durch unstrukturierte Situationen und langwierige Aufgaben verstärkt und mithilfe einer animierenden (Wahrnehmung einer Aufgabe als Herausforderung) oder extrinsischen Motivation (Belohnungen) zumindest vorübergehend verbessert (Purper-Ouakil et al., 2004). In einer Beratungs- oder neuropsychologischen Untersuchungssituation kann ein Kind mit ADHS stabil und konzentriert sein. Eine gründliche Anamnese und die Zusammenführung von Daten aus verschiedenen Informationsquellen sind daher für die Diagnose unerlässlich. Ebenso führt die Selbsteinschätzung der ADHS-Symptome zu einer relativen Unterbewertung der Symptome im Vergleich zu anderen Informationsquellen, zumindest bis zum Alter von 25 Jahren (Swanson et al., 2017).

15.10 Diagnose

Neben den ADHS-Kardinalsymptomen Hyperaktivität/Impulsivität und Unaufmerksamkeit sind Ess- und Schlafstörungen sowie eine emotionale Labilität häufig beobachtbar. Ein Selbstregulationsdefizit in mehreren Funktionsbereichen ist eine Gemeinsamkeit mehrerer dieser klinischen Dimensionen.

Die Diagnose einer ADHS erfolgt klinisch und basiert auf der Entwicklungsgeschichte und Informationen aus mehreren Quellen. Es ist wichtig, Informationen von Eltern oder Erziehungsberechtigten, Lehrer*innen und dem betroffenen Kind oder Jugendlichen einzuholen und das Vorliegen und Fortbestehen von Symptomen zu beurteilen. Halbstrukturierte Interviews (Young DIVA, K-SADS-PL, Kinder-DIPS) und Fragebogen (ADHD-RS, DISYPS-III, Conners-3) zum Schweregrad der Symptome erleichtern die systematische Beurteilung und sind nützlich für die Überwachung des Behandlungsfortschritts.

Die klinische Untersuchung kann geringfügige neurologische Symptome aufdecken. Die Suche nach assoziierten neurologischen Entwicklungsstörungen, internalisierenden und externalisierenden sowie familiären Störungen muss ebenso Teil der diagnostischen Abklärung sein wie die Suche nach Differenzialdiagnosen. Des Weiteren sind oftmals eine logopädische und/oder psychomotorische Diagnostik sowie die Durchführung neuropsychologischer Tests notwendig, um einen multimodalen Therapieansatz zu etablieren, der alle Bedürfnisse berücksichtigt. Bestimmte computergestützte Tests, beispielsweise kontinuierliche Leistungstests mehr oder weniger kombiniert mit Bewegungsanalysen, sind ebenfalls interessante Ergänzungen zur klinischen Analyse in der Bewertungsphase, aber auch im Rahmen der Nachsorge.

Es muss beachtet werden, dass die Diagnose der ADHS klinisch erfolgt und dass kein neuropsychologischer Test oder Biomarker ausreichend empfindlich und spezifisch ist, um einen diagnostischen Wert zu haben.

15.11 Therapie

15.11.1 Nicht medikamentöse Behandlungen

Grundlage jedes therapeutischen Ansatzes ist die Psychoedukation zum Thema ADHS für Betroffene und Eltern/Betreuende, die an die individuelle Situation angepasst werden muss. Die Kernbotschaften der Psychoedukation sind:

- ADHS ist weder eine Wahl noch ein Mangel an Willenskraft. Es handelt sich um eine entwicklungsneurologische Störung, die die exekutiven Funktionen des Gehirns wie Aufmerksamkeit, Planung, Organisation und Impulskontrolle beeinträchtigt. Sie ist oft schon im Kindesalter sichtbar und kann bis ins Jugend- und Erwachsenenalter bestehen bleiben.
- Die Symptome variieren je nach Alter, Geschlecht und Kontext. Bei Jungen sind die Symptome der Hyperaktivität oft stärker ausgeprägt, während bei Mädchen die Symptome der Unaufmerksamkeit häufiger und weniger auffällig sein können.
- Die Intensität der Symptome kann im Lauf der Zeit und je nach Situation variieren. Das Problem kann in sehr anspruchsvollen oder stressbehafteten Kontexten schwieriger zu bewältigen sein.
- ADHS kann wirksam behandelt werden. Empfohlen wird eine multimoda-

le Behandlung, d. h. eine Kombination aus Verhaltensstrategien, psychotherapeutischer Begleitung (z. B. kognitiver Verhaltenstherapie) und in manchen Fällen Medikamenten (Psychostimulanzien wie Methylphenidat oder Nichtstimulanzien).
- Eine medikamentöse Behandlung erfordert eine regelmäßige ärztliche Untersuchung, um ihre Wirksamkeit und Verträglichkeit sicherzustellen.
- Anpassungsstrategien (z. B. Zeitmanagement, Organisation und Struktur von Umgebungen) spielen eine entscheidende Rolle bei der Verbesserung des täglichen Lebens und der Förderung der individuellen Autonomie.

Das Training der Eltern umfasst im Allgemeinen eine Psychoedukation und das Erlernen geeigneter Erziehungsstrategien. Dazu gehören Techniken zur positiven Verstärkung, zur Verbesserung der Eltern-Kind-Beziehung, zur Bewältigung herausfordernder Verhaltensweisen und Bewältigung von Emotionen sowie zur Problemlösung. Die theoretischen Grundlagen dieser Programme bilden die kognitive Verhaltenstherapie und soziale Lerntheorie. Die Methoden kombinieren einen didaktischen Ansatz, Rollenspiele, Modellierung, Lehrmaterialien, Hausaufgaben sowie die Überprüfung der jeweiligen Ziele und Fortschritte.

Schulungsprogramme zur elterlichen Erziehungskompetenz wie das THOP (Therapieprogramm für Kinder mit hyperkinetischem und oppositionellem Problemverhalten) verbessern in erster Linie die mit ADHS verbundenen Verhaltensprobleme und haben positive Auswirkungen auf die Erziehungsstrategien der Eltern und die Anpassungsfähigkeit der Kinder. Bei Kindern ist im Hinblick auf die bestmögliche Wirksamkeit eine Kombination von Verhaltenstherapie und Psychostimulanzien zu bevorzugen (Catalá-López et al., 2017). Mit Beginn des schulpflichtigen Alters haben Programme für ein positives Verhaltensmanagement im Klassenzimmer positive Auswirkungen auf das Verhalten und die Zeit für die Bearbeitung von Aufgaben gezeigt; die hierzu vorliegenden Daten sind jedoch relativ heterogen (Paulus et al., 2016).

15.11.2 Medikamentöse Behandlungen

Psychostimulanzien

Psychostimulanzien (Methylphenidat, Amphetamine) sind die am häufigsten verschriebenen Medikamente zur Behandlung einer ADHS bei Kindern und Jugendlichen.

Die therapeutische Wirkungsgröße von Psychostimulanzien bei den

ADHS-Symptomen beträgt in Kurzzeitstudien 0,91 für Formen mit sofortiger Freisetzung und 0,95 für Formen mit verzögerter Freisetzung (sogenannte Retardpräparate) (Biederman & Faraone, 2005); es handelt sich also um hohe Wirkungsgrößen. Genannte Medikamentengruppe vermag auch einen positiven Einfluss auf oppositionelles und aggressives Verhalten im Zusammenhang mit einer ADHS zu nehmen sowie zur Verbesserung der sozialen und familiären Anpassungsleistung betroffener Kinder beizutragen. Eine geringe intellektuelle Leistungsfähigkeit der Betroffenen und eine Psychopathologie bei den Eltern sind Faktoren für eine geringere Reaktion auf eine Behandlung mit Psychostimulanzien (Molina et al., 2009). Das Nutzen-Risiko-Verhältnis von Psychostimulanzien wird im Hinblick auf die kurz- und mittelfristige Linderung der Symptome als positiv angesehen.

Daten aus Registerstudien zeigen positive Auswirkungen der Behandlung mit Psychostimulanzien auf Kriminalität, Drogenmissbrauch und depressive Störungen (Chang et al., 2016).

Die häufigsten Nebenwirkungen und Verträglichkeitsprobleme sind Appetitlosigkeit und Gewichtsverlust, Schlafstörungen, Reizbarkeit/Stimmungsschwankungen sowie Kopf- und Bauchschmerzen. Psychostimulanzien können die Herzfrequenz und den Blutdruck leicht erhöhen und Tics oder unwillkürliche Bewegungen (z. B. Zucken, Blinzeln) auslösen oder ihre Auftretenshäufigkeit erhöhen. Manche Kinder berichten von einer »gedämpften« Wahrnehmung oder einer verringerten Kreativität. Diese Nebenwirkungen treten nicht bei allen Kindern auf und können durch eine Anpassung der Dosis, einen Wechsel zu einem anderen Medikament oder zusätzliche therapeutische Maßnahmen (z. B. Psychotherapie oder Verhaltensmanagement) gemildert werden. Es ist wichtig, dass die Behandlung von ADHS regelmäßig überwacht wird, um die Verträglichkeit und Effektivität der Medikation sicherzustellen. Graham et al. (2011) haben sehr nützliche Empfehlungen für den Umgang mit Nebenwirkungen pharmakologischer Behandlungen von ADHS veröffentlicht.

Die Auswirkungen von Methylphenidat auf das Körperwachstum wurden durch aktuelle Folgedaten der MTA-Studie (Vitiello et al., 2001) verdeutlicht: Nach 25 Jahren zeigte sich ein durchschnittlicher Unterschied von 2,5 cm zwischen der behandelten und der nicht und wenig behandelten Gruppe. Der Einfluss auf die Körpergröße im Erwachsenenalter scheint mit der kumulativen Behandlungsdosis zusammenzuhängen (Swanson et al., 2017; Graham et al., 2011). Zu beachten ist, dass die Ergänzung durch verhaltenstherapeutische Interventionen für Kinder und Eltern in der MTA-Studie und durch ein psychosoziales Programm bei gleicher Wirksamkeit zu einer Verringerung der durchschnittlichen Dosen der Psychostimulanzienbehandlung führte.

Nicht-Psychostimulanzien

ADHS kann auch mit Nicht-Psychostimulanzien (Atomoxetin, Guanfacin, Clonidin) behandelt werden. Sie haben eine geringere Wirkungsstärke als Psychostimulanzien, sind jedoch sinnvoll bei geringem Ansprechen oder schlechter Verträglichkeit von Psychostimulanzien, Vorhandensein bestimmter Komorbiditäten oder missbräuchlicher Verwendung (Catalá-López et al., 2017).

Behandlungsmodalitäten

Die Empfehlungen der Europäischen Arzneimittel-Agentur zur Umsetzung und Überwachung lauten: fachärztliche Überwachung der Behandlung, klinische Untersuchung mit Erfassung der Herz-Kreislauf-Befunde, regelmäßige Überwachung der Konstanten (Herzfrequenz und Puls, Gewicht/Größe) sowie Berücksichtigung des Auftretens weiterer psychiatrischer Störungen. Bei persönlichen oder familiären Herz-Kreislauf-Warnzeichen ist eine kardiologische Untersuchung erforderlich.

Die Verabreichung von Psychostimulanzien kann je nach Kontext kontinuierlich oder diskontinuierlich (Wochenend- oder Feiertagspausen) erfolgen. Unabhängig von der Behandlungsmodalität wird empfohlen, einmal jährlich eine kurze Behandlungsunterbrechung (z. B. während der Ferien) in Erwägung zu ziehen, um den fortbestehenden Behandlungsbedarf zu überprüfen.

15.11.3 Geschlechtsspezifische Besonderheiten der Therapien

Die Wirksamkeit psychosozialer Behandlungen ist bei Jungen und Mädchen ähnlich, allerdings sind je nach Komorbidität teilweise Anpassungen oder zusätzliche Therapien notwendig. Auch die Wirksamkeit von Psychostimulanzien scheint sich je nach Geschlecht nicht zu unterscheiden. Allerdings könnten bei Frauen und Mädchen eine späte Diagnose oder Fehldiagnose mit Beeinträchtigungen der sozialen Anpassung, einem verminderten Selbstwertgefühl sowie einer erhöhten Häufigkeit von Angststörungen und depressiven Störungen in Zusammenhang stehen. Der Einfluss der Pubertätsentwicklung und anderer hormoneller Schwankungen (Zyklus, Menopause) auf die ADHS-Symptome stößt auf wachsendes Interesse im Hinblick auf eine bessere Personalisierung der Behandlungen.

15.12 Zusammenfassung

Die Aufmerksamkeitsdefizit- und Hyperaktivitätsstörung (ADHS) wird in der ICD-11 als neuromentale Entwicklungsstörung klassifiziert. Sie betrifft die Fähigkeit, Aufmerksamkeit zu fokussieren, Aufgaben zu organisieren und Impulse zu kontrollieren. Zu den Hauptsymptomen gehören Unaufmerksamkeit sowie Hyperaktivität und Impulsivität. Diese Symptome müssen mindestens sechs Monate anhalten, vor dem 12. Lebensjahr beginnen und in mehreren Lebensbereichen (z. B. Schule, Arbeit) zu Beeinträchtigungen führen. Es gibt unterschiedliche Ausprägungen von ADHS, darunter vorwiegend die unaufmerksame und hyperaktive/impulsive Form und die kombinierte Form.

ADHS tritt häufiger bei Jungen auf (2,5-mal häufiger als bei Mädchen) und bleibt bei etwa der Hälfte der betroffenen Kinder bis ins Erwachsenenalter bestehen. Komorbiditäten wie Lernstörungen, Tics, Angststörungen oder Depressionen sind weitverbreitet, besonders bei Mädchen. Das Risiko für negative Folgen wie Schulversagen, Unfälle und Probleme im sozialen Leben ist hoch.

Die Diagnose einer ADHS basiert auf einer umfassenden klinischen Untersuchung unter Einbeziehung von Informationen aus verschiedenen Quellen wie Eltern, Lehrer*innen und dem betroffenen Kind. Psychotherapie (z. B. Verhaltenstherapie) sowie Medikamente (insbesondere Psychostimulanzien wie Methylphenidat) sind gängige Behandlungsmethoden.

Die Forschung zeigt, dass genetische Faktoren (76 % Erblichkeit) und Umweltfaktoren wie eine pränatale Exposition gegenüber schädlichen Substanzen zur Entwicklung einer ADHS beitragen können. Zudem beeinflussen soziale und kulturelle Unterschiede die Wahrnehmung und Behandlung der Störung.

Die Behandlung einer ADHS beginnt mit der Psychoedukation für Eltern und Kinder, um das Verständnis zu fördern, die Erziehungsstrategien zu verbessern und damit beide Seiten zu entlasten. Programme fokussieren auf eine positive Verstärkung, emotionale Bewältigung und die Verbesserung der individuellen Problemlösungsfähigkeiten. Diese Programme kombinieren Elemente der kognitiven Verhaltenstherapie und sozialen Lerntheorie. Schulungen verbessern die Erziehungskompetenzen der Eltern und das Verhalten der Kinder. Die effektivste Methode ist die Kombination von Verhaltenstherapie und Psychostimulanzien. In der Schule zeigen Managementprogramme positive Effekte auf das Verhalten der Kinder, obgleich die Daten hierzu variieren.

Psychostimulanzien wie Methylphenidat und Amphetamine sind die am häufigsten verwendeten Medikamente bei ADHS und haben eine hohe Wirksamkeit, insbesondere bei kurzfristiger Symptomlinderung. Diese Medikamente verbessern auch Symptome von Aggressivität und unterstützen die Kinder in einem besser modulierten Sozialverhalten. Bei zu geringem Ansprechen oder bestimmten Komorbiditäten stellen Nicht-Psychostimulanzien wie Atomoxetin eine Alternative dar. Die häufigsten Nebenwirkungen von Psychostimulanzien sind Appetitlosigkeit, Schlafstörungen und Stimmungsschwankungen, die durch Dosisanpassung oder zusätzliche Therapien gemildert werden können. Langfristige Studien zeigen, dass Psychostimulanzien das Wachstum leicht beeinträchtigen können.

Die Behandlung sollte regelmäßig durch Fachärzt*innen überwacht werden, insbesondere bezüglich der Herz-Kreislauf-Verträglichkeit sowie der Gewichts- und Größenentwicklung. Ein jährliches Therapiefenster ist sinnvoll, um den Behandlungsbedarf zu evaluieren.

Die Wirksamkeit der Behandlung ist bei Jungen und Mädchen ähnlich, jedoch können bei Mädchen aufgrund späterer Diagnosen oder Fehldiagnosen vermehrt psychische Probleme wie Angst oder Depression auftreten. Der Einfluss von Pubertät und hormonellen Schwankungen auf die ADHS-Symptome wird zunehmend untersucht, um Behandlungen besser anzupassen.

15.13 Autorinnen

Prof. Diane Purper Ouakil, MD, PhD, ist Professorin für Kinder- und Jugendpsychiatrie am Universitätskrankenhauszentrum Montpellier.
Prof. Dr. Ulrike M. E. Schulze ist Chefärztin an der Klinik für Kinder- und Jugendpsychiatrie und -psychotherapie des ZfP Calw. Zudem ist sie an der Klinik für Kinder- und Jugendpsychiatrie, Psychosomatik und Psychotherapie am Universitätsklinikum Ulm in Lehre und Forschung tätig.
E-Mail: u.schulze@kn-calw.de; ulrike.schulze@uniklinik-ulm.de

15.14 Vertiefungsmöglichkeiten

Die Internationale Konsenserklärung der World Federation ADHD: Es handelt sich um eine evidenzbasierte Stellungnahme, die empirisch gestützte Aussagen zu ADHS zusammenfasst, um Fehlinformationen zu bekämpfen, Stigmatisierung zu reduzieren und evidenzbasierte Informationen bereitzustellen: https://www.adhd-federation.org/publications/international-consensus-statement.html

15.15 Verständnisfragen

1. Erklären Sie, wie ADHS in der ICD-11 definiert und klassifiziert wird.
2. Wie verändert sich das Geschlechterverhältnis mit zunehmendem Alter und welche Hypothesen werden zur Erklärung dieser Entwicklung vorgeschlagen?
3. Was sind die wichtigsten komorbiden Störungen von ADHS bei Kindern und Jugendlichen und welche unterscheiden sich je nach Geschlecht?
4. Warum ist Psychoedukation wichtig und was sind ihre Kernbotschaften?

15.16 Literatur

BfArM – Bundesinstitut für Arzneimittel und Medizinprodukte (2025). Aufmerksamkeitsdefizit- und Hyperaktivitätsstörung (ICD-11 Entwurfsfassung Deutsch). Online verfügbar unter: https://www.bfarm.de/DE/Kodiersysteme/Klassifikationen/ICD/ICD-11/uebersetzung/_node.html (15.01.2026)

Biederman, J.; Faraone, S. V. (2005): Attention-deficit hyperactivity disorder. In: Lancet, 366 (9481), S. 237–248.

Catalá-López, F.; Hutton, B.; Núñez-Beltrán, A.; et al. (2015): The pharmacological and non-pharmacological treatment of attention deficit hyperactivity disorder in children and adolescents: Protocol for a systematic review and network meta-analysis of randomized controlled trials. In: Systematic Reviews, 4 (1), S. 19.

Chang, Z.; D'Onofrio, B. M.; Quinn, P. D.; et al. (2016): Medication for attention-deficit/hyperactivity disorder and risk for depression: A nationwide longitudinal cohort study. In: Biological Psychiatry, 80 (12), S. 916–922.

Cortese, S.; Song, M.; Farhat, L. C.; et al. (2023): Incidence, prevalence, and global burden of ADHD from 1990 to 2019 across 204 countries: Data, with critical re-analysis, from the Global Burden of Disease Study. In: Molecular Psychiatry, 28 (11), S. 4823–4830.

Demontis, D.; Walters, R. K.; Martin, J.; et al. (2017): Discovery of the first genome-wide significant risk loci for ADHD. In: Nature Genetics, 51 (1), S. 63–75.

Faheem, M.; Akram, W.; Akram, H.; et al. (2022): Gender-based differences in prevalence and effects of ADHD in adults: A systematic review. In: Asian Journal of Psychiatry, 75, S. 103205.

Faraone, S. V.; Asherson, P.; Banaschewski, T.; et al. (2015): Attention-deficit/hyperactivity disorder. In: Nature Reviews Disease Primers, 1, 15020.

Faraone, S. V.; Banaschewski, T.; Coghill, D.; et al. (2021): The World Federation of ADHD International Consensus Statement: 208 evidence-based conclusions about the disorder. In: Neuroscience & Biobehavioral Reviews, 128, S. 789–818.

Faraone, S. V.; Doyle, A. E. (2001): The nature and heritability of attention-deficit/hyperactivity disorder. In: Child and Adolescent Psychiatric Clinics of North America, 10 (2), S. 299–316, viii–ix.

Graham, J.; Banaschewski, T.; Buitelaar, J.;

et al. (2011): European guidelines on managing adverse effects of medication for ADHD. In: European Child & Adolescent Psychiatry, 20 (1), S. 17–37.

Humphreys, K. L.; Gleason, M. M.; Drury, S. S.; et al. (2015): Effects of institutional rearing and foster care on psychopathology at age 12 years in Romania: Follow-up of an open, randomised controlled trial. In: Lancet Psychiatry, 2 (7), S. 625–634.

Jensen, C. M.; Steinhausen, H. C. (2015): Comorbid mental disorders in children and adolescents with attention-deficit/ hyperactivity disorder in a large nationwide study. In: Attention Deficit Hyperactivity Disorder, 7 (1), S. 27–38.

Lawton, K. E.; Gerdes, A. C.; Haack, L. M.; et al. (2014). Acculturation, cultural values, and Latino parental beliefs about the etiology of ADHD. In: Administration and Policy in Mental Health and Mental Health Services Research, 41 (2), S. 189–204.

Mikami, A. Y.; Lorenzi, J. (2011): Gender and conduct problems predict peer functioning among children with attention-deficit/hyperactivity disorder. In: Journal of Clinical Child & Adolescent Psychology, 40 (5), S. 777–786.

Mill, J.; Petronis, A. (2008): Pre- and peri-natal environmental risks for attention-deficit hyperactivity disorder (ADHD): The potential role of epigenetic processes in mediating susceptibility. In: Journal of Child Psychology and Psychiatry, 49 (10), S. 1020–1030.

Molina, B. S.; Hinshaw, S. P.; Swanson, J. M.; et al. (2009): The MTA at 8 years: Prospective follow-up of children treated for combined-type ADHD in a multisite study. In: Journal of the American Academy of Child and Adolescent Psychiatry, 48 (5), S. 484–500.

Owens, E. B.; Zalecki, C.; Gillette, P.; et al. (2017): Girls with childhood ADHD as adults: Cross-domain outcomes by diagnostic persistence. In: Journal of Consulting and Clinical Psychology, 85 (7), S, 723–736.

Paulus, F. W.; Ohmann, S.; Popow, C. (2016): Practitioner Review: School-based interventions in child mental health. In: Journal of Child Psychology and Psychiatry, 57 (12), S. 1337–1359.

Purper-Ouakil, D.; Wohl, M.; Michel, G.; et al. (2004): Symptom variations in ADHD: Importance of context, development and comorbidity. In: L'Encephale, 30 (6), S. 533–539.

Quinn, P. O.; Madhoo, M. (2014): A review of attention-deficit/hyperactivity disorder in women and girls: Uncovering this hidden diagnosis. In: Primary Care Companion for CNS Disorders, 16 (3).

Reale, L.; Bartoli, B.; Cartabia, M.; et al. (2017): Comorbidity prevalence and treatment outcome in children and adolescents with ADHD. In: European Child & Adolescent Psychiatry, 26 (12), S. 1443–1457.

Roy, A.; Hechtman, L.; Arnold, L. E.; et al. (2017): Childhood predictors of adult functional outcomes in the multimodal treatment study of attention-deficit/ hyperactivity disorder (MTA). In: Journal of the American Academy of Child and Adolescent Psychiatry, 56 (8), S. 687–695.

Rydell, A. M. (2010): Family factors and children's disruptive behaviour: An investigation of links between demographic characteristics, negative life events and symptoms of ODD and ADHD. In: Social Psychiatry and Psychiatric Epidemiology, 45 (2), S. 233–244.

Sürig, L.; Purper-Ouakil, D. (2016): Trouble déficit de l'attention/

hyperactivité (TDAH), estime de soi et impact des traitements. In: Médecine Thérapeutique/Pédiatrie, 19 (3), S. 209–215.

Swanson, J. M.; Arnold, L. E.; Molina, B. S.; et al. (2017): Young adult outcomes in the follow-up of the multimodal treatment study of attention-deficit/hyperactivity disorder: Symptom persistence, source discrepancy, and height suppression. In: Journal of Child Psychology and Psychiatry, 58 (6), S. 663–678.

Tam, L. Y. C.; Taechameekietichai, Y.; Allen, J. L. (2025): Individual child factors affecting the diagnosis of attention deficit hyperactivity disorder (ADHD) in children and adolescents: A systematic review. In: European Child & Adolescent Psychiatry, 34 (5), S. 1469–1496.

Van Meter, A. R.; Sibley, M. H.; Vandana, P.; et al. (2024): The stability and persistence of symptoms in child-hood-onset ADHD. In: European Child & Adolescent Psychiatry, 33 (4), S. 1163–1170.

Vitiello, B.; Severe, J. B.; Greenhill, L. L.; et al. (2001): Methylphenidate dosage for children with ADHD over time under controlled conditions: lessons from the MTA. In: Journal of the American Academy of Child & Adolescent Psychiatry, 40 (2), S. 188–196.

Vos, M.; Hartman, C. A. (2022): The decreasing prevalence of ADHD across the adult lifespan confirmed. In: Journal of Global Health, 12, 03024.

16 Schizophrenie oder andere primäre psychotische Störungen

Ist Irren geschlechtlos?

Anne Karow, Benno Schimmelmann, Sarah Hohmann

Geschlechtsspezifische Aspekte spielen in der Behandlung von Jugendlichen und jungen Erwachsenen mit Psychosen bisher eine eher untergeordnete Rolle. Es gibt allerdings wichtige geschlechtsspezifische Unterschiede in der Prävalenz, im Verlauf und in der Effektivität der Behandlung juveniler Psychosen. Männliche Jugendliche erkranken tendenziell früher und etwas häufiger als weibliche Jugendliche. Und bei männlichen Jugendlichen und jungen Erwachsenen stehen von Beginn der Erkrankung an mehr negative und kognitive Symptome im Vordergrund, Substanzmissbrauch und -abhängigkeit sowie Schwierigkeiten in der sozialen und beruflichen Integration treten häufiger auf und antipsychotische Behandlungen zeigen bei ihnen eine geringere Wirksamkeit. Bei weiblichen Jugendlichen und jungen Erwachsenen spielen affektive Symptome wie Ängste und Depressionen eine größere Rolle, sie erleben häufiger sexuelle Gewalt, berichten mehr Stigmatisierungen und bei antipsychotischen Medikamenten mehr Nebenwirkungen. Folglich könnte die Anpassung therapeutischer Interventionen an die verschiedenen geschlechtsspezifischen Bedürfnisse zu einer höheren Akzeptanz und Wirksamkeit der Therapien juveniler Psychosen beitragen, was insbesondere vor dem Hintergrund hoher Therapieabbruchraten und resultierender Rückfälle bedeutsam ist. Dieser Beitrag betont die Relevanz einer geschlechtssensiblen Behandlung mit dem Ziel, die Therapiequalität und dadurch die Behandlungserfolge der Betroffenen zu verbessern.

Lernziele: Es bestehen relevante geschlechtsspezifische Unterschiede in der Prävalenz und im Krankheitsverlauf juveniler Psychosen einschließlich des früheren Ersterkrankungsalters, häufigerer negativer und kognitiver Symptome und häufigerem komorbidem Substanzkonsum bei männlichen Jugendlichen. Es gibt auch geschlechtsspezifische Belastungsfaktoren und deren Auswirkungen auf den Verlauf von Psychosen bei Jugendlichen, wie das höhere Risiko für sexuelle Missbrauchserfahrungen und

affektive Symptome bei weiblichen Jugendlichen. Geschlechtsspezifische Anpassungen in der pharmakologischen und psychosozialen Behandlung von Jugendlichen mit Psychosen können hilfreich sein, um die spezifischen Bedürfnisse und Risiken der Betroffenen zu adressieren und damit die Behandlungsqualität zu verbessern.
Schlagworte: Juvenile Psychosen, Schizophrenie, Antipsychotika, Geschlechtsunterschiede, Prävalenz und Inzidenz

16.1 Einleitung

Bei Psychosen besteht ein hohes Risiko für einen schweren und chronischen Krankheitsverlauf. Entsprechend liegt der Fokus der wissenschaftlichen Untersuchung und Behandlung von Jugendlichen und jungen Erwachsenen mit Psychosen bisher auf der Verbesserung von Früherkennung und Frühbehandlung. Weitere Schwerpunkte stellen die Steigerung der Behandlungsqualität sowie die Bewältigung allgemeiner struktureller Versorgungsengpässe bei schweren psychischen Erkrankungen dar. Das durchschnittliche Ersterkrankungsalter für das Erstauftreten von Psychosen fällt in die Zeit der Adoleszenz, ein Fünftel aller Betroffenen erkrankt bis zum 18. Lebensjahr. Daher beinhalten moderne Behandlungsstrategien Ansätze der Transitionspsychiatrie – das heißt einer Psychiatrie, die sich auf Menschen zwischen dem 15. und 25. Lebensjahr fokussiert. Es handelt sich um eine intensive und aufsuchende Behandlung innerhalb von Versorgungsnetzwerken mit fachübergreifenden Zuständigkeiten für Jugendliche und junge Erwachsene; Ziel ist es, das Risiko langfristiger Chronifizierung zu reduzieren (Karow et al., 2022a). Hierbei spielen Anpassungen der Versorgungsstrukturen an geschlechtsspezifische Aspekte bisher eine untergeordnete Rolle.

Vielfältige Faktoren wie genetische Risiken, aber auch biografische Belastungen in der Kindheit und Jugend, Viktimisierung, Stigmatisierung, instabile Lebensverhältnisse und der sozioökonomische Status beeinflussen die Entwicklung und den Verlauf von Psychosen. Alle genannten Faktoren stehen im Zusammenhang mit hormonellen, immunologischen oder inflammatorischen Pfaden, die geschlechtsspezifische Unterschiede aufweisen (González-Rodríguez et al., 2020). Geschlechtsspezifische Aspekte können somit sowohl die Ausprägung von Psychosen beeinflussen als auch Unterschiede hinsichtlich des Auftretens komorbider Störungsbilder und des Krankheitsverlaufs hervorrufen. Geschlechtsspezifische Bedarfe könnten somit für eine adäquate und wirksame Behandlung relevant sein. In diesem Kapitel wird anhand der bestehenden

Datenlage der Frage nachgegangen, welche geschlechtsspezifischen Unterschiede bei Psychosen eine Rolle spielen und wie geschlechtsspezifische Ansätze in der Behandlung von Jugendlichen und jungen Erwachsenen berücksichtigt werden könnten.

16.2 Persönliche Annäherung

Die 16-jährige Marion stellt sich in Begleitung ihrer allein sorgeberechtigten Mutter in der Notfallsprechstunde vor. Marion befinde sich seit mehreren Monaten aufgrund einer posttraumatischen Belastungsstörung in psychotherapeutischer Behandlung; bereits seit einigen Sitzungen habe die Psychotherapeutin Besorgnis geäußert, da Marion zunehmend unkonzentriert wirke, nicht mehr in der Lage sei, dem Gesprächsfluss adäquat zu folgen, und Befürchtungen geäußert habe, sie könne ein humanoider Roboter sein. Marion besuche die Gesamtschule in der 10. Klasse, ihre Leistungen hätten jedoch in den letzten Monaten stark nachgelassen, in den letzten Wochen habe sie zunehmend den Schulbesuch eingestellt, weswegen sie voraussichtlich das Klassenziel in diesem Schuljahr nicht werde erreichen können. Seit dem 13. Lebensjahr bestehe ein regelmäßiger Nikotin- sowie ein gelegentlicher Cannabiskonsum, hierunter habe Marion berichtet, sich teils »unwirklich« und »wie in Watte gepackt« zu fühlen. Marion verletze sich selbst seit mehreren Jahren unter Hochanspannung, gehe teils riskante sexuelle Beziehungen mit deutlich älteren Männern ein. Diese Verhaltensweisen hätten sich jedoch durch die psychotherapeutische Behandlung deutlich gebessert. Bei Marions Mutter und ihrer mit im Haushalt lebenden Großmutter seien ebenfalls psychische Vorerkrankungen bekannt, genauere Informationen hierzu sind jedoch in der Fremdanamnese nicht zu erheben, da die Mutter in der Exploration hoch angespannt und wenig zugänglich erscheint.

(Die Fortsetzung dieses Fallbeispiels befindet sich in Kap. 16.9.)

16.3 Definition gemäß ICD-11

Psychotische Störungen sind in der ICD-11 in der Gruppe der »Schizophrenie oder andere primäre psychotische Störungen« zusammengefasst. Darunter befinden sich folgende Diagnosen:

- 6A20 Schizophrenie
- 6A21 Schizoaffektive Störung
- 6A22 Schizotype Störung

- 6A23 Akute und vorübergehende psychotische Störung
- 6A24 Wahnhafte Störung
- 6A25 Symptomatische Manifestationen primärer psychotischer Störungen

Definiert werden diese Störungen wie folgt:

> *»Schizophrenie oder andere primäre psychotische Störungen sind durch bedeutsame Beeinträchtigungen der Realitätsprüfung und Verhaltensänderungen gekennzeichnet, die sich in Positivsymptomen wie anhaltenden Wahnsymptomen, anhaltenden Halluzinationen, desorganisiertem Denken (das sich typischerweise als desorganisierte Sprache zeigt), grob desorganisiertem Verhalten und Erfahrungen von Passivität und Kontrolle, Negativsymptomen wie reduziertem oder flachem Affekt und Antriebsminderung sowie psychomotorischen Störungen äußern.« (BfArM, 2025, o. S.)*

16.4 Prävalenz und Inzidenz

Sowohl bei Psychosen aus dem schizophrenen Formenkreis (in ICD-11 6A20 bis 6A24 und weitere) als auch bei bipolaren Psychosen (in ICD-11 6A60 und 6A61) wurden bereits seit Langem geschlechtsspezifische Unterschiede hinsichtlich der Prävalenz und des Alters bei Erstauftreten der Erkrankung beobachtet. Bei Schizophrenie-Spektrum-Störungen erkranken männliche Jugendliche und junge Erwachsene früher und häufiger als weibliche Jugendliche und junge Erwachsene. Das Ersterkrankungsalter variiert je nach Stichprobe und wird für männliche Betroffene im Mittel etwa fünf Jahre früher angegeben als bei weiblichen Jugendlichen (Comacchio et al., 2019; Mu et al., 2024). Prinzipiell ist die Neuerkrankungsrate geschlechtsunabhängig am höchsten für den Zeitraum zwischen dem 16. und 40. Lebensjahr. Darüber hinaus erkranken Frauen auch insgesamt etwas seltener an Schizophrenie-Spektrum-Störungen als Männer, das Geschlechterverhältnis wird mit 1 zu 1,4 angegeben (GBD 2019 Mental Disorders Collaborators, 2022). Allerdings steigt die Inzidenzrate bei Frauen im höheren Lebensalter am ehesten im Zusammenhang mit den hormonellen Umstellungen während der Menopause an (Mu et al., 2024). Bei bipolaren Erkrankungen mit psychotischen Symptomen ist die Lebenszeitprävalenz zwischen den Geschlechtern ungefähr gleich verteilt, aber auch hier erkranken Jungen und Männer tendenziell früher als Frauen und Mädchen (Zhang & Swaab, 2024).

Die Beteiligung gonadaler Hormone an der Pathogenese von Schizophrenie-Spektrum-Störungen wird seit Langem diskutiert, da das Erstauftreten der Erkrankung häufig zeitlich mit der Pubertät zusammenfällt (Brzezinski-Sinai & Brzezinski, 2020). Für junge Frauen mit Psychosen besteht beispielsweise ein signifikanter inverser Zusammenhang zwischen dem Alter bei Eintritt in ihre Pubertät und einem späteren Alter des Erstauftretens erster Symptome ihrer Erkrankung, das heißt, je früher die jungen Frauen in die Pubertät kommen, desto später treten meist auch die ersten Krankheitszeichen auf, und je später die Pubertät beginnt, desto früher erscheinen oft auch die ersten Symptome. Verschiedene Autor*innen bewerten diese Befunde dahingehend, dass weibliche Hormone das Gehirn schützen und den Ausbruch einer Psychose verzögern könnten. Darüber hinaus werden das frühere Auftreten und die höhere Inzidenz von Schizophrenie-Spektrum-Störungen bei Männern auch mit der Testosteronexposition bei Pubertätseintritt bei männlichen Jugendlichen in Verbindung gebracht (Brzezinski-Sinai & Brzezinski, 2020; Leucht et al., 2022).

16.5 Unterschiede im frühen Krankheitsverlauf von Psychosen

Der frühzeitige Beginn einer qualitativ hochwertigen und langfristigen Behandlung ist einer der wichtigen Prädiktoren für einen günstigeren Gesamtbehandlungsverlauf von Psychosen. Entsprechend werden der Früherkennung und Frühbehandlung von Jugendlichen und jungen Erwachsenen in der sogenannten Prodromalphase eine sehr hohe Relevanz eingeräumt. Bei der Prodromalphase handelt es sich um eine Vorläuferphase der Erkrankung, in der meist unspezifische Symptome auf eine spätere Psychose hinweisen können (Prodrome = Vorläufer, Frühsymptome). Wirksame Interventionen in dieser Phase der Krankheitsentwicklung werden Ansätzen der indizierten Prävention zugeordnet und können das Risiko für eine spätere Chronifizierung und negative Folgen von Psychosen reduzieren und die Lebensqualität der Betroffenen und ihrer Familien verbessern (Karow et al., 2022b). Bereits bei Jugendlichen und jungen Erwachsenen mit einem erhöhten Psychoserisiko zeigten sich signifikante geschlechtsspezifische Unterschiede hinsichtlich der Symptomausprägung, Komorbiditäten und im Funktionsniveau, die sich nach Ausbruch des Vollbildes der Erkrankungen fortsetzen.

Bei weiblichen Jugendlichen und weiblichen jungen Erwachsenen in der Prodromalphase (retrospektiv erhoben bei Betroffenen mit Psychosen) stehen vergleichsweise mehr affektive Symptome einschließlich Depression und Ängsten im Vordergrund als subsyndromale psychotische Erstrangsymptome (psychotische Symptome wie Stimmenhören, die nicht die Intensität, Dauer oder Anzahl erreichen, um die Diagnose einer manifesten Psychose zu erfüllen). Damit verbunden besteht bei jungen Frauen auch ein höheres Risiko für suizidale Verhaltensweisen. Bei männlichen jungen Betroffenen zeigten sich in der Prodromalphase dagegen häufiger länger andauernde negative Symptome wie Affektverflachung, Antriebsminderung und kognitive Auffälligkeiten mit daraus resultierenden größeren Schwierigkeiten in der sozialen und beruflichen Integration und einem höheren Risiko für eine lange Dauer der unbehandelten Erkrankung durch einen verlängerten unspezifischen Krankheitsverlauf (Barendse et al., 2023; He et al., 2023).

Ein Hochrisikosyndrom, definiert gemäß der gängigen Clinical-High-Risk-Kriterien, bezeichnet den Zustand, bei dem Personen ein deutlich erhöhtes Risiko haben, innerhalb eines relativ kurzen Zeitraums (von meist einem Jahr) eine Psychose zu entwickeln. Die Kriterien umfassen ein genetisch erhöhtes Risiko, klinische Symptome, die noch nicht das Vollbild einer Psychose darstellen, und funktionelle Verschlechterungen, z. B. deutliche Einbußen im sozialen oder beruflichen Alltag. Junge Männer mit einem Hochrisikosyndrom wiesen ein vergleichsweise höheres Risiko für die Entwicklung des Vollbildes der Erkrankung, die sogenannte Konversion in eine Psychose auf, als Frauen mit einem Hochrisikosyndrom (He et al., 2023). Auch nach Ausprägung des Vollbildes psychotischer Erkrankungen zeigten sich bei jungen Männern tendenziell häufiger negative Symptome und kognitive Beeinträchtigungen mit assoziierten stärkeren funktionellen Problemen, während bei Frauen affektive Symptome wie Depression und Ängste stärker vorhanden waren. Hinsichtlich des Schweregrades psychotischer Erstrangsymptome konnte eine große Metaanalyse in den akuten Phasen von Schizophrenie-Spektrum-Störungen allerdings keine weiteren geschlechtsspezifischen Unterschiede feststellen (Carter et al., 2022).

Ähnliche Geschlechtsunterschiede wurden bei bipolaren Psychosen beobachtet. Hier zeigten sich neben kognitiven Symptomen häufiger manische Episoden bei Männern, während bei Frauen mehr depressive Symptome und Rapid Cycling, das heißt rasche Wechsel der affektiven Lage mit mindestens vier Stimmungswechseln pro Jahr, beobachtet wurden (Zhang & Swaab, 2024).

Weitere geschlechtsspezifische Unterschiede wurden im Vorliegen komorbider Problembereiche bei Jugendlichen und jungen Erwachsenen mit einem erhöhten Psychoserisiko beobachtet. Grundsätzlich erhöht der Gebrauch von Cannabinoiden das Psychoserisiko zwar geschlechtsunabhängig, Substanzkonsum tritt jedoch bei männlichen Jugendlichen und jungen Erwachsenen mit erhöhtem Psychoserisiko häufiger auf als bei weiblichen (Prieto-Arenas et al., 2022). Allerdings scheint gerade bei jungen Frauen mit komorbidem Subtanzmissbrauch ein besonders hohes Risiko einer schweren Krankheitsentwicklung vorzuliegen (Pence et al., 2022).

Tabelle 16.1 Geschlechtsspezifische Unterschiede bei Psychosen

Geschlechtsspezifische Unterschiede	Weibliche Jugendliche und junge Erwachsene	Männliche Jugendliche und junge Erwachsene
Prävalenz	1 zu 1,4	
Ersterkrankungsalter	16 bis 40 Jahre Weibliche Betroffene erkranken im Mittel 5 Jahre später als männliche	
Früher Krankheitsverlauf	Häufiger affektive Symptome (Depression, Ängste, Suizidalität)	Häufiger negative Symptome (Anhedonie, Antriebsminderung) und kognitive Symptome
Komorbiditäten	Affektive Symptome (Depression, Ängste)	Substanzkonsum und Suchterkrankungen
Umwelt- und Resilienzfaktoren	• Bessere soziale Integration • Aktives Unterstützungssystem und Hilfesuchverhalten	• Urbanität • Migration • Frühere Behandlungsabbrüche • Mehr Schwierigkeiten in der sozialen und beruflichen Integration
Belastungsfaktoren	• Häufiger frühe sexuelle Missbrauchserfahrungen • Häufiger spätere Retraumatisierung/ Viktimisierung	• Häufiger frühe Gewalterfahrungen/ Vernachlässigung • Häufiger spätere Fremdaggression und delinquente Verhaltensweisen

16.6 Unterschiede bei Belastungsfaktoren: Missbrauchs- und Gewalterfahrungen

Frühkindliche Belastungen sowie Missbrauchs- und Gewalterfahrungen werden bei Menschen mit Psychosen im Vergleich zur Allgemeinbevölkerung signifikant häufiger beobachtet. Sie stellen geschlechtsunabhängig hochrelevante Risikofaktoren dar, wirken sich stark negativ auf den Krankheitsverlauf aus und sind mit einer höheren Krankheitsschwere und mehr depressiven Symptomen verbunden (Comacchio et al., 2019; Vila-Badia et al., 2021).

Frauen mit Psychosen waren in verschiedenen Studien signifikant häufiger von sexuellen Missbrauchserfahrungen in ihrer Kindheit betroffen als Männer (je nach Studie zwischen 22 und 50 % bei Frauen versus 8 und 12 % bei Männern). Männer waren vergleichsweise häufiger von körperlicher Vernachlässigung oder emotionalem Missbrauch betroffen. Keine geschlechtsspezifischen Unterschiede wurden hinsichtlich der ebenfalls hohen Prävalenz körperlichen Missbrauchs beobachtet (29,0 % bei Frauen versus 31,7 % bei Männern) (Comacchio et al., 2019; Vila-Badia et al., 2021; Barker & Vigod, 2020). Gerade bei Frauen mit Schizophrenie wurde zudem ein signifikanter Zusammenhang zwischen kindlichen Missbrauchserfahrungen mit niedrigerem Ersterkrankungsalter, höheren Depressionswerten, einem höheren Risiko für Suizidalität im späteren Krankheitsverlauf und einem höheren Risiko für einen schweren Gesamtverlauf der Erkrankung beschrieben (Comacchio et al., 2019; Vila-Badia et al., 2021; González-Rodríguez et al., 2023). In Fallbeispielen wurde zudem bei Frauen ein Zusammenhang zwischen negativen Lebenserfahrungen wie frühem Missbrauch und Stimmenhören beobachtet. Negative Selbstüberzeugungen und kritische innere Stimmen wurden durch die traumatischen Erlebnisse verstärkt. Frauen berichteten darüber hinaus die Erfahrung, dass negative Inhalte ihrer Stimmen in der Behandlung auf biomedizinische Erklärungen reduziert wurden und die emotionalen und traumatischen Hintergründe oft nicht ausreichend in eine psychotherapeutische Behandlung einbezogen wurden (Roberts & Parry, 2023).

Auch besteht bei Mädchen und Frauen mit Schizophrenie ein spezifisch erhöhtes Risiko für retraumatisierende Ereignisse im späteren Lebensverlauf und eine Viktimisierung im Erwachsenenalter, insbesondere durch Gewalterfahrungen in Partnerschaften, was ebenfalls mit höherer Depressionsrate, Suizidalität und schlechter psychischer und körperlicher Gesundheit einherging. Zudem wiesen Frauen mit Schizophrenie ein höheres Risiko für sexuell übertragbare Krankheiten und für sexuelle Ausbeutung auf (González-Rodríguez et al., 2020). Auch ungeplante Schwangerschaften und Abtreibungen wurden bei

Frauen mit Schizophrenie häufiger als in der allgemeinen Bevölkerung beobachtet, was mit einer fehlenden Verfügbarkeit und Planung von Verhütung und daraus resultierend höheren Raten an Schwangerschaftsabbrüchen assoziiert war (Barker & Vigod, 2020). Geschlechtsunabhängig besteht bei Menschen mit Schizophrenie-Spektrum-Störung ein erhöhtes Risiko für Gewalttaten (Whiting et al., 2022). Betrachtet man die demografischen Merkmale, so war die Wahrscheinlichkeit, unfreiwillig im Krankenhaus festgehalten zu werden, bei Männern höher als bei Frauen (Walker et al., 2019).

16.7 Bedeutung von Umwelt- und Resilienzfaktoren für den Krankheitsverlauf

Verschiedene soziale Komponenten und Umweltfaktoren tragen zur Entwicklung von Psychosen bei und können den Krankheitsverlauf beeinflussen. Ein Aufwachsen in städtischen Gebieten, aber auch Migrationserfahrungen werden beispielsweise schon seit Langem mit einem erhöhten Psychoserisiko in Verbindung gebracht. Diese Assoziation zeigte sich vor allem bei männlichen Jugendlichen und jungen Erwachsenen (Pence et al., 2022).

Hinsichtlich sozialer Faktoren sind eine Reihe von Risikobereichen, aber auch schützende Faktoren beschrieben. Besonders bei weiblichen Jugendlichen und jungen Erwachsenen wirkte sich ein besser funktionierendes soziales Unterstützungssystem günstig auf den Genesungsprozess aus (González-Rodríguez et al., 2020; Hong et al., 2023). Frauen mit Psychosen verfügten zwar über kleinere soziale Netzwerke als gesunde Vergleichspersonen, sie waren aber besser sozial integriert und konnten ihre sozialen Beziehungen auch besser pflegen als Männer mit Psychosen (González-Rodríguez et al., 2023). In mehreren Studien wurde beobachtet, dass ersterkrankte Frauen – vermutlich durch ihre soziale Anpassung – auch eine höhere Wahrscheinlichkeit aufweisen, frühzeitig soziale und medizinische Unterstützung zu suchen und regelmäßig Behandlungstermine wahrzunehmen, was zu besseren Ergebnissen ihrer Behandlung und geringeren Hospitalisierungsraten beiträgt (Leucht et al., 2022; Mazza et al., 2021). Allerdings nahmen diese Vorteile mit zunehmender Krankheitsschwere und Chronifizierung der Erkrankung ab (Leucht et al., 2022; Hong et al., 2023; Mazza et al., 2021). Bei Frauen korrelierte außerdem ein niedriger sozioökonomischer Status stärker mit einer hohen Krankheitsschwere als bei Männern. Auch waren Frauen im Falle unsicherer Wohnverhältnisse und Wohnungslosigkeit einem besonders hohen Risiko für eine Viktimisierung ausgesetzt (González-Rodríguez et al., 2023).

Zusammenfassend lässt sich feststellen: Insbesondere für Männer mit Psychosen wurde ein spezifisch erhöhtes Risiko für eine schlechtere soziale Anpassung und gesellschaftliche Integration und ein damit verbundenes reduziertes Hilfesuchverhalten und höheres Risiko für frühe Behandlungsabbrüche beobachtet, während Frauen durch bessere soziale Anpassungsleistungen und ein höheres soziales Funktionsniveau früher in Behandlung kamen und bessere Behandlungsergebnisse erzielen konnten. Folglich müssen hier Risiken einer nicht frühzeitig beginnenden Behandlung und Behandlungsabbrüche bei männlichen Jugendlichen und jungen Erwachsenen besonders berücksichtig werden, ebenso eine stärkere Unterstützung der sozialen Integration, auf die Bedürfnisse junger Männer angepasste Unterstützungsleistungen und institutionelle Hilfen in den Bereichen Wohnen und Arbeiten, um soziale Desintegration, Isolation und Einsamkeit zu verhindern.

16.8 Komorbiditäten

Komorbide psychische und körperliche Erkrankungen treten bei Menschen mit Psychosen geschlechtsunabhängig signifikant häufiger auf als in der Allgemeinbevölkerung und sie beeinflussen sowohl den Krankheitsverlauf als auch die Behandlungsergebnisse (Fernández et al., 2023). Jungen und Mädchen bzw. Männer und Frauen entwickeln jedoch deutlich unterschiedliche komorbide Störungen, was spezifische Behandlungsansätze erfordert. Übereinstimmend zeigten verschiedene Studien, dass männliche Jugendliche und junge Erwachsene durchgehend eine höhere Prävalenz für Substanzgebrauchsstörungen aufwiesen, jünger bei Erstkonsum waren und früher und polyvalenter Substanzkonsum einen früheren Beginn der Psychose bewirkte. Männer konsumierten eher Alkohol, Cannabis, Stimulanzien (Kokain und Amphetamine) und Halluzinogene, während Frauen vergleichsweise häufiger verschreibungspflichtige Medikamente wie Sedativa und Opioide konsumierten (Leucht et al., 2022; Cater et al., 2022; Casanovas et al., 2023; Arranz et al., 2020). Bezüglich des Substanzkonsums zeigte sich das bereits beschriebene Phänomen, dass die Frauen, die an komorbidem Substanzkonsum erkranken, ein besonders hohes Risiko für eine schnellere Krankheitsprogression und eine schlechtere Gesamtprognose aufwiesen, auch bekannt als »Teleskopeffekt« (Arranz et al., 2020).

Wie bereits beschrieben zeigte sich bei weiblichen Jugendlichen und jungen Erwachsenen eine deutlich höhere Wahrscheinlichkeit für das Auftreten affektiver Komorbidität wie Depression und Ängste (Zhang & Swaab, 2024; Cater et al., 2022). Darüber hinaus gibt es Hinweise, dass bei Frauen nicht-stoffliche Süchte und selbstschädigende Verhaltensweisen wie Essstörungen und Selbstverletzungen eine größere Rolle spielen (Mazza et al., 2021).

16.9 Psychopharmakologische Behandlung

Für das Jugendalter bestehen Zulassungen zur Behandlung schizophrener Psychosen für Aripiprazol (ab 15. Lebensjahr), Paliperidon (ab 15. Lebensjahr), Clozapin (bei therapieresistenter Schizophrenie ab 16. Lebensjahr) sowie Amisulprid (bei dringender Notwendigkeit ab 15. Lebensjahr) und Haloperidol (bei Versagen anderer Therapien ab 13. Lebensjahr). Andere Substanzen wie Risperidon, Quetiapin oder Olanzapin können nur im Bereich des Off-Label-Use bei minderjährigen Patient*innen mit schizophrener Psychose angewandt werden.

Unabhängig vom Geschlecht sollte entsprechend der aktuellen Leitlinienempfehlungen (DGPPN, 2025) bei Kindern und Jugendlichen wie folgt vorgegangen werden:

1. Primär Antipsychotika der zweiten Generation (genannt hier vor allem Aripiprazol, Quetiapin, Paliperidon und Risperidon) und günstigem Nebenwirkungsprofil wählen
2. In Bezug auf die gewählte Dosis die höhere Empfindlichkeit der genannten Altersgruppe in Bezug auf das Auftreten von Nebenwirkungen berücksichtigen
3. Dosis steigern unter im Vergleich zu Erwachsenen gegebenenfalls noch engmaschigerer Überprüfung von Wirksamkeit und unerwünschten Wirkungen

Olanzapin sollte bei Jugendlichen eher im Sinne eines Reservemedikamentes Verwendung finden, da metabolische Nebenwirkungen (z. B. Gewichtszunahme) besonders in dieser jungen Altersgruppe häufig sind.

Untersuchungen zu geschlechtsspezifischen Unterschieden bezüglich Wirksamkeit und Verträglichkeit antipsychotischer Medikation an Kindern und Jugendlichen sind kaum vorhanden, sodass wir uns im Folgenden vorwiegend auf Daten aus Populationen erwachsener Patient*innen beziehen.

Die Effizienz und Verträglichkeit von Psychopharmaka kann einerseits durch Lebensgewohnheiten wie Ernährung, Substanzkonsum oder Aktivität und Bewegung beeinflusst werden, die, kulturell bedingt, zwischen den Geschlechtern teils deutlich differieren. Andererseits unterscheiden sich männliche und weibliche Patient*innen biologisch/hormonell determiniert auch in Bezug auf Körperbau und Körperfettanteil oder hormonelle Regulation, die sich auf die Pharmakokinetik im Sinne der Aufnahme, Verteilung, Metabolisierung und Ausscheidung eines Agens auswirken (Brand et al., 2022).

Bezüglich der Verschreibungshäufigkeiten der einzelnen Substanzen bestehen Differenzen zwischen den Geschlechtern: Mädchen und Frauen mit schizophrener Psychose erhalten häufiger Aripiprazol oder Quetiapin, auch wird bei ihnen oft die orale Verabreichungsform bevorzugt. Risperidon, Clozapin sowie Depotvarianten der Antipsychotika werden hingegen eher männlichen Patienten verschrieben (Brand et al., 2022). Dies deckt sich mit Zahlen einer kürzlich veröffentlichten Studie zur Verschreibung antipsychotischer Medikamente im Kindes- und Jugendalter über das letzte Jahrzehnt (Dörks et al., 2023), die vor allem Anstiege in der Verordnung von Quetiapin an jugendliche Mädchen berichtete (allerdings unabhängig von der Indikation einer Schizophrenie-Spektrum-Störung). Postpubertäre Mädchen und junge Frauen zeigen in der Regel höhere Plasmaspiegel und eine bessere Bioverfügbarkeit der antipsychotischen Substanzen – eine Wirksamkeit setzt meist schon unter geringeren Dosen ein.

Fortsetzung Fallbeispiel Marion (Kap. 16.1)

Nach erfolgter freiwilliger Aufnahme zur Diagnostik und Therapie auf eine jugendpsychiatrische Station ergeben sich in der Verhaltensbeobachtung und vertieften Exploration weitere Hinweise auf das Vorliegen einer Ersterkrankung einer psychotischen Störung. Die durchgeführten somatischen Untersuchungen (Labor, MRT, Liquoruntersuchung) liefern keinen Anhalt auf eine somatische Genese der Symptomatik, auch der letzte Substanzkonsum liegt glaubhaft bereits einige Wochen zurück. Nach erfolgter Aufklärung über Wirkweise und unerwünschte Nebenwirkungen und Zustimmung durch Patientin und Mutter wird eine Medikation mit Aripiprazol begonnen und langsam auf bis zu 15 mg/d aufdosiert. Eine ausreichende antipsychotische Wirksamkeit unter adäquatem Wirkspiegel bleibt aus und die Patientin berichtet deutliche Sitzunruhe und Angetriebenheit. Es erfolgt eine Umstellung auf retardiertes Quetiapin. Unter einer Dosis von 400 mg/d stellt sich eine Besserung von Wahn und Sinnestäuschungen ein bei gleichzeitig deutlich beobachtbar zunehmender Negativsymptomatik wie vermindertem Antrieb und Interessenverlust. Während gemeinsamer Mahlzeiten in der Station fällt zudem ein stark gesteigerter Appetit auf, die schlanke Patientin nimmt in wenigen Tagen trotz erfolgter Ernährungsberatung deutlich an Gewicht zu, was zu starker Unzufriedenheit und Versuchen der dysfunktionalen Gegenregulation (Fasten/Erbrechen) und einer Zunahme selbstverletzender Verhaltensweisen führt. Die Patientin meldet zudem zurück, dass ihre Regel ausgeblieben sei, weswegen sie sich Gedanken mache, ob sie schwanger sein könne, auch wenn ihre letzte sexuelle Beziehung bereits länger zurückliege. Da die weitere Adhärenz der Patientin aufgrund der Gewichtszunahme infrage steht und die Regelblutung ausgeblieben ist (sekundäre Amenorrhoe) wird eine erneute Umstellung der Medikation erwogen.

Mögliche Gründe für die Wirkung und Nebenwirkungen von Medikamenten sind vor allem in der Pharmakokinetik im weiblichen Organismus zu suchen, z. B. ist bei Frauen die Darmpassage langsamer, wodurch Wirkstoffe besser aufgenommen werden. Zudem scheinen Interaktionen weiblicher Sexualhormone mit dem Cytochrom-P450-System zu einer langsameren Metabolisierung zu führen, ebenso benötigt der weibliche Organismus aufgrund einer in der Regel geringeren Größe und Kapazität der Leber teils längere Zeiträume für die Ausscheidung von Psychopharmaka. Auch führen anatomische Unterschiede zu differierenden Verteilungsmustern, z. B. lassen sich bei weiblichen Patientinnen eine stärkere Durchblutung des Gehirns und geringere Aktivität des P-Glykoproteins (P-gp)[1] feststellen (Brand et al., 2022). Zudem erhöhen Östrogene die Dopaminsensitivität im Gehirn, was zu einer höheren D2-Rezeptor-Besetzung und hierdurch zu einer verstärkten Wirksamkeit von Antipsychotika bei weiblichen Patient*innen zwischen Pubertät und Menopause führt (Brand et al., 2022). Im Gegensatz zu männlichen Betroffenen besteht bei Mädchen und Frauen ein höheres Risiko für eine medikamenteninduzierte Gewichtszunahme, metabolische Dysfunktionen, eine QTc-Zeit-Verlängerung; berichtet werden zusätzlich oft Obstipationen (Verstopfung), Nykturie (erhöhter Harndrang in der Nacht) oder auch extrapyramidale Symptome wie motorische Unruhe (Seeman, 2020).

Die genannten Faktoren führen einerseits zu einer besseren Bioverfügbarkeit und höheren Effizienz der antipsychotischen Substanzen, bedingen aber auch eine erhöhte Anfälligkeit für unerwünschte Arzneimittelwirkungen. Besonders Auswirkungen der antipsychotischen Medikation auf das Gewicht spielen für Mädchen und junge Frauen eine wichtige Rolle und beeinflussen die Adhärenz an die verordnete Therapie wesentlich (Brand et al., 2022). Diese Thematik sollte deshalb (inklusive möglicher präventiver Maßnahmen) im

---

1 P-Glykoprotein sorgt für einen Transport bestimmter Substanzen aus der Zelle heraus, ist auch an der Blut-Hirn-Schranke beteiligt: Bei verminderter Aktivität ist mehr Substanz im Gehirn verfügbar.

Rahmen der Aufklärung der Betroffenen und ihrer Familien ausführlich erläutert und bei der Auswahl des geeigneten Medikamentes, wenn möglich, berücksichtigt werden.

Weiterhin ist bei weiblichen Patient*innen besonders auf hyperprolaktinämische (auf zu hohe Prolaktinspiegel im Blut zurückzuführende) Symptome wie Amenorrhoe, Galaktorhoe und sexuelle Dysfunktion zu achten, da sie auch hierfür eine erhöhte Anfälligkeit gegenüber ihren männlichen Peers aufweisen, z. B. unter Risperidon (Galbally et al., 2024). Ein hieraus resultierender Östrogenmangel kann im Verlauf weitere gesundheitliche Komplikationen wie z. B. Osteoporose oder kardiovaskuläre Erkrankungen nach sich ziehen und sollte deshalb engmaschig kontrolliert werden (Brand et al., 2022).

Inwiefern geschlechtsangleichende Maßnahmen, wie z. B. die Gabe gegengeschlechtlicher Hormone oder Pubertätsblocker, sich bei trans Personen auf Wirksamkeit und Verträglichkeit einer potenziellen medikamentösen antipsychotischen Therapie auswirken, ist bisher aufgrund der geringen Fallzahlen nicht evidenzbasiert zu beantworten. Es empfiehlt sich deshalb (wie für alle jugendlichen Patient*innen gültig) ein behutsames Vorgehen bei der Auswahl des Medikamentes und der Eindosierung, möglichst unter Einbezug der behandelnden Endokrinolog*innen und unter engmaschigen Untersuchungen bezüglich möglicher Nebenwirkungen.

Zusammenfassend kann gesagt werden, dass bei postpubertären Mädchen und jungen Frauen in der Regel niedrigere Dosen antipsychotischer Medikation zum Einsatz kommen sollten als bei ihren männlichen Peers.

Für alle Betroffenen im Jugendalter gilt – unabhängig vom Geschlecht – der Grundsatz:

- Langsame und vorsichtige Eindosierung einer antipsychotischen Medikation
- Wahlweise eine zugelassene Substanz mit günstigem Wirkungs-/Nebenwirkungsprofil wie z. B. Aripiprazol
- Engmaschiges (somatisches) Monitoring in Bezug auf Wirkungen und unerwünschte Nebenwirkungen
- Möglichst Einsatz nur eines Medikamentes im Sinne einer Monotherapie

Geschlechtsspezifische Unterschiede in der psychopharmakologischen Behandlung

Weibliche Jugendliche und junge Erwachsene:
- Besseres Ansprechen, höhere Remissionsrate
- Mehr Nebenwirkungen wie extrapyramidale Symptome (z. B. motorische Unruhe), Gewichtszunahme, sexuelle, kardiologische und gastrointestinale Nebenwirkungen

Männliche Jugendliche und junge Erwachsene:
- Schlechteres Ansprechen
- Höhere Dosierungen
- Mehr Depot-Antipsychotika

16.10 Hormonelle Unterschiede

Weibliche Geschlechtshormone beeinflussen wie bereits ausgeführt das Auftreten sowie Ausmaß psychotischer Symptomatik. Angenommen wird, dass unter Einfluss von Östrogenen sich die Schwelle für eine Anfälligkeit für eine schizophrene Psychose erhöht, weshalb Mädchen und Frauen ab dem Zeitpunkt der Menarche bis zur Menopause teilweise vor einem Krankheitsausbruch geschützt erscheinen (»Östrogen-Hypothese«; Mazza et al., 2021). Dies erklärt sich durch neuroprotektive Eigenschaften des Östrogens, das Neurotransmittersysteme beeinflusst, die an der Entwicklung der Schizophrenie beteiligt sind (Mu et al., 2024). Nach Eintritt der Pubertät treten bei weiblichen Personen psychotische Episoden (oder deren Exazerbationen) häufiger in Zeiten des Östrogenentzugs auf, wie beispielsweise während der Menstruationsphase, nach der Geburt eines Kindes, nach Absetzen einer Östrogentherapie und nach der Menopause (González-Rodríguez et al., 2020; Brzezinski-Sinai & Brzezinski, 2020).

Klinische Studien konnten zudem belegen, dass eine ergänzende transdermale Applikation von Estradiol im Rahmen einer Behandlung von Frauen mit Schizophrenie zu einer Symptomverbesserung beiträgt (Mu et al., 2024). Während einer Schwangerschaft werden aufgrund erhöhter Östrogenspiegel bei betroffenen weiblichen Personen geringere Rückfallraten beobachtet (Brzezinski-Sinai & Brzezinski, 2020). Trotzdem wird meist eine Fortsetzung der antipsychotischen Medikation (unter sorgfältiger Abwägung und Dosisanpassung des jeweiligen Präparates) auch während der Schwangerschaft empfohlen

(González-Rodríguez et al., 2020). Es besteht ein erhöhtes Risiko für geburtshilfliche Komplikationen und negative Auswirkungen auf den Fötus durch eine medikamentöse antipsychotische Behandlung der werdenden Mutter, was eine enge Zusammenarbeit zwischen den psychiatrischen Fächern und der Geburtshilfe ab Beginn einer Schwangerschaft und in der Peripartalzeit erforderlich macht (González-Rodríguez et al., 2020). Auch zeigen Frauen ein höheres Risiko für die Entwicklung von Psychosen in der Peripartumperiode (Zeit um die Geburt herum), was eine besondere Behandlungsaufmerksamkeit erfordert (Mazza et al., 2021).

Die bereits erwähnten häufigen Nebenwirkung einer antipsychotikainduzierten Hyperprolaktinämie (zu hoher Prolaktinspiegel im Blut) führt bei weiblichen Personen zu einer Unterdrückung der Östrogenspiegel und hierüber zu Menstruationsstörungen und verringerter Fruchtbarkeit, Osteoporose und gesteigertem Frakturrisiko (Mu et al., 2024). Studien zeigen zudem, dass Mädchen und Frauen mit Schizophrenie im Vergleich zur Allgemeinbevölkerung signifikant häufiger unter sexuellen Funktionsstörungen leiden. Diese beinhalten reduzierte Libido, Erregungsprobleme, vaginale Trockenheit und Schwierigkeiten beim Orgasmus (Barker & Vigood, 2020). Gleichzeitig sind die Zahlen ungewollter Schwangerschaften bei weiblichen Personen mit schizophrener Psychose höher als in der Allgemeinbevölkerung, was auf die Notwendigkeit einer Verhütungsberatung, aber auch auf die Berücksichtigung eines Kinderwunsches bei der Planung einer antipsychotischen Therapie hinweist.

16.11 Transgender und Psychosen

Epidemiologische Studien zeigen, dass trans Personen ein um das 3- bis 49,7-fach höheres Risiko haben, an psychotischen Störungen zu erkranken (Barr et al., 2021). Die hohe Variation in den Prävalenzraten könnte auf Unterschiede in den Studienpopulationen, Rekrutierungsmethoden und der Operationalisierung von Geschlechtsidentität zurückzuführen sein. Es besteht das Risiko, dass geschlechtliche Nichtübereinstimmung und die teils erhebliche Geschlechtsdysphorie fälschlicherweise von Expert*innen oder auch von den Patient*innen selbst als psychotische Symptome interpretiert werden. Gleichzeitig gibt es im Rahmen von Positivsymptomatik Wahnsymptome, die mit einer Geschlechtsdysphorie oder Transidentität verwechselt werden könnten (z. B. die wahnhafte Überzeugung oder Angst, das jeweils andere Geschlecht zu sein). Mit einer sorgfältigen Anamnese und außerhalb hochakuter psychotischer Phasen lässt sich jedoch in der Praxis im Verlauf gut eine psychotische Symptomatik von einer Transidentität unterscheiden. Eine weitere Begründung für die höhere Prävalenz bei trans Personen könnte sein, dass Geschlechtsdysphorie und Diskriminierung als Stressoren zu einer Zunahme der Psychoseprävalenz führen (Diathese-Stress-Model). Zusätzlich zeigen Studien, dass erwachsene trans Personen grundsätzlich einen schlechten Zugang zur psychologischen und psychiatrischen Versorgung haben. Außerdem gibt es für trans Personen mit einer Psychose kaum Zugang zu geschlechtsaffirmativen Maßnahmen – Beispiele sind spezifische psychosoziale Interventionen oder auch medizinische Behandlungen wie Hormontherapien und chirurgische Eingriffe (Barr et al., 2021).

Bei Erwachsenen haben Studien gezeigt, dass geschlechtsaffirmative Maßnahmen zu einer Verbesserung der psychischen Gesundheit sowie speziell auch psychotischer Symptome führen können (Barr et al., 2021). Für Kinder und Jugendliche fehlen hier die Daten. Für Jugendliche sollte jedoch nach unserer klinischen Einschätzung eine Psychose nicht zu einem automatischen Ausschluss einer psychosozialen und medizinischen geschlechtsaffirmativen Behandlung führen. Gleichzeitig – wie immer bei Kindern und Jugendlichen – müssen alle diese Maßnahmen sorgfältigst abgewogen, vorbereitet und begleitet werden. Bekanntlich besteht ein erheblicher Forschungsbedarf zur Versorgung von Kindern und Jugendlichen mit Transidentität. Dies gilt umso mehr für trans Kinder und Jugendliche mit Psychosen.

16.12 Psychosoziale und psychotherapeutische Behandlung

Verschiedene psychosoziale und psychotherapeutische Interventionen werden in der Behandlung von Psychosen eingesetzt. Auch hier können geschlechtsspezifische Ansätze, die die unterschiedlichen Bedürfnisse und Erfahrungen von Männern und Frauen berücksichtigen, die Behandlungsqualität möglicherweise verbessern. Geschlechtsspezifische Unterschiede zeigten sich beispielsweise in Bezug auf die Inanspruchnahme von Gesundheitsdiensten (Mazza et al., 2021). Grundsätzlich wurden psychosoziale Interventionen wie Psychoedukation, Psychotherapie sowie Selbsthilfegruppen und Peerunterstützung geschlechtsunabhängig als hilfreich bewertet (Mazza et al., 2021). Allerdings hatten weibliche Jugendliche und weibliche junge Erwachsene leichter Zugang zu psychosozialen Behandlungsmöglichkeiten, bessere Adhärenzraten und damit weniger Rückfälle und Rehospitalisierungen (Fernández et al., 2023). Hinsichtlich spezifischer

Verfahren wurde beispielsweise beobachtet, dass metakognitives Training bei Frauen im Vergleich zu Männern zu einer stärkeren Verringerung irrationaler Überzeugungen und Verbesserung kognitiver Verzerrungen führte und eine insgesamt bessere Wirksamkeit zeigte (Salas-Sender et al., 2020).

Wie bereits berichtet, haben Frauen mit Psychosen ein höheres Risiko, Traumatisierung oder Gewalt zu erleben. Entsprechend sind traumafokussierte Ansätze oder die Integration traumasensibler Techniken in der Behandlung von Frauen besonders relevant, auch wenn geschlechtsunabhängig immer besondere Aufmerksamkeit auf einer Unterstützung zur Bewältigung und Integration belastender Lebensereignisse bei Betroffenen liegen sollte. Männer mit Psychosen könnten zusätzlich von einer stärkeren Berücksichtigung eines sozialen Unterstützungsbedarfs und einer Stärkung im Umgang mit Aggression oder Isolation profitieren (Vila-Badia et al., 2021; Brand et al., 2022). Frauen mit Psychosen benötigen weiterhin Zugang zu Maßnahmen und Aufklärung, um sexuell übertragbare Krankheiten und ungewollte Schwangerschaften zu verhindern, und sie sollten besonders sorgfältig auf mögliche Nebenwirkungen von Antipsychotika überwacht werden (Mazza et al., 2021). Weiterhin berichteten Frauen häufiger von Stigmatisierungserfahrungen in Bezug auf ihre Rolle in Partnerschaften oder als Mütter, was für sie die Inanspruchnahme von Hilfen erschwerte. Männer hingegen berichteten Stigmatisierungserfahrungen eher aus beruflichen und alltagsbezogenen Kontexten (González-Rodríguez et al., 2020).

Darüber hinaus können digital gestützte Therapieangebote auch für Menschen mit Psychosen die Verfügbarkeit spezifischer Therapien steigern und die Versorgungsqualität verbessern (Lambert et al., 2024). Gleichzeitig müssen bei dem Einsatz von E-Health krankheitsspezifische Problembereiche berücksichtigt werden, wie der oft hohe Schweregrad der Erkrankung bei Psychosen, die Herausforderungen akuter psychotischer Phasen und das erhöhte Risiko für Therapieabbruch. Wiederholt wurden auch technische Hürden und eine teilweise geringere digitale Kompetenz als potenzielle Barrieren bei Menschen mit Psychosen identifiziert. So sollten zusätzliche Ressourcen für Beratung aufgebracht und kombinierte Therapien aus Präsenztherapie und digitalen Therapieangebote (»blended therapy«) eingesetzt werden (Cella et al., 2024). Auch wurden wichtige geschlechtsspezifische Unterschiede in der Nutzung digitaler Medien festgestellt. Während bei weiblichen Jugendlichen ein höheres Maß an ständigem Onlinekontakt und der Nutzung sozialer Medien festgestellt wurde, besteht bei männlichen Jugendlichen eine höhere Prävalenz problematischen Spielens (Boniel-Nissim et al., 2024). Entsprechend könnte die Berücksichtigung dieser geschlechtsspezifischen Unterschiede auch für die Entwicklung digital gestützter, personalisierter Therapieansätze eine Rolle spielen.

Geschlechtsspezifische Unterschiede in der psychosozialen und psychotherapeutischen Behandlung

Weibliche Jugendliche und junge Erwachsene:
- Aktives Hilfesuchverhalten
- Höhere Therapieadhärenz
- Besseres Ansprechen auf spezifische Therapieansätze, z. B. metakognitives Training

Männliche Jugendliche und junge Erwachsene:
- Häufiger Non-Adhärenz und frühe Therapieabbrüche
- Mehr institutioneller Unterstützungsbedarf in den Bereichen Wohnen, Ausbildung und Arbeit

16.13 Zusammenfassung

Im Jugend- und jungen Erwachsenenalter zeigen sich bei psychotischen Störungen geschlechtsspezifische Unterschiede in Prävalenz, Symptomausprägung und Verlauf. Männliche Jugendliche erkranken insgesamt etwas häufiger und früher an Schizophrenie-Spektrum-Störungen als weibliche Jugendliche. Bei ihnen stehen bereits früh negative und kognitive Symptome sowie funktionelle Einschränkungen im Vordergrund, begleitet von häufigerem Substanzkonsum und einem erhöhten Risiko für soziale Desintegration und frühe Behandlungsabbrüche.

Weibliche Jugendliche und junge Erwachsene erkranken im Mittel später und insgesamt etwas seltener, zeigen jedoch häufiger affektive Symptome wie Depressionen, Ängste und Suizidalität, insbesondere bereits in der Prodromalphase. Zudem sind sie signifikant häufiger von sexuellen Missbrauchs- und Viktimisierungserfahrungen betroffen, die mit einem schwereren Krankheitsverlauf assoziiert sind.

Klinische Beobachtungen zeigen, dass eine stärkere Berücksichtigung geschlechtsspezifischer Aspekte die Behandlungsqualität von Psychosen bei

Jugendlichen und jungen Erwachsenen unterstützen und sich dies günstig auf die Wirksamkeit und Akzeptanz der Therapien auswirken könnte. Hinsichtlich antipsychotischer Therapien zeigen viele Studien übereinstimmend, dass Frauen eine größere mittlere Symptomminderung und eine höhere Wahrscheinlichkeit für eine Remission im Vergleich zu Männern aufweisen (Roberts & Parry, 2023). Beide Geschlechter profitieren von der antipsychotischen Behandlung, allerdings weisen Frauen eine höhere Wahrscheinlichkeit für das Auftreten unerwünschter Arzneimittelwirkungen unter niedrigeren Dosierungen auf (Roberts & Parry, 2023). Die Unterschiede in der Pharmakokinetik und Pharmakodynamik erfordern somit eine sorgfältige Anpassung der psychopharmakologischen Therapien, um optimale Ergebnisse zu erzielen.

Auch hinsichtlich des Einsatzes psychosozialer Interventionen zeigen sich wichtige geschlechtsspezifische Unterschiede. Weibliche Jugendliche und junge Erwachsene kommen leichter in Therapie und sprechen generell besser auf alle Therapieansätze an, was auf einen spezifischen Unterstützungsbedarf für männliche Jugendliche und junge Erwachsene hinweist. Darüber hinaus zeigen sich spezifische Vulnerabilitäten beispielsweise hinsichtlich der Unterschiede von Gewalt- und Traumaerfahrungen, die stärker berücksichtigt werden sollten (Mazza et al., 2021). Diese Ergebnisse unterstreichen die Notwendigkeit geschlechtsspezifischer Ansätze in der pharmakologischen und psychosozialen Behandlung von Psychosen. Weitere Forschung ist erforderlich, um personalisierte Behandlungsstrategien zu entwickeln (Roberts & Parry, 2023).

Psychosen sind schwere psychische Erkrankungen mit einem hohen Risiko für langfristige Chronifizierung und für die Notwendigkeit einer dauerhaften Unterstützung. Gleichzeitig besteht bei Jugendlichen und jungen Erwachsenen mit Psychosen altersentsprechend oft keine anhaltende Bereitschaft, sich in eine längerfristige Behandlung zu begeben; das Risiko für frühe Therapieabbrüche und damit Rückfälle und Hospitalisierungen ist hoch. Infolgedessen sollte es das Ziel sein, die Behandlungen entsprechend den Bedürfnissen der jungen Menschen zu optimieren. Ein besseres Verständnis geschlechtsspezifischer Unterschiede und geschlechtssensibler psychosozialer Interventionen könnte dazu beitragen, die Behandlungsqualität zu verbessern, Zugangsbarrieren zu reduzieren und die Akzeptanz von Behandlungsangeboten zu erhöhen (Mazza et al., 2021). Die Implementierung dieser Erkenntnisse in die klinische Praxis erfordert eine enge Zusammenarbeit zwischen Forschenden, klinisch Tätigen und politischen Entscheidungsträger*innen, um nachhaltige Verbesserungen in der Versorgung von Jugendlichen und jungen Erwachsenen mit Psychosen zu erreichen (Fernández et al., 2023).

16.14 Autorinnen und Autor

Prof. Dr. Anne Karow ist Fachärztin für Psychiatrie und Psychotherapie. Sie ist Professorin am Zentrum für Psychosoziale Medizin der Universitätsklinik Hamburg-Eppendorf, Leitende Ärztin der Privatklinik Falkenried und in der Medizinischen Leitung der MiNDNET e-Health GmbH und AG.

Prof. Dr. med. B. Schimmelmann war bis 2016 Professor sowie Direktor der Universitätsklinik für Kinder- und Jugendpsychiatrie und Psychotherapie, UPD Bern.

Prof. Dr. Sarah Hohmann ist Professorin für Kinder- und Jugendpsychiatrie, -psychotherapie und -psychosomatik und Klinikdirektorin der Kinder- und Jugendpsychiatrie, Universitätsklinikum Hamburg-Eppendorf.

✎ 16.15 Verständnisfragen

1. Welche geschlechtsspezifischen Unterschiede zeigen sich in Prävalenz und Ersterkrankungsalter bei Schizophrenie-Spektrum-Störungen im Jugend- und jungen Erwachsenenalter?
2. Welche geschlechtsspezifischen Aspekte sind bei der psychopharmakologischen Behandlung von Jugendlichen und jungen Erwachsenen mit Psychosen besonders zu berücksichtigen?

16.16 Literatur

Arranz, S.; Mané, A.; Bergé, D.; et al. (2020): The impact of sex and cannabis on clinical features in first-admitted patients with psychosis. In: European Neuropsychopharmacology, 36, S. 235–243.

Barendse, M. E. A.; Lara, G. A.; Guyer, A. E.; et al. (2023): Sex and pubertal influences on the neurodevelopmental underpinnings of schizophrenia: A case for longitudinal research on adolescents. In: Schizophrenia Research, 252, S. 231–241.

Barker, L. C.; Vigod, S. N. (2020): Sexual health of women with schizophrenia: A review. In: Frontiers in Neuroendocrinology, 57, 100840.

Barr, S. M.; Roberts, D.; Thakkar, K. N. (2021): Psychosis in transgender and gender non-conforming individuals: A review of the literature and a call for more research. In: Psychiatry Research, 306, 114272.

BfArM – Bundesinstitut für Arzneimittel und Medizinprodukte (2025). Schizophrenie oder andere primäre psychotische Störungen (ICD-11 Entwurfsfassung Deutsch). Online verfügbar unter: https://www.bfarm.de/DE/Kodiersysteme/Klassifikationen/ICD/ICD-11/uebersetzung/_node.html (15.21.2025)

Brand, B. A.; Haveman, Y. R. A.; de Beer, F. et al. (2022): Antipsychotic medication for women with schizophrenia spectrum disorders. In: Psychological Medicine, 52 (4), S. 649–663.

Brzezinski-Sinai, N. A.; Brzezinski, A. (2020): Schizophrenia and sex hormones: What Is the Link? In: Frontiers in Psychiatry, 11, S. 693.

DGPPN – Deutsche Gesellschaft für Psychiatrie und Psychotherapie, Psychosomatik und Nervenheilkunde e. V. et al. (Hg.) (2025): S3-Leitlinie Schizophrenie. Online verfügbar unter: https://register.awmf.org/de/leitlinien/detail/038-009 (03.01.2026).

Casanovas, F.; Fonseca, F.; Mané, A. (2023): Substance use specificities in women with psychosis: A critical review. In: Current Neuropharmacology, 21 (9), S. 1953–1963.

Carter, B.; Wootten, J.; Archie, S.; et al. (2022): Sex and gender differences in symptoms of early psychosis: A systematic review and meta-analysis. In: Archives of Women's Mental Health, 25 (4), S. 679–691.

Cella, M.; Parri, L.; Wang, K.; et al. (2024): Evaluating remote delivery of cognitive remediation in people with psychosis. In: Schizophrenia Research, 267, S. 367–372.

Comacchio, C.; Howard, L. M.; Bonetto, C.; et al. (2019): The impact of gender and childhood abuse on age of psychosis onset, psychopathology and needs for care in psychosis patients. In: Schizophrenia Research, 210, S. 164–171.

Dörks, M.; Bachmann, C. J.; Below, M.; et al. (2023): Trends in antipsychotic use among children and adolescents in Germany: A study using 2011–2020 nationwide outpatient claims data. In: Frontiers in Psychiatry, 14, 1264047.

Fernández, S. D.; Miranda, J. J. F.; Pastor, F. P.; et al. (2023): Gender and addiction and other mental disorders comorbidity: Sociodemographic, clinical, and treatment differences. In: Archives of Women's Mental Health, 26 (5), S. 639–650.

Galbally, M.; Wynter, K.; Siskind, D.; et al. (2024): Sex differences between female and male individuals in antipsychotic efficacy and adverse effects in the treatment of schizophrenia. In: CNS Drugs, 38 (7), S. 559–570.

González-Rodríguez, A.; Guàrdia, A.; Álvarez Pedrero, A.; et al. (2020): Women with Schizophrenia over the life span: Health promotion, treatment and outcomes. In: International Journal of Environmental Research and Public Health, 17 (15), 5594.

González-Rodríguez, A.; Natividad, M.; Seeman, M. V.; et al. (2023): Schizophrenia: A review of social risk factors that affect women. In: Behavioral Sciences (Basel), 13 (7), 581.

He, X. Y.; Wang, S. B.; Hou, C. L.; et al. (2023): Meta-analysis of gender differences in transition prevalence among individuals at clinical high risk of psychosis. In: Asian Journal of Psychiatry, 86, 103639.

Hong, S. I.; Bennett, D.; Rosenheck, R. A. (2023): Gender differences in outcomes of early intervention services for first episode psychosis. In: Early Intervention in Psychiatry, 17 (7), S. 715–723.

Karow, A.; Lambert, M.; Finter, C.; et al. (2022a): [Mental Diseases in Adolescence – Approaches of Treatment and Clinical Insights]. In: Praxis der Kinderpsychologie und Kinderpsychiatrie, 71 (7), S. 658–676.

Karow, A.; Luedecke, D.; Schottle, D.; et al. (2022b): [Characteristics of psychoses in adolescence-Longitudinal data of integrated care]. In: Der Nervenarzt, 93 (4), S. 331–340.

Lambert, M.; Konig, H.; Karow, A.; et al. (2024): Stepped, evidence-based and integrated care service model vs. usual care for mental disorders: A randomized controlled trial (RECOVER). In: Psychiatry Research, 339, 116007.

Leucht, S.; Chaimani, A.; Krause, M.; et al. (2022): The response of subgroups of patients with schizophrenia to different antipsychotic drugs: A systematic review and meta-analysis. In: The Lancet Psychiatry, 9 (11), S. 884–893.

Mazza, M.; Caroppo, E.; De Berardis, D.; et al. (2021): Psychosis in Women: Time for Personalized Treatment. In: Journal of Personalized Medicine, 11 (12), 1279.

Mu, E.; Gurvich, C.; Kulkarni, J. (2024): Estrogen and psychosis – a review and future directions. In: Archives of Women's Mental Health, 27 (6), 877–885.

Pence, A. Y.; Pries, L. K.; Ferrara, M.; et al. (2022): Gender differences in the association between environment and psychosis. In: Schizophrenia Research, 243, S. 120–137.

Prieto-Arenas, L.; Díaz, I.; Arenas, M. C. (2022): Gender differences in dual diagnoses associated with cannabis use: A review. In: Brain Sciences, 12 (3), 388.

Roberts, S.; Parry, S. (2023): Girl's and women's experiences of seeking mental health support for symptoms associated with psychosis. A narrative review. In: Clinical Psychology and Psychotherapy, 30 (2), S. 294–301.

Salas-Sender, M.; López-Carrilero, R.; Barajas, A.; et al. (2020): Gender differences in response to metacognitive training in people with first-episode psychosis. In: Journal of Consulting and Clinical Psychology, 88 (6), S. 516–525.

Seeman, M. V. (2020): Men and women respond differently to antipsychotic drugs. In: Neuropharmacology, 163, 107631.

Vila-Badia, R.; Butjosa, A.; Del Cacho, N.; et al. (2021): Types, prevalence and gender differences of childhood trauma in first-episode psychosis. What is the evidence that childhood trauma is related to symptoms and functional outcomes in first episode psychosis? A systematic review. In: Schizophrenia Research, 228, S. 159–179.

Walker, S.; Mackay, E.; Barnett, P.; et al. (2019): Clinical and social factors associated with increased risk for involuntary psychiatric hospitalisation: A systematic review, meta-analysis, and narrative synthesis. In: The Lancet Psychiatry, 6 (12), S. 1039–1053.

Whiting, D.; Geddes, J. R.; Fazel, S. (2022): Associating violence with schizophrenia-risks and biases-reply. In: JAMA Psychiatry, 79 (7), S. 739–740.

Zhang, L.; Swaab, D. F. (2024): Sex differences in bipolar disorder: The dorsolateral prefrontal cortex as an etiopathogenic region. In: Frontiers in Neuroendocrinology, 72, 101115.

17 Depressive Störungen

Wenn das Blau anders aussieht

Ellen Greimel, Lisa Feldmann, Gerd Schulte-Körne

Das Kapitel gibt einen aktuellen Überblick über depressive Störungen bei Kindern und Jugendlichen mit einem Fokus auf genderspezifischen Aspekten. Den Einstieg bildet eine Zusammenfassung der Klassifikation gemäß ICD-11, gefolgt von einer Schilderung der Prävalenzraten und Prognose der Erkrankung. Erläutert werden zudem geschlechtsunabhängige und geschlechtsabhängige Risikofaktoren sowie Erklärungsansätze für das erhöhte Erkrankungsrisiko bei geschlechtlichen und sexuellen Minderheiten. Es folgt eine Darstellung der Symptomatik, Diagnostik sowie von Behandlungsansätzen unter Berücksichtigung von Geschlechtsspezifika.

Lernziele: Das Kapitel vermittelt neben dem State-of-the-Art-Wissen zur Depression bei Kindern und Jugendlichen ein vertieftes Verständnis davon, welche Rolle geschlechtsspezifische Aspekte bei der Ätiopathogenese und der Symptomatik spielen und wie diese Aspekte in der klinischen Praxis berücksichtigt werden können.

Schlagworte: Depression, Reizbarkeit, Stressoren, Lustlosigkeit, somatische Symptome

17.1 Persönliche Annäherung

Leon, 14 Jahre, stellt sich zusammen mit seiner Mutter für die ambulante Therapie in einer Praxis vor. Im Einzelgespräch gibt Leon sich sehr wortkarg und antwortet meist mit »Ja« und »Nein« und sehr oft mit einem Schulterzucken oder »Keine Ahnung«. Auf die Frage, wie es ihm aktuell gehe, antwortet er gereizt: »Wie soll es mir denn gehen, was ist das bitte für eine Frage?! Passt doch alles, meine Mutter hat mich hierhingeschleppt!« Die Mutter berichtet im Gespräch, dass Leon sich zunehmend zurückziehe, viel Zeit in seinem Zimmer verbringe, ständig müde sei und morgens kaum aus dem Bett komme. Er gebe dann an, Kopfschmerzen zu haben. In der Schule habe er deswegen seit einigen Wochen schon viele Fehltage, und die Lehrkräfte seien besorgt, weil Leons Leistungen deutlich abgefallen seien und er sich immer weniger am Klassengeschehen beteilige. Es sei auch ein täglicher Kampf, ihn zu basalen Alltagsdingen wie Duschen oder Erledigungen zu überreden. Leon habe einen sehr guten Freund in der Nachbarschaft, allerdings unternehme Leon mit ihm kaum noch etwas. Leon reagiere oft sehr gereizt und sei dann verbal sehr aggressiv und ausfallend gegenüber seinen Eltern und seiner Schwester. Die Mutter schildert, dass sie als Eltern partout nicht an ihren Sohn herankämen; er spreche nicht über das, was ihn bedrückt. Die Mutter zeigt sich sehr alarmiert, besonders weil Leon in letzter Zeit alles als sinnlos bezeichne, auch schon Gedanken von Lebensmüdigkeit geäußert habe.

17.2 Definition gemäß ICD-11

Die ICD-11, die in der deutschen Versorgung zeitnah die Vorgängerversion ICD-10 ablösen soll, definiert Depression wie folgt:

> *Depressive Störungen sind durch eine depressive Stimmung (z. B. traurig, reizbar, leer) oder Freudlosigkeit gekennzeichnet, die von anderen kognitiven, verhaltensbezogenen oder neurovegetativen Symptomen begleitet wird, die die Funktionsfähigkeit der Person erheblich beeinträchtigen.*
> *(BfArM, 2025, o. S.)*

Unter dem Code 6A7 werden verschiedene depressive Störungen unterschieden. Für die Vergabe einer depressiven Episode muss mindestens eines der beiden Kardinalsymptome »depressive Verstimmung« und »Freud- und Interessensverlust« erfüllt sein. Erstmalig wird in der ICD-11 explizit aufgeführt, dass die depressive Stimmung auch Reizbarkeit umfassen kann. Dies stellt gerade mit Blick auf depressiv erkrankte Kinder und speziell Jugendliche eine wichtige Neuerung dar, da diese Gruppe häufig unter Reizbarkeit leidet. Neben den beiden Kardinalsymptomen müssen weitere Symptome vorliegen, wie z. B. verminderter Antrieb, Schlafstörungen oder Konzentrationsschwierigkeiten. Die Einteilung in verschiedene Schweregrade (leicht, mittel oder schwer) hängt von der Gesamtanzahl der Symptome, deren Ausprägung sowie dem Grad der Alltagseinschränkung ab.

Für die Vergabe einer depressiven Episode (6A70 einzelne Episode; 6A71 rezidivierende Episode) ist erforderlich, dass die depressive Symptomatik fast jeden Tag und für die meiste Zeit des Tages über mindestens zwei Wochen anhält. Tabelle 17.1 zeigt eine Übersicht über die Klassifikation der depressiven Episoden.

Tabelle 17.1 Klassifikation depressiver Episoden nach ICD-11

Klassifikation depressiver Episoden nach ICD-11			
6A70	Depressive Störung mit Einzelepisoden	6A71	Rezidivierende depressive Störung
6A70.0	leichtgradig	6A71.0	gegenwärtig leichtgradige Episode
6A70.1	mittelgradig, ohne psychotische Symptome	6A71.1	gegenwärtig mittelgradige Episode, ohne psychotische Symptome
6A70.2	mittelgradig, mit psychotischen Symptomen	6A71.2	gegenwärtig mittelgradige Episode, mit psychotischen Symptomen
6A70.3	schwergradig, ohne psychotische Symptome	6A71.3	gegenwärtig schwergradige Episode, ohne psychotische Symptome
6A70.4	schwergradig, mit psychotischen Symptomen	6A71.4	gegenwärtig schwergradige Episode, mit psychotischen Symptomen
6A70.5	Schweregrad nicht näher bezeichnet	6A71.5	gegenwärtige Episode, Schweregrad nicht näher bezeichnet
6A70.6	gegenwärtig in Teilremission	6A71.6	Rezidivierende depressive Störung, gegenwärtig in Teilremission
6A70.7	gegenwärtig in Vollremission	6A71.7	Rezidivierende depressive Störung, gegenwärtig in Vollremission
6A70.Y	Sonstige näher bezeichnete depressive Störung mit Einzelepisoden	6A71.Y	Sonstige näher bezeichnete rezidivierende depressive Störung
6A70.Z	Depressive Störung mit Einzelepisoden, nicht näher bezeichnet	6A71.Z	Rezidivierende depressive Störung, nicht näher bezeichnet

Neben der (rezidivierenden) depressiven Episode führt die ICD-11 weitere depressive Störungen auf, darunter die »gemischte depressive und Angststörung« (6A73) und die »dysthyme Störung« (6A72). Bei der dysthymen Störung handelt es sich um eine Form der Depression, bei der die Depression schwächer ausgeprägt ist als bei einer depressiven Episode, aber lange andauert. Für die Vergabe dieser Diagnose muss bei Kindern und Jugendlichen eine depressive Symptomatik für die Dauer von mindestens einem Jahr (bei Erwachsenen mindestens für zwei Jahre) anhalten, ohne dass die Kriterien für eine (rezidivierende) depressive Episode erfüllt werden.

In der ICD-11 gibt es vereinzelt gendersensible Aspekte in der Klassifikation. Eines dieser Spezifika, das ab dem Pubertätsalter relevant ist, umfasst die »prämenstruelle dysphorische Störung«, die in der ICD-11 neu hinzugefügt wurde. Diese Diagnose ist unter Kapitel 16 der Klassifikation verortet, das Erkrankungen des Urogenitalsystems zusammenfasst.

Mit einem deutlich stärkeren Fokus auf dem Symptom der Reizbarkeit als Teil einer depressiven Stimmung wird vermutlich nicht nur die Symptomatik bei depressiv erkrankten Kindern und Jugendlichen besser abgebildet, sondern werden insbesondere männliche Jugendliche zukünftig besser repräsentiert. Diese Patient*innengruppe weist häufig externalisierende Verhaltensweisen auf, die oftmals anderen Störungsbildern zugeordnet werden (siehe Kap. 17.7). Weitere Hinweise auf gender- und auch entwicklungsbedingte Unterschiede finden sich in der ICD-11 nicht unter den Symptomkriterien selbst, sondern in den Clinical Descriptions & Diagnostic Guidelines (»Klinische Beschreibungen und diagnostische Leitlinien«), die von der WHO bislang nur auf Englisch verfügbar sind. In diesen Beschreibungen wird darauf eingegangen, dass Frauen mit einer depressiven Störung im Vergleich zu Männern mehr Appetitveränderungen und Gewichtszunahmen zeigen, während Männer neben komorbiden Substanzstörungen eine geringere Impulskontrolle und erhöhtes Risikoverhalten zeigen. In diesem konkreten Kontext wird aber nicht spezifisch auf Kinder und Jugendliche eingegangen.

In der ICD-11 ist auch neu, dass Antriebsminderung/Energieverlust zu den Nebensymptomen gehören anstatt zu den Hauptsymptomen. Weitere wichtige Neuerungen sind, dass insgesamt fünf statt wie zuvor in der ICD-10 vier Symptome für die Vergabe einer depressiven Episode erfüllt sein müssen. Hoffnungslosigkeit wurde als Nebensymptom neu aufgenommen. Die Dysthymie wird nicht mehr unter den affektiven Störungen verschlüsselt, sondern bei den depressiven Störungen. Weiterhin können in der ICD-11 Zusatzkodierungen vergeben werden, wie z. B. die Zusatzkodierung »mit markanten Angstsymptomen«. Dadurch soll abgebildet werden, dass viele Patient*innen mit Depression zusätzlich klinisch relevante Angstsymptome aufweisen. Während in der ICD-10 psychotische Symptome nur bei einer schweren depressiven Episode diagnostiziert werden konnten, ist dies in der ICD-11 auch bei einer mittelschweren depressiven Episode möglich. Eine weitere relevante Neuerung ist die Einteilung der Symptome in drei Cluster: (1) ein affektiver Cluster, der die beiden Kardinalsymptome gedrückte Stimmung und Interessenverlust umfasst, (2) ein kognitiv-behavioraler Cluster (z. B. Hoffnungslosigkeit, Schuldgefühle) sowie (3) ein neurovegetativer Cluster (z. B. Schlafstörungen und Appetitveränderungen).

17.3 Häufigkeiten

Während die Dreimonatsprävalenz im Vorschulalter bei unter 0,5 % liegt, kommt es ab der Pubertät zu einem starken Anstieg der Depressionsrate auf etwa 11 bis 14 % Lebenszeitprävalenz im Jugendalter (für eine Übersicht siehe Piechaczek, 2023). Vor der Pubertät sind Mädchen etwa gleich häufig betroffen wie Jungen. Ab der Pubertät erkranken zwei- bis dreimal mehr Mädchen an einer Depression im Vergleich zu Jungen (Frey et al., 2020), was ungefähr dem Geschlechterverhältnis der Depression im Erwachsenenalter entspricht. Es werden unterschiedliche Erklärungsmodelle für die höheren Depressionsraten bei Mädchen diskutiert, darunter psychosoziale Gründe, Unterschiede in der Stressexposition zwischen Mädchen und Jungen sowie der Einfluss von Sexualhormonen (Copeland et al., 2019; Piechaczek, 2023), die wir in Kapitel 17.6 erläutern.

Zudem wird diskutiert, ob die höhere Prävalenzrate bei Frauen zumindest zum Teil artifizieller Natur sein könnte. So kann sich die Präsentation der Depressionssymptome zwischen den Geschlechtern unterscheiden (siehe Kap. 17.7). Da die gängigen Diagnostikinstrumente häufig nicht geschlechtssensibel sind, werden Depressionssymptome bei Jungen und Männern möglicherweise nicht adäquat erfasst. Im Kindes- und Jugendalter gibt es hierzu allerdings noch zu wenig Forschung.

Menschen, die einer sexuellen (Lucassen et al., 2017) und geschlechtlichen Minderheit (z. B. Transidentität) angehören, haben ein erhöhtes Risiko, an einer Depression zu erkranken. Wenn jedoch Jugendliche mit Transidentität ausreichend elterlichen Support erhalten, sind die Prävalenzen vergleichbar mit denen von cisgeschlechtlichen Jugendlichen (für einen Review siehe Wittlin et al., 2023).

17.4 Prognose

Die meisten Kinder und Jugendlichen zeigen nach der Depression eine Erholung, jedoch haben etwa 10 bis 21 % der Jugendlichen aus klinischen Stichproben einen chronischen Verlauf, das heißt eine Depressionsdauer von über zwei Jahren. Etwa die Hälfte der Jugendlichen mit einer Depression haben fünf bis acht Jahre nach der Remission erneut ein Rezidiv. Ein Teil der Jugendlichen entwickelt eine Bipolare Störung, wobei sich die Angaben zur Switching-Rate, das heißt zu einer Entwicklung einer Bipolaren Störung im Verlauf, stark zwischen den Studien unterscheiden (Feldmann & Piechaczek, 2023).

Mädchen erkranken häufiger an einer Depression als Jungen. Somit gilt das weibliche Geschlecht als ein Risikofaktor für die Entwicklung einer Depression.

Ob Geschlecht auch einen Einfluss auf die Prognose einer depressiven Erkrankung im Kindes- und Jugendalter hat, ist nicht geklärt: Ein großer Teil der Studien findet keinen Zusammenhang mit Geschlecht, während einige Studien das weibliche Geschlecht als einen Risikofaktor auch für die ungünstige Prognose betrachten (für eine detaillierte Darstellung siehe Feldmann & Piechaczek, 2023). Inwieweit die Zugehörigkeit zu einer geschlechtlichen Minderheit sich auf die Prognose der Depression im Kindes- und Jugendalter auswirkt, wurde unseres Wissens nach noch nicht untersucht.

Neben dem Geschlecht werden zahlreiche Faktoren diskutiert, die einen Einfluss auf die Prognose haben können – darunter weitere soziodemografische Faktoren wie der sozioökonomische Status, familiäre Faktoren (z. B. das familiäre Klima oder die intrafamiliäre Kommunikation) sowie das Vorliegen einer elterlichen Psychopathologie, klinische Faktoren wie Komorbiditäten, Funktionsniveau, Schweregrad depressiver Episoden, Erkrankungsbeginn und belastende Life Events sowie traumatische Erfahrungen. Insgesamt ist die Befundlage zu den Einflussfaktoren auf die Prognose heterogen. Als Risikofaktoren für eine ungünstige Prognose können jedoch depressive Erkrankungen bei den Eltern (insbesondere bei Vorliegen von Rezidiven), komorbide Krankheiten sowie ein niedriges Funktionsniveau betrachtet werden (für eine detaillierte Darstellung siehe Feldmann & Piechaczek, 2023).

17.5 Geschlechtsunabhängige Risikofaktoren

Depressive Störungen im Kindes- und Jugendalter entstehen durch das Zusammentreffen von Stressoren und einer Vulnerabilität, die biologische sowie psychologische Aspekte umfasst (für einen Überblick siehe Greimel et al., 2023). Stressoren, die zur Entstehung einer Depression im Kindes- und Jugendalter beitragen, sind sehr vielfältig, und ihre Bedeutung variiert individuell. Von besonderer Relevanz sind traumatische Erlebnisse, wie sexuelle, körperliche oder emotionale Gewalterfahrungen, Vernachlässigung oder der Verlust enger Bezugspersonen. Ein erhöhtes Erkrankungsrisiko weisen zudem Kinder und Jugendliche auf, die (Cyber-)Mobbing erleben, insbesondere wenn die Übergriffe über einen längeren Zeitraum andauern. Von großer Relevanz sind auch schulische Stressoren, starker Leistungsdruck, konfliktbehaftete Beziehungen im schulischen Umfeld und ein negatives Klassenklima. Im Kontext mit schulischen Stressoren ist wichtig zu betonen, dass der Zusammenhang bidirektional ist, da die depressive Symptomatik Konzentrationsschwierigkeiten, Müdigkeit und Fehlzeiten mit sich bringt, die in der Folge oft zu einem Leistungsabfall führen. Studien zeigen außerdem, dass soziodemografische Aspekte, wie z. B. ein geringer sozioökonomischer Status der Eltern, das Depressionsrisiko bei Kindern und Jugendlichen beeinflussen und oftmals mit weiteren Stressoren wie sozialer Isolation einhergehen (Greimel et al., 2023).

Die Depression tritt gehäuft in Familien auf und Kinder depressiv erkrankter Elternteile haben ein zwei- bis fünffach erhöhtes Erkrankungsrisiko. Neben anderen Transmissionsmechanismen, die das elterliche Verhalten umfassen, spielen genetische Einflussfaktoren eine Rolle (Greimel et al., 2023), wobei die Heritabilität mit ca. 40 % (Thapar et al., 2022) deutlich geringer einzuschätzen ist als z. B. bei der Schizophrenie oder der Autismus-Spektrum-Störung. Die Heritabilität gibt Auskunft über den Anteil eines Merkmals, der durch genetische Faktoren bedingt ist. Eine Heritabilität von über 50 % bedeutet, dass die Unterschiede zwischen den Individuen vor allem durch genetische Unterschiede erklärt werden können.

17.5.1 1.5.1 Geschlechtsspezifische Unterschiede in Risikofaktoren

Die starke Zunahme der Prävalenzraten für depressive Störungen speziell bei Mädchen in der Pubertät wirft die Frage nach geschlechtsspezifischen Unterschieden in Risikofaktoren auf. Es wird angenommen, dass hierbei biologische, soziale und psychologische Aspekte eine Rolle spielen (Piechaczek, 2023). So setzt die Pubertät bei Mädchen früher ein und damit auch die Auseinandersetzung mit den Veränderungen. Es wird vermutet, dass ein früher Pubertätsbeginn und erhöhte Testosteronspiegel bei Mädchen Risikofaktoren für Depression darstellen (Copeland et al., 2019). Aufgrund körperlicher Veränderungen und gesellschaftlicher Schlankheitsideale, die auch auf Social-Media-Kanälen stark transportiert werden, kommt es bei Mädchen oftmals zu negativem Affekt, der eine Depression begünstigt. Ferner gehen Angststörungen, die bei Mädchen prävalenter sind als bei Jungen, einer Depression häufig voraus. Ab der Pubertät kommt es auch zu einer Verstärkung der Geschlechterrollen, und speziell bei Mädchen lässt sich eine erhöhte Bedeutung von Beziehungen feststellen, die auch mit einer gesteigerten Sensitivität gegenüber Ablehnung durch Peers assoziiert ist. Weiterhin zeigen Mädchen eine erhöhte Reaktivität auf zwischenmenschlichen Stress, wie z. B. Konflikte im Freundeskreis (Piechaczek, 2023). Jungen orientieren sich in der Adoleszenz oft an tradierten Männlichkeitsidealen, in die die »klassischen« depressiven Symptome wie Traurigkeit nicht hineinpassen. So erscheint es plausibel, dass adoleszente Jungen mit mehr externalisierenden Symptomen wie Impulsivität sowie erhöhtem Substanzkonsum auf Belastung reagieren (Bulhões et al., 2019).

17.5.2 Risikofaktoren bei geschlechtlichen und sexuellen Minderheiten

Eine Erklärung für die erhöhten Raten depressiver Störungen und depressiver Symptomatik bei Jugendlichen, die einer sexuellen (Lucassen et al., 2017) oder geschlechtlichen Minderheit angehören (Wittlin et al., 2023), ist, dass diese Personengruppen erhöhtem Stress ausgesetzt sind. Dabei kann zwischen externalen und internalen Stressoren unterschieden werden. Externale Stressoren umfassen Aspekte wie Zurückweisung durch die eigene Familie, Erfahrung von Diskriminierung und Mobbing sowie das Verleugnen der geschlechtlichen Identität durch andere im Sinne einer Non-Affirmation. Internale Stressoren umfassen negative Erwartungen im Hinblick auf die eigene Zukunft und negative Kognitionen bezüglich der eigenen Person in Folge des erlebten Stigmas. Ein weiterer Stressor, der für transgender Jugendliche von großer Relevanz ist, ist die erlebte Inkongruenz zwischen ihrem Körper und ihrer geschlechtlichen Identität (Wittlin et al., 2023).

Das Wissen um diese Risikofaktoren kann wichtige Ansatzpunkte für Prävention und Behandlung liefern. Allerdings bedarf es zukünftig mehr Forschung zu Belastungsfaktoren bei jungen Menschen, die diesen Minderheiten angehören, da die bisherigen Ergebnisse primär aus Querschnittsstudien stammen. Insbesondere wichtig sind umfangreiche longitudinale populationsbasierte Studien, um kausale Rückschlüsse zwischen den Stressoren und dem erhöhten Erkrankungsrisiko ziehen zu können.

17.6 Symptome

In den Klassifikationssystemen der ICD-10 und ICD-11 sind einheitliche Kriterien für die Depression für alle Altersstufen definiert; in der ICD-11 wurde lediglich die Neuerung aufgenommen, dass sich bei Kindern und Jugendlichen die depressive Stimmung auch als eine reizbare Stimmung äußern kann. Klinisch betrachtet gibt es im Vergleich zum Erwachsenenalter jedoch weitere Unterschiede in der Symptomatik bei Kindern und Jugendlichen. So klagen Kinder und Jugendliche beispielsweise häufig über somatische Symptome wie Kopf- und Bauchschmerzen.

Inwieweit geschlechtsspezifische Unterschiede in der Symptomatik existieren, wurde bereits in Studien untersucht. Einige Studien finden bei Mädchen häufiger kognitive Symptome wie Selbstwertprobleme und Schuldgefühle. Gründe hierfür könnten Einflüsse der Sozialisierung sein. So werden Mädchen eher dazu erzogen, sich um andere zu kümmern, weniger Konflikte zu provozieren und sich mehr Gedanken über die Meinung anderer zu machen. Diese Erwartungen nicht zu erfüllen, könnte zu Symptomen wie Schuldgefühlen führen (Bennett et al., 2005).

Zudem zeigen einige Studien häufiger somatische Symptome bei Mädchen als bei Jungen, z. B. einen gesteigerten Appetit mit Gewichtszunahme und Schlafprobleme. Im klinischen Alltag lassen sich bei Jungen mehr externalisierende Verhaltensweisen wie Aggressivität beobachten.

Mädchen begehen mehr Suizidversuche als Jungen, Jungen jedoch mehr vollendete Suizide (für eine detailliertere Darstellung der Studien siehe Feldmann & Kroboth, 2023; siehe auch Kap. 33, nicht-suizidale Selbstverletzung und Suizidalität). Letzteres könnte mit einer höheren Aggression, der Wahl einer tödlicheren Suizidmethode sowie weiteren Komorbiditäten zusammenhängen (Bridge et al., 2006).

An dieser Stelle sollte erwähnt werden, dass es einige Studien gibt, die keine Unterschiede in der klinischen Präsentation der Depressionssymptome bei Mädchen und Jungen finden, sodass nicht oder nur bedingt von einer »typisch männlichen« oder »typisch weiblichen« Depression im Kindes- und Jugendalter gesprochen werden kann. Die Studienlage zu Geschlechtsunterschieden bei der Depression ist also nicht eindeutig und es gibt heterogene Befunde.

In Studien zum Erwachsenenalter wird diskutiert, dass Männer häufiger externalisierende Symptome wie Aggression, Irritabilität und erhöhten Alkoholkonsum aufweisen, während Frauen eher internalisierende Symptome zeigen, die den Symptomen der Depression in den Klassifikationssystemen mehr entsprechen (und somit valider durch gängige Diagnostikinstrumente erfasst werden, siehe Kap. 17.7). Die unterschiedliche Präsentation der Symptome könnte mit den gesellschaftlichen Erwartungen gemäß den Geschlechterrollen zusammenhängen (Whitley, 2021).

17.7 Diagnostik

Die Diagnostik einer Depression bei Kindern und Jugendlichen erfordert eine multimodale und multiperspektivische Herangehensweise (für eine ausführliche

Darstellung siehe Wermuth et al., 2023). Da die Symptomatik bei internalisierenden Störungen wie der Depression nicht immer von außen beobachtbar ist, ist der Selbstbericht von besonderer Bedeutung. Dessen ungeachtet spielt der Einbezug der Eltern bei der Diagnostik eine wichtige Rolle und ist umso relevanter, je jünger die Patient*innen sind.

Die klinische Exploration samt der Erhebung des psychopathologischen Befundes und einer Verhaltensbeobachtung nimmt einen zentralen Stellenwert ein. Da sich die depressive Symptomatik bei Kindern und Jugendlichen und speziell bei männlichen Jugendlichen oftmals in Form erhöhter Reizbarkeit zeigt, sollte diesem gender- und entwicklungsbedingten Spezifikum in der Exploration besondere Beachtung geschenkt werden.

Weitere Bestandteile der Diagnostik umfassen die Erhebung einer Eigenanamnese und Fremdanamnese. Bei der Fremdanamnese ist es ratsam, neben den Informationen der Eltern (bei vorliegendem Einverständnis) auch Informationen von weiteren wichtigen Bezugspersonen einzuholen, wie z. B. Großeltern oder der Klassenleitung.

Ein wichtiger Baustein in der Diagnostik sind standardisierte diagnostische Instrumente, die sich klinisch als nützlich erweisen und zudem über gute psychometrische Eigenschaften verfügen. Für eine erste Orientierung über psychische Auffälligkeiten empfiehlt sich der Einsatz von Breitbandverfahren wie der Child Behavior Checklist (CBCL/6-18R) oder dem Youth Self Report (YSR/11-18R) (Döpfner et al., 2014). Für die kriteriumsgeleitete Erfassung einer depressiven Störung sowie möglicher Komorbiditäten eignet sich das Diagnostische Interview bei psychischen Störungen im Kindes- und Jugendalter (Kinder-DIPS Open Access, Schneider et al., 2017) in der Kind- und Elternversion sehr gut.

Um die Ausprägung einer depressiven Symptomatik im Rahmen der Diagnostik sowie im Verlauf der Therapie zu erfassen, sind folgende Instrumente gut geeignet: für den Selbstbericht das weitverbreitete Depressionsinventar für Kinder und Jugendliche (DIKJ, 8–16 J., Stiensmeier-Pelster et al., 2014) oder das Beck Depression Inventory for Youth (BDI-Y, 7–18 J., Beck et al., 2019), für den Fremdbericht der Fremdbeurteilungsbogen für Depressive Störungen (FBB-DES, Döpfner & Görtz-Dorten, 2017). Hervorzuheben ist, dass für den FBB-DES und das BDI-Y geschlechtsspezifische Normen für Jungen versus Mädchen vorliegen. Beim BDI-Y beispielsweise erzielen Jungen bei gleichem Rohwert einen höheren T-Wert (im Sinne einer erhöhten Symptomatik); dieser geschlechtsspezifische Unterschied fällt bei dem BDI-Y mit zunehmendem Alter stärker ins Gewicht. Während es bereits Instrumente gibt, die separat für Mädchen und Jungen normiert sind, wäre es aufgrund von Hinweisen auf geschlechtsspezifische Symptomatik zukünftig sinnvoll, Instrumente zu entwickeln, die geschlechtssensible Items bzw. Itemgewichtungen enthalten.

Unverzichtbar ist eine ärztliche körperliche Diagnostik inklusive einer laborchemischen Untersuchung und einer körperlich-neurologischen Untersuchung, die bei Indikation durch apparative Verfahren (z. B. Elektroenzephalografie) ergänzt werden sollte. Die somatische Diagnostik ermöglicht den Ausschluss körperlicher Ursachen für depressive Symptome. Darunter fallen beispielsweise endokrinologische Auffälligkeiten oder Erkrankungen wie eine Hypothyreose (Schilddrüsenunterfunktion). Zudem sollte speziell bei Mädchen ab der Pubertät ein vermehrtes Augenmerk auf einen möglichen Eisenmangel im Kontext mit der Regelblutung gelegt werden. Insbesondere vor Beginn einer Behandlung mit Psychopharmaka sollte ein Elektrokardiogramm durchgeführt werden (Wermuth et al., 2023).

17.7.1 Geschlechtsspezifische Aspekte in der Diagnostik

Wie in Kapitel 17.3 hervorgehoben, erfassen diagnostische Kriterien sowie diagnostische Instrumente depressionsspezifische Merkmale bei Jungen möglicherweise nicht gleichermaßen gut wie bei Mädchen. Adoleszenten Mädchen fällt es leichter, Einblick in ihre Gefühlswelt zu geben, und klassische depressive Symptome wie Traurigkeit und Weinen entsprechen nicht typisch männlichen Stereotypen und der westlichen Sozialisation von Jungen. Dies könnte dazu führen, dass Jungen zögerlich sind, entsprechende Symptome anzugeben, und entsprechend niedrigere Kennwerte für diese Items erzielen (Bulhões et al., 2019).

Kliniker*innen können dem diagnostischen Bias zum Teil entgegenwirken, indem sie (1) eine entstigmatisierende Haltung vermitteln, (2) bei der klinischen Exploration geschlechtsspezifische Unterschiede in der Symptomatik (siehe Kap. 17.7) berücksichtigen und (3) vermehrt psychometrische Instrumente einsetzen, für die geschlechtsspezifische Normen vorliegen (z. B. den BDI-Y).

17.8 Therapie

Die Behandlung setzt immer eine umfangreiche Aufklärung über die Behandlungsmethoden und Zustimmung der Kinder und Jugendlichen voraus. Zusätzlich sollte eine Psychoedukation über Symptomatik, Verlauf und Ursachen der Depression erfolgen, um bei Betroffenen, Eltern und Angehörigen Unsicherheit und Fehlannahmen zu reduzieren.

Im stationären und teilstationären Setting erfolgt die Behandlung multimodal unter Einschluss zusätzlicher therapeutischer Methoden. Hierzu gehören Methoden der Kunst- und Musiktherapie, der Ergotherapie und Methoden zur Steigerung der (sportlichen) Aktivitäten.

Zur Behandlung depressiver Störungen bei Kindern und Jugendlichen liegen international (z. B. National Institute for Clinical Excellence, 2019) und national (S3-Leitlinie; Dolle & Schulte-Körne, 2013) Behandlungsleitlinien vor. Diese fassen auf der Basis der vorliegenden Evidenz und der klinischen Praxis wesentliche Behandlungsempfehlungen zusammen. Diese leitlinienorientierten Empfehlungen werden in Deutschland regelmäßig aktualisiert, wie z. B. aktuell die S3-Leitlinie zur Behandlung depressiver Störungen bei Kindern und Jugendlichen (Schulte-Körne et al., 2023).

Eine standardisierte Diagnostik der Depression entsprechend den Diagnosekriterien der ICD-10 ist eine zentrale Voraussetzung für die Behandlung einer depressiven Störung im Kindes- und Jugendalter. Die S3-Leitlinie zur »Behandlung depressiver Störungen im Kindes- und Jugendlater« empfiehlt, dass bei der Behandlung folgende Aspekte berücksichtig werden: das Vorliegen komorbider Störungen (wie z. B. eine Essstörung), der Schweregrad der Depression (gemäß ICD-10 leicht, mittelschwer und schwer), die individuellen Ressourcen (z. B. kognitive Fähigkeiten) sowie psychosoziale Unterstützung in der Familie, Schule und Peergruppe.

Das Setting der Behandlung umfasst die ambulante, teilstationäre und stationäre Versorgung. Liegt ein besonders hoher Schweregrad oder eine akute Suizidalität vor, ist eine teilstationäre oder stationäre Behandlung zu empfehlen. In Deutschland und international wird am häufigsten eine ambulante Behandlung durchgeführt; die primär empfohlene Behandlungsmethode bei Kindern und Jugendlichen ist die Psychotherapie.

Aufgrund der Evidenz wird die kognitive Verhaltenstherapie (KVT) als erste Wahl empfohlen. International ist die Interpersonelle Psychotherapie (IPT) verbreiteter als in Deutschland. Da die Evidenz bei Jugendlichen recht hoch ist, wird die IPT als Alternative zur KVT empfohlen. Die Systemische Psychotherapie, die mittlerweile als Richtlinienverfahren in Deutschland anerkannt ist, wird empfohlen, wenn KVT oder IPT nicht verfügbar, von den Kindern und Jugendlichen nicht gewollt oder nicht wirksam sind. Ob die Therapie als Einzel- oder Gruppentherapie durchgeführt wird, ist aufgrund der Studienlage nicht zu entscheiden. Für beide Behandlungsformen gibt es Hinweise auf die Wirksamkeit.

Bei Kindern und Jugendlichen ist die Einbeziehung des familiären Umfeldes sehr wichtig, daher werden für Kinder, die jünger als 7 Jahre sind, auch familienbasierte verhaltenstherapeutische Behandlungsmethoden empfohlen. Generell sollten Eltern, wie in den Richtlinien der Kinder- und Jugendlichenpsychotherapie auch vorgesehen, regelhaft in die Behandlung miteinbezogen werden.

Neben der Psychotherapie haben psychopharmakologische Ansätze einen wichtigen Anteil in der Behandlung. Meist wird ein Antidepressivum erst nach einer nicht wirksamen psychotherapeutischen Behandlung oder zusätzlich zu einer psychotherapeutischen Behandlung bei mittelschweren und schweren Formen der Depression eingesetzt.

Serotonin-Wiederaufnahmehemmer (SSRI) werden aufgrund der Evidenz primär eingesetzt. Hierzu gehört das Medikament Fluoxetin, das bisher am besten untersucht wurde. Die Effektstärken einzelner SSRI sind unterschiedlich und liegen im mittleren bis schwachen Bereich. Fluoxetin ist in Deutschland für Kinder ab 8 Jahren zur Behandlung der Depression zugelassen und wird in einer Dosierung von 10 bis 20 mg einmal täglich verordnet. Zu den unerwünschten Nebenwirkungen gehören Schwindel und Übelkeit, gesteigerte Suizidalität und sexuelle Funktionsstörungen. Die zuletzt genannte Nebenwirkung wirkt sich bei Jugendlichen negativ auf die Compliance der Einnahme aus und führt nicht selten zu einer unregelmäßigen Einnahme. Die Nebenwirkung Suizidalität erfordert ein enges Monitoring und schränkt den Einsatz bei Patient*innen mit einer hohen Suizidalität ein. Weitere Medikamente aus der Gruppe der SSRI, die die Leitlinie empfiehlt, sind Escitalopram und Sertralin. Weitere Informationen zur Pharmakotherapie sind bei Taurines et al. (2023) zu finden.

17.8.1 Sozialer Dienst und Multiprofessionalität

Depression tritt in Episoden unterschiedlicher Länge auf und führt oft zu erheblichen Belastungen der Betroffenen in Schule und Beruf. Mögliche Folgen sind Klassenwiederholung, das Erleben von Mobbing sowie das Fernbleiben von der Schule über mehrere Monate (Schulabsentismus) (Schulte-Körne, 2016). Daher ist die schulische Integration des Kindes oder Jugendlichen mit einer Depression ein vorrangiges Behandlungsziel, die mithilfe der Schulsozialarbeit erfolgt. Ziel der Schulsozialarbeit ist, die Integration der Schüler*innen mit einer Depression zu verbessern. Dazu dienen Gespräche mit den Mitschüler*innen, den Lehrkräften sowie den Eltern. Im nächsten Schritt wird versucht, gemeinsam mit den erkrankten Schüler*innen im Rahmen einer Psychoedukation belastende Reaktionen in der Klasse und im Unterricht zu identifizieren, die symptomverstärkend sind. Darauf aufbauend werden ein lösungsorientierter

Umgang mit Schüler*innen mit einer Depression erarbeitet und die Umsetzung erprobt. Unterstützend können Lehrkräfte im Rahmen von Gruppenarbeit mit den Schüler*innen Themen der psychischen Gesundheit und Krankheit unter Anleitung und Moderation der Schulsozialarbeit bearbeiten und dazu beitragen, dass einer Stigmatisierung psychischer Erkrankung aufgrund fehlenden Wissens darüber entgegengewirkt wird.

Eine weitere wichtige Aufgabe ist, die Kommunikation und Zusammenarbeit zwischen Schule, Lehrkraft und den Eltern zu moderieren, die häufig durch die Erkrankung des Kindes belastet ist. Unterstützungsbedarf der Eltern zeigt sich z. B. zur Frage, wie das eigene Kind zu Hause unterstützt werden kann. Hier kann der schulpsychologische Dienst die Eltern entlasten, indem er sie berät und begleitet.

Nach einer stationären Behandlung ist die Symptomatik meist deutlich geringer; den behandelten Kindern und Jugendlichen gelingt es deutlich besser, wieder mit Alltagsanforderungen umzugehen. Trotzdem kann es notwendig sein, beispielsweise aufgrund komorbider Störungen oder massiver Belastungen im Elternhaus mit fehlenden Ressourcen, dass sich an die stationäre Behandlung eine stationäre Jugendhilfemaßnahme anschließt. Begleitet durch den sozialen Dienst werden meist Maßnahmen nach § 35a SGB VIII eingeleitet, die die rechtliche und finanzielle Voraussetzung schaffen, damit eine weitere, dann meist pädagogische Behandlung erfolgt.

17.8.2 Geschlechtsspezifische Aspekte in der Therapie

Es liegen kaum Untersuchungen zu geschlechtsspezifischen Wirkfaktoren von Behandlungen bei der Depression von Kindern und Jugendlichen vor, auch wenn sie dringend gefordert werden (Herrmann et al., 2023). Ältere pharmakologische Untersuchungen deuten darauf hin, dass geschlechtsspezifische Unterschiede in der Metabolisierung (Mädchen haben höhere Plasmaspiegel des Pharmakons) als auch in der Wirksamkeit von Antidepressiva (höhere Wirksamkeit bei Mädchen) vorliegen (Labellarte et al., 2004; Tosyali & Greenhill, 1998). Die Effekte sind allerdings widersprüchlich und bisher kaum untersucht.

Emotionsregulation hat eine zunehmend bedeutendere Rolle für das Krankheitsverständnis bei der Depression. Es liegen Hinweise vor, dass die Fähigkeit zur Emotionsregulation bei Mädchen im Vergleich zu Jungen stärker ausgeprägt ist (Sanchis-Sanchis et al., 2020). Für die Behandlungsplanung erscheint es daher sinnvoll, bei männlichen Jugendlichen, die auf emotionalen Stress eher mit impulsiven, nicht selten alkoholkonsumierenden Verhalten reagieren, zusätzlich einen Fokus auf die Stärkung der Emotionsregulation zu legen.

Zusätzlich sollten geschlechtsspezifische Bedürfnisse, Rollenbilder, Situationen und Stereotype in der Konzeption und Umsetzung der Behandlung berücksichtigt werden. Diese Aspekte können die Therapiemotivation und -kontinuität verbessern und den geschlechtsspezifischen Themen in der Psychotherapie den notwendigen Raum geben.

17.9 Zusammenfassung

Die Depression gehört zu den häufigsten Erkrankungen des Kindes- und Jugendalters. In der Adoleszenz steigen die Prävalenzen deutlich an und ab dieser Entwicklungsphase sind Mädchen häufiger von der Erkrankung betroffen als Jungen. Kinder und Jugendliche mit Depression zeigen im Vergleich zu Erwachsenen mehr somatische Symptome und Reizbarkeit. Während sich die depressive Symptomatik bei Mädchen stärker in Form von Traurigkeit und Weinen äußert, zeigt sich die Symptomatik bei Jungen klinisch betrachtet eher durch Reizbarkeit. Dafür werden verschiedene Gründe diskutiert, unter anderem die noch immer vorhandene geschlechtsspezifische Sozialisation. Allerdings ist die Befundlage zu geschlechtsspezifischen Unterschieden bei der Symptomatik nicht eindeutig, es gibt auch Studien, die keine Unterschiede feststellen.

Die Diagnostik der Depression bedarf eines multimodalen und multiperspektivischen Ansatzes, bei dem entwicklungs- und geschlechtsspezifische Aspekte berücksichtigt werden. Die Behandlung erfolgt multimodal; eine ausführliche Aufklärung und Psychoedukation sind von zentraler Bedeutung und dienen auch der Entstigmatisierung der Erkrankung bei den Betroffenen und ihren Familien. Die Behandlung erster Wahl ist die kognitive Verhaltenstherapie. Neben der Psychotherapie haben psychopharmakologische Ansätze abhängig vom Schweregrad der Erkrankung einen wichtigen Anteil in der Behandlung.

17.10 Autorinnen und Autor

Prof. Dr. rer. medic. Ellen Greimel, Diplompsychologin, Kinder- und Jugendlichenpsychotherapeutin (VT), ist außerplanmäßige Professorin an der LMU München und Arbeitsgruppenleiterin an der Klinik und Poliklinik für Kinder- und Jugendpsychiatrie, Psychosomatik und Psychotherapie des LMU Klinikums München. E-Mail: ellen.greimel@med.uni-muenchen.de

Dr. rer. biol. hum. Lisa Feldmann, Psychologin M. Sc., Psych. Psychotherapeutin (VT), ist Postdoktorandin an der Klinik und Poliklinik für Kinder- und Jugend-

psychiatrie, Psychosomatik und Psychotherapie des LMU Klinikums München.
E-Mail: lisa.feldmann@med.uni-muenchen.de
Prof. Dr. med. Gerd Schulte-Körne, Facharzt für Kinder- und Jugendpsychiatrie und -psychotherapie, hat den Lehrstuhl für Kinder- und Jugendpsychiatrie und -psychotherapie an der LMU München inne und ist Direktor der Klinik und Poliklinik für Kinder- und Jugendpsychiatrie, Psychosomatik und Psychotherapie des LMU Klinikums München.
Email: gerd.schulte-koerne@med.uni-muenchen.de

17.11 Vertiefungsmöglichkeiten

Schulte-Körne, G., Greimel, E. (2023): Depression im Kindes- und Jugendalter. Rechtzeitig erkennen, wirksam behandeln und vorbeugen. Kohlhammer.

»ich bin alles«: Informationsportal zur Depression und psychischen Gesundheit im Kindes- und Jugendalter, Portal für Jugendliche und Eltern (https://www.ich-bin-alles.de)

»ich bin alles @Schule« Portal für Lehrkräfte. Die Website bietet evidenzbasierte Informationen zur Depression und psychischen Gesundheit bei Schüler*innen und stellt einen konkreten Bezug zum Schulkontext her (https://schule.ich-bin-alles.de)

17.12 Verständnisfragen

1. Erkranken Mädchen und Jungen gleich häufig an einer Depression?
2. Warum weisen Mädchen eine höhere Prävalenz bei der Depression auf?
3. Welche Symptome der Depression treten bei Kindern und Jugendlichen häufiger auf als bei Erwachsenen?

17.13 Literatur

Beck, J. S.; Beck, A. T.; Jolly, J. B.; et al. (2019): Beck Youth Inventories – Second edition – Deutsche Fassung. Pearson.

Bennett, D. S.; Ambrosini, P. J.; Kudes, D.; et al. (2005): Gender differences in adolescent depression: Do symptoms differ for boys and girls? In: Journal of Affective Disorders, 89 (1–3), S. 35–44. doi:10.1016/j.jad.2005.05.020

BfArM – Bundesinstitut für Arzneimittel und Medizinprodukte (2025). Depressive Störungen (ICD-11 Entwurfsfassung Deutsch). Online verfügbar unter: https://www.bfarm.de/DE/Kodiersysteme/Klassifikationen/ICD/ICD-11/uebersetzung/_node.html (15.12.2025)

Bridge, J. A.; Goldstein, T. R.; Brent, D. A. (2006): Adolescent suicide and suicidal behavior. In: Journal of Child Psychology and Psychiatry, 47 (3–4), S. 372–394. doi:10.1111/j.1469-7610.2006.01615.x

Bulhões, C.; Ramos, E.; Severo, M.; et al. (2019): Measuring depressive symptoms during adolescence: What is the role of gender? In: Epidemiology and Psychiatric Sciences, 28 (1), S. 66–76. doi:10.1017/s2045796017000312

Copeland, W. E.; Worthman, C.; Shanahan, L.; et al. (2019): Early pubertal timing and testosterone associated with higher levels of adolescent depression in girls. In: Journal of the American Academy of Child and Adolescent Psychiatry, 58 (12), S. 1197–1206. doi:10.1016/j.jaac.2019.02.007

Dolle, K.; Schulte-Körne, G. (2013): The treatment of depressive disorders in children and adolescents. In: Deutsches Ärzteblatt International, 110 (50), S. 854–860. doi:10.3238/arztebl.2013.0854

Döpfner, M.; Görtz-Dorten, A. (2017): Diagnostik-System für psychische Störungen nach ICD-10 und DSM-5 für Kinder und Jugendliche-III (DISYPS-III): Hogrefe.

Döpfner, M.; Plück, J.; Kinnen, C. (2014): Deutsche Schulalter-Formen der Child Behavior Checklist von Thomas M. Achenbach. Elternfragebogen über das Verhalten von Kindern und Jugendlichen, (CBCL/6–18 R), Lehrerfragebogen über das Verhalten von Kindern und Jugendlichen (TRF/6–18 R), Fragebogen für Jugendliche (YSR/11–18 R): Hogrefe.

Feldmann, L.; Kroboth, J. (2023): Symptomatik. In: Schulte-Körne, G.; Greimel, E. (Hg.), Depression im Kindes- und Jugendalter – Rechtzeitig erkennen, wirksam behandeln und vorbeugen, S. 15–33. Kohlhammer.

Feldmann, L.; Piechaczek, C. E. (2023): Verlauf. In: Schulte-Körne, G.; Greimel, E. (Hg.), Depression im Kindes- und Jugendalter – Rechtzeitig erkennen, wirksam behandeln und vorbeugen, S. 131–149. Kohlhammer.

Frey, M.; Obermeier, V.; von Kries, R.; et al. (2020): Age and sex specific incidence for depression from early childhood to adolescence: A 13-year longitudinal analysis of German health insurance data. In: Journal of Psychiatric Research, 129, S. 17–23. doi:10.1016/j.jpsychires.2020.06.001

Greimel, E.; Piechaczek, C.; Scherff, A. (2023): Ursachen. In: Schulte-Körne, G.; Greimel, E. (Hg.), Depression im Kindes- und Jugendalter – Rechtzeitig erkennen, wirksam behandeln und vorbeugen, S. 104–130. Kohlhammer.

Herrmann, L.; Reiss, F.; Becker-Hebly, I.; et al. (2024): Systematic review of gender-specific child and adolescent mental health care. In: Child Psychiatry and Human Development, 55, S. 1487–1501. doi:10.1007/s10578-023-01506-z

Labellarte, M.; Biederman, J.; Emslie, G.; et al. (2004): Multiple-dose pharmacokinetics of fluvoxamine in children and adolescents. In: Journal of the American Academy of Child Adolescent Psychiatry, 43 (12), S. 1497–1505. doi:10.1097/01.chi.0000143546.28821.11

Lucassen, M. F.; Stasiak, K.; Samra, R.; et al. (2017): Sexual minority youth and depressive symptoms or depressive disorder: A systematic review and meta-analysis of population-based studies. In: Australian and New Zealand Journal of Psychiatry, 51 (8), S. 774–787. doi:10.1177/0004867417713664

National Institute for Clinical Excellence. (2019): Depression in children and young people, 2019 evidence review. [A] Psychological interventions for the treatment of depression. NICE. Online verfügbar unter: https://www.nice.org.uk/guidance/ng134/evidence/evidence-review-for-psychological-interventions-for-the-treatment-of-depression-pdf-6834544094 (09.12.2025).

Piechaczek, C. E. (2023): Epidemiologie. In: Schulte-Körne, G.; Greimel, E. (Hg.), Depression im Kindes- und Jugendalter – Rechtzeitig erkennen, wirksam behandeln und vorbeugen, S. 79–90. Kohlhammer.

Sanchis-Sanchis, A.; Grau, M. D.; Moliner, A. R.; et al. (2020): Effects of age and gender in emotion regulation of children and adolescents. In: Frontiers of Psychology, 11, S. 946. doi:10.3389/fpsyg.2020.00946

Schneider, S.; Pflug, V.; In-Albon, T.; et al. (2017): Kinder-DIPS Open Access: Diagnostisches Interview bei psychischen Störungen im Kindes- und Jugendalter. Forschungs- und Behandlungszentrum für psychische Gesundheit, Ruhr-Universität Bochum.

Schulte-Körne, G. (2016): Mental health problems in a school setting in children and adolescents. In: Deutsches Ärzteblatt International, 113 (11), S. 183–190. doi:10.3238/arztebl.2016.0183

Schulte-Körne, G.; Klingele, C.; Zsigo, C.; et al. (2023): S3-Leitlinie Depressive Störungen im Kindes- und Jugendalter: Wo geht es hin? In: Bundesgesundheitsblatt – Gesundheitsforschung – Gesundheitsschutz, 66 (7), 767–773. doi:10.1007/s00103-023-03721-4

Stiensmeier-Pelster, J.; Braune-Krickau, M.; Schürmann, M.; et al. (2014): Depressions-Inventar für Kinder und Jugendliche. 3. überarbeitete und neu normierte Auflage. Hogrefe.

Taurines, R.; Wewetzer, C.; Schulte-Körne, G. (2023): Depressive Störungen. In: Gerlach, M., Mehler-Wex, C., Romanos, M.; et al. (Hg.), Neuro-Psychopharmakotherapie im Kindes- und Jugendalter (4. Aufl.), S. 563–577. Springer.

Thapar, A.; Eyre, O.; Patel, V.; et al. (2022): Depression in young people. In: The Lancet, 400 (10352), S. 617–631. doi:10.1016/S0140-6736(22)01012-1

Tosyali, M. C.; Greenhill, L. L. (1998): Child and adolescent psychopharmacology: Important developmental issues. In: Pediatric Clinics of North America, 45 (5), 1021–1035. doi:10.1016/S0031-3955(05)70060-2

Wermuth, I.; Nagel, M.; Schulte-Körne, G. (2023): Diagnostik und Klassifikation. In: Schulte-Körne, G.; Greimel, E. (Hg.), Depression im Kindes- und Jugendalter – Rechtzeitig erkennen, wirksam behandeln und vorbeugen, S. 34–65: Kohlhammer.

Whitley, R. (2021): Risk factors and rates of depression in men: Do males have greater resilience, or is male depression underrecognized and underdiagnosed? In R. Whitley (Ed.), Men's issues and men's mental health: An introductory primer (S. 105–125): Springer International Publishing. https://doi.org/10.1007/978-3-030-86320-3_5

Wittlin, N. M.; Kuper, L. E.; Olson, K. R. (2023): Mental health of transgender and gender diverse youth. In: Annual Review of Clinical Psychology, 19 (1), S. 207–232. doi:10.1146/annurev-clinpsy-072220-020326.

18 Angst- und furchtbezogene Störungen

Holen Jungs auf?

Siebke Melfsen, Torsten Lucas, Susanne Walitza

Dieses Kapitel handelt von Angststörungen im Kindes- und Jugendalter mit dem Schwerpunkt geschlechtsspezifischer Unterschiede. Neben Unterschieden hinsichtlich Prävalenzen, Risikofaktoren und Symptomatik wird ein Ausblick auf mögliche Anpassungen in den Bereichen Diagnostik und Therapie gegeben.

Lernziele: Es werden Kenntnisse zu geschlechtsspezifischen Besonderheiten bei Angststörungen vermittelt und Möglichkeiten ihrer Berücksichtigung in Diagnostik und Therapie vorgestellt.

Schlagworte: Angststörungen, Angst, Furcht, Phobie, Panik

18.1 Persönliche Annäherung

»Du weinst ja wie ein kleines Mädchen! Jungen sind tapfer. Willst du kein Junge sein?« – Diese Worte entstammen nicht dem letzten Jahrtausend, sondern sind jungen Eltern in diesem Jahr entglitten. Der Junge schrie, weil er nicht in dieses bedrohlich wackelige Boot einsteigen wollte, und als er diese Worte hörte, unterbrach er kurz sein Geschrei und wirkte nachdenklich: Wollte er kein Junge sein? Darf man sich das aussuchen? Dann weinte er weiter, nur noch lauter, um auf seine Not aufmerksam zu machen, um darauf aufmerksam zu machen, dass er müde war und hungrig und kein Verlangen danach hatte, unter diesen Umständen in das Boot einzusteigen.

Wie wird sich dieser Junge weiterentwickeln? Wird er zu einem Mann, der nicht um Hilfe fragen wird, wenn er Ängste hat, weil wahre Männer ihre Probleme eigenständig lösen müssen? Der seine Ängste und Sorgen nicht ausdrücken kann, weil wahre Männer keine Angst haben dürfen?

Und wie sieht eine vergleichbare Situation für Mädchen aus? Auch der Kommentar »Kleine Mädchen tun so etwas nicht!« hält sich bis in heutige Zeiten, wenn ein Mädchen z. B. nicht freundlich und nett ist, sondern mit dem Fuß aufstampft und fordernd auftritt. Restriktivere Erziehung bei Mädchen hält sich in unserer Zeit immer noch mit stärkerer Normorientierung und Furcht vor Strafe.

Gleichzeitig füllen sich die Seiten, die über den gesellschaftlichen Wandel berichten, über die Veränderung von althergebrachten Rollenvorstellungen und Stereotypen. Und die Frage drängt sich auf: Holen Jungs jetzt auf? Dürfen auch sie Ängste zeigen? Oder sind es umgekehrt die Mädchen, die vermehrt Verhaltensweisen entwickeln dürfen, die den Umgang mit Ängsten fördern?

18.2 Definition nach ICD-11

Ängste sind Teil einer normalen Entwicklung von Kindern, die evolutionsbiologisch überlebensnotwendige Schutzfunktionen erfüllen. Diese sogenannten Entwicklungsängste sind phasenspezifisch, vorübergehend und von milder Ausprägung. Zu diesen zählen z. B. die Achtmonatsangst, die auf der Fähigkeit basiert, die Mutter von Fremden zu differenzieren, oder die Angst, verlassen zu werden, mit zunehmender Fähigkeit, Zukünftiges zu antizipieren (Blanz, 2003). Der Umgang mit diesen Ängsten stärkt Kinder in der Ausbildung emotionaler Regulationsstrategien.

Davon abzugrenzen sind Angststörungen, die behandlungsbedürftig sind, da sie die Entwicklung einschränken. Die ICD-11 definiert sie wie folgt:

> *»Angst- und furchtbezogene Störungen sind durch übermäßige Furcht und Angst und damit verbundene Verhaltensstörungen gekennzeichnet, wobei die Symptome so schwerwiegend sind, dass sie zu bedeutsamem Leid oder signifikanten Beeinträchtigungen in persönlichen, familiären, sozialen, ausbildungsbezogenen, beruflichen oder anderen wichtigen Funktionsbereichen führen.« (BfArM, 2025, o. S.)*

Im Vergleich zur ICD-10 werden in der ICD-11 Angststörungen in Anlehnung an das DSM-5 (APA, 2015) neu organisiert: Sie werden nach einer Lebenszeitachse angeordnet, in jeder Kategorie wird die altersspezifische Symptomatik berücksichtigt und damit die mögliche Kontinuität der Angststörungen vom Kindesalter ins Erwachsenenalter beachtet. Die Kategorie »Ängste im Kindes- und Jugendlichenalter« in der ICD-10 wurde aufgelöst. Alle Angststörungen können jetzt unabhängig vom Alter diagnostiziert werden, z. B. die Störung mit Trennungsangst auch bei Erwachsenen. Sekundäre Angststörungen sowie substanzinduzierte Angststörungen werden gesondert aufgeführt. Die Diagnose

»Angst und depressive Störung gemischt« wird unter Depressionen und »Hypochondrie« unter Zwangsstörungen aufgeführt. Außerdem werden einzelne Angstsymptome, nämlich einzelne Panikattacken, Angst, Furcht und paranoide Vorstellungen gesondert unter der Kodierung MB aufgeführt. Das Symptom »Angst« wird je nachdem, ob es sich primär um Ängstlichkeit, um Sorge oder Furcht handelt, unterschiedlich kodiert (Vloet & Romanos, 2022).

18.2.1 Störungsbilder und Unterscheidungsmerkmale

Folgende Störungsbilder werden bei den Angststörungen in der ICD-11 unterschieden:

Generalisierte Angststörung (6B00): Kennzeichnend für die generalisierte Angststörung sind eine über mehrere Monate anhaltende diffuse oder konkret benannte Sorgen, innere Unruhe, Befürchtungen und Vorahnungen, die sich auf verschiedene Lebensbereiche wie Schule, Gesundheit oder Familie beziehen und mit somatischen Symptomen einhergehen. Die Symptomatik wird in der ICD-11 damit auf konkrete Sorgen ausgeweitet. Kinder mit generalisierter Angststörung unterscheiden sich von Kindern ohne diese Angststörung nicht hinsichtlich der Sorgenthemen, sondern hinsichtlich der Intensität, Kontrollierbarkeit und Dauer der Sorgen sowie der Anzahl der Symptome (Hoyer & Beesdo-Baum, 2011). Außerdem werden in der ICD-11 die mit der generalisierten Angststörung einhergehenden Schlafstörungen differenzierter beschrieben. In der ICD-11 kann die Diagnose gemeinsam mit anderen Angststörungen vergeben werden.

Panikstörung (6B01): Bei der Panikstörung werden intensive Angstsymptome bis hin zur Todesangst erlebt. Panikattacken können situationsabhängig auftreten oder aber spontan. Die Störung kann separat diagnostiziert werden oder komorbid zur Agoraphobie. Der in der ICD-10 synonym verwendete Begriff »episodische paroxysmale Angst« wurde aufgegeben.

Agoraphobie (6B02): Während sich in der vorherigen ICD-Version die Ängste bei einer Agoraphobie auf offene Plätze und ähnliche Situationen bezogen, erfolgte eine konzeptuelle Verbreiterung der Diagnose: Sie umfasst nun auch Sorgen vor einer Situation, bei der Flucht erschwert ist bzw. Hilfe nicht zur Verfügung steht. Situationen wie Menschenansammlungen, öffentliche Plätze, Supermärkte, Warteschlangen, öffentliche Verkehrsmittel, Reisen oder Schulen werden vermieden. Der Zusatz Agoraphobie »mit Panikstörung« oder »ohne Panikstörung« wurde aufgegeben. Damit wurde auch der Vorrang, den die Diagnose einer Agoraphobie gegenüber der Panikstörung hatte, aufgegeben (Vloet & Romanos, 2021).

Spezifische Phobie (6B03): Kennzeichen einer spezifischen Phobie sind überdauernde, starke und unangemessene Angstreaktionen gegenüber spezifischen Stimuli oder Situationen wie bestimmten Tieren (z. B. Spinnen), großer Höhe, Blut, Verletzungen. Das Kriterium des Vermeidungsverhaltens ist in der ICD-11 nicht mehr Bedingung für eine Diagnose, sie kann auch vergeben werden, wenn die Angst ohne (vollständiges) Vermeidungsverhalten ausgehalten wird.
Soziale Angststörung (6B04): Die soziale Angststörung (frühere Bezeichnung: soziale Phobie) ist durch unangemessen starke Angstreaktionen in sozialen Situationen gekennzeichnet, wie der mündlichen Beteiligung im Schulunterricht. Befürchtet wird, sich lächerlich zu machen, zu versagen oder gedemütigt zu werden.
Störung mit Trennungsangst (6B05): Bei der Trennungsangststörung haben Betroffene eine ausgeprägte Angst vor der Trennung von Bezugspersonen. Bei Kindern und Jugendlichen bezieht sich die Angst in der Regel auf die Trennung von den Eltern, bei Erwachsenen auf die Trennung vom Partner bzw. von der Partnerin oder vom eigenen Kind. Zentrale Symptome sind starker Stress bei der Trennung, Albträume und die Weigerung, getrennt von der Bezugsperson zu schlafen, zur Schule, zur Arbeit oder in andere Situationen zu gehen, die Trennung erfordern.
Selektiver Mutismus (6B06): Unter selektivem Mutismus wird die Unfähigkeit verstanden, in bestimmten Situationen zu sprechen, obwohl die Kinder die Fähigkeit, zu sprechen, besitzen. Voraussetzungen für die Diagnose sind dementsprechend ein (nahezu) normales Niveau des Sprachverständnisses, ein ausreichendes sprachliches Ausdrucksvermögen für eine soziale Kommunikation und das Vorhandensein von Situationen mit (fast) normalem Sprechverhalten. Die Kriterien des ICD-10 wurden in der neuen Version des ICD folglich nicht verändert, aber die Bezeichnung des DSM-5 wurde übernommen: »selektiver« Mutismus statt »elektiver« Mutismus, um die mangelnde Kontrolle über die Symptomatik hervorzuheben. Auch diese Diagnose kann nun im Erwachsenenalter gestellt werden und ist nicht auf das Kindesalter beschränkt.
Weitere Diagnosen: Die Diagnose »Sonstige näher bezeichnete Angst- oder furchtbezogene Störungen (6B0Y)« wird bei erheblicher Angstsymptomatik vergeben, bei der die Kriterien für eine spezifische Angststörung jedoch nicht erfüllt sind. Unter die Diagnose »Angst- oder furchtbezogene Störungen, nicht näher bezeichnet (6B0Z)« fallen Angststörungen, die ohne angemessenen Grund oder im Rahmen von Erkrankungen in nicht angemessener Stärke auftreten.

18.3 Häufigkeiten

An einer Angststörung leiden ca. 10 % der Kinder- und Jugendlichen (z. B. Klasen et al., 2017). Insbesondere im Jugendalter steigt die Prävalenz psychischer Störungen im Allgemeinen, besonders aber die Prävalenz der Angststörungen. Diese Häufigkeitszunahme wird im Zusammenhang mit der emotionalen und kognitiven Entwicklung sowie sozialen Veränderungen durch die Autonomieentwicklung der Jugendlichen gesehen.

Auch die Inhalte der Angststörungen verändern sich: Bei jüngeren Kindern sind mehr Trennungsangst und die spezifische Phobie zu finden. Während die Häufigkeit der Trennungsangststörung und der Tierphobien mit zunehmendem Alter abnimmt, nehmen die soziale Angststörung, die Panikstörung und die generalisierte Angststörung im Jugendalter zu (Beesdo-Baum & Knappe, 2012). Die höchste Lebenszeitprävalenz weist die spezifische Phobie auf mit 19,3 %. Ebenfalls weitverbreitet sind die soziale Angststörung mit 9,1 % und die Störung mit Trennungsangst mit 7,6 %. Geringere Prävalenzraten finden sich bei der generalisierten Angststörung (2,2 %), der Panikstörung (2,3 %) und der Agoraphobie (2,4 %) (Merikangas et al., 2010).

Angststörungen werden weltweit bei Mädchen und Frauen signifikant häufiger beobachtet als bei Jungen oder Männern. Die berichteten Prävalenzen bei Mädchen sind ca. doppelt so hoch wie bei Jungen (z. B. Kessler et al., 2012). Eine Ausnahme bildet nur die soziale Angststörung (Merbach et al., 2002). Einigen Studien zufolge sind die Geschlechtsunterschiede jedoch im Kindesalter deutlich milder ausgeprägt (Ghandour et al., 2019), während sie im Jugendalter einen deutlichen Anstieg verzeichnen (Gomez-Baya et al., 2022). Ohannessian et al. (2017) berichteten die Zunahme der generalisierten Angststörung und der sozialen Angststörung bei Mädchen, nicht aber bei Jungen im Jugendalter. Auch eine Studie von Duchesne und Ratelle (2016) berichtete eine Zunahme der Geschlechtsunterschiede bezüglich Angststörungen bei Mädchen.

18.4 Prognose

Der Zeitabschnitt mit dem höchsten Risiko für die Entwicklung einer Angststörung ist das Kindes- und Jugendalter. Bis zum Alter von 21 Jahren haben 75 % aller Angststörungen begonnen (Schneider & In-Albon, 2010). Viele, vor allem unbehandelte Angststörungen verlaufen chronisch und können bis ins Erwachsenenalter bestehen bleiben (Hoyer & Beesdo-Baum, 2011). Der Verlauf von

Angststörungen wird negativ beeinflusst von einer komorbiden Depression, die häufiger bei Mädchen und Frauen diagnostiziert wird als bei Jungen und Männern. Ein weiterer Beeinflussungsfaktor sind weibliche Hormone (Wedekind & Bandelow, 2007). Beide Faktoren lassen eine ungünstigere Prognose bei weiblichen Betroffenen vermuten.

Bezogen auf die allgemeine Angstsymptomatik lassen sich im Kindes- und Jugendalter in verschiedenen Studien keine Geschlechtsunterschiede beim Störungsverlauf erkennen (z. B. Stapinsky et al., 2015). Bezogen auf die einzelnen Störungsbilder zeigte sich in einer Studie von Ohannessian et al. (2017) bei Mädchen in der mittleren und späteren Adoleszenz ein leichter Rückgang der Symptomatik einer generalisierten Angststörung, Panikstörung und sozialen Angststörung, während die Gruppe der altersgleichen Jungen keine Verbesserungen in der entsprechenden Symptomatik zeigte. Diese leichte Abnahme hängt vermutlich damit zusammen, dass Mädchen (und Frauen) bessere Emotionsregulationsfähigkeiten haben (Tompkins et al., 2011).

Die Effektivität der Angstbehandlung bei Kindern und Jugendlichen ist inzwischen gut belegt. In verschiedenen Katamnesestudien zeigt sich eine langfristige Stabilität der Therapieerfolge bis zu sieben Jahre nach Therapieende, wobei nicht nur die Angstsymptomatik reduziert wird, sondern auch die depressive Symptomatik (Schneider & In-Albon, 2010). Da Angststörungen Risikofaktoren für die Entwicklung komorbider Störungen darstellen, z. B. für weitere Angststörungen, Depressionen oder Substanzabhängigkeit, können durch eine erfolgreiche Behandlung nicht nur die aktuellen Einschränkungen durch Angststörungen, sondern präventiv auch die Entwicklung weiterer psychischer Störungen vermieden werden (Schneider & In-Albon, 2006).

18.5 Geschlechtsunabhängige Risikofaktoren

Da es nur wenige prospektive Längsschnittstudien gibt, die Risikofaktoren für die Entwicklung von Angststörungen untersucht haben, bleiben hinsichtlich der Entstehung von Angststörungen viele Fragen unbeantwortet (Überblick bei Schneider, 2004a).

Die familiäre Häufung von Angststörungen deutet auf eine genetische Basis für eine Vulnerabilität für Angststörungen hin. Die frühere Zwillingsforschung gab eine Erblichkeit von ca. 40 % an (Kendler et al., 1992; Hettema et al., 2001). Neuere Zwillingsstudien finden eine deutlich geringere genetische

Transmission (Eley et al., 2015). Der überwiegende Teil der Risikofaktoren scheinen damit umweltbedingte, psychische und soziale Faktoren zu sein.

Zu den biologischen Faktoren werden vor allem folgende diskutiert: eine erniedrigte Erregungsschwelle des limbischen Systems, der Amygdala und des Hypothalamus und ein erhöhter Kortisolspiegel, die die Entstehung von Angstgefühlen begünstigen.

Mit Verhaltenshemmung (behavioral inhibition) ist eine Temperamentseigenschaft gemeint, die ein zurückgezogenes, vorsichtiges und vermeidendes Verhalten in nicht vertrauten Situationen umfasst. Bleibt diese Hemmung über mehrere Zeitpunkte stabil, so geht sie mit einem höheren Risiko zur Entwicklung einer Angststörung bei Kindern einher (White et al., 2013).

Auch ein unsicherer Bindungsstil, insbesondere in Kombination mit einer Verhaltenshemmung, geht mit einer höheren Wahrscheinlichkeit zur Entwicklung von Angststörungen einher (DeKlyen & Greenberg, 2008). Ein überbehütender Erziehungsstil schränkt die Entwicklung von Bewältigungsfähigkeit ein. Ein kontrollierender Erziehungsstil, geringe Feinfühligkeit der Eltern und wenig emotionale Nähe sind ebenfalls Faktoren, die die Entwicklung einer Angststörung begünstigen können (Romero-Acosta et al., 2021).

Zu den kognitiven Risikofaktoren zählt mangelnde Kontrollüberzeugung – diese entwickelt sich aufgrund von frühen Erfahrungen, dass eigene Handlungen (z. B. Verhalten, um Aufmerksamkeit zu bekommen) nicht zuverlässig die erwarteten Ergebnisse (z. B. elterliche Reaktion) liefern. Weitere kognitive Risikofaktoren sind Angstsensitivität als dauerhafte Überzeugung, dass Angst und insbesondere deren körperlichen Symptome schädigende Konsequenzen nach sich ziehen, und eine verzerrte Informationsverarbeitung mit erhöhter Wahrnehmung, negativer Bewertung und Erinnerung angstrelevanter Reize (Ho et al., 2018).

18.6 Geschlechtsspezifische Unterschiede

Als ein wichtiger Risikofaktor für die Entwicklung einer Angststörung gilt das weibliche Geschlecht. Für die geschlechtsspezifischen Unterschiede lassen sich psychosoziale und biologische Erklärungsansätze finden.

18.6.1 Mädchen

Psychosoziale Faktoren: Der weiblichen Geschlechtsrolle wird eine geringe Selbstsicherheit und ein höheres Ausmaß an Emotionalität und an Abhängigkeit zugeschrieben. Sie wird mit geringerem Durchsetzungsvermögen und geringerer

Handlungsorientierung sowie stärkerer Beziehungsorientierung und Neigung zur Pflege verbunden (Eckes, 2010). Gerade die geringere Handlungsorientierung ist wesentliche Grundlage für die Entwicklung eines kognitiven Stils, der durch die Erwartungshaltung geprägt ist, Situationen nicht beeinflussen zu können. Diese Erwartungshaltung kann zur erlernten Hilflosigkeit führen. Als Copingstil wird leichte Passivität und abhängiges Vermeidungsverhalten in Angstsituationen gefördert. Auch ein geringes Selbstwertgefühl korreliert hoch mit Angst (Leach et al., 2008). Gleichzeitig wird ein aktives Hilfesuchverhalten gezeigt, das vor Einsamkeit schützt. Verschiedene Studien belegen die Beziehung zwischen Geschlechtsrolle und Angst (z. B. Farhane-Medina et al., 2022; Gerdes et al., 2022). So konnte nachgewiesen werden, dass Mädchen, die ein höheres Ausmaß an Wirksamkeit angaben, ein geringeres Ausmaß an Furcht und Angst berichteten (Donner & Lowry, 2013).

Auch eine stärkere Einhaltung gesellschaftlicher Normen und Regeln ist Teil der weiblichen Geschlechtsrolle. Vogelgesang (2009) diskutiert verschiedene Hypothesen für diese stärkere Normorientierung, z. B. einen evolutionär bedingt geringeren Druck, sich durch Kampf gegen bestehende Strukturen einen höheren Platz in der Rangordnung zu sichern. Des Weiteren führe eine restriktivere Erziehung bei Mädchen zu einer höheren Normorientierung und vermehrter Furcht vor Strafe. Aparicio-Garcia et al. (2018) beschreiben den Zusammenhang zwischen größerer Anpassung von Frauen an Geschlechternormen (primär auf kognitiver Ebene) und Angstsymptomatik.

Biologische Faktoren: Die Angstsymptomatik lässt sich evolutions- und neurobiologisch als Folge psychovegetativer Aktivierung bei Kampf- und Fluchtreflexen erklären. Zur Vorbereitung auf Kampf- und Fluchtreaktionen werden Energie bereitgestellt, der Muskeltonus sowie die Herzfrequenz erhöht und die Atmung verändert und somit eine für Angststörungen typische Symptomatik mit Herzklopfen, Zittern und Anspannung eingeleitet. Neben Kampf- und Fluchtreflexen existiert der Totstellreflex mit Erstarrung, der die Symptomatik einer motorischen, kognitiven und emotionalen Lähmung erklären kann. Diese Reflexe werden nicht bewusst durch die Großhirnrinde gesteuert, sondern durch ältere Hirnteile wie dem limbischen System mit Amygdala. Entsprechend unwillkürlich und reflexhaft ist die Auslösung von Angstsymptomatik. Nach Vogelgesang (2009) zeigen Frauen eine höhere psychovegetative Labilität, die zu einem schnelleren Auslösen der sympatikotonen bzw. vagotonen Reflexe und damit zur Verstärkung von Angstsymptomatik führt.

Vogelgesang (2009) erklärt die stärkere Angstneigung bei Frauen gegenüber Männern mit ihrer geringeren Muskelkraft und ihrem geringeren Aggressionspotenzial aufgrund des niedrigeren Testosteronspiegels. Damit bestehe eine größere Notwendigkeit, gegenüber Gefahren wachsam zu sein. Eine höhere Schmerzsensitivität erfordere eine höhere Wachsamkeit gegenüber schmerzauslösenden Situationen.

Verschiedene Studien konnten zeigen, dass sich Geschlechtsunterschiede bezüglich Angst auf Unterschiede in den für die emotionale Regulation zuständigen Hirnstrukturen zurückführen lassen: So zeigte sich z. B., dass bei Männern das Volumen der Amygdala relativ zum Gesamtvolumen des Gehirns größer ist (Goldstein, 2001) und bei Frauen die amygdaläre Aktivierung primär linksseitig ist, sodass sie die Neigung zeigen, Details eines emotionalen Ereignisses zu behalten (Güntürkün & Hausmann, 2007; Cerasa et al., 2014; Wierenga et al., 2022). Ein weiterer Erklärungsansatz bezieht sich auf die Darm-Hirn-Achse (Mulder et al., 2024; Holingue et al., 2021). Eine Studie von Christian et al. (2015) zeigt Unterschiede beim Mikrobiom bei Kindern mit Temperamentsunterschieden. Um die Zusammenhänge zu verstehen, sind jedoch weitere Studien notwendig.

Weiterhin werden geschlechtsabhängige genetische Faktoren diskutiert, wie das FMR1-Gen oder das Gen SCL6A4, die sich unterschiedlich auf Hirnregionen auswirken, die Angst hervorrufen (Day & Stevenson, 2020; Merikangas & Almasy, 2020). Da es sich aber bei Angststörungen um sehr komplexe Phänotypen handelt, kann heute von polygenetischen Ursachen ausgegangen werden (Hettema et al., 2001). Diese können sich jedoch geschlechtsspezifisch unterschiedlich äußern.

Day und Stevenson (2020) betonen hormonelle Unterschiede beim Erlernen von Furchtreaktionen, die die Zunahme von Angststörungen bei Mädchen im Jugendalter erklären könnten. Einige Studien beschäftigen sich mit der Beeinflussung der hormonellen Fluktuationen von Progesteron, Östrogenen und Oxytocin auf geschlechtsabhängige Angstausprägung (z. B. Li & Graham, 2017). Hodes und Epperson (2019) postulieren, dass sich Stress bei Frauen in Phasen hormoneller Veränderungen auf emotionaler Ebene auswirke, bei Männern hingegen vermehrt auf kognitiver Ebene.

Farhane-Medina et al. (2022) weisen darauf hin, dass die Befunde zu den biologischen Einflüssen auf Geschlechterunterschiede nur bedingt interpretiert werden können, da sich die geschlechtsspezifische Sozialisation auf das Gehirn auswirkt – heute weiß man, dass sich Hirnstrukturen mit den Erfahrungen verändern können (Neuroplastizität). Es lassen sich also keine eindeutigen Ursache-Wirkungs-Zusammenhänge ziehen.

18.6.2 Jungen

Psychosoziale Faktoren: Die männliche Geschlechtsrolle ist durch Rivalität, Selbstvertrauen und Durchsetzungsfähigkeit im Wettbewerb um (wirtschaftliche) Ressourcen gekennzeichnet. Damit im Einklang ist die Entwicklung eines kognitiven Stils, bei dem Probleme externalisiert werden (z. B. Wutreaktionen werden auf das Verhalten anderer Personen zurückgeführt). Jungen werden im Unterschied zu Mädchen eher zu aktiven Bewältigungsstrategien erzogen (Belz & Riecher-Rössler, 2008). Diese Sozialisierung begünstigt eine geringere Prävalenzrate bei Angststörungen. Allerdings führt sie auch dazu, dass Jungen im Unterschied zu Mädchen seltener soziale Unterstützung und Hilfe bei Angst suchen bzw. erhalten und weniger Emotionen ausdrücken.
Biologische Faktoren: Vogelgesang (2009) setzt die stärkere Muskelkraft und das höhere Aggressionspotenzial aufgrund des höheren Testosteronspiegels damit in Verbindung, dass Jungen und Männer weniger wachsam sind gegenüber potenziell angstauslösenden Reizen und damit auch weniger Angstverhalten zeigen. Damit im Zusammenhang stehen die oben erwähnten Geschlechtsunterschiede bezüglich der Hirnstrukturen, der Darm-Hirn-Achse, genetischer Faktoren und hormoneller Unterschiede (Hodes et al., 2024).

18.6.3 Geschlechtliche und sexuelle Minderheiten

Verschiedene Studien zeigen eine höhere Prävalenz von Angststörungen bei geschlechtlichen und sexuellen Minderheiten. Eine neuere Studie (Watkinson et al., 2024) belegte ein höheres Ausmaß an psychischen Störungen inklusive Angststörungen bei transgender, nonbinären und genderdiversen Personen. Eine Erklärung sei das hohe Ausmaß an Feindseligkeit, Ablehnung und Zurückweisung, das ihnen entgegengebracht werde. Eine Überblicksarbeit von Wittlin et al. (2023) berichtet ebenfalls ein hohes Ausmaß an Angstsymptomatik bei transgender im Vergleich zu cisgender Jugendlichen. Eine Studie von Wallien et al. (2007) konnte zeigen, dass Kinder mit Geschlechtsdysphorie häufiger physiologische Angstkorrelate zeigen als eine Kontrollgruppe ohne Geschlechtsdysphorie. Es lässt sich auch postulieren, dass in der Phase der pubertären Suche nach der eigenen Identität als Individuum bei Geschlechtsunsicherheit verstärkt Verunsicherung erlebt und damit der Nährboden für Angst geschaffen wird.

18.7 Symptome

Angstsymptome treten in Situationen auf, die subjektiv als bedrohlich oder als nicht ausreichend sicher bewertet werden. Es werden physiologische Prozesse über das sympathisch-autonome Nervensystem aktiviert, die den Körper auf Kampf, Flucht oder Erstarrung vorbereiten, und eine Fokussierung auf die Gefahrensituation findet statt. Furcht führt zu einer heftigen körperlichen Symptomatik, die bei Kindern und Jugendlichen meist starken Leidensdruck bewirkt. Zu den ausgelösten Reaktionen gehören eine hohe Anspannung und Herzfrequenz, eine schnelle und flache Atmung, Schwitzen mit feuchten Händen, ein trockener Mund, Zittern am ganzen Körper, eine kaum hörbare Stimme und Magen-Darm-Symptome. Insbesondere jüngere Kinder klagen sehr häufig unspezifisch über Bauchschmerzen.

Angst wirkt sich auch auf das Denken und die Wahrnehmung aus: Eine Einengung der Gedanken, Katastrophisierungsneigung und insbesondere bei Kindern eine Gedankenleere lassen sich beobachten. Auf der Verhaltensebene kann es z. B. zu Unruhe und Nervosität kommen, aber auch zu einer erhöhten Aggressivität und zu Wutanfällen. Im Vordergrund steht aber das Vermeiden von Situationen und Objekten, die die Symptomatik ausgelöst haben. Die Angst kann als überwältigend erlebt werden und mit dem Gefühl des Kontrollverlusts einhergehen. Nach Überstehen der Situation und des länger anhaltenden neurohormonellen Alarmzustands setzen Erschöpfung und bei vielen Betroffenen das Grübeln, das Überdenken der Situation und der eigenen Handlung und die Angst vor der Angst ein. Angststörungen sind äußerst anstrengend und können das Leben stark einschränken.

Im Umgang mit Angst gibt es geschlechtsspezifische Unterschiede: Männer verbergen ihre Ängste eher oder zeigen externalisierendes Verhalten wie Wut, Frauen sind offener gegenüber ihren Gefühlen und zeigen eher internalisierendes Verhalten wie Rückzug. Diese Unterschiede lassen sich bereits im Kindes- und Jugendalter erkennen. Geschlechtsspezifische Unterschiede zeigen sich auch bei der Komorbidität: So zeigen weibliche Betroffene eine höhere Komorbidität mit Depressionen und weiteren internalisierenden Störungsbildern wie Essstörungen (Kramer et al., 2008). Männliche Betroffene zeigen eine höhere Komorbidität mit externalisierenden Störungen wie Aufmerksamkeitsstörungen oder Substanzmissbrauch (Kramer et al., 2008).

Art und Ausprägung der Symptomatik können sich bei einigen Angststörungen in Abhängigkeit vom Geschlecht unterscheiden:

Generalisierte Angststörung (GAS): Bei dieser Angststörung zeigen Kinder und Jugendliche intensive Ängste und Sorgen, die sich auf mehrere Bereiche beziehen und schwer zu kontrollieren sind. Typische körperliche Symptome sind Spannungskopfschmerzen, Muskelverspannungen, Schlafstörungen, gastrointestinale Beschwerden und Konzentrationsstörungen, aber auch Symptome wie Einnässen, Schwitzen und Zittern. Von Kindern mit diesem Störungsbild werden am meisten folgende Symptome angegeben: Anspannung (100 %), angespannte Erwartungen (96 %), Wunsch nach Rückversicherung (92 %), negatives Selbstbild (90 %), körperliche Beschwerden (82 %), Reizbarkeit (72 %), Grübeln (64 %), Konzentrationsschwierigkeiten (62 %), psychomotorische Agitiertheit (62 %), Schlafprobleme (56 %) und Müdigkeit (56 %). Angst davor, Fehler zu machen, sowie vor Ungewissem sind typisch für dieses Störungsbild, woraus sich z. B. eine Schulvermeidung entwickeln kann. Eine typische kognitive Verzerrung ist die Überbewertung von Fehlern, die als Beweis für völliges Versagen genommen werden. Damit im Zusammenhang stehen ein geringes Selbstvertrauen und ein unsicheres und negatives Selbstbild. Themen dieser Angststörung umfassen sowohl alterstypische Bereiche wie Schule, Sport und Soziales als auch Bereiche wie Katastrophen, Kriege, Gesundheit und Finanzen (In-Albon, 2011).

Panikstörung: Zu den typischen Symptomen zählen Atemnot, Hyperventilation, Herzrasen, Schwindel, Schwächegefühl, Schwitzen, Übelkeit und/oder Zittern. Die Symptomatik dauert in der Regel dreißig Minuten an. Einige Studien berichten über eine geschlechtsspezifische Ausprägung der Symptomatik. So würden weibliche Betroffene häufiger unter Atembeschwerden leiden als männliche (Sheik et al., 2002). Bei jüngeren Kindern werden noch keine spontanen Panikattacken erlebt, sie werden durch spezifische Situationen und Objekte ausgelöst, wie Dunkelheit oder Trennungssituationen. Leitsymptome sind bei Jungen starkes Herzklopfen, bei Mädchen Kribbeln im Bauch (Federer et al., 2000). Nach Federer et al. (2000) gibt es einen Zusammenhang zwischen der Paniksymptomatik und Familienproblemen, Wissen über Herzinfarkt, Angstbelastung der Mutter, Angstsensitivität und Körperbeschwerden. Die Entwicklung von Panikattacken bei Jugendlichen erfolgt spontan, aber mit der Zeit bringen die Betroffenen sie mit den spezifischen Situationen in Verbindung, die sie zunehmend vermeiden. Eine falsche Bewertung der körperlichen Symptomatik oder verdeckter Auslöser wie internale Körperwahrnehmungen führt zu Assoziationen mit Gefahr und dem Gefühl der Angst, was in einem Aufschaukelungsprozess zu weiteren Panikattacken führt (Schneider, 2004b).

Agoraphobie: Typische Symptome sind Herzrasen, Atemnot, Erstickungsgefühl, Schwindel, Hitzegefühl, Schweißausbruch. Diese Angststörung tritt selten bei Kindern und vermehrt bei Jugendlichen und jungen Erwachsenen auf. Das Aufsuchen angstauslösender Orte wie Einkaufzentren ist entweder nur schwer zu bewältigen oder wird vermieden, da sie bei Auftreten starker Ängste nur schwer verlassen werden könnten und/oder keine Hilfe zur Verfügung stünde (Schneider, 2004b). Die auslösenden Situationen sind geschlechtsspezifisch mit größerer Angst bei Mädchen und Frauen: Die größten Unterschiede zeigten sich bei den Situationen, allein aus dem Haus zu gehen und allein zu sein (Bourdon et al., 1988).

Spezifische Phobie: Bei der spezifischen Phobie tritt wie bei allen anderen Formen der Phobie eine körperliche (z. B. Anspannung, Zittern, Herzklopfen), eine kognitive (z. B. Gedanke, Schaden zu nehmen) und eine Verhaltenssymptomatik auf (z. B. Fluchtverhalten). Die Angst kann gegenüber bestimmten Objekten (z. B. Spritzen), Situationen (z. B. Dunkelheit) oder Tieren auftreten, von denen keine Bedrohung ausgeht (Schneider, 2004a). Dabei zeigt sich der ausgeprägteste Geschlechtsunterschied bei den Tierphobien, die bei weiblichen Betroffenen viermal häufiger auftreten als bei männlichen (Fredrikson et al., 1996).

Soziale Angststörung: Die Ängste mit den typischen Symptomen wie Herzklopfen, Zittern und Schwitzen treten in sozialen Situationen auf, z. B. Sprechen in der Gruppe, Essen im Restaurant. Kinder und Jugendliche mit einer sozialen Angststörung zeigen in der Regel negative Gedanken über sich selbst, sie werten sich ab (z. B. der Gedanke, zu versagen). Sie zeigen internale stabile Attributionen und haben eine übermäßige Selbstaufmerksamkeit. Auf der Verhaltensebene besteht die größte Übereinstimmung im reduzierten Sprechverhalten und in der Vermeidung sozialer Situationen.

Trennungsangst: Wenn eine Trennungssituation bevorsteht oder befürchtet wird, können die Kinder mit verzweifeltem Protest und Widerstand gegen die Trennung reagieren, aber auch mit einer gereizten, aggressiven oder apathischen Stimmung (Schneider & In-Albon, 2004). Häufig zeigen sie somatische Beschwerden wie Bauch- und Kopfschmerzen, Übelkeit und Erbrechen. Kann die Trennung vermieden werden, so lassen die somatischen Beschwerden nach.

Selektiver Mutismus: In Situationen, die unbewusst als »nicht sicher« bewertet werden, wird ein Erstarrungsmodus ausgelöst, der ein Sprechen, aber auch Mimik, Gestik, Blickkontakt und Körperbewegungen einschränkt. Betroffene zeigen ein eingeschränktes Kontaktverhalten. Das Schweigen kann auch bei vertrauten Personen auftreten, auch wenn zu einem früheren Zeitpunkt mit diesen Personen gesprochen wurde. Häufig berichten die Betroffenen, dass sie ihre Stimme als verändert klingend wahrnehmen. In nicht als unsicher bewerteten Situationen können die Kinder ein hohes Ausmaß an Überaktivierung mit heftigen Wutanfällen und starkem Redefluss zeigen (Melfsen & Walitza, 2022).

18.8 Diagnostik

In der Primärversorgung werden Angststörungen oftmals nicht erkannt, dementsprechend lang ist der Zeitraum bis zur Diagnosestellung und zur adäquaten Behandlung (z. B. Wittchen et al., 2002). Ein wichtiger Grund liegt darin, dass es nicht Ängste sind, die geschildert werden, sondern sehr häufig unspezifische somatische Beschwerden wie Bauchschmerzen, Schwindel oder Schlafstörungen. Hilfreich ist deshalb der Einsatz von Screening-Fragebogen.

Studien zeigen, dass im Allgemeinen die Selbsteinschätzung hinsichtlich Angst genauer ist als die Fremdeinschätzung. Die Diagnostik von Angststörungen kann bei Kindern jedoch deshalb erschwert sein, weil die Beantwortung von Fragen bezüglich des inneren Befindens für sie noch sehr schwierig ist. Deshalb werden in der Regel auch Bezugspersonen befragt (Essau et al., 2004). Die Übereinstimmung der Informationen von Kind und Bezugsperson ist aber oft nicht sehr hoch. Insbesondere wenn das Kind keine klaren Anzeichen einer Angststörung aufweist, fällt es Bezugspersonen schwer, Angst zu erkennen. Umgekehrt nimmt die Diskrepanz ab, je deutlicher die Symptomatik äußerlich erkennbar ist.

Für eine valide Diagnostik müssen Geschlechtsunterschiede berücksichtigt werden: Jungen fällt es schwerer, Hilfsangebote aufzusuchen, als Mädchen. So sind Fachleute im Rahmen ihrer Diagnostik stärker auf die Beobachtung von Bezugspersonen wie Eltern oder Pädagog*innen und die Exploration angewiesen.

Angststörungen werden auch deshalb eher bei Mädchen als bei Jungen diagnostiziert, weil Symptome wie Ängste im Einklang mit femininen Stereotypen stehen und für Jungen eher schambehaftet sind, sie verstecken sie z. B. hinter externalisierenden Faktoren wie Wut oder Unlust. Deshalb ist es geboten, Ängste bei Jungen sorgfältiger zu überprüfen.

Screenings: Ein Beispiel für eine häufig eingesetzte Checkliste ist die Child Behavior Checklist (CBCL; Achenbach & Edelbrock, 1983). Bei internalisierenden Problemen ist die Übereinstimmung des Elternurteils mit der Einschätzung des Kindes jedoch gering.

Verhaltensbeobachtung: Verhaltensweisen, die auf Ängste hinweisen, umfassen insbesondere das Sprechverhalten, Weinen, Wutanfälle, Äußerungen von Sorgen und Vermeidungsverhalten. Die Beobachtung kann in der normalen Umgebung erfolgen oder im Kliniksetting mit z. B. der Behavioral Avoidance Task (Ollendick & Francis, 1988).

Diagnostische Interviews: Zu den am häufigsten eingesetzten Interviews zur Erfassung von Angststörungen zählen das Kinder-DIPS (Schneider et al., 2008) sowie das Diagnostiksystem für psychische Störungen im Kindes- und Jugendalter (DISYPS-K, Döpfner et al., 2000).

Selbstbeurteilungsfragebogen: Gedanken, Gefühle und körperliche Symptome lassen sich durch Selbstbeurteilung erfassen. Sehr häufig eingesetzte Verfahren sind der Phobiefragebogen für Kinder und Jugendliche (PHOKI; Döpfner et al., 2006), die Multidimensional Anxiety Scale (MAS), der Screen for Child Anxiety Related Emotional Disorder (SCARED; Birmaher et al., 1997; deutsche Version: Weitkamp et al., 2010), die Spence Children's Anxiety Scale, (SCAS; Spence, 1998, deutsche Version: Essau, 2002). Außerdem gibt es verschiedene Verfahren für spezifische Angststörungen wie die School Refusal Assessment Scale (Kearney & Silverman, 1993, deutsche Version: Knollmann et al., 2016), Sozialphobie und -angstinventar für Kinder (SPAIK; Melfsen et al., 2001) und Childhood Anxiety Sensitivity Index (Silverman et al., 1991; deutsche Version: Schneider et al., 2009).

18.9 Therapie

18.9.1 Allgemeine Aspekte der Psychotherapie

Der Leidensdruck, der durch Angststörungen entsteht, wird nicht selten unterschätzt, denn Angststörungen können z. B. zur Isolation, zu Einsamkeit oder geplatzter schulischer und beruflicher Laufbahn führen. Umso wichtiger ist eine möglichst frühe Behandlung der Angststörungen. In der Behandlung hat sich die kognitive Verhaltenstherapie bewährt (Schneider, 2004). Ziele der Therapie sind eine Veränderung der Bewertung von Angstsymptomen und ihren Auslösern, der Abbau von Vermeidungsverhalten sowie der Aufbau von selbstsicherem Verhalten und Selbstwirksamkeitsüberzeugungen (Schneider & In-Albon, 2010).

Allgemeines Vorgehen in der Verhaltenstherapie sind die Psychoedukation mit Herleitung eines Störungsmodells und Partizipation des Kindes, Bearbeitung einflussnehmender Faktoren wie dysfunktionaler Gedanken oder vermeidender Verhaltensweisen, die Vorbereitung auf Konfrontationsübungen, die Generalisierung und Rückfallprophylaxe.

In der Psychoedukation geht es um die Unterscheidung zwischen normaler und pathologischer Angst, um die Angst auf körperlicher, kognitiver und Verhaltensebene sowie ihre evolutionsgeschichtliche Herleitung. Bei der Arbeit mit dysfunktionalen Gedanken werden angstfördernde Gedanken identifiziert, überprüft und modifiziert und der Zusammenhang zwischen Gedanken und

Gefühlen erarbeitet. Zum Beispiel können im Rahmen von Verhaltensexperimenten Befürchtungen auf ihren Realitätsgehalt überprüft werden. Um Vermeidungsverhalten abzubauen, werden Konfrontationen durchgeführt, die sorgfältig vorbereitet werden und bei jüngeren Kindern bis ca. 12 Jahren in graduierter Form, bei älteren Kindern ab ca. 13 Jahren zunehmend in massierter Form durchgeführt werden können (vgl. Schneider & In-Albon, 2004). Bei der Rückfallprophylaxe werden die wichtigsten Inhalte der Therapie wiederholt, das Worst-Case-Szenario besprochen und der Umgang mit Rückfällen vorbereitet.

Insbesondere bei jüngeren Kindern wird empfohlen, die Eltern in die Behandlung einzubeziehen, um den Transfer nach Hause und in den Alltag gut zu begleiten (z. B. Dekel et al., 2021; Storch et al., 2024). Besonderes Augenmerk sollte auf mögliche Angststörungen eines Elternteils gelegt werden, die den Genesungsprozess des Kindes ungünstig beeinflussen können.

Je nach Schwere und Form der Angststörung und bei unzureichender Wirksamkeit der Psychotherapie kann die Behandlung auch eine Pharmakotherapie umfassen, insbesondere mit Antidepressiva (siehe Kap. 17). Dabei müssen Präferenz der Patient*innen, Nachhaltigkeit und unerwünschte Nebenwirkungen berücksichtigt werden.

18.9.2 Sozialer Dienst und Multiprofessionalität

Eine große Bedeutung kommt dem allgemeinen Sozialen Dienst in der Behandlung angstbedingter Schulvermeidung zu. Zur Unterstützung der Eltern begleitet eine Fachperson des Sozialen Dienstes in den ersten Wochen der Rückführung das Kind in die Schule und bahnt den regelmäßigen Schulbesuch an. Multiprofessionelle Arbeit ist insbesondere in der Behandlung des selektiven Mutismus wesentlich, unter anderem mit Psycholog*innen, Psychiater*innen, Sprachtherapeut*innen, Logopäd*innen und Ergotherapeut*innen.

18.9.3 Geschlechtsspezifische Aspekte in der Therapie

Es gibt einige geschlechtsspezifische Aspekte in der Psychotherapie (Belz & Riecher-Rösler, 2008), zu denen allerdings erst sehr wenige Studien vorliegen.

Zum Geschlecht der Therapeut*innen berichtet Sonnenmoser (2002), dass Patient*innen gegenüber Psychotherapeutinnen mehr Gefühle ausdrücken und offener sind als gegenüber Psychotherapeuten. Andere Studien bestätigten dieses Ergebnis nicht. Interessant wären Untersuchungen zum Therapieerfolg bei gefühlsbetonten Psychotherapeuten. Diese könnten bei Patientinnen, die in ihrer Kindheit einen gefühlskalten Vater hatten, korrigierende Beziehungserfahrungen anbieten. Was das Geschlecht der Patient*innen betrifft, gilt dieses in Therapiestudien in der Regel nicht als signifikanter Prädiktor für Therapieerfolg (Payne et al., 2011).

Als positiver Einfluss auf das Therapieergebnis zeigte sich in einer Studie von Owen et al. (2009) Geschlechterkompetenz bei Therapeut*innen, das heißt Klarheit über die eigene Geschlechtsrolle, Wissen (z. B. zu Genderrollen, Minderheitenstress) und respektvoller, offener Umgang mit vielfältigen Geschlechtsidentitäten.

Auf der Ebene der Psychotherapieverfahren stellt sich die Frage, ob es eine geschlechtsspezifische Wirksamkeit gibt und ob bestimmte Verfahren abhängig vom Geschlecht häufiger eingesetzt werden. Bisher liegen kaum geschlechtsspezifische Modifikationen psychotherapeutischer Techniken zur Angstbehandlung vor und die nicht geschlechtsspezifisch modifizierten Psychotherapieverfahren wurden kaum hinsichtlich ihrer geschlechtsspezifischen Wirksamkeit verglichen (Belz & Riecher-Rössler, 2008). Im Bereich der Pharmakotherapie werden veränderte Effekte von Pharmaka durch Östrogene und der Benzodiazepinrezeptoren durch Sexualhormone berichtet (Hodes & Epperson, 2019).

Um bei Mädchen angstfördernde Haltungen zu reduzieren und bei Jungen das Zugeständnis von Angst zu fördern, könnten die jeweils gegengesetzten Rollenanteile eingeübt werden:

Mädchen: Das Ziel in der Psychotherapie von Mädchen sollte Empowerment sein: Steigerung von Selbstbewusstsein, von Abgrenzungs- und Durchsetzungsfähigkeit. Mädchen sollten Zugang zu ihren gesunden aggressiven Anteilen bekommen und lernen, Kritik und Wünsche zu äußern, Initiative zu zeigen (Belz & Riecher-Rössler, 2008).

Jungen: Bei Jungen sollte z. B. an der Wahrnehmung und dem Ausdruck von Gefühlen gearbeitet werden. Sie sollten lernen, mehr über ihre Gefühle zu sprechen, Schwächen zu akzeptieren und Fehler einzugestehen, abhängig von ihren individuellen Fähigkeiten.

Diese geschlechtsspezifischen Ansätze könnten einen positiven Effekt auf das Therapieergebnis haben, es fehlen bislang aber Studien, die das empirisch belegen.

18.10 Zusammenfassung

Angststörungen sind eine der häufigsten psychischen Störungen bei Kindern und Jugendlichen. Sie werden im Mittel etwa doppelt so häufig bei Mädchen wie bei Jungen diagnostiziert. Jungen zeigen vor allem aufgrund von Sozialisation weniger Gefühle und suchen seltener Hilfe auf. So könnte es sich hier um ein Unterdiagnostizieren von Angststörungen bei Jungen handeln. Dies lässt sich jedoch nicht eindeutig feststellen. Hinzu kommt, dass die Symptomatik teilweise eine geschlechtsspezifische Ausprägung zeigt, wie z. B. hinsichtlich somatischer Beschwerden, Vermeidungsverhalten und dem Ausdruck von Wut.

In der Diagnostik sollte ein stärkeres Augenmerk auf eine mögliche Angstproblematik bei Jungen gelegt werden. In der Psychotherapie könnte das Hinterfragen von Geschlechtsrollenzuschreibungen und das Fördern gegengeschlechtlicher Rollen hilfreich sein, hierzu fehlen jedoch bislang empirische Belege.

18.11 Autorinnen und Autor

PD Dr. rer. nat. Siebke Melfsen, Dipl.-Psych., Psychologische Psychotherapeutin (VT), Universität zu Lübeck, Pädiatrische Psychosomatik am UKSH Campus Lübeck

Dr. med. Torsten Lucas, Facharzt für Kinder- und Jugendpsychiatrie und Psychotherapie (TP, FT), Oberarzt, Leiter der Pädiatrischen Psychosomatik am UKSH Campus Lübeck

Prof. Dr. med. Dipl.-Psych. Susanne Walitza, Fachärztin für Kinder- und Jugendpsychiatrie, Direktorin Kinder- und Jugendpsychiatrie und Psychotherapie der Psychiatrischen Universitätsklinik Zürich

18.12 Vertiefungsmöglichkeiten

Stein, D. J., & Vythilingum, B. (2015): Anxiety Disorders and Gender. Berlin: Springer.

Arolt, V., & Rohde, A. (2007): Geschlechtsspezifische Psychiatrie und Psychotherapie: ein Handbuch: Kohlhammer.

Omer, H., & Lebowitz, E. (2015): Ängstliche Kinder unterstützen: Die elterliche Ankerfunktion. Göttingen: Vandenhoeck & Ruprecht.

In-Albon, T., (2011): Kinder und Jugendliche mit Angststörungen: Erscheinungsbilder, Diagnostik, Behandlung, Prävention. Stuttgart: Kohlhammer.

Schneider, S., (2004): Angststörungen bei Kindern und Jugendlichen. Grundlagen und Behandlung. Berlin: Springer.

18.13 Verständnisfragen

1. Wann wird aus der »normalen« Angst eine Angststörung?
2. Gibt es geschlechtsspezifische Unterschiede bei der Angststörung?
3. Welche geschlechtsunspezifischen Risikofaktoren gibt es bei der Angststörung?
4. Welche geschlechtsspezifischen Aspekte in der Therapie lassen sich berücksichtigen?

18.14 Literatur

Achenbach, T. M.; Edelbrock, C. (1983): Manual for the child behavior checklist and revised child behavior profile. Burlington: University of Vermont, Department of Psychiatry.

APA (American Psychiatric Association) (2015): Diagnostisches und Statistisches Manual Psychischer Störungen DSM-5® (2. korrigierte Aufl.). Göttingen: Hogrefe.

Aparicio-Garcia, M. E.; Fernandez-Castilla, B.; Gimenez-Paez, M. A.; et al. (2018): Influence of feminine gender norms in symptoms of anxiety in the Spanish context. In: Ansiedad y Estrés, 24, S. 60–66.

Beesdo-Baum, K.; Knappe, S. (2012): Developmental epidemiology of anxiety disorders. In: Child and Adolescent Psychiatric Clinics of North America, 21 (3), S. 457–478.

Beidel, D. C.; Turner, S. M.; Morris, T. L. (1995): A new inventory to assess childhood social anxiety and phobia: The Social Phobia and Anxiety Inventory for Children. In: Psychological Assessment, 7, 1, S. 73–79.

Belz, M.; Riecher-Rössler, A. (2008): Geschlechtsspezifische Aspekte in der Psychotherapie. In: Herpertz, S. C., Caspar, F., Mundt, C. (Hg.), Störungsorientierte Psychotherapie, S. 1–21. München: Urban & Fischer.

BfArM – Bundesinstitut für Arzneimittel und Medizinprodukte (2025). Angst- oder furchtbezogene Störungen (ICD-11 Entwurfsfassung Deutsch). Online verfügbar unter: https://www.bfarm.de/DE/Kodiersysteme/Klassifikationen/ICD/ICD-11/uebersetzung/_node.html (15.12.2025)

Bourdon, K.; Boyd, J. H.; Rae, D.; et al. (1988): Gender differences in phobias: Results of the ECA community survey. In: Journal of Anxiety Disorders, 2, S. 227–241.

Cerasa, A.; Quattrone, A.; Piras, F.; et al. (2014): 5-HTTLPR, Anxiety and gender interaction moderates right amygdala volume in healthy subjects. In: Social Cognitive and Affective Neuroscience, 9, S. 1537–1545.

Christian, L. M.; Galley, J. D.; Hade; et al. (2015): Gut microbiome composition is associated with temperament during early childhood. In: Brain, Behaviour and Immunity, 45, S. 118–127. doi:10.1016/j.bbi.2014.10.018

Day, H. L. L.; Stevenson, C. W. (2020): The neurobiological basis of sex differences in learned fear and its inhibition. In: European Journal of Neuroscience, 52, S. 2466–2486.

Dekel, I.; DormanIlan, S.; Lang, C.; et al.

(2021): The feasibility of a parent group treatment for youth with anxiety disorders and obsessive compulsive disorder. In: Child Psychiatry & Human Development, 52, S. 1044–1049.

DeKlyen, M.; Greenberg, M. T. (2008): Attachment and psychopathology in childhood. In: Cassidy, J., Shaver, P. R. (Hg.), Handbook of attachment: Theory, research and clinical applications (2nd ed., pp 637–665). New York: Guilford Press.

Donner, N. C.; Lowry, C. A. (2013): Sex differences in anxiety and emotional behaviour. In: Pflügers Archiv – European Journal of Physiology, 465, S. 601–626.

Döpfner, M.; Görtz-Dorten, A.; Lehmkuhl, G. (2000): Diagnostik–System für psychische Störungen nach ICD-10 und DSM-IV für Kinder und Jugendliche – II. Bern: Huber.

Döpfner, M.; Schnabel, M.; Goletz, H.; Ollendick, T. H. (2006): Phobiefragebogen für Kinder und Jugendliche. Göttingen: Hogrefe.

Driessen, J.; Blom, J. D.; Muris, P.; et al. (2020): Anxiety in children with selective mutism: A meta-analysis. In: Child Psychiatry & Human Development, 51, S. 330–341.

Duchesne, S.; Ratelle, C. F. (2016): Patterns of anxiety symptoms during adolescence: Gender differences and sociomotivational factors. In: Journal of Applied Developmental Psychology, 46, 41–50. doi:10.1016/j.appdev.2016.07.001

Eckes, T. (2010): Geschlechterstereotype: Von Rollen, Identitäten und Vorurteilen. In: Becker, R. (Hg.), Handbuch Frauen– und Geschlechterforschung: Theorie, Methoden, Empirie, S. 171–182. Wiesbaden: VS Verlag für Sozialwissenschaften.

Eley, T. C.; McAdams, T. A.; Rijsdijk, F. V.; et al. (2015): The intergenerational transmission of anxiety: A children-of-twins study. In: American Journal of Psychiatry, 172 (7), S. 630–7.

Essau, C. A.; Muris, P.; Ederer E. M. (2002): Reliability and validity of the Spence Children's Anxiety Scale and the Screen for Child Anxiety Related Emotional Disorders in German children. J Behav Ther Exp Psychiatry. Mar;33(1):1-18. doi:10.1016/s0005-7916(02)00005-8. PMID: 12389796

Essau, C.; Conradt, J.; Reiss, B. (2004): Klassifikation, Epidemiologie und diagnostisches Vorgehen. In: Schneider, S. (Hg.), Angststörungen bei Kindern und Jugendlichen. Berlin: Springer.

Farhane-Medina, N. Z.; Luque, B.; Tabernero, C.; et al. (2022): Factors associated with gender and sex differences in anxiety prevalence and comorbidity: A systematic review. In: Science Progress, 105, S. 1–30.

Federer, M.; Schneider, S.; Margraf, J.; Herrle, J. (2000): Wie erleben Achtjährige Panikanfälle? In: Zeitschrift für Klinische Psychologie und Psychotherapie, 29, S. 195–203.

Fredrikson, M.; Annas, P.; Fischer, H.; Wik, G. (1996): Gender and age differences in the prevalence of specific fears and phobias. In: Behaviour Research and Therapy, 34, S. 33–39.

Gerdes, A.; Fraunfelter, L. A.; Braband, M.; Alpers, G. (2022): Girls' stuff? Maternal gender stereotypes and their daughters' fear. In: Frontiers in Psychology, 12, Article 741348.

Ghandour, R. M.; Sherman, L. J.; Vladutiu, C. J.; et al. (2019): Prevalence and treatment of depression, anxiety, and conduct problems in US children. In: Journal of Pediatrics, 206, S. 256–267.

Goldstein, J. M.; Feldmann, L. J.; Horton, N. J.; et al. (2001): Normal sexual dimorphism of the adult human brain assessed by in vivo magnetic resonance imaging. Ceres Cortex 11, S. 490–497.

Gomez-Baya, D.; Salinas-Perez, J. A.; Sanchez-Lopez, A.; et al. (2022): The role of developmental assets in gender differences in anxiety in Spanish youth. In: Frontiers in Psychiatry, 13, 810326.

Güntürün, O.; Hausmann, M. (2007). Funktionelle Hirnorganisation und Geschlecht. In: Lautenbach, S., Güntürük, O., Hausmann, M. (Hg.), Gehirn und Geschlecht: Neurowissenschaft des kleinen Unterschieds zwischen Frau und Mann, S. 87–104. Heidelberg: Springer Medizin.

Hettema, J. M.; Neale, M. C.; Kendler, K. S. (2001): A review and meta-analysis of the genetic epidemiology of anxiety disorders. In: American Journal of Psychiatry, 158, S. 1568–1578.

Ho, S. M. Y.; Dai, D. W. T.; Mak, C.; Liu, K. W. K. (2018): Cognitive factors associated with depression and anxiety in adolescents: A two-year longitudinal study. In: International Journal of Clinical and Health Psychology, 18 (3), S. 227–234.

Hodes, G. E.; Epperson, C. N. (2019): Sex differences in vulnerability and resilience to stress across the life span. In: Biological Psychiatry, 86, S. 421–432.

Hodes, G. E.; Bangasser, D.; Sotiropoulos, I.; et al. (2024): Sex differences in stress response: Classical mechanisms and beyond. In: Current Neuropharmacology, 22, S. 475–494.

Holingue, C.; Budavari, A. C.; Rodriguez, K. M.; et al. (2020): Sex differences in the gut-brain axis: Implications for mental health. In: Current Psychiatry Reports, 22, S. 83.

Hoyer, J.; Beesdo-Baum, K. (2011): Generalisierte Angststörung. In: Wittchen, H.-U., Hoyer, J. (Hg.), Klinische Psychologie & Psychotherapie. Springer-Lehrbuch. Berlin, Heidelberg.

In-Albon, T. (2011): Kinder und Jugendliche mit Angststörungen: Erscheinungsbilder, Diagnostik, Behandlung, Prävention. Stuttgart: Kohlhammer.

Kendler, K. S.; Neale, M. C.; Kessler, R. C.; et al. (1992): Generalized anxiety disorder in women. A population-based twin study. In: Archives of General Psychiatry, 49, S. 267–72.

Kessler, R. C.; Petukhova, M.; Sampson, N. A.; et al. (2012): Twelve-month and lifetime prevalence and lifetime morbid risk of anxiety and mood disorders in the United States. International Journal of Methods in Psychiatric Research, 21 (3), S. 169–184. doi:10.1002/mpr.1359

Klasen, F.; Reiß, F.; Otto, C.; et al. (2017): Die BELLA-Studie – das Modul zur psychischen Gesundheit in KiGGS Welle 2. In: Journal of Health Monitoring, 2 (S3).

Knollmann, M.; Sicking, A.; Hebebrand, J.; Reissner, V. (2016): Die Einschätzungsskala der Schulverweigerung: Psychometrische Gütekriterien und Validierung einer modifizierten Version. In: Zeitschrift für Kinder- und Jugendpsychiatrie und Psychotherapie, 45, e1-e1, doi:10.1024/1422-4917/a000415

Kramer, M. D.; Krueger, R. F.; Hicks, B. M. (2008): The role of internalizing and externalizing liability factors in accounting for gender differences in the prevalence of common psychopathological syndromes. In: Psychological Medicine, 38, S. 51–61.

Leach, L. S.; Christensen, H.; Mackinnon, A. J.; et al. (2008): Gender differences in depression and anxiety across the adult lifespan: The role of psychosocial mediators. In: Social Psychiatry and

Psychiatric Epidemiology, 43, S. 983–998.
Li, S. H.; Graham, B. M. (2017): Why are women so vulnerable to anxiety, trauma-related and stress-related disorders? The potential role of sex hormones. In: Lancet Psychiatry, 4, S. 73–82.
Melfsen, S.; Walitza, S. (2022): Der selektive Mutismus als Stressreaktion – das »Unsafe-World«-Modell. In: Mutismus.de, 14, S. 5–8.
Melfsen, S.; Florin, I.; Warnke, A. (2001): Das Sozialphobie- und Angstinventar für Kinder (SPAIK). Göttingen: Hogrefe.
Merbach, M.; Singer, S.; Brähler, E. (2002): Psychische Störungen bei Männern und Frauen. In: Hurrelmann, K., Kolip, P. (Hg.), Geschlecht, Gesundheit und Krankheit. Männer und Frauen im Vergleich, S. 258–273. Göttingen: Hubert.
Merikangas, A. K.; Almasy, L. (2020): Using the tools of genetic epidemiology to understand sex differences in neuropsychiatric disorders. In: Genes, Brain and Behavior, 19, e12660.
Merikangas, A. K.; He, J. P.; Brody, D.; et al. (2010): Prevalence and treatment of mental disorders among US children in the 2001–2004 NHANES. In: Pediatrics, 125, S. 75–81.
Mulder, D.; Jakobi, B.; Shi, Y.; et al. (2024): Gut microbiota composition links to variation in functional domains across. In: Brain, Behavior, and Immunity, 120, S. 275–287.
Ohannessian, C. M.; Milan, S.; Vannucci, A. (2017): Gender differences in anxiety trajectories from middle to late adolescence. In: Journal of Youth and Adolescence, 46, S. 826–39.
Ollendick, T. H.; Francis, G. (1988): Behavioral assessment and treatment of childhood phobias. In: Behavior Modification, 12 (2), S. 165–204.
Owen, J.; Wong, Y. J.; Rodolfa, E. (2009) Empirical search for psychotherapists' gender competence in psychotherapy. Psychotherapy (Chic), 46 (4), S. 448–458.
Payne, S.; Bolton, D.; Perrin, S. (2011): A pilot investigation of cognitive therapy for generalized anxiety disorder in children aged 7–17 years. In: Cognitive Therapy and Research, 35, 171.
Romero-Acosta, K.; Gómez-de-Regil, L.; Lowe, G. A.; et al. (2021): Parenting Styles, Anxiety and Depressive Symptoms in Child/Adolescent. In: International Journal of Psychology Research (Medellín), 14(1), S. 12–32.
Sheikh, J. I.; Leskin, G. A.; Klein, D. F: (2002): Gender differences in panic disorder: Findings from the National Comorbidity Survey. American Journal of Psychiatry, 159, S. 55–58.
Schneider, S. (2004a): Angststörungen bei Kindern und Jugendlichen. Grundlagen und Behandlung. Berlin: Springer.
Schneider, S. (2004b): Panikstörung und Agoraphobie. In: Schneider, S. (Hg.), Angststörungen bei Kindern und Jugendlichen. Grundlagen und Behandlung (S. 237–273). Berlin: Springer.
Schneider, S.; Adornetto, C.; In-Albon, T.; et al. (2009): Psychometrische Eigenschaften und Normierung der deutschen Version des Childhood Anxiety Sensitivity Index (CASI). In: Zeitschrift für Kinder- und Jugendpsychiatrie und Psychotherapie, 38, S. 175–180.
Schneider, S.; In-Albon, T. (2004): Störung mit Trennungsangst. In: Schneider, S. (Hg.), Angststörungen bei Kindern und Jugendlichen. Grundlagen und Behandlung, S. 105–131. Berlin: Springer.
Schneider, S.; In-Albon, T. (2006): Die psychotherapeutische Behandlung von Angststörungen im Kindes- und Jugendalter – Was ist evidenzbasiert? In:

Zeitschrift für Kinder- und Jugendpsychiatrie und Psychotherapie, 34(3), S. 191–202.

Schneider, S.; In-Albon, T. (2010): Angststörungen und Phobien im Kindes- und Jugendalter. Evidenzbasierte Diagnostik und Behandlung. In: Psychotherapeut, 55, S. 525–540.

Schneider, S.; Unnewehr, S.; Margraf, J. (2008): Kinder-DIPS: Diagnostisches Interview bei psychischen Störungen im Kindes– und Jugendalter. Berlin: Springer.

Sonnenmoser, M. (2002): Geschlechtsspezifische Unterschiede: Vernachlässigte Gender-Perspektive. In: Deutsches Ärzteblatt, 7, 317.

Stapinski, L. A.; Araya, R.; Heron, J.; et al. (2015): Peer victimization during adolescence: Current and prospective impact on symptoms of depression and anxiety. In: Anxiety, Stress, and Coping, 28, S. 105–120.

Storch, E. A.; Guzick, A. G.; Ayton, D. M.; et al. (2024): Randomized trial comparing standard versus light intensity parent training for anxious youth. In: Behaviour Research and Therapy, 173, 104451.

Tompkins, T. L.; Hocker, A. R.; Abraibesh, N.; Witt, J. L. (2011): A closer look at co-rumination: Gender, coping, peer-functioning and internalizing/externalizing problems. In: Journal of Adolescence, 34, S. 801–811.

Vloet, T. D.; Romanos, M. (2021): Angststörungen – von der ICD–10 zur ICD–11. In: Zeitschrift für Kinder- und Jugendpsychiatrie und Psychotherapie, 49 (6), S. 429–435.

Vogelgesang, M. (2009): Psychotherapie für Frauen. Ein Lehrbuch für weibliche und männliche Psychotherapeuten. Lengerich: Pabst Science Publishers.

Wallien, M.; van Goozen, S.; Cohen-Kettenis, P. T. (2007): Physiological correlates of anxiety in children with gender identity disorder. In: European Child & Adolescent Psychiatry, 16, S. 309–315.

Wedekind, D.; Bandelow, B. (2007): Angststörungen. In: Rohde, A., Marneros, A. (Hg.), Geschlechtsspezifische Psychiatrie und Psychotherapie. Ein Handbuch, S. 95–116. Stuttgart: W. Kohlhammer.

Weitkamp, K.; Romer, G.; Rosenthal, S.; et al. (2010): German Screen for Child Anxiety Related Emotional Disorders (SCARED): Reliability, validity, and cros-informant agreement in a clinical sample. In: Child and Adolescent Psychiatry and Mental Health, 1.

White, L. K.; McDermott, J. M.; Degnan, K. A.; et al. (2013): Behavioral inhibition and anxiety: The moderating roles of inhibitory control and attention shifting. In: Journal of Abnormal Child Psychology, 39 (5), S. 735–47.

WHO (2019): International Classification of Diseases 11th revision (ICD 11). The global standard for diagnostic health information. https://icd.who.int/en abgerufen am 26.05.2024.

Wierenga, L. M.; Doucet, G. E.; Dima, D.; et al. (2022): Greater male than female variability in regional brain structure across the lifespan. In: Human Brain Mapping, 43, S. 470–499.

Wittchen, H. U. (2002): Generalized anxiety disorder: Prevalence, burden, and cost to society. Depression and Anxiety, 16 (4), 162–171.

Wittlin, N. M.; Kuper, L. E.; Olson, K. R. (2023): Mental health of transgender and gender diverse youth. In: Annual Review of Clinical Psychology, 19, S. 207–232.

19 Zwangsstörung oder verwandte Störungen

Zwangsläufig verschieden?

Juliane Ball & Veronika Mailänder Zelger

In diesem Kapitel geben wir eine Übersicht über Zwangsspektrumsstörungen. Dabei gehen wir auf die Unterscheidungsmerkmale, die Häufigkeiten und Prognosen sowie die geschlechtsspezifischen Besonderheiten in Hinblick auf Symptomatik, Entstehung und Therapie ein. Eine besondere Vertiefung werden wir im Bereich der Zwangsstörungen machen, die im Kindes- und Jugendalter häufige Störungen sind. Aufgrund der mit ihnen verbundenen Scham- und Schuldgefühle bleiben sie häufig unentdeckt, was die Prognose verschlechtert. Sie werden lernen, dass Zwangsstörungen nicht nur geschlechtsspezifische, sondern auch altersspezifische Besonderheiten aufweisen.

Lernziele: Es werden Kenntnisse zu alters- und geschlechtsspezifischen Besonderheiten bei Zwangsstörungen vermittelt und Möglichkeiten ihrer Berücksichtigung in Diagnostik und Therapie vorgestellt.
Schlagworte: **Zwangsstörungen, Zwangsgedanken, Zwangshandlungen, pathologisches Horten, körperdysmorphe Störung, Trichotillomanie, Dermatillomanie, olfaktorische Referenzstörung**

19.1 Persönliche Annäherung

Als Joana mit ihren Eltern bei einer Psychologin vorstellig wird, ist sie 13 Jahre alt. Mit 5 Jahren habe sie erste Zwangssymptome gezeigt. Sie habe ihre Bettdecke gerade ausrichten und ihre geliebten Kuscheltiere in einer bestimmten Reihenfolge positionieren müssen. Niemand habe ihr Bett und ihre Kuscheltiere berühren dürfen, ohne vorher die Hände gewaschen zu haben. Als kleine niedliche Marotten wurden ihre Verhaltensweisen eingeordnet. Wer hat das nicht? Eine Diagnostik oder Behandlung erfolgte nicht.

In der Coronapandemie 2020 habe sich das Händewaschen massiv gesteigert. Joana habe bis zu hundertmal die Hände gewaschen und mehrfach am Tag duschen müssen. Sie habe ihre Kleidung nach der Schule gewechselt und gewaschen. Die Eltern und die Schwester haben ebenfalls nach Ankunft zu Hause die Kleidung wechseln und duschen müssen, damit Joana keine Wutanfälle bekommt. Niemand konnte mehr zu Besuch kommen oder das Zimmer von Joana betreten. Joana zog sich immer weiter zurück und schlussendlich verließ sie nur für notwendige Tätigkeiten ihr Zimmer. Der Schulbesuch war kaum mehr möglich.

Immer wieder begegnen uns Kinder und Jugendliche mit einer Zwangssymptomatik, die sich unentdeckt über Jahre entwickeln konnte. Längst ist nicht nur das Kind betroffen, sondern zumeist die ganze Familie. Einen Therapeuten oder eine Therapeutin zu finden, die sich mit den Besonderheiten der Behandlung von Zwangsstörungen auskennt und selbst keine Angst vor Expositionen hat, ist für die meisten Betroffenen und Familien eine herausfordernde Aufgabe. Dabei weisen Zwänge, die früh erkannt und zeitnah behandelt werden, eine gute Prognose auf.

19.2 Definition nach ICD-11

In der internationalen Klassifikation der Krankheiten ICD-11 werden Zwangsstörungen wie folgt definiert: »Die Zwangsstörung und verwandte Störungen sind eine Gruppe von Störungen, die durch wiederkehrende Gedanken und Verhaltensweisen gekennzeichnet sind.« (BfArM, 2025, o. S.)

Im Gegensatz zur ICD-10, in der die Zwangsstörungen in das Kapitel der neurotischen, Belastungs- und somatoformen Störungen eingeordnet wurden, weist die ICD-11 ein eigenes neues Kapitel »Zwangsstörungen und verwandte Störungen« auf. In diesem Kapitel werden neben der Zwangsstörung (06B20) die körperdysmorphe Störung (06B21), die olfaktorische Referenzstörung (ORD, 06B22), die Krankheitsangststörung (06B23), das pathologische Horten (06B24), die körperbezogenen repetitiven Verhaltensstörungen (06B25) wie die Trichotillomanie (6B25.0) und die Dermatillomanie (6B25.1) eingeordnet. An anderer Stelle kodiert, aber in diesem Kapitel genannt, werden darüber hinaus das Tourettesyndrom, die substanzbedingten Zwangs- oder verwandten Störungen sowie das sekundäre Zwangssyndrom oder verwandte Störungen. Durch diese Änderungen in der ICD-11 wurde den Zwangsstörungen und damit verwandten Störungen mehr Bedeutung zugewiesen und der eigenständige Charakter betont.

Störungsbilder und Unterscheidungsmerkmale

Die Zwangsstörung (6B20) ist von Zwangsgedanken und/oder Zwangshandlungen gekennzeichnet, die zu einer eindeutigen Beeinträchtigung bei den Betroffenen selbst, in ihrem sozialen Umfeld sowie in den sozialen und schulischen/beruflichen Tätigkeiten führt. Zwangsgedanken sind dabei wiederholt und gegen den Willen der Betroffenen auftretende Gedanken, Ideen und Vorstellungen, die ein starkes Unbehagen und unangenehme Gefühle auslösen. Zumeist wird versucht, diese Zwangsgedanken schnellstmöglich zu beenden. Zwangshandlungen dienen dem Zweck, unangenehme Gefühle zu beenden oder zu neutralisieren. Das Kriterium, dass die Betroffenen die Unsinnigkeit bzw. die Übertriebenheit der Zwangsgedanken und -handlungen erkennen, ist in der ICD-11 aufgehoben. Stattdessen wird beurteilt, inwieweit und in welchem Umfang die Einsichtsfähigkeit gegeben ist. Es wird unterschieden zwischen guter, ausreichender, geringer und keiner Einsicht.

Bei der körperdysmorphen Störung (6B21) steht die intensive und übermäßige Beschäftigung mit einem imaginierten Makel im Aussehen im Mittelpunkt. Die Makel werden häufig von Außenstehenden nicht oder nur leicht wahrgenommen. Sollte eine körperliche Abweichung vorhanden sein, ist die Besorgnis dennoch als deutlich übertrieben einzuordnen, um die Kriterien einer körperdysmorphen Störung zu erfüllen. Bei vielen Betroffenen ist ein repetitives Kontrollverhalten wie das Überprüfen des Aussehens im Spiegel, Fenster oder etwas anderem kombiniert mit Manipulationen der Haut (Skin Picking) oder häufige Vergleiche mit anderen und Rückversicherungsverhalten erkennbar. Es kann zum ausgeprägten Vermeiden von öffentlichen und sozialen Situationen kommen, einhergehend mit einem hohen Leidensdruck.

Die olfaktorische Referenzstörung (6B22) ist mit der belastenden Überzeugung verbunden, einen unangenehmen Körpergeruch auszuströmen, der aber von anderen nicht wahrgenommen wird. Durch repetitive Verhaltensweisen wie an sich selbst riechen, übermäßiges Duschen und Bemühungen, den wahrgenommenen Geruch mit Parfüm oder Deodorant zu überdecken, versuchen Betroffene, ihre Sorgen über ihren Körpergeruch zu reduzieren. Besonders betroffene Körperbereiche sind der Mund, die Achselhöhlen, der Intimbereich und die Füße. Die Einsichtsfähigkeit ist meist sehr gering oder fehlt vollständig, die Betroffenen suchen häufig die Ursachen für den Geruch in körperlichen Fehlfunktionen oder Krankheiten.

Bei der Krankheitsangststörung (6B23), die früher als hypochondrische Störung bezeichnet wurde, stehen eine anhaltende und übertriebene Sorge um die eigene Gesundheit und mögliche körperliche Erkrankungen im Mittelpunkt.

Angetrieben durch diese Sorgen, die schon bei geringfügigen oder normalen körperlichen Wahrnehmungen auftreten und häufig als Anzeichen ernsthafter Erkrankungen angesehen werden, kommt es zu häufigen Arztbesuchen und medizinischen Untersuchungen. Die Sorgen lassen sich durch unauffällige Untersuchungsergebnisse nicht oder nur kurzfristig reduzieren.

Dem pathologischen Horten (6B24), auch bekannt als Sammelzwang oder Messie-Syndrom, wurde in der ICD-11 eine eigene Klassifikationsnummer zugewiesen. Dabei handelt es sich um eine spezifische Form der Zwangshandlung, bei der die Betroffenen Gegenstände sammeln und nicht wegwerfen können, die andere Menschen als wertlos oder auch überflüssig betrachten. Es werden starke Gefühle wie Angst, Wut und Traurigkeit aktiviert, wenn sich die Betroffenen von einzelnen oder mehreren Gegenständen trennen sollen.

Die Trichotillomanie (6B25.0) und die Dermatillomanie (6B25.1) sind gekennzeichnet durch repetitive Verhaltensmuster, die selten mit unangenehmen bzw. sich aufdrängenden Kognitionen (Zwangsgedanken) verbunden sind. Bei der Trichotillomanie handelt es sich um das zwanghafte Herausziehen oder Herausdrehen von Haaren im Gesicht, Kopf- oder Körperbereich und bei der Dermatillomanie um das Zupfen, Ziehen und Manipulieren an kleinen Unreinheiten oder Unebenheiten der Haut. Häufig dienen diese Verhaltensweisen einer Angst- oder Spannungsreduktion.

19.3 Häufigkeiten

Ritualisierte und sich wiederholende Handlungen stellen in der Entwicklung von Kindern normale Entwicklungsphänomene dar. Vor allem das Anordnen von Objekten oder das Ausführen von Verhaltensweisen, bis sie sich »genau richtig anfühlen« oder »genau richtig ausgeführt sind«, das Sammeln und Aufbewahren von Objekten, aber auch das Vermeiden von Schmutz und Verunreinigung bzw. das erhöhte Bedachtsein auf Sauberkeit wurden als Dimensionen ritualisierter Abläufe und zwanghaft anmutender Verhaltensweisen identifiziert (Leckman et al., 2009).

Wenngleich unklar ist, welche Kinder mit frühen zwanghaft anmutenden Verhaltensweisen zu einem späteren Zeitpunkt eine Zwangsstörung entwickeln, so wird doch deutlich, dass nicht bei allen Kindern das frühe Auftreten als eine entwicklungsbedingte Phase eingeordnet werden sollte. Nur 0,026 % bis 0,14 % der Kinder unter 10 Jahren entwickeln eine klinisch relevante *Zwangsstörung* (Heyman et al., 2001; Carter et al., 2010). Während die Prävalenzraten im Kindes-

alter bei 1 % liegen, zeigt sich zum Jugend- und Erwachsenenalter ein Anstieg auf bis zu 3,6 %, in epidemiologische Studien auf bis zu 6,2 % (Walitza et al., 2021). Zwangssymptome in einem subklinischen Umfang finden sich zwischen 7 % und 25 % in der Allgemeinbevölkerung (Fineberg et al., 2013). Subklinische Zwangssymptome nach dem 11. Lebensjahr stellen ein hohes Risiko für die Entwicklung einer klinisch relevanten Zwangsstörung und für eine schwerwiegendere Symptomatik im Erwachsenenalter dar. Im Entwicklungsverlauf zeigt sich eine zweigipflige Verteilung, mit einem Beginn vor der Pubertät (Durchschnittsalter 9 bis 10 ± 2,5 Jahre mit einem Durchschnittsalter von 11 Jahren) und einem Gipfel im frühen Erwachsenenalter (Durchschnittsalter 22 bis 23 Jahre).
Die körperdysmorphe Störung beginnt mit ca. 16 Jahren, wobei erste Symptome schon mit 12 bis 13 Jahren vorliegen können. Die Prävalenz liegt bei Jugendlichen bei 2,2 % und bei Erwachsenen bei 1,9 % (Veale et al., 2016). Bei Menschen, die eine kosmetisch-medizinische Behandlung in Anspruch nehmen, liegt die Prävalenz mit 12,7 % bis 15 % deutlich höher (Ribeiro, 2017).

Verlässliche Studien zur Häufigkeit der *olfaktorischen Referenzstörung (06B22)* sind bislang nicht vorhanden. Die Prävalenz wird zwischen 0,5 und 2 % geschätzt (Grocholewski, 2021). Das mittlere Erkrankungsalter liegt bei 21 Jahren mit einem Altersrange von 11 bis 48 Jahren, wobei in nahezu zwei Drittel der Fälle das Onset-Alter (Alter bei Erkrankungsbeginn) vor dem 20. Lebensjahr angegeben wird. Aufgrund der fehlenden Datenlage kann nur vermutet werden, dass der Beginn in der Pubertät liegt.
Die Krankheitsangststörung (06B23) weist in der Allgemeinbevölkerung eine Prävalenz von 0,4 % auf (Weck et al., 2014). Sowohl die Prävalenz hinsichtlich Gesundheitsängsten (2,1 bis 13,1 %), aber auch die Prävalenz in medizinischen Einrichtungen (2,9 %) ist deutlich höher. Bezüglich des mittleren Ersterkrankungsalters gibt es keine einheitlichen Daten. Es wird vermutet, dass der Durchschnitt im jungen bis mittleren Erwachsenenalter liegt (Veselinović et al., 2017).
Das pathologische Horten (06B24) weist in epidemiologischen Studien im Erwachsenenalter eine Prävalenzrate von 2 bis 6 % und im Jugendalter von ca. 2 bis 4 % auf (Mathews, 2014). Aufgrund der Dunkelziffer ist von höheren Zahlen auszugehen. Sammelzwänge als Symptom einer Zwangsstörung sind im Kindes- und Jugendalter mit ca. 20 bis 25 % eher häufig vertreten (Samuels et al., 2014). Kinder und Jugendliche mit Sammelzwängen weisen im Vergleich mit anderen Patient*innen mit Zwangsstörungen einen früheren Beginn, eine geringere Einsicht und höhere Raten an komorbiden Störungen auf. Wann genau der Übergang von Sammelzwängen zum pathologischen Horten stattfindet, ist unklar.

Die Trichotillomanie (6B25.0) weist eine Lebenszeitprävalenz von 1 bis 3 % auf (Torales et al., 2020). Das Ersterkrankungsalter liegt zwischen 5 und 13 Jahren und Mädchen sind mit einer Rate von 2 zu 1 häufiger betroffen als Jungen. **Bei der Dermatillomanie (6B25.1)** liegt die Prävalenz mit 1,4 bis 5,4 % höher als bei der Trichotillomanie. Es gibt eine trimodale Verteilung: Onset vor dem 10. Lebensjahr, im Jugend- bzw. jungen Erwachsenenalter zwischen 14 und 21 Jahren sowie im Erwachsenenalter zwischen 30 und 45 Jahren (Torales et al., 2020).

19.4 Prognose

Bei den Zwangsstörungen und verwandten Störungen handelt es sich um chronische psychische Störungen, zum Teil mit fortschreitendem, sich verschlechterndem Verlauf (Zohar et al., 1993). Die Symptome können in ihrem Schweregrad über die Entwicklung unterschiedlich ausgeprägt sein, führen aber unbehandelt zu einer höheren Persistenz der Störung mit Beeinträchtigungen in der schulischen und beruflichen sowie der sozialen Entwicklung und der Lebensqualität (Coluccia et al., 2016). Je länger eine Zwangsstörung unbehandelt bleibt, desto höher sind die klinischen Komorbiditäten und die funktionellen Beeinträchtigungen ausgeprägt und desto niedriger fallen das Behandlungsergebnis und die Remissionsraten aus (Geller et al., 2000; Micali et al., 2010). Dies weist auf die Bedeutung von Früherkennung und Frühintervention hin.

Aber auch bei Behandlung ist die Persistenz der Zwangsstörung im Kindes- und Jugendalter mit ca. 40 % hoch (Zellmann et al., 2009; Steward et al., 2004). Es lassen sich vier Verlaufstypen identifizieren: (1) Remission der Zwangsstörung, (2) subklinische Zwangsstörung, (3) episodische Zwangsstörung und (4) chronisch verlaufende Zwangsstörung (Wewetzer et al., 2001). Fineberg et al. (2019) schlagen die Entwicklung eines Stadienmodells vor, um den Verlauf und die Prognose besser zu beschreiben und so Behandlungen optimieren zu können. So könnten passgenauere Behandlungsansätze ausgewählt werden: von präventiven Ansätzen bei Risikopersonen (z. B. Kinder von Eltern mit einer Zwangsstörung) über Frühinterventionsansätze (z. B. Behandlung von ersten Zwangssymptomen bei Kindern unter 6 Jahren) bis zu störungsspezifischen Behandlungen bei Erstdiagnosen und komplexen Kombinationstherapien für rezidivierende oder resistente Störungen.

Zentrale Prädiktoren für einen ungünstigen Verlauf sind ein frühes Erstmanifestationsalter, eine längere Erkrankungsdauer im Sinne der Dauer der unbehandelten Zwangsstörung und die Notwendigkeit eines stationären Aufenthalts (Steward et al., 2004). Das Alter und das Geschlecht erwiesen sich hingegen nicht als prädiktiv. Zudem wird der Verlauf von genetischen und umweltbedingten Faktoren, wie z. B. der familiären Häufung der Erkrankung und elterlichen Einbindung, mitbestimmt (Steward et al., 2004). Ein schlechterer Verlauf wird vor allem beim pathologischen Horten beschrieben. Während sich durch das Sammeln, Aufbewahren und Horten im Kindes- und Jugendalter selten ein Leidensdruck ergibt, nimmt das Ausmaß der Störung über die Entwicklung langsam und chronisch zu und wird in der 4. bis 5. Lebensdekade stark beeinträchtigend (Mathews, 2014).

Chronische Verläufe werden auch bei der körperdysmorphen Störung erkennbar. In einer prospektiven Vierjahresstudie an Jugendlichen und Erwachsenen mit einer körperdysmorphen Störung zeigte sich eine Vollremission der Symptomatik nur bei 20 % der Patient*innen, wobei diese mit einer 42 % hohen Wahrscheinlichkeit eines Rückfalls die prognostischen Erwartungen senken (Phillips et al., 2013). Studien zum Langzeitverlauf der Trichotillomanie im Erwachsenenalter deuten darauf hin, dass vor allem das Vorliegen einer depressiven Störung zu einem schlechteren Verlauf und somit ungünstigeren Prognose führt (Keijsers et al., 2006). Bei Kindern und Jugendlichen sind ein höheres Alter am Ende der Akutphase und ein primär fokussiertes anstelle eines automatisierten Haareziehens prognostisch relevant (Schumer et al., 2015). Zusätzlich vorliegende depressive und Angstsymptome wirken sich ungünstig aus. Auch die Dermatillomanie ist durch einen chronischen Verlauf gekennzeichnet, wobei nur sehr wenige Patient*innen eine Behandlung aufsuchen bzw. über Behandlungsmöglichkeiten Bescheid wissen (Grant et al., 2012). Die mittlere Krankheitsdauer wird mit 18 bis 21 Jahren angegeben. Über den Verlauf der olfaktorischen Referenzstörung ist noch wenig bekannt, sie wird jedoch ebenfalls als chronisch und persistierend mit Potenzial zur Verschlechterung beschrieben, vor allem bei unbehandelten Störungen (Phillipps & Menard, 2011). Hypochondrische Ängste gelten als sehr stabil (Creed & Barsky, 2004) mit bis zu 60 % persistierenden Symptomen im Fünfjahresverlauf.

19.5 Geschlechtsunabhängige und geschlechtsabhängige Risikofaktoren

Die geschlechtsunspezifischen Risikofaktoren lassen sich in biologische, psychosoziale und individuelle Risikofaktoren unterteilen. Je differenzierter die einzelnen Faktoren betrachtet werden, desto deutlicher wird, dass diese geschlechtsunabhängigen Risikofaktoren auch geschlechtsspezifische Aspekte beinhalten.

Die biologischen Faktoren spielen eine zentrale Rolle bei der Entstehung und dem Verlauf von Zwangsstörungen und verwandten Störungen. Dazu zählen genetische Prädispositionen, neurobiologische Prozesse und neurochemische Ungleichgewichte.

Genetische Faktoren: Genetische Prädispositionen spielen eine signifikante Rolle bei der Entstehung von Zwangsstörungen (Smárason et al., 2024). Aus Zwillingsstudien wird eine Heritabilität von 27 bis 65 % angenommen (Fineberg & Robbins, 2021). Dabei wird eine polygenetische Ätiologie, also die Beteiligung mehrerer Risikogene, vermutet.

Neurobiologische Faktoren: Bei der neurobiologischen Verarbeitung von Zwangsgedanken und -handlungen steht das dysfunktionale Zusammenspiel von Bereichen des Gehirns wie dem orbitofrontalen Kortex und den Basalganglien im Fokus. Diese Gehirnregionen sind eng mit der Kontrolle von Angst und Impulsen verbunden und spielen eine Schlüsselrolle bei der Entstehung von Zwangsstörungen.

Neurotransmitter: Eine weitere biologische Ursache betrifft das Ungleichgewicht von Neurotransmittern wie Serotonin, das häufig bei Personen mit Zwangsstörungen nachgewiesen wird. Benatti et al. (2024) weisen darauf hin, dass bei Mädchen und Jungen mit Zwangsstörungen Unterschiede in der Reaktion auf serotonerge Behandlung beobachtet werden, was auf geschlechtsspezifische Unterschiede in der neurochemischen Regulation hinweisen könnte.

Exogene biologische Ursachen und immunologische Faktoren: Vor allem bei Kindern und Jugendlichen, die einen abrupten und oft sehr dramatischen Beginn der Zwangssymptomatik zeigen, wird ein Zusammenhang zu zeitlich sehr eng auftretenden Streptokokkeninfektionen vermutet. Diese unter PANDAS (Pediatric Autoimmune Neuropsychiatric Disorders Associated with Streptococcal Infections) bekannte Untergruppe der Zwangsstörung tritt äußerst selten auf. Neuere Konstrukte fassen den Zusammenhang zu Infektionsgeschehen weiter und werden unter der Begrifflichkeit PANS (Pediatric Acute Onset Neuropsychiatric Syndrome) zusammengefasst. Die Pathogenese ist noch unklar.

Psychosoziale Faktoren wie familiäre, schulische und soziale Einflüsse sind ebenfalls von großer Bedeutung und beeinflussen die Schwere und den Verlauf der Zwangsstörung.

Eltern-Kind-Beziehung und familiäre Dynamik: Nicht selten werden bei den Kindern Rituale oder Zwänge beobachtet, welche die Eltern aktiv einbinden.

Dazu zählen z. B. Rückversicherungen oder das gemeinsame Ausführen von Zwangshandlungen. Einbindungen der Eltern halten die Symptome aufrecht und führen zu einer geringeren Wirksamkeit verhaltenstherapeutischer Interventionen (Brezinka, 2015). Als weitere Risikofaktoren gelten ein eher ängstlicher oder vermeidender Bewältigungsstil der Eltern oder familiäre Beziehungsmuster, die durch geringere emotionale Unterstützung und Nähe, eine geringere Förderung von Autonomie, einem erhöhten Maß an Kritik und emotionalem Überengagement gekennzeichnet. Familiäre Disharmonie wirken sich ebenfalls negativ auf die Zwangsstörung aus (Waters & Barrett, 2000). Mädchen, die in einem stärker kontrollierten Umfeld aufwachsen, neigen häufiger dazu, eine Zwangsstörung zu entwickeln. Jungen hingegen zeigen möglicherweise häufiger kompensatorische Verhaltensweisen, die weniger sichtbar sind, aber ebenfalls zu Zwangsstörungen führen können. Neben diesen familiären Faktoren zeigen sich auch Ticstörungen (diese gehören zu den Krankheiten des Nervensystems), affektive Störungen und Angststörungen im familiären Umfeld sowie ein höheres Alter der Mütter bei der Geburt als Risikofaktoren bei der Entwicklung der Zwangsstörung (Steinhausen et al., 2013).

Soziale Unterstützung und Peerbeziehungen: Benatti et al. (2024) heben hervor, dass Mädchen tendenziell stärker unter den Auswirkungen von Zwangsstörungen in ihrem sozialen Umfeld leiden. Sie berichten häufiger von Problemen im Umgang mit Gleichaltrigen und einem höheren Maß an sozialer Isolation als Jungen. Dies könnte auf die geschlechtsspezifische Bedeutung sozialer Akzeptanz und zwischenmenschlicher Beziehungen hinweisen, die bei Mädchen ausgeprägter sein könnte.

Stressoren und Trauma: In der Forschung wird ein Zusammenhang zwischen belastenden Lebensereignissen und dem Ausbruch von Zwangsstörungen beschrieben. Bei ca. 38 % der Kinder und Jugendlichen mit einer Zwangsstörung lassen sich auslösende Ereignisse identifizieren. Diese können mit belastenden Familienereignissen, aber auch mit dem Schauen besonders angstauslösender Fernsehsendungen und Filme assoziiert sein. Dabei scheinen Mädchen möglicherweise stärker auf psychosoziale Stressoren zu reagieren als Jungen (Benatti et al., 2024; Smárason et al., 2024). Besonders frühkindliche Traumata oder ungünstige familiäre Verhältnisse könnten bei Mädchen das Risiko für die Entwicklung einer Zwangsstörung erhöhen. Dies könnte mit der stärkeren emotionalen Verarbeitung und sozialen Sensibilität von Mädchen zusammenhängen.

19.6 Geschlechtsspezifische Unterschiede

Alter und Geschlecht spielen bei Beginn der Erkrankung, bei den Komorbiditäten und Symptomdimensionen eine wesentliche Rolle. Es wird von *Geschlechts- und Altersinteraktionen* ausgegangen, die möglicherweise auf unterschiedliche ätiopathogenetische Mechanismen hindeuten. Die entwicklungsbedingte Variabilität der Symptomatik kann zudem im Zusammenhang mit der allgemeinen Entwicklung und den Prozessen wie Bindung und Autonomie verstanden werden. Kinder und Jugendliche weisen deutlich mehr Zwänge im Bereich »Angst vor katastrophalen Ereignissen« wie Tod oder Krankheit – sich oder andere betreffend – sowie mehr Zwänge im Bereich »Aggressionen« auf als Erwachsene (Geller et al., 2021). Die religiösen und sexuellen Zwangsgedanken treten vor allem bei Jugendlichen im Vergleich zu Kindern und Erwachsenen auf. Eine besondere Rolle scheint auch das Horten bei Kindern und Jugendlichen einzunehmen, das auf der Symptomebene deutlich häufiger in dieser Altersphase auftritt als im Erwachsenenalter.

Bei der hypochondrischen und der körperdysmorphen Störung werden keine eindeutigen Geschlechtsdifferenzen festgestellt (Phillips et al., 2006). Bei der olfaktorischen Referenzstörung ist das Geschlechterverhältnis bislang unklar (Grocholewski, 2021). Beim pathologischen Horten finden sich Studien, die eine erhöhte Auftretenswahrscheinlichkeit dem männlichen oder weiblichen Geschlecht zuordnen, aber auch Studien, die keine geschlechtsspezifischen Unterschiede aufweisen (Cath et al., 2017). Die gegenläufigen Befunde werden mit Unterschieden im Studiendesign in Zusammenhang gebracht (epidemiologische Studien vs.klinische Studien). Frauen scheinen auf jeden Fall eher eine Behandlung aufzusuchen.

19.6.1 Mädchen

Zwangsstörungen bei Mädchen treten in der Kindheit seltener auf als bei Jungen (2 zu 3). Erst im Jugend- und Erwachsenenalter kann es neben der typischen Gleichverteilung zu einer leicht höheren Rate beim weiblichen Geschlecht kommen (Walitza et al., 2021). Auf der Ebene der spezifischen Zwangssymptome lassen sich bei Mädchen und Frauen eine stärkere Auftretenswahrscheinlichkeit vor allem von Zwangsgedanken und -handlungen im Bereich Waschen und Reinigen sowie Kontamination finden (Mathis et al., 2011). Mädchen leiden häufig unter spezifischen Zwangsgedanken, die sich in sozialen Ängsten manifestieren, und zeigen häufig einen akuteren Beginn, eine umschriebene Symptomatik und einen episodischen Verlauf mit spezifischen auslösenden Faktoren

(Mathes et al., 2019). Ab dem Jugendalter hin zum Erwachsenenalter ist in den Komorbiditäten eine stärkere Gleichverteilung des Geschlechts zu sehen. Die spät einsetzende Zwangsstörung (ab einem Alter ab 40) ist hingegen eher charakteristisch für Frauen. Eine vorangegangene Schwangerschaft kann dabei eine bedeutsame Rolle einnehmen (Dell`Osso et al., 2016). Auch bei den Komorbiditäten zeigen sich geschlechtsspezifische Unterschiede. Frauen weisen häufiger Angststörungen und depressive Störungen, Essstörungen wie Anorexia nervosa oder Bulimia nervosa, Tricho- und Dermatillomanie, aber auch zwanghaftes Kaufen auf (Fineberg et al., 2013). Wenngleich bei der körperdysmorphen Störung die Geschlechtsverteilung beinahe ausgeglichen ist, zeigen sich Unterschiede bei den im Fokus stehenden Körperregionen. Bei den Mädchen und Frauen sind es deutlich mehr Bereiche und betroffen sind vor allem die Haut, die Haare, die Nase, der Bauch, die Brust oder auch der Körperbau im Allgemeinen (Phillips et al., 2006). Auch bei der Tricho- und Dermatillomanie sind Mädchen und Frauen häufiger betroffen (Locher et al., 2017). Ein Zusammenhang zu besseren Zugangsmöglichkeiten zur Behandlung bzw. niederschwelligerer Inanspruchnahme, aber auch die Beteiligung weiblicher Geschlechtshormone werden diskutiert.

19.6.2 Jungen

Während in der Kindheit Jungen stärker von Zwangsstörungen betroffen sind und ein früherer Störungsbeginn beschrieben wird (z. B. Ruscio et al., 2010), besteht im Jugend- und Erwachsenenalter eine Gleichverteilung. Jungen und Männer zeichnen sich jedoch durch eine Vielfalt von Symptomen im Vergleich zu Mädchen und Frauen aus. Sowohl sexuelle, religiöse als auch symmetriebezogene Zwänge treten beim männlichen Geschlecht deutlich häufiger auf als bei Mädchen und Frauen (Mathis et al., 2019). Ebenso werden Horten und Sammeln und aggressive Zwangsgedanken als dominant bei männlichen Betroffenen beschrieben (Alvarenga et al., 2015). Des Weiteren kennzeichnen früherer Erkrankungsbeginn, höhere familiäre Belastung und höhere Komorbidität mit Ticstörungen männliche Personen mit Zwangsstörungen (Dell`Osso et al., 2016; Geller et al., 2021). Bei Jungen mit einem frühen Krankheitsbeginn zählen Tics, ADHS und ASD zu den häufigsten Komorbiditäten, was die Vermutung eines entwicklungsbedingten Subtypus nahelegt (Geller, 2021). Jungen und Männern zeigen als komorbide Störungen häufiger soziale Phobien, pathologischen (zwanghaften) Internetgebrauch, sexuelle Störungen und Substanzkonsumstörungen, wobei neuere Befunde in Hinblick auf Alkoholmissbrauch gegenüber Frauen keine Unterschiede aufweisen. Bei der körperdysmorphen

Störung lassen sich bei Jungen und Männern eher Sorgen über ihre Genitalien, ihre Statur und über Haarausfall finden.

19.6.3 Geschlechtliche und sexuelle Minderheiten

Die psychische Gesundheit von geschlechtlichen und sexuellen Minderheiten gilt im Vergleich zur Allgemeinbevölkerung als besonders gefährdet, was insgesamt mit höheren Raten an psychischen Erkrankungen einhergeht (Pinna et al., 2022). Die geschätzte Prävalenz liegt bei bis zu 9,8 bei transgender Frauen und bei 7,6 % bei transgender Männern (Millet et al., 2021). Da bislang nur wenig Studien vorliegen, sind weitere Untersuchungen notwendig. Vor allem im Bereich der Zwangsgedanken hinsichtlich der sexuellen Orientierung stellt sich die Frage, ob sich hier geschlechtsspezifische Unterschiede zeigen.

19.7 Symptome

Gemeinsam zeigen sich auf der Symptomebene bei allen Störungsbildern entweder aufdringliche Gedanken, Vorstellungen oder Ideen (Zwangsgedanken), die wiederholt und ungewollt auftreten, und/oder damit verbundene repetitive, also sich wiederholende Verhaltensweisen (Zwangshandlungen). Begleitende Gefühle der Zwangsstörungen und verwandten Störungen sind Angst, Unruhe, Nervosität, Ekel oder Anspannung. Alle Störungsbilder sind mit einer massiven Belastung und Einschränkungen der Funktionsfähigkeit in persönlichen, familiären, sozialen, beruflichen oder anderen wichtigen Bereichen verbunden. Die Einsichtsfähigkeit in das Vorliegen einer Erkrankung kann, muss aber nicht gegeben sein. Dies kann zusätzlich kodiert werden.

Zwangsgedanken und Intrusionen als kognitive Phänomene und *damit verbundene Zwangshandlungen* lassen sich bei den Zwangsstörungen, der körperdysmorphen Störung, der Krankheitsangststörung und der olfaktorischen Referenzstörung finden. Bei den Zwangsstörungen bei Kindern und Jugendlichen beziehen sich die Zwangsgedanken häufig auf Angst vor Kontaminationen und drohenden Gefahren (Schmutz, Krankheitserreger) sowie auf aggressive, religiöse, sexuelle oder somatische Inhalte (Goletz et al., 2018). Bei den Zwangshandlungen dominieren die Wasch- und Reinigungszwänge, die Wiederholungs- und Kontrollzwänge, aber auch Ordnungs- und Zählzwänge. Ähnlich wie bei den Erwachsenen lassen sich vier Dimensionen herausarbeiten (Leckman et al., 2009):

- Zwangsgedanken zu Symmetrie sowie Kontroll-, Wiederholungs-, Ordnungs- und Zählzwänge

- Reinigungszwänge und Zwangsgedanken zu Kontamination sowie somatische Zwangsgedanken
- Zwangsgedanken zum Horten und Sammeln sowie entsprechende Zwangshandlungen
- Aggressive, sexuelle und religiöse Zwangsgedanken

Es ist nicht ungewöhnlich, dass sich Mischformen und Kombinationen verschiedener Zwänge zeigen. Vor allem im Kindes- und Jugendalter ist die Persistenz der Symptome deutlich geringer als im Erwachsenenalter.

Neben der breiten Symptomatik der Zwangssymptome steht bei der körperdysmorphen Störung meist ein bestimmter körperlicher Makel im Vordergrund, wie z. B. die Haut, Nase, Kopfform, Zähne, Haare oder die Körperform. Stundenlang können sich die Betroffenen damit gedanklich auseinandersetzen und sich im Spiegel anschauen. Zwangsverhalten zeigen sich in Form einer intensiven Pflege des eigenen Äußeren durch Kämmen, Schminken, Waschen, Rasieren und Haarschneiden, aber auch durch exzessiven Sport oder intensives Bräunen der Haut. Die Einbindung anderer Personen findet häufig statt, um Rückmeldungen über das Aussehen zu erhalten. Medizinische Hilfen werden in Anspruch genommen, um den wahrgenommenen Makel zu reduzieren. Die Inanspruchnahme von medizinischen Untersuchungen und Prozeduren zeigt sich auch bei der Krankheitsangststörung, bei der häufig normale und unspezifische Körperwahrnehmungen als abnormal und belastend interpretiert werden und somit ins Zentrum der Aufmerksamkeit rücken. Betroffene beschäftigen sich übermäßig mit ihren gesundheitlichen Sorgen und mit dem Vorliegen einer möglichen körperlichen Erkrankung. Meist stehen ein oder zwei Organe oder Organsysteme (z. B. das kardiovaskuläre System, das respiratorische System, das Verdauungssystem) im Fokus. Neben den häufigen Arztbesuchen fallen Kontrollverhaltensweisen und Rückversicherungen als repetitive Zwangsverhaltensweisen auf. Auch bei der olfaktorischen Referenzstörung zeigen sich solche Kontrollen (z. B. an sich oder der Kleidung riechen) und Rückversicherungen (z. B. andere fragen, ob man unangenehm riecht). Weiter wird ein exzessiver Gebrauch geruchsreduzierender Mittel beschrieben. Die intensive Beschäftigung mit dem eigenen Geruch, vor allem des Mundes, der Achselhöhlen, des Intimbereichs und der Füße, steht hier im Mittelpunkt.

Beim pathologischen Horten zeigen sich vor allem *Zwangshandlungen* in Form von Sammelzwängen oder Aufbewahrungszwängen. Diese gehen mit einer Unfähigkeit, sich von den gesammelten Objekten zu trennen, einher. Das pathologische Horten ist nicht mit Zwangsgedanken oder Intrusionen assoziiert

(Zaudig, 2022). Auch die Tricho- und die Dermatillomanie zeichnen sich primär durch repetitive Verhaltensmuster im Sinne von Zwangshandlungen aus. Nur selten sind diese mit unangenehmen bzw. sich aufdrängenden Gedanken verbunden. Sichtbarstes Symptom der Trichotillomanie ist das zwanghafte Herausziehen oder Herausdrehen von Haaren im Gesicht, Kopf- oder Körperbereich. Nicht selten fehlen Wimpern oder Augenbrauen bzw. zeigen sich kreisrunde kleinere oder größere Stellen fehlender Kopfhaare, die aus Scham- und Schuldgefühlen z. B. durch das Tragen von Tüchern oder Hüten kaschiert werden. Auch das Nägelbeißen, das Zupfen, Ziehen und Manipulieren an kleinen Unreinheiten oder Unebenheiten der Haut, was Hauptsymptome der Dermatillomanie sind, sind durch Wunden oder Entzündungen im Gesichts- und Armbereich erkennbar und werden nicht selten durch übermäßiges Schminken überdeckt.

19.8 Diagnostik

Bei allen Störungsbildern erfolgen im Kindes- und Jugendalter die Diagnostik nach der multiaxialen Klassifikation mit ausführlicher Erfassung der Symptomatik und ihrer Entstehung, der Familien- und Entwicklungsanamnese sowie eine Leistungs- und Persönlichkeitsdiagnostik und bei Vorschulkindern eine Entwicklungsdiagnostik. Die psychodiagnostischen Gespräche werden mit den Patient*innen, deren Eltern und, wenn notwendig, anderen wichtigen Bezugspersonen durchgeführt. Die Exploration der Symptomatik im Bereich der Zwangsspektrumsstörungen kann durch starke Scham- und Schuldgefühle erschwert sein und bedarf besonderer Sensibilität. Die Exploration von Zwangsgedanken, vor allem von aggressiven und sexuellen Zwangsgedanken, stellt zudem meist eine Exposition dar, mit der die Patient*innen zu diesem Zeitpunkt noch keine Erfahrung haben. Weiter zeigt sich, dass viele Betroffene in den ersten Krankheitsjahren keine Unterstützung suchen bzw. Unterstützungsangebote nicht kennen. Im Rahmen der Primärversorgung sollten aus diesem Grund bereits ein sorgfältiges Screening erfolgen und erste Symptommanifestationen ernst genommen werden.

Screening und Früherkennung: In der S3-Leitlinie Diagnostik und Behandlung von Zwangsstörungen im Kindes- und Jugendalter (Walitza et al., 2021) werden kinder- und elternbezogene Screeningfragen zur Früherkennung empfohlen, z. B.: »Hast du manchmal Gedanken oder Sorgen, die unangenehm sind und einfach nicht weggehen wollen?«, »Musst du gewisse Dinge immer wieder tun oder hast du Gewohnheiten, die du nicht stoppen kannst?«

Verhaltensbeobachtung und Verhaltensanalyse: Für die Therapieplanung und -durchführung erweisen sich diese selbst- oder fremderhobenen Daten als essenzieller Baustein. In den Aufzeichnungen, meist in Tagebuchform, sollten Elemente wie Symptome, interne und externe Auslöser, Befürchtungen, was passiert, wenn der Zwang nicht ausgeführt wird, hilfreiche Verhaltensweisen sowie Reaktionsweisen der Bezugspersonen enthalten sein.
Diagnostische Interviews: Bei dem diagnostischen Interview lassen sich störungsübergreifende und störungsspezifische Verfahren unterscheiden. Bei den *störungsübergreifenden Verfahren* stehen das Kinder-DIPS (Schneider et al., 2017), das Diagnostiksystem für psychische Störungen im Kindes- und Jugendalter (DISYPS-III, Döpfner et al., 2017) sowie das KIDDIE-SADS-PL (dt. Version: Delmo et al., 2001) zur Verfügung. Verschiedene Beurteiler werden gemeinsam oder getrennt exploriert und komorbide bzw. differenzialdiagnostische Fragestellungen können geklärt werden. Bei den *störungsspezifischen Verfahren* ist der Goldstandard bei der Erfassung der Zwangsstörung die deutsche Version der Children's Yale-Brown Obsessive-Compulsive Scale (CY-BOCS-D, Goletz & Döpfner 2020). Das pathologische Horten, die Tricho- und Dermatillomanie werden als sonstige Symptome in der CY-BOCS miterhoben. Weitere hilfreiche Explorationsschemata für Zwangsstörungen können das halbstrukturierte Interview EAZ-Zwangsstörungen sein (Goletz et al., 2018) oder der Interview-Leitfaden für Zwangsspektrum- und Tic-Störungen (ILF-ZWA/TIC, Görtz-Dorten et al., 2021). Für die Krankheitsangststörung und die körperdysmorphe Störung bestehen Anpassungen der Y-Bocs für das Erwachsenenalter (H-YBOCS, Weck et al., 2013; BDD-YBOCS, Philipps et al., 2014). Für die Erfassung der elterlichen Einbindung im Rahmen der Zwangsstörung stehen zwei Verfahren zur Verfügung: Familien-Anpassungs-und-Belastungs-Skala-Kind (FABS, Goletz et al., 2018) und die Family Accomodation Scale für Zwangsstörungen (FAS, Pinto et al., 2013).
Fremd- und Selbstbeurteilungsfragebögen: Mit den Diagnosekriterien für Zwangsstörungen und für anankastische/zwanghafte Persönlichkeitsstörungen, für pathologisches Horten, für die körperdysmorphe Störung sowie für die Tricho- und Dermatillomanie stellen die Selbst- und Fremdbeurteilungsskalen (FBB-/SBB-ZWA) sowie die Diagnose-Checkliste Zwangsspektrums-Störungen (DCL-ZWA) aus dem DISYPS-III ein umfassendes Diagnostikum dar (Döpfner & Görtz-Dorten, 2017). Diese könnten auch in Form von klinischen Interviews genutzt werden. Weiter liegt mit dem Zwangsinventar für Kinder und Jugendliche (ZWIK-S, ZWIK-F, Goletz et al., 2020) ein mehrdimensionaler Fragebogen für die Selbst- und Fremdbeurteilung vor.

Erweiterte somatische Diagnostik: Nach der S3-Leitlinie sollte zudem eine somatische, inklusive neurologische Untersuchung stattfinden. Direkte Zusammenhänge zu bestimmten körperlichen, neurologischen und laborparametrischen Auffälligkeiten konnten jedoch bislang nicht hergestellt werden. Weitere medizinische Untersuchungen wie EEG oder MRT sollten nur bei Auffälligkeiten in der körperlichen Untersuchung initiiert werden.

19.9 Therapie

19.9.1 Allgemeine Aspekte der Behandlung

Entsprechend der Leitlinie sollte die Behandlung der Kinder und Jugendlichen mit Zwangsstörungen und verwandten Störungen multimodal und unter Einbezug der Familie bzw. des engeren sozialen Umfeldes erfolgen. Dabei bezieht sich die Behandlung auf die Kernsymptomatik beim Kind und die Anpassungsleistungen der Eltern, aber auch auf die komorbiden Störungen. Basis für die Zusammenarbeit ist der Aufbau einer vertrauensvollen und wertschätzenden therapeutischen Beziehung unter Berücksichtigung der starken Scham- und Schuldgefühle der Kinder und Jugendlichen. Die Kernelemente der Behandlungen der Zwangsspektrumsstörungen werden übergreifend kurz dargestellt.

Psychoedukation: Ziel der Psychoedukation ist die Entwicklung eines individuellen Störungsmodells mit prädisponierenden, auslösenden und aufrechterhaltenden Faktoren, auf dessen Basis eine partizipative Entscheidung für die Behandlungsziele und -methoden gefällt werden kann.

Kognitiv-behaviorale Therapie: Bei den kognitiven Interventionen geht es um die Identifikation und Veränderung von konkreten Kognitionen/Zwangsgedanken sowie übergeordneter Schemata/Grundüberzeugungen. Neben Techniken der Distanzierung im Sinne von »Gedanken sind keine Tatsachen und keine Feinde« werden Techniken der Disputation eingesetzt. Hierbei geht es um die Abschwächung von Überzeugungen und Fehlinterpretationen. Auch metakognitive Ansätze, also der Umgang mit den Gedanken, stehen im Mittelpunkt der Arbeit. Es bestehen verschiedene wirksame Programme (March & Mulle, 1998; March & Benton, 2006 Simons, 2018). Verhaltensexperimente werden als praktisches Element integriert, um zu prüfen, inwieweit befürchtete Reaktionen eintreten oder realistisch sind.

Exposition mit Reaktionsmanagement: Die Expositionsbehandlung (Reizkonfrontation) in Verbindung mit Reaktionsverhinderung oder Reaktionsmanagement hat sich als die wirkungsvollste Intervention bewährt (POTS, 2004; Correll et al., 2021). Hierbei setzt sich die Patient*innen mit der zwangsauslösenden Situation (einschließlich der Zwangsgedanken und den unangenehmen Gefühlen) auseinander. Gewohnte nachfolgende Rituale/Zwangshandlungen sollen nicht oder nur eingeschränkt ausgeführt werden (Reaktionsmanagement). Es wird davon ausgegangen, dass nach anfänglichem Anstieg der Angst auf Basis der Habituation eine Gewöhnung an die Angst erfolgt. Neuere Studien weisen jedoch darauf hin, dass auch andere Lernmechanismen, wie das inhibitorische Lernen, vorliegen können. Hier wird davon ausgegangen, dass auch ohne Habituation die Erfahrung gemacht wird, dass man die Angst überstehen kann, auch wenn die Angst auf hohem Niveau ist (Craske et al., 2014). Es geht also mehr um eine aktive Situationsbewältigung als um eine Unterdrückung von Reaktionen. Die Expositionen sollten wann immer möglich in vivo und am besten am Ort des Geschehens stattfinden. Wirksam erweisen sich eine verlängerte Exposition und mehrfach pro Woche dargebotene Expositionen (Storch et al., 2007a). Intensivbehandlungswochen stellen eine gute Kombination dieser Elemente dar (Riise et al., 2016, 2018; Wolters et al., 2021).

Familienzentrierte Interventionen: Bei sehr jungen Kindern und bei einer hohen familiären Einbindung in die Symptomatik sind familienzentrierte Interventionen unerlässlich. Neben der Psychoedukation und der Entwicklung eines individuellen Störungsverständnisses geht es um die Bearbeitung aufrechterhaltender Faktoren aufseiten der Eltern. Dazu gehören eigene Ansprüche und Werte der Eltern, zwanghafte Anteile oder vorhandene Zwangsstörungen bei den Eltern, familiäre Konflikte oder Kommunikations- und Problemlöseverhalten, aber auch vorhandene typische Emotionsregulationsstrategien (Goletz et al., 2018). Eltern können als Co-Therapeuten im Rahmen von Expositionen im häuslichen Umfeld fungieren oder durch eine Verringerung ihres Einbindungsverhaltens die Entwicklung der Symptomatik positiv beeinflussen. Operante Techniken im Sinne von Verstärkerprogrammen können zusätzlich hilfreich sein. Familienzentrierte Interventionen erwiesen sich in Ergänzung zu den kindzentrierten Interventionen als sehr wirkungsvoll (Lewin et al., 2014; Storch et al., 2007a). Erste Studien aus dem Bereich der Angst- und Zwangsstörungen weisen auch auf positive Effekte als Stand-alone-Behandlungen hin (Lebowitz, 2013; Lebowitz et al., 2020).

Medikamentöse Behandlung: Die Indikation für eine medikamentöse Behandlung ist gegeben, wenn durch die Symptomatik das Funktionieren im Alltag deutlich eingeschränkt ist und eine psychotherapeutische Intervention auf Basis der verlaufsbestimmenden Faktoren als nicht oder nur unzureichend wirksam eingeschätzt wird. Die Kombination von Psychotherapie und Pharmakotherapie ist am effektivsten (POTS, 2004; Correll et al., 2021). Bei der pharmakologischen Behandlung sind die selektiven Serotonin-Wiederaufnahmehemmer (SSRI) die Medikation der ersten Wahl. Bei unzureichender Response sollte zunächst auf ein anderes SSRI gewechselt werden, bevor über eine Augmentation mit Clomipramin oder Antipsychotika wie Aripiprazol oder Risperidon nachgedacht wird. Letztere zeigen sich als erwägenswert, wenn eine komorbide Ticstörung vorliegt. Grundsätzlich ist zu beachten, dass bei Absetzen der Medikation die Symptomatik wieder zum Vorschein kommen kann, weshalb die Kombination mit der Psychotherapie als essenziell erscheint.

Unterstützende Verfahren: Der Einsatz moderner Techniken und Medien wie Telefon, Webcam, Computerspielen, Internet oder Apps scheint kognitiv-verhaltenstherapeutische Interventionen wirkungsvoll zu unterstützen (Storch et al., 2011; Turner et al., 2014; Hollmann et al., 2022; Brezinka, 2013).

Rückfallprophylaxe: Bei der Rückfallprophylaxe geht es vor allem darum, zu besprechen, was zu tun ist, wenn die Symptomatik zurückkommt. Da dies häufiger der Fall ist und zum regulären Verlauf der Störung gehören kann, heißt es somit auch nicht, dass alles umsonst gewesen ist. Es werden ein Rückfallpräventionsplan mit möglichen Auslösern und Hinweisreizen definiert sowie die zentralen Strategien und Techniken festgehalten. Es kann ratsam sein, die Therapie nicht einfach abzuschließen, sondern Kontrolltermine oder Boostersitzungen zu vereinbaren.

19.9.2 Sozialer Dienst und Multiprofessionalität

Die Behandlung von Zwangsstörungen im Kindes- und Jugendalter erfordert oft die Zusammenarbeit mehrerer spezialisierter Fachkräfte, einschließlich Psychiatern*innen, Psychologen*innen, Kinderärzten*innen und Sozialarbeitern*innen. Der soziale Dienst spielt eine wichtige Rolle, insbesondere, wenn familiäre oder soziale Faktoren das Erleben und den Verlauf der Erkrankung beeinflussen. Eine multiprofessionelle Herangehensweise ist entscheidend, um sowohl therapeutische als auch soziale Aspekte der Erkrankung zu adressieren. Aufsuchende Angebote zu Hause durch Fachpersonen sind eine wertvolle Unterstützung im multiprofessionellen Behandlungsansatz. Dabei ist es wichtig, dass der Alltag so gestaltet wird, dass er Raum für Therapie und Bewältigungsstrategien lässt, aber auch ausreichend Entspannung bietet. Das Engagement der Kinder und Jugendlichen in der Behandlung zur Reduzierung der Zwänge sollte durch Lob und positive Verstärkung anerkannt werden. Das stärkt das Selbstbewusstsein und motiviert zur weiteren Zusammenarbeit. Kinder und Jugendliche mit Zwangsstörungen sind oft sehr sensibel gegenüber Stress. Es ist wichtig, Überforderung zu vermeiden und den Alltag so zu gestalten, dass er nicht zu viel Druck erzeugt. Zu viel Kontrolle oder eine zu starke Betonung der Zwänge können kontraproduktiv sein. Zwangsstörungen können langwierig und anstrengend in der Behandlung sein. Geduld seitens der Eltern und des Umfelds ist entscheidend. Das Kind sollte wissen, dass es nicht allein mit seinen Ängsten und Zwängen ist.

Bei Mädchen und Jungen können die Bedürfnisse und Herausforderungen im Umgang mit Zwangsstörungen unterschiedlich sein. Mädchen benötigen eher verstärkt Unterstützung im Bereich der emotionalen Regulation und der Bewältigung von sozialer Isolation, während Jungen eher von einer intensiveren Auseinandersetzung mit den Zwangshandlungen und deren Auswirkungen auf das tägliche Leben profitieren (Benatti et al., 2024). Der soziale Dienst sollte daher in der Lage sein, geschlechtsspezifische Aspekte in der Unterstützung der betroffenen Kinder und Jugendlichen zu berücksichtigen und zu integrieren, um eine optimale Hilfe und Unterstützung zu gewährleisten.

19.9.3 Genderspezifische Aspekte in der Therapie

Mädchen zeigen, wie oben erwähnt, unterschiedliche Symptome im Vergleich zu Jungen, wobei dem Alter ebenfalls eine bedeutende Rolle zukommt. Ältere Mädchen mit Zwangsstörungen neigen häufiger zu erhöhten Ängsten und Depressionen, was die Therapie erschwert. Es ist wichtig, diese komorbiden Symptome frühzeitig zu erkennen und in die Therapie einzubeziehen. Mädchen neigen dazu, mehr soziale Zwänge zu entwickeln, wie z. B. den Drang, bestimmte Rituale zu erfüllen, um soziale Akzeptanz zu sichern. Laut Benatti et al. (2024) berichten Mädchen über ausgeprägte Zwangsgedanken im Bereich der zwischenmenschlichen Beziehungen. Dies kann zu einem erhöhten Risiko für Komorbiditäten wie sozialen Angststörungen führen. Andererseits suchen Mädchen eher Unterstützung, was zu einem früheren Beginn der Therapie führt und die Prognose günstig beeinflusst.

Jungen zeigen hingegen oft ein anderes Symptomprofil. Sie sind eher von aggressiven oder obsessiven Gedanken betroffen, die sich zudem häufig in körperlichen Zwangshandlungen äußern. Laut der Studie von Smárason et al. (2024) berichten Jungen von einer höheren Intensität der Symptome, was mit einer geringeren Wahrscheinlichkeit einhergeht, Hilfe zu suchen. Diese Dynamik kann oft zu einer Chronifizierung der Störung führt. Der spezifische Subtyp der ticassoziierten Zwangsstörung zeigt sich häufiger bei Jungen. In der Behandlung wird deutlich, dass Patienten mit dieser Symptomkombination eine niedrigere Ansprechrate auf SSRIs und kognitive Verhaltenstherapie aufweisen.

Bei den Ergebnissen der Behandlung von Zwangsstörungen wurden keine geschlechtsspezifischen Unterschiede festgestellt. Das Geschlecht spielt eine Rolle bei der Entstehung, dem Auftreten und den Auswirkungen von Zwangsstörungen (Mathes et al., 2019).

19.10 Zusammenfassung

Jungen zeigen häufiger einen frühen Krankheitsbeginn, eine stärkere familiäre Belastung und Komorbiditäten wie Ticstörungen und ADHS. Zudem treten bei ihnen vermehrt aggressive und religiöse Zwänge auf. Mädchen hingegen haben eine höhere Wahrscheinlichkeit für Wasch- und Reinigungszwänge und soziale Ängste und unterliegen einer stärkeren Beeinflussung durch psychosoziale Stressoren. Ab dem Jugendalter entwickeln Mädchen zudem häufiger komorbide Angst- und Essstörungen.

Die Diagnostik und Therapie von Zwangsstörungen im Kindes- und Jugendalter erfordern somit die Berücksichtigung dieser Unterschiede. Die CY-BOCS bietet eine wertvolle Grundlage zur Erfassung der Symptome, während die Berücksichtigung geschlechtsspezifischer Faktoren zu einer umfassenderen Beurteilung beiträgt. Eine sorgfältige Diagnostik ist entscheidend für die anschließende Therapieplanung und -durchführung. Je früher die Behandlung erfolgt, umso besser ist die Prognose. Mädchen können leichter für eine Behandlung gewonnen werden als Jungen, wo die Scham bezüglich der Zwangserkrankung noch ausgeprägter ist.

19.11 Autorinnen

Dr. rer nat. Juliane Ball ist leitende Psychologin und Verhaltenstherapeutin für Kinder und Jugendliche. Sie arbeitet seit 2011 an der Kinder- und Jugendpsychiatrie und Psychotherapie der Psychiatrischen Universitätsklinik Zürich und leitet die Sprechstunde für Zwangs- und Ticstörungen. Sie hat die Intensive Kurztherapie sowie das SPACE-Programm implementiert. Frau Ball unterrichtet an verschiedenen Weiterbildungsinstituten und ist als Supervisorin tätig.

Dr. univ. med. Veronika Mailänder Zelger ist leitende Ärztin und Fachärztin für Kinder- und Jugendpsychiatrie und -psychotherapie. Sie arbeitet seit 2007 an der Kinder- und Jugendpsychiatrie und Psychotherapie Zürich und leitet den teilstationären und stationären Bereich am Zentrum für Kinderpsychiatrie. Ihre Schwerpunkte sind in der Behandlung von u. a. Zwangsstörungen, Essstörungen und Schulabsentismus. Sie unterrichtet an der Universität Zürich, verschiedenen Weiterbildungsinstituten und ist im Kinderschutz aktiv.

19.12 Vertiefungsmöglichkeiten

Benatti, B.; Girone, N.; Celebre, L.; et al. (2024): The role of gender in a large international OCD sample: A report from the International College of Obsessive-Compulsive Spectrum Disorders (ICOCS) Network. 116, 152315. doi:10.1016/j.comppsych.2022.152315

Goletz, H.; Döpfner, M.; Roessner, V. (2018): Zwangsstörungen. Leitfaden Kinder- und Jugendpsychotherapie (Band 25). Göttingen: Hogrefe.

Smárason, O.; Selles, R. R.; Højgaard, R. M., A.; et al. (2024): Exploring latent clusters in pediatric OCD based on symptoms, severity, age, gender, and comorbidity. In: European Child & Adolescent Psychiatry, 33, S. 3899–3912. doi:10.1007/s00787-024-02431-9

Storch, E. A.; McGuire, J. F.; McKay, D. (Hg.) (2017): The clinician's guide to cognitive-behavioral therapy for childhood obsessive-compulsive disorder. London: Academic Press.

Walitza, S.; Renner, T.; Wewetzer, C.; et al. (2021): Langversion der interdisziplinären evidenz- und konsensbasierten S3-Leitlinie für Diagnostik und Therapie von Zwangsstörungen im Kindes- und Jugendalter. Berlin: Arbeitsgemeinschaft der Wissenschaftlichen Medizinischen Fachgesellschaften (AWMF).

19.13 Verständnisfragen

1. Welche geschlechtsspezifischen Unterschiede gibt es bei der Symptomatik von Zwangsstörungen?
2. Warum ist eine frühzeitige Diagnose und Behandlung von Zwangsstörungen besonders wichtig?
3. Welche psychotherapeutischen Ansätze haben sich als besonders wirksam bei der Behandlung von Zwangsstörungen erwiesen?

19.14 Literatur

Alvarenga, P. G.; Cesar, R. C.; Leckman, J. F.; et al. (2015): Obsessive compulsive symptom dimensions in a population-based, cross-sectional sample of school-aged children. In: Journal of Psychiatric Research, 62, S. 108–114.

BfArM – Bundesinstitut für Arzneimittel und Medizinprodukte (2025). Zwangsstörung oder verwandte Störungen (ICD-11 Entwurfsfassung Deutsch).

Benatti, B.; Girone, N.; Celebre, L.; et al. (2024): The role of gender in a large international OCD sample: A Report from the International College of Obsessive-Compulsive Spectrum Disorders (ICOCS) Network. Compr Psychiatry, 116.

Brezinka, V. (2013): Ricky and the spider – A video game to support cognitive behavioural treatment of children with obsessive compulsive disorder. In: Clinical Neuropsychiatry, 10 (3), S. 6–12.

Brezinka, V. (2015): Zwangsstörungen bei Kindern: Die Rolle der Angehörigen. In: Schweizer Zeitschrift für Psychiatrie und Neurologie, 4, S. 4–6.

Carter, A. S.; Wagmiller, R. J.; Gray, S. A. O.; et al. (2010): Prevalence of DSM-IV disorder in a representative, healthy birth cohort at school entry: Sociodemographic risks and social adaptation. In: Journal of the American Academy of Child and Adolescent Psychiatry, 49 (7), S. 686–698.

Cath, D. C., Nizar, K., Boomsma, D.; et al. (2017): Age-specific prevalence of hoarding and obsessive-compulsive disorder: A population-based study. In: The American Journal of Geriatric Psychiatry, 25 (3), S. 245–255.

Coluccia, A.; Fagiolini, A.; Ferretti, F.; et al. (2016): Adult obsessive-compulsive disorder and quality of life outcomes: A systematic review and meta-analysis. In: Asian Journal of Psychiatry, 22, S. 41–52.

Correll, C. U.; Cortese, S.; Croatto, G.; et al. (2021): Efficacy and acceptability of pharmacological, psychosocial, and brain stimulation interventions in children and adolescents with mental disorders: An umbrella review. In: World Psychiatry, 20, S. 244–275.

Craske, M. G.; Treanor, M.; Conway, C. C.; et al. (2014): Maximizing exposure therapy: An inhibitory learning approach. In: Behaviour Research and Therapy, 58, S. 10–23.

Creed, F.; Barsky, A. (2004): A systematic review of the epidemiology of somatization disorder and hypochondriasis. In: Journal of Psychosomatic Research, 56, S. 391–408.

Dell'Osso, B.; Benatti, B.; Hollander, E.; et al. (2016): Childhood, adolescent and adult age at onset and related clinical correlates in obsessive-compulsive disorder: A report from the International College of Obsessive-Compulsive Spectrum Disorders (ICOCS). In: International Journal of Psychiatry in Clinical Practice, 19, S. 1–8.

Delmo, C.; Weiffenbach, O.; Gabriel, M.; et al. (2001): Kiddie Schedule for Affective Disorders and Schizophrenia – Present and Lifetime Version (K-SADS-PL) (5. Aufl.). Frankfurt: Klinik für Psychiatrie und Psychotherapie des Kindes- und Jugendalters.

Döpfner, M.; Görtz-Dorten, A. (2017): Diagnostik-System für psychische Störungen nach ICD-10 und DSM-5 für Kinder- und Jugendliche (DISYPS-III). Huber: Bern.

Döpfner, M.; Walitza, S. (2023): Zwangsstörungen bei Kindern und Jugendlichen. In Psychiatrie und Psychotherapie des Kindes- und Jugendalters (S. 1–22). Berlin: Springer.

Döpfner, M.; Görtz-Dorten, A.; Lehmkuhl, G. (2017): Diagnostik-System für Psychische Störungen Nach ICD-10 und DSM-5 für Kinder und Jugendliche-III (DISYPS-III). Hogrefe: Göttingen.

Fineberg, N. A.; Dell'Osso, B.; Albert, U.; et al. (2019): Early intervention for obsessive compulsive disorder: An expert consensus statement. European Neuropsychopharmacology, 29 (4), S. 549–565.

Fineberg, N. A.; Hengartner, M. P.; Bergbaum, C. E.; et al. (2013): A prospective population-based cohort study of the prevalence, incidence and impact of obsessive-compulsive symptomatology. In: International Journal of Psychiatry in Clinical Practice, 17 (3), S. 170–178.

Fineberg, N. A.; Robbins, T. W. (2021): The neurobiology and treatment of OCD: Accelerating progress. (Current Topics in Behavioral Neurosciences 49). Cham: Springer.

Geller, D.; Biederman, J.; Faraone, S. V.; et al. (2000): Clinical correlates of obsessive compulsive disorder in children and adolescents referred to specialized and non-specialized clinical settings. In: Depression and Anxiety, 11, S. 163–168.

Geller, D.; Homayoun, S.; Johnson, G. (2021): Developmental considerations in obsessive compulsive disorder: Comparing pediatric and adult-onset cases. In: Frontiers in Psychiatry, 12.

Goletz, H.; Adam, J.; Döpfner, M. (2020): Diagnostikum für Zwangsstörungen im Kindes- und Jugendalter (DZ-KJ). Göttingen: Hogrefe.

Goletz, H.; Döpfner, M. (2020): Die klinische Beurteilung von Zwangssymptomen bei Kindern und Jugendlichen. In: Zeitschrift für Kinder- und Jugendpsychiatrie und Psychotherapie, 48, S. 178–193.

Goletz, H.; Döpfner, M.; Roessner, V. (2018): Zwangsstörungen. Leitfaden Kinder- und Jugendpsychotherapie (Band 25). Göttingen: Hogrefe.

Görtz-Dorten, A.; Thöne, A.-K.; Döpfner, M. (2021): Interviewleitfäden zum Diagnostik-System für psychische Störungen nach ICD-10 und DSM-5 für Kinder- und Jugendliche (DISYPS-ILF). Bern: Hogrefe.

Grant, J. E.; Odlaug, B. L.; Chamberlain, S. R.; et al. (2012): Skin picking disorder. In: American Journal of Psychiatry, 169 (11), S. 1143–1149.

Grocholewski, A. (2021): Häufig übersehen?! Die körperdysmorphe Störung und die Olfaktorische Referenzstörung. In: Psychologische und Medizinische Rehabilitation, 116, S. 4–18.

Heyman, I.; Fombonne, E.; Simmons, H.; et al. (2001): Prevalence of obsessive-compulsive disorder in the British nationwide survey of child mental health. In: British Journal of Psychiatry, 179, S. 324–329.

Hollmann, K.; Hohnecker, C. S.; Haigis, A.; et al. (2022): Internet-based cognitive behavioral therapy in children and Adolescents with obsessive-compulsive disorder. In: Frontiers in Psychiatry, 13.

Keijsers, G. P.; van Minnen, A.; Hoogduin, C. A.; et al. (2006): Behavioural treatment of trichotillomania: Two-year follow-up results. In: Behaviour Research and Therapy, 44 (3), S. 359–370.

Lebowitz, E. (2013): Parent-based treatment for childhood and adolescent OCD. In: Journal of Obsessive-Compulsive and Related Disorders, 2 (4), S. 425–431.

Lebowitz, E.; Marin, C.; Martino, A.; et al. (2020): Parent-based treatment as efficacious as cognitive behavioral therapy for childhood anxiety: A randomized noninferiority study of supportive parenting for anxious childhood emotions. In: Journal of the American Academy of Child and Adolescent Psychiatry, 59 (3), S. 362–372.

Leckman, J. F.; Bloch, M. H.; King, R. A. (2009): Symptom dimensions and subtypes of obsessive-compulsive disorder: A developmental perspective. In: Dialogues in Clinical Neuroscience, 11 (1), S. 21–33.

Lewin, A. B.; Park, J. M.; Jones, A. M.; et al. (2014): Family-based exposure and response prevention therapy for preschool-aged children with obsessive-compulsive disorder: A pilot randomized controlled trial. In: Behaviour Research and Therapy, 56, S. 30–38.

Locher, C.; Koechlin, H.; Zion, S. R.; et al. (2017). Efficacy and safety of selective serotonin reuptake inhibitors, serotonin-norepinephrine reuptake inhibitors, and placebo for common psychiatric disorders among children and adolescents. In: JAMA Psychiatry, 74 (10), S. 1011–1020. doi:10.1001/jamapsychiatry.2017.2432

March, J. S.; Benton, C. (2006): Talking Back to OCD: The Program that Helps Kids and Teens Say »No Way« – and Parents Say »Way to Go«. Guilford Press.

March, J. S.; Mulle, K. (1998): OCD in children and adolescents: A cognitive-behavioral treatment manual. New York: Guilford Press.

Mathes, B. M.; Morabito, D. M.; Schmidt, N. B. (2019): Epidemiological and clinical gender differences in OCD. In: Psychiatry Reports, 21 (5), S. 36.

Mathews, C. A. (2014): Hoarding disorder: More than just a problem of too much stuff. In: Journal of Clinical Psychiatry, 75 (8), S. 893–894.

Mathis, M. A.; Alvarenga, P.; Funaro, G.; et al. (2011): Gender differences in obsessive-compulsive disorder: A literature review. In: Revista Brasileira de Psiquiatria, 33 (4), S. 390–399.

Micali, N.; Heyman, I.; Perez, M.; et al. (2010): Long-term outcomes of obsessive-compulsive disorder: Follow-up of 142 children and adolescents. In: British Journal of Psychiatry, 197, S. 128–134.

Millet, N.; Longworth, J.; Arcelus, J. (2021): Prevalence of anxiety symptoms and disorders in the transgender population: A systematic review of the literature. In: International Journal of Transgenderism, 18, S. 27–38.

POTS – Pediatric OCD Treatment Study Team (2004): Cognitive-behavior therapy, sertraline, and their combination for children and adolescents with obsessive-compulsive disorder: The pediatric OCD treatment study (POTS) randomized controlled trial. In: JAMA, 292, S. 1969–1976.

Phillips, K. A.; Menard, W.; Fay, C. (2006): Gender similarities and differences in 200 individuals with body dysmorphic disorder. In: Comprehensive Psychiatry, 47, S. 77–78.

Phillips, K. A.; Menard, W. (2011): Olfactory reference syndrome: demographic and clinical features of imagined body odor. In: General Hospital Psychiatry, 33 (4), S. 398–406. doi:10.1016/j.genhosppsych.2011.04.004

Phillips, K. A.; Menard, W.; Quinn, E.; et al. (2013): A 4-year prospective observational follow-up study of course and predictors of course in body dysmorphic disorder. In: Psychological Medicine, 43, S. 1109–1117.

Phillips, K. A.; Hart, A.S .; Menard, W. (2014): Psychometric evaluation of the Yale–Brown Obsessive-Compulsive

Scale Modified for Body Dysmorphic Disorder (BDD-YBOCS). In: Journal of Obsessive-Compulsive and Related Disorders, 3, S. 205–208.

Pinna, F.; Paribello, P.; Somaini, G.; et al. (2022): Mental health in transgender individuals: A systematic review. In: International Review of Psychiatry, 34 (3–4), S. 292–359.

Pinto, A.; Van Noppen, B.; Calvocoressi, L. (2013): Development and preliminary psychometric evaluation of a self-rated version of the Family Accommodation Scale for Obsessive Compulsive Disorder. In: Journal of Obsessive-Compulsive and Related Disorders, 2 (4), S. 457–465.

Ribeiro, R. V. E. (2017): Prevalence of body dysmorphic disorder in plastic surgery and dermatology patients: A systematic review with meta-analysis. In: Aesthetic Plastic Surgery, 41, S. 964–970.

Riise, E. N.; Kvale, G.; Öst, L. G.; et al. (2018): Concentrated exposure and response prevention for adolescents with obsessive-compulsive disorder: A replication study. In: Journal of Obsessive-Compulsive and Related Disorders, 19, S. 15–22.

Riise, E. N.; Kvale, G.; Öst, L. G.; et al. (2016): Concentrated exposure and response prevention for adolescents with obsessive-compulsive disorder: An effectiveness study. In: Journal of Obsessive-Compulsive and Related Disorders, 11, S. 13–21.

Ruscio, A. M.; Stein, D. J.; Chiu, W. T.; et al. (2010): The epidemiology of obsessive-compulsive disorder in the National Comorbidity Survey Replication. In: Molecular Psychiatry, 15 (1), S. 53–63.

Samuels, J.; Grados, M. A.; Riddle, M. A.; et al. (2014): Hoarding in children and adolescents with obsessive–compulsive disorder. In: Journal of Obsessive-Compulsive and Related Disorders, 3 (4), S. 325–331.

Schneider, S.; Pflug, V.; In-Albon, T.; et al. (2017): Kinder-DIPS: Open Access. Ruhr Universität Bochum.

Schumer, M. C.; Panza, K. E.; Mulqueen, J. M.; et al. (2015): Long-term outcome in pediatric trichotillomania. In: Depression and Anxiety, 32, S. 737–743.

Simons, M. (2018): Metakognitive Therapie mit Kindern und Jugendlichen. Weinheim: Beltz.

Smárason, O., Selles, R. R., Højgaard, R. M., A.; et al. (2024): Exploring latent clusters in pediatric OCD based on symptoms, severity, age, gender, and comorbidity. In: European Child and Adolescent Psychiatry, 33, S. 3899–3912.

Steinhausen, H. C.; Bisgaard, C.; Munk-Jørgensen, P.; et al. (2013): Family aggregation and risk factors of obsessive–compulsive disorders in a nationwide three-generation study. In: Depression and Anxiety, 30 (12), S. 1177–1184.

Steward, S. E.; Geller, D. A.; Jenike, M.; et al. (2004): Long-term outcome of pediatric obsessive-compulsive disorder: A meta-analysis and qualitative review of the literature. In: Acta Psychiatrica Scandinavica, 110, S. 4–13.

Storch, E. A.; Caporino, N. E.; Morgan, J. R.; et al. (2011): Preliminary investigation of web-camera delivered cognitive-behavioral therapy for youth with obsessive-compulsive disorder. In: Psychiatry Research, 189 (3), S. 407–412.

Storch, E. A.; Geffken, G. R.; Merlo, L. J.; et al. (2007a): Family-based cognitive-behavioral therapy for pediatric obsessive-compulsive disorder: Comparison of intensive and weekly approaches. In: Journal of the American Academy of Child and Adolescent Psychiatry, 46 (4), S. 469–478.

Storch, E. A.; Lack, C. W.; Merlo, L. J.; et al. (2007b): Clinical features of children and adolescents with obsessive-compulsive disorder and hoarding symptoms. In: Comprehensive Psychiatry, 48, S. 313–318.

Torales, J.; Díaz, N. R.; Barrios, I.; et al. (2020): Psychodermatology of skin picking (excoriation disorder): A comprehensive review. In: Dermatologic Therapy, 33, e13661.

Turner, C. M.; Mataix-Cols, D.; Lovell, K.; et al. (2014): Telephone cognitive-behavioral therapy for adolescents with obsessive-compulsive disorder: A randomized controlled non-inferiority trial. In: Journal of the American Academy of Child and Adolescent Psychiatry, 53 (12), S. 1298–1307.

Veale, D.; Gledhill, L. J.; Christodoulou, P.; Hodsoll, J. (2016): Body dysmorphic disorder in different settings: A systematic review and estimated weighted prevalence. In: Body Image, 18, S. 168–186.

Veselinović, T.; Schneider, F. (2017): Somatoforme Störungen (F45). In: Schneider, F. (Hg.), Facharztwissen Psychiatrie, Psychosomatik und Psychotherapie, S. 457–473. Berlin: Springer.

Walitza, S.; Renner, T.; Wewetzer, C.; et al. (2021): Langversion der interdisziplinären evidenz- und konsensbasierten S3-Leitlinie für Diagnostik und Therapie von Zwangsstörungen im Kindes- und Jugendalter. Berlin: AWMF.

Waters, T. L.; Barrett, P. M. (2000): The role of the family in childhood obsessive-compulsive disorder. In: Clinical Child and Family Psychology Review, 3, S. 173–184.

Weck, F.; Richtberg, S.; Neng, J. M. B. (2014): Epidemiology of hypochondriasis and health anxiety: Comparison of different diagnostic criteria. In: Current Psychiatry Reviews, 10 (1), S. 14–23.

Weck, F.; Gropalis, M.; Neng, J. M. B.; et al. (2013): The German version of the H-YBOCS for the assessment of hypochondriacal cognitions and behaviors: Development, reliability and validity. In: International Journal of Behavioral Medicine, 20, S. 618–626.

Wewetzer, C.; Jans, T.; Müller, B.; et al. (2001): Long-term outcome and prognosis of obsessive-compulsive disorder with onset in childhood or adolescence. In: European Child and Adolescent Psychiatry, 10 (1), S. 37–46.

Wolters, L. H.; Ball, J.; Brezinka, V.; et al. (2021): Brief intensive cognitive behavioral therapy for children and adolescents with OCD: Two international pilot studies. In: Journal of Obsessive-Compulsive and Related Disorders, 29, 100645.

World Health Organization (2018): International classification of diseases 11th revision.

Zaudig, M. (2022): Zwangsspektrumsstörungen nach ICD-11 und DSM-5. In: Nervenarzt, 93, S. 661–669.

Zellmann, H.; Jans, T.; Irblich, B.; et al. (2009): Children and adolescents with obsessive-compulsive disorders. In: Zeitschrift für Kinder- und Jugendpsychiatrie und Psychotherapie, 37 (3), S. 173–182.

Zohar, A. H.; Ratzoni, G.; Binder, M.; et al. (1993): An epidemiological study of obsessive compulsive disorder and anxiety disorders in Israeli adolescents. In: Psychiatric Genetics, 3, S. 1057–1061.

20 Spezifisch belastungs-assoziierte Störungen

Auf geschlechtsspezifischer Spurensuche

Miriam Rassenhofer & Vera Clemens

In diesem Kapitel informieren wir Sie über belastungs-assoziierte Störungen im Kindes- und Jugendalter. Sie erhalten einen Überblick über die verschiedenen darunter gefassten Störungsbilder und ihre wesentlichen Unterscheidungsmerkmale sowie genderspezifische Einflüsse auf Symptomatik, Auftretenshäufigkeit, Entstehung, Behandlung und Prognose.

Lernziele: Sie werden Kenntnisse über den Einfluss des Geschlechts auf belastungs-assoziierte Störungen erlangen und anhand von auslösenden Faktoren und Symptomen die darunter gefassten Störungsbilder unterscheiden können. Weiterhin erhalten Sie Einblick in das Vorgehen bei Diagnostik und Behandlung betroffener Kinder und Jugendlicher.
Schlagworte: traumatische Ereignisse, belastende Kindheitserfahrung, posttraumatische Belastungsstörung, Traumafolgestörung, traumafokussierte Therapie

20.1 Persönliche Annäherung

Als ich (Vera Clemens) Nele kennenlernte, war sie eine stille, zurückgezogene Jugendliche, die unter Albträumen und Flashbacks litt. Der sexuelle Übergriff durch einen jungen Mann aus ihrem weiteren Bekanntenkreis hatte ihre Welt erschüttert, und sie fühlte sich gefangen in ihrer sie im Alltag deutlich einschränkenden Angst und ihren Schuldgefühlen. Bereits im Erstgespräch wurde deutlich, dass sie zwar mit aller Macht versuchte, alles, was mit dem sexuellen Übergriff zu tun hatte, zu vermeiden – auch daran zu denken oder darüber zu sprechen –, doch ihre Gedanken und Gefühle kehrten trotz all ihrer Bemühungen häufig zu dem Ereignis zurück. Wir besprachen die Möglichkeit und das Vorgehen einer traumafokussierten Psychotherapie. Nele beschloss, sich darauf einzulassen, und ganz langsam begann sich etwas zu verändern. Schritt für Schritt lernte sie, ihre Ängste und weiteren Schwierigkeiten als Folge des Übergriffs einzuordnen und zu verstehen. Sie lernte Techniken zur Beruhigung ihres Körpers und zum Umgang mit ihrer Stresssymptomatik. Sie stellte sich in der sicheren Umgebung der Therapie ihren belastenden Erinnerungen und begann somit, sie zu verarbeiten. Sie verstand langsam, dass der Übergriff nicht ihre Schuld gewesen war, und arbeitete an ihrem Sicherheitsgefühl sowie ihrer Fähigkeit, anderen Menschen zu vertrauen. Heute hat Nele es geschafft, die negativen Folgen des Übergriffs zu überwinden, die ihr Leben eine Zeit lang so eingeschränkt hatten. Obwohl sie das Erlebte nie vergessen wird, hat sie gelernt, einen Umgang damit zu finden und ihr Leben weiterzuleben.

20.2 Definition gemäß ICD-11

Laut ICD-11 sind belastungs-assoziierte Störungen Erkrankungen, die »in direktem Zusammenhang mit einem belastenden oder traumatischen Ereignis oder einer Reihe solcher Ereignisse oder nachteiliger Erfahrungen« stehen (BfArM, 2025, o. S.).

Die Besonderheit belastungs-assoziierter Störungen ist somit, dass für sie eine Ursache benannt, sogar als notwendiges Kriterium festgelegt ist. Jedoch reicht das Erleben eines potenziell belastenden bzw. traumatisierenden Erlebnisses nicht aus, um die Diagnose nach ICD zu vergeben. Es müssen zusätzlich entsprechende Symptome vorhanden sein, die sich als Reaktion auf diese Belastung einordnen lassen und zu Beeinträchtigungen des psychosozialen Funktionsniveaus führen.

In die Kategorie der belastungs-assoziierten Störungen gehören die posttraumatische Belastungsstörung (PTBS; 6B40), die komplexe posttraumatische Belastungsstörung (6B41), die anhaltende Trauerstörung (6B42), die Anpassungsstörung (6B43), die reaktive Bindungsstörung (6B44) sowie die Störung der sozialen Bindung mit Enthemmung (6B45).

20.2.1 Störungsbilder und Unterscheidungsmerkmale

Potenziell traumatische Ereignisse werden in der ICD-11 als »extrem bedrohlich oder entsetzlich« definiert. Beispiele sind einzelne Gewalttaten, Naturkatastrophen oder schwere Unfälle.

Posttraumatische Belastungsstörung (PTBS): Die drei Symptomcluster der PTBS – Wiedererleben, Vermeidung und Übererregung – bleiben beim Wechsel von der 10. auf die 11. Version der ICD erhalten, wobei die Übererregung auf das

Gefühl der ständigen Bedrohung reduziert wird und einige unspezifische Einzelsymptome dieses Clusters, wie Schlaf- oder Konzentrationsstörungen, wegfallen.

Komplexe PTBS (kPTBS): Der komplexen PTBS, einer in der 11. Version der ICD neu hinzukommenden Diagnose, gehen zumeist anhaltende oder sich wiederholende Ereignisse voraus, denen man laut Definition der ICD-11 nur schwer oder gar nicht entkommen kann. Als Beispiele werden Folter und langanhaltende häusliche Gewalt sowie überdauernder sexueller Missbrauch genannt. Hinsichtlich der sexuellen Gewalt im Kindes- und Jugendalter ist bekannt, dass Mädchen häufiger betroffen sind als Jungen.

Anhaltende Trauerstörung: Auch die anhaltende Trauerstörung ist eine neue Diagnose, die eine anhaltende (mind. sechs Monate) und tiefgreifende Trauerreaktion auf den Tod einer nahestehenden Person (z. B. Partner*in, Elternteil, Kind) umfasst. Kernsymptome sind eine starke Sehnsucht nach oder ein gedankliches Verhaften mit der verstorbenen Person, was oftmals mit sehr starkem emotionalem Schmerz einhergeht. Die Diagnose wird nur dann vergeben, wenn die Reaktionen über die vorherrschenden sozialen, kulturellen oder religiösen Normen hinausgehen.

Anpassungsstörung: In der ICD-11 wird die Anpassungsstörung erstmalig als vollwertige Störung angesehen, die anhand spezifischer Symptome und nicht nur durch Ausschlusskriterien definiert wird. Gemeinsam mit den anderen belastungs-assoziierten Störungen, wie etwa der PTBS und der anhaltenden Trauerstörung, wird die Anpassungsstörung auf einem Kontinuum von Stress und Belastung verortet und im selben Kapitel beschrieben. Kernsymptome sind Anpassungsschwierigkeiten sowie Präokkupationen (gedankliches Verhaftetsein), die zu Teilhabebeeinträchtigungen führen.

Bindungsstörungen: Bindungsstörungen umfassen tiefgehende Verhaltensauffälligkeiten von Kindern in sozialen Kontexten, welche die Kinder daran hindern oder es ihnen erschweren, exklusive Bindungen zu Bezugspersonen zu entwickeln. Bindungsstörungen werden als Folge früher und schwerer Vernachlässigung sowie Misshandlung durch die primären Bezugspersonen und häufigen Wechsels von Bezugspersonen oder Deprivation begründet.

Eine symptom- und auslöserbezogene Unterscheidung der aufgeführten Störungsbilder findet sich in Tabelle 20.1.

Tabelle 20.1 Symptom- und auslöserbezogene Unterteilung der belastungs-assoziierten Störungen nach ICD-11

Störungsbild	Auslösende(s) Ereignis/Ereignisse	Symptomatik	Funktionsbeeinträchtigungen	Dauer
PTBS	Traumatische(s) Ereignis/Ereignisse	Wiedererleben des Traumas, Vermeidung von Situationen, die an das Trauma erinnern, anhaltendes Bedrohungsgefühl	Erheblich	Mindestens mehrere Wochen, in der Regel innerhalb von drei Monaten nach dem Ereignis
Komplexe PTBS	Meist langanhaltende oder sich wiederholende traumatische Ereignisse	PTBS-Symptomatik plus Störung der Selbstorganisation, d. h. schwere und anhaltende Emotionsregulationsproblemen, negatives Selbstkonzept mit Scham-, Schuld- oder Versagensgefühle sowie Interaktionsschwierigkeiten; Neigung zu Dissoziation	Erheblich	Anhaltend
Anhaltende Trauerstörung	Tod einer nahestehenden Person	Sehnsucht nach verstorbener Person bzw. anhaltende Beschäftigung mit ihr, intensiver emotionaler Schmerz, die erwarteten sozialen, kulturellen oder religiösen Normen übersteigend	Erheblich	Mindestens sechs Monate
Anpassungsstörung	Psychosoziale(r) Stress/Stressoren	Beschäftigung mit Stressor, übermäßige Sorgen, Versagen bei der Anpassung an den Stressor	Erheblich	In der Regel innerhalb eines Monats, max. sechs Monate, außer der Stressor hält länger an
Reaktive Bindungsstörung	Grob unangemessene Kinderbetreuung, z. B. schwere Vernachlässigung, Misshandlung, institutionelle Deprivation	Stark abnormes Bindungsverhalten in der frühen Kindheit, seltene sicherheitssuchende Verhaltensweisen, keine Reaktion auf Trost	Erheblich	Nur bei Kindern diagnostizierbar, frühestens ab dem Alter von 1 Jahr bzw. Entwicklungsalter von 9 Monaten
Störung der sozialen Bindung mit Enthemmung	Grob unzureichende Kinderbetreuung, z. B. schwere Vernachlässigung, institutionelle Deprivation	Stark abnormes soziales Verhalten, distanzgemindertes, wahlloses Bindungsverhalten	Erheblich	Nur bei Kindern diagnostizierbar, frühestens ab dem Alter von 1 Jahr bzw. Entwicklungsalter von 9 Monaten

20.3 Häufigkeiten

Etwa zwei Drittel der europäischen Bevölkerung erleben im Lauf ihres Lebens ein traumatisches Ereignis. Auch bei Kindern und Jugendlichen wird davon ausgegangen, dass mehr als die Hälfte mindestens einmal in ihrer Kindheit oder Jugend mit einem Trauma konfrontiert wird. Die Prävalenzraten schwanken je nach Studie zwischen 50 und 66 % (Alisic et al., 2014; Landolt et al., 2013). Während die Gesamtzahl traumatischer Erlebnisse bei Mädchen und Jungen vergleichbar ist, zeigen sich deutliche Unterschiede in der Art der erlebten Traumata. Mädchen berichten häufiger von interpersonaler Gewalt, insbesondere von sexuellem Missbrauch sowie dem Miterleben solcher Taten. Jungen erleben dagegen häufiger schwere Unfälle, Krieg und physische Gewalt (Landolt et al., 2013). LGBTQ+ Jugendliche sind einem erhöhten Risiko für Kindheitsbelastungen ausgesetzt (Craig et al., 2020).

PTBS: Basierend auf Ergebnissen einer Metaanalyse von 43 Studien entwickeln ca. 16 % der Kinder und Jugendlichen nach traumatischen Erlebnissen eine PTBS, wobei die Raten stark je nach Art des Traumas variieren. Etwa 10 % der Kinder und Jugendlichen entwickeln nach nicht zwischenmenschlichen Traumata eine PTBS und 25 % nach zwischenmenschlichen Traumata. Weibliche Jugendliche sind zwei- bis dreimal häufiger von einer PTBS betroffen als männliche Jugendliche (Alisic et al., 2014). Mädchen sind über alle Arten erlebter Traumata hinweg signifikant häufiger von PTBS betroffen als Jungen, wobei das Risiko insbesondere nach sexuellem Missbrauch hoch ist (Landolt et al., 2013).

kPTBS: Eine repräsentative Studie aus Deutschland ergab eine Monatsprävalenz von 0,5 % für die komplexe PTBS in der Gesamtstichprobe im Alter von 14 bis 99 Jahren und 0,4 % in der Altersgruppe der 14- bis 27-Jährigen. Frauen waren dabei mehr als doppelt so häufig betroffen wie Männer (Maercker et al., 2018).

Anhaltende Trauerstörung: Die Prävalenz der anhaltenden Trauerstörung lag in der deutschen Bevölkerung bei ca. 3,4 % (Treml et al., 2022).

Anpassungsstörung: Die Prävalenz von Anpassungsstörungen liegt bei etwa 0,9 %, wobei Frauen mit einer Prävalenz von 1,1 % häufiger betroffen sind als Männer, die eine Prävalenz von 0,6 % aufweisen (Maercker et al., 2012).

20.4 Prognose

Langzeitstudien ergeben sowohl für Kinder und Jugendliche als auch Erwachsene vier unterschiedliche Verlaufstypen nach traumatischen Ereignissen (z. B. Galatzer-Levy et al., 2018):

- Resilienz: stabil niedrige Symptomatik
- Besserung: zunächst hohe Symptomatik, die im Verlauf deutlich zurückgeht
- Verzögerter Beginn: zunächst wenig Symptomatik, die im Verlauf jedoch ansteigt
- Chronisch: stabil hohe Symptomatik

Das Bestehen dieser unterschiedlichen Verlaufstypen weist darauf hin, dass Kinder und Jugendliche nach potenziell traumatischen Ereignissen über einen längeren Zeitraum beobachtet werden sollten. Aus der Literatur ergeben sich Hinweise, dass Mädchen und Frauen, vor allem nach komplexer Traumatisierung, ein höheres Risiko für einen schlechteren Verlauf haben als Jungen und Männer (Wamser-Nanney & Cherry, 2018).

Evidenzbasierte traumafokussierte Therapien für Kinder und Jugendliche (siehe Kap. 20.9) haben jedoch eine gute Wirksamkeit, sodass die Prognose bei leitliniengerechter Behandlung als insgesamt gut einzuschätzen ist.

Die Prognose von Bindungsstörungen ist insgesamt eher ungünstig, verbessert sich jedoch, je früher die Kinder aus dem vernachlässigenden, deprivierten Umfeld in ein förderliches verbracht werden und dort eine exklusive und positive Bindung an eine Bezugsperson etablieren können.

20.5 Geschlechtsunabhängige Risikofaktoren

Nicht alle Kinder, die ein traumatisches Ereignis erleben, entwickeln eine PTBS. Es gibt jedoch spezifische Risikofaktoren, welche die Wahrscheinlichkeit einer PTBS-Diagnose erhöhen. Eine Metaanalyse von Trickey und Kolleg*innen (2012) identifizierte Risikofaktoren. Besonders auffällig war, dass vor allem die subjektive Wahrnehmung des erlebten Traumas und Faktoren nach dem Trauma, wie die soziale Unterstützung, eine große Rolle spielen. Tabelle 20.2 zeigt, welche Faktoren das Risiko, eine PTBS zu entwickeln, besonders beeinflussen:

Das Entwickeln einer PTBS ist vor allem nach dem Erleben interpersoneller Traumata erhöht, wobei insbesondere das Erleben sexueller Gewalt mit einer höheren Wahrscheinlichkeit für PTBS in Verbindung steht (Alisic et al., 2014; Landolt et al., 2013). Das Risiko, an einer PTBS zu erkranken, wird jedoch nicht nur durch die Art des Traumas bestimmt, sondern zudem durch die Häufigkeit und Wiederholung traumatischer Erlebnisse. Insbesondere Menschen, die multiplen Traumata ausgesetzt sind, haben ein signifikant höheres Risiko, eine PTBS zu entwickeln (Landolt et al., 2013).

Tabelle 20.2 Risiken, eine PTBS zu entwickeln, nach Effektstärke (Darstellung nach Trickey et al., 2012)

	Risikofaktoren
Kleine bis mittlere Effektstärke	• Weibliches Geschlecht • Geringe Intelligenz • Niedriger sozioökonomischer Status • Prä- und posttraumatische Lebensereignisse • Prätraumatische psychologische Probleme • Geringes Selbstwertgefühl vor dem Trauma • Schwere des Traumas
Große Effektstärke	• Geringe soziale Unterstützung • Angst während des Traumas • Wahrgenommene Lebensbedrohung • Sozialer Rückzug • Komorbide psychische Probleme • Schlechtes Funktionieren der Familie • Ablenkung • Gedankenunterdrückung

20.6 Geschlechtsspezifische Unterschiede

Die höhere Wahrscheinlichkeit für Frauen, eine PTBS nach einem Trauma zu entwickeln, ist nicht nur durch das erhöhte Risiko für Frauen zu begründen, zwischenmenschliche Traumata, insbesondere sexuelle Gewalt, zu erleben. Als Ursache werden geschlechtsspezifische Unterschiede in der peritraumatischen Bewertung (Bewertung während und unmittelbar nach dem Ereignis), im Bewältigungsstil und in der Psychobiologie diskutiert: Studien weisen darauf hin, dass Frauen während vergleichbarer Traumata eine stärkere subjektive Bedrohung als Männer erleben. Zudem wird beschrieben, dass Frauen mehr peritraumatische Dissoziationen, assoziiert mit unzureichender Konsolidierung der traumatischen Erinnerung, erleben und nach traumatischen Erlebnissen mehr akute Stresssymptome als Männer zeigen. Hierbei handelt es sich um bekannte Risikofaktoren für die Entstehung einer PTBS (Irish et al., 2011).

Als weitere Risikofaktoren, die laut Studien bei Frauen häufiger oder stärker ausgeprägt sind, wurden eine höhere Angstsensitivität und das Vorhandensein von Angstsymptomen vor dem Trauma gezeigt (Haering et al., 2024).

Große genomweite Studien identifizierten, dass sich die für PTBS-relevanten genetischen Regionen zwischen Männern und Frauen teilweise unterscheiden und zudem der Anteil der erblich bedingten Veranlagung für PTBS variiert, welche die Relevanz von geschlechtsgetrennten Untersuchungen zu PTBS hervorheben (Nievergelt et al., 2019).

20.7 Symptome

Frauen berichten nach traumatischen Ereignissen über mehr PTBS-Symptome und höhere Werte hinschlich Schreckreaktionen, Depression und Angst sowie Dissoziationen (van den Berg et al., 2017).

Eine Studie mit 447 Kindern, die sexuellen Missbrauch erlebten (n = 319 Mädchen, n = 128 Jungen), konnte zeigen, dass weibliches Geschlecht ein Prädiktor für klassische posttraumatische Stresssymptomatik war, männliches Geschlecht für externalisierende Symptomatik wie Aggressivität (Gauthier-Duchesne et al., 2017). Generell zeigt die Literatur, dass Jungen nach belastenden Kindheitserfahrungen eine höhere Wahrscheinlichkeit haben, externalisierende Verhaltensauffälligkeiten zu entwickeln.

20.8 Diagnostik

Die Diagnostik bei Kindern und Jugendlichen nach traumatischen Erlebnissen umfasst drei Ebenen:

- Funktionsniveau vor dem traumatischen Erlebnis
- Traumatisches Erlebnis selbst sowie peritraumatische Reaktionen
- Folgen für das Kind und seine Umwelt

Dabei sollten Informationen aus allen verfügbaren Quellen genutzt werden (Kind/Jugendliche*r selbst, Eltern bzw. Bezugspersonen, Fachkräfte aus Kita/Schule/Ausbildung, Vorbefunde, Berichte von Zeug*innen). Hierbei ist zu beachten, dass internalisierende Symptomatik valider durch die Betroffenen selbst, externalisierende valider durch das Umfeld beschrieben werden kann.

Folgesymptomatik kann zunächst mit Screeningfragebogen erfasst werden, wobei neben posttraumatischer Stresssymptomatik internalisierende und externalisierende Auffälligkeiten berücksichtigt werden sollten. Bei positiven Screeningbefunden sollten Diagnosen mittels klinischer Interviews abgesichert bzw. gestellt werden (z. B. Kinder-DIPS). Bestehende standardisierte Fragebogen und Interviews sind für alle Geschlechter anwendbar.

In der Exploration und Anamneseerhebung aller in der Psychiatrie, Psychosomatik und Psychotherapie vorgestellten Kindern und Jugendlichen sollte explizit nach Belastungen und traumatischen Erfahrungen gefragt werden. Entsprechend der sich zwischen den Geschlechtern unterscheidenden Ausprägung der Symptomatik sollte vor allem bei Jungen mit externalisierenden Auffälligkeiten und bei Mädchen mit Stresssymptomatik an auslösende belastende und/oder traumatische Erlebnisse gedacht und diese exploriert werden, um Zusammenhänge nicht zu übersehen.

20.9 Therapie

20.9.1 Akute Interventionen

In der Akutphase nach einem belastenden oder traumatischen Ereignis stehen stabilisierende, supportive Maßnahmen sowie Psychoedukation im Vordergrund. Neben der Strukturierung eines berechenbaren und haltgebenden Alltags ist Ressourcenaktivierung, darunter das Etablieren sozialer Unterstützung sowie Schlafhygiene, ein wichtiger Baustein.

Nach einer Gewalttat besteht Anspruch auf eine traumaspezifische Frühintervention in einer Traumaambulanz im Rahmen der Schnellen Hilfen des Sozialen Entschädigungsrechts (SGB XIV).

20.9.2 Psychotherapie

Nationale und internationale Leitlinien empfehlen traumafokussierte Psychotherapie zur Behandlung von Traumafolgestörungen. Dabei sind laut »S3-Leitlinie PTBS« die traumafokussierten kognitiven Verhaltenstherapien Methoden der Wahl bei höchstem Evidenzgrad und empirisch abgesicherter Wirksamkeit (Schäfer et al., 2019), z. B. die Traumafokussierte kognitive Verhaltenstherapie (Tf-KVT; Cohen et al., 2009) und die Narrative Expositionstherapie für Kinder (KidNET; Neuner et al., 2008).

Diese evidenzbasierten Traumatherapien umfassen die drei Phasen Sicherheit/Stabilisierung, Traumakonfrontation sowie Integration. Die Traumakonfrontation erfolgt dabei beispielsweise durch

- die Erstellung eines Traumanarrativs, z. B. in Buchform, als Bildergeschichte oder Comic (Tf-KVT),

- das Legen und Erzählen einer Lebenslinie (Narrative Expositionstherapie für Kinder (KidNET); Neuner et al., 2008) oder
- die Neuverarbeitung mit äußerer Stimulierung (Eye Movement Desensitization Reprocessing, EMDR, Hensel, 2024).

Die Integration des Erlebten in die Lebensgeschichte und die eigene Identität, beispielsweise durch Bearbeitung und Auflösung traumabezogener kognitiver Verzerrungen, schließt die traumafokussierte Therapie ab. Bei traumatischer Trauer können Komponenten der Trauerarbeit angeschlossen bzw. in die traumafokussierte Therapie integriert werden.

Der Einbezug der Eltern oder anderer erwachsener, zentraler Bezugspersonen in die Traumatherapie ist essenziell.

Über die verschiedenen belastungs-assoziierten Störungen hinweg sollte im Rahmen der Behandlung ein besonderes Augenmerk auf Bindungsthemen und Emotionsregulation gelegt werden, da betroffene Kinder und Jugendliche häufig Defizite in diesen beiden zentralen Bereichen aufweisen.

20.9.3 Pharmakotherapie

Es besteht keine Evidenz für die medikamentöse Behandlung von Traumafolgestörungen, eine psychotherapeutische Aufarbeitung kann nicht ersetzt werden. Jedoch sollten (komorbid) vorliegende Störungen, wenn von der jeweils zugehörigen S3-Leitlinie vorgesehen, entsprechend der Leitlinie medikamentös behandelt werden, um etwa überhaupt Therapiefähigkeit für eine traumafokussierte Behandlung herzustellen. Beispiele hierfür sind eine schwere depressive Episode oder auch eine sehr starke ADHS-Symptomatik. Weiterhin ist im Nachgang eines traumatischen Erlebnisses, das mit körperlichen Verletzungen einhergeht, eine gute Schmerzmedikation als protektiver Faktor anzusehen; sie kann die Wahrscheinlichkeit, dass sich Folgestörungen manifestieren, reduzieren.

20.10 Sozialer Dienst und Multiprofessionalität

Bei der Behandlung belastungs-assoziierter Störungen ist der Einbezug des Sozialen Diensts bzw. ein multiprofessionelles, interdisziplinäres Vorgehen häufig unabdingbar. Die auslösenden Belastungen oder traumatischen Ereignisse erfordern nicht selten die Unterstützung der Jugendhilfe, um den Schutz der betroffenen Kinder und Jugendlichen zu gewährleisten oder um mit den Familien daran zu arbeiten, psychosoziale Schwierigkeiten zu überwinden. Möglicherweise ist zunächst eine Inobhutnahme oder auch eine längere Fremdunterbringung der Kinder oder Jugendlichen notwendig. Je nach Art der Belastung bzw. Traumatisierung können Gerichtsverfahren, beispielsweise familien- oder strafgerichtlich, anhängig sein. Die Abstimmung und Kooperation aller im Hilfesystem Tätigen sowie der Familie sind essenziell für die gelingende Bewältigung des Erlebten.

20.11 Geschlechtsspezifische Aspekte in der Therapie

Angesichts der Heterogenität von Traumafolgestörungen bzw. ihrer Symptomausprägung sind die störungs- und symptomspezifischen Anteile der Behandlung, die über die Traumabearbeitung hinausgehen, sehr individuell. Entsprechend der Geschlechterunterschiede in der Ausprägung der Symptomatik, die sich hinsichtlich externalisierender und internalisierender Auffälligkeiten zeigen (siehe Kap. 20.7), können sich somit auch die symptomorientierten Maßnahmen in der Behandlung unterscheiden. Da sich jedoch durch die psychotherapeutische Bearbeitung des Traumas auch die internalisierende (z. B. depressive, Angst- oder Trauersymptome) sowie die externalisierende Symptomatik (z. B. Impulsivität) in vielen Fällen mit auflöst, sind diese symptombezogenen oder störungsspezifischen Anteile der Behandlung häufig gar nicht so groß.

Gerade nach erlebter körperlicher und/oder sexueller Gewalt spielen Körperlichkeit und Sexualität eine Rolle in der Therapie. Hier ist wichtig, geschlechtssensibel vorzugehen, sprich gesellschaftliche Strukturen wie Macht- und Abhängigkeitsstrukturen, aber auch Geschlechterrollen und -stereotype zu berücksichtigen.

Insgesamt liegt bei der Behandlung von Traumafolgestörungen der Fokus weniger auf dem Geschlecht, sondern auf den spezifischen Bedürfnissen der betroffenen Patient*innen.

20.12 Zusammenfassung

Belastungs-assoziierte Störungen sind psychische Erkrankungen, die nach (extrem) belastenden Erlebnissen, wie beispielsweise Gewalterfahrungen, auftreten können. Typisch für diese Störungsgruppe sind die willentliche oder unwillkürliche gedankliche Beschäftigung mit dem Erlebten sowie gleichzeitiges Vermeiden von Situationen, die an das Trauma oder die belastende Erfahrung erinnern, Emotionsregulationsschwierigkeiten (z. B. Panik, Stimmungsschwankungen) und Auffälligkeiten des Bindungs- bzw. Interaktionsverhaltens (z. B. misstrauisches Verhalten, Distanzlosigkeit).

Mädchen und Frauen sind insgesamt häufiger von Traumafolgestörungen betroffen, insbesondere nach sexueller Gewalt. Sie tendieren auch dazu, intensivere Symptome wie die der Depressionen und Angststörungen zu entwickeln.

Evidenzbasierte Traumatherapien, wie die traumafokussierten kognitiven Verhaltenstherapien, sind für beide Geschlechter wirksam, jedoch muss die Behandlung individuell angepasst werden, um den unterschiedlichen Bedürfnissen gerecht zu werden.

20.13 Autorinnen

Prof. Dr. Miriam Rassenhofer ist Diplom-Psychologin und Kinder- und Jugendlichenpsychotherapeutin. Sie leitet die Sektion Kinder- und Jugendlichenpsychotherapie und Verhaltensmedizin an der Klinik für Kinder- und Jugendpsychiatrie, Psychosomatik und Psychotherapie des Universitätsklinikums Ulm.
Prof. Dr. Vera Clemens ist stellvertretende ärztliche Direktorin der Klinik für Kinder- und Jugendpsychiatrie, Psychosomatik und Psychotherapie des Universitätsklinikums Ulm.

20.14 Vertiefungsmöglichkeiten

Deutsche Gesellschaft für Psychotraumatologie: https://www.degpt.de/startseite/

Podcast Psychologie to go: Trauma und die psychischen Folgen (Interview mit Prof. Dr. Paul Plener): https://psychologie-to-go.podigee.io/163-trauma

S3-Leitlinie PTBS: Schäfer, I., Gast, U., Hofmann, A.; et al. (2019): S3-Leitlinie Posttraumatische Belastungsstörung. Berlin: Springer.

20.15 Verständnisfragen

1. Was unterscheidet belastungs-assoziierte Störungen von anderen psychischen Störungen?
2. Was sind die Hauptsymptome der PTBS?
3. Warum sind Mädchen und Frauen häufiger von PTBS betroffen als Jungen und Männer?
4. Welche Unterschiede zwischen den Geschlechtern zeigen sich in der Symptomatik spezifischer belastungs-assoziierter Störungen?
5. Was sind die wichtigsten therapeutischen Ansätze zur Behandlung der PTBS und der kPTBS?

20.16 Literatur

Alisic, E.; Zalta, A. K.; van Wesel, F.; et al. (2014): Rates of post-traumatic stress disorder in trauma-exposed children and adolescents: Meta-analysis. In: British Journal of Psychiatry, 204, S. 335–340.

BfArM – Bundesinstitut für Arzneimittel und Medizinprodukte (2025). Spezifisch belastungs-assoziierte Störungen (ICD-11 Entwurfsfassung Deutsch). Online verfügbar unter: https://www.bfarm.de/DE/Kodiersysteme/Klassifikationen/ICD/ICD-11/uebersetzung/_node.html (15.12.2025)

Cohen, J. A.; Mannarino, A. P.; Deblinger, E.; et al. (2009): Traumafokussierte kognitive Verhaltenstherapie bei Kindern und Jugendlichen. Heidelberg: Springer.

Galatzer-Levy, I. R.; Huang, S. H., Bonanno, G. A. (2018): Trajectories of resilience and dysfunction following potential trauma: A review and statistical evaluation. In: Clinical Psychology Review, 63, S. 41–55.

Craig, S. L.; Austin, A.; Levenson, J.; et al. (2020): Frequencies and patterns of adverse childhood events in LGBTQ+ youth. In: Child Abuse & Neglect, 107, 104623.

Gauthier-Duchesne, A.; Hébert, M.; Daspe, M. (2017): Gender as a predictor of posttraumatic stress symptoms and externalizing behavior problems in sexually abused children. In: Child Abuse & Neglect, 64, S. 79–88.

Haering, S.; Seligowski, A. V.; Linnstaedt, S. D.; et al. (2024): Disentangling sex differences in PTSD risk factors. In: Nature Mental Health, 2 (5), S. 605–615.

Hensel, T. (2024): Praxishandbuch EMDR mit Kindern und Jugendlichen. Hogrefe Verlag.

Irish, L. A.; Fischer, B.; Fallon, W.; et al. (2011): Gender differences in PTSD symptoms: an exploration of peritraumatic mechanisms. In: Journal of Anxiety Disorders, 25 (2), S. 209–216.

Landolt, M. A.; Schnyder, U.; Maier, T.; et al. (2013): Trauma exposure and posttraumatic stress disorder in adolescents: a national survey in Switzerland. In: Journal of Traumatic Stress, 26 (2), S. 209–216.

Maercker, A.; Forstmeier, S.; Pielmaier, L.; et al. (2012): Adjustment disorders: prevalence in a representative nationwide survey in Germany. In: Social

Psychiatry and Psychiatric Epidemiology, 47 (11), S. 1745–1752.
Maercker, A.; Hecker, T.; Augsburger, M.; Kliem, S. (2018): ICD-11 Prevalence Rates of Posttraumatic Stress Disorder and Complex Posttraumatic Stress Disorder in a German Nationwide Sample. In: Journal of Nervous and Mental Disease, 206 (4), S. 270–276.
Neuner, F.; Catani, C.; Ruf, M.; et al. (2008): Narrative exposure therapy for the treatment of traumatized children and adolescents (KidNET): from neurocognitive theory to field intervention. In: Child and Adolescent Psychiatric Clinics of North America, 17 (3), S. 641–664.
Nievergelt, C. M.; Maihofer, A. X.; Klengel, T.; et al. (2019): International meta-analysis of PTSD genome-wide association studies identifies sex-and ancestry-specific genetic risk loci. Nature Communications, 10 (1), S. 4558.
Schäfer, I.; Gast, U.; Hofmann, A.; et al. (2019). S3-Leitlinie Posttraumatische Belastungsstörung. Berlin: Springer.
Treml, J.; Brähler, E.; Kersting, A. (2022): Prevalence, factor structure and correlates of DSM-5-TR criteria for prolonged grief disorder. In: Frontiers in Psychiatry, 13, S. 880380.
Trickey, D.; Siddaway, A. P.; Meiser-Stedman, R.; et al. (2012): A meta-analysis of risk factors for post-traumatic stress disorder in children and adolescents. In: Clinical Psychology Review, 32 (2), S. 122–138.
van den Berg, L. J. M.; Tollenaar, M. S.; Spinhoven, P.; et al. (2017): A new perspective on PTSD symptoms after traumatic vs stressful life events and the role of gender. In: European Journal of Psychotraumatology, 8 (1), 1380470.
Wamser-Nanney, R.; Cherry, K. E. (2018): Children's trauma-related symptoms following complex trauma exposure: Evidence of gender differences. In: Child Abuse & Neglect, 77, S. 188–197.

21 Dissoziative Störungen

Auch bei Jungen?

Jelena Gerke, Isabel Boege, Joerg M. Fegert

Bis zu 7 % der Bevölkerung leiden an einer dissoziativen Störung; etwa 1 % an der schwersten dissoziativen Störung, der dissoziativen Identitätsstörung (DIS). Es wird ein multifaktorielles Modell der Entstehung dissoziativer Symptome mit genetischen, psychologischen und psychosozialen Faktoren angenommen. Bei der DIS scheint es einen starken Geschlechterüberhang zu Frauen und Mädchen zu geben, wobei sich auf den sozialen Medien auch viele nonbinäre und trans Personen mit einer DIS präsentieren. Es ist auf eine geschlechtssensible Diagnostik und Behandlung zu achten, um Stigmatisierung und Bagatellisierung von vor allem männlichen Betroffenen zu verhindern. Soziale Medien geben oft ein falsches Bild von der Erkrankung, so ist auch zu berücksichtigen, dass Patient*innen sich von diesen beeinflussen lassen.

Lernziele: Sie lernen alle dissoziativen Störungen nach ICD-11 kennen, mit Schwerpunkt auf der dissoziativen Identitätsstörung: Symptomatik, Epidemiologie, Ätiologie, multifaktorielle Entstehung und Therapie. Des Weiteren erwerben Sie Kenntnisse zur geschlechtssensiblen Diagnostik und Therapie und zu möglichen Beeinflussungsfaktoren durch soziale Medien.
Schlagworte: dissoziative Störungen, dissoziative Identitätsstörung (DIS), schwere Gewalterfahrungen in der Kindheit, soziale Medien

21.1 Persönliche Annäherung

In den letzten Jahren hat sich auf Social-Media-Plattformen eine steigende Zahl von vor allem Mädchen und Frauen abgezeichnet, die offen über ihre dissoziative Identitätsstörung (DIS) sprechen und ihre Erfahrungen mit der Welt teilen. Unter den Hashtags #dissociativeidentitydisorder, #didtok und #meetthealters sind hunderttausende TikTok-Videos, in denen sich junge Erwachsene oder Jugendliche im Alltag, während der Switches sowie in ihren verschiedenen Persönlichkeitszuständen darstellen. Solche öffentlichen Einblicke können einerseits Aufklärung über eine oft missverstandene psychische Erkrankung bieten – laut einer aktuellen Studie sind etwa 50 % aller Youtube-Videos, jedoch nur 5 % aller TikTok-Videos hilfreich zur faktenbasierten Aufklärung (Munoz et al., 2024). Andererseits werfen sie Fragen auf. Insbesondere stellt sich die Frage, warum es vor allem Mädchen und Frauen sind, die ihre DIS online öffentlich machen. Sind Jungen weniger von DIS betroffen, oder teilen sie ihre Diagnose lediglich seltener auf diesen Plattformen?

21.2 Definition gemäß ICD-11

Laut den ICD-11-Klassifikationskriterien sind dissoziative Störungen »gekennzeichnet durch eine unwillkürliche Unterbrechung oder Diskontinuität der normalen Integration eines oder mehrerer der folgenden Bereiche: Identität, Empfindungen, Wahrnehmungen, Affekte, Gedanken, Erinnerungen, Kontrolle über Körperbewegungen oder Verhalten« (BfArM, 2025, o. S.).

Zu den Symptomen zählen Gedächtnisverluste (Amnesien) für bestimmte Zeiträume, Ereignisse oder persönliche Informationen, das Gefühl, sich von sich selbst oder der Umgebung zu entfremden (Depersonalisation oder Derealisation), posttraumatische Flashback-Erlebnisse, somatoforme Symptome (z. B. Kopfschmerzen, Bewegungsstörung) und das Erleben unterschiedlicher Persönlichkeitszustände sowie Trancezustände (Dell & O'Neill, 2009).

Es werden in der ICD-11 folgende dissoziative Störungen unterschieden: dissoziative Störung mit neurologischen Symptomen (6B60), dissoziative Amnesie (6B61), Trance-Störung (6B62), Besessenheits-Trance-Störung (6B63), dissoziative Identitätsstörung (6B64), partielle dissoziative Identitätsstörung (6B65), Depersonalisations-Derealisationsstörung (6B66) sowie sonstige näher (6B6Y) und nicht näher bezeichnete dissoziative Störungen (6B6Z).

21.2.1 Störungsbilder und Unterscheidungsmerkmale

Im Bereich der dissoziativen Störungen haben sich in der ICD-11 in Abgrenzung zur ICD-10 (Dilling et al., 2008) umfangreiche Änderungen ergeben. Die ICD-10-Diagnosen dissoziativer Stupor, dissoziative Bewegungsstörungen, Krampfanfälle sowie Sensibilitäts- und Empfindungsstörungen werden in der ICD-11 unter dissoziativen Störungen mit neurologischen Symptomen (6B60) zusammengefasst. Die bisher anderen neurologischen Störungen zugeordneten Depersonalisations- und Derealisationssyndrome werden in der ICD-11 als Depersonalisations-Derealisationsstörung (6B66) den dissoziativen Störungen zugeordnet. Die bisherigen Trance- und Besessenheitszustände werden in die zwei Diagnosen Trance-Störung (6B62) und Besessenheits-Trance-Störung (6B63) geteilt. Die in der ICD-10 sonstigen dissoziativen Störungen zugeordnete multiple Persönlichkeitsstörung wird in der ICD-11 zu den zwei jeweiligen Diagnosen dissoziative Identitätsstörung (6B64) und partielle dissoziative Identitätsstörung (6B65) geteilt (BfArM, 2025). Die Änderungen sind in der folgenden Tabelle dargestellt.

Tabelle 21.1 Klassifikation der dissoziativen Störungen in der ICD-11 im Vergleich zur ICD-10

ICD-10	ICD-11
	Dissoziative Störung mit neurologischen Symptomen (6B60): • Sehstörung (6B60.0) • Hörstörung (6B60.1) • Schwindel oder Benommenheitsgefühl (6B60.2) • Sonstige sensorische Störung (6B60.3) • Nichtepileptischer Anfall (6B60.4) • Sprech- und Sprachstörungen (6B60.5) • Parese oder Muskelschwäche (6B60.6) • Gangstörung (6B60.7) • Bewegungsstörung (6B60.8) • Kognitive Symptome (6B60.9) • Sonstige n. b. (6B60.Y) • n. n. b. (6B60.Z)
Dissoziative Amnesie (F44.0)	Dissoziative Amnesie (6B61): • mit dissoziativer Fugue (6B61.0) • ohne dissoziative Fugue (6B61.1) • n. n. b. (6B61.2)
Dissoziative Fugue (F44.1)	
Dissoziativer Stupor (F44.2)	
Trance- und Besessenheitszustände (F44.3)	Trance-Störung (6B62) Besessenheits-Trance-Störung (6B63)
Dissoziative Bewegungsstörungen (F44.4)	
Dissoziative Krampfanfälle (F44.5)	

Fortsetzung Tabelle 21.1

ICD-10	ICD-11
Dissoziative Sensibilitäts- und Empfindungsstörungen (F44.6)	
Dissoziative Störungen (Konversionsstörungen), gemischt (F44.7)	
Sonstige dissoziative Störungen (Konversionsstörungen), Ganser-Syndrom (F44.80)	
Sonstige dissoziative Störungen [Konversionsstörungen], Multiple Persönlichkeit(sstörung) (F44.81)	Dissoziative Identitätsstörung (6B64) Partielle dissoziative Identitätsstörung (6B65)
Sonstige dissoziative Störungen (Konversionsstörungen), Transitorische dissoziative Störung in Kindheit und Jugend (F44.82)	
	Depersonalisations-Derealisationsstörung (6B66)
Sonstige dissoziative Störungen (Konversionsstörungen) (F44.88)	Sonstige näher bezeichnete dissoziative Störungen (6B6Y)
Sonstige dissoziative Störungen (Konversionsstörungen), n. n. b. (F44.9)	Dissoziative Störungen, n. n. b. (6B6Z)

Unterschieden werden häufig einfache (z. B. dissoziative Störung mit neurologischen Symptomen, dissoziative Amnesie) von komplexen dissoziativen Störungen (dissoziative Identitätsstörung, partielle dissoziative Identitätsstörung) (Gast & Wabnitz, 2023).

Die (partielle) DIS nimmt insofern eine besondere Rolle ein, als dass sie die schwerste und gleichzeitig die am meisten diskutierte dissoziative Störung ist. Noch in der ICD-10 war die multiple Persönlichkeitsstörung (heutige DIS genannt) den sonstigen dissoziativen Störungen zugeordnet und der erste Satz der Kriterienbeschreibung hinterfragte, in welchem Ausmaß sie iatrogen (durch ärztliche Einwirkung entstanden) oder kulturspezifisch sei (Dilling et al., 2008). In der ICD-11 wurde die Störung dann in zwei Varianten in den Katalog aufgenommen: die DIS sowie die partielle DIS.

Die DIS ist durch das Vorhandensein von zwei oder mehr verschiedenen Persönlichkeitszuständen (dissoziativen Identitäten) gekennzeichnet, die mit

Unterbrechungen des Selbst- und Handlungsgefühls einhergehen. Jeder dieser Zustände zeigt ein eigenes Muster des Erlebens, der Wahrnehmung und der Beziehung zu sich selbst und der Umwelt. Sie übernehmen abwechselnd die Kontrolle über das Individuum in verschiedenen Lebenssituationen, begleitet von Veränderungen in den Bereichen Empfindung, Wahrnehmung, Affekt, Kognition, Gedächtnis, motorische Kontrolle und Verhalten. Episoden von Amnesien sind typisch, wobei sie eher partiell als vollständig zu sein scheinen. Auch wird die Annahme, dass ein Persönlichkeitszustand von dem anderen gar nichts weiß, heute eher infrage gestellt (Brunner, 2024).

Die partielle DIS beinhaltet ebenfalls das Vorhandensein von zwei oder mehr verschiedenen Persönlichkeitszuständen, wobei einer der Persönlichkeitszustände normalerweise das tägliche Leben dominiert. Dieser wird von nicht-dominanten Zuständen gestört, die kognitive, affektive, wahrnehmungsbezogene, motorische oder verhaltensbezogene Übergriffe darstellen. Obwohl nicht-dominante Persönlichkeitszustände nicht regelmäßig die Kontrolle übernehmen, können gelegentliche Episoden auftreten, in denen ein bestimmter Zustand die exekutive Kontrolle übernimmt, insbesondere in extremen emotionalen Zuständen oder während traumatischer Erinnerungen.

21.3 Häufigkeiten

Dissoziative Störungen galten noch in der ICD-10 als selten auftretende Störungen. Inzwischen weisen Studien Prävalenzzahlen von 1 bis 7 % für die Allgemeinbevölkerung auf (Gast & Wabnitz, 2023; Priebe et al., 2013). Hinsichtlich der DIS zeigen sich Häufigkeiten von 0,5 bis 1,5 % für die allgemeine Bevölkerung und bis zu 12 % bei psychiatrisch behandelten Patient*innen (Foote et al., 2006; Gast & Wabnitz, 2023; Priebe et al., 2013). Die berichteten Zahlen hingen dabei unter anderem von der Erhebungsmethode (Fragebogen, Interview) sowie der Stichprobe ab.

Zum Geschlechterverhältnis dissoziativer Störungen finden sich unterschiedliche Ergebnisse: Während einige Autor*innen eine deutlich häufigere Betroffenheit von Frauen beschreiben (Gast & Wabnitz, 2023; Spitzer & Freyberger, 2008), finden andere keine Geschlechterunterschiede (Foote et al., 2006; Johnson et al., 2006). Eine Neigung zur Dissoziation, insbesondere zur schwerwiegenden Dissoziation, scheint eher mit dem männlichen Geschlecht zusammenzuhängen (Seedat et al., 2003). Auf Symptomebene finden andere Studien kaum geschlechtsspezifische Unterschiede, während in der klinischen Praxis eher Frauen mit einer dissoziativen Störung diagnostiziert werden (Spitzer & Freyberger, 2008). Ein deutlicher Geschlechterunterschied findet sich bei der Diagnose der DIS: Demnach sind Frauen mit einem Verhältnis von 9 zu 1 gegenüber Männern betroffen. Jedoch lässt sich dieses Ergebnis möglicherweise auf gesellschaftliche Rahmenbedingungen und Stichprobenartefakte zurückführen, denn betroffene Männer finden sich seltener im Gesundheitssystem, dafür eher in Gefängnissen oder forensischen Kliniken (Spitzer & Freyberger, 2008).

21.4 Prognose

Patient*innen mit komplexen dissoziativen Störungen weisen häufig im Vergleich zu anderen Diagnosegruppen eine lange Krankheitsgeschichte auf. Insbesondere vor der Diagnose DIS zeigen sich verschiedenste, häufig atypische Vordiagnosen, z. B. atypische affektive Störung, atypische Schizophrenie (Gast & Wabnitz, 2023). Eine große Anzahl von Vordiagnosen und lange Dauer bis zur korrekten Diagnostik, aber auch Komorbiditäten, etwa posttraumatische, depressive und somatoforme Beschwerden, ebenso suizidale und selbstschädigende Verhaltensweisen (Priebe et al., 2013), stellen eine große Belastung für Betroffene dar und beeinflussen die Prognose und den Behandlungsverlaufs negativ.

Es ist anzunehmen, dass männliche Betroffene häufiger Falschdiagnosen und Fehlbehandlungen erhalten, da dissoziative Störungen nach wie vor als ein Störungsbild gelten, das hauptsächlich Frauen und Mädchen betrifft. Die Gesamtprognose ist daher für Jungen und Männer als schlechter einzustufen.

21.5 Geschlechtsunabhängige Risikofaktoren

Es gab lange Zeit kontroverse Debatten um die Ätiologie der Störung, insbesondere zwischen Gegner*innen und Befürworter*innen der Traumatheorie, in der die Entstehung von Dissoziation einzig auf traumatische Erfahrungen zurückgeführt wird. Inzwischen wird ein multifaktorielles Modell der Entstehung dissoziativer Symptome mit genetischen, psychologischen und psychosozialen Faktoren angenommen, zu dem somit traumatische Lebensereignisse als Wirkfaktor gehören können. Anhand eines Diathese-Stress-Modells wird erklärt, dass Dissoziation eine Reaktion auf äußere Belastung sein kann, die gehäuft bei Personen mit einer Dissoziationsneigung auftritt (Priebe et al., 2013).

Bei der DIS wird in Studien übereinstimmend berichtet, dass über 90 % der Betroffenen Traumatisierungen im frühen Kindesalter erfahren haben (Gast & Wabnitz, 2023). Aus der Annahme, dass die überwiegende Mehrheit der von schwerer Kindesmisshandlung und -missbrauch Betroffenen weiblich ist, wird schnell geschlossen, dass Frauen daher auch häufiger eine dissoziative Symptomatik entwickeln. Spitzer und Freyberger (2008) haben jedoch dargelegt, dass diese Annahme aufgrund neuerer epidemiologischer Studien nicht mehr haltbar sei und ein signifikanter Anteil der männlichen Bevölkerung ebenfalls schwere (sexuelle) Gewalt erfahren habe, sodass der große Geschlechterunterschied nicht allein durch das ungleiche Erleben erklärbar ist. Der Risikofaktor einer (schweren) Traumatisierung im frühen Kindesalter ist somit als geschlechtsunabhängig zu sehen.

Insbesondere Missbrauch, Bindungsverhalten und das familiäre Umfeld scheinen bei der Entwicklung von Dissoziationen bedeutsam zu sein. Sexuelle Gewalt darf dabei nicht im alleinigen Fokus stehen, vielmehr sollte ebenfalls auf Erfahrungen von Vernachlässigung und emotionalem Missbrauch geschaut werden. Ein desorganisierter Bindungsstil wird ebenso im Zusammenhang mit einer Entwicklung dissoziativer Prozesse beim Kind gesehen (Dell & O'Neil, 2010).

Organisierte sexualisierte und rituelle Gewalt

Das Amt »Unabhängige Bundesbeauftragte gegen sexuellen Missbrauch von Kindern und Jugendlichen« (UBSKM) beschreibt: »Als organisierte sexualisierte Gewalt bezeichnet man die systematische Anwendung schwerer sexualisierter Gewalt in Verbindung mit körperlicher und psychischer Gewalt durch mehrere Täter und/oder Täterinnen oder Täternetzwerke. Häufig ist sie mit kommerzieller sexueller Ausbeutung, wie zum Beispiel Zwangsprostitution oder der Herstellung von Missbrauchsdarstellungen verbunden. Dient eine Ideologie als Begründung oder Rechtfertigung von Gewalt, bezeichnet man dies als rituelle Gewalt« (UBSKM, o. J., o. S.). Demnach stellt beispielsweise das Herstellen von Missbrauchsabbildungen durch eine organisierte Tätergruppe eine Form der organisierten sexualisierten Gewalt dar. Die in den Medien bekannt gewordenen Missbrauchsfälle von Lügde, Staufen und Münster sind als solche zu verstehen. Für rituelle Gewalt kann an dieser Stelle kein Beispiel genannt werden, da der Begriff uneindeutig und sehr heterogen verwendet wird (siehe hierzu Gerke et al., 2024a).

In der Forschungsliteratur zu organisierter sexualisierter und ritueller Gewalt (kurz: ORG) wird die DIS als eine der häufigsten Folgen dieser Form der Gewalterfahrung beschrieben (Schröder et al., 2018). Darüberhinausgehend wird beschrieben, dass Täter*innen über eine gezielt induzierte DIS die Möglichkeit hätten, ihre Opfer vollumfänglich zu kontrollieren und zu »programmieren«. Betroffene seien somit jederzeit von den Täter*innen abrufbar und könnten aufgrund spezieller Programmierungen (z. B. Anti-Therapie-Programm) nicht von den Taten berichten (»Mind Control«) (Fachkreis Sexualisierte Gewalt in organisierten und rituellen Gewaltstrukturen, 2018). Inzwischen ist das Narrativ der rituellen sexuellen Gewalt infrage gestellt und in einigen Aspekten als Verschwörungsnarrativ beschrieben worden (Fegert & Urbaniok, 2024). Dabei wird keineswegs geäußert, dass es keine schwere sexualisierte Gewalt durch organisierte Gruppen gebe – es geht auch nicht darum, von Gewalt betroffene Menschen nicht ernst zu nehmen oder ihnen nicht zu helfen.

Während in der Forschungsliteratur um ORG in den meisten Arbeiten die DIS als zentrale Folgesymptomatik erwähnt wird, findet sich andersherum in der Literatur zu dissoziativen Störungen keine Erwähnung von ORG oder dem Narrativ ritueller sexueller Gewalt. Daher wird hier nicht weiter auf die Thematik eingegangen.

21.6 Geschlechtsspezifische Unterschiede

Einige Untersuchungen beschreiben eine unterschiedliche Symptompräsentation bei Männern und Frauen: Während Frauen eher internalisierende Symptome wie depressive Verstimmungen und Angstzustände zeigen, scheinen Männer eher externalisierendes Verhalten aufzuweisen, beispielsweise Aggression, Sucht oder antisoziales Verhalten. Deshalb werden sie häufiger fehldiagnostiziert oder in ihrem Leid nicht erkannt. Die ungleiche Geschlechterverteilung in der Häufigkeit könnte also auf ein Unterdiagnostizieren von Männern zurückgeführt werden, das neben der unterschiedlichen Symptompräsentation auch den oben bereits beschriebenen Aspekt der Unterbringung und Versorgung (medizinisches vs. strafrechtliches System) beinhalten könnte. Grundsätzlich herrschen auch gesellschaftlich verschiedene Erwartungen an Männer und Frauen bezüglich der Bewältigung von Traumata sowie dem Offenlegen von Gewalterfahrungen und psychischen Belastungen (Spitzer & Freyberger, 2008). Während von Frauen gesellschaftlich eher erwartet wird, traumatische Erfahrungen emotional und offen auszudrücken und Hilfe im Gesundheitssystem zu suchen, wird von

Männern eher angenommen, dass sie Belastungen kontrollieren und verdrängen, was dazu beiträgt, dass sie eher im Justiz- oder forensischen Kontext auffällig werden.

Dissoziative Symptome infolge von Gewalterfahrung berichten eher weibliche Jugendliche (Zona & Milan, 2011). Obwohl Jungen mehr traumatische Ereignisse erleben, entwickeln Mädchen eher posttraumatische Folgestörungen, mutmaßlich, weil Mädchen mehr *interpersonelle* Traumata erleben, z. B. sexualisierte Gewalt (Zona & Milan, 2011) – Traumata durch Angehörige stellen ein größeres Risiko für Folgestörungen dar. Das Verhältnis von Mädchen und Jungen bezüglich des Erlebens schwerer interpersoneller Gewalt im Kindes- und Jugendalter wurde jedoch in den letzten Jahren vermehrt in Richtung eines Ausgleichs korrigiert, da die Dunkelziffer betroffener Jungen groß ist (Spitzer & Freyberger, 2008). Anzunehmen ist also auch hier, dass die vermeintlich geringere Entwicklung posttraumatischer Folgestörungen bei Jungen zumindest teilweise auf gesellschaftliche Faktoren und geschlechtsassoziierte Wahrnehmungsverzerrungen in der Fachwelt (z. B. haben Fachkräfte unterschiedlich hohe Schwellen bei der Einschätzung einer Situation als sexuelle Gewalt je nach Geschlecht der Tat- bzw. betroffenen Person; siehe auch Gerke et al., 2024b) zurückzuführen ist und betroffene Jungen fehldiagnostiziert (z. B. mit einer Störung des Sozialverhaltens) oder im Hilfesystem sowie in Studien übersehen werden.

21.7 Symptome

Bei etwa zwei Dritteln der Patient*innen manifestieren sich die Symptome etwa zwischen dem Beginn der Adoleszenz und dem dritten Lebensjahrzehnt, wobei dissoziative Symptome auch im Kindes- und Jugendalter vorkommen können. Komplex traumatisierte Patient*innen entwickeln eher gegen Ende dieser Spanne eine schwere Symptomatik, wenn es zur Dekompensation bis dahin angewandter Copingstrategien kommt (Eckhardt-Henn & Spitzer, 2018).

Dissoziative Symptome können in eine Positiv- und eine Negativsymptomatik unterteilt werden, wobei die negativen Symptome fehlende Funktionen im Hinblick auf Erinnerung, Gefühle und Körperempfindungen beschreiben. Die positiven dissoziativen Symptome beziehen nicht steuerbares, intrusives Erleben ein, etwa willentlich nicht beeinflussbare Gefühle, visuelle Bilder, plötzlich auftretende Flashbacks, Intrusionen sowie somatische Beschwerden, die Erinnerungen auf körperlicher Ebene darstellen. Infolge von intrusiven Erinnerungen und Flashbacks kommt es zu dissoziativen Amnesien, um die belastenden Gedanken und Bilder (teilweise) von der bewussten Wahrnehmung und Verarbeitung fernzuhalten. Häufig werden die Symptome über lange Zeit nicht erkannt, da diese von den Betroffenen nicht als pathologisch empfunden werden, als ich-synton wahrgenommen werden oder zu viel Scham bzw. Angst vor Offenlegung besteht.

21.8 Diagnostik

Patient*innen mit dissoziativen Störungen werden in der Regel wegen sekundärer Symptomatik sowie Folgeproblemen einer fehlenden oder falschen Diagnose und Behandlung vorstellig, etwa affektiven Störungen. Die Diagnostik ist durch verschiedene Faktoren erschwert, z. B. weil Betroffene ihre dissoziativen Symptome oft nicht spontan berichten und diese (abgesehen von somatoformer Symptomatik) nicht direkt beobachtbar sind (Priebe et al., 2013). Es bestehen zudem Scham, Vertrauensprobleme der Betroffenen aufgrund traumatischer Beziehungserfahrungen, aber auch Fehlvorstellungen bei Therapeut*innen. Insbesondere bei der DIS erwarten viele Behandelnde ein dramatisches, florides Erscheinungsbild mit offensichtlichen Identitätswechseln. Tatsächlich ist eine solche Erscheinungsform der DIS eher selten (Gast & Wabnitz, 2023).

Differenzialdiagnostisch sollte eine Schizophrenie ausgeschlossen werden. Ebenfalls muss eine Abgrenzung von der Persönlichkeitsstörung vom Borderline-Muster, affektiven Störungen sowie Angststörungen vorgenommen werden; wenngleich diese Diagnosen komorbid vorliegen können.

Ein häufiger Diagnosefehler ist das Nichterkennen der dissoziativen Störung. Vor allem die DIS scheint unter- und fehldiagnostiziert zu werden, jedoch kann es aufgrund der hohen medialen Präsenz der Symptomatik und Diagnose auch zu falsch-positiven (Selbst-)Diagnosen kommen (Giedinghagen, 2023; Pietkiewicz et al., 2021).

Zur korrekten Diagnosestellung sollten standardisierte Messinstrumente eingesetzt werden: etwa der Fragebogen für Dissoziative Symptome (FDS) oder das Strukturierte Klinische Interview für Dissoziative Störungen (SKID-D). Aufgrund möglicher suggestiver oder desinformativer Einflüsse durch die sozialen Medien ist zudem eine differenzierte klinische Einschätzung durch die Therapeut*innen notwendig, die über die alleinige Interpretation der Ergebnisse der Diagnostikinstrumente hinausgeht. Für die klinische Einschätzung und Diagnosestellung der DIS sollten Therapeut*innen sich mit den Themengebieten suggestiver Prozesse sowie Einflüsse durch die sozialen Medien auseinandersetzen.

21.9 Therapie

Zu unterscheiden ist in der Behandlung zwischen einfachen dissoziativen Störungen und komplexen dissoziativen Störungen, etwa der DIS und der partiellen DIS. Während bei Ersteren vor allem an den auslösenden Situationen gearbeitet wird, sollte bei den komplexen Varianten ein phasenorientiertes Vorgehen, ähnlich der Behandlung einer posttraumatischen Belastungsstörung (PTBS), beachtet werden (Gast & Wabnitz, 2023). Ziel einer Behandlung ist es, abgespaltene Erinnerungen oder Persönlichkeitsbereiche wahrzunehmen, die damit einhergehenden Gefühle, Sorgen und Ängste auszuhalten und eine Integration anzustreben. »[S]keptisch glauben und empathisch zweifeln« sowie eine gute therapeutische Beziehung sind Grundlage einer solchen Behandlung (Gast & Wirtz, 2022, S. 38).

Dissoziative Störungen entwickeln sich häufig als Bewältigungsstrategie in traumatischen Situationen. Sie habituieren sich dann zu einem Vermeidungsmechanismus, um Stresssituationen zu umgehen. In der Therapie einfacherer dissoziativer Störungen ist es daher wichtig, darauf zu achten, dass eine habituelle Dissoziation, z. B. Depersonalisation oder Derealisation während der Therapiestunde, nicht den therapeutischen Fortschritt schmälert, da etwa die Stunde schlichtweg vergessen und nicht integriert wird (Ebner-Priemer et al., 2009). Mit dem Erarbeiten von Auslösern kann dafür gesorgt werden, bei ersten Anzeichen eine Dissoziation zu verhindern, um neue emotionale Lernerfahrungen zu machen und alternative Stressregulationsmechanismen zu entwickeln. Auslöser können z. B. über Selbstbeobachtungsbogen identifiziert werden, in denen Gefühle, Gedanken, körperliche Empfindungen, mögliche Vermeidungstendenzen und alternative Handlungen vor der Dissoziation notiert werden. Patient*innen kennen häufig nur die Zustände »starke (unangenehme) Gefühle« und »gar keine Gefühle« (»an oder aus«) (Gast & Wabnitz, 2023). In der Therapie unterstützen Therapeut*innen den Umgang mit (starken) Gefühlen und erarbeiten mit Patient*innen differenzierte, verschiedenste Gefühle und Gefühlsintensitäten. Therapeut*innen sowie in einem Gruppensetting die anderen Teilnehmenden können bei äußeren Anzeichen (z. B. scheinbare Langeweile oder Abgelenktsein) Betroffene darauf hinweisen und sie so unterstützen, eine Dissoziation zu vermeiden.

Bei einer (partiellen) DIS kommt es in der Therapie entsprechend der ISSTD-Empfehlung (Gast & Wirtz, 2022) zu einem phasenweisen Vorgehen. Die Phasen orientieren sich an den therapeutischen Standards für komplexe posttraumatische Störungsbilder und werden durch Interventionen ergänzt, um dissoziierte Persönlichkeitsanteile wahrzunehmen, damit verbundene Ängste auszuhalten und eine Integration zu einem ganzheitlichen Selbst zu ermöglichen. Eine Integration bedeutet dabei eine Annäherung und Kooperation der einzelnen Anteile, sodass das intensive Teilen von Erfahrungen und Eigenheiten zu einem kohärenten Selbstempfinden führen kann (Gast & Wabnitz, 2023). Eine vollständige Integration kann bei starken Traumatisierungen unmöglich sein, sodass hier eine bessere Kooperation der Anteile das Ziel ist.

Neben dem Ansatz der ISSTD gibt es aktuelle Entwicklungen kognitiv-verhaltenstherapeutischer Ansätze, für die ersten Fallstudien zufolge eine Wirksamkeit zu erwarten ist (Herzog et al., 2025). Es wird dabei in die traumafokussierte Arbeit ohne eine vorherige Stabilisierungsphase eingestiegen, da die Studienlage im Hinblick auf Traumafolgestörungen, inklusive der komplexen posttraumatischen Belastungsstörung, nicht dafürspricht, dass eine Stabilisierung notwendig ist (Neuner, 2009). Dissoziation wird als Vermeidungsverhalten verstanden, das es abzubauen gilt, so auch die dissoziativen Zustände innerhalb einer DIS (Herzog et al., 2025).

Phasenweises Vorgehen bei der Therapie dissoziativer Störungen

Phase 1: Stabilisierung und Symptomreduktion, Sicherheit

- Grundlage: tragfähige therapeutische Beziehung
- Erlernen von Selbstkontrolle, Selbstverantwortung, Selbstfürsorge
- Umgangsstrategien mit Dissoziation, traumatischen Erinnerungen und Wiedererleben, Affekt- und Stressregulation, dysfunktionalen Mechanismen wie etwa selbstverletzendem Verhalten und Suizidalität
- Schaffung äußerer Sicherheit
- Arbeit mit Persönlichkeitsanteilen, innerer Landkarte, Kooperation

Phase 2: Konfrontation mit traumatischen Erinnerungen

- Kontrollierte Traumakonfrontation
- Distanzierung durch imaginative Techniken (z. B. Verschließen in einem Safe, innerer sicherer Ort)
- Emotionale und kognitive Umstrukturierung

Phase 3: Integration der Identität

- Verbesserung der internen Kooperation und des gemeinsamen Funktionierens

- Stabileres Selbstgefühl
- Beziehung zu sich selbst, anderen und zur Außenwelt
- Trauerarbeit: Trauern um die erlebten Verletzungen und das zerstörte Bild der Kindheit
- Entwicklung neuer Zukunftsperspektiven
- Psychotherapeutische Bearbeitung der Probleme einzelner Anteile, z. B. Essstörungen, Borderline-Persönlichkeitsstruktur etc.

21.9.1 Genderspezifische Aspekte in der Therapie

Mädchen und Frauen scheinen tatsächlich zu einem höheren Anteil an einer DIS zu leiden, jedoch stellen weiblich gelesene Personen sowie sich als nonbinär oder trans identifizierende Personen auch den Großteil derjenigen DIS-Patient*innen dar, die sich in den sozialen Medien äußern und austauschen. Insofern ist ein geschlechtsspezifisches Risiko bzw. ein erschwerender Faktor in der Psychotherapie weiblich gelesener sowie trans und nonbinärer Personen die Desinformation, die in sozialen Medien, insbesondere TikTok, stattfindet (Munoz et al., 2024). Es scheint auch eine »Mass Social Media Induced Illness« zu geben, die eine Symptomentwicklung aufgrund von Suggestion durch Onlinevideos beschreibt (Giedinghagen, 2023). Das Thema der Beeinflussung durch die sozialen Medien sollte somit in der Diagnostik sowie Therapie sensibel erfragt und behandelt werden.

Jungen erscheinen bisher lediglich als kleiner Anteil unter den DIS-Patient*innen. Psychiatrische Störungen oder Phänomene, die ein solches Ungleichgewicht in der Geschlechterverteilung aufweisen, verleiten dazu, die kleinere Gruppe zu »übersehen«. Dies gilt insbesondere im Hinblick auf die DIS, da sich Betroffene in der Regel nicht aufgrund der dissoziativen Symptomatik vorstellen, sondern aufgrund sekundärer Beschwerden, etwa affektive oder Angstproblematiken (Priebe et al., 2013). Männer bzw. Jungen scheinen grundsätzlich – auch aufgrund allgemeiner internalisierter Geschlechterstereotypen in der Gesellschaft – größere Schwierigkeiten damit zu haben, sich (professionelle) Hilfe zu suchen. Therapeut*innen sollten somit insbesondere beim Identifizieren der Symptomatik und in der Diagnostik einer DIS eine besondere Sensibilität für Jungen haben. Dabei ist zu berücksichtigen, dass die Symptomatik sich, wie bereits beschrieben, geschlechtsspezifisch äußern kann (internalisierend vs. externalisierend).

21.10 Zusammenfassung

Dissoziative Störungen scheinen ähnlich häufig in der Bevölkerung vorzukommen wie die posttraumatische Belastungsstörung (7 %). Die schwerste Form der dissoziativen Störungen, die dissoziative Identitätsstörung (DIS), betrifft dagegen lediglich etwa 1 % der Bevölkerung, wobei Frauen häufiger betroffen sind. Frauen scheinen eher internalisierende Symptome (z. B. Ängste, Depressionen), Männer eher externalisierende Symptome (z. B. dissoziales Verhalten) im Rahmen dissoziativer Störungen aufzuweisen. Ein multifaktorielles Modell wird angenommen, das genetische, psychologische und psychosoziale Faktoren in der Entstehung dissoziativer Symptome berücksichtigt. Eine mögliche Beeinflussung durch soziale Medien, in denen die Präsentation von DIS-Symptomen eine zunehmende Rolle spielt, darf nicht unberücksichtigt bleiben. Insbesondere weibliche, nonbinäre und trans Personen äußern sich öffentlich zu ihren Erfahrungen mit dem Alltag, verschiedenen Persönlichkeitsanteilen und weiteren Symptomen. Diese mediale Präsenz kann sowohl zur Aufklärung beitragen als auch Menschen so beeinflussen, dass sie glauben, sie hätten die Krankheit.

Die Diagnostik dissoziativer Störungen erweist sich aber auch deshalb als herausfordernd, da Betroffene ihre Symptome teilweise nicht als pathologisch erkennen oder sich schämen, darüber zu sprechen. Standardisierte Messinstrumente wie der Fragebogen für Dissoziative Symptome (FDS) und das Strukturierte Klinische Interview für Dissoziative Störungen (SKID-D) sind neben einer differenzierten klinischen Einschätzung essenziell für eine korrekte Diagnosestellung. Die Therapie unterscheidet sich je nach Komplexität der Störung. Bei komplexen Störungen wie der DIS wird ein phasenorientiertes Vorgehen empfohlen, das auf Stabilisierung, Konfrontation mit traumatischen Erinnerungen und Integration der Identität abzielt. Neuere Entwicklungen einer Therapie verzichten auf Stabilisierung. Ein geschlechtssensibles Vorgehen ist insbesondere in der Diagnostik wichtig, um eine DIS bei Jungen und Männern zu erkennen. Die berichtete deutlich kleinere Prävalenz einer DIS, die höhere Schwelle bei der Hilfesuche sowie eine eher externalisierende Symptompräsentation könnten Gründe sein, warum männliche Betroffene seltener erkannt werden.

21.11 Autorinnen und Autor

Dr. Jelena Gerke ist Psychologin und Kinder- und Jugendlichenpsychotherapeutin (VT). Sie ist wissenschaftlich an der Klinik für Kinder- und Jugendpsychiatrie, Psychosomatik und Psychotherapie des Universitätsklinikums Ulm tätig und arbeitet zudem klinisch in der Traumaambulanz für Kinder und Jugendliche der Charité – Universitätsmedizin Berlin sowie in eigener Praxis.

Prim. Univ-Prof. Dr.med. Isabel Böge, Professorin für Kinder- und Jugendpsychiatrie, -psychotherapie sowie Abteilungsleitung der Kinder- und Jugendpsychiatrie an der Medizinischen Universität Graz, Primarärztin an der Abteilung für Kinder- und Jugendpsychiatrie des LKH-Universitätsklinikums Graz, Standort Süd. E-Mail: isabel.boege@medunigraz.at

Prof. Dr. Jörg M. Fegert ist Ärztlicher Direktor der Klinik für Kinder- und Jugendpsychiatrie, Psychosomatik und Psychotherapie, Universitätsklinikum Ulm, und Präsident (2023–2027) der europäischen Fachgesellschaft European Society for Child and Adolescent Psychiatry (ESCAP).
E-Mail: joerg.fegert@uniklinik-ulm.de

21.12 Vertiefungsmöglichkeiten

Gast, U., Wabnitz, P. (2023): Dissoziative Störungen erkennen und behandeln. Kohlhammer.

Priebe, K., Schmahl, C., Stiglmayr, C. (2014): Dissoziation: Theorie und Therapie. Berlin u. a.: Springer.

21.13 Verständnisfragen

1. Welche Funktionsbereiche können bei einer dissoziativen Störung unwillkürlich in ihrer Integration unterbrochen oder gestört sein?
2. Welche geschlechtsspezifischen Unterschiede in der Prävalenz der DIS gibt es und wie werden diese erklärt?
3. Wie sollten dissoziative Störungen diagnostiziert werden?
4. Was sind die Phasen in der Therapie einer komplexen dissoziativen Störung?

21.14 Literatur

BfArM – Bundesinstitut für Arzneimittel und Medizinprodukte (2025). Dissoziative Störungen (ICD-11 Entwurfsfassung Deutsch). Online verfügbar unter: https://www.bfarm.de/DE/Kodiersysteme/Klassifikationen/ICD/ICD-11/uebersetzung/_node.html (15.12.2025)

Brunner, R. (2024): Dissoziative Störungen und Konversionsstörungen. DGKJP virtuell | Fort- und Weiterbildungsreihe. Online verfügbar unter https://www.dgkjp-kongress.de/veranstaltungen/dgkjp-virtuell-fort-und-weiterbildungsreihe.html (05.02.2025).

Dell, P. F.; O'Neil, J. A. (2010): Dissociation and the dissociative disorders: DSM-V and beyond. New York: Routledge.

Dilling, H.; Mombour, W.; Schmidt, M. H. (2008): Internationale Klassifikation psychischer Störungen. ICD-10 Kapitel V (F). Klinisch-diagnostische Leitlinien. Bern: Huber.

Ebner-Priemer, U. W.; Mauchnik, J.; Kleindienst, N.; et al. (2009): Emotional learning during dissociative states in borderline personality disorder. In: Journal of Psychiatry and Neuroscience, 34 (3), S. 214–222.

Eckhardt-Henn, A.; Spitzer, C. (Hg.) (2018): Dissoziative Bewusstseinsstörungen: Grundlagen, Klinik, Therapie. (2. Aufl.). Stuttgart: Schattauer.

Fachkreis Sexualisierte Gewalt in organisierten und rituellen Gewaltstrukturen (2018): Sexualisierte Gewalt in organisierten und rituellen Gewaltstrukturen. Prävention, Intervention und Hilfe für Betroffene stärken. Online verfügbar unter: https://ecpat.de/wp-content/uploads/2018/04/Fachkreis_Empfehlungen_2018_web-2.pdf (19.11.2025).

Fegert, J. M.; Urbaniok, F. (2024): Ritueller sexueller Missbrauch. In: Der Nervenarzt, S. 1–8.

Foote, B.; Smolin, Y.; Kaplan, M.; et al. (2006): Prevalence of dissociative disorders in psychiatric outpatients. In: American Journal of Psychiatry, 163 (4), S. 623–629.

Gast, U.; Wabnitz, P. (2023): Dissoziative Störungen erkennen und behandeln. Stuttgart: Kohlhammer.

Gast, U.; Wirtz, G. (2022): Dissoziative Identitätsstörung bei Erwachsenen (Leben Lernen, Bd. 283): Expertenempfehlungen und Praxisbeispiele. Stuttgart: Klett-Cotta.

Gerke, J.; Mattstedt, F. K.; Rassenhofer, M.; et al. (2024a). Wovon sprechen wir eigentlich? Begriffsabgrenzungen zwischen organisierter sexualisierter Gewalt, kommerzieller Ausbeutung und ritueller Gewalt. In: Trauma & Gewalt, 18 (2), S. 100–111.

Gerke, J.; Öttl, P.; König, E.; et al. (2024b). Female-perpetrated child sexual abuse: A vignette study investigating professionals' gender-related perception bias and the influence of an E-learning course. In: International Journal on Child Maltreatment: Research, Policy and Practice, 7 (3), S. 327–349.

Giedinghagen, A. (2023): The tic in TikTok and (where) all systems go: Mass social media induced illness and Munchausen's by internet as explanatory models for social media associated abnormal illness behavior. In: Clinical Child Psychology and Psychiatry, 28 (1), S. 270–278.

Herzog, P.; Kaiser, T.; Huntjens, R. J. C. (2025): Von hartnäckigen Fiktionen und unbequemen Wahrheiten über die Dissoziative Identitätsstörung – Ein

Faktencheck aus wissenschaftlicher Perspektive. In: Psychotherapeutenjournal, 24 (1), S. 37–47.
Johnson, J. G.; Cohen, P.; Kasen, S.; et al. (2006): Dissociative disorders among adults in the community, impaired functioning, and axis I and II comorbidity. In: Journal of Psychiatric Research, 40 (2), S. 131–140.
Munoz, I. B.; Liu-Zarzuela, J.; Oorjitham, N.; et al. (2024): YouTube and TikTok as a source of medical information on dissociative identity disorder. In: Journal of Affective Disorders Reports, 15, S. 100707.
Pietkiewicz, I. J.; Bańbura-Nowak, A.; Tomalski, R.; et al. (2021): Revisiting false-positive and imitated dissociative identity disorder. In: Frontiers in Psychology, 12, S. 637929.
Priebe, K.; Schmahl, C.; Stiglmayr, C. (2013): Dissoziation. Berlin: Springer. Online verfügbar unter: https://link.springer.com/book/10.1007/978-3-642-35066-5 (15.12.2025)
Schröder, J.; Nick, S.; Richter-Appelt, H.; et al. (2018): Psychiatric impact of organized and ritual child sexual abuse: Cross-sectional findings from individuals who report being victimized. In: International Journal of Environmental Research and Public Health, 15 (11), S. 2417.
Seedat, S.; Stein, M. B.; Forde, D. R. (2003): Prevalence of dissociative experiences in a community sample: Relationship to gender, ethnicity, and substance use. In: Journal of Nervous and Mental Disease, 191 (2), S. 115.
Spitzer, C.; Freyberger, H. J. (2008): Geschlechtsunterschiede bei dissoziativen Störungen. In: Bundesgesundheitsblatt – Gesundheitsforschung – Gesundheitsschutz, 1 (51), S. 46–52.
UBSKM (o. J.): Organisierte sexualisierte und rituelle Gewalt. Online verfügbar unter: https://beauftragte-missbrauch.de/themen/definition/organisierte-sexualisierte-und-rituelle-gewalt (18. Juli 2024).
Zona, K.; Milan, S. (2011): Gender differences in the longitudinal impact of exposure to violence on mental health in urban youth. In: Journal of Youth and Adolescence, 40 (12), S. 1674–1690.

22 Essstörungen

Längst auch Männersache

Ulrike M. E. Schulze

In diesem Kapitel informieren wir Sie über Essstörungen im Kindes- und Jugendalter. Sie erhalten einen Überblick über wesentliche Unterscheidungsmerkmale, epidemiologische Entwicklungen sowie geschlechts- bzw. genderspezifische Unterschiede im Hinblick auf Symptome, Entstehung, Therapie und Prognose. Sie werden lernen, dass Essstörungen männlicher Jugendlicher bisher häufig unerkannt bleiben und in diesem Zusammenhang noch genderspezifische Screening- bzw. Erhebungsinstrumente und Therapieansätze fehlen.

Lernziele: Sie werden Kenntnisse zu den Besonderheiten von Essstörungen in Bezug auf das Geschlecht erwerben und werden Essstörungen anhand von Symptomen spezifischen Diagnosekriterien zuordnen können. Zudem wird Ihnen das vorliegende Kapitel ein Verständnis für mögliche Ursachen der Chronifizierung von Essstörungen sowie für die Ambivalenz von Patient*innen und oftmals auch ihrer Eltern in der Therapie vermitteln.

Schlagworte: verändertes Essverhalten, Gefährdungsaspekte, Körperschemastörung, Körperdysmorphie, Ambivalenz

22.1 Persönliche Annäherung

Ich stehe in einem Gartenmarkt und bin auf der Suche nach Frühlingsblühern, als mir plötzlich jemand von hinten auf die Schulter tippt. Ich drehe mich um, mir gegenüber steht M., eine ehemalige anorektische Patientin, neben sich ihre Mutter: »Sie haben damals Recht gehabt mit dem, worauf Sie bestanden haben, ich bin froh, dass ich Ihnen das jetzt sagen kann.« Es geht ihr gut, sie macht ihren Weg als junge Frau.

Solch eine Begegnung nach vielen Jahren macht sprachlos und auch ein wenig dankbar. Denn wir haben uns damals, während ihrer Behandlung, gefühlt mehr auseinandergesetzt, als einträchtig miteinander zu arbeiten. Es gab viele

Fortschritte, aber auch Rückfälle, die Patientin konnte schließlich in einem einigermaßen stabilen Zustand nach Hause entlassen werden.

Bei all den damit verbundenen Fragezeichen geht es aber offenbar nicht ums »Rechthaben«, sondern ums Da-Sein, also darum, als streitbares Gegenüber zur Verfügung zu stehen und möglichst authentisch Impulse setzen zu dürfen – in der Hoffnung auf einen positiven Ausgang.

Denn Behandlungen von Patient*innen mit Essstörungen verlaufen so gut wie nie bilderbuchhaft: Sie werden häufig vorzeitig abgebrochen oder es kommt zu zahlreichen Wiederaufnahmen, weil die Erkrankung einfach stärker ist. Die Symptome bewegen sich auf einem Kontinuum, während sich die die Krankheitsverläufe oftmals langfristig, fluktuierend gestalten und teilweise ein lebensbedrohliches Ausmaß annehmen. Das Ringen um einen wahrhaftigen Wunsch nach Veränderung, die eine Genesung und Perspektive ermöglichen kann, gelingt häufig nur in Episoden und ist aufseiten der Betroffenen oftmals über Jahre von hoher Ambivalenz und schwankendem Kooperationswillen geprägt. Hierdurch kann wertvolle Lebenszeit verloren gehen.

22.2 Definition gemäß ICD-11

Die ICD-11 definiert Fütter- und Essstörungen als

> *»abnormes Ess- oder Fütterverhalten, das nicht durch einen anderen Gesundheitszustand erklärt werden kann und nicht entwicklungsgerecht oder kulturell sanktioniert ist. […] Essstörungen umfassen ein abnormales Essverhalten und die Beschäftigung mit dem Essen sowie ausgeprägte Bedenken hinsichtlich des Körpergewichts und der Körperform.« (BfArM, 2025, o. S.).*

Zu den Essstörungen gehören die Störungsbilder der Anorexia nervosa (6B80), Bulimia nervosa (6B81), Binge-Eating-Störung (6B82) sowie die Störung mit Vermeidung oder Einschränkung der Nahrungsaufnahme (ARFID) (6B83). Während Letztere eher eine Zwischenposition besetzt, werden die Pica (6B84) und die Ruminations-Regurgitationsstörung (6B85) zwar als Essstörungen bezeichnet, beschreiben jedoch eher qualitative Aspekte einer veränderten Nahrungsaufnahme bzw. des Umgangs mit Nahrung und können somit zumindest teilweise auch den Fütterstörungen zugeordnet werden.

22.2.1 Störungsbilder und Unterscheidungsmerkmale

Eine symptombezogene Unterscheidung der im Folgenden aufgeführten Störungsbilder findet sich in Tabelle 22.1.

Die Bedeutung des krankheitsimmanenten Gewichtsverlusts im Rahmen der Anorexia nervosa wird mit Einführung der Kriterien der ICD-11 mit einer differenzierteren (und damit auch dem Kindes- und Jugendalter gerechter werdenden) Zuordnung zu definierten BMI- bzw. altersbezogenen BMI-Perzentilbereichen (»mit signifikant/kritisch erniedrigten Körpergewicht/in Remission mit normalem Körpergewicht«) aufgegriffen. Im Weiteren wird klassifikatorisch unterschieden zwischen restriktiven und Binge-Eating-Verhaltensmustern, die für eine eingeschränkte Nahrungsaufnahme oder aber einen Wechsel zwischen Essanfällen und sogenannten gegensteuernden Maßnahmen stehen.

Eine weitere Neuerung im Vergleich mit der ICD-10 findet sich in der Berücksichtigung einer raschen Gewichtsabnahme (z. B. um mehr als 20 % des gesamten Körpergewichts innerhalb von sechs Monaten), sofern die anderen diagnostischen Anforderungen erfüllt sind. Hierdurch sollte es möglich sein, auch »normalgewichtige« Patient*innen in ihren ansonsten deutlich veränderten Denk- und Wahrnehmungsmustern nicht (mehr) zu übersehen.

Die Definitionen der Bulimia nervosa sowie der namentlich und neu in den Katalog der Essstörungen aufgenommenen Binge-Eating-Störung beinhalten einen subjektiven Kontrollverlust im Zusammenhang mit einem anfallsartigen und häufig als belastend und von negativen Gefühlen (wie Schuld oder Ekel) begleitet erlebten Übermaß der Nahrungsaufnahme, mit (Bulimia nervosa) oder ohne (Binge-Eating-Störung) sogenannte unangemessene kompensatorische Verhaltensweisen (also selbst herbeigeführtes Erbrechen, Einsatz von Medikamenten, die z. B. die Ausscheidungsfunktionen oder den Stoffwechsel insgesamt beeinflussen, exzessives Sporttreiben).

Ebenfalls neu in der Rubrik der Essstörungen findet sich die Störung mit Vermeidung oder Einschränkung der Nahrungsaufnahme (ARFID). Betroffene (Kinder) wollen häufig nicht schlucken, aus Angst, zu erbrechen oder zu ersticken, oder aufgrund der sensorischen Qualitäten bestimmter Nahrungsmittel. In Abgrenzung zur Anorexia nervosa oder Bulimia nervosa fehlt hier die der Psychopathologie zugrunde liegende Beschäftigung mit Körpergewicht oder -form und es wird neben körperlichen Auswirkungen als Folge des (nicht organisch oder stofflich bedingt veränderten) krankhaft veränderten Essverhaltens eine mögliche signifikante »Beeinträchtigung in persönlichen, familiären, sozialen, schulischen, beruflichen oder anderen wichtigen Funktionsbe-

Tabelle 22.1 Symptombezogene Unterteilung der Essstörungen

Essstörungstyp	Nahrungsaufnahme	Körpergewicht	Essanfälle	Kompensation
Anorexia nervosa	Reduziert	Niedrig	Nein	Meistens
Bulimia nervosa	Oft schwankend	Normal oder erhöht	Ja	Regelmäßig
Binge-Eating-Störung	Insgesamt erhöht	Meist erhöht	Ja	Nein/ selten
Störung mit Vermeidung oder Einschränkung der Nahrungsaufnahme (ARFID)*	Qualitativ vermindert	Niedrig	Nein	Nein
Pica*	Qualitativ verändert	Unbeeinflusst	Nein	Nein
Ruminations-Regurgitationsstörung	Im Ablauf verändert	Unbeeinflusst	Nein	Nein

* wird in der S3-Leitlinie den Fütterstörungen zugeordnet

reichen (z. B. aufgrund der Vermeidung oder der Belastung im Zusammenhang mit der Teilnahme an sozialen Erfahrungen, die mit Essen verbunden sind)« hervorgehoben.

Aufgrund des mit einer Pica verbundenen regelmäßigen Verzehrs von nicht nahrhaften Stoffen oder rohen Nahrungsmittelbestandteilen (z. B. große Mengen Salz oder Maismehl) ist unmittelbar mit dem Auftreten gesundheitlicher Schäden, einer Beeinträchtigung der Funktionsfähigkeit oder eines entsprechend erheblichen Risikos zu rechnen. Hierbei ist es wichtig, dass das jeweilige Entwicklungsalter generell die Fähigkeit einer Unterscheidung zwischen essbaren und nicht essbaren Stoffen voraussetzen lässt.

Letzteres sollte auch zur Diagnosestellung einer Ruminations- oder Regurgitationsstörung mindestens 2 Jahre betragen. Die Störung ist gekennzeichnet durch das absichtliche und wiederholte Zurückfließenlassen (oder Würgen) von zuvor geschluckter Nahrung in den Mund (d. h. Regurgitation), die erneut gekaut und geschluckt werden kann (d. h. Rumination) oder absichtlich ausgespuckt wird (jedoch nicht wie beim Erbrechen). Das Regurgitationsverhalten ist häufig (mindestens mehrmals pro Woche) und muss zur Diagnosestellung über einen Zeitraum von mindestens mehreren Wochen anhalten. Es lässt sich nicht vollständig auf eine andere (körperliche) Erkrankung zurückführen, die direkt zu Regurgitation führt (z. B. eine Verengung der Speiseröhre durch Narbengewebe oder eine Zerstörung der Nervenbahnen, die den Bewegungsablauf der Speiseröhre steuern) oder Übelkeit oder Erbrechen verursacht (z. B. Verengung am Mageneingang). Somit können hier körperliche Einschränkungen das Entstehen von Veränderungen auf Verhaltensebene begünstigen.

22.3 Häufigkeiten

Essstörungen sind längst keine Mädchen- oder Frauenangelegenheit mehr. Mit Einführung der ICD-11 werden die hormonellen Veränderungen (gefolgt z. B. vom Ausbleiben der Regelblutung), die zuvor als Diagnosekriterium gefordert waren, nicht mehr genannt.

Schätzungen zufolge ist jeder vierte (möglicherweise auch jeder dritte) Patient mit einer Essstörung männlich (Dakanalis et al., 2014).

Silén & Keski-Rahkonen (2022) gehen in einer aktuellen Übersicht von einer hohen Dunkelziffer aus. Offiziellen Zahlen nach entwickeln 6 bis 18 % der jungen Frauen und 2 % der jungen Männer eine Essstörung. Nach Anwendung von DSM-5-Klassifikationskriterien sind in westlichen Ländern insgesamt 5,5 bis 17,9 % der jungen Frauen und 0,6 bis 2,4 % der jungen Männer im frühen Erwachsenenalter bereits betroffen. Ähnliche Häufigkeitsraten liegen mittlerweile auch für Osteuropa, Asien und Lateinamerika vor, weshalb man vormals gültige Beobachtungen grundlegend infrage stellen sollte (Silen & Keski-Rahkonen, 2022). Offenbar leben geschlechtliche und sexuelle Minderheiten mit einem besonders hohen Risiko, krank zu werden (z. B. Springmann et al., 2022).

22.4 Prognose

Insgesamt gesehen leidet nach 10 bis 15 Jahren ca. die Hälfte der Patient*innen nicht mehr an einer Anorexia nervosa, während ca. 20 % weiterhin schwer krank bleiben und rund ein Drittel der Betroffenen dem erhöhten Risiko ausgesetzt ist, einen Rückfall zu erleiden (siehe auch Schulze, 2020).

In Bezug auf die Bulimia nervosa ist mit einer weniger schlechten Gesamtprognose, jedoch eher von einer höheren Rückfallrate, auszugehen.

Dennoch vermag vor allem eine aufrichtige Veränderungsmotivation aufseiten der Patient*innen wesentlich zu einem positiven Behandlungsverlauf beizutragen; sie kann den Therapieprozess ungeachtet vorhandener Ressourcen und Hilfen zur »eigenen Sache« machen.

Interessanterweise sprechen bisher vorliegende vergleichende Behandlungsstudien männlichen Patienten in Bezug auf verschiedene Essstörungen (Anorexia nervosa, Bulimia nervosa, BED, atypische Essstörungen) immer wieder bessere Therapieerfolge zu, die jedoch teilweise mit längeren Klinikaufenthalten verbunden sind. Im Gegenzug wird jedoch auch von einer verkürzten Lebensdauer berichtet.

Essstörungen können tödlich ausgehen: Rund die Hälfte aller Todesfälle kann den unmittelbaren Folgen des körperlichen Hungerzustands zur Last gelegt werden. Die Todesrate unter den an Anorexia nervosa Erkrankten liegt um 5,86-mal höher als die der Allgemeinbevölkerung (Arcelus et al., 2011).

Ein weiterer hoher Anteil von Todesfällen wird in Selbsttötungen begründet gesehen. Hier wird gerade dem restriktiven Essverhalten eine besondere prädiktive Bedeutung beigemessen, ein Zusammenhang zwischen Essstörung und Suizidalität ist in besonderem Maße für die Anorexia nervosa belegt.

Wie eine umfassende Beobachtungsstudie über zehn Jahre zeigen konnte, stieg das Risiko im Falle einer komorbiden Persönlichkeitsstörung, Depression, Bipolaren affektiven Störung oder Suchtstörung signifikant an (Cliff et al., 2020). Bei Patient*innen mit Bulimia nervosa wurden andernorts darüber hinaus komorbide Angststörungen, die Dauer der Erkrankung und Impulskontrollprobleme als signifikante Faktoren im Zusammenhang mit Suizidversuchen identifiziert. Zudem gilt offenbar nicht suizidales selbstverletzendes Verhalten auch bei Patient*innen mit Essstörungen, die zudem unter Selbstwahrnehmungs- und Emotionsregulationsdefiziten leiden, als Prädiktor für Suizidversuche. Im Rahmen einer dänischen Registerstudie wurde gezeigt, dass bei Männern insbesondere das Bestehen einer Bulimia nervosa oder atypischen Essstörung ein höheres Risiko für Suizidversuche voraussagten (Zerwas et al., 2015).

22.5 Geschlechtsunabhängige Risikofaktoren

Allgemein formuliert treffen in der Entstehung von Essstörungen (biologische) individuelle Veranlagung und Verarbeitungsstile (z. B. Rigidität) auf eine spezifische

Dynamik der individuellen Entwicklung und (widrige) Lebensumstände im Sinne biografischer Einflüsse.

Spezifisch hinterfragt sind nicht wenige Unterschiede auszumachen.

Mögliche körperliche Risikofaktoren sind chronische Erkrankungen, die zum einen ab Diagnosestellung einen besonderen Umgang mit der Nahrungsaufnahme erfordern, zum anderen die Anpassung an pubertätsbedingte Veränderungen und Selbstakzeptanz besonders erschweren können. Dies trifft z. B. auf Autoimmunerkrankungen wie Typ-1-Diabetes, Zöliakie und M. Crohn zu.

Traumatisierung, sowohl in Bezug auf die Patient*innen als auch intrafamiliär, bahnt offenbar bei beiden Geschlechtern die Entstehung (und Aufrechterhaltung) von Essstörungen an. Hier spielen vor allem emotionale Vernachlässigung und emotionaler Missbrauch eine besondere und bisher möglicherweise unterschätzte Rolle; die Aufrechterhaltung eines atypischen Essverhaltens kann – auch in Verbindung mit schweren Kopfschmerzen und weiteren psychiatrischen Symptomen – als späte Ausdrucksform eines nicht verarbeiteten früheren Traumas gesehen werden (Brewerton et al., 2022).

Negative Kindheitserfahrungen (ACE), wie zum Beispiel psychische Erkrankungen in der Familie oder familiäre Gewalt, werden, teilweise in einer Dosis-Wirkungs-Beziehung, bereits bei 9- bis 14-Jährigen beiderlei Geschlechts im Zusammenhang mit der Entwicklung von Binge-Eating-Störungen beschrieben (Chu et al., 2022).

Ein Komorbiditätsrisiko besteht darüber hinaus bereits ab dem Kindes- und frühen Jugendalter bidirektional – also in beide Richtungen – in Bezug auf Essstörungen und weitere psychiatrische Störungen. Angst- und Zwangserkrankungen, depressive Störungen, Persönlichkeitsstörungen oder Suchterkrankungen – auch innerhalb der Familie – können also sowohl prädisponieren als auch gemeinsam mit der Essstörung auftreten und auch trotz »Heilung« Letzterer anschließend bestehen bleiben.

Auch Athleten beiderlei Geschlechts haben offenbar ein gleichermaßen erhöhtes Erkrankungsrisiko.

22.6 Geschlechtsspezifische Unterschiede

Bisher wurden als wesentliche Triebfedern für die Entwicklung einer Essstörung wie Anorexia nervosa oder auch Bulimia nervosa die Unzufriedenheit mit Figur und Gewicht oder eine mangelnde Selbstakzeptanz aufgrund dieser Merkmale gesehen. Doch dies scheint zu kurz gegriffen, wie eine vertiefte Betrachtung möglicher genderassoziierter Unterschiede verdeutlicht.

Abbildung 22.1 **Geschlechtsspezifische Risikofaktoren und Symptome.** Biopsychosoziale Faktoren: Individuelle Voraussetzungen treffen auf Umwelteinflüsse und biografische Ereignisse.

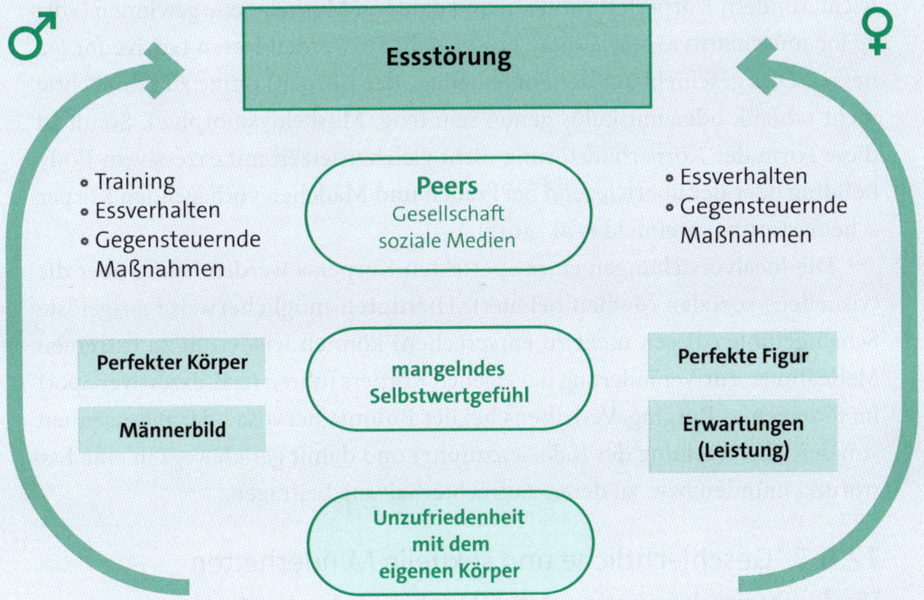

22.6.1 Mädchen

Betroffene Mädchen (siehe Abbildung 22.1, rechts), häufig mit einem ängstlich-schüchternen Temperament ins Leben gestartet, meist leistungsorientiert und perfektionistisch, beginnen, unter einer veränderten Wahrnehmung ihres Körpers und seiner Proportionen zu leiden (die sog. Körperschemastörung): Sie fühlen sich häufig vor allem am Bauch und an den Oberschenkeln zu dick und beginnen z. B., Mahlzeiten oder Lebensmittel wegzulassen, die Nahrungsaufnahme insgesamt einzuschränken und teilweise sogenannte gegensteuernde Maßnahmen (Purging-Verhalten, z. B. selbst herbeigeführtes Erbrechen) einzusetzen.

22.6.2 Jungen

Der Druck, Gewicht zu verlieren oder zuzunehmen, um eine optimale sportliche Leistung zu erzielen, wird vor allem bei Jungen bzw. Männern als möglicher »Katalysator« auf dem Weg in die Essstörung gesehen.

Betroffene Jungen, die während der Adoleszenz auch auf der Suche nach ihrer Geschlechtsidentität sind, erleben wiederum weniger ein grundsätzliches »Sich-zu-dick«-Fühlen als vielmehr den Wunsch nach einem athletische(re)n Körperbau (siehe auch Abbildung 22.1, links). Sie wollen also nicht Körpergewicht, sondern Körperfett verlieren und dafür an Muskelmasse gewinnen (»drive for muscularity«) sowie diese besser sichtbar werden lassen (»drive for leaness«). Dies geschieht aus der Sorge heraus, der Körper könnte zu schmächtig, nicht schlank oder muskulös genug sein (sog. Muskeldysmorphie). Somit ist diese Form der Körperbildstörung nicht gleichzusetzen mit exzessivem Bodybuilding oder der überwiegend bei Frauen und Mädchen vorliegenden Körperschemastörung (Steinfeld et al., 2017).

Die Idealvorstellungen eines »perfekten Körpers« werden häufig über die (visuellen) sozialen Medien befeuert. Hierdurch möglicherweise ausgelöste Schamgefühle (diesen nicht zu entsprechen) können wiederum zu extremen Maßnahmen zur Veränderung des eigenen Körpers führen (z. B. exzessiver Sport im Sinne eines Purging-Verhaltens bei der Bulimia nervosa oder Besessenheit von der Überwachung der Kalorienzufuhr) und damit geradewegs in eine Essstörung münden bzw. zu deren Aufrechterhaltung beitragen.

22.6.3 Geschlechtliche und sexuelle Minderheiten

Die Zugehörigkeit zu einer sexuellen Minderheit, der damit verbundene Stress und die erfahrene Diskriminierung dieser Menschen erhöht einer Literaturübersicht durch Nagata et al. (2020) zufolge die Wahrscheinlichkeit, im Erwachsenenalter an einer Anorexia nervosa, Bulimia nervosa oder Binge-Eating-Störung erkranken. Als ein Kernelement der Belastung für transgender Personen wird hier ebenso die Unzufriedenheit mit dem eigenen Körper gesehen, zumal eine Behandlung der Geschlechtsdysphorie umgekehrt nachweislich die Körperzufriedenheit erhöht (Nagata et al., 2020).

Offenbar lassen sich bereits beschriebene Zusammenhänge zwischen der Nutzung – vor allem bildzentrierter – sozialer Medien und der Unzufriedenheit mit dem eigenen Körper und damit zusammenhängenden Variablen bei Frauen und Mädchen auch auf Angehörige sexueller Minderheiten übertragen.

22.7 Symptome

Die unmittelbaren Symptome und Auswirkungen einschließlich komorbider Symptome sind bei beiden Geschlechtern weitgehend ähnlich zu beobachten, wobei manche Autor*innen auch von einer jeweils stärkeren Ausprägung bei männlichen Patienten berichten (Ridout et al., 2021).

22.7.1 Restriktive Verhaltensweisen

Zielorientierte Verhaltensweisen zur Einschränkung der Kalorienzufuhr sind vielfältig und keineswegs auf den Verzicht auf hochkalorische Speisen oder das Ausfallenlassen von Mahlzeiten beschränkt. Sie reichen zudem von exzessiver oder minimaler Flüssigkeitszufuhr, dem so genannten Checking Behavior (z. B. sehr häufiges Wiegen) oder dem Verzicht auf Gemeinschaft beim Essen über »Ekelkonditionierungen« (im Sinne eines Geschmackaversionslernens, Garcia-Burgos et al., 2018) im Zusammenhang mit bestimmten Nahrungsmitteln (z. B. Schokolade) bis hin zur Senkung des Appetits durch entsprechende Pharmaka (z. B. Appetitzügler) oder den Konsum anderer Substanzen (z. B. Nikotin).

22.7.2 Essanfälle

Die gemäß den S3-Leitlinien beschriebene mittlere Kalorienzahl, die bei Essanfällen unter kontrollierten Bedingungen erfasst wurde, befindet sich im Bereich zwischen 3 000 und 4 500 kcal.

Gegessen und getrunken wird üblicherweise das, was sich die Patient*innen ansonsten verbieten, also Hochkalorisches wie Schokolade, Kekse, Chips, Pommes, Burger, Nutella und Softdrinks.

Die Forderung nach einer genaueren Unterscheidung geschlechtsspezifischer Erscheinungsformen und Therapieansätze wird auch im Zusammenhang mit der Binge-Eating-Störung zunehmend lauter. Mittlerweile liegt im Hinblick auf den mit den Essanfällen in Bezug stehenden Kontrollverlust auch eine Untersuchung an jungen Männern vor, die insbesondere die Bedeutung der Einführung geschlechtsorientierter, potenziell nutzbarer psychotherapeutischer Kategorien zur differenzierten Erfassung des genannten Erlebens unterstreicht (Wolfe et al., 2023).

22.7.3 Purging-Verhalten

Purging-Verhalten (to purge = säubern) soll in der Regel einer Gewichtszunahme entgegensteuern oder macht Essanfälle »aushaltbar«, indem Nahrung oder Flüssigkeiten nach ihrer Aufnahme möglichst schnell wieder aus dem Körper entfernt werden. Beispiele sind wie teilweise bereits aufgeführt selbst induziertes Erbrechen, Missbrauch von Abführmitteln und entwässernden Medikamenten, exzessive körperliche Betätigung, Weglassen von Insulin im Rahmen eines Typ-1 Diabetes oder das Sichaussetzen gegenüber extremen Temperaturen (Kälte, Hitze).

22.7.4 Körperliche Aspekte

Die Autor*innen der aktuell wieder in Überarbeitung befindliche S3-Leitlinie »Diagnostik und Behandlung von Essstörungen« (DGPM, 2020) fordern explizit zum frühen Hinschauen auf: »Jede Ärztin oder Psychologin sollte bei entsprechenden Hinweisen an die Möglichkeit einer Essstörung denken, Körpergröße und Körpergewicht bestimmen und Screening-Fragen zur Identifikation von Verdachtsfällen stellen.« (S. 16) Hier ist zu beachten, dass Mädchen spätestens mit Einsetzen der Pubertät über einen tendenziell höheren Körperfettanteil als Jungen verfügen und Letztere auch schon mit einem höheren BMI körperlich ausgezehrt sein können, ohne dass hier als Erstes eine Essstörung vermutet wird (siehe auch »Essstörungen bei Jungen und Männern«, Landesfachstelle Essstörungen NRW, 2019, S. 4).

Allgemeine differenzialdiagnostische Überlegungen im Zusammenhang mit möglichen körperlichen Erkrankungen sowie Empfehlungen zur Abklärung eines Gewichtsverlusts im Rahmen einer (anorektischen) Essstörung finden sich u. a. in einer Übersicht für angehende Kinderärzt*innen (Schulze, 2022).

22.8 Diagnostik

Wesentliche Elemente auf dem Weg zu einer fundierten Diagnose sind die Anamnese und der psychopathologische Befund.

Wichtig ist, sich nicht nur, sich Zeit zu nehmen und möglichst die »richtigen« Fragen zu stellen, sondern vor allem zu versuchen, die Gesprächsatmosphäre so zu gestalten, dass eine weitgehende Offenheit möglich ist.

Nicht nur die Patient*innen selbst befinden sich auf dem Weg nach Hilfe in einer Ausnahmesituation, das ganze Familiensystem ist betroffen, und die Vorgeschichte und Dynamik, die einer Kontaktaufnahme mit der helfenden Institution vorausgegangen sind, sollten nicht unterschätzt werden. Da Essstörungen bereits im Kindes- und Jugendalter eher nicht von einem Krankheitsgefühl bestimmt werden, bedeutet solch ein Erstkontakt, dass ein Hinterfragen von Symptomen und Zusammenhängen sowie ein Aufzeigen von möglichen Wegen zur Hilfe meist ambivalent besetzt sind. Somit gilt es, sensibel vorzugehen und im Erstkontakt eine möglichst gute Basis für weitere, tiefergehende Gespräche herzustellen.

»Richtig« fragen und Antworten einordnen

Für zielführende Fragen ist ein Wissen um normative altersbezogene Einstellungen (z. B. zu Figur und Gewicht) und den jeweiligen kulturellen Hintergrund wichtig. Beispielsweise sollte unterschieden werden zwischen einem eher klassisch anmutenden anorexieassoziierten Sich-zu-dick-Fühlen und der Ablehnung eines sich entwickelnden weiblichen Körpers im Rahmen der Frauwerdung eines pubertierenden Mädchens, das sich nur indirekt gegen Wertevorgaben seiner religiösen Welt auflehnen kann.

Auch ergibt sich im Zusammenhang mit einer subjektiven Wahrnehmung z. B. als zu dick der »Aspekt des Unangemessenen oder Pathologischen [...] nicht allein aus dem Vorhandensein dieser Selbstbewertung, sondern daraus, dass derartige Gedanken wesentlichen Raum einnehmen (z. B. in Form von zeitintensiven Sorgenprozessen), die Betroffenen keine kritische Distanz dazu einnehmen können (kognitive Fusion), diese Gedanken das Selbstwertgefühl der Betroffenen erheblich vermindern oder dass hierdurch dysfunktionales Verhalten (z. B. Erbrechen) ausgelöst wird« (S3-Leitlinie, DGPM, 2020, S. 17).

Bei Jungen und Männern sollte bedacht werden, dass diese häufig aufgrund einer vermeintlichen Nonkonformität mit ihrem Rollenverständnis (denn »Essstörungen sind Frauenkrankheiten«) Angst vor Stigmatisierung haben und Scham empfinden.

Ergänzend zu oben genannten Herzstücken der Diagnostik sind standardisierte Interviews und Fragebogen zu nennen, die auch der Feststellung komorbider Symptome dienen sollten (eine Übersicht befindet sich in der S3-Leitlinie, DGPM, 2020, S. 24). Allerdings wurden diese Instrumente auf die Symptomatik von Mädchen und Frauen zugeschnitten und berücksichtigen damit nicht oder nur unzureichend körperbezogene Ängste, Sorgen und Selbstzweifel von Jungen.

Die Entwicklung neuer oder die Anpassung bestehender Erhebungsinstrumente an das männliche Geschlecht und an sexuelle Minderheiten steht – insbesondere für das Kindes- und Jugendalter - noch am Anfang. Als Beispiel kann die »Deutschsprachige Drive for Muscularity Scale« (DMS) (Waldorf et al., 2016) genannt werden, die sich mit den Ansichten und Verhaltensweisen von Männern (und Frauen) zu ihrem Körper, zu Sport und Ernährung sowie zum Kraft- und Muskeltraining befasst.

Darüber hinaus ist in Bezug auf die Zuordnung von Verhaltensauffälligkeiten bis dato von einer Art »doppelseitigen Symptomblindheit« auszugehen: Nicht selten sind weder die Jungen bzw. Männer selbst noch das unmittelbare

Umfeld in der Lage, Zusammenhänge mit Essstörungen zeitnah zu erkennen und somit auch eine Diagnostik und Behandlung in Gang zu setzen.

Erkennt die Person die Erkrankung, können ein Konflikt zwischen Rollenerwartungen und Hilfebedürftigkeit und damit ein Kampf um Selbstakzeptanz entstehen, womit die Wahrscheinlichkeit steigt, dass die möglicherweise als stigmatisierend empfundene Vorstellung, Hilfe zu benötigen, die Inanspruchnahme von professioneller Hilfe verzögert. Tatsächlich ist es wohl nicht selten, dass gerade männliche Patienten irgendwann dazu gedrängt oder sogar von einem engen Familienmitglied oder einem Freund gezwungen werden.

Auch ein (altersbezogener) Body-Mass-Index (BMI) im Normbereich schließt das Vorhandensein einer schweren Essstörung nicht aus.

Dies ist auch immer wieder bei Betroffenen der Fall, die ausgehend von einem (sehr) hohen Körpergewicht eine Essstörung entwickelt haben. Zudem ist die damit verbundene Veränderung von Gedanken und Selbstwahrnehmung nicht auf den ersten Blick erkennbar.

22.9 Therapie

Während sich allgemeine und störungsbildspezifische Therapieansätze (einschließlich ihrer Besonderheiten im Kindes- und Jugendalter) sowohl in den bereits genannten S3-Leitlinien als auch vielfach in verfügbaren Behandlungsmanualen finden, möchte ich hervorheben, dass es in der Therapie im Wesentlichen darum gehen sollte, die Neugierde der Patient*innen auf ein Leben ohne Essstörung zu wecken, um so eine innere Distanzierung von der Erkrankung und den Wunsch nach einer autonomen Entwicklung zu fördern.

Essgestörte, vor allem magersüchtige, Patient*innen sind Meister*innen im Aufzeigen von Lücken in Behandlungsplänen und Kommunikationsstrukturen. Hier ist es hilfreich, authentisch zu bleiben und Irrtümer auszuräumen. Zudem kann diese Fähigkeit (kritisches Hinterfragen) als Stärke benannt werden, was das Selbstwertgefühl der Betroffenen steigert und Leichtigkeit im Miteinander erzeugt.

22.9.1 Bedeutung der Essstörung und Ambivalenz

Der Beginn des therapeutischen Prozesses kann davon geprägt sein, nach Jahren des Verschweigens der Essstörung diese sich selbst gegenüber einzugestehen und schmerzhaft zu realisieren, wie sehr Essen, Gewicht und Aussehen sämtliche Lebensbereiche kontrolliert haben (Pettersen et al., 2016). Nicht selten ist die Essstörung bei Betroffenen zur besten Freundin geworden, zumal viele durch das Gefangensein in der Störung ihr soziales Umfeld verloren haben. Somit verwundert es nicht, dass bei Patient*innen beider Geschlechter eine Ambivalenz besteht, die vermeintlichen Vorteile der Essstörung (Krankheit als »Copingstrategie«) trotz ihrer negativen Auswirkungen aufzugeben.

22.9.2 Sozialer Dienst und Multiprofessionalität

Auch in der Behandlung von Kindern und Jugendlichen mit Essstörungen ist ein multiprofessionelles Miteinander unabdingbar und insbesondere ohne eine wesentliche Beteiligung des Sozialen Dienstes als Bindeglied zwischen allen Beteiligten kaum denkbar.

So kann beispielsweise im Rahmen der anzustrebenden körperlichen Stabilisierung im Falle einer schweren Anorexia nervosa vorübergehend eine Ernährung über Magensonde notwendig werden. Die hiermit verbundene Beratung, Durchführung und intensive Begleitung gelingen nur gemeinsam im Team.

Gleichzeitig sollte bedacht werden, dass Essstörungen häufig mit prognostisch bedeutsamen sozialen Ängsten einhergehen. Aus diesem Grund sollten diese nicht nur erkannt und benannt, sondern auch therapeutisch bearbeitet werden (z. B. soziales Kompetenztraining in der Gruppe). Multiprofessionelles Arbeiten mit essgestörten Patient*innen bietet sich darüber hinaus beispielsweise auch in Form von Gruppenangeboten zum Umgang mit Emotionen oder weiteren psychiatrischen Symptomen (Anspannung, depressive Symptome) an.

Im multiprofessionellen Handeln geht es immer wieder um das Suchen und Finden einer gemeinsamen Sprache zum Wohl der Betroffenen.

Aufgrund der häufig nicht vorhandenen Krankheitseinsicht der Patient*innen kann es dazu kommen, dass Eltern darin unterstützt werden müssen, die Durchführung von Zwangsmaßnahmen – z. B. die stationäre Behandlung ihres minderjährigen Kindes gegen dessen Willen – familiengerichtlich zu beantragen und diesen Schritt ihrem Kind gegenüber zu vertreten.

Zudem führen innere Konflikte auf Patient*innen- und Elternseite nicht selten zu Rückfällen oder langfristigen Krankheits- und Therapieverläufen, die in den seltensten Fällen vonseiten nur einer helfenden Institution ausreichend kompetent belgeitet werden können.

In diesem Zusammenhang ist oftmals die ergänzende Einführung von Jugendhilfemaßnahmen hilfreich, um beispielsweise die Eltern in ihren Kompetenzen zu stärken oder auch den Ablöseprozess der gesamten Familie zu unterstützen.

Wiederholte Klinikaufenthalte können letztlich signalisieren, dass eine erneute Rückkehr ins Elternhaus zu einer rasch wieder eintretenden Überforderung des Familiensystems und/oder einem nächsten Rückfall führen würde. Hier ist es hilfreich, gegen Ende einer Behandlungsphase die Familie und das zuständige Jugendamt von einer mittelfristigen Unterbringung der Kinder und Jugendlichen in einer stationären therapeutischen Einrichtung (z. B. im Sinne einer Eingliederungshilfe gemäß §35a SGB VIII) zu überzeugen. Solch einen Vorschlag anzunehmen, seine Umsetzung als Chance zu einer entwicklungsangemessenen gegenseitigen Ablösung und nicht als absolutes »Versagen« zu sehen, fällt Familien mit essgestörten Kindern meist besonders schwer.

22.9.3 Genderspezifsche Aspekte in der Therapie

Das Therapiesetting für Essstörungen wird von vielen männlichen Patienten zu Recht als eher auf das weibliche Geschlecht zugeschnitten erlebt. Demgegenüber wird berichtet (Coelho et al., 2022), dass beide Geschlechter häufig ähnliche Wahrnehmungen und gleiche Konflikte mit Eltern und Therapeuten haben, z. B. den Therapieplan betreffend.

Auch die in der oftmals eingesetzten verhaltenstherapeutisch orientierten Psychotherapie angewandten Manuale sind bisher nur unzureichend auf das männliche Geschlecht (oder die Belange sexueller Minderheiten) zugeschnitten.

Ungeachtet dessen sollten Therapeut*innen den Betroffenen gegenüber immer wieder Verständnis signalisieren und ein nicht wertendes Verhalten an den Tag legen. Und: »Männer wollten nicht anders behandelt werden, weil sie Männer sind, sondern weil sie Individuen sind.« (Kinnaird et al., 2019) Auch wenn im Rahmen der Behandlung immer Fragen um das jeweilige Geschlecht, die entsprechende sexuelle Orientierung oder selbst definierte Identität aufkommen können, ist ihr Fokus nicht auf das Geschlecht, sondern vielmehr auf das betroffene Individuum und dessen spezifische Bedürfnisse zu richten.

22.10 Zusammenfassung

Essstörungen treten in den letzten Jahren immer früher auf und vor Einführung der ICD-11 war ein vermehrtes Vorkommen insbesondere atypischer Formen beobachtbar (Micali et al., 2013). Sie sind auch längst nicht mehr eine »Domäne« des weiblichen Geschlechts. Bereits im Verlauf der frühen Adoleszenz berichten auch Jungen über eine Unzufriedenheit mit ihrem Körper und erste Diäten – wobei ihr Weg in die Erkrankung üblicherweise ein anderer ist als derjenige von gleichaltrigen Mädchen.

Während sich Letztere in klassischer Weise »zu dick« fühlen und in diesem Zusammenhang ein strenges Regime auferlegen, streben männliche Patienten zumeist nach einem perfekten, sportlich leistungsfähigen Körper und leiten entsprechende Veränderungen in ihrem Ess- und Trainingsverhalten ein. Letztlich ist das Ergebnis auf Symptomebene sehr ähnlich und auf dem Weg durch die Therapie gilt es in erster Linie, eine vertrauensvolle Beziehung herzustellen und den Veränderungswillen trotz einer immer wieder zum Tragen kommenden Ambivalenz zu stärken. Hier dürfen auch die Eltern in ihrem Unterstützungsbedarf, ihren Abgrenzungsproblemen und Loyalitätskonflikten keinesfalls übersehen werden. Im Rahmen längerfristiger, schwieriger Krankheitsverläufe ist eine gelungene Schnittstellenarbeit (z. B. mit dem Jugendamt) unerlässlich.

22.11 Autorin

Prof. Dr. Ulrike M. E. Schulze ist Chefärztin an der Klinik für Kinder- und Jugendpsychiatrie und -psychotherapie des ZfP Calw. Zudem ist sie an der Klinik für Kinder- und Jugendpsychiatrie, Psychosomatik und Psychotherapie am Universitätsklinikum Ulm in Lehre und Forschung tätig.
E-Mail: u.schulze@kn-calw.de; ulrike.schulze@uniklinik-ulm.de

22.12 Vertiefungsmöglichkeiten

WDR-Beitrag »Wenn Männer magersüchtig sind«: https://www.youtube.com/watch?v=PWPimoKooW8

hessenschau-Beitrag »Diagnose: Magersucht – Lena wiegt zu wenig»: https://www.youtube.com/watch?v=_B5h6m7u6XM

Buch Crämer, J. (2019): Das Mädchen aus der ersten Reihe: Unzensiert. Hockebooks.

22.13 Verständnisfragen

1. Warum bleiben Jungen bisher in ihrer Essstörung so häufig unerkannt?
2. Welche Gefühle liegen der Entwicklung einer Essstörung bei beiden Geschlechtern zugrunde?

3. Warum ist es so wichtig, die Eltern essgestörter Patient*innen vom ersten Moment an im Boot zu haben?
4. Woran sterben essgestörte Patient*innen häufig?
5. Was hilft möglicherweise, die Prognose zu verbessern?

22.14 Literatur

Arcelus, J.; Mitchell, A. J.; Wales, J.; et al. (2011): Mortality rates in patients with anorexia nervosa and other eating disorders: A meta-analysis of 36 studies. In: Archives of General Psychiatry, 68 (7), S. 724–731.

BfArM – Bundesinstitut für Arzneimittel und Medizinprodukte (2025): Fütter- und Essstörungen (ICD-11 Entwurfsfassung Deutsch). Online verfügbar unter: https://www.bfarm.de/DE/Kodiersysteme/Klassifikationen/ICD/ICD-11/uebersetzung/_node.html (15.12.2025)

Brewerton, T. D.; Perlman, M. M.; Gavidia, I.; et al. (2022): Headache, eating disorders, PTSD, and comorbidity: Implications for assessment and treatment. In: Eating and Weight Disorders, 27 (7), S. 2693–2700.

Dakanalis, A.; Timko, C. A.; Favagrossa, L.; et al. (2014): Why do only a minority of men report severe levels of eating disorder symptomatology, when so many report substantial body dissatisfaction? Examination of exacerbating factors. In: Eating Disorders, 22 (4), S. 292–305.

DGPM – Deutsche Gesellschaft für Psychosomatische Medizin und Ärztliche Psychotherapie e. V. (Hg.) (2020): S3-Leitlinie Diagnostik und Behandlung der Essstörungen. Online verfügbar unter: https://register.awmf.org/assets/guidelines/051-026l_S3_Essstoerung-Diagnostik-Therapie_2020-03-abgelaufen.pdf (01.01.2026)

Chu, J.; Raney, J. H.; Ganson, K. T.; et al. (2022): Adverse childhood experiences and binge-eating disorder in early adolescents. In: Journal of Eating Disorders, 10 (1), S. 168.

Cliffe, C.; Shetty, H.; Himmerich, H.; et al. (2020): Suicide attempts requiring hospitalization in patients with eating disorders: A retrospective cohort study. In: International Journal of Eating Disorders, 53 (5), S. 458–465.

Garcia-Burgos, D.; Wilhelm, P.; Vögele, C.; Munsch, S. (2018): Nahrungsvermeidung versus Nahrungsaversion bei restriktiven Essstörungen. In: Zeitschrift für Psychiatrie, Psychologie und Psychotherapie, 67 (1). doi:10.1024/1661-4747/a000369

Kinnaird, E.; Norton, C.; Pimblett, C.; et al. (2019): »There's nothing there for guys«. Do men with eating disorders want treatment adaptations? A qualitative study. In: Eating and Weight Disorders, 24 (5), S. 845–852.

Micali, N.; Hagberg, K. W.; Petersen, I.; Treasure, J. L. (20213): The incidence of eating disorders in the UK in 2000-2009: findings from the General Practice Research Database. BMJ Open, 3 (5), e002646. doi:10.1136/bmjopen-2013-002646

Nagata, J. M.; Ganson, K. T.; Austin, S. B. (2020): Emerging trends in eating disorders among sexual and gender minorities. In: Current Opinion in Psychiatry, 33 (6), S. 562–567.

Landesfachstelle Essstörungen NRW (Hg.) (2019): Essstörungen bei Jungen und Männern [Themenheft]. Online verfügbar unter: https://www.landeskoordinierungsstelle-essstoerungen-nrw.de/fileadmin/contents/Broschueren/Essstoerungen_bei_Jungen_und_Maennern.pdf (19.11.2025).

Pettersen, G.; Wallin, K.; Bjork, T. (2016): How do males recover from eating disorders? An interview study. In: BMJ Open, 6 (8), e010760.

Ridout, S. J.; Ridout, K. K.; Khole, J.; et al. (2021): Comparison of eating disorder characteristics and depression comorbidity in adolescent males and females: An observational study. In: Psychiatry Research, 296, S. 113650.

Schulze, U. M. E. (2022): 15/w, massiver Verlust von Körpergewicht und Lebensfreude. In: Monatsschrift Kinderheilkunde, 170 (2), S. 149–152.

Schulze, U. M. E.; Kölch, M. (2020): Essstörungen – Anorexia und Bulimia nervosa. In: Kölch, M., Rassenhofer, M., Fegert, J. M. (Hg.), Klinikmanual Kinder- und Jugendpsychiatrie und -psychotherapie (S. 183–201). Springer.

Silen, Y.; Keski-Rahkonen, A. (2022): Worldwide prevalence of DSM-5 eating disorders among young people. In: Current Opinion in Psychiatry, 35 (6), S. 362–371.

Waldorf, M.; Cordes, M.; Vocks, S.; et al. (2016): Deutschsprachige Drive for Muscularity Scale (DMS). In: Zusammenstellung sozialwissenschaftlicher Items und Skalen (ZIS). doi:10.6102/zis246

Wolfe, B. E.; Kelly-Weeder, S.; Willis, D. G.; et al. (2023): Characterizing Loss of control associated with binge eating in college-age men. In: Journal of the American Psychiatric Nurses Association, 29 (1), S. 57–63.

Zerwas, S.; Larsen, J. T.; Petersen, L.; et al. (2015): The incidence of eating disorders in a Danish register study: Associations with suicide risk and mortality. In: Journal of Psychiatric Research, 65, S. 16–22.

23 Ausscheidungsstörungen

Geht es eigentlich unterschiedlich »daneben«?

Diana El Khatib & Justine Hussong

Ausscheidungsstörungen sind häufige Störungen im Kindesalter. Das Kapitel gibt einen Überblick über die Störungsbilder und geschlechtsspezifische Unterschiede hinsichtlich Symptomen, Ursachen und Behandlung. Es wird erläutert, dass Einnässen in der Nacht (Enuresis) und Einkoten (Enkopresis) häufiger bei Jungen auftreten, während Mädchen häufiger vom Einnässen am Tag (funktionelle Harninkontinenz) betroffen sind. Auf geschlechtsspezifische Besonderheiten in der Entstehung und in Therapieansätzen wird eingegangen. Schließlich werden Behandlungsmöglichkeiten gemäß den aktuellen Leitlinien praxisnah erläutert.

Lernziele: Sie erhalten einen Überblick über die verschiedenen Formen der Ausscheidungsstörungen und lernen, was die geschlechtsspezifischen Unterschiede im Hinblick auf Häufigkeit, Symptome, Entstehung und Prognose sind. Des Weiteren lernen Sie, welche Möglichkeiten der Therapie es gibt.
Schlagworte: Einnässen, Einkoten, funktionelle Störungen, psychische Begleitsymptome, Reifungsverzögerung

23.1 Persönliche Annäherung

Im Untersuchungszimmer wartet ein 7-jähriger Junge mit seinen Eltern auf mich (Diana El Khatib). Bereits durch die geschlossene Tür höre ich eine hitzige Diskussion. Der kleine Patient Lukas bekundet lautstark, dass er nach Hause wolle und keine Lust auf den Arzttermin habe. Als ich hereinkomme, exploriert er bereits lebhaft die Spielzeugkiste und lässt sich kaum dazu bewegen, sich mit uns an den Tisch zu setzen. Auch möchte er nicht über den Vorstellungsgrund mit mir sprechen, sondern verweist stattdessen mit einem verstohlenen Blick an seine Mutter. Diese berichtet dann den Tränen nahe, dass die Familie vor allem durch das häufige Einkoten und Einnässen tagsüber ihres Sohnes sehr belastet und eingeschränkt sei. Das nächtliche Einnässen sehe die Mutter momentan als geringeres Problem. Die Mutter versuche Lukas immer wieder zum Toilettengang zu motivieren, aber er zeige sich häufig stark verweigernd. Auch von der Schule sei bereits die Rückmeldung gekommen, dass Lukas oft die Mitarbeit verweigere oder sich schnell ablenken lasse und immer in Bewegung sei. Aufgrund der Ausscheidungsstörung werde er bereits von Mitschülern gehänselt und ausgegrenzt.

Lukas spielt während des Gespräches sehr sprunghaft, spricht immer wieder impulsiv dazwischen und wirkt insgesamt eher unbeteiligt. Bezüglich der Ausscheidungsstörung signalisiert er im Gegensatz zu den Eltern nur einen geringen Leidensdruck.

23.2 Definition gemäß ICD-11

In der ICD-11 (World Health Organization, 2022) werden Enuresis und Enkopresis unter 6C00 und 6C01 klassifiziert. Leider wurde die neue Klassifikation nicht hinreichend überarbeitet und nicht an die national und international gültigen Kriterien der ICCS (International Children's Continence Society) sowie den Rome-IV (Kriterien der pädiatrischen Gastroenterologen) angepasst, die derzeit die Grundlage der klinischen und wissenschaftlichen Arbeit darstellen (Austin et al., 2016; Hyams et al., 2016). Die Einteilung der Ausscheidungsstörungen nach den ICCS- und Rome-IV-Kriterien wird hier ergänzend zur ICD-11-Kodierung vorgestellt, da sie die Grundlage der aktuellen S2k-Behandlungsleitlinie darstellt und für die Ableitung von Diagnostik- und Therapiebausteinen unverzichtbar ist.

Enuresis: Die ICD-11 beschreibt Enuresis als wiederholten, willkürlichen oder unwillkürlichen Harnabgang. In der ICD-10 wird die Häufigkeit des Einnässens nach dem Alter differenziert. Die ICD-11 gibt keine spezifische Häufigkeit mehr an. Die Dauer der Störung von mindestens drei Monaten, wie in der ICD-10 gefordert, wird in der ICD-11 ebenfalls nicht mehr explizit erwähnt. Das Entwicklungsalter soll bei mindestens 5 Jahren liegen, Ausschlusskriterien sind Erkrankungen des zentralen Nervensystems, muskuloskelettale Erkrankungen sowie angeborene und erworbene Anomalien des Urogenitaltrakts. Es werden folgende Subformen unterschieden: Enuresis nocturna (6C00.0), Enuresis diurna (6C00.1) und Kombination aus Enuresis nocturna und Enuresis diurna (6C00.2).

Die nationale »S2k-Leitlinie Enuresis und nicht-organische (funktionelle) Harninkontinenz bei Kindern und Jugendlichen« (DGKJP & DGKJ, 2021) basiert auf der oben genannten ICCS-Klassifikation, worunter Enuresis (oder Enuresis nocturna) als jede Form des Einnässens im Schlaf (d. h. auch während des Mittagsschlafs) – unabhängig von möglichen Begleitsymptomen oder angenommenen Ursachen – definiert wird. Die Enuresis wird ab dem chronologischen Alter von 5 Jahren nach Ausschluss organischer Ursachen diagnostiziert, wenn das Einnässen mindestens einmal pro Monat über drei konsekutive Monate vorkommt. Das Einnässen am Tag wird als funktionelle Harninkontinenz bezeichnet, die ebenfalls ab einem Alter von 5 Jahren diagnostiziert wird, wenn das Einnässen am Tag mindestens einmal pro Monat über drei Monate auftritt.

Enkopresis: Die ICD-11 definiert Enkopresis als wiederholtes Absetzen von Stuhl an ungeeigneten Stellen, was im Wesentlichen der Definition in der ICD-10 entspricht. Die ICD-11 orientiert sich am Entwicklungsalter, in dem normalerweise Stuhlkontinenz erwartet wird (ca. 4 Jahre), während die ICD-10 das chronologische und geistige Alter von 4 Jahren ansetzt. Die Symptomatik sollte mindestens einmal pro Monat auftreten, nach ICD-11 »über mehrere Monate« hinweg. Die ICD-11 verwendet die Subtypen Enkopresis mit Obstipation oder Überlaufinkontinenz (6C01.0) und Enkopresis ohne Obstipation oder Überlaufinkontinenz (6C01.1).

Die aktuelle »S2k-Leitlinie Funktionelle (nicht-organische) Obstipation und Stuhlinkontinenz im Kindes- und Jugendalter« (GPGE& DGKJP, 2022) empfiehlt, zur Definition die ROME-IV-Klassifikation zu verwenden (Hyams et al., 2016). Diese von pädiatrischen Gastroenterologen erstellten Kriterien definieren funktionelle gastrointestinale Störungen bei Kindern und Jugendlichen (4–18 Jahre) und unterscheiden zwischen den relevanten Subtypen der funktionellen Obstipation (mit/ohne Einkoten) und nicht retentiver Stuhlinkontinenz.

23.2.1 Störungsbilder und Unterscheidungsmerkmale

Die Differenzierung der Ausscheidungsstörungen erfolgt nach ICCS- und Rome-IV-Kriterien. Geschlechtsspezifische Unterschiede betreffen vor allem die Häufigkeit (siehe Kap. 23.3), weniger die Symptomatik.

Einnässen nachts – Enuresis

Beim Einnässen nachts unterscheidet man primären (noch nie länger als 6 Monate trocken) und sekundären (mindestens 6 Monate trocken) Formen sowie mono- und nicht monosymptomatischen Varianten. Monosymptomatische

Enuresis tritt ohne Blasenfunktionsstörungen auf, während nicht monosymptomatische Formen mit Blasenfunktionsstörungen einhergehen.

Somit ergeben sich vier mögliche Varianten des Einnässens nachts:

- Primäre monosymptomatische Enuresis nocturna (PMEN): nächtliches Einnässen ohne Blasenfunktionsstörungen
- Primäre nicht monosymptomatische Enuresis nocturna (PNMEN): nächtliches Einnässen mit Blasenfunktionsstörungen
- Sekundäre monosymptomatische Enuresis nocturna (SMEN): nächtliches Einnässen ohne Blasenfunktionsstörungen, jedoch nach mindestens 6 Monaten Trockenheit
- Sekundäre nicht monosymptomatische Enuresis nocturna (SNMEN): nächtliches Einnässen mit Blasenfunktionsstörungen, jedoch nach mindestens 6 Monaten Trockenheit

Einnässen tags – funktionelle Harninkontinenz

Die drei häufigsten Formen des Einnässens am Tag sind folgende:

- Dranginkontinenz (»überaktive Blase«): Häufiger und überstarker Harndrang, häufiges Wasserlassen mit kleinen Mengen und gelegentlichem Einnässen. Kinder versuchen, den Harndrang mit Haltemanövern, z. B. Beine zusammenpressen, zu kontrollieren.
- Harninkontinenz bei Miktionsaufschub: Seltene Toilettengänge (weniger als fünfmal täglich), große Einnässmengen, Einnässen trotz Haltemanövern, oft ausgelöst durch Zurückhalten in der Schule oder beim Spielen.
- Detrusor-Sphinkter-Dyskoordination (DSD): Koordinationsstörung zwischen Blasenmuskel und Schließmuskel, die zu unterbrochenem Harnstrahl führt. Kinder müssen aktiv pressen, um die Blase zu entleeren. Häufig bleibt Restharn in der Blase, dadurch ist das Risiko für Harnwegsinfekte erhöht.

Auf die Darstellung der seltenen Formen im Kindes- und Jugendalter, z. B. Lach- oder Stressinkontinenz, wird verzichtet; wir verweisen auf die aktuelle Leitlinie (DKGJP & DGKJ, 2021).

Einkoten – Enkopresis/Stuhlinkontinenz

Die Begriffe »Enkopresis« und »funktionelle Stuhlinkontinenz« können synonym verwendet werden (GPGE & DGKJP, 2022). Unterschieden werden zwei häufige Formen:

- Enkopresis mit Obstipation: Seltene Darmentleerung, harter Stuhl, Schmerzen beim Stuhlgang, aktives Zurückhalten des Stuhls, oft erweiterter Rektumdurchmesser im Ultraschall. Einkoten tritt tagsüber auf, nächtliches Einkoten ist untypisch.
- Enkopresis ohne Obstipation: Einkoten und Einschmieren trotz regelmäßiger Stuhlentleerung mit normaler Konsistenz und Menge, ohne Anzeichen von Zurückhalten oder Bauchschmerzen.

Seltene Formen wie Toilettenverweigerungssyndrom (Stuhlgang wird nur in die Windel abgesetzt) und Toilettenphobie (übermäßige Angst vor Toilettennutzung) betreffen meist jüngere Kinder und sind häufig verhaltenstherapeutisch gut behandelbar (siehe DGPE & DGKJP, 2022; Hussong et al., 2020b).

23.3 Häufigkeiten

Es gibt deutliche geschlechtsspezifische Unterschiede in der Häufigkeit von Ausscheidungsstörungen. Jungen nässen mehr nachts ein und koten häufiger ein als Mädchen, wohingegen diese häufiger von Einnässen am Tag betroffen sind.

Die Prävalenz der Enuresis nocturna nimmt mit zunehmendem Alter deutlich ab. Im Alter von 7 Jahren sind etwa 10 % der Kinder betroffen. Bis zum Alter von 10 Jahren sinkt dieser Anteil auf etwa 5 %. Im Jugendalter sind noch 0,5 bis 2 % betroffen. Die primäre Enuresis nocturna (PEN) ist häufiger als die sekundäre Form (SEN) und monosymptomatische Enuresis tritt häufiger auf als die nicht monosymptomatische. Jungen sind häufiger betroffen, das Geschlechterverhältnis beträgt etwa 2 zu 1. Die Geschlechtsverteilung bleibt über die Altersstufen bis ins Jugendalter gleich (z. B. Wen et al., 2006; Yeung et al., 2006).

Das Einnässen am Tag (funktionelle Harninkontinenz) ist seltener als das nächtliche Einnässen. Etwa 2 bis 5 % der Kinder im Alter von 5 bis 10 Jahren und weniger als 1 % der Jugendlichen sind betroffen. Das Geschlechterverhältnis beträgt 1,5 (Mädchen) zu 1 (Jungen). Dranginkontinenz und Detrusor-Sphinkter-Dyskoordination (DSD) treten häufiger bei Mädchen auf, wobei die Mädchenlastigkeit mit dem Alter ansteigt. Während von den 4- bis 7-jährigen Kindern mit Dranginkontinenz (bzw. DSD) 52 % (bzw. 58 %) weiblich sind, steigt der weibliche Anteil bei Jugendlichen (13–17 Jahre) auf 89 % (bzw. 92 %) (Kyrklund et al., 2012). Die Harninkontinenz bei Miktionsaufschub (Toilettengang wird aufgeschoben) scheint eher häufiger bei Jungen als bei Mädchen aufzutreten (Verhältnis etwa 1,5 zu 1).

Die Prävalenz der Enkopresis (Stuhlinkontinenz) liegt bei 1 bis 3 % im Schulalter und 1 bis 2 % im Jugendalter. Der Verlauf ist bei einem Teil der Betroffenen häufig chronisch und langanhaltend. Die Subformen Enkopresis mit und ohne Obstipation kommen etwa gleich häufig vor. Jungen sind bis etwa 12 Jahre deutlich häufiger von Enkopresis betroffen (Verhältnis 1,5 bis 3,5 zu 1), danach gleichen sich die Geschlechteranteile an (Rajindrajith et al., 2010). Obstipation (auch ohne Einkoten) tritt häufiger auf (durchschnittlich 9 %), mit meist ausgeglichenem Geschlechterverhältnis.

23.4 Prognose

Die Prognose von Ausscheidungsstörungen, vor allem des Einnässens, ist in den meisten Fällen gut. Jedes Jahr werden etwa 15 % der betroffenen Kinder spontan trocken, vermutlich durch neurologische Reifung. Beginnen Eltern das Toilettentraining verspätet (nach dem 24. Monat), erhöht dies das Risiko für Einkoten und Verstopfung (Joinson et al., 2019). Verhaltenstherapeutische Maßnahmen, wie die Behandlung mit Klingelgeräten, haben beim Einnässen nachts eine Erfolgsquote von bis zu 70 %, während die Standardurotherapie bei Einnässen tags (siehe Kap. 23.8) eine Remissionsrate von 56 % pro Jahr erreicht. Ergänzende Therapien, etwa bei Dranginkontinenz, erzielen bis zu 80 % Wirksamkeit. Bei Enkopresis liegt die Erfolgsquote der Verhaltenstherapie und medikamentösen Behandlung bei 40 bis 65 % (Brooks et al., 2000).

Erfolgsfaktoren sind die Mitarbeit von Eltern und Kindern, eine strukturierte Behandlungsabfolge (zuerst Behandlung des Einkotens, dann des Einnässens tags, dann des Einnässens nachts, siehe Kap. 23.8) und regelmäßige Verlaufskontrollen. Langandauernde Therapien (z. B. > 2 Jahre bei Enkopresis) erschweren jedoch die Adhärenz. Chronische Verläufe oder Rückfälle entstehen oft durch fehlende Motivation, Scham oder komorbide psychische Störungen. Intensivtherapien und parallele Behandlungen psychischer Komorbiditäten können helfen.

Risikofaktoren sind psychische Störungen wie ADHS oder Autismus-Spektrum-Störungen, die spezialisierte Behandlungsansätze erfordern (von Gontard et al., 2022). Psychosoziale Belastungen wie Trennungen und belastende Ereignisse erhöhen das Rückfallrisiko. Umgekehrt können langandauernde und chronische Verläufe das Risiko für spätere psychische Erkrankungen wie Depressionen oder Angststörungen erhöhen (Gordon et al., 2023).

23.5 Geschlechtsunabhängige Risikofaktoren

23.5.1 Genetische Faktoren

Familiäre und epidemiologische Studien liefern starke Hinweise auf eine genetische Komponente bei Ausscheidungsstörungen. Frühe Familien- und Zwillingsstudien deuten auf eine hohe Erblichkeit hin. Erste Studien zur genetischen Assoziation haben verschiedene Risikogene identifiziert. Neuere genomweite Assoziationsstudien (GWAS) liefern zusätzliche Hinweise auf häufige genetische Varianten (Breinbjerg et al., 2023).

Untersuchungen zur Enuresis nocturna zeigen, dass Einnässen nachts bei weiteren Familienmitgliedern häufiger vorkommt, wenn schon eine Person betroffen ist. Zwillingsstudien zeigen, dass eineiige Zwillinge eine höhere Übereinstimmung bei Enuresis nocturna (46–90 %) haben als zweieiige Zwillinge (0–50 %). Genetische Studien weisen auf eine autosomal-dominante Vererbung mit hoher Penetranz hin. Identifizierte Loci umfassen ENUR1 (Chromosom 13q) und ENUR2 (Chromosom 12q) in Verbindung mit AQP2. Beim Einnässen nachts ist demnach die familiäre Belastung ein wichtiger ätiologischer Faktor, mit einer Heritabilität von 0,7 (DGKJP & DGKJ, 2021; Breinbjerg et al., 2023). (Heritabilität von 0,7 bedeutet, dass 70 % der beobachteten Unterschiede eines bestimmten Merkmals in einer bestimmten Population auf genetische Unterschiede zwischen den Individuen zurückzuführen sind.)

Auch bei der Entstehung der funktionellen Harninkontinenz spielen genetische Faktoren eine zentrale Rolle, insbesondere bei der Dranginkontinenz. Diese Form der Harninkontinenz deutet auf eine komplexe genetische Grundlage hin, die sowohl neurogene als auch muskuläre Mechanismen umfasst. Studien belegen eine häufige familiäre Prädisposition; eine GWAS-Analyse bei Kindern identifizierte signifikante Assoziationen mit Loci auf den Chromosomen 6 und 20 (DGKJP & DGKJ, 2021; Breinbjerg et al., 2023). Bei Miktionsaufschub oder Detrusor-Sphinkter-Dyskoordination scheinen genetische Faktoren jedoch keine Rolle zu spielen.

Die genetischen Faktoren bei der Stuhlinkontinenz sind bisher weniger gut erforscht, betreffen primär die Obstipation, sekundär die Stuhlinkontinenz. Zwillingsstudien bestätigen höhere Konkordanzraten bei monozygoten (70 %) im Vergleich zu dizygoten Zwillingen (18 %). Molekulargenetische Studien fanden bisher keine spezifischen Kandidatengene. Eine GWAS bei erwachsenen Frauen zeigte Genvarianten auf Chromosomen 2 und 18, aber die Relevanz für

Kinder und Jugendliche bleibt unklar (GPGE & DGKJP, 2022; Breinbjerg et al., 2023).

23.5.2 Neurobiologische Faktoren

Der bedeutendste Erklärungsansatz für die Entstehung der Enuresis nocturna ist der einer genetisch bedingten Reifungsstörung des zentralen Nervensystems. Viele betroffene Kinder zeigen einen tiefen Schlaf und eine erschwerte Weckbarkeit (Arousaldefizit). Häufig tritt auch eine unzureichende nächtliche Hemmung des Blasenentleerungsreflexes auf. Bei einer Subgruppe kommt es zu übermäßigen nächtlichen Urinproduktion (Polyurie), die die Blasenkapazität übersteigt. Genetische Faktoren spielen eine zentrale Rolle bei der primären monosymptomatischen Enuresis nocturna, während psychische oder psychosoziale Faktoren, wie belastende Lebensereignisse, bei der sekundären oder nicht monosymptomatischen Form oft mitwirken. Erste MRT-Studien zeigen Auffälligkeiten im Corpus callosum (eine Faserverbindung zwischen den beiden Großhirnhemisphären) bei Kindern mit Enuresis, die mit kognitiven Beeinträchtigungen in Verbindung stehen (Li et al., 2024).

Neurobiologische Faktoren bei Kindern mit funktioneller Harninkontinenz sind bislang weniger erforscht, zeigen jedoch Hinweise auf Zusammenhänge mit Funktionsstörungen im Gehirn (Franco et al., 2015). Bei 26 % der betroffenen Kinder wurden neurologische Auffälligkeiten festgestellt, verglichen mit 14 % bei Kindern mit Enuresis nocturna. Pathologische Wach-EEGs traten mit 25 % häufiger auf als in der Vergleichsgruppe (13 %). Besonders bei Dranginkontinenz wird eine neurobiologische Reifestörung vermutet, die zu unzureichender Hemmung des Blasenhohlmuskels (Detrusor) und unkontrollierten Blasenkontraktionen führt (Franco et al., 2015).

Bei Kindern mit Stuhlinkontinenz (mit und ohne Obstipation) sind oft Auffälligkeiten gastrointestinaler Funktionen zu beobachten, deren Ursache oder Folge unklar bleibt, wie z. B. eine Kontraktion des äußeren Schließmuskels während der Defäkation. Bei Obstipation kann das Rektum mehr Stuhl speichern, bevor ein Stuhldrang auftritt. Die retentive Form zeigt eine verlängerte Colontransitzeit (Zeit, die der Darminhalt braucht, um den Dickdarm zu passieren), während sie bei der nicht retentiven Form nur leicht verändert ist. Die Ursache jedoch bleibt unklar. Lerntheoretische Modelle vermuten, dass schmerzhafte Defäkation durch somatische oder psychische Faktoren chronisch werden kann. Kinder mit Stuhlinkontinenz zeigen häufiger EEG-Auffälligkeiten und Veränderungen bei sensorisch evozierten Potenzialen sowie eine veränderte zentrale Emotionsverarbeitung (DGPE & DGKJP, 2022).

23.5.3 Psychische Komorbiditäten und psychosoziale Faktoren

Ausscheidungsstörungen treten häufig in Kombination mit neurobiologischen Entwicklungsstörungen wie ADHS, Autismus-Spektrum-Störungen und Intelligenzminderung auf. Bei Kindern mit Ausscheidungsstörungen tritt ADHS in bis zu 40 % der Fälle auf, während bis zu 15 % der Kinder mit ADHS ebenfalls Ausscheidungsstörungen haben. Ähnliche Komorbiditäten bestehen bei Autismus (10–60 %) und Intelligenzminderung (bis zu 100 % bei schweren Formen) (von Gontard et al., 2022).

Neben diesen neurobiologischen Komorbiditäten sind auch komorbide psychische bzw. Verhaltensstörungen häufiger als bei Kindern ohne Ausscheidungsstörungen. Kinder mit Harninkontinenz zeigen erhöhte Raten an oppositionellem Verhalten und sozialen Verhaltensauffälligkeiten. Die Art des Einnässens tags beeinflusst die psychische Belastung: Dranginkontinenz ist weniger stark mit psychischen Störungen verbunden als Miktionsaufschub, bei dem häufig Sozialverhaltensstörungen auftreten. Stuhlinkontinenz zeigt stärkere Verbindungen zu emotionalen und Verhaltensstörungen wie Trennungsangst und oppositionellem Verhalten.

Zusätzlich beeinflussen familiäre und psychosoziale Faktoren das Risiko für Ausscheidungsstörungen. Schwieriges Temperament, mütterliche Angst oder mütterliche Depression sowie belastende Lebensereignisse erhöhen das Risiko für Einnässen und Einkoten. Eltern betroffener Kinder berichten häufig von einer geringeren Lebensqualität ihrer Kinder (z. B. körperliches und psychisches Wohlbefinden).

Oft wird nach dem Zusammenhang zwischen Ausscheidungsstörungen und erlebten Missbrauchserfahrungen (emotional, körperlich, sexuell) und traumatischen Erlebnissen gefragt. Zahlreiche Studien zeigen eine erhöhte Prävalenz von Einkoten und Einnässen in Gruppen, die Missbrauchserfahrungen gemacht haben (Dayan et al., 2022). Allerdings treten Ausscheidungsstörungen in diesen Gruppen nicht häufiger auf als bei Personen mit anderen stressbedingten psychischen Störungen (Mellon et al., 2006). Insgesamt lässt sich festhalten, dass die Häufigkeit von Einnässen und Einkoten bei stressinduzierten Symptomen (z. B. nach traumatischen Erfahrungen, belastenden Kindheitserfahrungen oder psychischen Erkrankungen) ansteigt. Gleichzeitig bedeutet es im Umkehrschluss, dass eine Ausscheidungsstörung kein spezifischer Prädiktor für eine mögliche Missbrauchs- oder traumatische Erfahrung ist.

23.6 Geschlechtsabhängige Risikofaktoren

Erklärungsansätze für die Unterschiede in der Auftretenshäufigkeit zwischen den Geschlechtern sind bisher nicht ausreichend untersucht. Anatomische und physiologische Unterschiede, neuronale Reifung, aber auch soziale Aspekte können in Betracht gezogen werden.

23.6.1 Mädchen

Mädchen sind sowohl im Kindes- und Jugendalter ca. 1 bis 1,5-mal häufiger von Einnässen am Tag betroffen, vor allem von den Subformen der Dranginkontinenz und Detrusor-Sphinkter-Dyskoordination. Bei beiden Störungsbildern steigt sogar die Mädchenlastigkeit mit dem Alter. Eine häufig genannte Ursache für diesen Geschlechtsunterschied könnte in der Anatomie liegen: Die Harnröhre bei Mädchen ist in der Regel kürzer als bei Jungen, was es Keimen/Bakterien leichter macht, in die Blase aufzusteigen und diese zu infizieren. Untersuchungsbefunde zeigen, dass Harnwegsinfekte in allen Altersgruppen häufiger bei Mädchen als bei Jungen auftreten (16–30 % bei Mädchen vs. 3–4 % bei Jungen, Salö et al., 2021). Harnwegsinfekte führen häufig zu weiteren Symptomen des unteren Harntraktes (z. B. Drangsymptome), was wiederum das Risiko für damit zusammenhängende Ausscheidungsstörungen erhöht. Ergänzend dazu sind auch erwachsene Frauen deutlich häufiger von Harninkontinenz betroffen (ca. 20 %), was unter anderem durch Beckenbodenschwäche z. B. nach Geburten zu erklären ist (Franco et al., 2015).

Als protektiver Faktor bei Mädchen kann die schnellere und frühere Entwicklung von Blasen- und Darmkontrolle aufgeführt werden, was für eine frühere Reifung des Nervensystems in diesen Bereichen spricht. Mädchen werden im Schnitt ca. drei Monate früher trocken und sauber, was die geringeren Raten bei Einnässen nachts und Einkoten bei Mädchen erklären kann (Hussong et al., 2020a).

23.6.2 Jungen

Warum Jungen vor allem häufiger von Enuresis und Enkopresis betroffen sind, ist letztendlich nicht geklärt. Es gibt aber mehrere Faktoren, die Erklärungsansätze liefern können. Genetische Faktoren spielen beim Einnässen nachts eine große Rolle, jedoch sind hier geschlechtsspezifische Unterschiede bisher nicht bekannt. Auch beim Einkoten sind genetische Faktoren beteiligt: Hier zeigen Familienuntersuchungen, dass vor allem männliche Mitglieder (15 % der Väter,

9 % der Brüder von Betroffenen vs. 1 % der Mütter) ebenfalls eine Symptomatik zeigen (Bellmann, 1966). Dies könnte auf Genvarianten hindeuten, die vor allem bei männlichen Personen exprimiert werden.

Reifungsunterschiede im zentralen Nervensystem (ZNS) zwischen den Geschlechtern könnten eine weitere Erklärung liefern. Jungen erreichen im Schnitt drei Monate später die Blasen- und Darmkontrolle als Mädchen (Hussong et al., 2020a). Erste Befunde aus MRT-Untersuchungen bei Kindern mit Enuresis zeigen z. B. mikrostrukturelle Veränderungen in verschiedenen Hirnbereichen, die bei Jungen größer waren als bei Mädchen mit Enuresis (Li et al., 2024), was auf neurobiologische Geschlechtsunterschiede hindeuten kann.

Weiterhin sind psychische Begleiterkrankungen bei Ausscheidungsstörungen, vor allem entwicklungsneurobiologische Störungen wie ADHS, Autismus-Spektrum-Störungen und Intelligenzminderung ein weiterer relevanter Faktor für die Häufigkeit der Symptomatik bei Jungen. So sind vor allem ADHS und Autismus-Spektrum-Störungen ebenfalls bei männlichen Individuen häufiger vorkommende Störungen, was die gemeinsame Auftretenswahrscheinlichkeit vor allem bei Jungen erhöht. Gemeinsame neurobiologische Grundlagen der Störungsbilder werden diskutiert, z. B. dass sowohl bei ADHS als auch bei Ausscheidungsstörungen gleiche Hirnareale betroffen sind; spezifische Wirkprozesse sind jedoch noch nicht geklärt (von Gontard et al., 2022).

Psychische Begleiterkrankungen (z. B. ADHS, Verhaltensauffälligkeiten) können den Therapieprozess negativ beeinflussen und zu einer erhöhten Rate an Jungen mit therapieresistenten Ausscheidungsstörungen führen. So haben Jungen ein höheres Risiko, sowohl eine Störung des Sozialverhaltens als auch eine Harninkontinenz mit Miktionsaufschub zu entwickeln. Treffen diese beiden Störungen aufeinander, ist die Behandlung des Einnässens deutlich schwieriger, da familiäre Konflikte, Verweigerung und aggressives Verhalten auch hier auftreten.

23.6.3 Geschlechtliche und sexuelle Minderheiten

Zum aktuellen Zeitpunkt sind keine Untersuchungen von Ausscheidungsstörungen bei Kindern und Jugendlichen, die geschlechtlichen und sexuellen Minderheiten angehören, bekannt. Auch aus klinischer Perspektive sind diese Patient*innen eher rar. Da Ausscheidungsstörungen am häufigsten im Kleinkind- und Schulalter vorkommen und mit dem Alter abnehmen, liegt das Alter der Kinder bei Erstdiagnostik und -behandlung meist vor dem Alter, in dem Kinder ihre geschlechtliche oder sexuelle Zugehörigkeit entwickeln oder hinterfragen. Wenn Patient*innen mit Ausscheidungsstörungen aus diesen Gruppen auftauchen, handelt es sich um Jugendliche, die z. B. eine homosexuelle Orientierung haben oder sich als nonbinär bezeichnen. Da das Risiko für die Entwicklung psychischer Symptome bei diesen Gruppen generell erhöht ist und auch Stressfaktoren auftreten können (z. B. durch sozialen Ausschluss, Mobbing, familiäre Konflikte), könnte man vermuten, dass Einnässen und Einkoten bei geschlechtlichen und sexuellen Minderheiten etwas höher als in der Allgemeinpopulation liegen.

23.7 Diagnostik

Die umfassende Diagnostik von Ausscheidungsstörungen bildet die Grundlage, um organische von funktionellen Ursachen zu unterscheiden und geeignete Therapiemaßnahmen einzuleiten.

Zentral ist eine detaillierte Anamneseerhebung, die gemeinsam mit dem Kind und den Eltern erfolgt. Diese beginnt mit einer offenen Schilderung des Vorstellungsanlasses und einer Klärung der Erwartungen und Wünsche der Beteiligten. Hier ist zu beachten, dass viele betroffene Kinder zunächst sehr beschämt wirken und nicht über die Probleme sprechen möchten (siehe Fallbeispiel). Deswegen sollte ein behutsamer, wertschätzender Gesprächseinstieg in das Thema stattfinden, möglichst in einer vertrauensvollen Atmosphäre ohne Zeitdruck. Anschließend erfolgt eine spezifische Exploration der Ausscheidungsproblematik, einschließlich der Unterscheidung der Subformen von Einnässen tagsüber, nächtlichem Einnässen und Einkoten.

Ein standardisiertes 48-Stunden-Miktionsprotokoll zur Dokumentation von Einnäss- und Einkotepisoden, Miktionsfrequenz und -mengen gibt weitergehende Informationen zum Trink- und Ausscheidungsverhalten des Kindes. Diese Protokolle helfen insbesondere, Symptome wie Miktionsaufschub, Drangsymptome oder Stuhlretention zu erkennen. Im Anhang der aktuellen Behandlungsleitlinien finden sich entsprechende Protokolle zur freien Nutzung (DGKJP & DGKJ, 2021; DGPE & DGKJP, 2022).

Bei der allgemeinpädiatrischen und neurologischen Untersuchung sollten zum Ausschluss organischer Inkontinenzen alle Organsysteme untersucht werden, mit besonderem Fokus auf den Bauch (z. B. Hinweise auf Skybala: feste Kotballen), die Genitalregion (Fehlbildungen oder Entzündungen) und den Rücken (z. B. Spina bifida occulta: eine Fehlbildung). Auch Reflex- und Sensibilitätstests sowie weiche neurologische Zeichen (z. B. Bewegungskoordination) können Hinweise auf neurogene Blasenfunktionsstörungen oder feinneurologische Defizite liefern.

Die Sonografie (Ultraschalluntersuchung) des Abdomens, der Nieren, des Rektums und der Blase sind ein weiterer wichtiger diagnostischer Baustein. Diese Untersuchungen helfen, organische Ursachen wie Fehlbildungen oder Blasenwandverdickungen auszuschließen, und ermöglichen eine Einschätzung von Restharnmengen oder erhöhtem Rektumdurchmesser, der auf Obstipation hinweisen kann. Zusätzlich sollte bei Verdacht eine Urinuntersuchung durchgeführt werden, um Harnwegsinfektionen auszuschließen.

Eine Uroflowmetrie (Harnstrahlmessung), gegebenenfalls kombiniert mit einem Beckenboden-EMG, liefert weitere wichtige Informationen über die Blasenentleerungsfunktion und die Koordination zwischen Blasen- und Schließmuskulatur. Diese Untersuchung ist vor allem bei Verdacht auf eine DSD (Detrusor-Sphinkter-Dyskoordination) entscheidend.

Zur Diagnostik von psychischen Komorbiditäten können Screeninginstrumente wie z. B. die Child Behavior Checklist (CBCL) oder der Strengths and Difficulties Questionnaire (SDQ) verwendet werden. Auch in der Anamnese sollten sowohl externalisierende als auch internalisierende Symptome erfragt werden. Bei Verdacht auf eine psychische Komorbidität sollte eine weitergehende Diagnostik inklusive testpsychologischer Untersuchung erfolgen und eine Behandlung eingeleitet werden. Oft werden auch subklinische Symptome berichtet, z. B. eine verminderte Lebensqualität, niedriges Selbstwertgefühl oder sozialer Rückzug, die meist als Folge der Ausscheidungsstörung auftreten, sich aber oft nur durch die Behandlung dieser schon deutlich bessern.

23.8 Therapie

Bei Vorliegen mehrerer Ausscheidungsstörungen (Einnässen und Einkoten) wird das Einkoten bzw. die Obstipation immer zuerst behandelt. Allein die Therapie des Einkotens oder der Obstipation führt oft auch zu einer Reduktion des Einnässens. Im Anschluss daran wird jede Form des Einnässens am Tag behandelt, da es sich um eine Störung der Blasenfunktion handelt. Dieses gilt auch für Kinder mit einer nicht monosymptomatischen Enuresis nocturna. Behandelt man diese spezifischen Dysfunktionen (mit oder ohne Einnässen tagsüber) adäquat, reduziert sich bei einigen Kindern auch das nächtliche Einnässen. Die Behandlung des nächtlichen Einnässens erfolgt erst nach erfolgreicher Behandlung der Symptomatik tagsüber.

Die Behandlung komorbider psychischer Störungen erfolgt nach klinischer Indikation. Eine symptomorientierte Behandlung des Einkotens und Einnässens ist wichtig, da sie das emotionale Wohlbefinden und Selbstwertgefühl der Kinder verbessert und Verhaltenssymptome reduzieren kann. Bei emotionalen Störungen können beide Störungen gleichzeitig behandelt werden, während bei anderen Störungen, z. B. bei schweren Formen von ADHS, diese verhaltenstherapeutisch und medikamentös zuerst zu behandeln sind. Die Compliance der Kinder für weitere Therapieangebote wird dadurch verbessert.

Eine Psychoedukation der Eltern und des Kindes stellt die Basis für alle nachfolgenden Interventionen dar. Sie umfasst Informationen zur Störung, zur Entstehung und möglichen Ursachen. Die wichtigsten diagnostischen Schritte sowie die Therapieplanung, Aspekte der Ernährung, vor allem aber des Trinkens werden besprochen.

Geschlechtsspezifische Unterschiede im Behandlungsablauf oder in den Methoden gibt es nicht. Bei der Psychoedukation sollte jedoch auf die jeweiligen (weiblichen oder männlichen) anatomischen Merkmale geachtet werden, z. B. bei der Benennung spezifischer Körperteile oder der Verwendung geschlechtsspezifischer Materialien auf Körperbildern, Büchern oder weiterem Anschauungsmaterial.

In Erstgesprächen und Anamnesen ist das Thema Einnässen oder Einkoten bei vielen Kindern sehr schambesetzt und das Sprechen darüber nur schwer möglich. Vor allem wenn die Fachperson noch fremd ist oder wenn Kinder schon in anderen Situationen negative Rückmeldungen bekommen haben (z. B. abfällige Kommentare in der Schule, durch Familienmitglieder), verweigern sie die Auskunft.

Um das Gespräch mit dem Kind zu erleichtern, sollten Fachpersonen eine offene und vertrauensvolle Atmosphäre schaffen, das Thema sensibel ansprechen (z. B. »Kannst du mir erzählen, was genau passiert, wenn du nachts einnässt?«) und Schamgefühle aktiv abbauen (z. B. »Wie fühlst du dich damit, und was könnten wir tun, damit es dir besser geht?«). Oft gelingt auch der Einstieg in die Exploration über andere, positiv besetzte Themen, z. B. Hobbies oder Freunde). Die Aufklärung über die ärztliche/therapeutische Schweigepflicht und bisherige Erfahrungen können den Patient*innen Sicherheit vermitteln und Ängste abbauen, z. B.: »Ich habe schon viele Patienten, auch in deinem Alter, behandelt, die das gleiche Problem hatten. Geholfen hat ihnen …« Ergänzend ist das Finden einer gemeinsamen Sprache über Stuhlgang, Miktion etc. wichtig (»Wie sagt ihr zu Hause dazu?«), um sicherzustellen, dass vor allem jüngere Kinder verstehen, worüber man spricht.

23.8.1 Therapie des Einkotens (Enkopresis/Stuhlinkontinenz)

Grundlegender Bestandteil der Therapie des Einkotens ist das Toilettentraining. Hierbei sollen die Kinder dreimal täglich jeweils nach den Hauptmahlzeiten für fünf bis zehn Minuten zur Toilette gehen und versuchen, Stuhlgang abzusetzen. Das Ziel des Toilettentrainings ist nicht, dass immer Urin oder Stuhl ausgeschieden wird, sondern dass eine Regulierung des Stuhlgangverhaltens erreicht wird. Es wird davon ausgegangen, dass der Entleerungsreflex (gastrokolischer Reflex) nach dem Essen am aktivsten ist. Durch das Training soll die Gewohnheit gebahnt werden, den Stuhlgang nach den Mahlzeiten in die Toilette und nicht in die Hose zu entleeren. Lob, Zuwendung, positive Gestaltung der Toilettenzeiten und Validierung der Erfolgserlebnisse wirken unterstützend (DGPE & DGKJP, 2022). Für die meisten Kinder reicht das Toilettentraining aus, unterstützend kann ein Belohnungsplan angesetzt werden. Bei fehlendem Therapieerfolg oder bei Rückfällen können weitere Behandlungsschritte eingesetzt werden. Bewährt haben sich ambulante Therapieprogramme mit einem multimodalen Ansatz. Hierzu verweisen wir auf das Behandlungsmanual zur Darmschulung »Auf's Klo – Wieso?« (Hussong et al., 2020b).

Eine medikamentöse Behandlung mit Laxanzien ist nur bei begleitender Obstipation indiziert. Man unterscheidet die anfängliche Entleerung (Desimpaktion) von der Erhaltungstherapie zur Vermeidung einer Wiederansammlung von Stuhlmassen im Darm. Die Desimpaktion kann oral, rektal oder selten chirurgisch erfolgen. Oral wird das Mittel Polyethylenglycol (PEG) verwendet, ein osmotisches Laxans, das den Stuhl aufweicht und die Ausscheidung fördert. Reicht dies nicht aus, können rektale Klistiere eingesetzt werden. Nach der Desimpaktion beginnt die Erhaltungsphase, bestehend aus Toilettentraining und oraler Laxanziengabe (PEG). Der Therapieerfolg erfordert regelmäßige und langfristige Durchführung.

23.8.2 Therapie des Einnässens tags (funktionelle Harninkontinenz)

Bausteine der Urotherapie sind das Mittel der ersten Wahl bei der Behandlung des Einnässens tags. Wichtig für den Therapieerfolg sind eine genaue Diagnostik der Subform und der Einsatz der geeigneten Behandlungsmaßnahmen. Die Standardurotherapie beinhaltet Standardmethoden, die bei allen Subformen eingesetzt werden können, wie Psychoedukation, Instruktionen zur Verbesserung der Blasenfunktionsstörung, Beratung zu Miktions- und Trinkverhalten, Dokumentation der Symptomatik und regelmäßige Nachkontrollen. Die spezielle Urotherapie ist die subformpezifische Behandlung, z. B. TENS, Biofeedback, Kontinenzschulungen.

Dranginkontinenz: Die Kinder lernen, ihren Harndrang wahrzunehmen und sofort zur Toilette zu gehen. Trockene und nasse Toilettengänge werden mit unterschiedlichen Symbolen in einem »Fähnchenplan« protokolliert. Diese Maßnahmen reduzieren bei etwa einem Drittel der Kinder das Einnässen innerhalb weniger Wochen. Zusätzlich können programmierte Uhren zur Erinnerung an regelmäßige Toilettengänge helfen. Für zwei Drittel der Kinder sind weitere Maßnahmen notwendig: entweder eine medikamentöse Behandlung mit Anticholinergika (Propiverin oder Oxybutynin), um die Blase zu entspannen und das Fassungsvermögen zu erhöhen. Alternativ kann die transkutane elektrische Nervenstimulation (TENS) eingesetzt werden, eine nicht invasive Methode, die deutlich positive Effekte auf Harndrang und Inkontinenz, vermutlich durch zentrale Dämpfung des Miktionsreflexes, zeigt.

Funktionelle Harninkontinenz mit Miktionsaufschub: Bei der Behandlung dieser Subform stehen vor allem die Psychoedukation und ein kognitiv-verhaltenstherapeutisches Vorgehen im Vordergrund. Die Kinder werden aufgefordert, mindestens siebenmal pro Tag zur Toilette zu gehen und dies in einem »Schickplan« zu dokumentieren. Hierdurch sollte die Miktionsfrequenz gesteigert werden. Häufig ist es hilfreich, die Motivation des Kindes mithilfe eines Verstärkerplanes zu unterstützen. Auch können als Erinnerungshilfe programmierte Digitaluhren (oder Handys) hilfreich sein.

DSD (Detrusor-Sphinkter-Dyskoordination): Bei der DSD ist ein Biofeedbacktraining Mittel der ersten Wahl. Dabei bekommen die Kinder in einem Trainingsprogramm über akustische und/oder optische Signale Rückmeldung entweder über den Harnfluss selbst oder das Anspannungsniveau des Beckenbodens über ein Elektromyogramm (EMG). Im häuslichen Rahmen wird ein EMG-Biofeedbacktraining durchgeführt, mit dem die Kinder täglich mehrere Minuten die Entspannung der Beckenbodenmuskulatur trainieren.

23.8.3 Therapie des Einnässens nachts (Enuresis)

Zunächst erfolgt eine Psychoedukation über die Ursachen des nächtlichen Einnässens, um das Familiensystem zu entlasten. Bei monosymptomatischer Enuresis nocturna kann direkt mit der Therapie begonnen werden. Bei nicht monosymptomatischer Enuresis wird zuerst die Symptomatik tagsüber behandelt (z. B. Einkoten, Einnässen tagsüber, Drangstörung, Aufschub).

Eine Erhebung über trockene und nasse Nächte mit einem »Sonne-Wolken-Kalender« kann bei Kindern, die nicht jede Nacht einnässen, bereits erste Erfolge erzielen. Bleibt die Verbesserung aus oder nässt das Kind jede Nacht ein, wird die apparative Verhaltenstherapie (auch Klingeltherapie genannt) eingesetzt. Ein Klingelgerät reagiert mit einem Feuchtigkeitssensor auf das Einnässen im Schlaf und weckt durch einen Alarm das Kind auf. Durch operante Konditionierung (das Kind möchte das aversive Wecksignal vermeiden) lernt das Kind in den weiteren Nächten, den Harnfluss anzuhalten, oder wacht vor dem Einnässen auf, um zur Toilette zu gehen. Die Klingeltherapie erfordert Motivation und ein passendes Umfeld. Eltern dokumentieren den Verlauf, und die Therapie gilt nach 14 trockenen Nächten als erfolgreich. Bei Rückfällen wird sie wiederholt. Ergänzend fördern Belohnungsprogramme und der Kalender die Motivation, wobei die aktive Mitarbeit des Kindes im Vordergrund steht.

In bestimmten Situationen (z. B. Schulausflüge, familiäre Belastungen) kann der Wirkstoff Desmopressin eingesetzt werden, der die nächtliche Urinproduktion hemmt. Allerdings sind Rückfälle nach Absetzen häufig. Eltern müssen über mögliche Nebenwirkungen wie Hyponatriämie (zu niedrige Natriumkonzentration im Blut) informiert werden. Eine Kombination von Desmopressin und apparative Verhaltenstherapie wird nicht empfohlen. Anticholinergika sind meist ungeeignet, können jedoch bei nicht monosymptomatischer Enuresis in Kombination mit apparativer Verhaltenstherapie sinnvoll sein.

23.8.4 Vorgehen bei Therapieresistenz

Für Kinder mit langwierigen Verläufen oder Rückfällen, psychischen Komorbiditäten oder Motivationsproblemen sind Blasen- und Darmschulungen indiziert (Equit et al., 2012; Hussong et al., 2020b). Hierbei handelt es sich um intensive, hochfrequente Therapieeinheiten, die sich gezielt und kindgerecht mit den Themen Psychoedukation über körperliche Vorgänge, Ursachen des Einnässens/Einkotens, der Reflexion des eigenen Trink- und Miktionsverhaltens und dem Umgang mit Stressfaktoren auseinandersetzen. Die Schulungen sind speziell an das Kind gerichtet, fördern die Motivation und erzielen Selbstwirksamkeit, sodass sich mittelfristig oft eine deutliche Verbesserung der Symptomatik einstellt.

Die Schulungen können im Einzel- und Gruppenformat durchgeführt werden. Für das Gruppenformat ist wichtig zu erwähnen, dass die Gruppen geschlechtlich nicht gemischt werden sollen (siehe unten »Genderspezifische Aspekte in der Therapie«).

23.8.5 Sozialer Dienst und Multiprofessionalität

Die Behandlung von Kindern mit Ausscheidungsstörungen und deren Familien sollte insbesondere bei Therapieresistenz, kombinierten Ausscheidungsstörungen oder auch bei zusätzlichen psychiatrischen Komorbiditäten durch ein multiprofessionelles Team erfolgen, bestehend aus ärztlichen, psychologisch-psychotherapeutischen sowie urotherapeutischen Mitarbeiter*innen. Spezialambulanzen, die es mittlerweile an einigen deutschen Standorten (angegliedert an Pädiatrie, Urologie oder Kinder- und Jugendpsychiatrie) gibt, sind für diese Fälle gute Anlaufstellen. Ergänzend können Fachkräfte (z. B. aus Krankenpflege, Physiotherapie, Ergotherapie) mit der Zusatzausbildung »Urotherapie« eigenständig Patient*innen mit Ausscheidungsstörungen urotherapeutisch behandelt.

Sollten Familien mit der Umsetzung der Behandlungsschritte Probleme haben und wünschen die jeweiligen Bezugspersonen zusätzlich regelmäßige Unterstützung im häuslichen Umfeld, so könnte eine ambulante Jugendhilfe auch in diesem Fall durchaus hilfreich sein.

23.8.6 Genderspezifische Aspekte in der Therapie

In der Behandlung von Ausscheidungsstörungen bei Kindern spielen genderspezifische Unterschiede in der Art der Symptomatik und das Ansprechen auf Behandlungsmaßnahmen eine Rolle. Anatomische Faktoren, wie die kürzere Harnröhre bei Mädchen, erhöhen das Risiko für Harnwegsinfekte, die Ausscheidungsstörungen begünstigen können. Bei Jungen können neurologische Entwicklungsverzögerungen die Behandlung erschweren und erfordern weitere intensivere Behandlungsstrategien. Vor allem in der Gruppentherapie sollten Gruppen geschlechtlich nicht gemischt werden, da hier sehr große Schamgefühle bei den Betroffenen bestehen. Man erreicht gute synergetische gruppendynamische Effekte, wenn die Gruppen aus Kindern gleichen Geschlechts und ähnlichem Alter bestehen.

23.9 Zusammenfassung

Ausscheidungsstörungen sind häufige Störungsbilder im Kindesalter und nehmen mit zunehmendem Alter deutlich an Häufigkeit ab. Mädchen sind häufiger von Blasenfunktionsstörungen und Einnässen am Tag betroffen, insbesondere von Dranginkontinenz, während Jungen überproportional häufig an Enuresis nocturna und Stuhlinkontinenz leiden. Diese Unterschiede lassen sich durch ein komplexes Zusammenspiel genetischer, neurobiologischer und psychosozialer

Faktoren erklären. Genetische Studien zeigen eine höhere familiäre Belastung, insbesondere bei Enuresis nocturna, die bei Jungen häufiger auftritt und mit einer verzögerten neurobiologischen Reifung zentralnervöser Kontrollmechanismen assoziiert ist. Mädchen zeigen hingegen häufiger funktionelle Blasenstörungen, was unter anderem mit geschlechtsspezifischen Unterschieden in der Reifung der Blasenkontrolle, der Sensitivität des Blasenmuskels sowie in neurobiologischen Regulationsprozessen erklärt wird.

Die Diagnostik von Ausscheidungsstörungen basiert auf einer sorgfältigen, wertschätzenden Anamnese mit Kind und Eltern, ergänzt durch standardisierte Protokolle, um funktionelle von organischen Ursachen zu unterscheiden und die Subformen der Störung einzuordnen. Ergänzend sind körperliche, neurologische und apparative Untersuchungen sowie das Screening psychischer Komorbiditäten notwendig.

Es gibt gute und effektive Behandlungsmethoden, die bei vielen Kindern schnell zur Verbesserung der Symptomatik führen. Für Kinder mit therapieresistenten oder chronischen Verläufen gibt es intensive Therapieprogramme, die hilfreich sind, z. B. Blasen- und Darmschulungen im Gruppen- oder Einzelformat. Viele Betroffene haben psychische Komorbiditäten, oft ADHS, Störung des Sozialverhaltens oder Angststörungen. Diese sollten ebenfalls behandelt werden, da sie die Therapie der Ausscheidungsstörung beeinflussen können.

23.10 Autorinnen

Dr. Diana El Khatib ist Fachärztin für Kinder- und Jugendpsychiatrie und arbeitet als Oberärztin in der Spezialambulanz für funktionelle Störungen, an der Klinik für Kinder- und Jugendpsychiatrie, Psychotherapie und Psychosomatik, am Universitätsklinikum des Saarlandes.

Dr. Justine Hussong ist Dipl.-Psychologin und Kinder- und Jugendlichenpsychotherapeutin. Sie arbeitet an der Klinik für Kinder- und Jugendpsychiatrie, Psychotherapie und Psychosomatik, am Universitätsklinikum des Saarlandes

23.11 Vertiefungsmöglichkeiten

Gontard, A.; Lehmkuhl, G. (2012): Ratgeber Einnässen: Informationen für Betroffene, Eltern, Lehrer und Erzieher. Göttingen: Hogrefe.

von Gontard, A. (2010): Ratgeber Einkoten: Informationen für Betroffene, Eltern, Lehrer und Erzieher. Göttingen: Hogrefe.

»The Poo In You« – ein Video über Verstopfung und Einkoten bei Kindern und wie man es behandeln kann: https://www.youtube.com/watch?v=_4I-QA85B4BE

Informationen für Eltern und Kinder zum Thema Einnässen; Übersicht über Behandlungszentren und Urotherapie: www.kontinenzschulung.de

Eder, S.; Klein, D.; Lankes, M. (2013). Volle Hose: Einkoten bei Kindern: Prävention und Behandlung. BoD–Books on Demand.

23.12 Verständnisfragen

1. Welche geschlechtsspezifischen Unterschiede gibt es bei den Ausscheidungsstörungen?
2. Das Thema Einnässen oder Einkoten ist bei vielen Kindern sehr schambesetzt. Wie kann ich das Problem als Fachperson professionell ansprechen?
3. Welche Grundprinzipien und Behandlungsschritte gelten bei der Therapie von Ausscheidungsstörungen bei Kindern und Jugendlichen?

23.13 Literatur

Austin, P. F.; Bauer, S. B.; Bower, W.; et al. (2016): The standardization of terminology of lower urinary tract function in children and adolescents: Update report from the standardization committee of the International Children's Continence Society. In: Neurourology and Urodynamics, 35 (4), S. 471–481.

Bellman, M. (1966): Studies on encopresis. In: Acta Paediatrica Scandinavica, Suppl 170 (1+).

Breinbjerg, A.; Jørgensen, C. S.; Borg, B.; et al. (2023): The genetics of incontinence: A scoping review. In: Clinical Genetics, 104 (1), S. 22–62.

Brooks, R. C.; Copen, R. M.; Cox, D. J.; et al. (2000): Review of the treatment literature for encopresis, functional constipation, and stool-toileting refusal. In: Annals of Behavioral Medicine, 22 (3), S. 260–267.

Dayan, J.; Creveuil, C.; Bapt-Cazalets N. (2022): Enuresis and encopresis: Association with child abuse and neglect, In: L'Encéphale, 48 (1), S. S30–S33. doi:10.1016/j.encep.2022.08.005

DGKJP – Deutsche Gesellschaft für Kinder- und Jugendpsychiatrie, Psychosomatik und Psychotherapie, DGKJ – Deutsche Gesellschaft für Kinder- und Jugendmedizin) (Hg.) (2021): Interdisziplinäre S2k-Leitlinie: Enuresis und nicht-organische (funktionelle) Harninkontinenz bei Kindern und Jugendlichen. Version 6.0. Online verfügbar unter: https://register.awmf.org/de/leitlinien/detail/028-026 (15.12.2025)

Equit, M.; Sambach, H.; Niemczyk, J.; von Gontard, A. (2012): Ausscheidungsstörungen bei Kindern und Jugendlichen: Ein Therapieprogramm zur

Blasen- und Darmschulung. Göttingen: Hogrefe.
Franco, I.; Austin, P.; Bauer, S.; et al. (Hg.) (2015): Pediatric incontinence: Evaluation and clinical management. Hoboken NJ: John Wiley & Sons.
GPGE – Gesellschaft für Pädiatrische Gastroenterologie und Ernährung, DGKJP – Deutsche Gesellschaft für Kinder- und Jugendpsychiatrie, Psychosomatik und Psychotherapie (Hg.) (2022): Funktionelle (nicht-organische) Obstipation und Stuhlinkontinenz im Kindes- und Jugendalter. S2k-Leitlinie der GPGE und DGKJP. Version 1.1. Online verfügbar unter: https://register.awmf.org/assets/guidelines/069-019l_S2k_Funktionelle-nicht-organische-Obstipation-Stuhlinkontinenz-im-Kindes-und-Jugendalter_2022-04.pdf (15.12.2025)
Gordon, K.; Warne, N.; Heron, J.; et al. (2023): Continence problems and mental health in adolescents from a UK Cohort. In: European Urology, 84 (5), S. 463–470.
Hussong, J.; Rosenthal, A.; Wagner, C.; et al. (2020a): Bladder and bowel control in a population-based sample: Associations to quality of life and behavioral problems of 4–6-year-old children participating in the German Health Interview and Examination Survey (KiGGS). In: Journal of Pediatric Urology, 16 (2), 194.e1–194.e9.
Hussong, J.; Sambach, H.; Equit, M.; von Gontard, A. (2020b): Enkopresis und Obstipation bei Kindern: das Therapieprogramm »Auf's Klo – Wieso?« zur Darmschulung. Göttingen: Hogrefe.
Hyams, J. S.; Di Lorenzo, C.; Saps, M.; et al. (2016): Childhood functional gastrointestinal disorders: child/adolescent. In: Gastroenterology, 150 (6), S. 1456–1468.
Joinson, C.; Grzeda, M. T.; von Gontard, A.; Heron, J. (2019): A prospective cohort study of biopsychosocial factors associated with childhood urinary incontinence. In: European Child and Adolescent Psychiatry, 28 (1), S. 123–130.
Kyrklund, K.; Taskinen, S.; Rintala, R. J.; Pakarinen, M. P. (2012): Lower urinary tract symptoms from childhood to adulthood: a population based study of 594 Finnish individuals 4 to 26 years old. In: Journal of Urology, 188 (2), S. 588–593.
Li, J.; Zhang, Y.; Chen, J.; et al. (2024): Abnormal microstructure of corpus callosum in children with primary nocturnal enuresis: a DTI study. In: European Child and Adolescent Psychiatry, 33 (10), S. 3563–3570.
Mellon, M. W.; Whiteside, S.; Friedrich, W. N. (2006): The relevance of fecal soiling as an indicator of child sexual abuse: A preliminary analysis. In: Journal of Developmental & Behavioral Pediatrics, 27 (1), S. 25–32.
Rajindrajith, S.; Devanarayana, N. M.; Benninga, M. A. (2010): Constipation-associated and nonretentive fecal incontinence in children and adolescents: an epidemiological survey in Sri Lanka. In: Journal of Pediatric Gastroenterology and Nutrition, 51 (4), S. 472–476.
Salö, M.; Nejstgaard, M. C.; Hambraeus, M.; et al. (2021): Sex and age differences in lower urinary tract dysfunction in healthy children. In: Acta Paediatrica, 110 (9), S. 2618–2626.
von Gontard, A.; Hussong, J.; Yang, S. S.; et al. (2022): Neurodevelopmental disorders and incontinence in children and adolescents: Attention-deficit/hyperactivity disorder, autism spectrum disorder, and intellectual disability-A consensus document of the Internatio-

nal Children's Continence Society. In: Neurourology and Urodynamics, 41 (1), S. 102–114.
Wen, J. G.; Wang, Q. W.; Chen, Y.; et al. (2006): An epidemiological study of primary nocturnal enuresis in Chinese children and adolescents. In: European Urology, 49 (6), S. 1107–1113.
World Health Organization – WHO (2022): ICD-11: International classification of diseases (11th revision). WHO. Online verfügbar unter: https://icd.who.int/en/ (15.12.2025)
Yeung, C. K.; Sreedhar, B. I. J. I.; Sihoe, J. D.; et al. (2006): Differences in characteristics of nocturnal enuresis between children and adolescents: A critical appraisal from a large epidemiological study. In: BJU International, 97(5), S. 1069–1073.

24 Somatische Belastungsstörung oder Störungen der Körpererfahrung

Wenn der Körper reagiert – Störungen des verkörperten Selbst

Stephan Frisch

Dieses Kapitel fasst den aktuellen Wissensstand zu anhaltenden/funktionellen Körperbeschwerden bzw. zur somatischen Belastungsstörung im Kindes- und Jugendalter zusammen. Insbesondere werden geschlechts- bzw. genderspezifische Aspekte behandelt. Weibliche Jugendliche sind deutlich häufiger von Störungen des verkörperten Selbst betroffen und auch benachteiligt, stehen jedoch einer psychotherapeutischen Behandlung offener gegenüber. Männliche Jugendliche hingegen haben nicht so häufig somatische Belastungsstörungen, wenn sie jedoch betroffen sind, finden sie weniger gut Zugang zu einer Psychotherapie.

Lernziele: Sie erwerben Kenntnisse zur Diagnostik und Behandlung anhaltender/funktioneller Körperbeschwerden und der somatischen Belastungsstörung sowie zum Vulnerabilitäts-Stress-Modell, insbesondere zur Relevanz geschlechts- und genderspezifischer Aspekte.

Schlagworte: anhaltende Körperbeschwerden, funktionelle Körperbeschwerden, somatische Belastungsstörung, Wahrscheinlichkeitsmodell der (Körper-) Wahrnehmung, verkörpertes Selbst

24.1 Persönliche Annäherung

Eine 17-jährige Schülerin stellt sich – auf Anraten der Pädiaterin – bei mir in der Sprechstunde vor. Sie leidet bereits seit dem 12. Lebensjahr unter drückenden

Schmerzen am ganzen Kopf, die im Laufe des Tages regelhaft stärker werden. Vegetative Begleitsymptome wie Übelkeit, Erbrechen, Licht- oder Lärmüberempfindlichkeit liegen nicht vor. Anfangs traten die Kopfschmerzen etwa ein- bis zweimal pro Monat auf und hielten einige Stunden an. Seit dem Alter von 14 Jahren, nachdem die Mutter infolge eines Verkehrsunfalls unerwartet verstorben war, sind die Kopfschmerzen deutlich stärker und bestehen mittlerweile fast täglich. Die Jugendliche lebt mit ihrer zwei Jahre älteren Schwester bei ihrem Vater. Sie lernt täglich viele Stunden für die Schule, möchte unbedingt sehr gute Noten erreichen und hat große Angst, Fehler zu machen. Ihre Hobbys Schwimmen und Häkeln hat sie deswegen aufgegeben. Sie trifft sich außerhalb der Schule nicht mehr mit Freundinnen. Im letzten Jahr hat sich zudem eine depressive Symptomatik mit Herabgestimmtheit, Freudlosigkeit, Antriebsminderung, Schlafstörungen und Appetitlosigkeit entwickelt. Mittlerweile ist die Leistungsfähigkeit in der Schule eingeschränkt, an manchen Tagen kann die Schülerin nicht mehr in die Schule gehen. Eine Diagnostik in der Pädiatrie und Neurologie, einschließlich einer Kernspintomografie des Schädels, erbrachte unauffällige Befunde. Die Kopfschmerzen belasten die Jugendliche massiv, die Konzentrationsfähigkeit ist reduziert, sie grübelt ständig darüber, woher die Kopfschmerzen kommen könnten und ob sie nicht doch einen noch unentdeckten Hirntumor haben könnte. Erste und wichtigste Aufgabe ist es nun für mich, eine tragfähige therapeutische Beziehung aufzubauen und ein integratives »Sowohl-als-auch«-Krankheitsmodell zu entwickeln, um ein individuelles Behandlungskonzept für die Jugendliche zu etablieren.

24.2 Definition nach ICD-11

Die »somatische Belastungsstörung« kann im Kontext der aktuellen Konzeption als anhaltende/funktionelle Körperbeschwerden verstanden werden. Die diagnostische Klassifikation anhaltender Körperbeschwerden ist jedoch schwierig, da die Beschwerden sehr vielfältig sein können. Entweder klingen sie nach kurzer Zeit ab oder werden chronisch. Sie können psychisch belastend sein oder nicht, mit oder ohne körperliche und/oder psychische Ursache auftreten und können sehr individuell sein: nur ein Symptom bis hin zu multiplen, wechselnden Symptomen und mehreren beteiligten Organsystemen. Eine »somatische Belastungsstörung« entspricht einer sehr ausgeprägten, das Individuum belastenden Form anhaltender/funktioneller Körperbeschwerden. Diese Erkrankung wurde in der ICD-10 »somatoforme Störung« genannt. In der ICD-11 werden die »somatische Belastungsstörung oder Störungen der Körpererfahrung« wie folgt definiert:

> *»Eine somatische Belastungsstörung oder Störungen der Körpererfahrung sind durch Störungen im Erfahren des eigenen Körpers durch die Person gekennzeichnet. Die körperliche Belastungsstörung beinhaltet körperliche Symptome, die die Person als belastend empfindet und auf die sie übermäßig viel Aufmerksamkeit lenkt. Die Körperintegritätsdysphorie beinhaltet eine Störung im Körpererfahren der Person, die sich durch den anhaltenden Wunsch äußert, eine bestimmte körperliche Behinderung zu haben. Sie ist begleitet von anhaltendem Unbehagen oder intensiven Gefühlen der Unangemessenheit in Bezug auf die derzeitig nichtbehinderten Körperbereiche« (BfArM, 2025, o. S.).*

Die »somatische Belastungsstörung« hat den Code 6C20, die »Körperintegritätsdysphorie« den Code 6C21.

Bei der Neufassung in der ICD-11 wurde ein konzeptioneller Wandel vollzogen:

Eine somatische Belastungsstörung kann mit oder ohne Nachweis einer körperlichen Ursache vorliegen – das »Fehlen einer organischen Ursache« ist nicht mehr gefordert.

Stattdessen ist der Nachweis einer Belastung des Individuums durch die Symptome zentral. Diese zeigt sich durch unangenehme Emotionen und ungünstige gedankliche Bewertungen. Folgende Kriterien müssen nach ICD-11 erfüllt sein (modifiziert nach BfArM, 2025, o. S.):

- Vorhandensein körperlicher Symptome, die für die Person belastend sind.
- Übermäßige Aufmerksamkeit auf die Beschwerden, z. B. wiederholte Kontakte mit Gesundheitsdienstleistenden.
- Falls eine andere Gesundheitsstörung die Symptome verursacht oder zu ihnen beiträgt, ist das Ausmaß der Aufmerksamkeit im Verhältnis zur Art und zur Entwicklung der Symptome eindeutig übermäßig. Die übermäßige Aufmerksamkeit wird weder durch geeignete klinische Untersuchungen und Erhebungen noch durch angemessene Rückversicherung gemildert.
- Die körperlichen Symptome sind anhaltend und treten an den meisten Tagen mindestens mehrere Monate lang auf.
- Typischerweise können mehrere körperliche Symptome beteiligt sein, die

im Verlauf variieren können. Gelegentlich gibt es einzelne Symptome – in der Regel Schmerzen oder Erschöpfung.

- Die Symptome und die damit verbundenen Belastungen und Sorgen wirken sich zumindest in gewissem Maße auf die Funktionsfähigkeit der Person aus (z. B. Belastung in Beziehungen, schlechteres Funktionieren im Ausbildungs- oder beruflichen Bereich, Verzicht auf bestimmte Freizeitaktivitäten).

24.3 Häufigkeiten

Bei Kindern sind Mädchen und Jungen etwa gleich häufig, ab dem Teenageralter Mädchen deutlich häufiger betroffen. Insgesamt liegt die Prävalenz anhaltender/funktioneller Körperbeschwerden bei Mädchen bei etwa 39 % und bei Jungen bei etwa 29 %. Für somatoforme Störungen (somatische Belastungsstörungen) ist die Prävalenz bei Mädchen mit 13 % deutlich höher als bei Jungen mit 7 % (Vesterling et al., 2023). Jüngere Kinder haben seltener anhaltende/funktionelle Körperbeschwerden oder eine somatische Belastungsstörung als Jugendliche. Bei Erwachsenen liegen die Häufigkeiten nochmals etwas höher.

24.4 Prognose

Bei Kindern und Jugendlichen sind die Symptomatik und der Verlauf sehr variabel. Daher ist auch die Prognose sehr unterschiedlich. Bei etwa 50 % der Betroffenen remittieren die Körperbeschwerden innerhalb von sechs Monaten, jedoch leiden bis zu 10 % unter einer über Monate bis Jahre anhaltenden hohen Symptombelastung oder starken Alltagsbeeinträchtigung. Risikofaktoren für eine Chronifizierung sind: Dauer, Schweregrad und Anzahl der Symptome, höheres Alter, schlechteres körperliches und emotionales Funktionsniveau, niedrigere Bildung und häufigere Arztbesuche.

24.5 Geschlechtsunabhängige Risikofaktoren

24.5.1 Störung des verkörperten Selbst

Im lebenden menschlichen Organismus sind die biologischen, psychischen und sozialen Dimensionen untrennbar miteinander verwoben. Sie sind weder isolierbar noch stehen sie in einer hierarchischen Beziehung zueinander. Dies schafft einerseits die Grundlagen dafür, dass der Mensch sich entwickelt, (über-) lebt und fortpflanzt. Andererseits werden Prädisposition, Auslösung und Verlauf von Gesundheit und Krankheit dadurch determiniert. Das unverwechselbare Selbst der Person gestaltet sich durch eine – auf einer komplexen Wechselwirkung basierenden – Integration von Wahrnehmung, Handlung und reflexiver Sinngebung in der Interaktion mit anderen Menschen. Dieses facettenreiche Selbst ist nicht ohne einen Körper existent, es ist ein »verkörpertes Selbst«. Dieses entwickelt sich aktiv durch eine (meist implizite) Synthese der Wahrnehmungen der Person aufgrund ihrer Handlungsweisen. Diese Handlungen folgen vorbewussten Zielen und autonomen, affektiven sowie sensomotorischen Funktionen, die eine bestmögliche Regulation des Organismus sicherstellen. Relevant dafür sind entwicklungsbedingte, lebensgeschichtliche und kontextuelle Erfahrungen, welche die Regulation bestimmen (Henningsen, 2021). Letztendlich bildet sich ein sogenanntes »Körpergedächtnis««. Daraus leitet sich ab, dass anhaltende/funktionelle Körperbeschwerden und somatische Belastungsstörungen als Störungen des verkörperten Selbst verstanden werden können (z. B. Ludot-Grégoire et al., 2022).

Tabelle 24.1 Vulnerabilitäts-Stress-Modell (nach Löwe et al., 2024)

	Prädisponierende Faktoren	Auslösefaktoren	Aufrechterhaltende und verstärkende Faktoren	
			pathophysiologisch	therapeutisch
biomedizinisch	• Frühere oder aktuelle Gesundheitsstörung • Niedriger oder hoher Body-Mass-Index • Genetische oder epigenetische Profile • Endokrinologische, immunologische oder mikrobiologische Prädispositionen	• Akute Infektionen • Verletzungen bzw. Unfälle • Medizinische Prozeduren, Operationen	• Dysregulation des autonomen Nervensystems • Persistierende Entzündung • Genetische oder epigenetische Profile • Immunologische oder mikrobiologische Dysregulation	• Negative Behandlungseffekte • Nebenwirkungen • Unzufriedenstellender Kontakt mit Gesundheitswesen • Stigmatisierung

Fortsetzung Tabelle 24.1

	Prädisponierende Faktoren	Auslösefaktoren	Aufrechterhaltende und verstärkende Faktoren	
			kognitiv-perzeptuelle und emotionale Mechanismen	Verhalten
psychosozial	• Aversive Kindheitserlebnisse (ACEs) • Frühere belastende Lebensereignisse • Depression • Angststörung • Negativ verzerrte Emotionalität • Persönlichkeitsmerkmale: Neurotizismus, Selbstunsicherheit, »Fehlerangst«-Perfektionismus • Erkrankte Eltern • Dysfunktionale Inanspruchnahme des Gesundheitswesens durch die Eltern	• Belastende Lebensereignisse	• Symptomfokussierung • Verstärkte Körperwahrnehmung • Katastrophisieren • Negativ verzerrte Körperempfindung • Krankheitsängste • Alexithymie • Geringe Gesundheitskompetenz	• Übermäßige Inanspruchnahme des Gesundheitswesens • Vermeidungsverhalten • Körperliche Inaktivität • Verlust von körperlicher Leistungsfähigkeit
sozio-demografisch	• Niedriger Bildungsstand • Soziokulturelle Faktoren			• Soziale Ungleichheit

24.5.2 Vulnerabilitäts-Stress-Modell

Das Vulnerabilitäts-Stress-Modell (siehe Tab. 24.1) beschreibt detailliert die Entwicklung funktioneller Körperbeschwerden bzw. somatischer Belastungsstörungen durch ein komplexes Zusammenspiel biologischer, psychischer und sozialer Faktoren. Dabei wird zwischen prädisponierenden, auslösenden, aufrechterhaltenden und verstärkenden Faktoren unterschieden (Rask et al., 2018; Löwe et al., 2024).

Eine individuelle Kombination prädisponierender und auslösender Faktoren führt zunächst zur Entwicklung von Körperbeschwerden. Infolge eines individuellen Wechselspiels von aufrechterhaltenden und verstärkenden Faktoren entstehen funktionelle Körperbeschwerden bzw. eine somatische Belastungsstörung.

24.5.3 Wahrscheinlichkeitsmodell der (Körper-)Wahrnehmung

Zentral für die Symptompersistenz ist, dass – nach aktuellem neurowissenschaftlichem Konzept – Wahrnehmung grundsätzlich im Gehirn durch eine Wahrscheinlichkeitsrechnung konstruiert wird (»predictive coding«). Dies gilt insbesondere für die Körperwahrnehmung. Dabei werden sensorische Informationen aus dem Körper vor dem Hintergrund der Vorerfahrungen des Menschen komplex integriert. Die verschiedenen Faktoren des Vulnerabilitäts-Stress-Modells definieren ein individuelles unbewusstes internes Vorhersagemodell. Letztendlich führt eine Fehlerminimierung zwischen den sensorischen Informationen aus dem Körper und dem Vorhersagemodell zur spezifischen Körperwahrnehmung.

Bei funktionellen Körperbeschwerden bzw. bei einer somatischen Belastungsstörung ist das erlernte unbewusste Vorhersagemodell gegenüber den sensorischen Signalen aus dem Körper dominant, was zu persistierenden Körperbeschwerden führt, sogar bei fehlenden sensorischen Signalen aus dem Körper (Henningsen et al., 2018).

24.6 Geschlechtsspezifische Unterschiede

Grundsätzlich entwickeln weibliche Kinder und Jugendliche mehr internalisierende Störungen (z. B. funktionelle Körperbeschwerden/somatische Belastungsstörungen) als männliche. Letztere entwickeln eher externalisierende Störungen (z. B. Hyperaktivitätsstörungen, Störungen des Sozialverhaltens) (Seiffge-Krenke & Posselt, 2021). Ab dem Teenageralter sind die Häufigkeiten anhaltender/funktioneller Körperbeschwerden bzw. einer somatischen Belastungsstörung bei weiblichen Personen deutlich höher als bei männlichen Personen. Als Ursachen werden körperliche Faktoren (v. a. pubertätsassoziierte Veränderungen), Geschlecht und Gender als voneinander unabhängige Faktoren, die Interaktion mit den Eltern, aber auch soziale Faktoren (Rollenzuschreibungen und Erwartungen von Familie, Peers und Gesellschaft) und geschlechtsspezifische Nachteile im Gesundheitswesen (siehe unten) diskutiert.

24.6.1 Mädchen

Das weibliche Geschlecht ist mit einer höheren allgemeinen Belastung durch Körpersymptome verbunden, obwohl die Prävalenz chronischer Krankheiten gegenüber dem männlichen Geschlecht nicht erhöht ist.

Weibliches Gender ist – unabhängig vom Geschlecht – ein Risikofaktor für die Entwicklung anhaltender somatischer Symptome.

Dies ist vermutlich auf die Einhaltung normativer weiblicher Geschlechtsrollen zurückzuführen, die Verletzlichkeit und den Ausdruck von Schmerz zulassen. Adoleszente verhalten sich bezüglich der Geschlechterrollen zunehmend konform. Prozesse der geschlechtsspezifischen Sozialisation in der Adoleszenz können also zur häufigeren Symptomberichterstattung bei Mädchen relevant beitragen (Ballering, 2024).

Auch die Interaktion zwischen Eltern und Kindern prägt die Entwicklung von Körperbeschwerden. Eltern berichten bei Mädchen grundsätzlich über mehr funktionelle somatische Symptome als bei Jungen aufgrund möglicherweise zugrunde liegender Genderrollenüberzeugungen. Eltern unterschätzen aber bei Mädchen und Jungen ähnlich häufig die Schwere funktioneller somatischer Symptome. Dieser interaktionelle Aspekt könnte eine erhöhte Prävalenz von Symptomen begünstigen. Im Verlauf der Adoleszenz ist die elterliche Unterschätzung jedoch bei Mädchen stärker ausgeprägt als bei Jungen. Dies kann dazu beitragen, dass weibliche Jugendliche häufiger unter funktionellen somatischen Symptomen leiden (Ballering, 2024).

Weibliche Teenagerinnen sind durch die zunehmenden körperlichen Veränderungen der Pubertät deutlich mehr belastet als männliche Teenager. Dieser Effekt wird vermittelt durch die geschlechtliche Entwicklung, hormonelle Veränderungen, Körpergewichtszunahme, aber auch durch belastende Lebensereignisse, Viktimisierung durch Gleichaltrige und die Beziehungsqualität zu den Eltern. Jugendliche weiblichen Geschlechts sind eher durch soziale Faktoren in der Pubertät (Zuhause, Familie, Ernährung, gesellschaftliches Körperideal) negativ beeinflusst. Häufigere traumatische Lebenserfahrungen spielen bei Mädchen ebenso eine relevante Rolle. (Romantische) Freundschaften in dieser Lebensphase scheinen keinen relevanten Einfluss zu haben (Stumper & Alloy, 2023).

Die Zugehörigkeit zum weiblichen Geschlecht scheint – im Sinne einer auf den ersten Blick nicht sichtbaren Benachteiligung – zusätzlich dazu zu führen,

Abbildung 24.1 **Gestuftes Therapiekonzept**
(modifiziert nach Rask et al., 2018; Löwe et al., 2024)

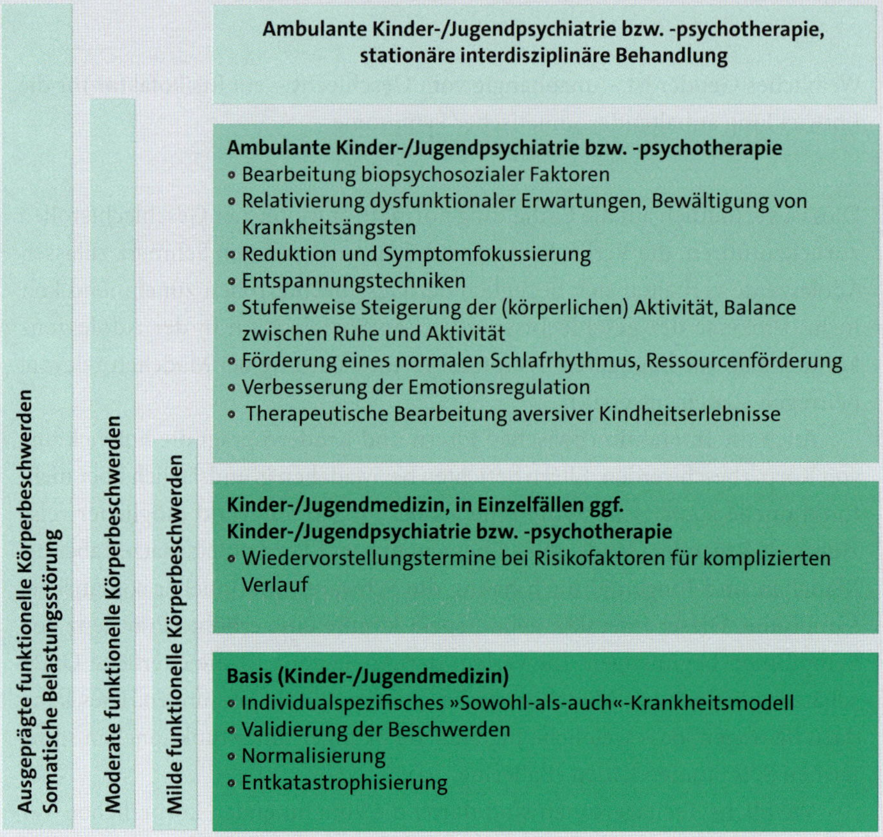

eher unzureichend diagnostiziert, aber (trotzdem) häufiger die Diagnose einer funktionellen Störung zu erhalten und stigmatisiert zu werden (Ballering, 2024; Tattan et al., 2025). Dies kann zu einer falschen Diagnose und einer (weiteren) Chronifizierung führen und den Zugang zu einer adäquaten Behandlung verhindern (Claréus & Renström, 2019).

24.6.2 Jungen

Menschen mit männlichem Geschlecht und männlichem Gender haben spätestens ab dem Teenageralter eine geringe Häufigkeit anhaltender/funktioneller

Körperbeschwerden bzw. einer somatischen Belastungsstörung. Die traditionellen männlichen Geschlechtsrollen umfassen Stoizismus, eine hohe Schmerztoleranz und das Verschweigen von Schwäche, was das Offenlegen von Körpersymptomen erschwert. Auch bei männlichen Jugendlichen wird dieses Geschlechtsstereotyp durch die gleichgeschlechtlichen Peers verstärkt. Die Interaktion mit den Eltern scheint auch den Bericht über Beeinträchtigungen des Körpererlebens bei Jungen nicht zu fördern.

Haben Personen mit maskulinem Geschlecht feminine Geschlechtsrollenmerkmale, so steigt das Risiko für somatische Symptome und chronische Krankheiten (Ballering, 2024).

Körperliche Faktoren, die das Risiko der Entwicklung somatischer Symptome bei Jungen erhöhen, sind (bisher) nicht beschrieben. Ebenso scheinen Menschen mit männlichem Geschlecht und funktionellen Körperbeschwerden/somatischer Belastungsstörung keine derartigen Nachteile im Gesundheitswesen zu haben wie Menschen mit weiblichem Geschlecht.

24.6.3 Geschlechtliche und sexuelle Minderheiten

Eine Übersichtsarbeit (Lerario et al., 2023) berichtet, dass das Auftreten funktioneller Körperbeschwerden bei geschlechtlichen und sexuellen Minderheiten noch sehr wenig untersucht ist. Ferner wurde bislang nicht differenziert zwischen verschiedenen Genderidentitäten unterschieden und Häufigkeiten bei Menschen mit Intersexualität wurden gar nicht erhoben. Die wenigen bisher vorliegenden Studien liefern Hinweise, dass Fibromyalgiesyndrome erheblich häufiger bei transgender Personen (14,8–37,2 %) gegenüber der Allgemeinbevölkerung (2–3 %) auftreten. Diese Häufigkeit scheint bei transmaskulinen Menschen nochmals deutlich höher zu sein als bei transfemininen Menschen. Ob das Reizdarmsyndrom, das chronische Fatiguesyndrom oder auch die somatische Belastungsstörung bei geschlechtlichen und sexuellen Minderheiten häufiger diagnostiziert werden, bedarf weiterer Untersuchungen. Es existieren Hinweise, dass bei diesen Minderheiten funktionelle Körperbeschwerden bzw. somatische Belastungsstörungen im Kindesalter beginnen. Der Einfluss einer Geschlechtsdysphorie und geschlechtsangleichender und (psycho-)therapeutischer Interventionen auf somatische Symptome im Verlauf ist bisher nicht wissenschaftlich geklärt.

24.7 Symptome

Es ist klinisch von einem Spektrum auszugehen: von normalen physiologischen Reaktionen über selbstlimitierende Körperbeschwerden, anhaltende Körperbeschwerden, funktionelle Körperbeschwerden bis hin zu einer somatischen Belastungsstörung (Rosendal et al., 2017). Es können alle Körperregionen und Organsysteme betroffen sein. Bei Kindern zeigt sich eher nur ein körperliches Symptom, hauptsächlich Bauchschmerzen. Jugendliche präsentieren unterschiedlichste, teilweise auch mehrere Symptome: allen voran Kopfschmerzen, Erschöpfung, Muskelbeschwerden.

Gangstörungen, Sensibilitätsstörungen, nicht-epileptische Anfälle oder andere neurologische Symptome im Sinne einer »dissoziativen Störung mit neurologischen Symptomen« (6B60 nach ICD-11) sind in allen Altersgruppen deutlich seltener und müssen differenzialdiagnostisch von funktionellen Körperbeschwerden und einer somatischen Belastungsstörung abgegrenzt werden. Falls Krankheitsängste im Vergleich zu den körperlichen Symptomen eindeutig im Vordergrund stehen, ist eine »Krankheitsangststörung« (nach ICD-11) bzw. »Hypochondrie« (nach ICD-10) zu diagnostizieren.

In seltenen Fällen, vor allem bei älteren Kindern und Adoleszenten, kann die Körpersymptomatik auch Ausdruck einer Psychose sein.

Als relevante Komorbidität liegen bei schweren Formen funktioneller Körperbeschwerden oder einer somatischen Belastungsstörung in bis zu 50 % der Fälle Angst- und depressive Störungen vor (Rask et al., 2018). Traumafolgeerkrankungen bestehen bei etwa 23 % der weiblichen und 15 % der männlichen Betroffenen (Geremek et al., 2024).

24.8 Diagnostik

Bestmöglich wird ab der ersten Vorstellung eines Menschen mit anhaltenden/funktionellen Körperbeschwerden oder somatischer Belastungsstörung in der Kinder-/Jugendmedizin eine psychosomatische Paralleldiagnostik durchgeführt. Dies bedeutet, dass sowohl eine angemessene somatische Diagnostik durchgeführt wird als auch eine Exploration möglicher auslösender, aufrechterhaltender oder verstärkender psychosozialer Faktoren erfolgt. Anamnestisch sollten Beginn, Verlauf, Schweregrad, Leidensdruck und die durch die Symptomatik verursachte Alltagsbeeinträchtigung (u. a. Schulabwesenheit) erfragt werden.

Die Ärzt*innen und Therapeut*innen sollten sich ab der ersten Begegnung mit dem erkrankten Menschen mit der Frage auseinandersetzen, welche individuelle Bedeutung die Körperbeschwerden für die erkrankte Person (»verkörpertes Selbst«) haben können – vor dem Hintergrund der individuellen Lebensgeschichte und -situation.

In den meisten Fällen ist eine allgemeine kinder- und jugendmedizinische Diagnostik mit körperlicher Untersuchung und begrenzter symptombezogener apparativer Verfahren vollkommen ausreichend. Eine zu umfangreiche oder wiederholte medizinisch-somatische Diagnostik birgt das nicht unerhebliche Risiko, dass die Körperbeschwerden chronifizieren. Andererseits ist es auch die Aufgabe von Kinder- und Jungendpsychiater*innen und -therapeut*innen, bei einer Erstkonsultation zu überprüfen, ob eine einmalige ausreichende somatische Diagnostik durchgeführt wurde. Dadurch erfolgt entweder der Ausschluss einer (mit-)ursächlichen körperlichen Erkrankung oder – insbesondere bei einer somatischen Belastungsstörung – der Nachweis einer ebensolchen. Darüber hinaus sollten die psychische Komorbidität abgeklärt werden sowie eine differenzialdiagnostische Abgrenzung zu anderen Erkrankungen erfolgen. Ohne eine rationale psychosomatische Diagnostik gibt es keine ausreichende Therapiegrundlage.

24.9 Therapie

Zu Beginn der Behandlung steht die Psychoedukation zum »Sowohl-als-auch«-Krankheitsmodell. Dieses Modell sollte angepasst an die spezifischen Ressourcen und Möglichkeiten der Patient*innen partnerschaftlich erarbeitet werden. Als integratives, psychosomatisches Modell benennt es – vor dem Hintergrund des »verkörperten Selbst« und des Vulnerabilitäts-Stress-Modells – relevante biologische, psychische und soziale Faktoren für die Entwicklung der körperlichen Symptomatik. Ferner sollte dem jungen Menschen und seiner Familie versichert werden, dass keine bedrohliche somatische, sondern eine ernst zu nehmende psychosomatische Erkrankung vorliegt. Im besten Fall erfolgt die Besprechung des Krankheitsmodells bereits in der Pädiatrie und vermeidet die Nennung von Ausschlussdiagnosen. Es ist stattdessen essenziell und für den Behandlungsverlauf förderlich, wenn eine positive Diagnose im Sinne eines integrativen, biopsychosozialen Krankheitsmodells formuliert wird. Die körperliche Symptomatik sollte keinesfalls heruntergespielt, sondern ausreichend empathisch validiert und als bei Kindern und Jugendlichen häufig auftretend beschrieben sowie als spezifisch und erfolgreich behandelbar eingeordnet werden.

Therapeutisch kann in der Anfangsphase eine »Lebenslinie« gemeinsam mit den betroffenen jungen Menschen erarbeitet werden, mit Markierung von einerseits Lebensereignissen (Belastungen, Schwellensituationen, Trennung/Verlust/Tod, körperliche Erkrankungen/Operationen, Unfälle etc.) und andererseits dem zeitlichen Verlauf der körperlichen Symptomatik. Eine solche Lebenslinie kann Zusammenhänge zwischen bedeutenden Lebensereignissen und der Beschwerdeentwicklung aufdecken.

Die weitere Behandlung erfolgt nach einem gestuften Konzept, abhängig von der Ausprägung und Chronifizierung der funktionellen Körperbeschwerden bzw. somatischen Belastungsstörung (Löwe et al., 2024; Rask et al., 2018)

Basistherapie: Bei mild ausgeprägten funktionellen Körperbeschwerden ist meist eine Basisbehandlung mit Normalisierung der Beschwerden, ein Entkatastrophisieren sowie Einordnen in das oben genannte »Sowohl-als-auch«-Krankheitsmodell ausreichend. Falls Risikofaktoren für einen progredienten Verlauf vorliegen, sollten Wiedervorstellungstermine fest vereinbart werden.

Behandlungsansätze: Bei Kindern und Jugendlichen mit moderat ausgeprägten funktionellen Körperbeschwerden liegt – über die Basisbehandlung hinaus – der Therapiefokus auf der Bearbeitung relevanter biopsychosozialer Faktoren, der Relativierung optimistischer und somit dysfunktionaler Symptom- und Therapieerwartungen, der Bewältigung krankheitsbezogener Ängste sowie der Reduktion der Symptomfokussierung. Das Erlernen und die regelmäßige Anwendung von Entspannungstechniken (z. B. Progressive Muskelrelaxation) sowie eine stufenweise Steigerung der körperlichen Aktivität und des Schulbesuchs sind wesentliche Therapieelemente. Nicht zuletzt sollten eine Balance zwischen Aktivität und Ruhe, ein normaler Schlafrhythmus sowie der Ausbau der persönlichen Ressourcen gefördert werden Darüber hinaus sollten fallbezogen therapeutische Techniken zur Verbesserung der Emotionsregulation und zur Aufarbeitung aversiver Kindheitserlebnisse ergänzt werden.

Gestuftes Behandlungskonzept: Gemäß des gestuften Behandlungskonzeptes umfassen die psychotherapeutischen Ansätze bei ausgeprägten funktionellen Körperbeschwerden bzw. somatischer Belastungsstörung oben genannte Basistherapie und die Behandlungsansätze bei moderaten funktionellen Körperbeschwerden, jedoch mit höherer Therapieintensität.

Die Behandlung milder funktioneller Körperbeschwerden kann in der Regel durch die Kinder-/Jugendlichenmediziner*innen erfolgen, mit nur in Einzelfällen Hinzuziehung von Kinder- und Jugendlichenpsychiater*innen und

-therapeut*innen. Bei moderaten und vor allem ausgeprägten funktionellen Körperbeschwerden bzw. somatischer Belastungsstörung sollte die Expertise der Kinder- und Jugendpsychiatrie bzw. -psychotherapie integriert werden. Dies erfolgt in der Regel in Form einer ambulanten Psychotherapie. Insbesondere bei letzterer Gruppe von Betroffenen kann jedoch eine stationäre interdisziplinäre Behandlung notwendig sein. Diese Behandlung umfasst meist die ärztliche Behandlung, Psychotherapie einschließlich Psychoedukation, Physiotherapie, bei Bedarf auch Ergotherapie, Spezialtherapien (Kunst-/Musiktherapie) und ein soziales Kompetenztraining.

Eine Psychoedukation der Eltern ist ein wichtiger Bestandteil, insbesondere zur Reduktion überfürsorglichen Verhaltens oder symptomverstärkender Interaktionen. Wesentlich ist eine gestufte Exposition der Betroffenen, in denen sie mit symptomauslösenden bzw. -verstärkenden Situationen konfrontiert werden und diese neu bewerten. Die Kinder und Jugendlichen besuchen anfangs eine Klinikschule mit dem Ziel, gegen Ende der Behandlung den Unterricht in ihrer ursprünglichen Schule wahrzunehmen (Heimann et al., 2018)

Psychologisch-psychotherapeutische Behandlungen ausgeprägter funktioneller Körperbeschwerden bzw. somatischer Belastungsstörung sind (begrenzt) effektiv, insbesondere bei Symptomreduktion, psychischer Komorbidität, Alltagsbeeinträchtigung und Schulabwesenheit. Die Behandlungseffekte scheinen positiver zu sein als bei Erwachsenen, vermutlich weil die Chronifizierung bei jungen Menschen geringer ist (Bonvanie et al., 2017; Heimann et al., 2018).

Selbstverständlich müssen komorbide depressive, Angst- und Traumafolgestörungen leitliniengerecht behandelt werden. Bei Kindern und Jugendlichen gibt es keine ausreichenden wissenschaftlichen Belege, dass Psychopharmaka wirksam sind – im Gegensatz zu Erwachsenen. Daher sollte bei fehlender Komorbidität auf die Anwendung von Psychopharmaka verzichtet werden.

24.9.1 Sozialer Dienst und Multiprofessionalität

Anhaltende/funktionelle Körperbeschwerden und somatische Belastungsstörungen haben erhebliche Folgen für das Individuum und die Familie und somit auch die Teilhabefähigkeit. Sie entstehen in einem komplexen Wechselspiel aus biopsychosozialen Faktoren. Dies begründet die Notwendigkeit, insbesondere bei somatischen Belastungsstörungen, die Menschen multiprofessionell zu behandeln. Dabei sollten Mediziner*innen anderer Fachrichtungen mit Psychiater*innen und Psychotherapeut*innen eng zusammenarbeiten. Da die Interaktion der Eltern mit dem betroffenen Kind oder Jugendlichen oft eine große Bedeutung hat, ist Familienarbeit essenziell, aber auch die Einbeziehung des

Sozialdienstes einschließlich Kontakt zur Schulsozialarbeit, erst recht in jüngeren Altersgruppen.

24.9.2 Genderspezifische Aspekte in der Therapie

Männliche Jugendliche scheinen in der Adoleszenz im Gegensatz zu weiblichen Jugendlichen mit zunehmendem Alter keine offenere Einstellung zu Psychotherapie zu entwickeln (z. B. Seiffge-Krenke, 1989), insbesondere aufgrund männlicher Geschlechtsrollen und Selbststigmatisierung (z. B. Sheikh et al., 2024).

Mädchen und Frauen sind offener darin, über ihre Emotionen zu sprechen, und aufgeschlossener gegenüber Psychotherapie. Allerdings sind sie im Gesundheitswesen benachteiligt und werden mehr als »nicht ernst zu nehmend krank« stigmatisiert (z. B. Haavik et al., 2017).

Aufgrund dieser Unterschiede ist es entscheidend, die geschlechts- und genderspezifischen Barrieren beim Zugang zur adäquaten Therapie zu reduzieren. Ferner sollten bei anhaltenden/funktionellen Körperbeschwerden bzw. somatischer Belastungsstörung immer die spezifischen gender- und geschlechtsbezogenen Faktoren adressiert werden, insbesondere körperliche (v. a. pubertätsassoziierte) und soziale Faktoren sowie die Interaktion mit den Eltern.

24.10 Zusammenfassung

Somatische Symptome reichen von normalen physiologischen Reaktionen über selbstlimitierende, anhaltende und funktionelle Körperbeschwerden bis hin zu einer somatischen Belastungsstörung. Kinder haben hauptsächlich Bauchschmerzen, Jugendliche oft mehrere Symptome (v. a. Kopfschmerzen, Erschöpfung und Muskelbeschwerden). Ab der Adoleszenz sind weibliche Jugendliche deutlich häufiger betroffen.

Anhaltende/funktionelle Körperbeschwerden und somatische Belastungsstörungen können als Störungen des »verkörperten Selbst« und mit dem Vulnerabilitäts-Stress-Modell verstanden werden – vor dem Hintergrund, dass Wahrnehmung durch Wahrscheinlichkeitsberechnung im Gehirn konstruiert wird. Optimalerweise erfolgt ab Beginn der Symptomatik eine psychosomatische Paralleldiagnostik mit geeigneten körperlichen und apparativen Untersuchungen, aber auch eine Exploration psychosozialer Faktoren. Ebenso sollte ab der ersten Begegnung gemeinsam exploriert werden, welche Bedeutung die Körperbeschwerden für den Menschen als »verkörpertes Selbst« haben, um mögliche individuelle Therapieansätze identifizieren zu können. Das komorbide

Vorliegen einer Depression, Angststörung und/oder Traumafolgeerkrankung sollte abgeklärt werden. Grundlage der Behandlung ist die Erarbeitung des »Sowohl als auch«-Krankheitsmodells, der sich eine nach Schwere und Chronizität abgestuften Behandlung anschließt. Bei milden Formen ist die Arbeit am Krankheitsmodell und Normalisierung der Beschwerden ausreichend. Moderate Körperbeschwerden oder eine somatische Belastungsstörung erfordern eine psychotherapeutische Behandlung mit Besprechung der biopsychosozialen Faktoren und deren Beeinflussung sowie die Förderung der Krankheitsbewältigung. Ergänzend sollten Entspannungsverfahren, Steigerung der körperlichen Aktivität und des Schulbesuches fokussiert werden. Ausgeprägte Körperbeschwerden oder somatische Belastungsstörungen sollten stationär, interdisziplinär und multimodal behandelt werden, unter Einbezug der Sozialarbeit. Komorbide psychische Störungen müssen leitliniengerecht behandelt und spezifische gender- und geschlechtsbezogene Faktoren in das Behandlungskonzept integriert werden – insbesondere pubertätsassoziierte Veränderungen, die Interaktion mit den Eltern und soziale Aspekte.

Die Prognose ist sehr unterschiedlich: Etwa 50 % der Betroffenen haben innerhalb von sechs Monaten eine Remission, aber bis zu 10 % haben einen chronischen Verlauf.

In einer zunehmend »entkörperten« Gesellschaft bieten funktionelle Körperbeschwerden bzw. eine somatische Belastungsstörung die Chance, sich mit seiner Identität und seinem Leben bewusster auseinanderzusetzen.

24.11 Autor

Dr. med. Stephan Frisch (ORCID ID 0000-0003-3231-0161) ist Senior Consultant für Schmerzpsychosomatik an der Klinik für Psychosomatische Medizin und Psychotherapie, Universitätsklinikum Ulm.
E-Mail: stephan.frisch@uni-ulm.de

24.12 Vertiefungsmöglichkeiten

Ballering, A. V. (2024): Twists and turns: Sex and gender differences in the illness trajectories of common somatic symptoms. [Thesis fully internal (DIV), University of Groningen]. University of Groningen. doi:10.33612/diss.902736104

Löwe, B.; Toussaint, A.; Rosmalen, J. G. M.; et al. (2024). Persistent physical symptoms: Definition, genesis, and management. In: The Lancet, 403 (10444), S. 2649–2662. doi:10.1016/S0140-6736(24)00623-8

Rask, C. U.; Bonvanie, I. J.; Garralda, E. M. (2018): Risk and protective factors and course of functional somatic symptoms in young people. In: Hodes, M., Shur-Fen Gau, S., De Vries, P. J. (Hg.): Understanding uniqueness and diversity in child and adolescent mental health, S. 77–113. London: Academic Press.

24.13 Verständnisfragen

1. Welche wesentlichen Kriterien müssen für die Diagnose einer somatischen Belastungsstörung nach ICD-11 erfüllt sein?
2. Welche Faktoren sind Teil des Vulnerabilitäts-Stress-Modells, das die Entwicklung funktioneller Körperbeschwerden bzw. der somatischen Belastungsstörung beschreibt?
3. Ab dem Teenageralter sind mehr weibliche Personen von funktionellen Körperbeschwerden bzw. somatischen Belastungsstörungen betroffen als männliche. Welche möglichen Ursachen sind dafür bekannt?
4. Was sind die wichtigen Grundlagen für eine positiv verlaufende Therapie?

24.14 Literatur

Ballering, A. V. (2024): Twists and turns: Sex and gender differences in the illness trajectories of common somatic symptoms [Thesis fully internal (DIV), University of Groningen]. https://doi.org/10.33612/diss.902736104

BfArM – Bundesinstitut für Arzneimittel und Medizinprodukte (2025). Somatische Belastungsstörung oder Störungen der Körpererfahrung (ICD-11 Entwurfsfassung Deutsch). Online verfügbar unter: https://www.bfarm.de/DE/Kodiersysteme/Klassifikationen/ICD/ICD-11/uebersetzung/_node.html (15.12.25)

Bonvanie, I. J.; Kallesøe, K. H.; Janssens, K. A. M.; et al. (2017): Psychological interventions for children with functional somatic symptoms: A systematic review and meta-analysis. In: Journal of Pediatrics, 187, S. 272–281.e17.

Claréus, B.; Renström, E. A. (2019): Physicians' gender bias in the diagnostic assessment of medically unexplained symptoms and its effect on patient–physician relations. In: Scandinavian Journal of Psychology, 60 (4), S. 338–347.

Geremek, A.; Lindner, C.; Jung, M.; et al. (2024): Prevalence of somatic symptoms and somatoform disorders among a German adolescent psychiatric Inpatient sample. In: Children, 11 (3), S. 280.

Haavik, L.; Joa, I.; Hatloy, K.; et al. (2019): Help seeking for mental health problems in an adolescent population: The effect of gender. In: Journal of Mental Health, 28 (5), S. 467–474.

Heimann, P.; Herpertz-Dahlmann, B.; Buning, J.; et al. (2018): Somatic symptom and related disorders in children and adolescents: Evaluation of a naturalistic inpatient multidisciplinary treatment. In: Child and Adolescent Psychiatry and Mental Health, 12 (1), S. 34.

Henningsen, P. (2021): Allgemeine Psychosomatische Medizin. Krankheiten des verkörperten Selbst im 21. Jahrhundert. Berlin: Springer.

Henningsen, P.; Zipfel, S.; Sattel, H.; Creed, F. (2018): Management of functional somatic syndromes and bodily distress. In: Psychotherapy and Psychosomatics, 87 (1), 12–31.

Lerario, M. P.; Fusunyan, M.; Stave, C. D.; et al. (2023): Functional neurological disorder and functional somatic syndromes among sexual and gender minority people: A scoping review. In: Journal of Psychosomatic Research, 174, 111491.

Löwe, B.; Toussaint, A.; Rosmalen, J. G. M.; et al. (2024): Persistent physical symptoms: Definition, genesis, and management. In: The Lancet, 403 (10444), S. 2649–2662.

Ludot-Grégoire, M.; Harf, A.; Ibrahim, N.; et al. (2022): Bodily expression of psychological distress in adolescents: A qualitative study. In: Child and Adolescent Psychiatry and Mental Health, 16 (1), S. 40.

Rask, C. U.; Bonvanie, I. J.; Garralda, E. M. (2018): Risk and protective factors and course of functional somatic symptoms in young people. In: Hodes, M.; Shur-Fen, S.; De Vries, P. J. (Hg): Understanding uniqueness and diversity in child and adolescent mental health (S. 77–113). London: Academic Press.

Rosendal, M.; Olde Hartman, T. C.; Aamland, A.; et al. (2017): »Medically unexplained« symptoms and symptom disorders in primary care: Prognosis-based recognition and classification. In: BMC Family Practice, 18 (1), S. 18.

Seiffge-Krenke, I. (1989): Problem intensity and the disposition of adolescents to take therapeutic advice. In: Brambring, M.; Lösel, F.; Skowronek, H. (Hg.): Children at risk: Assessment, longitudinal research, and intervention, S. 457–477. Berlin: Walter De Gruyter.

Seiffge-Krenke, I.; Posselt, M. (2021): Welchen Einfluss haben Therapieform und Qualität der Elternarbeit auf die Reduktion von Symptomen in psychodynamischen Psychotherapien von Kindern und Jugendlichen? In: Kinder Jugendlichenpsychother, 189, S. 77–94.

Sheikh, A.; Payne-Cook, C.; Lisk, S.; et al. (2025). Why do young men not seek help for affective mental health issues? A systematic review of perceived barriers and facilitators among adolescent boys and young men. In: European Child & Adolescent Psychiatry, 34 (2), 565–583.

Stumper, A.; Alloy, L. B. (2023): Associations between pubertal stage and depression: A systematic review of the literature. In: Child Psychiatry & Human Development, 54 (2), S. 312–339.

Tattan, M.; Rosmalen, J.; Hanssen, D. (2025): Factors associated with receiving a functional disorder diagnostic label: A systematic review. In: PLOS ONE, 20 (1), e0317236.

Vesterling, C.; Schütz-Wilke, J.; Baeker, N.; et al. (2023): Epidemiology of somatoform symptoms and disorders in childhood and adolescence: A systematic review and meta-analysis. In: Health & Social Care in the Community, 6242678.

25 Störungen durch Substanzgebrauch oder Verhaltenssüchte

Mädchen konsumieren anders, Jungs aber auch

Ulrike Amann & Isabel Boege

In diesem Kapitel gehen wir auf substanzbezogene Süchte sowie Verhaltenssüchte ein. Sie erhalten Informationen über Diagnosekriterien, Symptome, Entstehung und Behandlung von schädlichem Gebrauch und Abhängigkeit. Insbesondere werden die Funktionen des Konsums und diesbezügliche Unterschiede bei männlichen und weiblichen Jugendlichen beleuchtet.

Lernziele: Es sollen Kenntnisse über die Unterscheidung alterstypischen Risiko- und Konsumverhaltens von schädlichem Gebrauch und Abhängigkeit vermittelt werden. Sie werden die möglichen Funktionen des Substanzkonsums sowie der Verhaltenssucht und diesbezüglichen geschlechtsspezifischen Unterschiede sowie mögliche Behandlungsansätze kennenlernen.
Schlagworte: schädlicher Gebrauch, Abhängigkeit, Risikofaktoren, komorbide Störungen, Verhaltenssüchte, Medienkonsum

25.1 Persönliche Annäherung

Die Jugendlichen auf unseren Stationen für qualifizierte Entzugsbehandlung clean.kick und clean.kids, Teil der Klinik für Kinder- und Jugendpsychiatrie und -psychotherapie am ZfP Südwürttemberg, schreiben während ihrer Behandlungszeit regelmäßig einen Wochenbericht, in dem vor allem besondere Erfahrungen und Erlebensweisen zur Sprache kommen. Maya (Name geändert), 15 Jahre, schrieb darin folgenden Satz:

»In dieser Woche habe ich beim Klettern wieder mal erreicht, dass Mädchen genauso gut sind wie Jungs, und dass ich es schaffen kann und das bezieh ich auch auf andere Sachen.«

Steigerung des Selbstwirksamkeitserlebens als Therapieziel ist ein nicht unwesentlicher Teil einer Suchttherapie, denn sowohl bei Medienkonsum als auch bei substanzbezogenem Suchtverhalten dient der Konsum nicht selten dem Versuch, sich mehr Selbstwert zu geben. Dies wird auf den Stationen insbesondere durch erlebnistherapeutische Angebote und den Transfer der dort gemachten Erfahrungen in den Alltag ermöglicht. Gleichzeitig impliziert das Zitat aber auch ein nach wie vor fest verankertes Geschlechtsrollen(selbst)bild, das es (wie in der Aussage der Jugendlichen) zu widerlegen gilt.

Dies legt die Frage nahe, wie sich geschlechtsspezifisches Selbstverständnis und die damit verbundenen Erwartungen und Verhaltensmuster im Konsumverhalten Jugendlicher widerspiegeln. Und schließlich auch: Brauchen wir geschlechtsspezifische Therapieansätze, um dem diesem zugrunde liegenden Bedürfnis gerecht zu werden?

25.2 Definition gemäß ICD-11

Nach ICD-11 sind »Störungen durch Substanzgebrauch oder Verhaltenssüchte« psychische und Verhaltensstörungen, die sich infolge des Gebrauchs überwiegend psychoaktiver Substanzen, einschließlich Medikamenten, oder bestimmter sich wiederholender belohnender und verstärkender Verhaltensweisen entwickeln (BfArM, 2025. o. S.).

25.2.1 Substanzgebundene Abhängigkeit

Die ICD-11 (BfArM, 2025) definiert die Kriterien für die Diagnose einer substanzgebundenen Abhängigkeit neu, indem jeweils zwei der bisher sechs Diagnosekriterien zu einer Symptomgruppe zusammengefasst werden. So entstehen drei Symptompaare, von denen jeweils nur »Aspekte« erfüllt sein müssen, um eine substanzgebundene Abhängigkeit zu diagnostizieren, was zu einer niederschwelligeren und somit häufigeren Vergabe der Abhängigkeitsdiagnose führen könnte (Heinz et al., 2022).

Abhängigkeit nach ICD-11

Mindestens Aspekte von zwei von drei Kriterien müssen erfüllt sein.

Zeitkriterium: Mindestens 12 Monate wiederholter Konsum oder 1 Monat (fast) täglich.

Kriterium 1:

- Beeinträchtigte Kontrolle über den Substanzkonsum in Bezug auf Beginn, Menge und Umstände oder Ende des Konsums
- Oft, aber nicht notwendigerweise begleitet von subjektiven Empfindungen von Verlangen, die Substanz zu konsumieren

Kriterium 2:

Physiologische Merkmale manifestieren sich als

- Toleranz,
- der Substanz entsprechende Entzugserscheinungen nach Beendigung oder Reduktion des Konsums,
- wiederholter Konsum der Substanz, um Entzugserscheinungen zu verhindern oder zu reduzieren.

Kriterium 3:

Fortschreitende Priorisierung des Substanzkonsums vor anderen Interessen, Verpflichtungen, persönlicher Pflege und Gesundheitspflege. Fortsetzen des Konsums trotz Auftreten von Problemen

Das DSM-5 hat die Unterscheidung in schädlichen Gebrauch und Abhängigkeit aufgehoben, spricht nur von substanzbezogenen Störungen (substance use disorders) und stellt stattdessen den dimensionalen Charakter dar: mild bis schwer, je nach Anzahl der erfüllten elf Kriterien. Demgegenüber hält die ICD-11 an einer kategorialen Unterscheidung der beiden Störungen fest.

Dabei finden sich in der ICD-11 mehr Unterkategorien als je zuvor. So benennt die ICD-11 auf einer ersten Ebene die jeweiligen konsumierten Substanzen. Die zweite Ebene benennt den Ausprägungsgrad der Störung: Episode des schädlichen Gebrauchs, schädliches Muster des Gebrauchs, Abhängigkeit, Intoxikation, Entzug, substanzinduziertes Delir, psychotische Störung. Auf der dritten Ebene wird das Konsummuster spezifiziert: kontinuierlich, episodisch, nicht näher bezeichnet.

Außerhalb des Kapitels für Substanzstörungen wird zudem noch der riskante Konsum als Gesundheitsrisikofaktor aufgeführt. Ziel scheint hier eine frühzeitige Risikoerkennung und -benennung zu sein, um durch präventive Interventionen eine Verschlimmerung zu verhindern.

In den substanzbezogenen Unterkategorien finden sich nicht nur die bekannten Substanzen, sondern auch die in den letzten Jahren neu hinzugekommenen oder häufig verwendeten Substanzen. Hierunter fallen insbesondere synthetische Cannabinoide, synthetische Cathinone, Koffein und MDMA, die bisher als Stimulanzien verschlüsselt waren, sowie dissoziative Drogen wie Ketamin und PCP. Tabak wurde durch Nikotin ersetzt, vermutlich aufgrund der verbreiteten Konsumformen nikotinhaltiger Substanzen ohne Tabak (Vapes, E-Zigaretten).

25.3 Verhaltenssüchte

Die Aufnahme von »Störungen durch Verhaltenssüchte« in die ICD-11 stellt einen wichtigen Meilenstein dar. Diese werden als »erkennbare und klinisch bedeutsame Syndrome« definiert, die »mit Leiden oder Beeinträchtigungen persönlicher Funktionen einhergehen« und sich als Folge »wiederholter belohnender Verhaltensweisen entwickeln« (BfArM, 2025, o. S.). Aufgenommen wurden die Glücksspielstörung (6C50.0/6C50.1) und die Computerspielstörung (6C51.0/6C51.1).

Ist das Vollbild einer Computerspielstörung noch nicht erfüllt, kann im neuen Kapitel der Gesundheitsrisiken ein »riskantes Computerspielen« (QE22) klassifiziert werden.

Für andere Verhaltenssüchte wie die Soziale-Netzwerke-Nutzungsstörung, die Kauf-Shopping-Störung und die Pornografienutzungsstörung wurde zwar vorgeschlagen, diese unter der Kategorie »andere spezifizierte Störungen durch Verhaltenssüchte (6C5Z)« einzuordnen, dieses wurde aber nicht umgesetzt, sodass diese derzeit im Kapitel der Impulskontrollstörungen unter »andere spezifizierte Störungen der Impulskontrolle (6C7Y)« eingeordnet werden müssen. Eine Umklassifizierung im Verlauf ist anzunehmen.

ICD-11-Kriterien für »Störungen aufgrund suchtähnlichen Verhaltens«

Zeitkriterium: In der Regel über einen Zeitraum von zwölf Monaten.
Erfüllen aller folgenden Kriterien:

Übergeordnetes Kriterium:
Leidensdruck und/oder erhebliche psychosoziale Einschränkungen

Weitere Kriterien:
- eingeschränkte Kontrolle über das Glücks- oder Computerspiel
- Priorisierung des Glücks- oder Computerspiels vor anderen Interessen und Lebensbereichen mit Vernachlässigung derselben
- Fortsetzung des Glücks- oder Computerspiels trotz negativer Konsequenzen

Bei der Diagnosevergabe der Verhaltensstörung wird zwischen Problemkriterien und Symptomkriterien unterschieden. Problemkriterien führen zu signifikanten Beeinträchtigungen in relevanten Lebensbereichen, z. B. Vernachlässigung der Schule. Symptomkriterien müssen alleinstehend nicht notwendigerweise mit einem Problem verbunden sein, z. B. eingeschränkte Kontrolle des Internetkonsums, jedoch ohne dass der Alltag in relevantem Maß gestört ist (Colder Carras & Kardefelt-Winther, 2018).

Dabei ist das Muster der Verhaltenssucht über einen längeren Zeitraum (in der Regel zwölf Monate) kontinuierlich oder episodisch und wiederkehrend zu beobachten (Cloes et al., 2024).

Zudem wird bei den Verhaltenssüchten unterschieden in vorwiegend online bzw. vorwiegend offline und nicht näher bezeichnet.

Hier gilt die ICD-11 als strenger als die DSM-5, da sie in ihrem Ansatz den wissenschaftlichen Diskurs und die Besorgnis hinsichtlich einer möglichen Überpathologisierung von Computerspielverhalten berücksichtigt (Aarseth et al., 2017).

Im DSM-5 hingegen werden mehr Kriterien definiert, wobei fünf von neun Kriterien für die Diagnose erfüllt sein müssen (Lindenberg & Holtmann, 2021):
Craving: Betroffene können dem Verlangen nach intensiver Videospielnutzung nicht widerstehen.
Kontrollverlust: Es besteht Kontrollverlust über Frequenz, Dauer und Setting, in dem Medienkonsum betrieben wird.

Vernachlässigung des Alltags: Medienkonsum wird vor allen anderen Alltagspflichten priorisiert.
Verheimlichen: Negative Folgen werden typischerweise bagatellisiert oder verleugnet.
Fortsetzung: Konsum wird fortgesetzt trotz Erkenntnis negativer psychosozialer Folgen.
Toleranzentwicklung: Gratifikationserleben flacht ab.
Emotionsregulation: Die negativen Konsequenzen sind so gravierend, dass das süchtige Verhalten nun vor allem der emotionalen Regulation (nicht mehr der Gratifikation) dient.
Vereinnahmung: Der gesamte Alltag kreist um den Medienkonsum, der nicht mehr beendet werden kann.
Entzugserscheinungen: Bei fehlendem Medienkonsum kommt es zur emotionalen Krise.

Theoretisch besteht dabei die Möglichkeit, die DSM-5-Diagnose ausschließlich auf Basis von Symptomkriterien zu stellen, ohne dass ein Problemkriterium erfüllt ist (Lindenberg & Sonnenschein, 2024).

25.4 Jugendtypische und geschlechtsspezifische Konsummuster

25.4.1 Substanzgebundene Sucht

Drogenmissbrauch bei Jugendlichen ist nicht selten. Fast ein Drittel der Jugendlichen gibt an, Alkohol zu konsumieren, ein Viertel benennt auch illegale Drogen. Dabei nutzen Jugendliche das, was allgemein bekannt und leicht verfügbar ist (Wang & Hoyte, 2018).

Während ca. 10 % der 12- bis 17-Jährigen bereits Erfahrungen mit Cannabis haben, liegt ein regelmäßiger Konsum anderer illegaler Substanzen jeweils nur bei weniger als 1 %. Die Lebenszeitprävalenz, eine andere illegale Substanz konsumiert zu haben, liegt bei 1,7 % der Jugendlichen (Thomasius et al., 2022).

Eigene Erfahrung auf den Jugendsuchtstationen des ZfP Südwürttemberg zeigt bei behandlungsbedürftigen jungen Menschen häufig einen wahllosen und unkritischen Konsum verschiedener Substanzen (Mischkonsum). In der Regel gibt es dabei eine hauptsächlich konsumierte Substanz mit Abhängigkeitsentwicklung (bei den meisten Jugendlichen Cannabis) sowie einen gelegentlichen oder in Phasen stattfindenden Konsum anderer Drogen. An illegalen Drogen werden neben Alkohol zusätzlich oft Amphetamine, MDMA/Ecstasy und Opiate konsumiert.

In den letzten ca. 2 bis 3 Jahren ist zudem ein deutlicher Anstieg des Gebrauchs abhängig machender Medikamente, insbesondere Opioide und Benzodiazepine, aber auch von Pregabalin, Ketamin und Kokain zu beobachten. Dies betrifft zunehmend auch sehr junge Jugendliche (13–15 Jahre).

25.5 Häufigkeiten einzelner Substanzen

Der regelmäßig durchgeführten Befragung der Bundeszentrale zur Gesundheitlichen Aufklärung in Deutschland (BZgA) ist zu entnehmen (Orth & Merkel, 2022):

Nikotin: Der *Nikotinkonsum* 12- bis 17-jähriger Jugendlicher ist in den letzten Jahrzehnten deutlich rückläufig. 2001 konsumierten noch 27,2 % der männlichen und 27,9 % der weiblichen Jugendlichen regelmäßig Nikotin, 2023 waren es nur noch 7,2 % der Jungen und 6,4 % der Mädchen. Neben Zigaretten werden zunehmend Einmalprodukte (z. B. Vapes) konsumiert, die mit günstigen Preisen und süßen Aromen auch sehr junge Jugendliche anlocken (BzGA, 2024a).

Alkohol: Alkohol ist weiterhin die von Jugendlichen am meisten konsumierte psychoaktive Substanz, so haben 57,5 % der 12- bis 17-Jährigen jemals in ihrem Leben Alkohol konsumiert. Ein wesentlicher Unterschied zwischen Jungen (58,4 %) und Mädchen (56,4 %) besteht in Bezug auf die Lebenszeitprävalenz nicht. Der regelmäßige Konsum von Alkohol kommt hingegen bei männlichen Jugendlichen (12,4 %) häufiger vor als bei weiblichen Jugendlichen (6,9 %). Ebenso besteht für Rauschtrinken bei Alkohol konsumierenden Jugendlichen eine höhere Prävalenz bei Jungen (17,1 %) als bei Mädchen (10,4 %). Dieser riskante Konsum scheint mit dem Lebensalter zu steigen. So benannten 16- und 17-jährige Jugendliche zu 24,3 % mindestens ein Konsumereignis mit Rauschtrinken in den letzten 30 Tagen (BzGA, 2024b; Orth & Merkel, 2022).

Cannabis: Cannabis ist nach Alkohol die am häufigsten konsumierte Substanz. Dies zeigten auch eigene Daten der Jugendsuchtstationen am ZfP Südwürttemberg, da die Cannabisabhängigkeit bei beiden Geschlechtern als häufigste Hauptdiagnose vergeben wurde (weiblich: 55,3 %, männlich: 66 %). In der BZgA-Studie (BZgA, 2024c) gaben 8,3 % der 12- bis 17-jährigen Jugendlichen an, zumindest einmal schon *Cannabis* konsumiert zu haben, wobei auch die Angaben von

Cannabiskonsum mit zunehmendem Alter stiegen. So lag die Lebenszeitprävalenz von Cannabis bei den 12- bis 13-Jährigen bei 0,5 %, bei den 14- bis 15-Jährigen bei 6,3 % und bei den 16- bis 17-Jährigen bei 21 %. 3,5 % der Jugendlichen berichteten einen Konsum in den letzten 30 Tagen vor der Befragung. Einen regelmäßigen Konsum gaben 1,3 % der 12- bis 17-jährigen Jugendlichen an. Während bei der Lebenszeitprävalenz die Jungen leicht überwiegen (9,3 % männlich versus 7,3 % weiblich), konsumieren mehr Mädchen Cannabis regelmäßig (1,2 % männlich versus 1,5 % weiblich) (Orth & Merkel, 2022; BzGA, 2024c).
Synthetische Cannabinoide, Cathinone, Opioide: Unter der Überschrift »everywhere-everything-everyone« wird von dem European Monitoring Center for Drugs and Drug Addiction (EMCDDA) 2022 auf eine zunehmende Verbreitung von synthetischen Cannabinoiden, Cathinonen, Opioiden hingewiesen. Nicht nur wird ein signifikanter Anstieg diagnostizierter substanzbezogener Störungen (ICD-11: 6C4) bei Jugendlichen benannt, sondern auch mitgeteilt, dass die Anzahl stationärer Behandlungen in Zusammenhang mit einer Cannabisabhängigkeit sich seit 2002 mehr als vervierfacht haben bei sinkendem Alter des Einstiegs in den Cannabiskonsum (Europäische Beobachtungsstelle für Drogen und Drogensucht, 2022).
Weitere Substanzen: An *weiteren konsumierten psychoaktiven Substanzen* werden am häufigsten Amphetamine, Ecstasy und psychoaktive Pflanzen benannt (Thomasius et al., 2022). Hier fallen in der Regel die Prävalenzen des Substanzkonsums bei männlichen Jugendlichen höher aus als bei weiblichen Jugendlichen, mit einem Verhältnis von 2 zu 1.

25.6 Verhaltenssüchte

Verhaltenssüchte haben in den letzten Jahren rasant zugenommen. Fast alle Jugendlichen nutzen täglich das Internet und/oder digitale Spiele (96,3 %, 2023). Besonders stark angestiegen ist die tägliche Nutzung von

- Unterhaltungsangeboten (männlich: von 61,4 auf 83,5 %, weiblich: von 58,0 auf 85,8 %),
- Informationsangeboten (männlich: von 23,5 auf 50,5 %, weiblich: von 24,5 auf 64,7 %) und
- digitalen Spielen (männlich: 36,2 auf 60,5 %, weiblich: 11,3 auf 31,9 %).

Die tägliche Nutzung des Internets für Kommunikationszwecke ist hingegen nur marginal gestiegen.

Deutlich erhöht hat sich der Zeitumfang, der privat für das Internet und digitale Spiele aufgewendet wurde. Während weibliche Jugendliche im Jahr 2011 nur 10,9 Stunden und männliche Jugendliche 16,3 Stunden pro Woche im Internet waren, so lag die Nutzung 2023 für beide Geschlechter gleich bei durchschnittlich rund 26 Stunden in der Woche (BzGA, 2024d).

25.7 Verlauf und Prognose

25.7.1 Substanzgebundene Süchte

Für eine Mehrheit der Jugendlichen ist der Konsum psychoaktiver Substanzen Teil eines alterstypischen Risikoverhaltens bzw. ein Suchen von Grenzen. Dabei geht bei den meisten Jugendlichen (60–80 %) dieser Probierkonsum in einen gelegentlichen Konsum legaler Substanzen bei entsprechenden Anlässen über (Thomasius et al., 2022). Lediglich bei den Jugendlichen, bei denen infolge einer Häufung spezifischer Risikofaktoren (siehe Kap. 25.8) eine erhöhte Vulnerabilität vorliegt, ist damit zu rechnen, dass beim Hinzukommen weiterer Stressoren aus dem Probierkonsum ein regelmäßiger Konsum mit Abhängigkeitsentwicklung entsteht. Stressoren können z. B. komorbide psychische Störungen, belastende familiäre Beziehungen, Anschluss an konsumierende Peers und Delinquenz sein.

Spätestens dann, wenn ein regelmäßiger Konsum vorliegt, sollte eine Behandlung initiiert werden, wobei nicht alle Abhängigkeitsentwicklungen einer stationären Behandlung bedürfen. Teilweise sind im Jugendalter aufgrund einer noch nicht stattgehabten Chronifizierung ambulante Beratungsangebote wie Drogenberatungsstellen ausreichend. Wenn aber eine stationäre Aufnahme auf einer spezialisierten Suchtstation nötig wird, werden tendenziell mehr Jungen aufgenommen als Mädchen. Beispielhaft kann dies auf den beiden Jugendsuchtstationen clean.kick (16,6–18,11 Jahre) und clean.kids (12–16,5 Jahre) am ZfP Südwürttemberg gezeigt werden: So lag der Mädchenanteil aller Aufnahmen zwischen 30 % (2021) und 44 % (2024), Tendenz steigend. Jungen machten jedoch nach wie vor mehr als die Hälfte der Aufnahmen aus.

Stationäre Behandlungsansätze, die auf freiwilliger Basis erfolgen, führen dabei häufig nicht beim ersten Aufenthalt zu einer dauerhaften Abstinenz von Drogenkonsum. Meist braucht es mehrere stationäre Aufnahmen, bis eine Abstinenz erreicht werden kann. In einer auf der Station clean.kids durchgeführten

Katamnesestudie von Greiner (2017) mit 12- bis 15-jährigen Jugendlichen zeigten sich in Bezug auf den Verlauf des Drogenkonsums (gemessen zu Beginn, am Ende der Behandlung, vier Monate nach Behandlungsende) folgende Ergebnisse:

- Signifikante Abnahme des Konsums illegaler Substanzen nach Behandlung, aber absolute Abstinenz bei nur 29 % der Jugendlichen
- Signifikante Abnahme der Folgekomplikationen: Probleme mit Eltern und in der Schule, Vernachlässigung von Interessen, illegale Einkünfte
- Bessere Prognose bei regulärem Behandlungsende
- Bei Jugendlichen mit externalisierenden Verhaltensstörungen kürzere Behandlungsdauer und seltener reguläre Entlassung

Geschlechtsspezifische Unterschiede:

- Komorbide Störungen: Bei externalisierenden Störungen (z. B. Aggression) gibt es keinen Unterschied in der Häufigkeit, in Kombination mit emotionalen Störungen finden sich komorbide Störungen bei Mädchen häufiger.
- Jungen berichten signifikant häufiger über Probleme in der Schule.
- Jungen haben häufiger illegale Einkünfte.
- Mädchen beenden häufiger (47 %) die Behandlung regulär als Jungen (27 %).
- Mädchen berichten häufiger eine absolute Abstinenz nach der Behandlung.

25.8 Verhaltenssüchte/Mediensucht

Die Grenze zwischen noch akzeptablem, wenngleich exzessivem Medienkonsum und Mediensucht ist fein. Für die Einschätzung und die dann weitere Prognose, inwieweit es sich schon um eine Mediensucht handelt, haben der Spielkontext und die Spielvorlieben eine besondere Bedeutung. So tendieren z. B. Spieler*innen, die in einer Gemeinschaft mit gemeinsamen Überzeugungen und Praktiken spielen, mehr dazu, exzessiv weiterzuspielen, als Spieler*innen, die auch noch andere Dinge im Alltag erleben, die ihnen Selbstwert und Selbstvertrauen geben.

Neben diesem psychosozialen Aspekt weisen neuroimaginative Studien darauf hin, dass die Mediensucht auf molekularer, neurologischer und verhaltensbezogener Ebene Ähnlichkeiten mit anderen Süchten, einschließlich der Substanzabhängigkeit, aufweist (Kuss, 2013). Das bedeutet, dass nicht nur der Kontext, sondern auch neurobiologische Grundlagen eine Rolle für die Entwicklung einer Mediensucht spielen.

Geschlechtsspezifische Unterschiede in der Häufigkeit der Entwicklung einer Mediensucht konnten bisher nicht aufgezeigt werden (Tóth-Király et al., 2021).

In einer Studie von Niskier et al. (2024) erfüllten 26,1 % der Jugendlichen die Kriterien für Mediensucht (= problematischen Internetkonsum), wobei sich in Bezug auf den Schweregrad der Mediensucht keine signifikanten Unterschiede zwischen Jungen und Mädchen darstellten. Allerdings unterschied sich das Nutzungsverhalten: Jungen spielten eher Videospiele, während Mädchen sich im Netz vor allem mit Freund*innen trafen. In Bezug auf die Zeit, die mit Medien verbracht wird, differieren die Ergebnisse. In einigen Studien wird postuliert, dass Jungen eher mehr Zeit mit Medien verbringen als Mädchen, aber auch mit Sport (O'Brien et al., 2021; Gracia et al., 2022), in anderen Studien stellte sich hier kein Unterschied dar (Simon-Montañes et al., 2019). Unabhängig hiervon wurde nachgewiesen, dass der Schweregrad der Mediensucht proportional zur Anzahl der Stunden, in denen Bildschirmgeräte genutzt werden, mit mäßiger bis großer Effektstärke steigt (Niskier et al., 2024).

25.9 Risikofaktoren Sucht

25.9.1 Risikofaktoren bei substanzgebundener Sucht

Ähnlich wie bei anderen psychischen Störungen wird auch bei der Substanzabhängigkeit von einer multifaktoriellen Entstehung ausgegangen. Neben genetisch bedingten Vulnerabilitätsfaktoren spielen hier folgende eine Rolle:

- Individuelle Faktoren (z. B. hohe Impulsivität, Beeinträchtigung in der Emotionsregulation, psychische Komorbiditäten, leichte Zugänglichkeit von Drogen)
- Familiäre Faktoren (z. B. substanzkonsumierende Familienmitglieder, beeinträchtigte elterliche Erziehungsfähigkeit)
- Gesellschaftliche Faktoren (z. B. Drogenkonsum in der Gruppe der Gleichaltrigen)

Kinder von suchtkranken Müttern oder Vätern haben dabei generell ein sechsfach erhöhtes Risiko, selbst an einer Sucht zu erkranken.

Bekannte Geschlechtsspezifika sind unter anderem:

- Hohe Impulsivität führt eher zu Substanzkonsum bei Mädchen als bei Jungen.
- Töchter alkoholkranker Mütter sind besonders gefährdet, ebenfalls eine Alkoholsucht zu entwickeln. Das Risiko ist diesbezüglich 16-fach erhöht.

Bei Söhnen alkoholkranker Mütter ist das Risiko hingegen nur dreifach erhöht. Töchter alkoholkranker Väter zeigen ein neunfach erhöhtes Risiko, Söhne ein dreifach erhöhtes Risiko (Hoff & Klein, 2005).

- In einer schwedischen Kohortenstudie (Berg et al., 2016) konnte gezeigt werden, dass Töchter suchtkranker Mütter mit schlechteren Schulnoten reagieren als Söhne.
- Bei 76 % der Jugendlichen liegt neben den substanzbezogenen Störungen mindestens eine weitere psychiatrische Diagnose vor (Thomasius et al., 2022). Bei Jungen sind dies vor allem Störungen des Sozialverhaltens mit und ohne hyperkinetische Störung, Störungen des Sozialverhaltens und der Emotionen, Aufmerksamkeitsdefizitstörungen und Störungen der Persönlichkeitsentwicklung. Bei Mädchen zeigen sich häufiger depressive und andere emotionale Störungen sowie Traumafolgestörungen und emotional-instabile Persönlichkeitsentwicklungen.
- Bei Mädchen mit einem geringeren Selbstwertgefühl, Depression und einem hohen Stressempfinden ist das Risiko von Drogenkonsum stärker als bei Jungen (Kumpfer et al., 2008).

25.9.2 Risikofaktoren Verhaltenssucht

Der vielleicht am häufigsten dokumentierte Risikofaktor für Verhaltenssucht ist das männliche Geschlecht. So wurde festgestellt, dass die Prävalenz bei Jungen und jungen Männern ca. zwei- bis fünfmal höher ist als bei Mädchen und jungen Frauen (Yang et al., 2018; Paulus et al., 2018).Weitere Faktoren, die als mögliche Risikofaktoren für Internetsucht bei Jugendlichen und jungen Erwachsenen gefunden wurden, waren: Stress, lange durchschnittliche Spielzeit, familiäre Dysfunktion, schlechte schulische Leistungen, niedriger sozioökonomischer Status, alleinerziehendes Elternteil, Mobbing, zwischenmenschliche Probleme, Hyperaktivität/Unaufmerksamkeit, Angst, Depression, emotionale Belastung und geringes Selbstwertgefühl (Gao et al., 2022).

Darüber hinaus wiesen Hochrisikospieler*innen im Vergleich zu Niedrigrisikospieler*innen ein deutlich geringeres Maß an Selbstkontrolle und ein schlechteres Einvernehmen mit ihren Eltern auf (Macur & Pontes, 2021).

Ähnliche Faktoren zeigten sich als Risikofaktoren bei exzessiver Smartphone-Nutzung. So erhöhten strenge Eltern, geringe Selbstkontrolle und ein geringes Selbstwertgefühl das Risiko einer problematischen Nutzung, während akademische Motivation und schulischer Erfolg dieses Risiko verringerten. Mädchen zeigten sich gefährdeter, ein Smartphone-Suchtverhalten zu entwickeln, Jungen hingegen entwickelten häufiger eine Internetsucht (Fischer-Grote et al., 2019).

Risikofaktoren für Smartphone-Sucht waren weibliches Geschlecht, Internetnutzung, Alkoholkonsum und Angst. Risikofaktoren für Internetsucht waren männliches Geschlecht, Smartphone-Nutzung, Angst und Wissen/Kenntnisse im Umgang mit dem Internet (Choi et al, 2015).

25.10 Diagnostik

Die Diagnostik einer substanzbezogenen Störung bei Jugendlichen ebenso wie bei Verhaltenssüchten bei Jugendlichen erfolgt in der Regel durch Erfragen der Konsumgeschichte (Suchtmittelanamnese) im vertraulichen Rahmen, das heißt auch häufig unter Ausschluss der Eltern, wenn die Jugendlichen dies wünschen. Dabei hat das Vertrauen der Jugendlichen in die untersuchende Person meist eine große Bedeutung. Die Angaben werden durch Auskünfte der Sorgeberechtigten oder anderer wichtiger Bezugspersonen ergänzt (Laging, 2005).

Strukturierte Interviews zur Erfassung einer substanzbezogenen Störung im Jugendalter liegen im deutschen Sprachraum nicht vor. Thomasius et al. (2022) empfehlen für 12- bis 18-jährige Jugendliche das Screeninginstrument RAFFT (relax, alone, friend, family, trouble), das mit nur sechs Fragen (riskante) Konsumkontexte erfasst. Die Fragen greifen die mögliche Funktion des Konsums auf (Entspannung, Sich-besser-Fühlen oder Zugehörigkeit) und beziehen sich auf das Umfeld (Konsum in Familie oder Freundeskreis) und die Konsumfolgen. Bei zwei oder mehr Zustimmungen liegen bei 12- bis 18-Jährigen Hinweise für die Entwicklung einer substanzbezogenen Störung vor.

Für Verhaltenssüchte gibt es erste Fragebogen zum Erfassen einer Verhaltenssucht, wie z. B. der GADIS-A für Jugendliche (Paschke et al., 2020). Diese sind aber nur als ergänzend anzusehen, auch hier steht die persönliche Anamneseerhebung im Vordergrund.

Zur Standarddiagnostik gehört außerdem eine Urinuntersuchung, um bei Substanzkonsum das aktuelle Konsumgeschehen erfassen zu können und eine Einschätzung über mögliche körperliche Entzugserscheinungen bei Behandlungsbeginn zu bekommen (Laging, 2005).

25.11 Funktionen des Konsums

25.11.1 Suchtmittel

Wenn Jugendliche bereits früh einen Substanzkonsum beginnen, der dann regelmäßig betrieben wird, erfüllt dieser meist eine über die erste Neugier hinausgehende Funktion. Alterstypisch spielen dabei bei beiden Geschlechtern die Zugehörigkeit zu einer Peergruppe sowie die Suche nach Grenzerfahrungen eine Rolle. In der Regel sind die Jugendlichen jedoch am meisten gefährdet, abhängig zu werden, wenn sie eine über den Gruppen- und Rauscheffekt hinausgehende positive Verstärkung erleben. Diese steht oft in engem Zusammenhang mit den oben genannten komorbiden Störungen im Sinne eines Bewältigungs- oder Entlastungskonsums. Oft wird in diesem Zusammenhang auch von Selbstmedikation gesprochen. Dabei berichten Mädchen häufiger, dass sie konsumieren, um keine Emotionen mehr zu spüren, schlimme Ereignisse zu vergessen, Gefühle besser auszuhalten, der Realität zu entkommen und glücklich zu sein. Jungen hingegen benennen den Spaß am Rauscherleben (»weil es sich geil angefühlt hat«), aber auch den Effekt der Beruhigung (»Anspannung wegbekommen«) und Selbstmedikation bei ADHS (eigene unveröffentlichte Umfrage).

25.11.2 Verhaltenssüchte

Bei den Verhaltenssüchten zeigen sich ähnliche Muster: So entsteht die Motivation für die virtuelle Welt nicht selten eher bei Jugendlichen mit internalisierenden Problemen. Diese gehen in der Adoleszenz häufig mit sozialer Angst, Rückzug aus Gleichaltrigengruppen, mangelnder sozialer Kompetenz und Schüchternheit einher. Jugendliche trauen sich in der realen Welt nicht, in Interaktion mit Gleichaltrigen zu gehen, dies fällt dann »online« leichter. Das Bedürfnis »dazuzugehören« kann erfüllt werden. Przybylski et al. (2013) schlugen vor, dass die Angst, etwas zu verpassen, kausal eine Rolle spielen könnte. Diese wird definiert als eine allgegenwärtige Befürchtung, dass andere lohnendere Erfahrungen machen oder nützliche Informationen erhalten könnten, zu denen man selbst keinen Zugang hat. Um nichts Wichtiges auf der Website zu verpassen, haben Menschen mit erhöhter »Angst, was zu verpassen«, dann das Bedürfnis, so oft wie möglich online zu sein (Tomczyk et al., 2018).

Eine andere Motivation liegt im Versuch, mehr Lebenszufriedenheit zu erzielen. Jungen spielen Internetspiele häufiger aus Spaß und um Freundschaften zu schließen, während Mädchen im Internet sind, um sich die Zeit zu vertreiben, soziale Netzwerke zu nutzen, Messages zu schreiben, online einzukaufen, aber nicht, um zu kämpfen oder negative Emotionen nachzuspielen. Wei et al. (2012) berichteten, dass weibliche Spielerinnen eine kürzere Dauer des Onlinespielens und eine kürzere Bildschirmzeit aufweisen.

25.12 Therapie

25.12.1 Behandlungsansätze der Jugendsuchttherapie

Die Behandlung in der Jugendsuchttherapie sollte *altersspezifisch* erfolgen. Das heißt, Konzepte zur Behandlung von Abhängigkeitserkrankungen im Erwachsenenalter können nicht einfach kopiert oder übertragen werden. Vielmehr müssen sie um altersspezifische Entwicklungsaspekte erweitert werden.

Ziel einer jeden Suchttherapie ist die Suchtmittelabstinenz. Es ist aber hilfreich, Zwischenziele zu setzen. Diese können sein:

- Verringerung des Substanzkonsums
- Lösen von Problemen, die zum Substanzkonsum geführt haben
- Lösen von Problemen, die mit dem Substanzkonsum zusammenhängen
- Verbesserung des Alltagsfunktionsniveaus

Die Behandlung beinhaltet dabei meistens zwei Phasen:

1. Akutbehandlung: Bei der Akutbehandlung handelt es sich um eine qualifizierte stationäre Entzugsbehandlung mit dem inhaltlichen Schwerpunkt der Entwicklung von Veränderungsmotivation. Zudem erfolgen eine ausführliche medizinische Diagnostik und die Behandlung von Entzugssymptomen bzw. Begleiterkrankungen. Der Einbezug des psychosozialen Umfelds und die Berücksichtigung individueller Risikokonstellationen sind ebenfalls ein Teil der Behandlung. Diese Phase dauert zwischen neun und zwölf Wochen.
2. Postakutphase: In dieser Phase geht es um die Festigung der Abstinenz sowie der Weiterbehandlung komorbider psychischer Störungen. Diese kann in einer rehabilitativen Einrichtung oder in einem ambulanten Setting stattfinden.

Die *störungsspezifische Behandlung* sollte bestenfalls auf einer separaten Jugendsuchtstation erfolgen und in ein kontinuierliches Hilfeangebot eingebettet sein, das eine ambulante Vorabklärung sowie eine qualifizierte stationäre Entzugs- und Anschlussbehandlung im Rahmen einer Institutsambulanz beinhaltet. Außerdem sollten geeignete Anschlussmaßnahmen für jugendsuchtspezifische

Rehabilitation vorgehalten werden. Dies auch deshalb, weil Jugendliche häufig erst nach mehreren Anläufen und Rückfallschleifen zu einer solchen bereit sind. Alternativ sind immer auch jugendhilfliche Anschlussmaßnahmen zu erwägen, wenn die Rückkehr ins bisherige Umfeld nicht geeignet ist, den Therapieerfolg aufrechtzuerhalten. Der Sozialarbeit kommt bei all dem eine große Bedeutung zu.

In der Therapie sollten folgende Faktoren berücksichtigt werden:

- Peers haben in diesem Entwicklungsalter einen großen Einfluss. Hier hat der Konsum häufig die Funktion des Dazugehörens; der gemeinsame Rausch ist für die Mehrzahl der betroffenen Jugendlichen ein großer Anreiz für Konsum. Außerdem können damit andere alterstypische Erfahrungen wie z. B. das Testen von Grenzen, die Abgrenzung von Erwachsenen und ein subjektiv erlebtes Autonomiegefühl erlebt werden.
- Gleichzeitig führen die psychosozialen Folgen des Konsums häufig zu einer verlängerten Abhängigkeit von erwachsenen Bezugspersonen, weil altersangemessene Entwicklungsschritte wie schulisch-berufliche Weichenstellungen verzögert werden. So ist die empfundene Unabhängigkeit meist eine »Pseudo-Autonomie«, das Erreichen einer selbstständigen Lebensführung tritt hingegen in der Regel später ein. In der Jugendsuchtbehandlung kommt daher der pädagogischen Einflussnahme neben dem therapeutischen Aspekt eine große Rolle zu.
- Familiäre Belastungsfaktoren müssen miteinbezogen werden, weswegen eine systemische Ausrichtung mit einer engen Zusammenarbeit von Familien- und Hilfesystemen hilfreich ist.
- Jugendsuchtbehandlung sollte darüber hinaus immer auch die Diagnostik und Behandlung komorbider jugendpsychiatrischer Störungen beinhalten, da diese häufig als Ursache (siehe Kap. 25.11) oder Folge des Konsums (z. B. Angststörungen, drogeninduzierte Psychosen) vorhanden sind.
- Um den Erfolg der Jugendsuchtbehandlung zu sichern, kann auch eine medikamentöse Behandlung notwendig sein. Die medikamentöse Behandlung erfolgt zum einen immer häufiger als fraktionierter Entzug (ausschleichende Gabe von Opiaten oder Benzodiazepinen) bei vorliegender Indikation, um gravierende Entzugsverläufe bei entsprechender Konsumvorgeschichte abzumildern. Zum anderen erfolgt immer wieder eine symptomorientierte Behandlung von z. B. Anspannung, Unruhe und Schlafstörungen, dabei sind suchtauslösende Medikamente unbedingt zu vermeiden.
- Eine ambulante psychotherapeutische Weiterbehandlung ist in vielen Fällen indiziert.

25.12.2 Genderspezifische Aspekte in der Therapie

Medizinische, psychiatrische und funktionelle Folgen von Abhängigkeitserkrankungen sind bei Mädchen oft schwerwiegender als bei Jungen, gleichzeitig unterscheiden sich Mädchen und Jungen nicht wesentlich im Behandlungsergebnis (McHugh et al., 2018). Die Behandlung von Abhängigkeitserkrankungen im Kindes- und Jugendalter sollte so immer auch geschlechtsspezifische Aspekte berücksichtigen. Dies kann auf unterschiedliche Art und Weise erfolgen.

Im außerklinischen Rahmen bieten rehabilitative Einrichtungen genderspezifische Angebote an, im Sinne von

- Unterteilung der Klient*innen in geschlechtsspezifische Gruppen innerhalb einer Einrichtung oder
- getrennter Durchführung der (meisten) Therapieangebote oder
- Einrichtungen, die sich mit ihrem Angebot ausschließlich an Jungen oder Mädchen wenden.

Im stationären Rahmen können geschlechtsspezifische Angebote gemacht werden, z. B.:

- Indikative genderspezifische Gruppen im Rahmen einer geschlechtergemischten Entzugsbehandlung (z. B. zu Themen wie Rollenerleben und -erwartungen, Sexualität, Gestaltung intimer Beziehungen; insbesondere weiblichen Jugendlichen gelingt es in geschlechtsspezifischen Therapiegruppen eher, über diese Themen zu reden)
- Aufgreifen genderspezifischer Aspekte in der Einzeltherapie, z. B. Themen wie sexualisierte Gewalt, Grenzüberschreitungen
- Erlebnistherapeutische Aktionen und Bewegungsangebote in geschlechtshomogenen Gruppen, sodass z. B. Körpergrenzen gewahrt werden können (Jungen bevorzugen auspowernde Sport- und Bewegungsangebote)
- Themenfokussierte Gruppen zu (geschlechtsspezifischer) Kriminalität

Ausgangspunkt für Überlegungen zur genderspezifischen Gestaltung des Angebots sollte auch der Schutz der jugendlichen Patient*innen sein. Hier sind unter Beachtung der häufig erlebten geschlechtsspezifischen Gewaltformen im Drogenmilieu (z. B. sexuelle Ausnutzung, sexuelle Gewalt und Prostitution) oder auch in der virtuellen Welt eine besondere Sensibilität und die Schaffung eines traumasensiblen Umfelds erforderlich. Ansonsten führt es nicht selten zur Reinszenierung solcher Gewaltkonstellationen auch im Behandlungssetting, wenn diesbezüglich nicht auf ausreichend Schutz geachtet wird. Der Einbezug von Jugendlichen aller Geschlechter in die regelmäßige Anpassung der stationsspezifischen Gefährdungsanalyse im Rahmen des Schutzkonzeptes spielt daher eine große Rolle für die Gestaltung eines sicheren und schützenden Behandlungsmilieus.

25.12.3 Therapie von Verhaltenssüchten

Es gibt zum heutigen Zeitpunkt noch keine evidenzbasierten Behandlungsmethoden für Internetsucht, aber viele Ansätze.

Das erste Ziel besteht dabei immer darin, den Motivationsgrad zur Veränderung der Patient*innen zu ermitteln. Auch ist es wichtig, den entwicklungsbedingten und psychosozialen Kontext der Symptome zu verstehen. Eltern sollten in den Behandlungsprozess miteinbezogen werden. So müssen die Eltern wieder in die Lage versetzt werden, ihren Erwartungen zu trauen und angemessene Grenzen zu setzen. Es geht um die Änderung und Kontrolle des Konsum- oder Missbrauchsmusters, darum, Komorbidität und sekundären Gewinn zu verstehen sowie gemeinsam mit den Jugendlichen Anreize für ein Leben in Echtzeit zu erarbeiten. Die Beteiligung der Eltern an der Behandlung ist dabei für den Erfolg der Behandlung von wesentlicher Bedeutung.

In einer Studie von Dong et al. (2022) wurde benannt, dass männliche Personen empfindlicher auf spielbezogene Belohnungen reagieren als weibliche Personen sowie akutes Spielverhalten bei diesen ein stärkeres Verlangen auslösen kann als bei weiblichen Personen. Jungen weisen so oftmals eine schwächere hemmende Kontrolle auf. Während der Behandlung wiederum berichten weibliche Personen über mehr negative Stimmungszustände als männliche Personen, auch das Spielverhalten weiblicher Personen wurde mit affektiven Störungen in Verbindung gebracht.

25.13 Zusammenfassung

»Jungs konsumieren anders – Mädchen auch.« Diesem ist zuzustimmen, wenngleich Gemeinsamkeiten im Suchtverhalten beider Geschlechter vorliegen. Substanzbezogene Suchtstörungen im Jugendalter sind nicht selten. Hauptdrogen des Kindes- und Jugendalters sind Nikotin, Alkohol und Cannabis, weitere Drogen werden eher im Sinne eines Probierkonsums konsumiert. Regelmäßiger Mischkonsum ist dabei mit 1,7 % seltener. Gründe für einen substanzbezogenen Konsum sind oftmals der Wunsch nach Peergruppenzugehörigkeit, Anerkennung, Erleben von Grenzen. Mädchen berichten zudem, dass sie mithilfe der Suchtmittel keine Emotionen mehr spüren wollen, schlimme Ereignisse vergessen, Gefühle besser aushalten, der Realität entkommen und glücklich sein wollen. Jungen hingegen benennen häufiger, den Spaß am Rauscherleben und den Effekt der Beruhigung zu suchen.

Bei den Verhaltenssüchten konnte bisher keine Geschlechterdifferenz in Bezug auf die Häufigkeit der Entwicklung einer Mediensucht aufgezeigt werden, allerdings unterscheidet sich das Nutzungsverhalten: Jungen spielen eher Videospiele, während Mädchen sich im Netz vor allem mit Freund*innen treffen. Mädchen sind gefährdeter, eine Smartphone-Sucht zu entwickeln, Jungen entwickeln häufiger eine Internetsucht. Der Schweregrad der Mediensucht steigt dabei proportional zur Anzahl der Stunden, in denen Bildschirmgeräte genutzt werden (mäßige bis große Effektstärke). Therapeutisch ist der wichtigste Wirkfaktor eine eigene Motivation zur Abstinenz. Eltern und das Umfeld sollten in die Behandlung miteinbezogen werden.

25.14 Autorinnen

Dr. biol. hum. Ulrike Amann, Dipl. Pädagogin, Systemische Therapeutin. Fachbereichsleitung des Jugend-Suchtbereichs an der Klinik für Kinder- und Jugendpsychiatrie,-psychotherapie am ZfP Südwürttemberg.
E-Mail: ulrike.amann@zfp-zentrum.de

Prim. Univ.-Prof. Dr. med. Isabel Böge, Professorin für Kinder- und Jugendpsychiatrie, -psychotherapie sowie Abteilungsleitung der Kinder- und Jugendpsychiatrie an der Medizinischen Universität Graz, Primarärztin an der Abteilung für Kinder- und Jugendpsychiatrie des LKH-Universitätsklinikums Graz, Standort Süd. E-Mail: isabel.boege@medunigraz.at

25.15 Verständnisfragen

1. Welche geschlechtsspezifischen Unterschiede gibt es bei den substanzgebundenen Süchten und Verhaltenssüchten?
2. Welche Risikofaktoren sollte man erfragen, wenn man eine Verhaltenssucht bei einem Jugendlichen vermutet?
3. Welche geschlechtsspezifischen Aspekte sollten in der stationären Behandlung von Jugendlichen mit substanzbezogenen Störungen beachtet werden?

25.16 Literatur

Aarseth, E.; Bean, A. M.; Boonen, H.; et al. (2017): Scholars' open debate paper on the World Health Organization ICD-11 Gaming Disorder proposal. In: Journal of Behavioral Addictions, 6, S. 267–270.

Arnaud, N.; Thomasius, R. (2024): Substanzbezogene Suchtstörungen im Kindes- und Jugendalter. In: Monatsschr Kinderheilkd. doi:10.1007/s00112-024-02090-9

Berg, L.; Bäck, K.; Vinnerljung, B.; et al. (2016): Parental alcohol-related disorders and school performance in 16-year-olds-a Swedish national cohort study. In: Addiction, 111 (10), S. 1795–1803. doi:10.1111/add.13454

BzGA – Bundeszentrale für gesundheitliche Aufklärung (2024a): Die Drogenaffinität Jugendlicher in der Bundesrepublik Deutschland 2023 – Ergebnisse zum Rauchen (Info-Blatt). Online verfügbar unter: https://www.bzga.de/fileadmin/user_upload/PDF/pressemitteilungen/daten_und_fakten/Infoblatt_DAS_2023_Rauchen_2024-05-21_Final.pdf (23.11.2025).

BzGA – Bundeszentrale für gesundheitliche Aufklärung (2024b): Die Drogenaffinität Jugendlicher in der Bundesrepublik Deutschland 2023 – Ergebnisse zum Alkoholkonsum (Info-Blatt). Online verfügbar unter: https://www.bioeg.de/fileadmin/user_upload/PDF/pressemitteilungen/daten_und_fakten/Infoblatt_DAS_Alkoholkonsum_final.pdf (23.11.2025).

BzGA – Bundeszentrale für gesundheitliche Aufklärung (2024c): Die Drogenaffinität Jugendlicher in der Bundesrepublik Deutschland 2023 – Ergebnisse zum Cannabiskonsum (Info-Blatt). Online verfügbar unter: https://www.bioeg.de/fileadmin/user_upload/PDF/pressemitteilungen/daten_und_fakten/Infoblatt_Drogenaffinit%c3%a4tsstudie_2023_Cannabis.pdf (23.11.2025).

BzGA – Bundeszentrale für gesundheitliche Aufklärung (2024d): Die Drogenaffinität Jugendlicher in der Bundesrepublik Deutschland 2023 – Ergebnisse zur Computerspiel- und Internetnutzung (Info-Blatt). Online verfügbar unter: https://www.bioeg.de/fileadmin/user_upload/PDF/pressemitteilungen/daten_und_fakten/Infoblatt_Drogenaffinit%c3%a4tsstudie_2023_Cannabis.pdf (23.11.2025).

Choi, S. W.; Kim, D. J.; Choi, J. S.; et al. (2015): Comparison of risk and protective factors associated with smartphone addiction and Internet addiction. In: J Behav Addict, 4 (4), S. 308–314. doi:10.1556/2006.4.2015.043.

Colder Carras, M.; Kardefelt-Winther, D. (2018): When addiction symptoms and life problems diverge: a latent class analysis of problematic gaming in a representative multinational sample of European adolescents. In: European Child and Adolescent Psychiatry, 27 (4), S. 513–525.

Cloes, J. O.; Thomasius, R.; Paschke, K. (2024): Internetnutzungsstörungen nach ICD-11. DNP 25, 27–30. doi 10.1007/s15202-024-6344-2

Dong, G. H.; Potenza, M. N. (2022): Considering gender differences in the study and treatment of internet gaming disorder. Journal of Psychiatric Research, 153, S. 25–29. doi:10.1016/j.jpsychires.2022.06.057

Europäische Beobachtungsstelle für Drogen und Drogensucht (2022): Europäischer Drogenbericht 2022: Trends und Entwicklungen. Amt für Veröffentlichungen der Europäischen

Union, Luxemburg.
Fischer-Grote, L.; Kothgassner, O. D.; Felnhofer, A. (2019): Risk factors for problematic smartphone use in children and adolescents: A review of existing literature. In: Neuropsychiatry, 33 (4), S. 179–190. doi:10.1007/s40211-019-00319-8
Gao, Y. X.; Wang, J. Y.; Dong, G. H. (2022): The prevalence and possible risk factors of internet gaming disorder among adolescents and young adults: Systematic reviews and meta-analyses. In: Journal of Psychiatric Research, 154, S. 35–43. doi:10.1016/j.jpsychires.2022.06.049
Gracia, P.; Garcia-Roman, J.; Oinas, T.; Anttila, T. (2022): Gender differences in child and adolescent daily activities: a cross-national time use study. In: Acta Sociologica, 65, S. 41–65.
Greiner, J. (2017): Katamnestische Analyse des Behandlungserfolgs der Jugenddrogenentzugsstation clean.kids, mit Bezug auf Altersunterschiede, Selbsteinschätzung und soziale Integration (Dissertation). Universität Ulm.
Heinz, A.; Gül Halil, M.; Gutwinski, S.; Beck, A. et al. (2022): ICD-11: Änderungen der diagnostischen Kriterien der Substanzabhängigkeit. Nervenarzt, 93 (1), S. 51–58. doi:10.1007/s00115-021-01071-7
Hoff, T.; Klein, M. (2005). Geschlechtsspezifische Unterschiede bei Kindern aus suchtbelasteten Familien. In: Hasenjürge, B.; Rohleder, C.: Geschlecht im sozialen Kontext: Perspektiven für die Soziale Arbeit, S. 89–114. Leverkusen: Budrich.
Kumpfer, K. L.; Smith, P.; Summerhays, J. F. (2008): A wakeup call to the prevention field: Are prevention programs for substance use effective for girls? In_ Substance Use & Misuse, 43, S. 978–1001.
Kuss, D. J. (2013): Internet gaming addiction: Current perspectives. Psychology Research and Behavior Management, 14 (6), 125–137. doi: 10.2147/PRBM.S39476
Laging, M. (2005): Assessment und Diagnostik in der sekundären Suchtprävention bei Jugendlichen. Prävention, 1, 9–12.
Lerario, M. P.; Fusunyan, M.; Stave, C. D.; Roldán, V.; Keuroghlian, A. S.; Turban, J.; Perez, D. L.; Maschi, T.; Rosendale, N. (2023): Functional neurological disorder and functional somatic syndromes among sexual and gender minority people: A scoping review. In: Journal of Psychosomatic Research, 174, 111491.
Lindenberg, K.; Holtmann, M. (2021): Einzug der Computerspielstörung als Verhaltenssucht in die ICD-11. In: Zeitschrift für Kinder- und Jugendpsychiatrie und Psychotherapie, 50 (1), S. 1–7.
Lindenberg, K.; Sonnenschein, A. R. (2024): Verhaltenssüchte als neue ICD-11-Diagnosen. Psychotherapie, 69, S. 158–164.
Macur, M.; Pontes, H. M. (2021): Internet Gaming Disorder in adolescence: Investigating profiles and associated risk factors. In: BMC Public Health, 21 (1), 1547. doi:10.1186/s12889-021-11394-4
McHugh, R. K.; Votaw, V. R.; Sugarman, D. E.; Greenfield, S. F. (2018): Sex and gender differences in substance use disorders. In: Clinical Psychology Review, 66, S. 12–23.
Niskier, S. R.; Snaychuk, L. A.; Kim, H. S.; et al. (2024): Adolescent screen use: Problematic internet use and the impact of gender. Psychiatry Investigation, 21 (1), S. 18–27.
O'Brien, W.; Belton, S.; Fitzpatrick, B.; et al. (2021): Relationship between gender,

physical activity, screen time, body mass index and wellbeing in Irish children from social-disadvantage. Child Care in Practice, 30 (3), S. 220–234.

Orth, B.; Merkel, C. (2022): Der Substanzkonsum Jugendlicher und junger Erwachsener in Deutschland. Ergebnisse des Alkoholsurveys 2021 zu Alkohol, Rauchen, Cannabis und Trends. BZgA-Forschungsbericht.

Paschke, K.; Austermann, M. I.; Thomasius, R. (2020): Assessing ICD-11 Gaming Disorder in Adolescent Gamers: Development and Validation of the Gaming Disorder Scale for Adolescents (GADIS-A). In: Journal of Clinical Medicine, 9, S. 993.

Paulus, F. W.; Ohmann, S.; von Gontard, A.; et al. (2018): Internet gaming disorder in children and adolescents: A systematic review. In: Developmental Medicine & Child Neurology, 60, S. 645–659. doi:10.1111/dmcn.13754

Przybylski, A. K.; Murayama, K.; DeHaan, C. R.; Gladwell, V. (2013): Motivational, emotional, and behavioral correlates of fear of missing out. In: Computers in Human Behavior, 29, S. 1841–1848.

Simon-Montañes, L.; Aibar-Solana, A.; García-González, L.; et al. (2019): "Hyperconnected" adolescents: Sedentary screen time according to gender and type of day. In: European Journal of Human Movement, 43, 49–66.

Thomasius, R.; Paschke, K.; Arnaud, N. (2022): Substance-Use Disorders in Children and Adolescents. In: Deutsches Ärzteblatt International, 119 (25), S. 440–450.

Tomczyk, Ł.; Selmanagic-Lizde, E. (2018): Fear of missing out (FOMO) among youth in Bosnia and Herzegovina – scale and selected mechanisms. In: Child and Youth Services Review, 88, S. 541–549.

Tóth-Király, I.; Morin, A. J. S.; Hietajärvi, L. et al. (2021): Longitudinal trajectories, social and individual antecedents, and outcomes of problematic internet use among late adolescents. In: Child Development, 92, S. e653–e673.

Wang, G. S.; Hoyte, C. (2018): Common substances of abuse. In: Pediatrics Review, 39, S. 403–414.

Wei, H. T.; Chen, M. H.; Huang, P. C.; Bai, Y. M. (2012): The association between online gaming, social phobia, and depression: an internet survey. In: BMC Psychiatry, 12, S. 92.

Yang, J.; Guo, Y.; Du, X.; Jiang, Y.; Wang, W.; Xiao, D.; et al. Association between problematic internet use and sleep disturbance among adolescents: The role of the child's sex. In: International Journal of Environmental Research and Public Health, 15.

26 Störungen der Impulskontrolle

Bleiben Sex and Crime eine Männerdomäne?

Marc Allroggen

Unter den Störungen der Impulskontrolle wird eine heterogene Gruppe psychischer Erkrankungen summiert, denen gemeinsam ist, dass gegenüber sozial abweichenden und delinquenten Verhaltensimpulsen nicht hinreichend Widerstand geleistet wird. In diesem Kapitel werden die Herausforderungen in der Diagnostik und Behandlung dieser Störungsbilder dargestellt und ihre Operationalisierung kritisch reflektiert. Des Weiteren wird auf geschlechtsspezifische Unterschiede eingegangen.

Lernziele: Sie werden lernen, Störungen der Impulskontrolle von problematischen Verhaltensweisen in Zusammenhang mit anderen psychischen Erkrankungen und sozial abweichendem Verhalten zu differenzieren und dementsprechend notwendige Behandlungen einzuleiten. Sie werden auch lernen, welche geschlechtsspezifischen Unterschiede es bei diesen Störungen gibt.

Schlagworte: **Pyromanie, Kleptomanie, zwanghaftes Sexualverhalten, Pornografie, intermittierende explosible Störung, Delinquenz**

26.1 Persönliche Annäherung

Der 12-jährige Bernd wird von seinen Eltern vorgestellt, weil er seit dem Kindergartenalter immer wieder heftige Wutausbrüche und aggressives Verhalten zeigt. Dabei reichen schon kleinere Provokationen und scheinbar nichtige Anlässe, um Wutanfälle, die auch mit körperlichen Angriffen einhergehen können, auszulösen. Einmalig sei es auch zu Feuerlegen auf dem Schulhof (außerhalb der Schulzeit) gekommen. Nach den Wutanfällen schämt sich Bernd meistens und ist um Wiedergutmachung bemüht. Wenn es nicht zu Wutanfällen kommt, zeigt Bernd ein gutes psychosoziales Funktionsniveau und keinerlei Auffälligkeiten. Es ergeben sich in der Diagnostik keine Hinweise auf eine Störung des Sozialverhaltens, eine ADHS oder eine andere psychische Störung. Dementsprechend wird das Verhalten als »intermittierende explosible Störung« eingeordnet. Hinweise auf eine Pyromanie ergeben sich hingegen nicht, vielmehr lässt sich das einmalige Feuerlegen als kindliches Ausprobieren und entwicklungstypisches Verhalten verstehen.

26.2 Definition gemäß ICD-11

Die ICD-11 definiert Störungen der Impulskontrolle als das Unvermögen, einem bestimmten Drang, Trieb oder Impuls zu widerstehen, eine Handlung auszuführen, die zwar kurzfristig als angenehm oder befriedigend erlebt wird, aber langfristig mit erheblichen negativen persönlichen, psychosozialen oder gesellschaftlichen Konsequenzen verbunden ist oder mit einem deutlichen Leidensdruck einhergeht (BfArM, 2025). Spezifisch werden zu den Störungen der Impulskontrolle Verhaltensweisen aus den Bereichen Brandstiftung, Diebstahl, sexuelles Verhalten sowie Wutausbrüche zusammengefasst.

Auch wenn die Diagnosen Pyromanie und Kleptomanie in ihrer Operationalisierung weitgehend unverändert bleiben, ergeben sich gegenüber der ICD-10 in der ICD-11 einige bedeutsame Änderungen in der Kategorie Störungen der Impulskontrolle. Die Diagnose pathologisches Glücksspiel, die bislang in diese Kategorie eingeordnet wurde, bildet nun gemeinsam mit der Diagnose Computerspielsucht die Kategorie Verhaltenssüchte, während die Trichotillomanie, die ebenfalls in der ICD-10 zu den Störungen der Impulskontrolle gezählt wurde, nun den Zwangsstörungen zugerechnet wird.

Neu hinzugekommen ist die Diagnose Störung mit zwanghaftem Sexualverhalten, während die intermittierende explosible Störung wieder in die ICD-11 aufgenommen wurde. Im Gegensatz zur ICD-10 werden Impulskontrollstörungen nun zudem weniger als zwanghafte Impulse, denen kein Widerstand entgegengesetzt werden kann, operationalisiert, sondern es wird vielmehr betont, dass es Handlungen betrifft, denen eine gewisse Absicht und ein Wunsch nach Nervenkitzel zugrunde liegen können. Gleichzeitig wird in der ICD-11 bei der Pyromanie und der Kleptomanie hervorgehoben, dass ein nachvollziehbares Motiv für die Handlung fehlt (Bründl & Fuss, 2021).

26.2.1 Störungsbilder und Unterscheidungsmerkmale

Insgesamt gibt es nun in der Kategorie der Störungen der Impulskontrolle die folgenden vier Störungsbilder:

- Pyromanie (6C70; ICD-10: pathologische Brandstiftung)
- Kleptomanie (6C71; ICD-10: pathologisches Stehlen)
- Zwanghafte sexuelle Verhaltensstörung (6C72; ICD-10: gesteigertes sexuelles Verhalten)
- Intermittierende explosible Störung (6C73; ICD-10: keine eigene Störung)

Ob diese vier Störungsbilder aber tatsächlich eine homogene Gruppe begründen oder zukünftig einzelne Störungsbilder eher den Verhaltenssüchten oder den Zwangsstörungen zugeordnet werden sollten, kann zum jetzigen Zeitpunkt nicht abschließend beurteilt werden.

Pyromanie und Kleptomanie unterscheiden sich in ihrer Operationalisierung nur in Bezug auf das die Störung bezeichnende Verhalten, nämlich Brandstiftung bzw. Diebstahl. Identisch bei beiden Störungsbildern sind sowohl das Fehlen eines nachvollziehbaren Motives (z. B. finanzielle Interessen, Erregung von Aufmerksamkeit und Anerkennung bei der Pyromanie), ein Gefühl der Anspannung oder affektiven Erregung vor der Handlung als auch ein Gefühl der Freude, Erregung, Erleichterung oder Befriedigung während und unmittelbar nach der Handlung (bei der Pyromanie auch bei dem Erleben der Auswirkungen oder der Beteiligung an den Folgen). Bei der Pyromanie gilt die Beschäftigung mit Feuer und verwandten Reizen (z. B. die Faszination für Feuerwehrausrüstung) als zusätzliches Merkmal für die Diagnose. Bei beiden Störungsbildern ist gefordert, dass sich das Verhalten nicht besser durch eine intellektuelle Beeinträchtigung, eine andere psychische und Verhaltensstörung oder eine Substanzintoxikation erklären lässt.

Bei der Störung mit zwanghaftem Sexualverhalten bezieht sich die fehlende Impulskontrolle auf intensive, sich wiederholende sexuelle Impulse oder Triebe. Als Symptomatik beschrieben werden insbesondere wiederholte sexuelle Aktivitäten, die so bedeutsam werden, dass andere Lebensbereiche einschließlich Gesundheit und Körperpflege vernachlässigt werden. Es bestehen erfolglose Bemühungen, dieses Verhalten zu reduzieren, das Verhalten wird trotz negativer Auswirkungen und fehlender Befriedigung fortgesetzt und es bestehen ein ausgeprägter Leidensdruck oder erhebliche Beeinträchtigungen im psychosozialen Funktionsniveau. Der Leidensdruck darf dabei aber nicht ausschließlich mit moralischen Urteilen und der Missbilligung sexueller Verhaltensweisen zusammenhängen.

Bei der intermittierenden explosiblen Störung kommt es aufgrund einer nicht ausreichenden Kontrolle aggressiver Impulse zu verbaler oder körperlicher Aggression, die sich gegen Personen oder Gegenstände richten kann. Das Ausmaß des aggressiven Verhaltens und auslösende Situationen stehen dabei in keinem Verhältnis zueinander, die Symptomatik ist nicht Teil einer anderen Störung oder einer chronischen Wut und Reizbarkeit und es kommt zu einer erheblichen Einschränkung in wichtigen psychosozialen Funktionsbereichen.

26.3 Häufigkeiten

Insbesondere für Kinder und Jugendliche liegen keine validen Studien zur Häufigkeit von Störungen der Impulskontrolle vor. Die Prävalenz der Pyromanie bei Kindern und Jugendlichen wird in älteren Studien auf 2,4 bis 3,5 % geschätzt, wobei überwiegend Jungen betroffen sind (Dell'Osso et al., 2006). Insgesamt wird aber davon ausgegangen, dass nur bei einem geringen Anteil von Brandstiftern tatsächlich eine Pyromanie vorliegt. Die Kleptomanie gilt mit einer Prävalenz von 0,3 bis 0,6 % als seltene Störung, wobei Frauen dreimal so häufig betroffen zu sein scheinen wie Männer (Torales et al., 2020). Allerdings wird diskutiert, ob es sich hierbei um einen tatsächlichen Geschlechtsunterschied handelt oder Frauen häufiger einer psychiatrischen Untersuchung in Zusammenhang mit Diebstahlsdelikten zugeführt werden (Grant, 2006). In klinischen Populationen findet sich die Diagnose deutlicher häufiger (Grant et al., 2005), ebenso bei Personen, die wegen Ladendiebstahls festgenommen werden.

Deutlich höhere Prävalenzen finden sich bei zwanghaftem Sexualverhalten, allerdings basieren Studien vielfach auf einer Selbsteinschätzung und sehr unterschiedlichen unter dem Störungsbild zusammengefassten Konstrukten. So finden sich Häufigkeiten von bis zu 10 % bei selbst zugeschriebener Pornografieabhängigkeit oder selbst zugeschriebenem exzessiv-zwanghaftem Sexualverhalten bei Erwachsenen, wobei Männer häufiger von entsprechenden Verhaltensweisen berichten. Dabei muss berücksichtigt werden, dass eine Selbsteinschätzung bezüglich des Vorliegens eines problematischen Pornografiekonsums positiv korreliert mit ausgeprägten Moralvorstellungen, die einem Konsum von Pornografie insgesamt kritisch gegenüberstehen. Möglicherweise wird hier also eine Problematik überschätzt (Grubbs et al., 2020). Gleichzeitig ist das Thema sexuelle Aktivität von Frauen und Mädchen vielfach noch tabuisiert, was zu einer verminderten Bereitschaft von Frauen und Mädchen führen kann, über entsprechendes Verhalten zu berichten, aber auch dazu führen kann, dass auch »normale« sexuelle Aktivität bereits als unangemessen erlebt wird.

Für die intermittierende explosible Störungen finden sich Prävalenzen zwischen 4 und 11 % für Erwachsene, wobei Männer etwas häufiger betroffen zu sein scheinen als Frauen (Coccaro et al., 2004; Dell'Osso et al., 2006). Allerdings werden in den vorliegenden Studien bestehende Komorbiditäten häufig nicht ausgeschlossen, sodass die Prävalenz der intermittierenden explosiblen Störung im engeren Sinne möglicherweise überschätzt wird.

Insgesamt fehlen methodisch hochwertige Studien, die die Häufigkeit und geschlechtsspezifischen Unterschiede bei den Störungen der Impulskontrolle erfassen. Dabei besteht einerseits die Gefahr, die Prävalenz zu überschätzen, weil eine Abgrenzung von rein delinquentem bzw. sozial als problematisch angesehenem Verhalten sowie von bestehenden anderen psychischen Störungen fehlt. Andererseits muss auch berücksichtigt werden, dass die Bereitschaft, über entsprechende, zum Teil auch strafrechtlich relevante Verhaltensweisen zu berichten, möglicherweise gering ist.

26.4 Prognose

Differenzierte Untersuchungen zur Prognose und Entwicklung der unterschiedlichen Störungsbilder liegen nicht vor. Störungen der Impulskontrolle können bereits bei Kindern und Jugendlichen, prinzipiell aber in jedem Lebensalter erstmals auftreten, wobei bei allen Störungsbildern häufig der Beginn der Symptomatik im Jugendalter oder jungen Erwachsenenalter liegt.

Die Kleptomanie kann sporadisch auftreten, episodisch oder auch chronisch verlaufen. Brandstiftung (Zündeln) tritt häufig bei Kindern auf. Hierbei muss deutlich unterschieden werden zwischen einer entwicklungsbedingten Neugier (mit eingeschränkter Fähigkeit zur Beurteilung damit verbundener Gefahren) und einer Brandstiftung im Rahmen einer Störung des Sozialverhaltens und einer Pyromanie im engeren Sinne. Sowohl bei der Kleptomanie als auch der Pyromanie besteht die Gefahr eines chronischen Verlaufs, da unter Umständen erst spät Hilfe gesucht wird, oft aus Scham und Angst vor Strafverfolgung erst dann, wenn es bereits zu Anzeigen aufgrund des Verhaltens gekommen ist. Bei der Pyromanie wird häufig auch eine Zunahme der Häufigkeit und Intensität des Verhaltens während des Krankheitsverlaufs beschrieben. Die intermittierende explosible Störung beginnt meist bereits in der Kindheit, zeigt einen eher chronischen Verlauf und kann auch mit erheblichem delinquentem Verhalten verbunden sein. Im Erwachsenenalter kann es mit einer Abnahme von Impulsivität auch zu einem Rückgang der Symptomatik kommen, allerdings ist im höheren Alter in Zusammenhang mit hirnorganischen Veränderungen dann auch wieder eine Zunahme des Verhaltens zu beobachten. Auch bei der Störung mit zwanghaftem Sexualverhalten kann es zu einer Abnahme im Erwachsenenalter kommen, aber dann auch wieder zu einer Zunahme in Zusammenhang mit hirnorganischen Prozessen.

26.5 Geschlechtsunabhängige Risikofaktoren

Die spezifischen Ursachen von Störungen der Impulskontrolle sind bislang wenig untersucht, was zum Teil auch daran liegt, dass diese Störungsbilder häufig gemeinsam mit anderen Störungen auftreten. Es wird davon ausgegangen, dass eine genetische Komponente besteht. Dabei werden sowohl Beeinträchtigungen im serotonergen System als auch, vor allem vor dem Hintergrund der Nähe zu den Verhaltenssüchten, im Opioidsystem sowie im dopaminergen System ursächlich diskutiert (Probst & van Eimeren, 2013). Daneben wird auch eine erhöhte Sensitivität für bestimmte Schlüsselreize mit Störungen der Impulskontrolle in Verbindung gebracht (Grubbs et al., 2020). Bei der Kleptomanie findet sich eine familiäre Häufung von insbesondere Zwangsstörungen und auch von Substanzkonsumstörungen.

Neben genetischen Faktoren werden mit der Kleptomanie und Pyromanie frühkindliche traumatische Erfahrungen in Verbindung gebracht, auch bei der Störung mit zwanghaftem Sexualverhalten werden Missbrauchserfahrungen häufiger beschrieben. Inwieweit weitere familiäre und soziale Faktoren eine Rolle spielen, ist nicht untersucht. In der klassischen analytischen Literatur werden die Kleptomanie und die Pyromanie auch als Abwehr sexueller Impulse interpretiert.

26.6 Geschlechtsspezifische Unterschiede

Untersuchungen zu geschlechtsspezifischen Aspekten bei den Störungsbildern dieses Kapitels liegen kaum vor. Es ist jedoch anzunehmen, dass geschlechtsspezifische Aspekte zumindest bei der gesellschaftlichen Bewertung dieser Störungsbilder bzw. den bei diesen im Mittelpunkt stehenden Verhaltensweisen eine Rolle spielen.

26.6.1 Mädchen

Bei der Kleptomanie, Pyromanie und der Störung mit zwanghaftem Sexualverhalten werden Zusammenhänge zu Missbrauchs- und anderen traumatischen Erfahrungen angenommenen (Noblett & Nelson, 2001). Diese lassen zunächst vermuten, dass Mädchen und Frauen ein höheres Risiko für die Entwicklung entsprechender Störungen haben. Allerdings lässt sich das aus epidemiologischer Sicht nicht bestätigen; andere Faktoren wie z. B. Impulsivität scheinen von größerer Bedeutung zu sein.

Da sowohl sexuelle Aktivität als auch aggressives Verhalten gesellschaftlich eher männlichen Personen zugeordnet und auch zugestanden werden, ist eine Untersuchung dieser Phänomene bei Mädchen und Frauen möglicherweise erschwert. Gleichzeitig wird bei Frauen diskutiert, ob bei diesen eher die Diagnose Kleptomanie in Betracht gezogen wird, das Verhalten also häufiger als pathologisch gewertet wird, während bei Männern dieses Verhalten eher als delinquent eingestuft wird.

26.6.2 Jungen

Die bei den einzelnen Störungsbildern zentralen problematischen Verhaltensweisen werden eher, wie oben bereits dargestellt, als typisch männliche wahrgenommen. Auch in der Kriminalstatistik spiegelt sich dies wider, wo sowohl bei Diebstahlsdelikten, Brandstiftungsdelikten, Sexualdelikten als auch Gewaltkriminalität die männlichen Tatverdächtigen dominieren. Es greift aber sicherlich zu kurz, hier ausschließlich von einem männlich dominierten Problem zu sprechen, stattdessen ist weitere differenzierte Forschung notwendig, welche spezifischen Aspekte für die Entstehung und insbesondere Behandlung relevant sind.

26.6.3 Geschlechtliche und sexuelle Minderheiten

Zu diesem Themenkomplex liegen bislang weder wissenschaftliche Arbeiten noch fundierte klinische Erfahrungen vor, sodass nicht abgeleitet werden kann, ob Angehörige dieser Gruppe ein erhöhtes Risiko für die Entwicklung einer Störung der Impulskontrolle haben. Allerdings sollte berücksichtigt werden, dass Personen, die sexuellen und geschlechtlichen Minderheiten angehören, ein erhöhtes Risiko haben, interpersonelle Gewalt zu erfahren, und somit möglicherweise auch bei diesen, ebenso wie bei Mädchen, ein erhöhtes Risiko dafür besteht, eine Störung der Impulskontrolle zu entwickeln.

26.7 Symptome

Bei den Störungen der Impulskontrolle handelt es sich um eine heterogene Gruppe von Störungen, denen Folgendes gemeinsam ist: Es gibt einen Drang, eine bestimmte Handlung auszuführen, wobei versucht wird, dem Drang zu widerstehen. Dabei kommt es vor der Durchführung der Handlung typischerweise zu einer Erregung oder einem Anspannungsgefühl, während oder nach der Handlung dann zu einer Abnahme der Anspannung, aber auch einem angenehmen, befriedigenden Gefühl. Bei länger anhaltender Störung können diese positiven Empfindungen jedoch deutlich abnehmen, hinzu kommen auch Gefühle von Scham oder Schuld. Diese Kernsymptomatik unterscheidet sich nicht bei Mädchen und Jungen.

Bei der Kleptomanie ist in Abgrenzung zum Stehlen als ausschließlich delinquente Handlung neben dem beschriebenen Drang und der nachfolgenden Entspannung nach der Tat vor allem typisch, dass in der Regel die gestohlenen Gegenstände von geringem Wert sind und die Person sie sich auch hätte leisten können oder dass sie das gestohlene Gut nicht benötigt. Hinzu kommt, dass der Diebstahl auch dann durchgeführt wird, wenn ein hohes Risiko der Entdeckung besteht. Der Drang, zu stehlen, kann bei der Kleptomanie sowohl durch Stress als auch durch bestimmte visuelle Reize ausgelöst werden (Grant & Potenza, 2008). Der Beginn der Symptomatik ist bei Jungen möglicherweise etwas früher als bei Mädchen, bei beiden Geschlechtern kommt es jedoch zu einer erheblichen psychosozialen Beeinträchtigung und zu einer häufigen Komorbidität mit insbesondere affektiven Störungen. In Bezug auf die Art der gestohlenen Gegenstände scheint es insofern geschlechtsspezifische Unterschiede zu geben, als diese auch dem eher geschlechtstypischen Kaufverhalten entsprechen (z. B. Jungen eher Elektronik, Mädchen eher Kosmetik). Frauen horten zudem die gestohlenen Gegenstände häufiger.

Die Pyromanie muss von der Brandstiftung klar abgegrenzt werden. Brandstiftungen liegen eine Vielzahl von möglichen Motiven bzw. Ursachen zugrunde, die von finanziellen Interessen über Rache bis zur Suche nach Aufmerksamkeit reichen oder auch in einer psychotischen Störung liegen können. Nur ein geringer Teil der Brandstifter leidet tatsächlich unter einer Pyromanie (Dalhuisen et al., 2017; Wilpert et al., 2017). Im Vergleich zu Männern liegen bei Frauen, die Feuer legen, häufiger mehr psychopathologische Auffälligkeiten vor (Noblett & Nelson, 2001). Inwieweit dies aber auch auf die Gruppe der Frauen mit einer echten Pyromanie zutrifft, kann nur spekuliert werden.

Bei der Kleptomanie und der Pyromanie muss bei Kindern und Jugendlichen berücksichtigt werden, dass sowohl Diebstähle als auch Feuerlegen nicht selten sind und von den Kindern und Jugendlichen häufig auch ein starker Drang beschrieben wird, dies zu tun. Im Mittelpunkt stehen hier aber häufiger Aspekte wie Neugierde, Mutproben oder die Bedürfnisbefriedigung und nicht der pathologische Impuls als solcher. Auch das Vorkommen dieser Verhaltensweisen im Rahmen einer Störung des Sozialverhaltens muss differenzialdiagnostisch berücksichtigt werden.

Auch bei der intermittierenden explosiblen Störung ist im Kindes- und Jugendalter die Differenzialdiagnose zu einer Störung des Sozialverhaltens eine wesentliche Herausforderung. Anders als bei der Störung des Sozialverhaltens besteht kein anhaltendes Muster aggressiven oder gereizten Verhaltens, sondern es kommt vielmehr zu kurzen Episoden von körperlicher oder verbaler Aggression oder auch Sachbeschädigung. Diesen Episoden geht durchaus eine Provokation oder eine psychosoziale Stresssituation voraus, die aggressive Reaktion ist jedoch deutlich unverhältnismäßig. Daneben sollte auch das Vorliegen von Substanzkonsumstörungen oder Persönlichkeitsstörungen differenzialdiagnostisch ausgeschlossen werden.

Die Symptomausprägung der Störung mit zwanghaftem Sexualverhalten speziell bei Kindern und Jugendlichen ist bislang nicht differenziert beschrieben. Die Störung zeigt sich häufig in einem exzessiven Masturbieren, Pornografiekonsum oder Telefonsex, aber auch in einem promiskuitiven oder riskantem Sexualverhalten (Jepsen & Brzank, 2022). Ein bedeutsamer Aspekt der Diagnose stellt dabei die starke Beeinträchtigung des psychosozialen Funktionsniveaus dar. Dies bedeutet, dass nicht per se als problematisch erlebte Sexualität, promiskuitives Verhalten oder auch Selbstbefriedigung von Kindern als entsprechende Störung gewertet werden sollte, sondern nur dann, wenn eine entsprechende Einschränkung oder ein Leidensdruck aufgrund des Verhaltens (und nicht aufgrund der Bewertung des Verhaltens) besteht. Bei Frauen scheint Pornografiekonsum als Symptom weniger bedeutsam zu sein als bei Männern, gleichzeitig bestehen bei Frauen aber auch mehr Ängste vor Verletzungen und Schmerzen in Zusammenhang mit dem sexuellen Verhalten. Bei beiden Geschlechtern kann die Störung mit zwanghaftem Sexualverhalten auch mit paraphilen Störung oder Vorstellungen einhergehen (Kürbitz & Briken, 2021). Bei Kindern und Jugendlichen sollte in Zusammenhang mit sexualisiertem Verhalten immer auch das Vorliegen von Misshandlungs- und Missbrauchserfahrungen abgeklärt werden.

Bei allen Störungen der Impulskontrolle besteht die grundsätzliche Frage, inwieweit es sich hierbei überhaupt um eigenständige Störungsbilder handelt oder diese ausschließlich in Verbindung mit anderen psychischen Störungen auftreten bzw. ob es sich eher um eine Pathologisierung von delinquentem oder gesellschaftlich unerwünschtem Verhalten handelt, womit dann die Frage der Verantwortung für die eigenen Handlungen verbunden sein kann (Bründl & Fuss, 2021). Gleichzeitig wird darauf hingewiesen, dass beispielsweise bei der intermittierenden explosiblen Störung nicht häufiger Komorbiditäten bestehen würden als bei anderen psychischen Störungen (Coccaro, 2019) oder dass bei der Kleptomanie spezifische Auffälligkeiten in Bezug auf psychopathologische Profile im Vergleich zu anderen Störungsbildern bestehen würden (Baylé et al., 2003).

26.8 Diagnostik

International liegen einige Fragebogen vor, die Symptome der Störung mit zwanghaftem Sexualverhalten (für eine Übersicht siehe Turner et al., 2022) und der intermittierenden explosiblen Störung (für eine Übersicht siehe Burke et al., 2023) erfassen. Für die Kleptomanie liegt die Kleptomania Symptom Assessment Scale (K-SAS) vor (Grant & Kim, 2002). Die meisten Fragebogen sind für den deutschen Sprachraum nicht validiert, und es ist fraglich, inwieweit sie einen klinischen Nutzen für die Diagnosestellung bei Kindern und Jugendlichen haben. Diagnostisch hilfreicher ist das Strukturierte Klinische Interview für DSM-5®-Störungen – Klinische Version (SCID-5), auch wenn die DSM-5-Kriterien leicht von denen der ICD-11 abweichen und die Störung mit zwanghaftem Sexualverhalten sich nicht im DSM-5 findet.

Ausgeschlossen werden sollten psychische Erkrankungen, durch die das impulsive Verhalten besser erklärt werden kann. Als mögliche Differenzialdiagnosen kommen im Kindes- und Jugendalter Störungen des Sozialverhaltens, Persönlichkeitsstörungen sowie Substanzkonsumstörungen in Betracht, aber auch Depressionen, Bipolare Störungen oder schizophrene Erkrankungen. Zudem sollte insbesondere bei dem Vorliegen sexualisierten Verhaltens auch an das Vorliegen möglicher Traumafolgestörungen gedacht werden. Bei der Störung mit zwanghaftem Sexualverhalten sollte auch geprüft werden, inwieweit paraphile Störungen vorliegen.

Eine wichtige Abgrenzung ist die von sozial abweichendem Verhalten, ohne dass eine psychische Erkrankung vorliegt. Dabei muss auch berücksichtigt werden, dass die Angaben von Patient*innen zum Vorliegen eines starken Dranges, dem nicht widerstanden werden kann, nicht nur nicht überprüft werden können, sondern dieser bisweilen von ihnen auch übertrieben stark wahrgenommen wird oder betont wird, um das eigene Verhalten zu rechtfertigen. Wichtig ist daher, anhand äußerer Merkmalen wie Ablauf und Häufigkeit der Handlungen sowie Reaktionen der Kinder und Jugendlichen nach der Handlung zu beurteilen, ob es sich tatsächlich um Störungen der Impulskontrolle handelt.

26.9 Therapie

Grundlegendes Ziel der Behandlung ist der Verzicht auf bzw. die Reduktion des problematischen Verhaltens. Voraussetzung für eine erfolgreiche Behandlung ist die Klärung der Frage, inwieweit andere Störungen primär die Symptomentstehung begründen können. Gerade weil es keine validierten therapeutischen Optionen bei den Störungen der Impulskontrolle gibt, sollte in diesen Fällen vornehmlich die zugrunde liegende oder komorbide Störung leitliniengerecht und evidenzbasiert adressiert werden.

Soll primär die Störung der Impulskontrolle behandelt werden, so sind insbesondere Verfahren zur Verbesserung der Impulskontrolle, dem Ärgermanagement oder der Stressregulation hilfreich. Wichtig ist hierbei, dass mit den Kindern und Jugendlichen ein differenziertes Störungsmodell erarbeitet wird und Auslöser für die impulsiven Handlungen identifiziert werden, wozu sich Techniken anbieten, wie sie in der Dialektisch-Behavioralen Therapie und anderen Therapieverfahren zur Verbesserung der Emotionsregulation eingesetzt werden. Bei einem engen Zusammenhang der Symptomatik zu traumatischen Erfahrungen kann auch eine traumafokussierte Therapie indiziert sein. Die Behandlung kann und sollte ambulant erfolgen. Eine Indikation für eine stationäre Behandlung wird sich in der Regel lediglich bei sehr starker Beeinträchtigung der Impulskontrolle und einer erheblichen Gefährdung ergeben.

Bezüglich pharmakologischer Optionen fehlen ebenfalls verlässliche Studien zur Wirksamkeit spezifischer Medikamente. Die bestehenden Empfehlungen basieren auf Einzelfallberichten und kleinen Studien und umfassen beispielsweise SSRI wie Fluoxetin, Opiatantagonisten (Naltrexon) bei Kleptomanie oder Oxcarbazepin bei der intermittierenden explosiblen Störung (Tahir et al., 2022). Insgesamt sollte die Indikation für eine pharmakologische Behandlung bei Minderjährigen aufgrund der schlechten Evidenzlage sehr zurückhaltend gestellt werden. Dies gilt insbesondere für die Gabe von Antiandrogenen, wie sie in der Behandlung von Störungen mit zwanghaftem Sexualverhalten teilweise empfohlen werden. Bedeutsamer scheint die pharmakologische Behandlung von Komorbiditäten, soweit sich dafür eine entsprechende Indikation ergibt.

26.9.1 Sozialer Dienst und Multiprofessionalität

Die Arbeit in einem multiprofessionellen Team bietet sich aufgrund verschiedener Konstellationen an. Selbstverständlich sollte, wie auch sonst bei Kindern und Jugendlichen, die Behandlung unter Einbezug des sozialen Umfeldes erfolgen. Der Schwerpunkt der Behandlung liegt dabei in der Einzelpsychotherapie unter Einschluss der Bezugspersonen. Insbesondere wenn es bereits zu delinquenten Handlungen gekommen ist, sind eine Zusammenarbeit und ein Austausch mit der Jugendhilfe bzw. der Jugendhilfe im Strafverfahren sinnvoll. Bei Störungen mit zwanghaftem Sexualverhalten kann auch eine sexualpädagogische Beratung wichtig sein.

26.9.2 Genderspezifische Aspekte in der Therapie

Im Rahmen der Behandlung sollte eine Auseinandersetzung mit den mit den Verhaltensauffälligkeiten verbundenen geschlechtsstereotypischen Aspekten erfolgen, inwieweit diese für die Störung aufrechterhaltend sind oder auch erst einen Leidensdruck definieren. Dabei geht es insbesondere um die Beschäftigung mit eigenen sexuellen Narrativen oder Vorstellungen oder auch um die Bedeutung von Aggression und aggressiver Durchsetzung eigener Interessen.

26.10 Zusammenfassung

Störungen der Impulskontrolle stellen eine heterogene Gruppe dar, in der potenziell delinquente oder gesellschaftlich problematische Verhaltensweisen zentraler Teil des Störungsbildes sind. Kernelement der Störungsbilder sind die Schwierigkeiten, Impulse, die die Handlungen begründen, zu kontrollieren. Eine diagnostische Herausforderung stellt dabei die Einordnung der Verhaltensauffälligkeiten als eigenständige Störung, als Teil einer anderen psychischen Störung oder als deviantes oder problematisches Verhalten ohne Krankheitswert dar. Hierbei sind auch gesellschaftliche Geschlechtsstereotypien zu berücksichtigen, die einen Einfluss auf die Einordnung haben können. Die Therapie sollte neben einem Fokus auf die Verbesserung der Impulskontrolle und die Behandlung komorbider Störung daher auch eine Auseinandersetzung mit diesen Aspekten umfassen. Bislang fehlen weiterführende Untersuchungen gerade bei Kindern und Jugendlichen, die sich tatsächlich mit der Frage von geschlechtsspezifischen Aspekten bei diesen Störungsbildern auseinandersetzen. Dies ist insofern bedauerlich, da gerade die Störungen der Impulskontrolle geschlechtliche Stereotype aufgreifen und widerspiegeln, ohne dass eine Auseinandersetzung mit der Frage erfolgt, ob Sex and Crime wirklich eine Männerdomäne sind oder bleiben (müssen).

26.11 Autor

Prof. Dr. Marc Allroggen, Klinik für Kinder- und Jugendpsychiatrie, Psychosomatik und Psychotherapie, Universitätsklinikum Ulm.

26.12 Vertiefungsmöglichkeiten

Ehret, A. (2019): Impulskontrollstörungen in der Verhaltenstherapie. Weinheim: Beltz.

26.13 Verständnisfragen

1. Was ist das gemeinsame Element der Störungen der Impulskontrolle?
2. Wie können Störungen der Impulskontrolle von sozial unerwünschtem Verhalten abgegrenzt werden?
3. Warum ist es so schwierig, genaue Häufigkeiten für diese Störungsbilder anzugeben?

26.14 Literatur

Baylé, F. J.; Caci, H.; Millet, B.; et al. (2003): Psychopathology and comorbidity of psychiatric disorders in patients with kleptomania. In: American Journal of Psychiatry, 160 (8), S. 1509–1513.

BfArM – Bundesinstitut für Arzneimittel und Medizinprodukte (2025). Störungen der Impulskontrolle (ICD-11 Entwurfsfassung Deutsch). Online verfügbar unter: https://www.bfarm.de/DE/Kodiersysteme/Klassifikationen/ICD/ICD-11/uebersetzung/_node.html (15.12.2025)

Bründl, S.; Fuss, J. (2021): Impulskontrollstörungen in der ICD-11. In: Forensische Psychiatrie, Psychologie, Kriminologie, 15, S. 20–29.

Burke, J. D.; Butler, E. J.; Shaughnessy, S.; et al. (2024): Evidence-Based Assessment of DSM-5 Disruptive, Impulse Control, and Conduct Disorders. In: Assessment, 31 (1), S. 75–93.

Coccaro, E. F. (2019): Psychiatric comorbidity in intermittent explosive disorder. In: Journal of Psychiatric Research, 118, S. 38–43.

Coccaro, E. F.; Schmidt, C. A.; Samuels, J. F.; et al. (2004): Lifetime and 1-month prevalence rates of intermittent explosive disorder in a community

sample. In: Journal of Clinical Psychiatry, 65 (6), S. 820–824.
Dalhuisen, L.; Koenraadt, F.; Liem, M. (2017): Subtypes of firesetters. In: Criminal Behaviour and Mental Health, 27 (1), S. 59–75.
Dell'Osso, B.; Altamura, A. C.; Allen, A.; et al. (2006): Epidemiologic and clinical updates on impulse control disorders: A critical review. In: European Archives of Psychiatry and Clinical Neuroscience, 256 (8), S. 464–475.
Grant, J. E. (2006): Understanding and treating kleptomania: New models and new treatments. In: Israel Journal of Psychiatry and Related Sciences, 43 (2), S. 81–87.
Grant, J. E.; Kim, S. W. (2002): An open label study of naltrexone in the treatment of kleptomania. In: Journal of Clinical Psychiatry, 63, S. 349–356.
Grant, J. E.; Levine, L.; Kim, D.; et al. (2005): Impulse control disorders in adult psychiatric inpatients. In: American Journal of Psychiatry, 162 (11), S. 2184–2188.
Grant, J. E.; Potenza, M. N. (2008): Gender-related differences in individuals seeking treatment for kleptomania. In: CNS Spectrums, 13 (3), S. 235–245.
Grubbs, J. B.; Hoagland, K. C.; Lee, B. N.; et al. (2020): Sexual addiction 25 years on: A systematic and methodological review of empirical literature and an agenda for future research. In: Clinical Psychology Review, 82, 101925.
Jepsen, D.; Brzank, P. J. (2022): Hypersexual behaviour among young adults in Germany: Characteristics and personality correlates. In: BMC Psychiatry, 22 (1), S. 804.
Kürbitz, L. I.; Briken, P. (2021): Is compulsive sexual behavior different in women compared to men? In: Journal of Clinical Medicine, 10 (15), S. 3205.
Noblett, S.; Nelson, B. (2001): A psychosocial approach to arson – A case controlled study of female offenders. In: Medicine, Science and the Law, 41 (4), S. 325–330.
Probst, C. C.; van Eimeren, T. (2013): The functional anatomy of impulse control disorders. In: Current Neurology and Neuroscience Reports, 13, S. 1–10.
Tahir, T.; Wong, M. M.; Maaz, M.; et al. (2022): Pharmacotherapy of impulse control disorders: A systematic review. In: Psychiatry Research, 311, 114499.
Torales, J.; González, I.; Castaldelli-Maia, J. M.; et al. (2020): Kleptomania as a neglected disorder in psychiatry. In: International Review of Psychiatry, 32 (5–6), S. 451–454.
Turner, D.; Briken, P.; Grubbs, J.; et al. (2022): The World Federation of Societies of Biological Psychiatry guidelines on the assessment and pharmacological treatment of compulsive sexual behaviour disorder. In: Dialogues in Clinical Neuroscience, 24, S. 10–69.
Wilpert, J.; van Horn, J.; Eisenberg, M. (2017): Arsonists and violent offenders compared: Two peas in a pod? In: International Journal of Offender Therapy and Comparative Criminology, 61 (12), S. 1354–1368.

27 Disruptives Verhalten oder dissoziale Störungen

Wer fährt schneller aus der Haut?

Svenja Taubner, Kaine Heimert, Sophie Hauschild

In diesem Kapitel wird disruptives und dissoziales Verhalten bei Kindern und Adoleszenten behandelt. Dabei geben wir einen Überblick über die wesentlichen Diagnosekriterien, Prävalenzen und Entwicklungsverläufe sowie die geschlechtsspezifischen Unterschiede sowohl bezogen auf die Symptomatik als auch die therapeutischen Herangehensweisen.

Lernziele: Sie werden in der Lage sein, dissoziale und disruptive Störungen zu unterscheiden, lernen geschlechtsspezifische Unterschiede in Entwicklung und Verlauf kennen und können relevante Aspekte im diagnostischen und therapeutischen Vorgehen spezifizieren.

Schlagworte: disruptive Störung, dissoziale Störung, Entwicklungspfade, epistemisches Misstrauen, geschlechtsspezifische Unterschiede

27.1 Persönliche Annäherung

Ein Hilferuf kommt aus einer Grundschule. Ein Junge mit schlechten Deutschkenntnissen und Fluchterfahrungen versetzt die Lehrkräfte so in Angst, dass er mit Polizeieinsatz und in Handschellen in die hiesige Kinder- und Jugendpsychiatrie gebracht werden muss. Nach einer Zwangsmaßnahme wird er wieder in die Obhut der Mutter entlassen und die Schule ist ratlos, wie sie ihn beschulen soll, da er so reizbar ist und bei vergleichsweise kleinen Frustrationen in Wutanfälle kommt, in denen weder er sich selbst noch die Lehrkräfte ihn beruhigen können.

In unsere Ambulanz kommt er in Begleitung seiner Mutter. Er ist mit seinen 11 Jahren recht groß und beginnt sofort zu schreien, als ich (Svenja Taubner) den Raum mit meiner Therapiehündin betrete, die ich in der Hoffnung mitgenommen hatte, dass sie eine beruhigende Wirkung auf ihn haben könnte. Er springt auf den Tisch und wirft mit einem harten Encounterkissen gegen die Tür. Die Mutter sitzt die ganze Zeit hilflos daneben, versucht alles, um seine Wut nicht herauszufordern. Meine Hündin versteckt sich hinter mir. Ich sage dem Jungen, dass meine Hündin Angst habe, wenn er sich so schnell bewege. Er blickt mich verwundert an und sagt, dass er doch derjenige sei, der Angst habe. Er wolle nicht hier sein. Bestimmt würde er wieder festgebunden wie in der Psychiatrie. Ein Einstieg ins Gespräch ist gelungen.

Es dauert mehrere Sitzungen, bis das Misstrauen schwindet und eine therapeutische Arbeitsbeziehung entsteht. Parallel arbeiten wir mit der Mutter und der Schule. Schließlich werden die Anfälle weniger und er kann über seine Ängste sprechen und malt Bilder über den Bombenangriff im Nachbarshaus, der der Auslöser der Flucht der Familie war.

27.2 Definition gemäß ICD-11

Die ICD-11 definiert die Störungsgruppe »disruptives Verhalten oder dissoziale Störungen« wie folgt:

> *»Disruptives Verhalten oder dissoziale Störungen sind durch anhaltende Verhaltensprobleme gekennzeichnet, die von ausgeprägtem und anhaltendem trotzigem, ungehorsamem, provozierendem oder gehässigem (d. h. störendem) Verhalten bis hin zu Verhaltensweisen reichen, die anhaltend die Grundrechte anderer oder wichtige altersgemäße gesellschaftliche Normen, Regeln oder Gesetze verletzen (d. h. dissozial). Der Beginn von disruptiven und dissozialen Störungen liegt meist, wenn auch nicht immer, in der Kindheit.« (BfArM, 2025, o. S.)*

Im DSM-5 (APA, 2013) werden Störungen in der Kindheit und Jugend, die mit schweren und wiederkehrenden Wutausbrüchen zusammenhängen, als disruptive Affektregulationsstörungen (Disruptive Mood Dysregulation Disorder, DMDD) verschlüsselt. Kennzeichnend für die Diagnose der DMDD ist, dass diese Ausbrüche im Durchschnitt drei oder mehr Male pro Woche über ein Jahr oder länger auftreten. Zwischen den Wutausbrüchen zeigen Kinder mit DMDD die meiste Zeit des Tages und fast jeden Tag eine anhaltend reizbare oder wütende Stimmung. Die Diagnose wurde ohne breite empirische Absicherung in das DSM-5 in den Katalog der depressiven Störungen aufgenommen, um eine beobachtete Überdiagnostik und Medikalisierung von Kindern mit der Diagnose einer bipolaren Störung einzudämmen (Lochman et al., 2015).

In der Nachfolge wurden systematische Untersuchungen zur DMDD durchgeführt, die jedoch die Diagnose weiter infrage stellten, sodass in der neuen ICD-11 die DMDD nicht aufgenommen wurde. Disruptives Verhalten in Kindheit und Jugend wird stattdessen in einer Sammelkategorie mit disruptiven oder dissozialen Störungen kodiert (Kodierung: 6C90-6C9Z). Die Aspekte der DMDD werden in der ICD-11 als Specifier im Bereich der disruptiven Verhaltensstörung kategorisiert, wenn also ein oppositionell aufsässiges Verhalten mit chronischer Reizbarkeit und Wut einhergeht.

27.2.1 Störungsbilder und Unterscheidungsmerkmale

Während in der ICD-10 Störungen des Sozialverhaltens unter Störungen mit Beginn in Kindheit und Jugend (F9) angesiedelt sind, findet sich in der ICD-11 eine eigene Kategorie disruptiver und dissozialer Störungen. Die Anzahl der möglichen Diagnosen wurde in der neuen Klassifikation deutlich verringert. Diagnosen, die sich auf bestimmte soziale Kontexte beziehen, wie z. B. die auf den familiären Rahmen beschränkte Störung des Sozialverhaltens (F 91.0), sind in der ICD-11 nicht mehr verschlüsselbar. Auch bricht die ICD-11 mit der Tradition der ICD-10, verschiedene Störungen des Sozialverhaltens zu betrachten, und folgt dem DSM-5, zwischen disruptiv-aufsässigem oder dissozialem Verhalten klar zu trennen. Damit werden die Diagnosen auf vier Oberkategorien und diverse Specifier reduziert, wobei nur zwei Oberkategorien eindeutig operationalisiert sind.

Tabelle 27.1 (Seite 510) zeigt eine Übersicht über die ICD-11-Diagnosen. Da zum gegenwärtigen Zeitpunkt nur eine Entwurfsfassung der deutschen Übersetzung vorliegt, sind die englischen Diagnosebezeichnungen in den Hauptdiagnosen ebenfalls angeführt.

Störung des Sozialverhaltens mit oppositionellem, aufsässigem Verhalten (6C90)

Die Kategorie der Störung des Sozialverhaltens mit oppositionellem, trotzigem Verhalten (F91.3) wird in der ICD-11 als Störung des Sozialverhaltens mit oppositionellem, aufsässigem Verhalten (6C90) geführt (BfArM, 2025). Oppositionell aufsässiges Verhalten ist ein anhaltendes Muster (z. B. sechs Monate oder länger) von ausgeprägt trotzigem, ungehorsamem, provozierendem oder aufsässigem Verhalten. Das Verhalten tritt dabei häufiger auf als typischerweise bei vergleichbarem Alter und Entwicklungsstand zu beobachten ist und ist nicht auf die Interaktion mit Geschwistern beschränkt. Oppositionell aufsässiges Verhalten kann sich in einer vorherrschenden, anhaltend wütenden oder

Tabelle 27.1 Disruptives Verhalten oder dissoziale Störungen in der ICD-11

Störung des Sozialverhaltens mit oppositionellem, aufsässigem Verhalten (Oppositional defiant disorder, 6C90)	Störung des Sozialverhaltens mit dissozialem Verhalten (Conduct-dissocial disorder, 6C91)

• Störung des Sozialverhaltens mit oppositionellem, aufsässigem Verhalten und chronischer Reizbarkeit oder Wut (6C90.0)
  ◦ mit limitierten prosozialen Emotionen (6C90.00)
  ◦ mit typischen prosozialen Emotionen (6C90.01)
  ◦ nicht näher bezeichnet (6C90.0Z)
• Störung des Sozialverhaltens mit oppositionellem, aufsässigem Verhalten ohne chronische Reizbarkeit oder Wut (6C90.1)
  ◦ mit eingeschränkten prosozialen Emotionen (6C90.10)
  ◦ mit typischen prosozialen Emotionen (6C90.11)
  ◦ nicht näher bezeichnet (6C90.1Z)
• Störung des Sozialverhaltens mit oppositionellem, aufsässigem Verhalten, nicht näher bezeichnet (6C90.Z)
	• Störung des Sozialverhaltens mit dissozialem Verhalten, Beginn im Kindesalter (6C91.0),
	  ◦ mit eingeschränkten prosozialen Emotionen (6C91.00)
	  ◦ typischen prosozialen Emotionen (6C91.01)
	  ◦ nicht näher bezeichnet (6C91.0Z)
	• Störung des Sozialverhaltens mit dissozialem Verhalten, Beginn im Jugendalter (6C91.1),
	  ◦ mit eingeschränkten prosozialen Emotionen (6C91.10)
	  ◦ mit typischen prosozialen Emotionen (6C91.11)
	  ◦ Sonstige näher bezeichnete Störung des Sozialverhaltens mit dissozialem Verhalten, Beginn im Jugendalter (6C91.1Y)
	• Störung des Sozialverhaltens mit dissozialem Verhalten, nicht näher bezeichnet (6C91.Z)

- Sonstiges näher bezeichnetes disruptives Verhalten oder sonstige näher bezeichnete dissoziale Störungen (Other specified disruptive behavior or dissocial disorders, 6C9Y)
- Disruptives Verhalten oder dissoziale Störungen, nicht näher bezeichnet (Disruptive behavior or dissocial disorders, unspecified, 6C9Z)

gereizten Stimmung äußern, die oft von heftigen Wutausbrüchen begleitet wird, oder in eigensinnigem, streitsüchtigem und trotzigem Verhalten. Das Verhaltensmuster ist so schwerwiegend, dass es zu erheblichen Beeinträchtigungen in persönlichen, familiären, sozialen, schulischen, beruflichen oder anderen wichtigen Funktionsbereichen führt. Neu ist in der ICD-11, wie bereits erwähnt, die Unterscheidung, ob chronische Reizbarkeit oder Wut besteht (6C90.0) oder nicht (6C90.1). Die chronische Symptomatik ist hier als ausschlaggebendes Kriterium dieser Störungsgruppe hervorzuheben und grenzt sich somit klar von affektiven Störungen ab, wie z. B. von bipolaren Störungen mit manisch-depressiven Episoden. Darüber hinaus wird innerhalb der chronischen Reizbarkeit oder Wut nochmals binnendifferenziert zwischen Kindern/Jugendlichen, die typische prosoziale Emotionen aufweisen, und denen, die eingeschränkte prosoziale Emotionen zeigen. Letztere werden mit einer verminderten Empathie und fehlender Rücksichtnahme für die Gefühle anderer beschrieben sowie einem Mangel an Scham, Reue und Schuld, sodass sie »kalt« und emotionslos erscheinen. Mit dem Specifier des eingeschränkten Affekts folgt die ICD-11 dem DSM-5. In beiden Klassifikationen wird der eher stigmatisierende Begriff der Psychopathie vermieden.

Bei den Synonymen, die die ICD-11 zur Verfügung stellt, ist das Pendant der im DSM-5 verschlüsselten DMDD bei der Störung des Sozialverhaltens mit oppositionellem, aufsässigem Verhalten mit chronischer Reizbarkeit oder Wut, nicht näher spezifiziert (6C90.0Z), zu finden.

Störung des Sozialverhaltens mit dissozialem Verhalten (6C91)

Für die Störung des Sozialverhaltens mit dissozialem Verhalten (6C91) sieht die ICD-11 persistierende aggressive, zerstörerische und regelverletzende Verhaltensmuster vor, z. B. aggressives Verhalten gegenüber Menschen und/oder Tieren, Betrug und/oder Diebstahl (BfArM, 2025). Das regelverletzende Verhalten führt entsprechend zu signifikanten Beeinträchtigungen innerhalb des sozialen, familiären, schulischen und personellen Umfelds und muss für die Diagnosevergabe über zwölf Monate oder länger bestehen. Entsprechend bieten einzelne regelverletzende oder kriminelle Delikte keine Grundlage zur Diagnosevergabe. Ferner wird unterschieden, ob das dissoziale Verhalten in der Kindheit (vor dem 10. Lebensjahr; 6C91.0) oder in der Adoleszenz (nach dem 10. Lebensjahr; 6C91.1) begonnen hat. Zu spezifizieren ist zudem die An- oder Abwesenheit prosozialen Verhaltens über verschiedene Kontexte hinweg, wie der Mangel an Empathie und Sensitivität für die Belange und Gefühle anderer sowie ein Mangel an Reue und Schuld. Zu prüfen ist stets auch der kulturelle Rahmen und die damit verbundene Akzeptanz und/oder Befürwortung gewaltbereiten Verhaltens und geforderter gesellschaftlicher Normen zu geschlechtlichen Stereotypen.

27.3 Häufigkeiten

Epidemiologische Studien zu den Prävalenzraten der ICD-11-Diagnosen liegen bislang nicht vor. Bisherige Studien nach DSM-5 und ICD-10 belegen, dass disruptiv-trotziges Verhalten und dissoziale Störungen sowohl bei weiblichen als auch männlichen Kindern und Jugendlichen auftreten, wobei abhängig vom Alter zeitweise höhere Prävalenzen bei männlich sozialisierten Individuen vorliegen. Im internationalen Vergleich psychischer Störungen im Kindes- und Jugendalter waren Störungen des Sozialverhaltens mit ca. 6 % die zweithäufigste Erkrankung knapp hinter Angststörungen (Polanczyk et al., 2015). Die Prävalenz der Störung des Sozialverhaltens mit oppositionellem, aufsässigem Verhalten liegt weltweit im Durchschnitt bei 3,3 % und reicht je nach Forschungsmethode von 1 bis 11 % (Canino et al., 2010). Die durchschnittliche Prävalenzrate von Störungen des Sozialverhaltens ohne das oppositionell aufsässige Verhalten liegt in den internationalen epidemiologischen Studien bei 3 % (Rey et al., 2018).

Allgemein hängen die Prävalenzraten für disruptive oder dissoziale Störungen davon ab, inwieweit die Symptome in einem bestimmten Kontext oder kulturellen Umfeld als dysfunktional und pathologisch angesehen werden. So zeigt sich, dass die Geschlechtsunterschiede bei den Prävalenzen in nicht westlichen Kulturen weniger prägnant waren, was die Hypothese stützt, dass kulturelle Unterschiede in den Geschlechterrollen möglicherweise die Diagnostik von disruptiven oder dissozialen Störungen beeinflussen. Demmer et al. (2017) interpretieren die Daten dahingehend, dass westliche Kulturen möglicherweise eine größere Toleranz für Verstöße gegen Geschlechternormen und damit störende Verhaltensweisen bei weiblichen Personen haben, was zu einer verringerten Vergabe der Diagnose führt.

Im Justizsystem sind Jugendliche mit dissozialen Verhaltensstörungen überrepräsentiert: So zeigten sich bei inhaftierten Jugendlichen in einer Metaanalyse von 47 Studien aus 19 Ländern Prävalenzzahlen von um die 60 % (Beaudry et al., 2021). Hingegen deuten Diagnosehäufigkeiten bei psychotherapeutisch behandelten Kindern und Jugendlichen in Deutschland auf eine Unterrepräsentation von Individuen mit Störung des Sozialverhaltens in der Gesundheitsversorgung hin (Jaite et al., 2021).

27.4 Prognose und Verlauf

Insbesondere die aggressiv-dissozialen Störungen weisen einen stabilen Entwicklungsverlauf über die Zeit hinweg auf, wobei oppositionelle Störungen als Vorläufer aggressiv-dissozialer Störungen auftreten können (z. B. Görtz-Dorten et al., 2023). Oppositionell aufsässiges Verhalten ist ein Risikofaktor für die spätere Entwicklung von Störungen des Sozialverhaltens mit dissozialem Verhalten, allerdings entwickelt nur eine Minderheit der Jugendlichen mit oppositionell aufsässigem Verhalten später eine dissoziale Störung des Sozialverhaltens (Kruse & Malas, 2024)

Besonders der frühe Eintritt in eine Störung des Sozialverhaltens mit dissozialem Verhalten vor dem 11. Lebensjahr zeigt ein erhöhtes Risiko, als Erwachsene in eine antisoziale Persönlichkeitsstörung überzugehen (Moffitt et al., 2002). Beim Auftreten der Störung des Sozialverhaltens mit dissozialem Verhalten nach dem 11. Lebensjahr konnte eine erhöhte Wahrscheinlichkeit einer Remission bis zum Erwachsenenalter gezeigt werden (Vloet et al., 2010). Langzeitstudien weisen nach, dass nur etwa 10 % der früh dissozialen Kinder, die noch als Jugendliche andauerndes dissoziales Verhalten zeigen, einen günstigen Verlauf aufweisen (Moffitt et al., 2002).

27.5 Geschlechtsunabhängige Risikofaktoren

Als ein biologischer Risikofaktor wurde beispielsweise ein impulsives Temperament identifiziert. Negative Emotionalität zeigt sich dabei als Prädiktor für externalisierende Verhaltensweisen, wobei gehemmtes Temperament mit weniger externalisiertem Verhalten einhergeht (Burke et al., 2002). In diesem Zusammenhang führt ein maladaptiver Erziehungsstil zu einer zusätzlichen Verstärkung und bedingt sich gegenseitig, da ein schwieriges kindliches Temperament zu strengeren Erziehungsmaßnahmen führt, was wiederum das Risiko für disruptives und dissoziales Verhalten erhöht (Lahey et al., 2008).

Als soziale Risikofaktoren gelten ein niedriger sozioökonomischer Status, aggressives Verhalten von Gleichaltrigen und physische Gewalterfahrungen oder fehlende Wärme in der Beziehung zu den engsten Bezugspersonen. Interaktionen zwischen Risiko- und Schutzfaktoren können die Entstehung disruptiver und dissozialer Störungen vielfältig begünstigen oder deren Risiko minimieren. Studien zeigen eine Vielzahl an Belegen zu dissozialen Verhaltensstörungen und der Emotionsdysregulation bei Kindern, die früher Misshandlung oder anderen traumatischen Erlebnissen ausgesetzt sind (Danese & McCrory, 2015; McLaughlin et al., 2020). Weiterhin können traumatische Erfahrungen tiefgreifend in die Verarbeitung sozialer Informationen eingreifen (z. B. eine neutrale Aussage als Angriff deuten) und Reizbarkeit begünstigen (Dodge et al., 1995; Saunderson et al., 2023).

Genetische Dispositionen zum »Sensation Seeking« können Kinder oder Jugendliche so beeinflussen, dass sie intensivere Erfahrungen suchen und gefährlichere Situationen eingehen als andere Gleichaltrige. Sensation Seeking ist ein Persönlichkeitsmerkmal, das durch das starke Bedürfnis nach neuen, intensiven und abwechslungsreichen Sinneseindrücken und Erlebnissen charakterisiert ist. Auch können die Gene die Empfänglichkeit für bzw. die Verletzlichkeit von Kindern oder Jugendlichen in Bezug auf Erfahrungen mit ihrer Umwelt erhöhen, sodass das Risiko einer disruptiven und dissozialen Störung im Kontext von Gewalterfahrungen steigen, jedoch im Kontext eines liebevollen Umfelds sinken kann (Fonagy & Luyten, 2018).

Als psychologische Faktoren wurden Abweichungen in der Verarbeitung sozialer Signale identifiziert, die sich aufgrund negativer Erfahrungen mit anderen entwickelt haben, wie z. B. Einschränkungen im Mentalisieren, also der Fähigkeit, Verhalten auf der Basis vermuteter innerer Zustände zu verstehen (vgl. Taubner et al., in press). So kann ein feindseliger Attributionsstil zu disruptiven und dissozialen Störungen beitragen, da hier oftmals eine »böse Absicht« bei anderen erwartet wird und das Individuum sich gegen subjektiv wahrgenommene Bedrohungen und Provokationen verteidigen »muss«. Diese Sicht ist nicht vorgeschoben im Sinne einer Ausrede für das eigene Verhalten, sondern die psychische Realität der Betroffenen. Ein nicht reflektierter, unempathischer Verarbeitungsmodus kann ebenfalls aufgrund negativer Erfahrungen mit anderen entstehen. Hierbei wird die Hemmung außer Kraft gesetzt, andere zu verletzen. Insbesondere Vorläufer psychopathischer Eigenschaften im Sinne des eingeschränkten prosozialen Affekts werden dabei als schwerwiegende Prädiktoren für anhaltendes dissoziales Verhalten angesehen (Sevecke et al., 2005).

27.6 Geschlechtsspezifische Unterschiede bei Prävalenz, Verlauf und Ätiologie

Zunehmend wird das Bewusstsein darüber größer, dass geschlechtsspezifische Unterschiede unterschiedliche Entwicklungspfade und symptomatische Ausprägungen bei disruptiven und dissozialen Verhaltensstörungen nahelegen können (z. B. Crick & Zahn-Waxler, 2003).

Die Störung des Sozialverhaltens mit oppositionellem, aufsässigem Verhalten ist die häufigste komorbide Störung bei weiblichen und männlichen Kindern und Jugendlichen mit einer dissozialen Verhaltensstörung (77 %), wobei männliche Kinder und Jugendliche noch häufiger komorbid von ADHS betroffen sind (Konrad et al., 2022). Die Great-Smoky-Mountains-Studie zeigte, dass disruptiv-trotziges Verhalten bei Mädchen kein erhöhtes Risiko für die Entwicklung dissozialer Verhaltensstörungen mit sich brachte. Hier zeigte sich eher ein erhöhtes Risiko für eine anhaltende Trotzstörung, Depressionen und Angstzustände. Bei Jungen hingegen war disruptiver Trotz ein starker Risikofaktor für eine dissoziale Verhaltensstörung. Diese Studie verdeutlicht, dass sich oppositionelle Trotzstörungen bei Jungen und Mädchen unterschiedlich auswirken können (Rowe et al., 2002).

Während die Geschlechterverteilung im Vorschulalter noch relativ ausgewogen scheint, zeigt sich im Lauf der Schulzeit eine stärkere Tendenz für oppositionelles Trotzverhalten bei männlich sozialisierten Jugendlichen mit einer Rate von 1,4 zu 1 (Döpfner et al., 2023). Bei dissozialen Verhaltensstörungen überwiegt der Anteil der Jungen deutlich mit einem Verhältnis von über 2 zu 1 unabhängig von der Ethnie (Nock et al., 2006).

Bei Mädchen ist der frühe Beginn der dissozialen Verhaltensstörung selten (10 zu 1 zugunsten der Jungen; Eme, 2007). Die meisten Mädchen, die dissoziale Verhaltensweisen entwickeln, tun dies im Jugendalter. Auch im Hinblick auf den Pfad in die antisoziale Persönlichkeitsstörung (ASPS) wurden Geschlechtsunterschiede dokumentiert. Bei Männern ist es wahrscheinlicher, dass sie ihre antisoziale Entwicklung in der Jugend fortsetzen und im Erwachsenenalter eine ASPS entwickeln, während bei Frauen die Wahrscheinlichkeit größer ist, dass sie von ihrem dissozialen Pfad abweichen und im Erwachsenenalter zu selbstschädigendem Verhalten neigen (Moffitt et al., 2001).

Das erhöhte Risiko, infolge eines Missbrauchs eine dissoziale Verhaltensstörung zu entwickeln, zeigte sich geschlechtsabhängig für unterschiedliche Arten erlebter Traumata (Afifi et al., 2011): Für Mädchen zeigten sich die stärksten Zusammenhänge mit körperlichen Angriffen (sowohl durch nahestehende als auch andere Personen) und Kidnapping/Gefangenschaft. Für Jungen zeigten sich ebenfalls die stärksten Zusammenhänge mit Kidnapping/Gefangenschaft sowie körperlichen Angriffen durch jemand anderen als nahestehende Personen.

Bei beiden Geschlechtern werden vergleichbare genetische und umweltbedingte Einflüsse angenommen (Burt, 2009; van Hulle et al., 2018). Hingegen mehren sich Forschungsergebnisse in Bezug auf divergente neurobiologische (González-Madruga et al., 2019; Smaragdi et al., 2017), neuropsychologische (Sidlauskaite et al., 2018) und klinische Profile (Ackermann et al., 2019). Ein umfassendes entwicklungspsychopathologische Modell für die dissozialen Verhaltensstörungen haben Beauchaine und Kolleg*innen (2017) vorgelegt. Sie fassen die empirischen Belege so zusammen, dass frühe Impulsivität, die sich unter anderem in Störungen der Aufmerksamkeit wie ADHS ausprägt, eine Anfälligkeit für disruptiv und/oder dissoziale Störungen darstellt. Diese Anfälligkeit ergibt sich aus einer mangelhaften Belohnungsverarbeitung und aversiven psychischen Zuständen (Reizbarkeit, Unzufriedenheit), die exzessives Annäherungsverhalten (Hyperaktivität, Impulsivität) motivieren. Durch komplexe Wechselwirkungen von (1) aversiven Motivationszuständen, (2) eingeschränkten Emotionsregulationsmechanismen und (3) umweltbedingten Risikofaktoren (koersives, d.h. zwingendes, dominantes Elternverhalten, Traumatisierungen, Mobbing, kriminogene soziale Umgebung) entwickeln sich zunehmend schwerere externalisierende Verhaltensweisen von ADHS zu oppositionellem Verhalten, zu dissozialem Verhalten und schließlich zur antisozialen Persönlichkeitsstörung. Das männliche Geschlecht wird über das Hormon Testosteron als besonderer Risikofaktor für diese negative Entwicklung angesehen.

27.6.1 Mädchen

Als mögliche Schutzfaktoren finden sich bei weiblich sozialisierten Personen z.B. frühere körperliche Reifung und im Vergleich zu männlich sozialisierten Personen eine besser entwickelte sprachliche, soziale und emotionale Kompetenz (Crick & Zahn-Waxler, 2003; Keenan & Shaw, 1997). Tritt dissoziales Verhalten auf, ist dieses mit einer höheren Anzahl an Komorbiditäten verbunden, was sich wiederum verstärkend auf das dissoziale Verhalten auswirkt. Im Vergleich zu männlich sozialisierten Personen finden sich bei weiblich sozialisierten insbesondere internalisierende Störungen, wie z.B. Depressionen, Angst und posttraumatische Belastungsstörungen sowie eine erhöhte Häufung der Borderline-Persönlichkeitsstörung, jedoch eine niedrigere Prävalenz für das Vorliegen einer ADHS. Gerade das Vorliegen einer komorbiden Angststörung kann bei weiblichen Personen mit dissozialem Verhalten zu größeren Beeinträchtigungen führen. Allerdings können die durch disruptives Verhalten ausgelösten Beeinträchtigungen (z.B. im schulischen Umfeld) ebenfalls die Angstsymptomatik verstärken. Die Wahrscheinlichkeit, dass weibliche Personen aufgrund von selbstverletzendem Verhalten mit einer Borderline-Persönlichkeitsstörung statt dissozialem Verhalten diagnostiziert werden, unterstreicht die Notwendigkeit einer sorgfältigen Beurteilung und Behandlung (Hollingsworth, 2003). Die Komorbiditäten führen zu einer spezifisch weiblichen Krankheitslast, die auch als Genderparadox bezeichnet wird: Weiblich sozialisierte Personen sind zwar insgesamt seltener betroffen, die Betroffenen sind jedoch stärker beeinträchtigt als männlich sozialisierte.

Während weibliche Personen in ihrer Symptomatik eher zurückhaltend mit körperlicher Aggression und der Zerstörung von Eigentum sind, weisen sie im Vergleich zu männlichen Personen mehr schwerwiegende Regelverstöße (z. B. Straftaten) auf und neigen eher zu Substanzkonsum und riskantem sexuellen Verhalten. Weibliche Personen mit dissozialem Verhalten weisen im Vergleich zu männlichen außerdem eine höhere Anzahl an Sexualpartner*innen auf (Brooks Holliday et al., 2017). Innerhalb des familiären Umfelds finden sich bei weiblichen Personen zudem eine Häufung von Bindungsproblemen mit dem Vater sowie häusliche Gewalt (Lehto-Salo et al., 2009), wobei mehrere Studien die Bedeutsamkeit der emotionalen Nähe und Beziehungen zu den Bezugspersonen betonen (Hart et al., 2007; Lewis et al., 2015; Tisak et al., 2017).

27.6.2 Jungen

Geschlechtsspezifische Unterschiede in der Prävalenz von disruptiv oder dissozialen Störungen können auch mit geschlechtsspezifischen Unterschieden bei frühen Risikofaktoren zusammenhängen. So wurden beispielsweise suboptimale Erziehungspraktiken durchweg mit der Entwicklung und Aufrechterhaltung disruptiver oder dissozialer Störungen in Verbindung gebracht (Burke et al., 2002), einschließlich geringer elterlicher Wärme und Zuneigung (Alizadeh et al., 2007; Tripp et al., 2007), körperlicher Aggression (Stormshak et al., 2000) und hoher Feindseligkeit (Harold et al., 2013). Da Jungen mit größerer Wahrscheinlichkeit eine suboptimale Erziehung erfahren als Mädchen (de Ancos & Ascaso, 2011; Lloyd & Devine, 2006; Mahoney et al., 2000), scheinen Jungen diesem Risikofaktor stärker ausgesetzt zu sein, was möglicherweise das Auftreten disruptiver oder dissozialer Störungen bei Jungen erhöht.

Im Vergleich zur internalisierten Symptomatik weiblicher Personen neigen männliche Personen eher dazu, ihre Emotionen zu externalisieren und durch aggressives und feindseliges Verhalten zum Ausdruck zu bringen, sodass sie infolgedessen weniger zu Depressionen und Angstzuständen neigen (Hollingsworth, 2003). Männliche Personen mit dissozialem Verhalten lassen sich laut Smaragdi et al. (2020) in vier Kategorien aufteilen: (1) Regelverstöße, (2) aggressive, (3) leichte und (4) schwere Verhaltensprobleme. Eine solche kategoriale Abgrenzung fand sich bei weiblichen Personen hingegen nicht, was auf die zusätzliche Komplexität dissozialen Verhaltens bei männlichen Personen hinweist. Andererseits weisen weibliche Jugendliche höhere psychopathieähnliche Züge auf als männliche Kinder, während männliche Jugendliche deutlich weniger von internalisierter Psychopathologie betroffen sind (Konrad et al., 2022).

27.6.3 Geschlechtliche und sexuelle Minderheiten

Geschlechtliche sowie sexuelle Minderheiten sind mit einer Vielzahl an internalen und externalen Stressoren konfrontiert, wie z. B. Diskriminierungserfahrungen und internalisierter Selbststigmatisierung (Testa et al., 2015). Die aktuelle Studienlage gibt wenig Aufschluss bezüglich der Häufigkeit, speziellen Ausprägung und Behandlungsansätze disruptiven Verhaltens oder dissozialer Störungen. Bisherige Befunde lassen dennoch eine starke Tendenz internalisierter Symptomatik (z. B. Angststörungen) in dieser Gruppe erkennen, wobei sich externalisierte Mechanismen eher in Substanzkonsum zeigen (Bingham et al., 2013). Dies legt Ähnlichkeiten zwischen der Symptomatik bei geschlechtlichen und sexuellen Minderheiten und weiblich sozialisierten Personen nahe, bedarf jedoch weiterer Untersuchungen.

27.7 Symptome

27.7.1 Chronische Reizbarkeit oder Wut

Chronische Reizbarkeit und Wut zeigen sich in prägnanter und anhaltend gereizter und ärgerlicher Stimmung, die auch unabhängig von einer Provokation auftritt. Das Muster der chronischen Reizbarkeit oder Wut ist nicht beschränkt auf gelegentliche Episoden (z. B. entwicklungstypische Reizbarkeit) oder abgrenzbare Zeiträume (z. B. reizbare Stimmung im Zusammenhang mit manischen oder depressiven Episoden). Innerhalb der Forschung erscheint besonders das Eltern-Kind-Transaktionsmodell oppositionell aufsässigen Verhaltens bedeutsam (Greene et al., 2003). Das Modell berücksichtigt in besonderer Weise, wie Eltern und andere Autoritätspersonen auf die Nichteinhaltung gesetzter Regeln durch die Kinder und Jugendlichen reagieren. Besonders die chronische Dysregulation der Wut der Kinder und Jugendlichen birgt erhöhtes Konfliktpotenzial im zwischenmenschlichen Umgang mit anderen. Entsprechende Gefühle von Angst und Wut gegenüber den Kindern und Jugendlichen können wiederum deren Frustration und Ärger weiter verstärken (Bradshaw et al., 2006). Es entsteht ein Teufelskreis, in dem Erwachsene und Kinder und Jugendliche sich immer weiter in Konflikte verstricken.

27.7.2 Aggressives Verhalten

Bei der Symptomatik wird impulsiv-reaktiv-feindselig-affektive (reaktive) Aggressivität von einer kontrolliert-proaktiv-instrumentell-kalten (proaktiven) Form abgegrenzt.

Reaktive Aggressivität ist verbunden mit Angst bzw. Ärger und hohem autonomen Arousal, erfolgt ungeplant und findet nach erlebter Zurückweisung, erlebter Bedrohung oder Enttäuschung statt. Negative Emotionen wie Ärger und Feindseligkeit erhöhen die Bereitschaft, reaktive Aggressivität zu zeigen und dem Auslöser der Frustration zu schaden.

Proaktive Aggressivität ist mit niedrigem autonomen Arousal assoziiert und wird instrumentell eingesetzt, um ein Ziel zu erreichen, das meist über den kurzfristigen Effekt einer direkten Schadenszufügung hinaus reicht. Proaktive Aggressivität ist vorwiegend kognitiv gesteuert und der Aggressor wird durch die positiven Konsequenzen für sein Verhalten verstärkt.

27.7.3 Dissoziales Verhalten

Besonders bei männlichen Personen manifestiert sich die Symptomatik in externalen, gut beobachtbaren Verhaltensweisen, die typischerweise als bedrohlich und dissozial beschrieben werden können. Hierrunter fallen z. B. körperliche Gewalt und körperliche Grausamkeit sowie die Bedrohung anderer, Tierquälerei, Diebstahl, Vandalismus, der Gebrauch von Waffen sowie sexuelle Nötigung und die Zerstörung von Eigentum. Bei weiblichen Personen können hingegen eher Verhaltensweisen wie Lügen, Weglaufen von zu Hause, Fernbleiben vom Unterricht, Drogenkonsum sowie auch Prostitution auftreten. Hierbei werden nochmals die geschlechtsspezifischen Unterschiede deutlich. Während männliche Individuen sehr viel häufiger körperliche Aggression zeigen, neigen weibliche Personen zu weniger konfrontativen Verhaltensweisen. Formen aggressiven Verhaltens zeigen sich hier also eher unterschwellig und treten deutlich häufiger innerhalb von Beziehungskonstellationen auf.

27.7.4 Epistemisches Misstrauen

Zentral für die Fähigkeit, flexibel zu reagieren und sich an eine sich ständig verändernde Umgebung anzupassen, ist die Fähigkeit, zu lernen. Lernen findet in allen möglichen Kontexten statt (auch in der Psychotherapie), wobei der erste (und wohl wirksamste) Lernkontext in der Beziehung zu den primären Bezugspersonen besteht, was in den Entwicklungswissenschaften als ein Prozess des »serve and return« bezeichnet wird (Taubner & Sharp, 2024). In diesem Wechselspiel zwischen Bezugsperson und Kind findet die erste Weitergabe kulturellen Wissens statt. Und in diesem Kontext entsteht das epistemische Vertrauen, d. h. die Vorstellung, dass es sich lohnt, von anderen zu lernen, und dass dies im besten Interesse einer Person ist.

Jugendliche mit disruptivem oder dissozialem Verhalten haben wenig Vertrauen in den sozialen Informationsaustausch. Dies führt einerseits dazu, dass sie andere nicht als hilfreiche Quelle relevanter Informationen wahrnehmen. Gleichzeitig gehen Jugendliche davon aus, dass die anderen ihren Informationen nicht vertrauen (Talia et al., 2021). Sie glauben also nicht, bei anderen etwas bewirken zu können, es sei denn, sie forcieren es durch aggressives Verhalten. Insofern kann aggressives Verhalten der Jugendlichen vor dem Hintergrund eines niedrigen epistemischen Vertrauens als adaptives Verhalten verstanden werden.

27.7.5 Einschränkungen im Persönlichkeitsfunktionsniveau

Aufgrund des häufig chronisch sich verschlechternden und teilweise in adulte Persönlichkeitsstörungen mündenden Verlaufs kann die dissoziale Verhaltensstörung als Persönlichkeitspathologie konzeptualisiert werden (Fairchild et al., 2019). In der ICD-11 wird Persönlichkeitspathologie anhand des Persönlichkeitsfunktionsniveaus und maladaptiver Eigenschaften bestimmt. Dabei werden für die Einschätzung des Persönlichkeitsfunktionsniveaus Funktionsstörungen im Bereich des Selbst (Identität, Selbstwertgefühl, Selbsteinschätzung und Selbststeuerung) sowie der interpersonellen Beziehungen beurteilt (Interesse an Beziehungen, Fähigkeit zur Perspektivenübernahme, Beziehungsfähigkeit und Konfliktbewältigungskompetenzen). Darüber hinaus manifestieren sich Persönlichkeitsstörungen nach ICD-11 im Bereich der Emotionen (geringe Bandbreite des emotionalen Erlebens, starke Reagibilität und Unfähigkeit der Identifikation von Emotionen), Kognitionen (unangemessene Bewertung von Situationen unter Stress, unangemessene Entscheidungen, wenig Flexibilität in den Ansichten) und im Verhalten (schwache Impulskontrolle, wenig Abwägen der Konsequenzen, unangemessene Verhaltensreaktionen auf intensive Emotionen/Stress, wie z. B. Neigung zu Selbstschädigung und Gewalt).

27.8 Diagnostik

Die klinische Beurteilung disruptiver und dissozialer Verhaltensweisen erfordert die Berücksichtigung mehrerer Faktoren und macht einen multimodalen Ansatz erforderlich. Typischerweise liefern Kinder und Jugendliche bei internalisierter Symptomatik eine bessere Informationsgrundlage, während Erwachsene betroffener Kontexte (z. B. Lehrer*innen) und wichtige Bezugspersonen bei externalisierender Symptomatik herangezogen werden können.

Tabelle 27.2 gibt einen ersten Überblick über evidenzbasierte, reliable und valide Instrumente für die Diagnostik.

Tabelle 27.2 Instrumente zur Diagnostik von Störungen des Sozialverhaltens

Instrument	Beschreibung
Diagnose-Checkliste für Störungen des Sozialverhaltens (DCL-SSV; Döpfner & Görtz-Dorten, 2017)	Klinische Beurteilung auf Basis der Exploration des Kindes/Jugendlichen, Eltern und/oder Pädagog*innen.
Interviewleitfaden für externale Störungen (ILF-EXTERNAL; Görtz-Dorten & Döpfner, 2020)	Erfasst im Alter von 4 bis 18 Jahren alle Kriterien für die Diagnose einer Störung des Sozialverhaltens nach ICD-10 und DSM-5.
Fremdbeurteilungsbogen für Störungen des Sozialverhaltens (FBB SSV; Döpfner & Görtz-Dorten, 2017)	Fragebogen zur Fremdbeurteilung für Eltern oder Pädagog*innen (4–18 Jahre) und zur Selbstbeurteilung für Jugendliche (11–18 Jahre).
Selbstbeurteilungsbogen für Störungen des Sozialverhaltens (SBB SSV; Döpfner & Görtz-Dorten, 2017)	Erfasst Symptomkriterien nach ICD-10 und DSM-5 einschließlich begrenzter prosozialer Emotionalität und Kriterien der disruptiven Affektregulationsstörung nach DSM-5 sowie prosoziales Verhalten.
Fragebogen zum aggressiven Verhalten von Kindern (FAVK; Görtz-Dorten & Döpfner, 2010), enthält Fragebogen zur Selbstbeurteilung (FAVK-F) und zur Fremdbeurteilung (FAVK-S)	Fragebogen zur Fremdbeurteilung für Eltern oder Pädagog*innen (4 bis 14 Jahre) und zur Selbstbeurteilung für Kinder und Jugendliche (9 bis 14 Jahre). Erfasst auslösende und aufrechterhaltende Komponenten aggressiven Verhaltens.
Youth Psychopathic Traits Inventory – Short Version (YPI-S; Köhler et al., 2010)	Fragebogen zur Selbstbeurteilung für Jugendliche und junge Erwachsene (12 bis 25 Jahre). Erfasst Psychopathie in 10 Subskalen.

27.9 Therapie

Internationale Empfehlungen für die Behandlung der disruptiven Affektregulationsstörungen (DSM-5) und die S3-Leitlinie zur Behandlung von Kindern und Jugendlichen mit Störungen des Sozialverhaltens betonen die Notwendigkeit, ein funktionales Verständnis des disruptiven und dissozialen Verhaltens zu erarbeiten. Das heißt, es soll darauf fokussiert werden, welche Rolle diese Verhaltensweisen für die Betroffenen spielen, welchen Zweck sie erfüllen. Auch soll das Erlernen besserer Emotionsregulationsstrategien wie auch sozialer Problemlösefertigkeiten unter Einbezug des Umfelds der Patient*innen gefördert werden.

Auch wenn der soziale Kontext in der ICD-11 nicht mehr in der Diagnose verschlüsselt wird, sollen hier die Empfehlungen der S3-Leitlinie zur Behandlung von Kindern und Jugendlichen mit Störungen des Sozialverhaltens (DGKJP, 2016) erwähnt werden. Während diese sich noch an der Spezifizierung der Diagnose der ICD-10 hinsichtlich des sozialen Kontexts orientieren, scheinen sie weiterhin dahingehend gültig, dass der Empfehlung ein funktionales Verständnis für das Auftreten der Symptomatik zugrunde liegt. Wenn demnach die Symptome vornehmlich in der Familie oder im schulischen Umfeld der Kinder und Jugendlichen auftreten, sollten Eltern oder Lehrkräfte in funktionaleren Erziehungsstrategien geschult werden. Treten die Symptome vornehmlich bei Peers auf, sollten vornehmlich patient*innenzentrierte Interventionen angewandt werden, um sozial-kognitive Problemlösefähigkeiten, mangelnde soziale Fertigkeiten oder affektive Dysregulationen zu verbessern. Auch hier können die erziehenden Bezugspersonen oder andere relevante Personen des Umfelds miteinbezogen werden. Laut der S3-Leitlinie empfohlene und gut evaluierte therapeutische Ansätze sind das Elterntraining »Triple P« zur Prävention aggressiver Verhaltensweisen (Sanders et al., 2006) sowie das »Präventionsprogramm für Expansives Problemverhalten« (Plück et al., 2006). Weiterhin können auch das klinische »Therapieprogramm für Kinder mit hyperkinetischem und oppositionellem Problemverhalten« (THOP; Döpfner et al., 2019) und das Selbsthilfeprogramm »Wackelpeter & Trotzkopf« (Döpfner & Schürmann, 2017) zum Einsatz kommen.

Für Jugendliche liegt im Vergleich zu Kindern bisher wenig Evidenz vor. Es gilt jedoch als gute klinische Praxis, die bei Kindern evidenzbasierten patient*innenzentrierten psychotherapeutischen Interventionen auf das Alter der Jugendlichen angepasst anzuwenden. Hierzu gehören soziale Kompetenztrainings, einschließlich Trainings zur sozial-kognitiven Problemlösung. Wenn die bisher genannten Interventionen keine Wirkung zeigen, sollte die Indikation einer störungsunspezifischen Verhaltenstherapie oder psychodynamischen Therapie geprüft werden.

Bei einer Symptomatik, die sich auf mehrere Lebensbereiche erstreckt, wird empfohlen, eine multimodale Intensivbehandlung umzusetzen. Diese soll die Jugendlichen und Erziehungsberechtigten sowie das gesamte Lebensumfeld der Jugendlichen miteinbeziehen und einen direkten und unterstützenden Fokus auf das familiäre oder anderweitig relevante System haben. Beispielhaft seien hier die Multisystemische Therapie (MST; Henggeler et al., 2012) und Multidimensionale Familientherapie (MDFT; Spohr et al., 2011) genannt. Sie fußen auf systemisch-familientherapeutischen Ansätzen und beziehen je nach Bedarf Bezugspersonen und auch die Gleichaltrigengruppe mit ein. Neben klassischen kognitiv-behavioralen psychotherapeutischen Behandlungsansätzen können sowohl mentalisierungsbasierte Therapien in Einzel- und Familiensettings (Hauschild et al., 2023) als auch gruppenbasierte Interventionen auf Grundlage dialektisch-behavioraler Ansätze im START-NOW-Programm (Kersten et al., 2016) zum Einsatz kommen.

Sollte eine besonders stark ausgeprägte Symptomatik vorliegen oder nicht medikamentöse Interventionen nicht ausreichend sein, kann zusätzlich zur Psychotherapie eine Pharmakotherapie erfolgen (DGKJP, 2016). Eine medikamentöse Behandlung sollte jedoch nicht routinemäßig oder alleinstehend erfolgen, zumal in Deutschland bisher keine behördliche Zulassung für eine entsprechende Substanz zur Behandlung disruptiven und dissozialen Verhaltens vorliegt. Abhängig komorbider Begleitsymptomatik können gelegentlich Psychostimulanzien (bei ADHS), Serotonin-Wiederaufnahmehemmer (bei Depression) oder Risperidon (als Kurzzeittherapie bei affektiver Dysregulation) notwendig werden (DGKJP, 2016).

27.9.1 Sozialer Dienst und Multiprofessionalität

Die Erfahrung zeigt, dass die einzelnen Akteur*innen im Hilfesystem häufig keine gemeinsame Sprache sprechen, was durch verschiedene Rollen und Disziplinen sowie Perspektiven auf den Fall bedingt ist. Weiter ist die Kommunikation zwischen Amtsträger*innen und den betroffenen Familien häufig eingeschränkt, was auch durch die hohe Emotionalität und die unterschiedlichen Interessen erklärbar ist. Oft besteht ein wechselseitiges Misstrauen (z. B. Familie vs. Jugendamt), was dazu führt, dass eher über statt miteinander gesprochen wird. Im ungünstigsten Fall tragen nicht kommunizierende Netzwerke zu einer Verschlechterung des Problems bei, desintegrieren die Hilfebemühungen, eskalieren Situationen oder haben eine nicht intendierte traumatisierende Wirkung. Hierzu gibt es Vorschläge aus dem Feld der aufsuchenden mentalisierungsbasierten Jugendarbeit (AMBIT; Bevington et al., 2013) und der systemischen Ansätze in der MBT (Asen & Fonagy, 2023).

27.9.2 Genderspezifische Aspekte in der Therapie

Im Lauf des Kapitels wurde deutlich, dass geschlechtsspezifische Unterschiede bezüglich der Manifestation, Risikofaktoren und Entstehung disruptiven oder dissozialen Verhaltens zwischen männlichen und weiblichen Personen vorliegen. Der Befund verdeutlicht die geschlechtsspezifische Schlüsselkomponente, die bei der Auswahl und Planung passender therapeutischer Interventionen eine große Rolle spielt. Während das Geschlecht bei der Anwendung von Therapieprogrammen durchaus zunehmend explizit berücksichtig wird (z. B. START-NOW für jugendliche Mädchen; Kersten et al., 2016), scheint es zum aktuellen Zeitpunkt wichtig, bestehende Therapieverfahren auf oben beschriebene Geschlechtsspezifika in Entwicklung, Verlauf und Bedarf anzupassen und weiterzuentwickeln.

27.10 Zusammenfassung

Disruptive und dissoziale Störungen des Sozialverhaltens weisen biologische, soziale, genetische und psychologische Risikofaktoren auf. Die Störungen beeinträchtigen nicht nur das Leben der Kinder- und Jugendlichen selbst, sondern beeinflussen auch ihr soziales und gesellschaftliches Umfeld und werden von diesem beeinflusst. Dabei zeigen sich auch Unterschiede in den Geschlechteraspekten: Während männliche Personen eher Aggression externalisieren und zu Gewalttaten neigen, weisen weibliche Personen eher eine internalisierende Symptomatik sowie mehr Komorbiditäten auf. Therapeutische Ansätze sollten daher multimodal ansetzen und das Umfeld der Betroffenen miteinbeziehen. Dabei wird zunehmend deutlich, dass das Vorgehen auf Geschlechtsspezifika zugeschnitten werden sollte. Insgesamt spielt besonders der Aufbau einer vertrauensvollen therapeutischen Allianz eine entscheidende Rolle. Je nach Schwere der disruptiven und dissozialen Symptomatik ist eine interdisziplinäre Zusammenarbeit unerlässlich.

27.11 Autor*innen

Prof. Dr. phil. Svenja Taubner, Psychologische Psychotherapeutin (analytische Psychotherapie, tiefenpsychologisch fundiert, mentalisierungsbasiert), Professorin und Direktorin am Institut für Psychosoziale Prävention und Psychotherapie, Department für Psychosoziale Medizin, Prävention und Familiengesundheit, Universitätsklinikum Heidelberg

Kaine Heimert, Psycholog*in M. Sc., Institut für Psychosoziale Prävention und Psychotherapie, Department für Psychosoziale Medizin, Prävention und Familiengesundheit, Universitätsklinikum Heidelberg

Dr. phil. Sophie Hauschild, Psychologische Psychotherapeutin (tiefenpsychologisch fundiert, mentalisierungsbasiert) und Postdoktorandin am Institut für Psychosoziale Prävention und Psychotherapie, Department für Psychosoziale Medizin, Prävention und Familiengesundheit, Universitätsklinikum Heidelberg

27.12 Vertiefungsmöglichkeiten

Links zu Videos Eine Serie von Kurzfilmen, die das Schicksal von Kindern in Pflegefamilien aus der Perspektive der Kinder darstellen: https://www.removedfilm.com/

Ein Ted-Talk über die Neurobiologie von Störungen des Sozialverhaltens mit eingeschränktem sozialem Affekt von Prof. Kalina Michalska: https://www.youtube.com/watch?v=KDWJ28gNUOM

Weiterführende Literatur START-NOW – ein integratives Programm zur Förderung von Resilienz auf der Grundlage der kognitiven Verhaltenstherapie: https://www.istartnow.ch/de/kognitive-verhaltenstherapie/

Mentalisierungsbasierte Therapie für Adoleszente mit externalisierenden Verhaltensstörungen: Taubner, S., Kasper, L., Hauschild, S. (in press): Mentalisierungsbasierte Therapie bei Störungen des Sozialverhaltens. Hogrefe.

27.13 Verständnisfragen

1. Welche geschlechtsspezifischen Unterschiede lassen sich bei disruptivem Verhalten und dissozialen Störungen feststellen?

2. Welche Schwierigkeiten treten bei der Behandlung auf?
3. Warum ist es wichtig, die Eltern und das soziale Umfeld in die Behandlung miteinzubeziehen?
4. Welche Maßnahmen können ergriffen werden, um die Prognose des Störungsbildes zu verbessern?

27.14 Literatur

Ackermann, K.; Kirchner, M.; Bernhard, A.; et al. (2019): Relational aggression in adolescents with conduct disorder: Sex differences and behavioral correlates. In: Journal of Abnormal Child Psychology, 47, S. 1625–1637.

Afifi, T. O.; Mather, A.; Boman, J.; et al. (2011): Childhood adversity and personality disorders: Results from a nationally representative population-based study. In: Journal of Psychiatric Research, 45 (6), S. 814–822.

Alizadeh, H.; Applequist, K. F.; Coolidge, F. L. (2007): Parental self-confidence, parenting styles, and corporal punishment in families of ADHD children in Iran. In: Child Abuse & Neglect, 31, S. 567–572.

American Psychiatric Association (2013): Diagnostic and statistical manual of mental disorders (5th ed.). doi:10.1176/appi.books.9780890425596

Asen, E.; Fonagy, P. (2023): Mentalisieren in der systemischen Praxis. 1. Aufl. Heidelberg: Carl Auer Verlag.

Beauchaine, T. P.; Zisner, A. R.; Sauder, C. L. (2017): Trait impulsivity and the externalizing spectrum. In: Annual Review of Clinical Psychology, 13, S. 343–368.

Beaudry, G.; Yu, R.; Långström, N.; et al. (2021): An updated systematic review and meta-regression analysis: Mental disorders among adolescents in juvenile detention and correctional facilities. In: Journal of the American Academy of Child & Adolescent Psychiatry, 60 (1), S. 46–60.

Bevington, D.; Fuggle, P.; Fonagy, P.; et al. (2013): Innovations in practice: Adolescent Mentalization-Based Integrative Therapy (AMBIT) – a new integrated approach to working with the most hard to reach adolescents with severe complex mental health needs. In: Child and Adolescent Mental Health, 18 (1), S. 46–51.

BfArM – Bundesinstitut für Arzneimittel und Medizinprodukte (2025). Disruptives Verhalten oder dissoziale Störungen (ICD-11 Entwurfsfassung Deutsch). Online verfügbar unter: https://www.bfarm.de/DE/Kodiersysteme/Klassifikationen/ICD/ICD-11/uebersetzung/_node.html (15.12.2025)

Bingham, T. A.; Harawa, N. T.; Williams, J. K. (2013): Gender role conflict among African American men who have sex with men and women: Associations with mental health and sexual risk and disclosure behaviors. In: American Journal of Public Health, 103, S. 127–133.

Bradshaw, C. P.; Glaser, B. A.; Calhoun, G. B.; et al. (2006): Beliefs and practices of the parents of violent and oppositional adolescents: An ecological perspective. In: The Journal of Primary Prevention, 27, S. 245–263.

Brooks Holliday, S.; Ewing, B. A.; Storholm, E. D.; et al. (2017): Gender

differences in the association between conduct disorder and risky sexual behavior. In: Journal of Adolescence, 56, S. 75–83.
Burke, J. D.; Loeber, R.; Birmaher, B. (2002): Oppositional defiant disorder and conduct disorder: A review of the past 10 years, part II. In: Journal of the American Academy of Child and Adolescent Psychiatry, 41, S. 1275–1293.
Burt, S. A. (2009): Are there meaningful etiological differences within antisocial behavior? Results of a meta-analysis. In: Clinical Psychology Review, 29 (2), S. 163–178.
Canino, G.; Polanczyk, G.; Bauermeister, J. J.; et al. (2010): Does the prevalence of CD and ODD vary across cultures? In: Social Psychiatry and Psychiatric Epidemiology, 45, S. 695–704.
Crick, N. R.; Zahn-Waxler, C. (2003): The development of psychopathology in females and males: Current progress and future challenges. In: Development and Psychopathology, 15, S. 719–742.
Danese, A.; McCrory, E. (2015): Child maltreatment. In: Rutter's Child and Adolescent Psychiatry, S. 364–375.
De Ancos, E.; Ascaso, L. (2011): Sex differences in oppositional defiant disorder. In: Psicothema, 23, S. 666–671.
Demmer, D. H.; Hooley, M.; Sheen, J.; et al. (2017): Sex differences in the prevalence of oppositional defiant disorder during middle childhood: A meta-analysis. In: Journal of Abnormal Child Psychology, 45, S. 313–325.
DGKJP – Deutsche Gesellschaft für Kinder- und Jugendpsychiatrie, Psychosomatik und Psychotherapie e. V. (2016): S3-Leitlinie Störungen des Sozialverhaltens: Empfehlungen zur Versorgung und Behandlung. AWMF online – Portal der wissenschaftlichen Medizin.
Dodge, K. A.; Pettit, G. S.; Bates, J. E.; et al. (1995): Social information-processing patterns partially mediate the effect of early physical abuse on later conduct problems. In: Journal of Abnormal Psychology, 104 (4), S. 632–643.
Döpfner, M.; Berner, W.; Breuer, D.; et al. (2023): Psychopathologisches Befund-System für Kinder und Jugendliche (CASCAP-2). Manual mit Glossar und Explorationsleitfaden. Göttingen: Hogrefe.
Döpfner, M.; Görtz-Dorten, A. (2017): Diagnostik-System für psychische Störungen nach ICD-10 und DSM-5 für Kinder und Jugendliche – III. Göttingen: Hogrefe.
Döpfner, M.; Schürmann, S. (2017): Wackelpeter & Trotzkopf: Hilfen für Eltern bei ADHS-Symptomen, hyperkinetischem und oppositionellem Verhalten. 5. Aufl. Weinheim: Beltz.
Döpfner, M.; Schürmann, S.; Frölich, J. (2019): Therapieprogramm für Kinder mit hyperkinetischem und oppositionellem Problemverhalten THOP. 6. Aufl. Weinheim: Beltz.
Eme, R. F. (2007): Sex differences in child-onset, life-course-persistent conduct disorder. A review of biological influences. In: Clinical Psychology Review, 27, S. 607–627.
Fairchild, G.; Hawes, D. J.; Frick, P. J.; et al. (2019): Conduct disorder. In: Nature Reviews Disease Primers, 5 (1), 43.
Fonagy, P.; Luyten, P. (2018): Conduct problems in youth and the RDoC approach: A developmental, evolutionary-based view. In: Clinical Psychology Review, 64, S. 57–76.
González-Madruga, K.; Rogers, J.; Toschi, N.; et al. (2019): White matter microstructure of the extended limbic system in male and female youth with conduct disorder. In: Psychological Medicine, S. 1–10.

Görtz-Dorten, A.; Döpfner, M. (2010): Fragebogen zum aggressiven Verhalten von Kindern. Göttingen: Hogrefe.

Görtz-Dorten, A.; Döpfner, M. (2020): Interview-Leitfäden zum Diagnostik-System für psychische Störungen nach DSM-5 für Kinder und Jugendliche. Göttingen: Hogrefe.

Görtz-Dorten, A.; Döpfner, M.; Banaschewski, T. (2023): Oppositionelle, aggressive und dissoziale Verhaltensstörungen in Kindheit und Jugend. In: Fegert, J.; et al. (Hg.), Psychiatrie und Psychotherapie des Kindes- und Jugendalters. Berlin: Springer Reference Medizin.

Greene, R. W.; Ablon, J. S.; Goring, J. C. (2003): A transactional model of oppositional behavior: Underpinnings of the collaborative problem-solving approach. In: Journal of Psychosomatic Research, 55, S. 67–75.

Harold, G. T.; Leve, L. D.; Barrett, D.; et al. (2013): Biological and rearing mother influences on child ADHD symptoms: Revisiting the developmental interface between nature and nurture. In: Journal of Child Psychology and Psychiatry, 54, S. 1038–1046.

Hart, J. L., O. Toole, S. K.; Price-Sharps, J. L.; et al. (2007): The risk and protective factors of violent juvenile offending: an examination of gender differences. In: Youth Violence and Juvenile Justice, 5 (4), S. 367–384.

Hauschild, S.; Kasper, L.; Volkert, J.; et al. (2023): Mentalization-based treatment for adolescents with conduct disorder (MBT-CD): A feasibility study. In: European Child and Adolescent Psychiatry, 32 (12), S. 2611–2622.

Henggeler, S. W.; Schoenwald, S. K.; Borduin, C. M.; et al. (2012): Multisystemische Therapie bei dissozialem Verhalten von Kindern und Jugendlichen. Berlin: Springer.

Hollingsworth, J. (2003): Conduct disorder in females. In: Journal of Child and Youth Care Work, 18, S. 42–49.

Jaite, C.; Hoffmann, F.; Seidel, A.; et al. (2021): Outpatient psychological therapies in children and adolescents in Germany: Status quo and time trends, 2009–2018. In: Psychiatrische Praxis. 49 (6), 304–312.

Keenan, K.; Shaw, D. (1997): Developmental and social influences on young girls' early problem behavior. In: Psychological Bulletin, 121, S. 95–113.

Kersten, L.; Prätzlich, M.; Mannstadt, S.; et al. (2016): START NOW – a comprehensive skills training programme for female adolescents with oppositional defiant and conduct disorders: Study protocol for a cluster-randomised controlled trial. In: Trials, 17 (1), 568.

Köhler, D.; Kuska, S. K.; Hinrichs, G.; et al. (2011): YPI. Youth-psychopathic-traits-inventory (deutsche Version). In: Barkmann, C., Schulte-Markwort, M., Brähler, E. (Hg.), Klinisch-psychiatrische Ratingskalen für das Kindes- und Jugendalter (S. 478–482). Göttingen: Hogrefe.

Konrad, K.; Kohls, G.; Baumann, S.; et al. (2022): Sex differences in psychiatric comorbidity and clinical presentation in youths with conduct disorder. In: Journal of Child Psychology and Psychiatry, 63 (2), S. 218–228.

Kruse, K.; Malas, N. (2024): Impulse control disorders: Oppositional defiant disorder and conduct disorder. In: Tasman, A. et al. (Hg.), Tasman's Psychiatry. Cham: Springer.

Lahey, B. B.; van Hulle, C. A.; Keenan, K.; et al. (2008): Temperament and parenting during the first year of life predict future child conduct problems. In: Journal of Abnormal Child Psychology, 36, S. 1139–1158.

Lehto-Salo, P.; Närhi, V.; Ahonen, T.; et al. (2009): Psychiatric comorbidity more common among adolescent females with CD/ODD than among males. In: Nordic Journal of Psychiatry, 63 (4), S. 308–315.

Lewis, A. J.; Kremer, P.; Douglas, K.; et al. (2015): Gender differences in adolescent depression: Differential female susceptibility to stressors affecting family functioning. In: Australian Journal of Psychology, 67 (3), S. 131–139.

Lloyd, K.; Devine, P. (2006): Parenting practices in Northern Ireland: Evidence from the Northern Ireland household panel survey. In: Child Care in Practice, 12, S. 365–376.

Lochman, J. E.; Evans, S. C.; Burke, J. D.; et al. (2015): An empirically based alternative to DSM-5's disruptive mood dysregulation disorder for ICD-11. In: World Psychiatry, 14, S. 30–33.

Mahoney, A.; Donnelly, W.; Lewis, T.; et al. (2000): Mother and father self-reports of corporal punishment and severe physical aggression toward clinic-referred youth. In: Journal of Clinical Child Psychology, 29, S. 266–281.

McLaughlin, K. A.; Colich N. L.; Rodman, A. M.; et al. (2020): Mechanisms linking childhood trauma exposure and psychopathology: A transdiagnostic model of risk and resilience. In: BMC Medicine, 18, S. 1–11.

Moffitt, T. E.; Caspi, A.; Harrington, H.; et al. (2002): Males on the life-course-persistent and adolescence-limited antisocial pathways: Follow-up at age 26 years. In: Development and Psychopathology, 14 (1), S. 179–207.

Moffitt, T. E.; Caspi, A.; Rutter, M.; et al. (2001): Sex differences in antisocial behaviour: conduct disorder, delinquency, and violence in the Dunedin Longitudinal Study. New York: Cambridge University Press.

Nock, M. K.; Kazdin, A. E.; Hiripi, E.; et al. (2006): Prevalence, subtypes, and correlates of DSM-IV conduct disorder in the National Comorbidity Survey Replication. In: Psychological Medicine, 36, S. 699–710.

Plück, J.; Wieczorrek, E.; Wolff Metternich, T.; et al. (2006): Präventionsprogramm für expansives Problemverhalten (PEP). Ein Manual für Eltern- und Erziehergruppen. Göttingen: Hogrefe.

Polanczyk, G. V.; Salum, G. A.; Sugaya, L. S.; et al. (2015): Annual research review: A meta-analysis of the worldwide prevalence of mental disorders in children and adolescents. In: Journal of Child Psychology and Psychiatry, 56 (3), S. 345–365.

Rey, J. M.; Walter, G.; Soutullo, C. (2018): Oppositional defiant and conduct disorders. In: Martin, A., Bloch, M. H., Volkmar, F. R. (Hg.), Lewis's Child and Adolescent Psychiatry: A comprehensive textbook (5. Aufl.). Philadelphia: Lippincott Williams & Wilkins.

Rowe, R.; Maughan, B.; Pickles, A.; et al. (2002): The relationship between DSM-IV oppositional defiant disorder and conduct disorder: Findings from the Great Smoky Mountains Study. In: Journal of Child Psychology and Psychiatry, 43 (3), S. 365–373.

Sanders, M. R.; Markie-Dadds, C.; Turner, K. M. T. (2006): Trainermanual für das Triple P Einzeltraining. Münster: Verlag für Psychotherapie.

Saunderson, J. M.; Stickley, A.; Sturidsson, K.; et al. (2023): Posttraumatic stress and perceived interpersonal provocation in adolescents. In: Journal of Interpersonal Violence, 38 (3–4), S. 3191–3214.

Sevecke, M.; Krischer, M. K.; Döpfner, M.; et al. (2005): Das Psychopathy-Konzept und seine psychometrische Erfassung im Kindes-, Jugend- und Erwachsenenalter. In: Fortschritte der Neurologie · Psychiatrie, 73 (7), S. 392–400.

Sidlauskaite, J.; González-Madruga, K.; Smaragdi, A.; et al. (2018): Sex differences in risk-based decision making in adolescents with conduct disorder. In: European Child and Adolescent Psychiatry, 27 (9), S. 1133–1142.

Smaragdi, A.; Blackman, A.; Donato, A.; et al. (2020): Sex differences in the classification of conduct problems: Implications for treatment. In: Journal of Developmental and Life Course Criminology, 6, S. 280–295.

Smaragdi, A.; Cornwell, H.; Toschi, N.; et al. (2017): Sex differences in the relationship between conduct disorder and cortical structure in adolescents. In: Journal of the American Academy of Child and Adolescent Psychiatry, 56 (8), S. 703–712.

Spohr, B.; Gantner, A.; Bobbink, J. A.; et al. (2011): Multidimensionale Familientherapie. Jugendliche bei Drogenmissbrauch und Verhaltensproblemen wirksam behandeln. Göttigen: Vandehoek & Ruprecht.

Stormshak, E. A.; Bierman, K. L.; McMahon, R. J.; et al. (2000): Parenting practices and child disruptive behavior problems in early elementary school. In: Journal of Clinical Child Psychology, 29, S. 17–29.

Talia, A.; Duschinsky, R.; Mazzarella, D.; et al. (2021): Epistemic trust and the emergence of conduct problems: Aggression in the service of communication. In: Frontiers in Psychiatry, 12.

Taubner, S.; Sharp, C. (2024): Mentale Flexibilität durch implizites soziales Lernen. In: Die Psychotherapie, 69 (1), S. 24–32.

Taubner, S.; Kasper, L.; Hauschild, S. (2026): Mentalisierungsbasierte Therapie bei Störungen des Sozialverhaltens. Hogrefe.

Testa, R. J.; Habarth, J.; Peta, J.; et al. (2015): Development of the gender minority stress and resilience measure. In: Psychology of Sexual Orientation and Gender Diversity, 2 (1), S. 65–77.

Tisak, J.; Tisak, M. S.; Baker, E. R.; et al. (2017): The association among parental bonding, depression, social aggression, and criminal assault: Are there gender differences between male and female youth offenders? In: Journal of Interpersonal Violence, 886260517744192.

Tripp, G.; Schaughency, E. A.; Langlands, R.; et al. (2007): Family interactions in children with and without ADHD. In: Journal of Child and Family Studies, 16, S. 385–400.

Van Hulle, C. A.; Waldman, I.; Lahey, B. B. (2018): Sex differences in the genetic and environmental influences on self-reported non-aggressive and aggressive conduct disorder symptoms in early and middle adolescence. In: Behavior Genetics, 48 (4), S. 271–282.

Vloet, T. D.; Konrad, K.; Herpertz, S. C.; et al. (2010): Entwicklungsfaktoren dissozialer Störungen – die Bedeutung des autonomen Stresssystems. In: Fortschritte der Neurologie · Psychiatrie, 78 (3), S. 131–138.

28 Persönlichkeitsstörungen und zugehörige Persönlichkeitsmerkmale

Von wegen typisch weiblich?

Klaus Schmeck

In diesem Kapitel hinterfrage ich Stereotypen und Vorurteile, die im Zusammenhang mit Persönlichkeitsstörungen sowohl in der Allgemeinbevölkerung als auch bei klinisch Tätigen zu finden sind. Sie werden Informationen über die aktuelle Konzeption, Entstehungszusammenhänge, Verlauf und Behandlungsmöglichkeiten dieses Störungsbilds bekommen. Dabei werden genderspezifische Fragen eine besondere Bedeutung haben.

Lernziele: Sie werden Kenntnisse zum aktuellen Wissen über die Grundlagen von Persönlichkeitsstörungen und die Bedeutung des Geschlechts der betroffenen Personen erwerben.

Schlagworte: Persönlichkeitsstörungen, Persönlichkeitsfunktionen, Persönlichkeitstraits, Identitätsdiffusion, sexuelle Orientierung

28.1 Persönliche Annäherung

Wer kennt sie nicht, die Klischees über die Persönlichkeitsunterschiede zwischen Männern und Frauen? Zum Beispiel das »hysterische« Auftreten, also ein »übertrieben leicht erregbares« Verhalten und Empfinden, das man seit vielen Jahrhunderten und bis heute Frauen zuordnet. Wen wundert es, da sich der Begriff »hysterisch« von dem griechischen Wort »hysterikós« ableitet (»die Gebärmutter betreffend«). Da Männer keine Gebärmutter haben, können sie also auch nicht hysterisch sein – oder vielleicht doch? Da der Begriff »Hysterie« eine abwertende Konnotation hat, wurde mit der Einführung des Klassifikationssystems DSM-III im Jahr 1980 eine mit hysterischem Verhalten einhergehende Persönlichkeitsstörung in histrionische Persönlichkeitsstörung umbenannt (abgeleitet von »histrio«, der Bezeichnung für einen Schauspieler im alten Rom, da eine dramatische Selbstdarstellung und ein theatralisches Auftreten als Kernsymptom der Störung angesehen wird). Unabhängig von dieser Umbenennung führen geschlechtsspezifische Rollenerwartungen weiterhin dazu, dass sowohl in der allgemeinen Wahrnehmung als auch im klinischen Alltag histrionische Störungen primär Frauen zugeordnet werden. Das Gleiche gilt auch für die Borderline-Persönlichkeitsstörung, die als »Domäne« von Frauen angesehen wird, während man mit Männern deutlich häufiger die dissoziale oder narzisstische Persönlichkeitsstörung assoziiert. Wie in diesem Kapitel gezeigt werden wird, halten diese Rollenerwartungen der empirischen Überprüfung allerdings oft nicht stand.

28.2 Definition gemäß ICD-11

Beim Übergang von der ICD-10 zur ICD-11 wurden bei den Persönlichkeitsstörungen besonders grundlegende Veränderungen in der Konzeptionalisierung eingeführt. In Anlehnung an die Konzepte, die bereits im alternativen Modell der Persönlichkeitsstörungen des DSM-5 beschrieben wurden, werden Persönlichkeitsstörungen nun auch in der ICD-11 über die Beeinträchtigung von Persönlichkeitsfunktionen definiert. Unterschieden wird dabei zwischen selbstbezogenen und interpersonellen Persönlichkeitsfunktionen (BfArM, 2025):

Selbstbezogene Persönlichkeitsfunktionen:
- Identität
- Selbstwert/Selbstbild/Selbststeuerung

Interpersonelle Persönlichkeitsfunktionen:
- Empathie (Fähigkeit, die Sichtweise anderer zu verstehen und mit Konflikten in Beziehungen umzugehen)
- Intimität/Nähe (Fähigkeit, enge und für beide Seiten befriedigende Beziehungen aufzubauen und aufrechtzuerhalten)

Als weitere allgemeine Kriterien zur Definition einer Persönlichkeitsstörung wurden folgende festgelegt:
- Die Beeinträchtigungen bestehen über einen Zeitraum von zwei oder mehr Jahren (während bisher eine zeitlich überdauernde Symptomatik gefordert wurde).

- Die Störung äußert sich in maladaptiven Mustern der Kognition, des emotionalen Erlebens, des emotionalen Ausdrucks und des Verhaltens.
- Die Störung zeigt sich in vielen persönlichen und sozialen Situationen.
- Die Verhaltensmuster sind entwicklungsmäßig nicht angemessen.
- Die Verhaltensmuster können nicht in erster Linie durch soziale oder kulturelle Faktoren erklärt werden.

Die neue Definition von Persönlichkeitsstörungen etabliert eine dimensionale Sichtweise auf Störungen der Persönlichkeit. Folgerichtig wurde die bisherige Sichtweise mit voneinander abgegrenzten Diagnosen abgeschafft (nur die Diagnose Borderline-Persönlichkeitsstörung wurde beibehalten), sodass gemäß ICD-11 nur noch danach unterschieden wird, ob eine Person eine Persönlichkeitsstörung hat oder nicht. Wenn die Schwelle für die Vergabe der Diagnose überschritten wurde, wird nach Schweregrad unterschieden, das heißt, ob es sich um eine leichte, mittelgradige oder schwere Persönlichkeitsstörung handelt.

Um beschreiben zu können, wie sich die Symptomatik bei einer spezifischen Person darstellt, werden Ausprägungen fünf dysfunktionaler Persönlichkeitstraits (sogenannte »Merkmalsdomänen«) erfasst (BfArM, 2025):

Negative Affektivität: Erleben eines breiten Spektrums negativer Emotionen mit einer Häufigkeit und Intensität, die nicht im Verhältnis zur Situation stehen; emotionale Labilität und unzureichende Emotionsregulation; negativistische Einstellungen; geringes Selbstwertgefühl und Selbstvertrauen sowie Misstrauen.

Distanziertheit: soziale Distanziertheit (Vermeidung sozialer Interaktionen, Mangel an Freundschaften und Vermeidung von Intimität) und emotionale Distanziertheit (Zurückhaltung, Unnahbarkeit und Einschränkungen im Ausdruck und Erleben von Emotionen).

Dissozialität: Selbstbezogenheit (Anspruchsdenken; aufmerksamkeitsheischendes Verhalten; Beschäftigung mit den eigenen Bedürfnissen, Wünschen und dem eigenen Wohlbefinden und nicht mit denen anderer) und mangelnde Empathie (Gleichgültigkeit in Bezug darauf, ob die eigenen Handlungen anderen Unannehmlichkeiten bereiten oder sie verletzen; Gefühlskälte gegenüber dem Leiden anderer; Rücksichtslosigkeit bei der Durchsetzung der eigenen Ziele).

Enthemmung: Tendenz, aufgrund unmittelbarer äußerer oder innerer Reize vorschnell zu handeln, ohne mögliche negative Konsequenzen in Betracht zu ziehen, Impulsivität, Ablenkbarkeit, Verantwortungslosigkeit, Leichtsinnigkeit und mangelnde Planung.

Anankasmus (Zwanghaftigkeit): Perfektionismus (peinlich genaue Beachtung von Details, rigide, systematische Alltagsroutinen, übertriebene Zeiteinteilung und Planung) und emotionale und verhaltensbezogene Gehemmtheit (rigide Kontrolle des emotionalen Ausdrucks, Inflexibilität, Risikovermeidung, Perseveration [zwanghaftes Gedankenkreisen]).

Eine Person, die nach ICD-10 die Diagnose einer narzisstischen Persönlichkeitsstörung (F60.8) erhalten würde, könnte in der ICD-11 z. B. die Diagnose »Mittelgradige Persönlichkeitsstörung (6D10.1) mit prominenten Merkmalen negativer Affektivität (6D11.0) und Dissozialität (6D11.2)« erhalten.

Tabelle 28.1 zeigt eine Übersicht über die Diagnosen.

Tabelle 28.1 ICD-11-Diagnosen »Persönlichkeitsstörung« und »ausgeprägte Persönlichkeitsmerkmale oder -muster«

Persönlichkeitsstörung 6D10	Ausgeprägte Persönlichkeitsmerkmale oder -muster 6D11
• Leichtgradige Persönlichkeitsstörung 6D10.0 • Mittelgradige Persönlichkeitsstörung 6D10.1 • Schwergradige Persönlichkeitsstörung 6D10.2	• Negative Affektivität bei Persönlichkeitsstörung oder -problematik 6D11.0 • Distanziertheit bei Persönlichkeitsstörung oder -problematik 6D11.1 • Dissozialität bei Persönlichkeitsstörung oder -problematik 6D11.2 • Enthemmung bei Persönlichkeitsstörung oder -problematik 6D11.3 • Anankasmus bei Persönlichkeitsstörung oder -problematik 6D11.4 • Borderline-Muster 6D11.5

28.3 Häufigkeiten

Legt man die Kriterien der bisherigen Klassifikation ICD-10 zugrunde, findet sich in einer weltweit durchgeführten Metaanalyse eine durchschnittliche Prävalenz von Persönlichkeitsstörungen in der Allgemeinbevölkerung in Höhe von 7,8 %, wobei mehr als doppelt so hohe Prävalenzen in Ländern mit hohem Einkommen (9,6 %) als in Ländern mit niedrigem bis mittlerem Einkommen zu beobachten sind (4,3 %) (Winsper et al., 2020). Es gibt bisher kaum Untersuchungen, welche die Kriterien der ICD-11 zur Bestimmung der Prävalenzen von Persönlichkeitsstörungen anwenden. Eine Ausnahme stellt die Untersuchung von Bach et al. (2023) in der dänischen Allgemeinbevölkerung dar. Bei Anwendung der ICD-11-Kriterien fanden sie eine Persönlichkeitsstörungsprävalenz in der Bevölkerung in Höhe von insgesamt 6,9 %, was in etwa der durchschnittlichen Prävalenz in der Metaanalyse von Winsper et al. (2020) entspricht, aber deutlich niedriger liegt als die dort beschriebenen Prävalenzen in Ländern mit hohem Einkommen. Unterteilt nach Schweregrad waren 4,8 % leichte, 1,2 % mittelgradige und 0,9 % schwere Persönlichkeitsstörungen zu beobachten.

28.4 Prognose

Wenn man die Prognose von Persönlichkeitsstörungen bei jungen Menschen betrachtet, müssen verschiedene Aspekte voneinander unterschieden werden.

Die Symptome einer Persönlichkeitsstörung, egal in welchem Alter, sind weniger stabil, als lange Zeit angenommen wurde (d'Huart et al., 2022), weshalb das Stabilitätskriterium in der ICD-11 weggefallen ist und durch das Kriterium einer mindestens seit zwei Jahren anhaltenden Symptomatik ersetzt wurde. Diese mangelnde Stabilität gilt vor allem für die kategoriale Diagnostik, also z. B. für die Frage, ob bei einer Borderline-Persönlichkeitsstörung fünf oder mehr Kriterien vorliegen (d. h., die Diagnose wird gestellt) oder weniger als fünf Kriterien (d. h., die Diagnose wird nicht gestellt). Deutlich stabiler sind demgegenüber die schon früh in der Entwicklung zu beobachtenden Temperamentsmerkmale, die sich in den dysfunktionalen Persönlichkeitsmerkmalen abbilden. Auch wenn die Diagnose einer Persönlichkeitsstörung im Verlauf der Zeit nicht mehr gestellt wird, weil die diagnostische Schwelle unterschritten ist, ist es dennoch wahrscheinlich, dass die Lebensqualität oder die Beziehungen zu anderen Menschen durch solche dysfunktionalen Persönlichkeitstraits beeinträchtigt werden.

Besondere Beachtung sollte in Bezug auf die Prognose der psychosozialen Funktionsfähigkeit gelegt werden. Denn dysfunktionales Verhalten kann in einem Teufelskreis dazu führen, dass die für das Jugendalter anstehende Lösung typischer Entwicklungsaufgaben beeinträchtigt oder im schlimmsten Fall sogar ganz verhindert wird, wie sie die Etablierung einer stabilen Identität, die Autonomieentwicklung, der Abschluss von Schule oder Ausbildung und der Auf- und Ausbau freundschaftlicher und intimer Beziehungen darstellen. Falls dies eintritt, wird auch die psychosoziale Funktionsfähigkeit im Erwachsenenalter nachhaltig negativ beeinflusst, was in einer großen Zahl an Studien für die Borderline-Persönlichkeitsstörung gezeigt werden konnte (Chanen et al., 2017). Ohne adäquate Behandlung brechen Jugendliche mit dieser Störung häufiger die Schule oder die Berufsausbildung ohne Abschluss ab und haben im weiteren Verlauf eine niedrigere Lebensqualität und, neben vielfältigen komorbiden psychischen Störungen, auch ein reduziertes physisches Wohlbefinden. Ihre persönlichen Beziehungen sind wenig stabil, und durch ihre Symptomatik werden Familienbeziehungen und Freundschaften erheblich belastet. Als junge Erwachsene sind sie weitaus häufiger arbeitslos oder schon in diesem frühen Alter berentet.

28.5 Geschlechtsunabhängige Risikofaktoren

Klinisch Tätige nehmen in der Regel an, dass bei der Entstehung von Persönlichkeitsstörungen traumatische Lebenserfahrungen eine zentrale Rolle spielen; ohne Traumata könne eine Persönlichkeitsstörung nicht entstehen. Weniger beachtet wird dabei, dass Traumatisierungen in aller Regel unspezifische Risikofaktoren darstellen, die zu einer großen Zahl verschiedener psychischer Störungen führen können (»Multifinalität«), und dass entsprechend dem Konzept der biopsychosozialen Entstehungsbedingungen auch eine spezifische biologische Basis vorhanden sein muss, damit es zur Entwicklung einer Persönlichkeitsstörung kommt. Es sind keine spezifischen Gene bekannt, die mit einer Persönlichkeitsstörung assoziiert wären, aber Untersuchungen zur Heritabilität geben erste Hinweise darauf, dass es einen »sensitiven« Genotyp zu geben scheint, der beim gleichzeitigen Auftreten belastender Lebensereignisse mit einer erhöhten Wahrscheinlichkeit zum Auftreten einer Persönlichkeitsstörung führt. Vermittelt wird diese biologische Verletzbarkeit über Funktionsabweichungen neurobiologischer Systeme, die sich unter anderem in spezifischen Temperamentsmerkmalen wie ausgeprägter Impulsivität oder affektiver Dysregulation manifestieren.

In Bezug auf die Rolle belastender Lebensereignisse ist festzuhalten, dass es in der Regel nicht einzelne traumatische Belastungen sind (Typ-I-Traumata), sondern eher chronisch über den Entwicklungsverlauf einwirkende Belastungen (Typ-II-Traumata), welche die Entwicklung von Persönlichkeitsstörungen begünstigen. Hier sind vor allem emotionale und/oder physische Vernachlässigung und emotionaler Missbrauch zu nennen. Auf der Elternseite finden sich gehäuft eigene psychische Störungen und dysfunktionale Erziehungsstile. Ebenfalls bedeutsam ist die Frage, welchen Einfluss die Gruppe der Gleichaltrigen auf die

Störungsentwicklung hat. In einer englischen Längsschnittstudie zeigte sich, dass bei Kindern mit früh zu beobachtendem dysreguliertem Verhalten Mobbingerfahrungen im Kindesalter einen hochsignifikanten Einfluss auf die Entwicklung einer Borderline-Persönlichkeitsstörung im Jugendalter hatten (Winsper et al., 2017). Wenn im frühen Jugendalter schon Symptome vergleichbar zu denen von Erwachsenen mit Borderline-Persönlichkeitsstörungen zu beobachten sind, haben diese Jugendlichen im weiteren Verlauf ein erheblich erhöhtes Risiko dafür, selbst Opfer von Gewalt zu werden, wodurch die Symptomatik weiter verstärkt bzw. aufrechterhalten wird (Wertz et al., 2019).

28.6 Geschlechtsspezifische Unterschiede

In Bezug auf die Borderline-Persönlichkeitsstörung gehen die meisten klinisch Tätigen davon aus, dass diese Störung vor allem Frauen betrifft, sodass diese Diagnose deutlich häufiger bei Patientinnen als bei Patienten gestellt wird. Betrachtet man allerdings die Ergebnisse epidemiologischer Studien in der Normalbevölkerung, findet man kaum einen Unterschied in der Prävalenz von Borderline-Persönlichkeitsstörungen bei Männern oder Frauen (Leichsenring et al., 2024). Es ist deshalb davon auszugehen, dass Geschlechterunterschiede in klinischen Stichproben am ehesten auf diagnostische Fehleinschätzungen beruhen. Sie sind aber auch darauf zurückzuführen, dass weibliche Personen häufiger Hilfe suchen.

In den von der WHO aktuell veröffentlichten »Clinical descriptions and diagnostic requirements for ICD-11 mental, behavioural and neurodevelopmental disorders« (WHO, 2024) wird ebenfalls festgehalten, dass die generelle Häufigkeit von Persönlichkeitsstörungen nicht unterschiedlich zwischen den Geschlechtern ist, dass sich Persönlichkeitsstörungen aber im klinischen Erscheinungsbild zwischen Männern und Frauen unterscheiden (Qian et al., 2022; WHO, 2024).

28.6.1 Mädchen

In Bezug auf die neun Kriterien der Borderline-Persönlichkeitsstörung waren beim weiblichen Geschlecht häufiger folgende Symptome zu finden (Qian et al., 2022): affektive Instabilität, Selbstverletzungen/Suizidalität, instabile Beziehungen, Identitätsstörungen und Dissoziationen. Damit entspricht ihr Phänotyp der ICD-10-Diagnose »Emotional-instabile Persönlichkeitsstörung vom Borderline-Typ«. Betrachtet man die Merkmalsdomänen der ICD-11, zeigen sich höhere Ausprägungen in negativer Affektivität. Komorbide Diagnosen sind häufiger internalisierende Störungen, Essstörungen und Cluster-C-Persönlichkeitsstörungen (»ängstliche Persönlichkeitsstörungen«).

28.6.2 Jungen

Beim männlichen Geschlecht trifft demgegenüber häufiger die ICD-10-Diagnose »Emotional-instabile Persönlichkeitsstörung vom impulsiven Typ« zu, was sich in einer erhöhten Prävalenz der Kriterien »aggressive Durchbrüche« und »Impulsivität« zeigt (Qian et al., 2022). Selbstverletzungen werden bei Jungen allerdings häufig übersehen, da Jungen sehr viel seltener die für Mädchen typischen Selbstverletzungen mithilfe von Klingen oder anderen scharfen Gegenständen wählen, sondern eher mit der Faust vor die Wand schlagen oder sich in Kämpfen mit anderen Jugendlichen Verletzungen zufügen lassen. In den ICD-11-Merkmalsdomänen zeigen Männer im Durchschnitt höhere Werte in Dissozialität, Aggressivität und Enthemmung. Komorbide Diagnosen sind häufiger externalisierende Störungen, Substanzstörungen und Cluster-A-Persönlichkeitsstörungen (»merkwürdige« Persönlichkeitsstörungen) oder Cluster-B-Persönlichkeitsstörungen (»dramatische« Persönlichkeitsstörungen).

28.6.3 Geschlechtliche und sexuelle Minderheiten

Mit Einführung der ICD-11 ist die Klassifikation der Geschlechtsinkongruenz aus dem Kapitel der psychischen Störungen herausgenommen worden, womit deutlich gemacht werden soll, dass es sich dabei nicht um eine Störung, sondern um eine Wesensart handelt. Von dieser neuen Einschätzung unbenommen ist aber die Frage, ob eine nicht heterosexuelle Orientierung mit einer höheren Rate an Persönlichkeitsauffälligkeiten einhergeht.

Zum gegenwärtigen Zeitpunkt sind die Studienergebnisse zu Persönlichkeitsstörungen bei Jugendlichen mit nicht heterosexueller Orientierung noch sehr rar und zeichnen kein konsistentes Bild. Erschwert wird die Bewertung der Studienlage noch dadurch, dass sich die Prävalenzzahlen von transgender oder nicht-binären Jugendlichen in den letzten Jahren vervielfacht haben, sodass Studien aus früheren Jahren nicht mehr als repräsentativ für die Gruppe der Jugendlichen gesehen werden können, die sich aktuell als transgender oder nicht-binär bezeichnen.

In der klinischen Praxis scheinen seit dieser ungewöhnlich starken Steigerung der Prävalenzzahlen Persönlichkeitsauffälligkeiten bis hin zu Persönlichkeitsstörungen bei der Gruppe von Jugendlichen zuzunehmen, die sich dem transgender oder nicht-binären Spektrum zuordnen. Furlong und Janca (2022) beschreiben in einer Zusammenschau epidemiologischer Daten aus verschiedenen Ländern bei transgender Jugendlichen eine Prävalenz von 20 % Persönlichkeitsstörungen, die zum Erwachsenenalter auf fast 50 % anstieg. Zimmerman et al. (2022) untersuchten in den Jahren 2014 bis 2020 eine Stichprobe von 2212 psychiatrischen Patient*innen, von denen sich 69 (0,03 %) als transgender oder genderdivers zuordneten (die ausgesprochen niedrige Prävalenz in dieser klinischen Stichprobe würde sich vermutlich bei einer Untersuchung im Jahr 2025 deutlich anders darstellen). Im Vergleich zur Gesamtgruppe wies diese Untergruppe signifikant mehr psychiatrische Diagnosen auf (3,5 vs. 3,0), unter anderem auch signifikant mehr Borderline-Persönlichkeitsstörungen.

Jugendliche mit nicht heterosexueller Orientierung mussten in der Vergangenheit häufig Erfahrungen mit Diskriminierung oder sogar Viktimisierung machen, was eine mögliche Erklärung für die höhere Prävalenz von psychischen Störungen im Allgemeinen und Persönlichkeitsstörungen im Speziellen liefern kann. In der letzten Zeit hat sich in westlichen Gesellschaften die Einstellung gegenüber genderdiversen Jugendlichen so erheblich verändert, dass sie in manchen Gruppierungen eine akzeptierte (zum Teil sogar nahezu bewunderte) Sonderstellung einnehmen, worauf sie ihre Identitätsbildung aufbauen. Welche Auswirkungen diese Entwicklung auf das Auftreten psychischer Störungen haben wird, wird in zukünftigen Studien geklärt werden müssen.

28.7 Symptome

Aufgrund der Heterogenität von Persönlichkeitsstörungen sind die zu beobachtenden Symptome äußerst vielfältig (s. Kap. 28.1). Die mit Persönlichkeitsstörungen einhergehenden Auffälligkeiten sind allerdings durch Symptome allein nur unzureichend beschrieben, weil es sich beim Kern der Störung mehr um zeitlich überdauernde Wesensarten handelt, oder, um in der Sprache der ICD-11 zu bleiben, um Beeinträchtigungen von Persönlichkeitsfunktionen und extreme Ausprägungen von Persönlichkeitstraits, wie sie in Kapitel 28.2 beschrieben sind. Während einzelne Symptome wie z. B. nicht suizidales selbstverletzendes Verhalten, das häufig mit Persönlichkeitsstörungen assoziiert wird, im Verlauf sehr instabil verlaufen, sind diese Merkmale stabiler.

28.8 Diagnostik

Stärker noch als bei vielen anderen psychischen Störungen setzt eine gute Diagnostik eine ausreichende Kenntnis des Störungsbilds voraus, da die Betroffenen selbst häufig keine umfassende Wahrnehmung ihrer Auffälligkeiten haben, vor allem in Bezug auf interpersonelle Störungen. Deshalb sind die Ergebnisse von Selbstbeurteilungsinstrumenten als ergänzende Informationen hilfreich, aber eine Diagnosestellung setzt neben der Anamneseerhebung ein expertenbasiertes klinisches Interview voraus (z. B. STiP-5.1, Hutsebaut et al., 2017), in dessen Ergebnisse auch die Informationen von Außenstehenden sowie die sorgfältige Beobachtung der Interaktionen zwischen Patient*in und Untersucher*in einfließen sollten. Selbstbeurteilungsinstrumente zur Erfassung von Persönlichkeitsfunktionen (z. B. LoPF-Q 12-18, Goth et al., 2018) und Persönlichkeitstraits (PID5BF+M, Kerber et al., 2020) können wertvolle Hinweise dazu liefern, ob eine weitergehende Abklärung sinnvoll ist.

28.9 Therapie

Die Behandlung von Jugendlichen mit Persönlichkeitsstörungen sollte primär ambulant erfolgen, während stationäre Behandlungen vor allem der gehäuft notwendigen Krisenintervention vorbehalten sein sollten. In den letzten Jahren sind eine Reihe evidenzbasierter Behandlungsverfahren für Jugendliche etabliert worden (für einen detaillierten Überblick siehe Schmeck & Kaess, 2024). Wichtig ist, dass im Gegensatz zum Erwachsenenalter nicht von einer mehrjährigen Behandlungsdauer ausgegangen werden muss, sondern dass sich Erfolge bei Jugendlichen rascher einstellen, wenn die Diagnose ausreichend früh gestellt und eine störungsspezifische Behandlung angewandt wurde (Schmeck et al., 2023).

Im Hinblick auf die knappen Ressourcen bei jugendpsychiatrischen und psychotherapeutischen Behandlungen ist es auch wichtig zu beachten, dass die Intensität von Behandlungsmaßnahmen auf die Schwere des Störungsbilds abgestimmt werden sollte, was im englischsprachigen Raum als »clinical staging« oder »stepped care« bezeichnet wird (Hutsebaut et al., 2019). Dies bedeutet, dass bei ersten Störungszeichen eine Psychoedukation sowie eine Beratung der Eltern ausreichend sein können. Bei einer Zunahme der Symptomatik können einzel- oder gruppenbasierte Kurzinterventionen eingesetzt werden (z. B. im Umfang von zehn Sitzungen), während eine längere manualgestützte Einzeltherapie den schweren Zustandsbildern vorbehalten bleiben sollte (Schmeck & Kaess, 2024).

Leider sind bisher die evidenzbasierten Verfahren primär für die Behandlung von Borderline-Persönlichkeitsstörungen entwickelt worden, sodass für die Behandlung anderer Störungsbilder wie z. B. der ängstlich-vermeidenden Persönlichkeitsstörung oder der schizoiden Persönlichkeitsstörung deutlicher Nachholbedarf besteht.

28.9.1 Sozialer Dienst und Multiprofessionalität

Aufgrund der ausgeprägten Belastungen der interpersonellen Beziehungen durch schwerer ausgeprägte Persönlichkeitsstörungen haben die betroffenen Jugendlichen ein deutlich erhöhtes Risiko für außerfamiliäre Unterbringungen. So finden sich in der stationären Jugendhilfe überdurchschnittlich viele Jugendliche mit diesem Störungsbild (d'Huart et al., 2022). Diese Jugendlichen zeigen häufig auch in den Einrichtungen weiterhin so provozierende und dysfunktionale Verhaltensweisen, dass sie von den Mitarbeitenden als nicht mehr tragbar angesehen werden und in einer anderen Jugendhilfeeinrichtung platziert werden, was sich zum Teil mehrfach wiederholt. Durch die wiederkehrenden Beziehungsabbrüche werden die interpersonellen Probleme und damit auch das Störungsbild weiter verstärkt. Um dies zu verhindern, benötigen die Mitarbeitenden in solchen Jugendhilfeeinrichtungen intensive Unterstützung und Supervision (ausführlich bei Steinlin et al., 2017), um diesen Jugendlichen ein konstantes Beziehungsangebot machen zu können. Hilfreich ist ebenfalls eine Liaisonvereinbarung zwischen Jugendhilfeeinrichtung und jugendpsychiatrischen bzw. psychotherapeutischen Fachpersonen, um neben der Schaffung einer für die Jugendlichen tragfähigen Lebensumwelt auch eine kontinuierliche Behandlung zu ermöglichen.

28.9.2 Genderspezifische Aspekte in der Therapie

Bei den manualisierten Verfahren zur Behandlung von Jugendlichen mit Persönlichkeitsstörungen werden üblicherweise keine Unterscheidungen zwischen der Behandlung von Jungen und Mädchen getroffen. Eine aktuelle Längsschnittstudie mit erwachsenen Borderline-Patient*innen (Quian et al., 2025) fand Hinweise dafür, dass Frauen nach zwölf Monaten deutlich mehr von einer Dialektisch-behavioralen Therapie profitiert hatten als Männer, sowohl im Hinblick auf den Schweregrad der Störung als auch in Bezug auf ihre gesundheitsbezogene Lebensqualität. Da das Behandlungskonzept der Dialektisch-behavioralen Therapie stärker auf Symptome wie affektive Instabilität abgestimmt ist, die bei Mädchen und Frauen häufiger zu beobachten sind, sprechen diese Ergebnisse dafür, das Behandlungsprogramm für männliche Patienten zu modifizieren, um eine vergleichbare Effektivität zu erreichen.

Bei homosexuellen, bisexuellen, transgender und nicht-binären Jugendlichen mit selbstverletzendem Verhalten und Suizidalität scheint eine Dialektisch-behaviorale Therapie vergleichbar erfolgreich zu sein wie bei cis Jugendlichen (Camp et al., 2024).

28.10 Zusammenfassung

Die grundlegenden Vorstellungen davon, was eine Persönlichkeitsstörung im Kern ausmacht, haben sich im neuen Klassifikationssystem ICD-11 erheblich verändert. Anstelle von symptomorientierten Kriterien wird der Blick nun auf die Beeinträchtigung selbstbezogener und interpersoneller Persönlichkeitsfunktionen (leicht, mittelgradig, schwer) sowie die Ausprägung von Persönlichkeitsmerkmalen gerichtet. Im Gegensatz zu weitverbreiteten Vorurteilen ist die Prävalenz von Persönlichkeitsstörungen nicht unterschiedlich zwischen den Geschlechtern. Auch wenn die Datenlage noch als vorläufig anzusehen ist, mehren sich die Hinweise darauf, dass Persönlichkeitsstörungen bei genderdiversen Jugendlichen häufiger vorkommen, aber vergleichbar gut behandelbar sind. Da bei diesem Störungsbild zwischenmenschliche Probleme fast immer zu beobachten sind, sollte der Blick auch ganz besonders auf Jugendhilfeeinrichtungen gelegt werden, in denen Jugendliche mit Persönlichkeitsstörungen gehäuft zu finden sind. Aus diesem Grund bedürfen die Mitarbeitenden dieser Einrichtungen einer besonders intensiven Unterstützung.

28.11 Autor

Klaus Schmeck, Prof. em. Dr. med. Dipl.-Psych., ehem. Ordinarius für Kinder- und Jugendpsychiatrie und Ärztlicher Direktor der Kinder- und Jugendpsychiatrischen Klinik der UPK Basel; Departement für Klinische Forschung der Medizinischen Fakultät der Universität Basel und Institut für Persönlichkeitsstörungen in der Adoleszenz (IPAS), Frankfurt.

28.12 Vertiefungsmöglichkeiten

Themenheft der Zeitschrift Frontiers in Psychiatry (2022): Dimensional assessment of personality disorders in young people: A closer look on personality functioning in younger ages, different cultures, and various clinical settings. https://www.frontiersin.org/research-topics/19188/dimensional-assessment-of-personality-disorders-in-young-people-a-closer-look-on-personality-functioning-in-younger-ages-different-cultures-and-various-clinical-settings

Aktueller Lehrbuchartikel: Schmeck, K., Kaess, M. (2024): Persönlichkeitsstörungen bei Kindern und Jugendlichen. In: Fegert, J. G., Resch, F., Plener, P. et al. (Hg.), Psychiatrie und Psychotherapie des Kindes- und Jugendalters (3. Aufl.), S. 1233–1253. Heidelberg: Springer. https://www.springermedizin.de/emedpedia/detail/psychiatrie-und-psychotherapie-des-kindes-und-jugendalters/persoenlichkeitsstoerungen-bei-kindern-und-jugendlichen?epediaDoi=10.1007%2F978-3-662-49289-5_117

Onlinekurs mit einer videobasierten Einführung in Persönlichkeitsstörungen: JAEL – Jugendhilfeverläufe: Aus Erfahrung lernen – Ein Onlinekurs zur Sensibilisierung für Risiko- und Schutzfaktoren im sozialpädagogischen Alltag. https://jael-elearning.ch/

28.13 Verständnisfragen

1. Was macht den Kern einer Persönlichkeitsstörung aus?
2. Welche geschlechtsspezifischen Unterschiede lassen sich bei den Persönlichkeitsstörungen feststellen?
3. Wie ist die Prognose von Jugendlichen mit Persönlichkeitsstörungen, wenn sie nicht adäquat und frühzeitig behandelt werden?
4. Warum sind frühere Studienergebnisse in Bezug auf genderdiverse Jugendliche nur mit Vorbehalt zu interpretieren?

28.14 Literatur

Bach, B.; Simonsen, E.; Kongerslev, M. T.; et al. (2023): ICD-11 personality disorder features in the danish general population: Cut-offs and prevalence rates for severity levels. In: Psychiatry Research, 328, 115484.

BfArM – Bundesinstitut für Arzneimittel und Medizinprodukte (2025). Persönlichkeitsstörungen und zugehörige Persönlichkeitsmerkmale (ICD-11 Entwurfsfassung Deutsch). https://www.bfarm.de/DE/Kodiersysteme/Klassifikationen/ICD/ICD-11/uebersetzung/_node.html

Camp, J.; Durante, G.; Cooper, A.; et al. (2024): Clinical outcomes for sexual and gender minority adolescents in a dialectical behaviour therapy programme. In: Behavioural and Cognitive Psychotherapy, 52 (4), S. 337–355.

Chanen, C.; Sharp, C.; Hoffman, P.; et al. (2017): Prevention and early intervention for borderline personality disorder:

a novel public health priority. In: World Psychiatry, 16 (2), S. 215–216.
d'Huart, D.; Steppan, M.; Seker, S.; et al. (2022): Prevalence and 10-year stability of personality disorders from adolescence to young adulthood in a high-risk sample. In: Frontiers in Psychiatry, 13, 840678.
Furlong, Y.; Janca, A. (2022): Epidemiology of personality disorders in individuals with gender dysphoria. In: Current Opinion in Psychiatry, 35 (1), S. 78–82.
Goth, K.; Birkhölzer, M.; Schmeck, K. (2018): Das Inventar LoPF-Q 12-18 (Levels of Personality Functioning Questionnaire), Deutschsprachige Version: Ein Fragebogen zur Selbstbeantwortung für die Erfassung des Funktionsniveaus der Persönlichkeit im Jugendalter, Kurzmanual. Offenbach: academic-tests. Online verfügbar unter: https://academic-tests.com.
Hutsebaut, J.; Kamphuis, J. H.; Feenstra, D. J.; et al. (2017): Assessing DSM-5-oriented level of personality functioning: Development and psychometric evaluation of the Semi-Structured Interview for Personality Functioning DSM-5 (STiP-5.1). In: Personality Disorders, 8 (1), S. 94–101.
Hutsebaut, J.; Videler, A. C.; Verheul, R.; et al. (2019): Managing borderline personality disorder from a life course perspective: Clinical staging and health management. In: Personality Disorders, 10 (4), S. 309–316.
Kerber, A.; Schultze, M.; Müller, S.; et al. (2020): Development of a short and ICD-11 compatible measure for DSM-5 maladaptive personality traits using ant colony optimization algorithms. In: Assessment, 29 (3), S. 467–487.
Leichsenring, F.; Fonagy, P.; Heim, N.; et al. (2024): Borderline personality disorder: A comprehensive review of diagnosis and clinical presentation, etiology, treatment, and current controversies. In: World Psychiatry, 23 (1), 4–25.
Qian, X.; Townsend, M. L.; Tan, W. J.; et al. (2022): Sex differences in borderline personality disorder: A scoping review. In: PLoS ONE, 17 (12), e0279015.
Qian, X.; Townsend, M. L.; Grenyer, B. F. S. (2025): Gender differences in treatment effectiveness for borderline personality disorder. In: Personality and Mental Health, 19 (1), e1642.
Schmeck, K.; Weise, S.; Schlüter-Müller, S.; et al. (2023): Effectiveness of adolescent identity treatment (AIT) versus DBT-A for the treatment of adolescent borderline personality disorder. In: Personality Disorders, 14 (2), S. 148–160.
Schmeck, K.; Kaess, M. (2024): Persönlichkeitsstörungen bei Kindern und Jugendlichen. Fegert, J. G., Resch, F., Plener, P. et al. (Hg.), Psychiatrie und Psychotherapie des Kindes- und Jugendalters. 3. Aufl. Heidelberg: Springer.
Steinlin, C.; Dölitzsch, C.; Fischer, S.; et al. (2016): Der Zusammenhang zwischen Burnout-Symptomatik und Arbeitszufriedenheit bei pädagogischen Mitarbeitenden in der stationären Kinder- und Jugendhilfe. In: Praxis der Kinderpsychologie und Kinder- und Jugendpsychiatrie, 65 (3), S. 162–180.
Wertz, J.; Caspi, A.; Ambler, A.; et al. (2020): Borderline symptoms at age 12 signal risk for poor outcomes during the transition to adulthood: Findings from a genetically sensitive longitudinal cohort study. In: Journal of the American Academy of Child and Adolescent Psychiatry, 59 (10), 1165–1177. e2.
Winsper, C.; Hall, J.; Strauss, V. Y.; et al. (2017): Aetiological pathways to borderline personality disorder symp-

toms in early adolescence: Childhood dysregulated behaviour, maladaptive parenting and bully victimisation. In: Borderline Personality Disorder and Emotion Dysregulation, 4, S. 10.

Winsper, C.; Bilgin, A.; Thompson, A.; et al. (2020): The prevalence of personality disorders in the community: A global systematic review and meta-analysis. In: The British Journal of Psychiatry, 216 (2), S. 69–78.

WHO – World Health Organization (2024): Clinical descriptions and diagnostic requirements for ICD-11 mental, behavioural and neurodevelopmental disorders. Geneva.

Zimmerman, M.; Benjamin, I.; Seijas-Rodriguez, C. (2022): Psychiatric diagnoses among transgender and gender diverse patients compared to cisgender patients. In: The Journal of Clinical Psychiatry, 83 (6), 21m14062.

29 Paraphile Störungen

Ein blinder Fleck in Diagnostik und Therapie

Fabiola Casademont, Viktoria Märker, Peer Briken, Safiye Tozdan

Das vorliegende Kapitel gibt einen kurzen Überblick über Hintergründe, Symptomatik, Diagnostik und Therapie paraphiler Störungen bei Jugendlichen. Es betont die Bedeutung einer sorgfältigen Sexualanamnese als Voraussetzung für die Erhebung des psychopathologischen Befundes. Paraphile Interessen und sexuelles Problemverhalten sollten nicht isoliert, sondern kontextualisiert betrachtet werden. Unbedingt notwendig ist die Berücksichtigung entwicklungspsychologischer Aspekte. Bei der Diagnosestellung einer paraphilen Störung bei Jugendlichen wird Zurückhaltung empfohlen, insbesondere vor dem Hintergrund der Folgen bei einer falsch-positiven Diagnose.

Lernziele: Sie erhalten einen Überblick über das vielseitige Erscheinungsbild sexuellen Problemverhaltens bei Jugendlichen. Sie lernen, wie Sie sich ein genaues Bild der möglichen sexuellen Problembereiche verschaffen können, sodass Sie eine informierte und reflektierte diagnostische Einschätzung vornehmen können. Darüber hinaus informieren wir über mögliche therapeutische Ansätze.
Schlagworte: sexuelles Problemverhalten, Grenzen, Geschlechterstereotype, Stigmatisierung, paraphiles Interesse

29.1 Persönliche Annäherung

Ein 16-jähriger Jugendlicher wird von seiner Mutter in eine psychotherapeutische Praxis gebracht. Sie berichtet verzweifelt, ihr Sohn sei auf der Klassenfahrt dabei erwischt worden, wie er sich mit entblößtem Glied von hinten an einem 9-jährigen Jungen gerieben habe. Er sei sofort nach Hause geschickt und vorerst von der Schule suspendiert worden. Sowohl die Mutter als auch die Schule würden nun wissen wollen, ob eine »Pädophilie« vorliege und ob sie den Jungen wieder in die Schule integrieren könnten. Beim späteren Vieraugengespräch mit der

Therapeutin zeigt sich der Patient traurig und überfordert; auf erste Nachfragen antwortet er vage. »So richtig erklären« könne er sich »das alles« auch nicht, es sei einfach über ihn gekommen.

Während nun insbesondere die Beteiligten aus Familie und Schule eine schnelle Antwort auf ihre Fragen wünschen, sollte es zunächst darum gehen, ein genaues Bild der sexuellen Interessen und Verhaltensweisen des Patienten zu bekommen und gemeinsam mit ihm die verschiedenen Facetten seiner Wünsche und Handlungen zu verstehen.

29.2 Definition gemäß ICD-11

Die wesentlichen diagnostischen Anforderungen für eine paraphile Störung gemäß der ICD-11 sind:

- Es liegt ein anhaltendes, intensives Muster atypischer sexueller Erregung vor, das sich in sexuellen Gedanken, Fantasien, dranghaften Bedürfnissen oder Verhaltensweisen äußert, die sich auf andere Personen beziehen, die aufgrund ihres Alters oder ihres Status nicht einwilligungsfähig oder -willig sind.
- Die betreffende Person hat entsprechend dieser sexuellen Gedanken, Fantasien oder dranghaften Bedürfnisse gehandelt oder leidet stark darunter.

Für einige paraphile Störungen werden zusätzliche Kriterien aufgeführt. Die Diagnosen und ihre Beschreibungen sind in Tabelle 29.1 aufgeführt (World Health Organization, 2024). Die ICD-11 in ihrer englischen Originalfassung empfiehlt, paraphile Störungen bei Kindern gar nicht und bei Jugendlichen nur mit äußerster Vorsicht zu diagnostizieren. Insbesondere ein »anhaltendes« Muster sexueller Erregung ist bei Jugendlichen nur schwer festzustellen, da die Sexualität im Jugendalter entwicklungsbedingten Schwankungen unterliegt. Zu bedenken ist in jedem Fall, dass paraphile Interessen und Verhaltensweisen bei Jugendlichen auch ein Ausdruck von Experimentieren und Austesten von Grenzen sein können und keine paraphile Störung im eigentlichen Sinne darstellen müssen.

Für die Diagnose einer pädophilen Störung gilt darüber hinaus, dass diese laut ICD-11 nicht vergeben werden soll, wenn sich die übergriffig gewordene Person und die vom Übergriff betroffene Person in einem ähnlichen Alter befinden. Dabei sollte aber immer klar sein, dass der Übergriff oder die Straftat allein ohnehin kein ausreichendes Merkmal einer paraphilen Störung sind. Während in der ICD-10 noch ein Mindestalter von 16 Jahren für die Diagnose festgeschrieben wurde, gibt es in der ICD-11 keine festgelegte Altersgrenze mehr. Abweichende sexuelle Interessen und Verhaltensweisen sind nicht per se als Störung zu klassifizieren. Das soll dem Umstand Rechnung tragen, dass paraphile Interessen und/oder das Ausleben ebendieser nicht zwangsläufig pathologisch sind (Baur et al., 2016).

29.3 Häufigkeiten

Paraphile Interessen und Verhaltensweisen sind im kinder- und jugendpsychiatrischen Bereich wahrscheinlich häufiger anzutreffen als vermutet, werden allerdings oft nicht systematisch erfragt. Paraphile Interessen können, aber müssen sich nicht bereits im Jugendalter entwickeln. Beispielsweise haben Studien mit männlichen pädophilen Sexualstraftätern gezeigt, dass etwa einem Drittel ihr sexuelles Interesse an Kindern bereits im Jugendalter bekannt war (Briken & Häßler, 2016). Aufgrund der nur unsystematisch erfragten sexuellen Interessen bei Jugendlichen gibt es keine belastbaren Häufigkeitsangaben für paraphile Interessen im Jugendalter.

Um dennoch Hinweise auf die Häufigkeiten bei Jugendlichen zu erlangen, werden im Folgenden Prävalenzen für paraphile Verhaltensweisen bei erwachsenen Frauen und Männern basierend auf einer finnischen bevölkerungsrepräsentativen Zwillingsstudie von Baur et al. (2016) berichtet (siehe Tabelle 29.2). Die Autor*innen erfassten das paraphile Verhalten mittels Selbstberichtfragebogen. Die Items des Fragebogens basierten auf den Paraphiliediagnosen des DSM-IV und DSM-5. Zum Beispiel wurde Exhibitionismus erfasst mit der Frage »Haben Sie jemals Ihre Genitalien vor einer fremden Person entblößt und wurden dadurch sexuell erregt?«. Dieses Vorgehen erfasste somit nur das paraphile Verhalten, nicht jedoch paraphile Fantasien (zu denen z. B. masturbiert wurde), oder lediglich den Wunsch, ein bestimmtes paraphiles Verhalten auszuüben, ohne es jemals wirklich ausgeübt zu haben. Wie viele andere Studien zeigten die Ergebnisse, dass Männer eine insgesamt höhere Lebenszeitprävalenz für paraphile Verhaltensweisen aufwiesen (Männer: 25 %; Frauen: 14 %; Baur et al., 2016).

Tabelle 29.1 ICD-11-Diagnosen für paraphile Störungen mit Codes

Paraphile Störung	Beschreibung
Exhibitionistische Störung 6D30	Sexuelle Erregung durch das Entblößen der eigenen Genitalien vor einer ahnungslosen Person an einem öffentlichen Ort; in der Regel, ohne dass ein engerer Kontakt gewünscht oder beabsichtigt wird.
Voyeuristische Störung 6D31	Sexuelle Erregung durch das Beobachten einer ahnungslosen Person, die nackt ist, sich gerade entkleidet oder sexuelle Handlungen vornimmt.
Pädophile Störung 6D32	Sexuelle Erregung durch präpubertäre Kinder. Diese Diagnose gilt nicht für sexuelles Verhalten unter prä- oder postpubertären Kindern, die dem Alter nach ähnlich sind.
Sexuell-sadistische Störung unter Ausübung von Zwang 6D33	Sexuelle Erregung durch das Zufügen körperlichen oder psychischen Leids an einer nicht einwilligenden Person.
Frotteuristische Störung 6D34	Sexuelle Erregung durch das Berühren von oder Sichreiben an einer nicht einwilligenden Person an belebten öffentlichen Orten.
Sonstige paraphile Störung mit nicht einwilligenden Individuen 6D35	Atypisches sexuelles Erregungsmuster, bei dem der Fokus auf anderen Personen liegt, die nicht willens oder in der Lage sind, ihre Zustimmung zu erteilen, das aber nicht spezifisch in einer der anderen genannten Kategorien paraphiler Störungen beschrieben wird (z. B. Erregungsmuster, die Leichen oder Tiere betreffen).
Paraphile Störungen, die Verhaltensweisen als Einzelperson oder mit einwilligenden Personen beinhaltet 6D36	Atypisches sexuelles Erregungsmuster, das einwilligungsfähige Erwachsene oder einzelgängerisches Verhalten einbezieht. Eines der beiden folgenden Elemente muss vorhanden sein: • Die Person ist durch die Art des Erregungsmusters stark beeinträchtigt und die Beeinträchtigung ist nicht einfach eine Folge der Ablehnung oder der befürchteten Ablehnung des Erregungsmusters durch andere. • Die Art des paraphilen Verhaltens birgt ein bedeutsames Verletzungs- oder Todesrisiko für die Person oder den Partner/die Partnerin (z. B. Asphyxiophilie: sexuelle Erregung durch Einschränkung des Atmens).

Tabelle 29.2 Lebenszeitprävalenzen in Prozent für paraphile Verhaltensweisen in der finnischen Allgemeinbevölkerung (nach Baur et al., 2016)

Paraphile Verhaltensweise	Männer (n = 2 092)	Frauen (n = 3 898)
Exhibitionistisch	4,3	0,6
Masochistisch	4,9	8,6
Sadistisch	2,7	2,3
Pädophil	0,9	0,4
Transvestitisch-fetischistisch	4,6	0,5
Voyeuristisch	18,2	6,3

29.4 Prognose

Eine Prognose des Verlaufs einer paraphilen Störung ist bei Jugendlichen erschwert, da wie bereits erwähnt ihre Sexualität Schwankungen unterliegt. Jugendliche befinden sich in einer aktiven Entwicklungsphase, in der neurobiologische, körperliche, kognitive, motivationale sowie soziale Veränderungen stattfinden, die erhebliche – auch kurzfristige – Einflüsse auf sexuelle Interessen und Verhaltensweisen haben können. Systematische empirische Daten zu den Entwicklungen von Paraphilien bei Jugendlichen existieren bislang kaum.

Zur Krankheitsprognose bei paraphilen Störungen lässt sich außerdem festhalten, dass es bisher wissenschaftlich nicht eindeutig geklärt ist, ob und wenn ja, wie sich einzelne paraphile Interessen über die Lebensspanne ändern. Vermutlich ist die Frage nach Veränderung am besten individuell zu betrachten und sollte nicht pauschal für alle Menschen mit paraphilen Interessen beantwortet werden.

Hinsichtlich der Veränderbarkeit paraphiler Interessen sollten Jugendlichen gegenüber keine absoluten Aussagen in die eine oder andere Richtung getroffen werden. Zum einen, um Entwicklungsaspekten Rechnung zu tragen, Selbstwirksamkeit und Veränderungsmotivation nicht negativ zu beeinträchtigen, und zum anderen, um keine unrealistischen Erwartungen zu wecken, falls ein relativ stabiles, exklusives paraphiles Interesse vorliegt.

Vor diesem Hintergrund besteht die Aufgabe der kinder- und jugendpsychiatrischen Versorgung darin, die Zahl der falsch-positiven Paraphiliediagnosen so gering wie möglich zu halten, um einen Labelingeffekt zu vermeiden. Labelingeffekt bedeutet hier, dass Jugendliche die Diagnose in ihr Selbstbild integrieren und sich das paraphile Interesse damit gegebenenfalls eher manifestiert (z. B. »Ich bin pädophil«).

Auch wird häufig fälschlicherweise das Vorliegen eines paraphilen Interesses gleichgesetzt mit dem Risiko, sexuelle Übergriffe zu begehen. Somit könnten junge Menschen zu Unrecht als potenziell risikobehaftet eingestuft werden (Briken & Häßler, 2016).

29.5 Geschlechtsunabhängige Risikofaktoren

Empirische Befunde zu sexuell auffälligen Jugendlichen beziehen sich meist auf Jugendliche, die bereits eine Sexualstraftat begangen haben. Diese Gruppe an Jugendlichen ist jedoch nicht gleichzusetzen mit der Gruppe an Jugendlichen, die eine paraphile Entwicklung durchlaufen (und nicht zwangsläufig sexuelle Übergriffe begehen). Auch wenn von einer gewissen Überschneidung der beiden Gruppen ausgegangen werden kann, sind Art und Ausmaß der Überschneidung bei Jugendlichen bisher nicht systematisch untersucht worden. Im Folgenden werden Risikofaktoren für das Begehen sexueller Übergriffe bei der oben zuerst genannten Gruppe jugendlicher Sexualstraftäter dargestellt. Ergänzend wird ein Überblick über mögliche ätiologische Ursachen paraphiler Interessen gegeben.

Risikofaktoren für das Begehen sexueller Übergriffe: Empirische Studien mit männlichen jugendlichen Sexualstraftätern geben Hinweise darauf, dass folgende Faktoren in Zusammenhang mit sexueller Übergriffigkeit stehen können: eigene Missbrauchs- und Gewalterfahrungen, soziale Isolation, Konfrontation mit Sex oder Pornografie bereits im frühen Kindesalter, Ängstlichkeit oder ein geringes Selbstwertgefühl (Seto & Lalumière, 2010). Darüber hinaus lagen bei jugendlichen Sexualstraftätern signifikant häufiger paraphile Interessen vor als bei Jugendlichen, die nicht-sexuelle Straftaten begangen hatten (z. B. Gewaltdelikte). Die Autoren vermuten, dass paraphile Interessen eine grundlegende Motivation darstellen könnten, Sexualstraftaten zu begehen, und dass die Bereitschaft, diese Motivation in die Tat umzusetzen, in einem weiteren Schritt durch antisoziale Neigungen beeinflusst werden könnte (Seto & Lalumière, 2010).

Eine andere Untersuchung mit jugendlichen Sexualstraftätern deutet zudem darauf hin, dass das Erleben eigenen sexuellen Missbrauchs nicht nur mit der Begehung sexueller Übergriffe zusammenhängen kann, sondern auch bei der Entstehung paraphiler Interessen eine Rolle spielen könnte (Leroux et al., 2020). Eine Vorgeschichte eigener Viktimisierung kann auch bei sexuell übergriffigen weiblichen Jugendlichen von Belang sein (für eine Übersicht siehe Hackett, 2014). Allerdings bedeuten diese Zusammenhänge nicht, dass Menschen mit eigenen Gewalterfahrungen in der Kindheit per se ein erhöhtes Risiko haben, Übergriffe zu begehen.

Ursachen für die Entstehung paraphiler Interessen: Die Entstehung paraphiler Interessen ist bisher wissenschaftlich wenig geklärt. Es lassen sich verschiedene Modelle zur Ätiologie unterscheiden, von denen keines allein die Entwicklung von Paraphilien überzeugend erklären kann. Am ehesten sind die Ursachenbündel multifaktoriell und variieren stark von Person zu Person.

Eines der Erklärungsmodelle postuliert basierend auf *lerntheoretischen Annahmen,* dass erste sexuelle Erfahrungen in der Kindheit mit Gleichaltrigen zu einer Kopplung von zuvor neutralen Reizen (z. B. dem Körperschema eines Kindes) mit sexueller Befriedigung führen kann. Ebenfalls lerntheoretisch hergeleitet, könnte eine sexuelle Erregbarkeit auf unübliche Stimuli (z. B. Kleidungsstücke) zustande kommen, wenn diese über einen längeren Zeitraum mit Masturbationsfantasien gekoppelt werden und sich im Verlauf verfestigen.

Auch werden *biologische und genetische Parameter* als Erklärung für die Entstehung von Paraphilien herangezogen. Das Erleben eines sexuellen Interesses wird unter anderem durch männliche Geschlechtshormone, vor allem Testosteron, beeinflusst. Gleichzeitig sind regelmäßige hormonelle Auffälligkeiten bei Menschen mit paraphilen Interessen nicht bekannt. Eine weitere Vermutung ist, dass das serotonerge System bei der Entstehung und/oder Ausprägung von Paraphilien zumindest mitwirkt. Diese indirekte Annahme wird dadurch gestützt, dass selektive Serotonin-Wiederaufnahmehemmer (SSRI) in der Behandlung paraphiler Störungen eingesetzt werden (Kühn & Sträter, 2008).

29.6 Geschlechtsspezifische Unterschiede

Hinsichtlich geschlechtsspezifischer Unterschiede kann erneut nur auf Daten zu Erwachsenen verwiesen werden. In vielen Studien werden eher »typisch weibliche« eher »typisch männlichen« paraphilen Verhaltensweisen gegenübergestellt (siehe Tab. 29.1; Baur et al., 2016). Fraglich ist dabei, ob vor allem weibliche

Personen andere paraphile Verhaltensweisen zeigen würden, wenn sich gesellschaftliche Stereotype im Verlauf der Zeit verändern und/oder wenn häufiger danach gefragt würde. Zumindest zeigen empirische Daten, dass wenn es um den reinen Wunsch geht, ein bestimmtes paraphiles Verhalten auszuüben, Geschlechterunterschiede teilweise verschwinden (z. B. Joyal & Carpentier, 2017).

Im klinischen Alltag haben Geschlechterstereotype vermutlich einen Einfluss auf den Umgang mit und die Behandlung von Jugendlichen, besonders wenn es um Sexualität und Paraphilien geht. Deshalb empfehlen wir stets die kritische Auseinandersetzung mit den eigenen geschlechtsspezifischen Annahmen und Vorstellungen über Paraphilien.

29.6.1 Mädchen

Masochismus und Voyeurismus sind in vielen Studien die häufigsten paraphilen Verhaltensweisen bei Frauen (z. B. Baur et al., 2016). Historisch betrachtet wurden paraphile Interessen bei Frauen in der Forschung lange Zeit vernachlässigt. Gesellschaftliche Stereotype und sexuelle Skripte dürften auch heutzutage noch dazu beitragen, dass Paraphilien bei Frauen sehr viel seltener beschrieben werden. Sie gelten in sexueller Hinsicht als passiv und weniger interessiert. Es kann davon ausgegangen werden, dass Forschende wie auch klinisch Tätige hinsichtlich paraphiler Interessen bei Frauen und Mädchen seltener erfragt werden. Empirische Ergebnisse weisen allerdings durchaus darauf hin, dass paraphile Interessen auch bei weiblichen Jugendlichen bestehen können: Hinsichtlich eines pädophilen Interesses beispielsweise gab ein Teil der befragten erwachsenen Frauen in einer Studie an, dass sie bereits im Jugendalter zum ersten Mal ein sexuelles Interesse an Kindern verspürt hätten (Tozdan et al., 2022). Daher erscheint eine kritische Reflexion der eigenen Annahmen und Vorstellungen über Paraphilien besonders bei weiblichen Jugendlichen angemessen, damit paraphile Interessen bei Mädchen nicht übersehen werden.

29.6.2 Jungen

Empirische Ergebnisse belegen durchweg, dass Männer häufiger paraphile Interessen zeigen als Frauen. Die häufigsten männlichen paraphilen Verhaltensweisen, die in Studien berichtet werden, sind Exhibitionismus, Fetischismus, Voyeurismus und Sadismus (z. B. Baur et al., 2016).

29.6.3 Geschlechtliche und sexuelle Minoritäten

Sowohl die Forschung als auch die klinische Erfahrung weisen darauf hin, dass paraphile Interessen unter geschlechtlichen oder sexuellen Minoritäten ebenso vorkommen können wie unter heterosexuellen Menschen (Tozdan et al., 2022). Deshalb wird bei entsprechenden Hinweisen empfohlen, auch bei Jugendlichen, die sich zu diesen Minoritäten zählen, zu explorieren, ob paraphile Interessen bestehen.

29.7 Symptome

Auf der Symptomebene berichten Jugendliche bei den eingangs beschriebenen paraphilen Interessen eine große Variabilität hinsichtlich der Exklusivität, der Intensität und dem Wunsch nach Umsetzung auf der Verhaltensebene.

Exklusivität: Während manche Jugendliche neben den paraphilen Interessen auch sexuelle Erregung und Befriedigung bei anderen sexuellen Fantasien erleben (nicht-exklusiver Typ), gibt es für andere Jugendliche keine Alternativen im sexuellen Repertoire (exklusiver Typ).

Intensität: Jugendliche beschäftigen sich verglichen mit Kindern und Erwachsenen oft verstärkt mit ihrem sich verändernden Körper und ihrer eigenen Sexualität, was nicht per se als ungewöhnlich betrachtet werden sollte. Jedoch kann die Beschäftigung mit paraphilen Interessen auch eine obsessive Komponente bekommen. Damit im Zusammenhang kann es zu Vernachlässigung realer Beziehungen, schulischer Verpflichtungen oder sozialer Kontakte kommen. Personen verbringen beispielsweise viel Zeit mit dem Suchen nach entsprechendem pornografischem Material oder mit dem darauffolgenden Verwischen eigener Spuren im Internet.

Wunsch nach Umsetzung: Auf der Verhaltensebene kann außerdem die wahrgenommene Kontrolle über das sexuelle Verhalten subjektiv stark schwanken. Bezüglich des Auslebens der paraphilen Interessen spielen auch kognitive Verzerrungen der Jugendlichen eine große Rolle (z. B. »Das Kind hat sich mir von sich aus genähert, es wollte das.«).

Jugendliche mit einer paraphilen Entwicklung empfinden ihr sexuelles Interesse meist als ihnen »zugehörig«, die Sexualität ist – wie auch bei anderen sexuellen Interessen – ein Teil des Selbst; es gibt aber auch ich-dystone Verarbeitungsmuster.

Die Entwicklung paraphiler Interessen im Jugendalter wird neben dem primären Leidensdruck oft auch von komorbid auftretenden Depressionen, Ängsten und Identitätskrisen begleitet.

Schließlich kommen auch Zwangsstörungen vor, mit vorwiegend Zwangsgedanken, pädophil zu sein oder einem Kind gegenüber Übergriffe zu begehen. Zumeist werden diese Gedanken aber gerade nicht als sexuell erregend empfunden oder z. B. nicht als Fantasie bei der Selbstbefriedigung genutzt.

Es ist wichtig zu erwähnen, dass »Symptome« wie sadistisch anmutende sexuelle Gewaltfantasien nicht automatisch die Kriterien für eine paraphile Störung erfüllen. Solche Symptome können sowohl die Jugendlichen als auch die Therapeut*innen irritieren oder erschrecken. Jedoch können in aggressiven Elementen sexueller Fantasien auch entwicklungsbedingte Ängste, Unsicherheiten oder Wut über eigene Unzulänglichkeiten stecken sowie gleichzeitig Lust und der Wunsch, Neues auszuprobieren und Grenzen auszutesten. Es bedarf einer sorgfältigen Diagnostik (siehe Kap. 29.8), um die teilweise widersprüchlich oder paradox erscheinenden Motive und Verhaltensweisen durch möglichst vollständige Informationen zu erfassen.

Im Rahmen der diagnostischen Einordnung der beobachtbaren sexuellen Verhaltensweisen sprechen wir im Folgenden von »sexuellem Problemverhalten«, wobei wir uns auf missbräuchliche sexuelle Verhaltensweisen beziehen, die (noch) nicht die Diagnose einer paraphilen Störung rechtfertigen.

Sexuell missbräuchliches Verhalten ist nicht gleichzusetzen mit dem Vorliegen einer paraphilen Störung.

29.8 Diagnostik

Jugendliche berichten häufig, dass ihre Sexualität im Rahmen kinder- und jugendpsychiatrischer Behandlungen nicht thematisiert wird. Möglicherweise bestehen bei den Behandelnden Sorgen, Jugendliche durch Nachfragen zu beschämen oder Inhalte zu erfahren, welche die Behandelnden selbst überfordern könnten. Allerdings ist das Erheben einer Sexualanamnese im Jugendalter von besonderer Bedeutung, da Sexualität in dieser Zeit aufgrund hormoneller Veränderungen und sexueller Reifung eine große Rolle spielt. Für Jugendliche existieren wenig Räume, in denen sie über eigene sexuelle Sorgen und Nöte wertfrei sprechen können. Insbesondere Jugendliche, die mögliche paraphile Interessen bei sich entdecken, erleben dadurch eine starke psychische Belastung (Shields et al., 2020). Die Behandelnden haben daher die Aufgabe, durch direktes Fragen das Themenfeld Sexualität zu öffnen.

Die Diagnostik möglicher paraphiler Entwicklungen im Jugendalter erfolgt in erster Linie durch das klinische Interview. Dies erfordert einen Balanceakt der Behandelnden: Einerseits ist behutsam vorzugehen, da die Jugendlichen oft Angst vor Stigmatisierung und Scham bei intimen Themen haben. Andererseits ist es sinnvoll, proaktiv und explizit zu fragen, um Missverständnisse zu verringern und die Jugendlichen zu ermutigen, schwierige Themen beim Namen zu nennen. Auch kommt es häufig vor, dass die Jugendlichen vage Formulierungen wählen wie »Ich steh da auf so was, Sie wissen schon …« oder »Ich masturbiere normal halt«. Bei solchen Unklarheiten können Behandelnde auch mehrfach nachfragen, bis sie ein genaueres Bild der Probleme bekommen haben.

Das Sprechen über Sexualität ist für Jugendliche oft schambesetzt. Während Jugendliche heutzutage einerseits in einer zunehmend digitalisierten Welt und durch soziale Medien bereits früh mit sexuellen Inhalten konfrontiert werden, bestehen andererseits oft Wissenslücken, und ein selbstreflektierter Umgang mit eigenen Grenzen und Grenzen des anderen fehlt. Es ist wichtig für Behandelnde, hier Begriffe zu erläutern und sich Zeit zu nehmen, eine gemeinsame Sprache zu entwickeln. Ein humorvoller Umgang mit Missverständnissen oder Stolpersteinen beim Sprechen über Sexualität kann für Patient*innen entlastend sein und die Patient*in-Therapeut*in-Beziehung stärken. Um Labelingeffekte zu vermeiden (»Ich bin pervers und eklig«, »Ich bin pädophil«), ist es wichtig, dass Behandelnde auf angemessene, entwicklungsgerechte Sprache wie auch auf die Vermeidung von stigmatisierenden Begriffen achten.

Auf der inhaltlichen Ebene sollte sich die Sexualanamnese bei Jugendlichen an einem biopsychosozialen Verständnis von Sexualität orientieren. Neben der multiaxialen kinder- und jugendpsychiatrischen Diagnostik und Erhebung des psychopathologischen Befundes sollte eine Sexualanamnese bei Jugendlichen folgende Bereiche umfassen (Casademont et al., 2023):

- Psychosexuelle Entwicklung
- Entwicklung der geschlechtlichen und sexuellen Identität sowie Orientierung
- Sexuelle Sozialisation in der Familie (inkl. Aufklärung, Umgang mit Nähe und Sexualität in der Familie)
- Pubertätsentwicklung, körperliche Besonderheiten
- (Paraphile) sexuelle Fantasien und ihre Intensität, Exklusivität und Handlungsimpulse
- Alter des Auftretens (paraphiler) sexueller Fantasien oder Verhaltensweisen
- Ausmaß der Beschäftigung mit Sexualität

- Masturbationspraktiken und -fantasien einschließlich der Nutzung von Pornografie
- Eigene sexuelle Erfahrungen (inkl. Doktorspiele, erste Küsse und andere Erfahrungen)
- Erfahrung sexuellen Missbrauchs

Um ein genaues Verständnis des sexuellen Erlebens und Verhaltens der Jugendlichen zu erlangen, sollte das breite Spektrum sexueller Erfahrungen berücksichtigt werden. Oftmals wird nach Sexualität ausschließlich auf der Verhaltensebene gefragt (z. B. ob der oder die Jugendliche schon einmal jemanden gegen dessen Willen berührt hat), vernachlässigt werden jedoch

- die assoziierten psychologischen Faktoren (z. B. was ging dabei in dem Jugendlichen vor, was war die Motivation für das Verhalten?),
- die sozialen Faktoren (z. B. welche Vorstellung gibt es von Nähe, Distanz und Einvernehmlichkeit; welche Beziehungskonzepte kennt die Jugendliche?) und
- biologische Faktoren (z. B. war der Jugendliche dabei erregt?).

In einem nächsten Schritt muss sodann eingeschätzt werden, ob ein sexuelles Verhalten des oder der Jugendlichen ein sexuelles Problemverhalten darstellt beziehungsweise auf eine mögliche paraphile Entwicklung hinweisen könnte. Dies erfolgt als klinische Einzelfallentscheidung. Hierbei kann eine dimensionale Herangehensweise die Einschätzung unterstützen (z. B. Hackett, 2014), wobei das sexuelle Problemverhalten nicht isoliert betrachtet wird, sondern soziale, entwicklungsbedingte und motivationale Faktoren ebenfalls berücksichtigt werden. Konkret einbezogen werden kann in die Beurteilung, ob das sexuelle Problemverhalten ohne die Zustimmung des Gegenübers erfolgt ist, ob das Gegenüber überhaupt in der Lage wäre, eine Zustimmung zu geben. Auch sollten die sexuelle, emotionale und körperliche Reife der Parteien sowie ein damit einhergehendes mögliches Machtgefälle berücksichtigt werden. Verschiedene Motivlagen (z. B. viktimisierende Absicht, Wunsch nach Macht und Kontrolle, Suche nach Nähe) und die Häufigkeit des Auftretens sind ebenfalls zu erfragen sowie das Vorliegen einer inzestuösen Komponente. Hinsichtlich einer pädophilen Entwicklung ist zu erfassen, ob ein deutlicher Altersunterschied zwischen dem oder der Jugendlichen und dem Gegenüber besteht. Bei der Frage nach einer möglichen paraphilen Störung ist unter Berücksichtigung der Diagnosekriterien der ICD-11 auch die emotionale Belastung aufgrund der paraphilen Interessen zu berücksichtigen (Casademont et al., 2023; Thibaut et al., 2016; Hackett, 2014).

Kommt man zu der Einschätzung, dass ein sexuelles Problemverhalten aufgetreten ist oder eine paraphile Entwicklung mit möglicher Fremdgefährdung besteht, sollte eine individuelle Einschätzung des Risikos für ein (erneutes) Auftreten des Verhaltens erfolgen. Hierbei können Behandelnde auf strukturierte Risikoinstrumente zur Unterstützung zurückgreifen (für eine Übersicht siehe Thibaut et al., 2016), wobei stets individuelle Faktoren bei der Interpretation der Ergebnisse berücksichtigt werden müssen. Auch ist hinsichtlich einer geschlechtssensiblen Arbeit zu beachten, dass die Risikoinstrumente für Jugendliche mit sexuellem Problemverhalten in der Regel unter Rückgriff auf Stichproben mit männlichen Jugendlichen konzipiert wurden, wodurch mögliche spezifisch weibliche Risikofaktoren nicht systematisch berücksichtigt werden. Darüber hinaus sind die Instrumente insofern veraltet, da sie die verschiedenen Facetten, Sexualität digital im Internet zu erleben, nicht abbilden. Heute spielt sich ein relevanter Teil der sexuellen Erfahrungen von Jugendlichen im digitalen Raum ab.

29.9 Therapie

Empfehlungen zur Behandlung Jugendlicher mit paraphilen Entwicklungen von der World Federation of Societies of Biological Psychiatry (WFSBP) beinhalten pharmakologische sowie psychologische Behandlungsansätze. Sie basieren auf Stichproben bestehend aus überwiegend männlichen Jugendlichen, die bereits einen sexuellen Übergriff begangen haben (Thibaut et al., 2016). Thibaut et al. legen ihren Empfehlungen die Annahme zugrunde, dass zumindest bei einem Teil der sexuell übergriffigen Jugendlichen auch eine Paraphilie vorliegt.

29.9.1 Medikamentöse Ansätze

Eine die Psychotherapie unterstützende Behandlung durch Medikamente wie Selektive Serotonin-Wiederaufnahmehemmer (SSRI) kann Leidensdruck verringern, wenn das sexuelle Problemverhalten mit einem ausgeprägten gesteigerten sexuellen Verlangen einhergeht. Eine antiandrogene Behandlung, die den Testosteronspiegel senkt, sollte aufgrund unklarer Nebenwirkungen im Jugendalter nur in besonders kritischen Fällen in Erwägung gezogen werden (Thibaut et al., 2016).

29.9.2 Psychotherapeutische Ansätze

Kognitiv-behaviorale Ansätze: Laut Thibaut et al. (2016) machen kognitiv-behaviorale Ansätze den Großteil der Therapiestudien zu Jugendlichen aus, die

Sexualstraftaten begangen haben. Der Fokus der Behandlung lag in den untersuchten Studien auf dem Versuch einer Verringerung der abweichenden sexuellen Erregbarkeit, der Verantwortungsübernahme für potenzielle Taten, dem Erkennen potenzieller Risikosituationen, der Förderung von Empathie, der Verhaltenskontrolle sowie der Entwicklung eines Rückfallvermeidungsplanes.

Multisystemische Behandlungsansätze: In der Übersichtsarbeit von Thibaut et al. (2016) wurden auch multisystemische Behandlungsansätze miteinbezogen. Diese befassen sich mit jenen Problembereichen, die mit jugendlichem antisozialem und sexuellem Problemverhalten in Zusammenhang stehen. Hierzu zählen beispielsweise intrapersonelle Faktoren (z. B. die Art der kognitiven Problembewältigung) sowie interpersonelle Schwierigkeiten innerhalb der Familie (z. B. geringe elterliche Überwachung) und Probleme im Umgang mit Peers (Thibaut et al., 2016). Multisystemische Ansätze unterstützen nicht nur die Jugendlichen direkt, sondern auch das familiäre Umfeld der Patient*innen.

Gezielte Angebote: In Deutschland gibt es gezielte therapeutische Angebote für Jugendliche, die ein sexuelles Interesse an Kindern bei sich wahrnehmen, also für Jugendliche mit einer möglichen pädophilen Entwicklung. Hierbei handelt es sich um die Projekte »Du träumst von ihnen« (Schlinzig et al., 2021) sowie das »Hamburger Präventionsprojekt für Jugendliche« (Casademont et al., 2023). Beide Angebote werden durch den GKV-Spitzenverband als Modellprojekte finanziert, wodurch den Jugendlichen ermöglicht wird, kostenfrei und gegenüber der eigenen Krankenkasse anonym an der Diagnostik und der Behandlung teilzunehmen. Studien zur Effektivität dieser beiden Angebote in Deutschland stehen allerdings aus.

Motivationsarbeit: Jugendliche mit einer paraphilen Entwicklung fallen oft erst auf, wenn ein sexuelles Problemverhalten (z. B. Konsum von Missbrauchsabbildungen) durch das Umfeld entdeckt wurde. Die Tatsache, dass der Beginn einer Therapie somit oft fremdmotiviert ist, spiegelt sich häufig in einer spürbaren Ambivalenz der Jugendlichen hinsichtlich der Therapie und des Sprechens über Sexualität wider. Hier sollten die Therapieziele immer wieder neu reflektiert werden und an die Bedürfnisse der Patient*innen angepasst werden. Dies erfordert oft große Flexibilität der Behandelnden und die Bereitschaft, sich immer wieder neu mit den (sich entwicklungsbedingt schnell ändernden) Umständen auseinanderzusetzen.

Inhalte der Therapie mit Jugendlichen: Eine belastbare Beziehung zwischen Patient*innen und Behandelnden ist für die therapeutische Arbeit unverzichtbar.

Zentrale Bestandteile einer psychotherapeutischen Behandlung für Jugendliche mit möglicher paraphiler Entwicklung

Im Bereich Sexualität und sexuelles Verhalten:
- Psychoedukation über Sexualität im Sinne eines biopsychosozialen Verständnisses
- Förderung von gesunder Sexualität
- Gemeinsames Verstehen der zugrunde liegenden Bedeutung der missbräuchlichen Interessen/Handlungen (z. B. Ausdruck eines paraphilen Interesses? Sensation Seeking? Ausüben von Macht und Kontrolle? Unsicherheiten im Umgang mit Peers?)
- Identifikation von und Umgang mit Risikofaktoren für erneutes sexuelles Problemverhalten

Im Bereich Emotionalität und Psyche:
- Bearbeitung von Impulsivität und Selbstregulation
- Bearbeitung kognitiver Verzerrungen
- Verbesserung der Problemlösefähigkeit
- Förderung der Wahrnehmung von und dem Umgang mit eigenen Gefühlen
- Förderung von Empathie und Perspektivenübernahme

Im Bereich interpersoneller Probleme:
- Arbeit an Einsamkeit
- Förderung der Nähe-Distanz-Regulation mit Peers und Familie
- Förderung der Autonomieentwicklung und Abgrenzung von der Familie

Im Bereich sozialer Bezugsrahmen:
- Reflexion eigener Annahmen über Beziehungen und Einvernehmlichkeit
- Reflexion der eigenen Rolle als Mädchen/Junge in der Gesellschaft
- Reflexion der familiären Rollenbilder

Die einzelnen Interventionen sind sorgfältig darauf abzustimmen, auf welchem Entwicklungsstand sich die Jugendlichen befinden und ob bestimmte Komorbiditäten die Ansprechbarkeit auf die jeweilige Intervention beeinflussen. Häufig bestehende Komorbiditäten sind z. B. ADHS, Substanzmissbrauch, affektive Störungen, kognitive Einschränkungen sowie Störungen des Sozialverhaltens (Schlinzig et al., 2021; Thibaut et al., 2016); diese sollten direkt bei der Behandlung berücksichtigt werden.

29.9.3 Sozialer Dienst und Multiprofessionalität

Es ist meist empfehlenswert, Angehörige des familiären, sozialen oder medizinischen Umfeldes der Jugendlichen bei der Behandlung miteinzubeziehen. Dabei gilt es, die Informationen der Jugendlichen zu schützen und möglicherweise notwendige Offenbarungen gegenüber Dritten (z. B. bei akuten Gefährdungssituationen) vorab mit ihnen transparent zu besprechen.

Falls ambulante kinder- und jugendpsychiatrische Interventionen nicht ausreichen – z. B. bei schwer ausgeprägten Symptomen –, können langfristig ausgerichtete sozialpädagogische Jugendhilfemaßnahmen notwendig sein. Bei der Zusammenarbeit mit anderen Professionen (z. B. allgemeiner Sozialer Dienst des Jugendamtes, pädagogische Einrichtungen oder Wohnheime) ist zu berücksichtigen, dass die Perspektiven auf das Problem oft unterschiedlich sind: Während psychotherapeutisch Behandelnde primär auf die psychische Gesundheit der Patient*innen fokussieren, betonen sozialpädagogische Jugendhilfemaßnahmen die schulische und soziale Partizipation, die Alltagsbewältigung und die Gewährleistung der Sicherheit, beispielsweise durch die Inobhutnahme der Jugendlichen. Durch eine gute Kommunikation zwischen den verschiedenen Institutionen können diese unterschiedlichen Perspektiven für einen optimalen Behandlungserfolg vereint werden.

29.9.4 Genderspezifische Aspekte in der Therapie

In erster Linie scheint es wichtig, dass sich Behandelnde selbst hinterfragen, mit welchen Grundannahmen sie Jungen und Mädchen im Rahmen einer Sexualtherapie begegnen: Wie oben beschrieben scheint auch in der Fachwelt ein gewisser Unglauben zu existieren, dass auch Mädchen und Frauen an paraphilen Störungen wie einer Pädophilie leiden können (Tozdan et al., 2023). So könnten diese Störungen bei diesen unentdeckt bleiben, außerdem könnten sich betreffende Mädchen und Frauen nicht ernst genommen fühlen und die Wahrscheinlichkeit einer Inanspruchnahme von therapeutischer Hilfe könnte sinken.

29.10 Zusammenfassung

Bisher vorliegende wissenschaftliche Befunde zu paraphilen Entwicklungen und Störungen bei Jugendlichen sind nicht hinreichend aussagekräftig, da die meisten Studien sexuell übergriffige Jugendliche fokussieren, ohne paraphile Interessen gesondert zu berücksichtigen. Da diese spezielle Patient*innengruppe sowohl in der Forschung als auch in der kinder- und jugendpsychiatrischen

Versorgung oft unentdeckt bleibt, gilt es, gezielt und systematisch nach Sexualität zu fragen, um diese Personen zu identifizieren und den Zugang zu Hilfsangeboten zu ermöglichen. Mädchen und junge Frauen werden dabei besonders leicht übersehen, da paraphile Interessen und Verhaltensverweisen von ihnen nicht erwartet werden. Gleichzeitig sollte bei der Diagnose einer paraphilen Störung im Jugendalter sorgfältig geprüft werden, ob die Kriterien erfüllt sind, und es sollte berücksichtigt werden, dass sich sexuelles Erleben und Verhalten in dieser Lebensphase schnell verändern kann. Generell sind bei der Diagnose einer paraphilen Störung im Jugendalter Zurückhaltung und eine genaue Exploration geboten. Sexuelles Problemverhalten, das (noch) nicht als Ausdruck einer paraphilen Störung eingestuft wird, kann diagnostisch auch beispielsweise im Rahmen einer Störung des Sozialverhaltens abgebildet werden.

29.11 Autorinnen und Autor

Fabiola Casademont war bis 2025 als Psychologische Psychotherapeutin und wissenschaftliche Mitarbeiterin am Institut für Sexualforschung, Sexualmedizin und Forensische Psychiatrie am Universitätsklinikum Hamburg-Eppendorf in einem Projekt zur Versorgung jugendlicher Personen mit pädophiler Problematik beschäftigt.

Dr. Viktoria Märker ist Fachärztin für Kinder- und Jugendpsychiatrie und -psychotherapie sowie Fachärztin für Psychiatrie und Psychotherapie, Sexualmedizin. Sie ist Chefärztin in der AMEOS Klinik für Psychiatrie, Psychotherapie und Psychosomatik in Osnabrück.

Prof. Dr. Peer Briken ist Facharzt für Psychiatrie und Psychotherapie, Sexualmedizin und Forensische Psychiatrie. Er ist Direktor des Instituts für Sexualforschung, Sexualmedizin und Forensische Psychiatrie am Universitätsklinikum Hamburg-Eppendorf.

Dr. Safiye Tozdan ist Psychologin, Forscherin sowie forensische Gutachterin am Institut für Sexualforschung, Sexualmedizin und Forensische Psychiatrie am Universitätsklinikum Hamburg-Eppendorf.

29.12 Vertiefungsmöglichkeiten

Ein Graphic Novel, in dem der Protagonist Aaron um einen Umgang mit seinem pädophilen Interesse ringt: Gijseman, B. (2023): Aaron. Zürich: Edition Moderne.

Zur Differenzialdiagnostik Pädophilie oder pädophile Zwangsgedanken: Bonagura, A.; Abrams, D.; Teller, J. (2022): Diagnostic differential between pedophilic-ocd and pedophilic disorder: An illustration with two vignettes. In: Archives of Sexual Behavior, 51, S. 2359–2368.

Zur multisystemischen Therapie für Jugendliche mit sexuellem Problemverhalten: Borduin, C. M.; Quetsch, L. B.; Johnides, B. D.; et al. (2021): Long-term effects of multisystemic therapy for problem sexual behaviors: A 24.9-year follow-up to a randomized clinical trial. In: Journal of Consulting and Clinical Psychology, 89 (5), S. 393–405.

29.13 Verständnisfragen

1. Können sich paraphile Interessen mit der Zeit verändern?
2. Was ist bei der Diagnose von paraphilen Störungen im Jugendalter zu beachten?
3. Welche geschlechtsspezifischen Aspekte gibt es bei den paraphilen Störungen?

29.14 Literatur

Baur, E.; Forsman, M.; Santtila, P.; et al. (2016): Paraphilic sexual interests and sexually coercive behavior: A population-based twin study. In: Archives of Sexual Behavior, 45, S. 1163–1172.

Briken, P.; Häßler, F. (2016): Medikamentöse Behandlung von Adoleszenten mit paraphiler Symptomatik und einem Risiko für die Begehung von Sexualstraftaten. In: Forensische Psychiatrie, Psychologie, Kriminologie, 10, S. 122–126.

Casademont, F.; Märker, V.; Bindt, C.; et al. (2023): The Hamburg Youth Prevention Project (HYPP) for adolescents with sexual interest in children. In: International Journal of Impotence Research, 37 (3), S. 193–198.

Hackett, S. (2014): Children and young people with harmful sexual behaviours. Research review. Dartington: Research in Practice.

Joyal, C. C.; Carpentier, J. (2017): The prevalence of paraphilic interests and behaviors in the general population: A provincial survey. In: Journal of Sex Research, 54 (2), S. 161–171.

Kühn, K.-U.; Sträter, B. (2008): Störungen der Sexualpräferenz (ICD-10: F65). In: S. Kasper, H.-P. Volz (Hg.), Psychiatrie und Psychotherapie compact (2., vollständig überarbeitete Auflage, S. 242–247). Stuttgart: Georg Thieme Verlag.

Leroux, E. J.; Clow, K.-A.; Motayne, G.; et al. (2020): The association of childhood sexual abuse with non-paraphilic and paraphilic sexual behaviors among adolescents who have sexually offended. In: Journal of Sex Research, 57 (9), S. 1189–1201.

Schlinzig, E.; Schuler, M.; Kreutzmann, A.; et al. (2021): Berliner Dissexualitätstherapie für Adoleszente (BEDIT-A) – Das

Präventionsprojekt für Jugendliche (PPJ) »Du träumst von ihnen«. In: Sexuologie: 28 (3–4), S. 187–191.

Seto, M. C.; Lalumière, M. L. (2010): What is so special about male adolescent sexual offending? A review and test of explanations through meta-analysis. In: Psychological Bulletin, 136 (4), S. 526–575.

Shields, R. T.; Murray, S. M.; Ruzicka, A. E.; et al. (2020): Help wanted: Lessons on prevention from young adults with a sexual interest in prepubescent children. In: Child Abuse & Neglect, 105, 104416.

Thibaut, F.; Bradford, J. M. W.; Briken, P.; et al. (2016): The World Federation of Societies of Biological Psychiatry (WFSBP) guidelines for the treatment of adolescent sexual offenders with paraphilic disorders. In: The World Journal of Biological Psychiatry, 17 (1), S. 2–38.

Tozdan, S.; Briken, P.; Schröder, J. (2022): Women with sexual interest in children – results from an online survey among a non-forensic female sample. In: Journal of Sex & Marital Therapy, 48 (5), S. 444–460.

Tozdan, S.; Hübener, G.; Briken, P.; et al. (2023): What do women with sexual interest in children tell us about the assumed cause of their sexual interest in children, (non-)disclosure, and professional help? Results of a qualitative content analysis. In: International Journal of Impotence Research, 37, S. 215–223.

30 Medizinische Kindesmisshandlung (artifizielle Störung, auf andere gerichtet)

Wenn das Medizinsystem zur Schädigung beiträgt

Carola Bindt & Jo N. Ewert

Wenn primäre Bezugspersonen bei einem Kind Symptome vortäuschen oder hervorrufen und dadurch medizinische Diagnostik und Therapien provozieren, spricht man in Bezug auf das Kind von »medizinischer Kindesmisshandlung« (MKM). In vielen Fällen liegt der MKM eine »artifizielle Störung, auf andere gerichtet« (ICD-11) bei der verursachenden Person zugrunde, auch als Münchhausen-by-proxy-Syndrom bekannt. Dieses Kapitel beleuchtet das Phänomen MKM. Es beschreibt die Definition, epidemiologische Daten, diagnostische Kriterien sowie typische Merkmale der verursachenden Personen und die Symptome beim Kind. Während beim Begriff Münchhausen-by-proxy-Syndrom die psychische Störung der verursachenden Person im Vordergrund steht, wird beim Begriff MKM der Schaden für das betroffene Kind in den Vordergrund gerückt. Zudem werden Interventions- und Therapieansätze sowie genderspezifische Aspekte diskutiert, ergänzt durch Fallberichte und Handlungsempfehlungen.

Lernziele: Sie werden Kenntnisse zur pädiatrischen Diagnose medizinische Kindesmisshandlung erwerben, auch als »artifizielle Störung, auf andere gerichtet« bezeichnet, wenn die Diagnose sich auf die Verursacher*innen bezieht. Neben der Klärung der verschiedenen Sichtweisen auf verursachende und betroffene Personen werden Sie die Epidemiologie, Charakteristika der Familien und kindzentrierte Interventionsmöglichkeiten kennenlernen.
Schlagworte: medizinische Kindesmisshandlung, Münchhausen-by-proxy-Syndrom, Medical Child Abuse, fabricated illness imposed on another, Münchhausen-Stellvertreter-Syndrom, Munchausen syndrome by proxy, fabricated or induced illness

30.1 Persönliche Annäherung Fallbeispiel 1

Ein 18 Monate alter Junge wurde nach mehrfachen ambulanten Vorstellungen durch die Mutter wegen »Blut im Urin« mit Verdacht auf rezidivierende Makrohämaturie stationär aufgenommen. Die Mutter hatte dem niedergelassenen Kollegen Windeln mit sichtbarem Blut und Blutgerinnsel vorgelegt; die folgenden Urinkontrollen mittels Teststreifen aus im Urinbeutel aufgefangenen Urin waren jedoch jeweils unauffällig gewesen.

Eine neue Pflegekraft erkannte die Familie aus ihrer vorherigen Arbeitsstätte wieder. Bereits im Alter von sechs Monaten war das Kind in der Klinik dreimal stationär wegen angeblicher epileptischer Anfälle, die von der Mutter berichtet worden waren, aufgenommen worden. Magnetresonanztomografie (MRT), Hirnstrommessung (EEG) und weitere Diagnostik blieben damals unauffällig.

Im aktuellen Aufenthalt ergaben sich trotz mehrfacher Urinkontrollen und weiterer Labor- und apparativer Diagnostik keine Hinweise auf eine organische Ursache. Während der Visiten brachte die Mutter wiederholt seltene Differenzialdiagnosen (z. B. Alport-Syndrom) ein. Eine Blasenspiegelung wurde ebenso wie eine Nierenbiopsie (Entnahme einer Probe von Nierengewebe) diskutiert, jedoch zunächst verworfen. Am dritten Tag, nach Gesprächen über eine Entlassung, legte die Mutter erneut einen Urinbeutel mit sichtbarem Blut vor. Im Team entstanden aufgrund der wechselnden und teils widersprüchlichen Urinbefunde sowie der Vorgeschichte Verdachtsmomente auf eine medizinische Kindesmisshandlung. Die unterschiedliche Einschätzung der Situation führte zu Konflikten und Spaltungen im Stationsteam, einige Mitarbeitende trauten der Kindsmutter keinesfalls eine derartige Täuschung zu. Zur Klärung der Situation entschied die Oberärztin, das Kinderschutzteam der Klinik konsiliarisch hinzuzuziehen.

Die zuständige Psychologin erhob eine erweiterte Anamnese, in deren Rahmen die Mutter von mehreren eigenen Belastungen in ihrer Kindheit berichtete, die sie nicht näher benennen wollte. Zudem gab sie an, dass der Kindsvater sie drei Wochen nach der Geburt verlassen habe, was zu massiven Stillproblemen geführt habe. Nach Empfehlung der interdisziplinären Kinderschutzbesprechung wurde die Rückstellprobe des mutmaßlich blutigen Urins humangenetisch untersucht. In der untersuchten Blutprobe wurde ein weiblicher Chromosomensatz mit zwei X-Chromosomen nachgewiesen, sodass das Blut nicht von dem männlichen Kleinkind stammen konnte. Es erhärtete sich der Verdacht auf Manipulation.

Die Mutter wurde mit der Diagnose »medizinische Kindesmisshandlung« konfrontiert, woraufhin sie auf eine sofortige Entlassung drängte. Das nach § 4 KKG informierte Jugendamt nahm das Kind in Obhut. Im weiteren Verlauf traten keine neuen Episoden von Makrohämaturie auf. Begleitete Umgangskontakte mit der Mutter wurden im Schutzkonzept festgelegt. Einen Monat nach der Inobhutnahme kam es zu akuter Suizidalität der Kindsmutter, sodass eine stationäre psychiatrische Aufnahme notwendig wurde. Bei anhaltender Weigerung der Mutter, die schädigenden Handlungen einzugestehen, und aufgrund fehlender spezifischer Therapiemotivation wurde die Inobhutnahme weiter verlängert.

30.2 Definition gemäß ICD-11

In der Pädiatrie und selbst in der Kinder- und Jugendpsychiatrie, in der Elternarbeit integraler Bestandteil der Therapie ist, können Diagnosen bei Elternteilen, die ein Kind aktiv krank machen, nur begrenzt gestellt werden. Dagegen lassen sich die Schäden am Kind oftmals eindeutiger diagnostizieren. Daher ist eine kindzentrierte Diagnose notwendig, die die Misshandlung und Schädigung des betroffenen Kindes durch die Handlungen der Verursacher*innen oder nachfolgende medizinische Interventionen beschreibt. Jedoch finden sich in der ICD-11 die kindzentrierten Diagnosebezeichnungen medizinische Kindesmisshandlung, Medical Child Abuse (USA) und Fabricated or Induced Illness (FII; Großbritannien) nicht wieder.

Medizinische Kindesmisshandlung wird definiert als unnötige und (potenziell) schädigende medizinische Diagnostik oder Therapie von Minderjährigen, die von engen Bezugspersonen provoziert wird (Gobber et al., 2025; Ewert et al., 2025). Diese kindzentrierte Perspektive ermöglicht eine differenzierte Betrachtung der Schädigungsformen – sei es direkt, indirekt oder sekundär (s. Kap. 30.6) – und berücksichtigt, dass diese nicht nur im Rahmen einer »artifiziellen Störung, auf andere gerichtet« (ICD-11: 6D51) auftreten, sondern beispielsweise auch bei elterlichen wahnhaften Störungen oder weiteren psychischen Dispositionen, denen keine bewusste Täuschungsabsicht zugrunde liegt. Damit wird deutlich, dass der Fokus der Diagnostik auf dem Schaden beim Kind liegen sollte, unabhängig von der Psychopathologie der verursachenden Person. Je nach Form der medizinischen Kindesmisshandlung könnten die wenig spezifischen folgenden ICD-11-Codes herangezogen werden, um die Art der Schädigung des Kindes zu klassifizieren: »PJ22 Psychische Misshandlung«, »PJ2Y Sonstige näher bezeichnete Misshandlung« oder »PJ20 Körperliche

Misshandlung«. Diese Krankheiten finden sich in der Störungsgruppe »Äußere Ursachen von Morbidität oder Mortalität« der ICD-11.

Die auf die Verursacher*innen gerichtete Diagnose wird unter »6D51 Artifizielle Störung, auf andere gerichtet« gelistet. Explizit wird in der ICD-11 auch das »Münchhausen-by-proxy-Syndrom«, anders als vom Erstbeschreiber Meadow intendiert, als Diagnose für die verursachende Person festgelegt (BfArM, 2025; Hornor, 2021; Meadow, 2002).

Die ICD-11 definiert die auf andere gerichtete artifizielle Störung als ein Verhalten, das medizinische, psychologische oder verhaltensbezogene Anzeichen und Symptome oder Verletzungen bei einer anderen Person, meist einem abhängigen Kind, *vortäuscht, verfälscht oder herbeiführt,* die mit einer erkennbaren Täuschung verbunden sind. Die verursachende Person sucht eine Behandlung für die andere oder stellt sie anderweitig als krank, verletzt oder beeinträchtigt dar, basierend auf den vorgetäuschten, gefälschten oder herbeigeführten Zeichen, Symptomen oder Verletzungen. Das Verhalten ist nicht ausschließlich durch offensichtliche äußere Belohnungen oder Anreize motiviert.

Zur zusätzlichen Spezifizierung können auch die Beziehungen zwischen der verursachenden Person und dem betroffenen Kind kodiert werden. Beispielsweise ist eine Zuordnung als »Elternteil (XE8AA)«, »sonstige verwandte Person (XE5WN)« oder »nicht verwandte Betreuungsperson (XE4BG)« möglich. Darüber hinaus kann das Geschlecht der verursachenden Person kodiert werden, beispielsweise als »Mann (XE5YG)« oder »Frau (XE56C)«. Die ICD-11 spricht in diesem Zusammenhang von »Täter*in«. Dies ist problematisch, da nicht immer im rechtlichen Sinne sicher eine schuldige Person benannt werden kann. Im Bereich des medizinischen Kinderschutzes wird daher auf den Begriff »Verursacher*in« oder »verursachende Person« zurückgegriffen, um den Fokus auf die Handlung und deren Folgen zu lenken und gleichzeitig wertende Konnotationen zu vermeiden.

Retrospektiv könnten auf das Kind bezogen die ICD-11-Diagnosen »QE82.2 »Psychischer Missbrauch in der Eigenanamnese «, »QE82.0 Körperlicher Missbrauch in der Eigenanamnese« oder «QE82.Y Sonstige näher bezeichnete Misshandlung in der Eigenanamnese « verwendet werden.

30.3 Häufigkeiten

Die Prävalenz von medizinischer Kindesmisshandlung ist nicht bekannt. Älteren Daten zufolge sind zwei Drittel der Kinder jünger als 6 Jahre, wenn die Misshandlung aufgedeckt wird, aber auch Schulkinder und Jugendliche sind betroffen, häufiger mit invalidisierenden Verläufen (Abraham-Bizot et al., 2023; Sheridan, 2003). Die Inzidenz dieser Misshandlungsform wird in der Literatur unterschiedlich geschätzt, abhängig von der untersuchten Population und den verwendeten Methoden. Eine allgemeine Inzidenz liegt bei 0,4 bis 2,0 Fällen pro 100 000 Kinder, was einem Anteil von etwa 0,0004 % entspricht (Krupinski, 2006; McClure et al., 1996). In einer italienischen Studie wurden 4 von 751 Kindern als betroffen festgestellt, was einer Inzidenz von 0,53 % entspricht (Ferrara et al., 2013). Eine Studie, die Asthmapatientinnen einer spezialisierten Ambulanz betrachtete, dokumentierte 17 Fälle unter 1648 Patientinnen, was einem Anteil von 1 % entspricht (Godding & Kruth, 1991). Es ist davon auszugehen, dass die Inzidenz in spezialisierteren pädiatrischen Einrichtungen höher liegt als in der Allgemeinpädiatrie. Verursacher*innen von medizinischer Kindesmisshandlung werden häufig an solche Zentren überwiesen, wenn in Einrichtungen der Basisversorgung trotz umfassender Diagnostik keine organische Ursache für die Beschwerden des Kindes gefunden werden kann.

30.4 Prognose

30.4.1 Prognose der verursachenden Person

Die Prognose für die verursachende Person (es handelt sich fast immer um die Mutter des Kindes) ist insgesamt als eher ungünstig einzuschätzen. Typisch sind eine geringe Therapiemotivation sowie eine fehlende Krankheitseinsicht, was die Bereitschaft zur Auseinandersetzung mit dem eigenen Verhalten und zur Annahme therapeutischer Hilfe erheblich einschränkt. Zur Verbesserung der Adhärenz (sprich Einhaltung der gemeinsam definierten Behandlungsziele, Therapien und Diagnostik) empfiehlt sich ein primär empathisches und neutrales, geduldiges therapeutisches Vorgehen (siehe Kap. 30.9). Nach der Konfrontation mit dem Verdacht oder der Diagnose wird teils eine psychische Destabilisierung beobachtet, die bis hin zu suizidalen Krisen führen kann und behandlungsbedürftig ist. In der Fachliteratur sind Fälle beschrieben, in denen die Ausprägung der Erkrankung fluktuiert, insbesondere zwischen einer auf sich selbst bezogenen artifiziellen Störung und der Ausübung von medizinischer Kindesmisshandlung (Bass & Glaser, 2014; Yates & Bass, 2017).

30.4.2 Prognose der Betroffenen

Es ist wenig über die weitere Entwicklung und Prognose von Betroffenen bekannt. Fallbeschreibungen zeigen auf, dass emotionale Belastungen, einschließlich posttraumatischer Stresssymptome, auftreten können (Bools et al., 1993). Unnötige diagnostische Verfahren und Behandlungen können in solchen Fällen zu iatrogenen (durch ärztliche Maßnahmen verursachten) Komplikationen führen. Auch risikoreiche medizinische und insbesondere chirurgische Eingriffe, die auf falschen Angaben der Bezugspersonen beruhen, können erheblichen Schaden hervorrufen. Beispielsweise haben Chirurg*innen in dokumentierten Fällen drastische Maßnahmen wie eine Entfernung der Bauchspeicheldrüse (Giurgea et al., 2005) oder Amputationen von Gliedmaßen (Dershewitz, 1976) durchgeführt. Nicht selten führen hervorgerufene Symptome (z. B. durch Gabe von Elektrolyten oder Medikamenten) auch zum Tod der Betroffenen. Laut Sheridan (2003) verstarben 6 % aller betroffenen Kinder in den von ihr im Rahmen eines Reviews untersuchten 451 Fällen aus 154 Veröffentlichungen.

Die Prognose für Kinder, die von medizinischer Kindesmisshandlung betroffen waren, ist vor allem von der Art der Schädigung und der Dauer der Misshandlung abhängig. Die verfügbaren Daten, insbesondere aus Libows Studie (1995), zeigen, dass die langfristigen Auswirkungen erheblich sein können, jedoch mangelt es an systematischer Evidenz, da viele Fälle nicht erkannt oder im Langzeitverlauf nicht nachverfolgt werden. Die Schädigungsformen lassen sich in direkte, indirekte und sekundäre Schäden unterteilen, wobei alle das Potenzial haben, die körperliche und psychische Gesundheit des Kindes tiefgreifend zu beeinträchtigen.

Direkte Schädigungen entstehen durch bewusste Einwirkungen der verursachenden Person, wie die Gabe von Medikamenten, das Zufügen von Verletzungen oder das Erzeugen von Infektionen. Beispiele aus der Literatur umfassen absichtliches Vergiften oder das Herbeiführen schwerer Infektionen durch das Manipulieren von Wunden. Diese Form der Schädigung ist potenziell lebensbedrohlich.

Indirekte Schädigungen resultieren aus iatrogenen (durch ärztliche Maßnahmen verursachten) Einflüssen, etwa durch unnötige diagnostische und therapeutische Interventionen. Dazu gehören überflüssige Operationen, wiederholte invasive Eingriffe oder potenziell schädliche Therapien. Diese Eingriffe führen nicht nur zu physischen Komplikationen, sondern können auch das Vertrauen des Kindes in das Gesundheitssystem nachhaltig beeinträchtigen.

Sekundäre Schädigungen, die oft die langfristigsten Auswirkungen haben, entwickeln sich durch das suggerierte oder induzierte Gefühl, krank zu sein, und

Abbildung 30.1 Spektrum der Erscheinungsformen der medizinischen Kindesmisshandlung

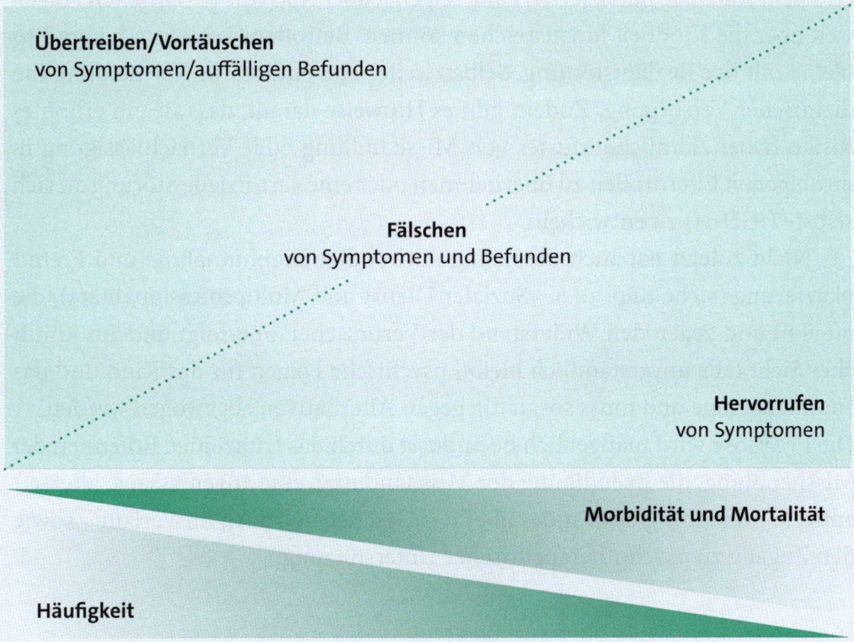

das Erleben einer verfälschten Wahrnehmung der eigenen Gesundheit. Kinder, die unter solchen Bedingungen aufwachsen, können ein unsicheres Körpergefühl, Misstrauen gegenüber ihren eigenen Empfindungen und ein Gefühl von Hilflosigkeit entwickeln. Der unauflösliche Widerspruch, dass Schmerzen und die Exposition gegenüber invasiven Maßnahmen von derselben Person ausgehen, die bei Angst und Gefahr eigentlich Schutz und Sicherheit gewähren sollte, behindert die Entwicklung einer sicheren Bindung und unterminiert grundsätzlich die Fähigkeit, vertrauensvolle Beziehungen einzugehen. In der Folge können psychische Erkrankungen wie somatische Belastungsstörungen, eigene artifizielle Störungen oder posttraumatische Belastungsstörungen auftreten. In einer Studie wurden Betroffene beschrieben, die auch im Erwachsenenalter an Ängsten, Selbstzweifeln und Beziehungsproblemen leiden und oft Schwierigkeiten haben, zwischen realen und eingebildeten Krankheitssymptomen zu unterscheiden (Libow, 1995). Bei älteren Kindern erschweren lange Fehlzeiten in der Schule und die daraus folgende, teils auch erzwungene soziale Isolation zusätzlich die Entwicklungswege (Abraham-Bizot et al., 2023).

Die begrenzte Evidenzlage macht deutlich, dass viele der langfristigen Konsequenzen von medizinischer Kindesmisshandlung noch nicht ausreichend erforscht sind. Die publizierten Fälle zeigen jedoch, dass die psychischen Folgen weit über die Kindheit hinausreichen können. Betroffene schildern häufig Probleme mit der Realitätstestung, Selbstzweifel und eine starke Vermeidung medizinischer Versorgung. Zudem gibt es Hinweise darauf, dass sie ein erhöhtes Risiko haben, ähnliche Muster von Misshandlung oder Vernachlässigung in ihre eigenen Elternrollen zu übernehmen oder eine »artifizielle Störung an sich selbst« (ICD-11) zu entwickeln.

Nicht zuletzt hat auch die häufig notwendige Inobhutnahme und Fremdplatzierung (siehe Kap. 30.8, »Sozialer Dienst und Multiprofessionalität«), die oft akut und gegen den Widerstand der Verursacher*in erfolgt und aus kindlicher Sicht teils unverständlich bleibt, psychische Folgen für das Kind und das Familiengefüge und muss sorgfältig gegen Alternativen abgewogen werden. Die Prognose wird maßgeblich beeinflusst durch das frühzeitige Erkennen der Misshandlung, die Beendigung der Misshandlung, eine angemessene, altersadaptierte Aufklärung des Kindes über das Geschehen – auch im Verlauf – sowie den Zugang zu psychotherapeutischer Unterstützung.

30.5 Geschlechtsspezifische Unterschiede

30.5.1 Mädchen und Jungen

In der Literatur werden keine geschlechtsspezifischen Unterschiede aufseiten der Kinder und Jugendlichen beschrieben (Sheridan, 2003). Bei den Verursacher*innen sieht dies komplett anders aus. In den verfügbaren Artikeln zum Thema werden in über 97 % der Fälle Frauen für die medizinische Kindesmisshandlung verantwortlich gemacht. In über 90 % der Fälle schädigte die eigene Mutter die Betroffenen durch wiederholte Vorstellungen in medizinischen Einrichtungen. Oft wird angenommen, dass viele der Verursacher*innen eine medizinische Ausbildung besitzen. Tatsächlich trifft dies jedoch nur in etwa 14 % der Fälle zu. Häufig liegen bei den Verursacher*innen folgende Krankheiten vor: Persönlichkeitsstörungen, insbesondere Borderline-Persönlichkeitsstörung, sowie Depressionen, artifizielle Störungen wie »artifizielle Störung an sich selbst« (ICD-11: 6D50), Somatisierungsstörungen, pathologisches Lügen im Sinne einer Pseudologica fantastica (d. h., die Person glaubt an die Wahrheit des Vorgebrachten)) mit Beginn ab Kindheit und Adoleszenz, selbstverletzendes Verhalten und Suizidalität. Auch Substanz- oder Alkoholmissbrauch ist verbreitet. In der Lebensgeschichte finden sich bei ca. 30 % Kindheitstraumata wie frühe Trennungen und Verluste, Fremdplatzierungen, Misshandlungen, partnerschaftliche Gewalt und Kriminalität. Zudem treten gehäuft Geburtskomplikationen auf (Yates & Bass, 2017).

Die Rolle der Väter ist bezüglich Beginn, Aufrechterhaltung und Beendigung der Symptomatik kaum erforscht (Morrell & Tilley, 2012). Diese werden häufig als »abwesend« in der (Gesundheits-)Fürsorge für das Kind und »ahnungslos« sowie einer traditionellen Ernährerrolle verhaftet beschrieben. Sie ordnen sich der Mutter unter, was sich beispielsweise in der Bereitschaft widerspiegelt, unhinterfragt hohe Arztrechnungen zu begleichen, wo Kassenleistungen nicht verfügbar sind (Shaw et al, 2008). Dahinterliegende Paardynamiken bleiben weitgehend unbeleuchtet; die Väter imponieren implizit als weitere Opfer der Verursacherinnen.

30.5.2 Geschlechtliche und sexuelle Minderheiten

Über die Häufigkeit der medizinischen Kindesmisshandlung bei geschlechtlichen und sexuellen Minderheiten liegen uns bisher keine Informationen vor. Es gibt jedoch beispielsweise in den USA eine Diskussion über das Thema im Kontext Transidentität: Konservative Kreise in den USA argumentieren, dass geschlechtsangleichende Behandlungen bei Minderjährigen als medizinische Kindesmisshandlung einzustufen seien. Sie vergleichen diese Behandlungen mit absichtlicher Schädigung durch Eltern und Mediziner*innen und fordern, wie etwa in Texas, ihre Kriminalisierung. Dabei werden Risiken der Behandlung betont und die Notwendigkeit einer stärkeren Kontrolle durch Eltern hervorgehoben.

Die American Professional Society on the Abuse of Children (APSAC) veröffentlichte in Reaktion auf diese Einordnung ein Positionspapier, das leitliniengerechte geschlechtsangleichende Behandlungen ausdrücklich als notwendige medizinische Versorgung einstuft. APSAC betont, dass diese Behandlungen, wenn sie gemäß etablierten medizinischen Standards, und das bedeutet immer bei gegebener Einwilligungsfähigkeit und auf ausdrücklichen Wunsch der oder des Minderjährigen durchgeführt werden, keine Form von medizinischer Kindesmisshandlung darstellen. Stattdessen seien sie essenziell für das psychische und körperliche Wohlbefinden von transgender Jugendlichen.

30.6 Symptome

Medizinische Kindesmisshandlung umfasst eine Vielzahl an Symptomen, die entweder vorgetäuscht oder absichtlich hervorgerufen werden. Bei vorgetäuschten Symptomen (fabricated illness) werden Beschwerden und Krankheitszeichen durch die verursachende Person erfunden, verfälscht oder verschwiegen, ohne dass eine tatsächliche organische Grundlage vorliegt. Häufig umfasst dies das Verschweigen von Vorbefunden, das Erfinden von Symptomen oder das Fälschen von Dokumenten, etwa Arztbriefen. Dagegen handelt es sich bei hervorgerufenen Symptomen (induced illness) um aktiv herbeigeführte körperliche Schädigungen durch direkte Eingriffe wie die Gabe von Medikamenten, das Infizieren von Wunden oder andere manipulative Handlungen. Hervorgerufene Symptome sind häufig mit größeren Gefahren für das Kind verbunden, da sie direkte gesundheitliche Schäden oder gar lebensbedrohliche Komplikationen verursachen können (siehe Abb. 30.1).

Symptome, die bei der medizinischen Kindesmisshandlung beschrieben werden, sind vielfältig und können grundsätzlich jedes denkbare Beschwerdebild umfassen (siehe Tab. 30.1). Besonders häufig sind jedoch Symptome, die schwer objektivierbar sind und bei denen die ärztliche Diagnostik stark auf anamnestische Angaben der verursachenden Person angewiesen ist. Ein prominentes Beispiel dafür sind angebliche epileptische Anfälle.

Tabelle 30.1 Symptome bei medizinischer Kindesmisshandlung nach Rosenberg (1987) und Sheridan (2003)

Symptomkomplex	Symptome
Verdauungstrakt	Durchfall, Erbrechen, Ernährungsprobleme
Neurologisch-psychiatrisch	Krampfanfälle, Bewusstseinsstörungen, Verhaltensauffälligkeiten, psychische Störungen
Infektiologisch	Fieber, Infektionen, Hautausschläge
Atmung	Atemstörung, Atemstillstand, Zyanose (bläuliche oder gräuliche Verfärbung der Haut aufgrund von Sauerstoffmangel im Blut)
Sonstige	Schmerzen, Blutungen, Allergien, komplizierte Schwangerschaft

30.7 Diagnostik

In medizinisch schwer erklärlichen Fällen, wie z. B. bei wiederholten und zahlreichen Vorstellungen in unterschiedlichen Institutionen des Gesundheitssystems, gepaart mit diskrepanten oder widersprüchlichen Befunden, sollte frühzeitig an eine medizinische Kindesmisshandlung gedacht werden. Insbesondere Hinweise auf bewusste Täuschung (z. B. Einbringen von Fremdmaterialien), auf Verschweigen von relevanten Informationen oder auf Fälschung medizinischer Dokumente können den Verdacht weiter erhärten.

Sobald der Verdacht aufkommt, ist es essenziell, möglichst viele Informationen zu (objektiven) Vorbefunden zu sammeln. Diskrepanzen zwischen anamnestischen Angaben, Befunden und Untersuchungsergebnissen sollten systematisch dokumentiert und alle verfügbaren Informationen in eine bewertete, chronologische Reihenfolge gebracht werden. Dies ermöglicht eine klarere Einschätzung des Falls und hilft, mögliche Täuschungsmuster aufzudecken. Die weitere Abklärung sollte an einer Klinik der Maximalversorgung stattfinden, um auch seltene Differenzialdiagnosen ausschließen zu können. Sie sollte durch ein interdisziplinäres Team, nach Möglichkeit mit kinderschutzmedizinischer Expertise, erfolgen. Neben intensiven Gesprächen mit den Bezugspersonen sind Interaktionsbeobachtung und manchmal auch ein unkonventionelles Vorgehen (siehe Fallbeispiel »Blut im Urin«) notwendig. Frühzeitig sollten auch die Väter miteinbezogen werden, um mögliche Ressourcen zu identifizieren, mit deren Unterstützung sich eine Inobhutnahme vermeiden ließe.

Nicht indiziert und rechtlich wie ethisch zudem hochbedenklich ist die manchmal reklamierte heimliche Videoüberwachung von Mutter und Kind. Das Einholen von Schweigepflichtentbindungen der Eltern ist wichtig, um zusätzliche Informationen von Dritten wie Schule oder Kindergarten zu erhalten. Verweigern die Eltern die Schweigepflichtentbindung, sollte geprüft werden, ob ein kollegialer Austausch nach § 4 KKG Absatz 6 im jeweiligen Bundesland zulässig ist. Stand Januar 2026 haben die Bundesländer Nordrhein-Westfalen, Hamburg, Rheinland-Pfalz, Sachsen-Anhalt, Bayern und das Saarland föderale Regelungen für den interkollegialen Austausch von Ärzt*innen in Kinderschutzfällen getroffen. Unabhängig von dieser Möglichkeit bleibt die Information des Jugendamtes von höchster Priorität.

Ist eine medizinische Kindesmisshandlung nachweisbar oder aufgrund der vorliegenden diskrepanten Befunde und dem Fehlen alternativer Differenzialdiagnosen sehr wahrscheinlich, ist es entscheidend, Einigkeit unter den behandelnden Fachkräften herzustellen. Medizinische Kindesmisshandlung hat ein hohes Potenzial, Teams zu spalten oder Konflikte auszulösen, insbesondere

Abbildung 30.2 Medizinische Kindesmisshandlung (MKM): Varianten der Zugänglichkeit (nach David, 1990; Bass & Adshead, 2007; Kozlowska et al., 2012)

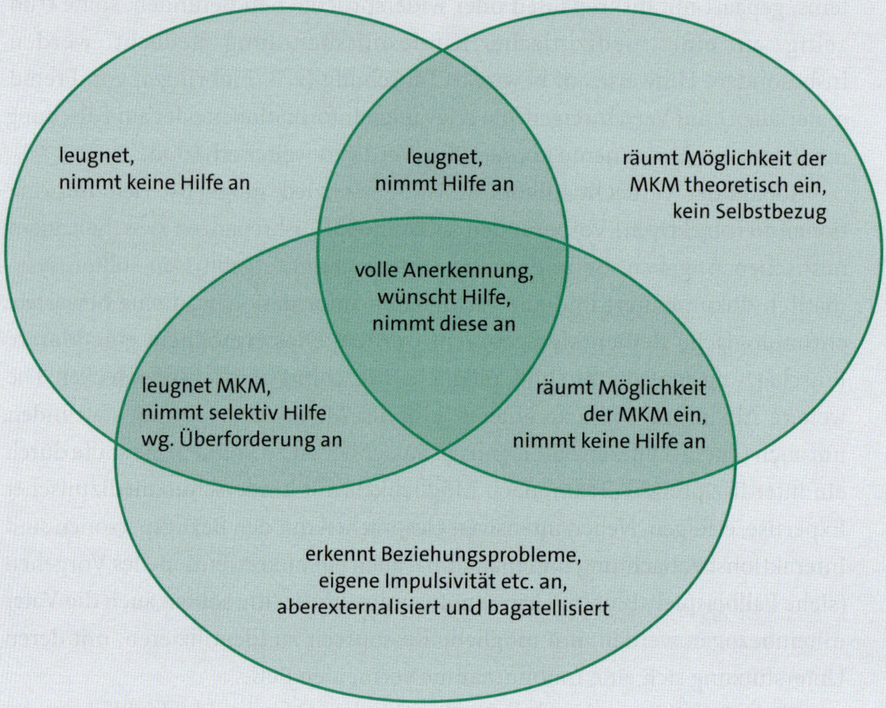

wenn das Team über einen längeren Zeitraum ungewollt an der Aufrechterhaltung der Schädigung beteiligt war. Ein solches »Mitagieren« der Behandelnden wurde häufig beschrieben und ist nahezu unvermeidlich, wenn die Verursacher*innen sich in der Rolle der unermüdlich pflegenden Bezugsperson präsentieren. Regelhaft sind diese engagiert und gut informiert, verlässlich gegenüber allen diagnostischen und therapeutischen Maßnahmen, zeigen keinerlei Erschöpfung oder Verdruss im Verlauf, suchen freundlich und vertrauensvoll die Nähe zum Praxis- oder Stationsteam und induzieren bei diesem den starken Wunsch, sich als kompetent zu erweisen und hilfreich zu sein. Die Behandelnden laufen angesichts solch bedingungsloser Adhärenz Gefahr, in eine narzisstische Falle zu tappen. Sie fühlen sich anerkannt, geraten unter Erfolgsdruck, wollen sich beweisen, entwickeln einen diagnostischen Furor über die Grenzen des Rationalen hinaus und unterdrücken lange aufkeimendes Unbehagen. Die

Erkenntnis, getäuscht worden zu sein, löst Scham- und Schuldgefühle aus, die oft in Wut und Verurteilung umschlagen. Die Konfrontation fällt entsprechend kompromisslos und schroff aus, was die Verursacher*in in die Enge treiben und deren Leugnen aufrechterhalten kann. Eine solche Dynamik muss reflektiert und durch klare, konsensuale Handlungsstrategien, möglichst unter Einbezug der psychischen Disposition der Verursacher*in, überwunden werden.

30.8 Therapie

Die Intervention bei der medizinischen Kindesmisshandlung ist komplex und herausfordernd. Das schrittweise Vorgehen hat das Kinderschutzteam der Charité in einem Artikel veröffentlicht (Semrau et al., 2024). Bei Fragen zur medizinischen Kindesmisshandlung oder dem Vorgehen in einem konkreten Fall berät die Medizinische Kinderschutzhotline des Bundesfamilienministeriums 24/7 unter 0800 1921 000.

30.8.1 Sozialer Dienst und Multiprofessionalität

Nach einer Einigung über die Diagnose sollten somatische Interventionen am Kind auf ein Minimum reduziert werden, um eine weitere Schädigung zu vermeiden. Zudem sollte frühzeitig im multiprofessionellen Team gemäß § 4 KKG das Jugendamt informiert werden (siehe nächsten Abschnitt). Eine hohe Relevanz hat außerdem das Einbeziehen der zuständigen kinderärztlichen Praxis. Nach Möglichkeit sollten die Kontinuität der ambulanten Versorgung, das regelmäßige Überprüfen angefragter Rezepte und Überweisungen für die Zukunft gewährleistet sein. Arztbriefe und Befunde von ärztlichen Vorstellungen sollten gesammelt und von den niedergelassenen Kolleg*innen im weiteren Verlauf weiterhin kritisch geprüft werden, um Rezidive oder einen Symptomshift auf andere »Pathologien« rechtzeitig zu erkennen.

Wenn möglich, sollte die Verursacher*in, die sich mit Aufdeckung der medizinischen Kindesmisshandlung in einer psychischen Ausnahmesituation mit erhöhtem Suizidrisiko befindet, psychiatrisch oder psychologisch versorgt werden. Die Verfügbarkeit einer unabhängigen, zugewandten professionellen Unterstützung verbessert die Chancen auf therapeutische Zugänglichkeit im weiteren Verlauf und dient damit auch dem Kindeswohl (Kozlowska et al., 2012).

30.8.2 Interventionen des Jugendamtes

Bei schwerer medizinischer Kindesmisshandlung ist eine Inobhutnahme und Fremdunterbringung des Kindes aus medizinischer und sozialpädagogischer Sicht meist unumgänglich, um dessen Wohl zu sichern und weiteren Schaden abzuwenden (Kindler, 2006). Dies ist auch diagnostisch sinnvoll, da nach der Trennung regelhaft keine Symptome beim Kind beobachtet werden können. Bereits vor Konfrontation der Verursacher*in kann es deshalb hilfreich sein, einen familienrechtlichen Beschluss zur Inobhutnahme zu bahnen, um bei Bedarf zeitnah agieren zu können. Nach der Konfrontation sollte insbesondere bei schweren Fällen nach Möglichkeit der Kontakt zwischen Verursacher*in und Kind unterbunden werden, um weitere, unter Rechtfertigungsdruck ausgeführte Schädigungen zu verhindern.

Wegen des zusätzlich traumatisierenden Potenzials einer Fremdplatzierung des Kindes sollten Alternativen der Versorgung in der (erweiterten) Familie (Tante, Großeltern etc.) stets sorgfältig geprüft und nach Möglichkeit umgesetzt werden. Auch in diesem Fall ist eine hochfrequente Begleitung durch einen Jugendhilfeträger unter der Beobachtung des Jugendamts erforderlich, um dem Kind nach der Trennung von einer wichtigen Bezugsperson wie auch den oft ratlosen, verunsicherten Angehörigen hilfreich zur Seite zu stehen. Anzuraten ist zudem die Implementierung psychotherapeutischer bzw. kinderpsychiatrischer Interventionen mit fortgesetzten Gesprächen mit der Familie, in denen das Erleben aller Beteiligten zur Sprache kommen kann.

Die Ergebnisse aller Maßnahmen sollten unter Federführung eines Fallmanagements zusammengeführt und fortlaufend evaluiert werden, auch um die Chancen und Risiken eines Kontakts zwischen Verursacher*in und Kind sowie die einer Rückführung einschätzen zu können.

30.8.3 Psychiatrische bzw. psychotherapeutische Interventionen

Während für die stationär-pädiatrischen Teams mit der Konfrontation und Einleitung jugendhilflicher Maßnahmen der Fall in der Regel abgeschlossen ist, bedarf es weiterführender psychotherapeutischer Maßnahmen für das Kind, die Familie und auch für die Verursacher*in. Bezüglich Letzterer ist es entscheidend, Vertrauen aufzubauen und ein therapeutisches Bündnis zu schließen. Das kann erschwert sein durch aktive Leugnung oder Herunterspielen der Kindesmisshandlung, aber auch durch gerichtliche Therapieauflagen und Kontrollen. Sanders und Bursch schlagen ein mehrstufiges, an alle Beteiligten gerichtetes supervisionsgestütztes Vorgehen vor, das einbezieht, dass sich die Verursacher*in häufig nicht initial, sondern erst im Verlauf der therapeutischen Intervention ihrem Tun stellen und dafür Verantwortung übernehmen kann (siehe Abb. 30.2). Lassen sich psychotherapeutische Zugänglichkeit und eine förderliche Kooperation herstellen, steigen die Chancen für das Kind, geschützt in der Herkunftsfamilie aufwachsen zu können (Sanders & Bursch, 2020). Analog zu anderen Formen der Kindesmisshandlung erwies sich das Outcome insgesamt als besser bei geringerer Schwere der medizinischen Kindesmisshandlung, Anerkennung des Geschehens, Abwesenheit elterlicher Persönlichkeitsstörungen, familiärer Unterstützung und weiteren individuellen Schutzfaktoren.

Die betroffenen Kinder sollten ab dem Kleinkindalter unter Beteiligung von Bezugsperson/en psychotherapeutisch versorgt worden, um selbst Orientierung zu finden und psychischen Langzeitfolgen der medizinischen Kindesmisshandlung abzuwenden. Zu Beginn ist vorrangig, Sicherheit in verfügbaren Beziehungen und einen entwicklungsadäquaten Alltag zu (re-)etablieren. Nach längerer Exposition der Misshandlung erleben sich viele Kinder selbst als krank oder behindert und haben zudem gelernt, Beziehung zu bedeutsamen anderen über die Einnahme der Krankenrolle und Klagen über Beschwerden herzustellen und zu sichern. Eine fordernde, langzeitige psychotherapeutische Aufgabe ist es, eine Balance zu finden zwischen dem Respekt vor dem kindlichen Selbsterleben, dessen Reinszenierung in Kontakten und der Bindung an die Verursacher*in einerseits und der Notwendigkeit zur Realitätsprüfung, Anerkennung der Misshandlung und Entwicklung eines neuen Selbst- und Beziehungsverständnisses andererseits. Bei älteren Kindern hat es sich zudem als hilfreich erwiesen, archivierte pädiatrische Befunde gemeinsam einzuordnen und ein integratives Narrativ für die medizinische Kindesmisshandlung zu entwickeln, bestenfalls mithilfe der Verursacher*in selbst. Eine moderierte Offenlegung innerhalb der Familie hat eine zukunftsweisende protektive Funktion.

30.9 Fallbeispiel 2: »Ich wusste, dass das falsch war, und konnte nicht anders.«

Frau A., 48 Jahre alt und Mutter von vier Kindern, wurde akut und suizidal psychiatrisch aufgenommen, nachdem die Diagnose medizinische Kindesmisshandlung bei ihrer 5-jährigen Tochter gestellt worden war. Sie hatte dem Kind über Monate Abführmittel verabreicht, die zu starken Durchfällen und wiederholten, intensivpflichtigen Entgleisungen der Blutsalzkonzentrationen geführt hatten. Der Verdacht kam auf, nachdem das Kind Tablettenreste erbrochen hatte.

Frau A. berichtete im Rahmen der sich anschließenden Psychotherapie aus ihrer Lebensgeschichte. Sie sei als zweite Tochter einer chronisch kranken Mutter sozial isoliert in einer Kleinstadt aufgewachsen. Wegen ihrer Lebhaftigkeit sei sie häufig gescholten worden, da diese die Mutter gestört habe. Kurz vor dem Abitur verstarb ihr Vater am plötzlichen Herztod. Da sie die Mutter nicht habe allein lassen können, verzichtete sie auf ein Studium und absolvierte eine Ausbildung im Heimatort. Ihr Schulfreund und späterer Ehemann hingegen studierte und machte Karriere in der Wirtschaft. Frau A. folgte ihm mit der ersten Schwangerschaft in eine Großstadt, wo sie drei Söhne aufzog. Die Geburt ihrer Tochter und die Zeit danach beschreibt Frau A. als die glücklichste in ihrem Leben, denn das Baby habe die Familie wieder enger zusammengebracht. Ihre Mutter hingegen habe auf ihre späte Schwangerschaft mit brüsker Ablehnung reagiert, da sie erwartet habe, dass Frau A. zum Ende der Familienzeit wieder mehr für sie selbst da sein können würde.

Die erste Gabe von Abführmitteln an die Tochter erfolgte, nachdem Frau A.s Mutter kurzfristig für einen längeren Besuch angereist war. Vorangegangen war eine ausgedehnte, durch eine nachweislich reale Nierenerkrankung begründete Krankheitsphase beim Kind mit mehreren Klinikaufenthalten, die Frau A. stark gefordert und von Alltagskontakten isoliert hatte. Sie habe sich erschöpft, einsam und von ihrem Mann unbeachtet gefühlt. Der Besuch ihrer Mutter, die sich zuerst über das unaufgeräumte Haus beklagt habe, habe sie überfordert. Der Aufenthalt im Krankenhaus sei wie eine Zuflucht gewesen, der Zuspruch der Pflege wohltuend.

Ihren Zustand bei der Schädigung der Tochter beschreibt Frau A. im Sinne einer Dissoziation, indem sie diesen mit ihrer ersten Geburt vergleicht. Seinerzeit habe sie ein Beruhigungsmittel erhalten und sich »wie ausgeschaltet« erlebt, im Bewusstsein, die Geburt nun aktiv angehen zu müssen. Ihr Gefühl sei das von »äußerer Kontrolle und völliger Ohnmacht« gewesen. Hinsichtlich der medizinischen Kindesmisshandlung fühle sie sich schuldig und gleichzeitig bedroht, weil sie befürchte, erneut »die Kontrolle zu verlieren«.

Angesichts der Einsicht von Frau A. konnte auf eine Inobhutnahme der Tochter verzichtet werden. Vater und Brüder übernahmen die Versorgung, das Jugendamt begleitete alle Besuche der Mutter während ihrer stationären Behandlungszeit.

In der Psychotherapie wurde deutlich, dass Frau A. ihre unbewussten Wünsche nach Beachtung und Versorgung, die sie für sich selbst kaum wahrnahm, über den Körper des Kindes zum Ausdruck gebracht und eigene Ohnmachtsgefühle mittels heimlicher Kontrolle des Geschehens durch Täuschung eingedämmt hatte. Aus psychodynamischer Sicht kann hier der primäre Krankheitsgewinn verortet werden, dem ein sekundärer durch Anerkennung in der Rolle der pflegenden Mutter nachfolgte. Im Vordergrund der Psychotherapie stand zunächst die Scham von Frau A., in ihrer Rolle versagt zu haben. Erst im Verlauf gelang es, ihr Handeln auch aus der Perspektive der Tochter nachzuempfinden und echte Fürsorge für das Kind aufzubringen, das individuell und unter Einbezug von Vater und Brüdern, später auch der Mutter, therapeutisch begleitet wurde.

30.9.1 Genderspezifische Aspekte in der Therapie

Medizinische Kindesmisshandlung kann als Angriff auf das bestehende Ideal einer aufopferungsbereiten Mutter verstanden und deshalb gesellschaftlich verleugnet werden. Dies kann sich auch bei Fachpersonen in Forschung und Behandlung zeigen. Eine Tendenz zur Verleugnung der Bereitschaft von Müttern, ihre Kinder für eigene emotionale Bedürfnisse zu instrumentalisieren und sogar aktiv zu schädigen, zeigt sich in dem Mangel an verfügbaren Daten zur Prävalenz wie auch in einer häufig spontanen Verurteilung und Kriminalisierung der Verursacher*in. Diese kann einer sorgfältigen, vorurteilsfreien Exploration prädisponierender und aufrechterhaltender Faktoren wie elterliche psychische Störungen (siehe Kap. 30.6) ebenso im Weg stehen wie der Befassung mit deren individuellen Erlebnisweisen und meist unbewussten Motiven. Auch in der »Entlastung« der Väter als passiv dem Geschehen ausgesetzt verbirgt sich eine tradierte Betrachtungsweise väterlicher Funktionen. Diese ist nicht mehr zeitgemäß und sollte hinterfragt werden.

30.10 Zusammenfassung

Medizinische Kindesmisshandlung ist eine Sonderform der Kindesmisshandlung, bei der enge Bezugspersonen, meist Mütter, durch Täuschung, Manipulation oder unbewusste Handlungen unnötige medizinische Maßnahmen und damit verbundene Schäden beim Kind provozieren. Es handelt sich um direkte (z. B. Zufügen von Verletzungen), indirekte (z. B. überflüssige Operationen) oder sekundäre Schädigungsformen (z. B. Misstrauen gegenüber eigenen Körperempfindungen), die die körperliche sowie psychische Gesundheit des Kindes beeinträchtigen. Eine frühzeitige Diagnose und der Schutz des Kindes erfordern interdisziplinäre Zusammenarbeit, die oft die Einbindung der Kinder- und Jugendhilfe erfordert. In Fällen von schwerer medizinischer Kindesmisshandlung ist in der Regel die Trennung des Kindes von der verursachenden Person in Form von Fremdunterbringung notwendig.

Von der Misshandlung sind Jungen wie Mädchen gleichermaßen betroffen, aufseiten der Verursacher*innen dominiert jedoch mit Abstand das weibliche Geschlecht – es sind hauptsächlich Mütter, die ihr Kind misshandeln. Genderspezifische Aspekte und gesellschaftliche Dynamiken, wie das Spannungsfeld zwischen Täuschung, Schädigung und der Wahrnehmung von Mutterschaft, spielen dabei eine zentrale Rolle.

Die kindzentrierte Diagnose medizinische Kindesmisshandlung hilft, den Fokus auf dem Schaden beim Kind zu behalten.

30.11 Autorin und Autor

Priv.-Doz. Dr. med. Carola Bindt, Klinik für Kinder- und Jugendpsychiatrie, -psychotherapie und -psychosomatik am Universitätsklinikum Hamburg-Eppendorf. E-Mail: bindt@uke.de

Dr. med. Jo N. Ewert ist Facharzt für Kinder- und Jugendmedizin und Kinderschutzmediziner. Er arbeitet als Oberarzt in der Kinderklinik des Universitätsklinikum Hamburg-Eppendorf und ist für die gesamte Klinik als Schutzbeauftragter für Kinder und andere vulnerable Gruppen tätig. Des Weiteren ist er als Berater bei der Medizinischen Kinderschutzhotline des BMBFSFJ tätig.

30.12 Vertiefungsmöglichkeiten

Empfehlenswerter Podcast: »Nobody Should Believe Me« von Andrea Dunlop. https://open.spotify.com/show/0tU5rLsNkx7LeI2GhLlQ4X?si=bf118ea6d6964922

Youtube-Video: Münchhausen-Stellvertreter-Syndrom: Wenn eine Mutter die eigenen Kinder krank macht. SPIEGEL TV: https://www.youtube.com/watch?v=9Qr3nXapoV8

Youtube-Video: Münchhausen-Stellvertreter-Syndrom: Wenn eine Mutter zur Täterin wird. Warum lügen wir? #4: https://www.youtube.com/watch?v=jxLn1eIf-XA

Buch mit einer detaillierten Fallbeschreibung einer Mutter, die sich in der Therapie geöffnet hat: Sachsse, U. (2019): Proxy – dunkle Seite der Mütterlichkeit. (Nachdruck der 1. Aufl. 2025). Stuttgart: Klett-Cotta.

30.13 Verständnisfragen

1. Warum ist es relevant, über die ICD-11-Diagnose »artifizielle Störung, auf andere gerichtet« hinaus eine kindzentrierte Diagnose zu etablieren?
2. Welche Charakteristika der Verursacher*innen sind Ihnen bekannt?
3. Welche Schädigungsformen gibt es und welche Auswirkungen können diese auf die Betroffenen haben?
4. Welche Symptome sind typisch?
5. Was ist in Bezug auf die Diagnostik und Interventionen besonders wichtig?
6. Welche geschlechtsspezifischen Unterschiede gibt es beim medizinischen Kindesmissbrauch?

30.14 Literatur

Abraham-Bizot, A.; Greco, C.; Quartier, P.; et al. (2023): Medical child abuse: Medical history and red flags in French adolescents. In: Child Abuse & Neglect, 146, 106523.

Bass, C.; Glaser, D. (2014): Early recognition and management of fabricated or induced illness in children. In: The Lancet, 383 (9926), S. 1412–1421.

BfArM – Bundesinstitut für Arzneimittel und Medizinprodukte (2025). Artifizielle Störungen (ICD-11 Entwurfsfassung Deutsch). Online verfügbar unter: https://www.bfarm.de/DE/Kodiersysteme/Klassifikationen/ICD/ICD-11/uebersetzung/_node.html (25.12.2025)

Bools, C. N.; Neale, B. A.; Meadow, S. R. (1993): Follow up of victims of fabricated illness (Munchausen syndrome by proxy). In: Archives of Disease in Childhood, 69 (6), S. 625–630.

Dershewitz, R. (1976): Transient hepatomegaly and hypoglycemia: A consequence of malicious insulin administration. In: American Journal of Diseases of Children, 130 (9), 998.

Ewert, J.; Heimann, T.; Gröll, H. et al. (2025): Medizinische Kindesmisshandlung. Kooperation mit der Medizin und Vorgehen der Jugendhilfe – Teil 1. In: Das Jugendamt, 25, S. 2–8.

Ferrara, P.; Vitelli, O.; Bottaro, G.; et al. (2013): Factitious disorders and Münchausen syndrome: The tip of the iceberg. In: Journal of Child Health Care, 17 (4), S. 366–374.

Giurgea, I.; Ulinski, T.; Touati, G.; et al. (2005): Factitious hyperinsulinism leading to pancreatectomy: Severe forms of Munchausen syndrome by proxy. In: Pediatrics, 116 (1), S. e145–e148.

Gobber, E.; Berthold, O.; Di Marai, C. et al. (2025): Medizinische Kindesmisshandlung – eine pädiatrische Diagnose. In: Pädiatrie & Pädologie, 60. S. 280–287.

Godding, V.; Kruth, M. (1991): Compliance with treatment in asthma and Munchausen syndrome by proxy. In: Archives of Disease in Childhood, 66, S. 956–960.

Hornor, G. (2021): Medical child abuse: Essentials for pediatric health care providers. In: Journal of Pediatric Health Care, 35 (6), S. 644–650.

Kindler, H. (2006): Was ist unter dem Münchhausen-by-proxy-Syndrom zu verstehen? In: Handbuch Kindeswohlgefährdung nach § 1666 BGB und Allgemeiner Sozialer Dienst (ASD) (Kapitel 7). München: Deutsches Jugendinstitut.

Kozlowska, K.; Foley, S.; Savage, B. (2012): Fabricated illness: Working within the family system to find a pathway to health. In: Family Process, 51 (4), S. 570–587.

Krupinski, M. (2006): Wenn Mediziner ungewollt zur Kindesmisshandlung verführt werden: Münchhausen-by-proxy-Syndrom. In: Wiener medizinische Wochenschrift, 156 (15–16), S. 441–447.

Libow, J. A. (1995): Munchausen by proxy victims in adulthood: A first look. In: Child Abuse & Neglect, 19 (9), S. 1131–1142.

McClure, R. J.; Davis, P. M.; Meadow, S. R.; et al. (1996): Epidemiology of Munchausen syndrome by proxy, non-accidental poisoning, and non-accidental suffocation. In: Archives of Disease in Childhood, 75 (1), S. 57–61.

Meadow, R. (2002): Different interpretations of Munchausen syndrome by proxy. In: Child Abuse & Neglect, 26 (5), S. 501–508.

Morrell, B.; Tilley, D. S. (2012): The role of nonperpetrating fathers in Munchausen syndrome by proxy: A review of the literature. In: Journal of Pediatric Nursing, 27 (4), S. 328–335.

Rosenberg, D. A. (1987): Web of deceit: A literature review of Munchausen syndrome by proxy. In: Child Abuse & Neglect, 11 (4), S. 547–563.

Sanders, M. J.; Bursch, B. (2020): Psychological treatment of factitious disorder imposed on another/Munchausen by proxy abuse. In: Journal of Clinical Psychology in Medical Settings, 27 (1), S. 139–149.

Semrau, G.-M.; Härlin, R.; Di Maria, C.; et al. (2024): Medical child abuse – ein Leitfaden zur Diagnostik dieser Sonderform der emotionalen und körperlichen Gewalt. In: Praxis der Kinderpsychologie und Kinderpsychiatrie, 73 (1), S. 85–109.

Shaw, R. J.; Dayal, S.; Hartman, J. K.; et al. (2008): Factitious disorder by proxy: Pediatric condition falsification. In: Harvard Review of Psychiatry, 16, S. 215–224.

Sheridan, M. S. (2003): The deceit continues: An updated literature review of Munchausen syndrome by proxy. In: Child Abuse & Neglect, 27 (4), S. 431–451.

Yates, G.; Bass, C. (2017): The perpetrators of medical child abuse (Munchausen syndrome by proxy): A systematic review of 796 cases. In: Child Abuse & Neglect, 72, S. 45–53.

31 Primäre und sekundäre Tics und Ticstörungen

Ticken alle gleich?

Natalia Szejko & Kirsten R. Müller-Vahl

In diesem Kapitel wird eine Übersicht zum aktuellen Wissensstand in Bezug auf Geschlecht und Geschlechtsunterschiede bei Menschen mit primären Ticstörungen und funktionellen ticähnlichen Störungen gegeben. Populationsbasierte Studien zeigen, dass im jüngeren Alter das Verhältnis von Männern zu Frauen mit Ticstörungen 4 zu 1 beträgt. Allerdings scheint sich dieses Verhältnis im Lauf des Lebens zuungunsten des weiblichen Geschlechts zu verschieben. Im Erwachsenenalter scheinen Frauen stärker durch ihre Tics beeinträchtigt zu sein als Männer. Im Hinblick auf psychiatrische Komorbiditäten bestehen bei Männern mit Ticstörungen häufiger eine Aufmerksamkeitsdefizit-Hyperaktivitätsstörung (ADHS), Störungen des Sozialverhaltens und Wutausbrüche, während bei Frauen häufiger Zwänge, Depressionen, Schlafstörungen und Ängste auftreten. Im Gegensatz dazu erkranken Mädchen und Frauen deutlich häufiger an funktionellen ticähnlichen Störungen als Jungen und Männer. Interessanterweise identifizieren sich überdurchschnittlich viele Patient*innen mit funktionellen ticähnlichen Störungen als geschlechtsdivers.

Lernziele: Sie erhalten ein fundiertes Verständnis für die Geschlechtsunterschiede bei Patient*innen mit primären Ticstörungen und mit funktionellen ticähnlichen Störungen. Dies erleichtert Ihnen die Diagnose und Differenzialdiagnose und ermöglicht eine individuellere Behandlung unter besonderer Berücksichtigung psychiatrischer Komorbiditäten.

Schlagworte: Tics, funktionelle ticähnliche Störungen, primäre und sekundäre Tics oder Ticstörungen (ICD-11), ADHS, Depression, Ängste

31.1 Was uns die Pandemie zu Ticstörungen gelehrt hat

Im Jahr 2019 und mehr noch 2020 sahen sich Tourette-Expert*innen weltweit in ihren Spezialambulanzen abrupt einer völlig veränderten Situation gegenüber: Statt kleiner Jungen mit Tics saßen uns in nie zuvor gekannter Zahl pubertierende Mädchen mit Symptomen gegenüber, die zwar entfernt an Tics erinnerten – da im Vordergrund Zuckungen und Lautäußerungen standen –, gleichzeitig aber auch eine erstaunliche Ähnlichkeit mit Präsentationen von Influencer*innen auf YouTube und TikTok aufwiesen. Schnell wurde klar: Angetrieben durch die COVID-19-Pandemie war eine »Pandemie in der Pandemie« ausgebrochen und funktionelle tic- und touretteähnliche Bewegungen und Lautäußerungen stellten nun plötzlich kein seltenes Phänomen mehr dar. Weltweit einheitlich wurde darüber berichtet, dass deutlich mehr Personen mit funktionellen ticähnlichen Bewegungsstörungen sich als geschlechtsdivers bezeichneten, als wir dies von Tourette-Betroffenen kannten.

Diese klinische Erfahrung hat unseren diagnostischen Blick für (primäre) Tics erheblich geschärft und führte in der Konsequenz dazu, dass aktuell eine Überarbeitung der Diagnosekriterien für Ticstörungen diskutiert wird. Schließlich öffnete das gehäufte Auftreten von eindeutig als funktionell einzustufenden ticähnlichen Störungen unsere Augen für die Tatsache, dass auch bei Menschen mit Ticstörungen – wie es von anderen Erkrankungen seit Langem bekannt ist – häufig eine funktionelle Überlagerung besteht. Weiterhin verstehen wir allerdings nur ansatzweise, warum diese klinisch so ähnlich aussehenden Erkrankungen eine so unterschiedliche, um nicht zu sagen gegensätzliche, Geschlechtsverteilung aufweisen.

31.2 Definition gemäß ICD-11

31.2.1 Ticstörungen

In der ICD-10 wurden primäre Ticstörungen unter der Überschrift »Psychische und Verhaltensstörungen« im Kapitel »Verhaltens- und emotionale Störungen mit Beginn in der Kindheit und Jugend« klassifiziert – unterteilt in das Tourette-Syndrom (auch Gilles de la Tourette-Syndrom, F95.2), die chronische motorische oder chronische vokale Ticstörung (F95.1) und die vorübergehende Ticstörung (F95.0). In der ICD-11 werden Ticstörungen nunmehr im Kapitel

»Bewegungsstörungen« den neurologischen Erkrankungen, also nicht mehr den psychischen Störungen zugerechnet. Diese Neueinordnung wurde vielfach kritisiert, da nach Expert*innenmeinung zahlreiche Befunde dafürsprechen, dass viel stärkere Gemeinsamkeiten mit anderen Entwicklungsstörungen und psychiatrischen Erkrankungen bestehen als mit anderen neurologischen Bewegungsstörungen (Müller-Vahl et al., 2022b).

Nach ICD-11 werden primäre Tics oder Ticstörungen (8A05.0) wie folgt definiert:

> *»Primäre Tics oder Ticstörungen sind durch das Vorhandensein von chronischen motorischen und/oder vokalen (phonischen) Tics gekennzeichnet. Motorische und vokale Tics sind definiert als plötzliche, schnelle, nichtrhythmische und wiederkehrende Bewegungen bzw. Vokalisationen. Um diagnostiziert zu werden, müssen die Tics seit mindestens einem Jahr vorhanden sein, auch wenn sie sich nicht ständig manifestieren.« (BfArM, 2025, o. S.)*

Und die Definition von sekundären Tics oder Ticstörungen (8A05.1) lautet:

> *»Eine Ticstörung als direkte physiologische Folge einer vorangegangenen Infektion, eines Arzneimittels oder einer Krankheit.« (BfArM, 2025, o. S.)*

Zahlreiche Befunde sprechen mittlerweile dafür, dass eine Unterteilung der primären Ticstörungen abhängig von der Art (motorisch, vokal) und Dauer (</> 1 Jahr) der Tics willkürlich ist und die verschiedenen Ticstörungen ein Spektrum ein und derselben Erkrankung darstellen (Grossen et al., 2024; Müller-Vahl et al., 2019). Dennoch wird auch in der ICD-11 – analog der ICD-10 und dem DSM – an dieser Einteilung weiterhin festgehalten:

- 8A05.00 Tourette-Syndrom
- 8A05.01 Chronisch-motorische Ticstörung
- 8A05.02 Chronisch-phonische Ticstörung
- 8A05.03 Vorübergehende motorische Tics
- 8A05.0Y Sonstige näher bezeichnete primäre Tics oder Ticstörungen
- 8A05.0Z Primäre Tics oder Ticstörungen, nicht näher bezeichnet

Von den primären Ticstörungen werden in der ICD-11 sekundäre Tics (8A05.1) abgegrenzt und wie folgt klassifiziert:

- 8A05.10 Infektiöse oder postinfektiöse Tics
- 8A05.11 Tics im Zusammenhang mit Entwicklungsstörungen
- 8A05.1Y Sonstige näher bezeichnete sekundäre Tics
- 8A05.1Z Sekundäre Tics, nicht näher bezeichnet

- 8A05.Y Sonstige näher bezeichnete Ticstörungen
- 8A05.Z Ticstörungen, nicht näher bezeichnet

Auch diese Einteilung ist nicht unumstritten, weil beispielsweise Belege für die Existenz »infektiöser oder postinfektiöser Tics« (8A05.10) fehlen, nachdem in einer großen europaweiten Studie jüngst keine Hinweise auf einen Zusammenhang zwischen der Entstehung von Tics und Infektionen mit Streptokokken festgestellt wurden (Schrag et al., 2022). Zudem wurde die Möglichkeit einer separaten Klassifikation für Patient*innen mit Tics und einer gleichzeitig bestehenden ADHS oder Autismus-Spektrum-Störung kritisiert, die nun alternativ auch unter dem Abschnitt »Tics in Verbindung mit Entwicklungsstörungen« (8A05.11) erfolgen kann (Müller-Vahl et al., 2022b).

Unerwähnt in der ICD-11 bleibt hingegen die Tatsache, dass funktionelle Tic- bzw. touretteähnliche Bewegungsstörungen differenzialdiagnostisch von den primären Ticstörungen abgegrenzt werden müssen und dass bei Ticstörungen häufig eine funktionelle Überlagerung besteht. Ebenso wird nicht darauf hingewiesen, dass bei der überwiegenden Zahl (etwa 80 bis 90 %) der Patient*innen mit primären Ticstörungen psychiatrische Komorbiditäten bestehen (Freeman et al., 2000a), am häufigsten eine ADHS, Zwänge, Depression, Ängste, autoaggressive Handlungen und Schlafstörungen.

Um die Differenzierung zwischen primären Ticstörungen und funktionellen ticähnlichen Störungen zu erleichtern, wurde jüngst von einer Expert*innengruppe vorgeschlagen, die Diagnosekriterien für Ticstörungen anzupassen und um folgende Aspekte zu ergänzen: Beginn vor dem 12. Lebensjahr, Vorherrschen von einfachen Tics zum Beginn der Erkrankung, rostrokaudales Verteilungsmuster der Tics und Bestehen von komorbiden Zwängen und ADHS.

31.2.2 Funktionelle ticähnliche Störungen

Die funktionellen ticähnlichen Störungen werden in der ICD-10 den dissoziativen Störungen zugerechnet. Die dissoziative Bewegungsstörung (ICD-10: F44.4) wurde in der ICD-11 in »dissoziative Störung mit neurologischen Symptomen« (6B60) umbenannt.

31.3 Häufigkeiten

31.3.1 Ticstörungen

Ticstörungen gehören zu den häufigsten Bewegungsstörungen im Kindesalter. Für das Tourette-Syndrom wird weltweit einheitlich eine Prävalenz von 0,4 bis 0,7 % angenommen. Chronische motorische Ticstörungen (1,3–5 %) und vorübergehende Ticstörungen (im Kindesalter: 3–19 %) sind deutlich häufiger (Scahill et al., 2014).

Aus nach wie vor unbekannten Gründen sind Jungen und Männer von Tics drei- bis viermal häufiger betroffen als Mädchen und Frauen. Allerdings bestehen Hinweise, dass sich dieses Verhältnis mit zunehmendem Alter leicht verändert (Baizabal-Carvallo & Jankovic, 2022).

31.3.2 Funktionelle ticähnliche Störungen

Bisher wurde nur in einer Studie in Deutschland für den Zeitraum von 2019 bis 2021 die Häufigkeit funktioneller ticähnlicher Störungen untersucht (Hartung et al., 2024). In dieser großen, repräsentativen Umfrage wurde eine Prävalenzrate von 0,36 % ermittelt, allerdings bezog sie sich speziell auf ticähnliche Bewegungen und Lautäußerungen, die einen direkten Zusammenhang mit dem zu dieser Zeit in Deutschland sehr populären Youtube-Kanal »Gewitter im Kopf« aufwiesen. Die Prävalenz für funktionelle Bewegungsstörungen im Allgemeinen ist unbekannt. In spezialisierten Kliniken für Bewegungsstörungen liegt die Häufigkeit bei 3 bis 10 % (Park, 2018).

Funktionelle ticähnliche Störungen finden sich – wie alle dissoziativen Bewegungsstörungen – häufiger bei Frauen als bei Männern. Allerdings wurden in den (überwiegend kleinen) Studien sehr unterschiedliche Verhältnisse von 10 zu 1 bis 1 zu 1 gefunden. Besonders in jenen Erkrankungsfällen, in denen ein klarer Zusammenhang mit Social-Media-Influencer*innen erkennbar ist, scheint das Geschlecht des oder der Influencer*in einen Einfluss auf die Geschlechtsverteilung zu haben (Müller-Vahl et al., 2022a; Nilles et al., 2022; Pringsheim & Martino, 2021).

Ob die ansonsten für funktionelle Bewegungsstörungen wie Tremor, Schwäche und Gangstörungen bekannten Geschlechtsunterschiede mit einem früheren Erkrankungsalter bei Frauen im Vergleich zu Männern auch bei Personen mit funktionellen ticähnlichen Störungen bestehen, ist nicht bekannt (Lidstone et al., 2022).

In einer ersten größeren Fallserie mit Patient*innen mit primären Ticstörungen und einer funktionellen Überlagerung mit ticähnlichen Symptomen fand sich mit 38 % ein deutlich höherer Anteil an Mädchen und Frauen als ansonsten in Tourette-Populationen (Müller-Vahl et al., 2024).

31.4 Prognose

31.4.1 Ticstörungen

Ticstörungen zeigen wie alle neuronalen Entwicklungsstörungen eine typische Altersabhängigkeit mit einem Beginn der Tics zwischen dem 5. und 7. und einem Maximum zwischen dem 10. und 12. Lebensjahr. Nachfolgend tritt spontan eine Symptomreduktion ein. Eine vollständige Remission der Tics scheint aber selten zu sein. Allerdings nehmen viele Betroffene ihre Tics nicht mehr bewusst wahr (Grossen et al., 2024; Pappert et al., 2003). Als prognostisch ungünstige Faktoren gelten zahlreiche und stark ausgeprägte Tics und eine höhere Zahl an Komorbiditäten.

Nur wenige Daten liegen zur Frage vor, ob Verlaufsunterschiede in Abhängigkeit vom Geschlecht bestehen. Es fanden sich Hinweise darauf, dass Männer stärkere Tics aufweisen als Frauen, während sich aber die Tics bei Frauen mit zunehmendem Alter weniger stark verbessern oder eventuell sogar noch verschlechtern (Cavanna & Rickards, 2013; Garcia-Delgar et al., 2022).

31.4.2 Funktionelle ticähnliche Störungen

Auch wenn funktionelle ticähnliche Störungen erst seit 2019 überhaupt in klinisch relevanter Häufigkeit auftreten, so ist – besonders bei jüngerem Erkrankungsalter – von einer guten Prognose mit oft vollständiger Symptomremission auszugehen (Howlett et al., 2022; Nilles et al., 2024; Tomczak et al., 2024). Allerdings kann es auch zu einem Symptomwandel mit Auftreten anderer dissoziativer Symptome kommen. Die Prognose scheint sich mit zunehmender Dauer der Symptomatik und der Zahl zusätzlich bestehender psychischer Erkrankungen zu verschlechtern. Weiterhin scheinen aufrechterhaltende Faktoren und ein sekundärer Krankheitsgewinn die Prognose ungünstig zu beeinflussen.

31.5 Geschlechtsunabhängige Risikofaktoren

31.5.1 Ticstörungen

Zweifelsohne liegt den primären Ticstörungen eine genetische Ursache mit komplexem Vererbungsmuster zugrunde. Mit steigender Anzahl an Suszeptibilitätsgenen (d. h. Genen mit erhöhter Krankheitswahrscheinlichkeit) steigt mutmaßlich die Schwere der Erkrankung. Darüber hinaus spielen nicht-genetische Faktoren bei der Krankheitsmanifestation eine Rolle, etwa prä- und perinatale Faktoren wie Frühgeburtlichkeit und geringes Geburtsgewicht sowie Stress und Rauchen der Mutter während der Schwangerschaft. Darüber hinaus wird ein Einfluss von Umweltfaktoren wie Infektionen, Allergien und immunologischen Faktoren diskutiert.

31.5.2 Funktionelle ticähnliche Störungen

Bisher ist nur wenig zu prädisponierenden Faktoren bekannt. Neben akuten auslösenden Faktoren (wie Stressoren unterschiedlicher Art, traumatische Ereignisse, Ängste) scheint die Exposition gegenüber ticbezogenen Inhalten in sozialen Medien bei manchen Patient*innen eine entscheidende Rolle zu spielen. Auch das Bestehen intrapsychischer Konflikte und struktureller Defizite mit Autonomie-Abhängigkeits-Konflikten scheint das Auftreten zu begünstigen. Darüber hinaus scheinen vorbestehende psychische Erkrankungen wie Angststörungen, Depressionen, ADHS und Autismus-Spektrum-Störung die Auftretenswahrscheinlichkeit ebenso zu erhöhen wie eine bereits bestehende primäre Ticstörung.

31.6 Geschlechtsspezifische Unterschiede

31.6.1 Ticstörungen

Hormonelle Einflüsse

Immer wieder wurde spekuliert, dass die festgestellten Geschlechtsunterschiede hormonell bedingt seien (Bortolato et al., 2013; Branca & Bortolato, 2024; Kompoliti et al., 2001). In Einklang mit dieser Vermutung wurde beobachtet, dass die Verabreichung männlicher Geschlechtshormone (Androgene) bei Männern mit Tourette-Syndrom zu einer Zunahme der Tics führt (Meoni et al., 2020), während Antiandrogene ticreduzierend wirkten.

Bei Frauen mit Ticstörungen wurde in einer einzelnen Studie über eine Zunahme der Tics während der Menarche und Fluktuationen der Tics in Abhängigkeit vom Menstruationszyklus sowie eine allgemein stärkere Empfindlichkeit gegenüber dem prämenstruellen Tiefpunkt des Östrogenspiegels berichtet (Schwabe & Konkol, 1992). Hingegen fand sich kein Einfluss auf die Tics durch hormonell beeinflusste Erkrankungen wie das prämenstruelle Syndrom, die Einnahme oraler Kontrazeptiva, Schwangerschaft und Menopause (Kompoliti et al., 2001).

Pathogenetische Unterschiede

Bildgebende Untersuchungen führten zu inkonsistenten Ergebnissen im Hinblick auf Geschlechtsunterschiede mit Hinweisen auf unterschiedliche Volumina der grauen und weißen Substanz (etwa ein bei Jungen vermindertes Volumen in [prä-]frontalen Regionen und des Corpus callosum) sowie der Konnektivität (zwischen subkortikalen Arealen wie Striatum und Thalamus und kortikalen Regionen). Zum Teil konnten diese Unterschiede nur bei Erwachsenen, nicht aber bei Kindern nachgewiesen werden (Eliot et al., 2021; Wolff et al., 2016; Worbe et al., 2015).

Es gibt keine Studien, die über die Prävalenz und klinischen Korrelate geschlechtlicher und sexueller Minderheiten von Patient*innen mit Ticstörungen berichten.

31.6.2 Funktionelle ticähnliche Störungen

Funktionelle ticähnliche Störungen treten erst seit wenigen Jahren gehäuft auf. Auffällig ist, dass in der Mehrzahl der Fallserien, die aus ganz unterschiedlichen Kontinenten und Kulturkreisen stammen, einheitlich über ein gehäuftes Auftreten bei geschlechtlichen und sexuellen Minderheiten berichtet wird. In einer US-amerikanischen Studie (n = 114) betrug der Anteil 37 %. Insgesamt identifizierten sich 95 % der Patient*innen als weiblich und davon 10 % als transgender (Armstrong-Javors et al., 2024). In einer kanadischen Untersuchung identifizierten sich 43 % (15 von 35) als transgender, während diese Rate bei gleichaltrigen Kindern und Jugendlichen mit Ticstörungen lediglich 9 % (2 von 22) und in der Kontrollgruppe 12 % (3 von 25) betrug. Darüber hinaus fanden sich keine Unterschiede zwischen cisgender und transgender Personen mit funktionellen ticähnlichen Störungen hinsichtlich Lebensqualität, Beeinträchtigung, Einsamkeit, sozialer Phobie oder anderen Angstsymptomen, depressiven Symptomen und Suizidalität (Berg et al., 2024a, 2024b). In einer kleinen US-amerikanischen Studie (n = 8 Frauen) identifizierten sich sogar 62,5 % als nicht-binär (Kola & Larson, 2023).

Es liegen keine Studien zu Sexualhormonen und deren Einfluss auf Symptome funktioneller ticähnlicher Störungen vor. Auch fehlen derzeit Hinweise auf pathophysiologische Unterschiede zwischen Männern und Frauen. In Studien, in denen Patient*innen mit unterschiedlichen dissoziativen Bewegungsstörungen untersucht wurden, zeigten sich eine Überaktivierung des sympathischen Systems und eine übermäßige Cortisolproduktion (Thomsen et al., 2020). Weiterhin wurden Hinweise auf Veränderungen in Regelkreisen mit Beteiligung der Inselregion und des Cingulums gefunden, möglicherweise infolge neuroplastischer, stressvermittelter Anpassungen (Roelofs et al., 2019).

31.7 Symptome

Primäre Ticstörungen sind gekennzeichnet durch das Vorhandensein motorischer und/oder vokaler Tics mit Beginn in der Kindheit. Motorische Tics zeigen eine typische rostrokaudale Verteilung und treten am häufigsten an den Augen, im Gesicht und am Kopf auf. Vokale Tics sind meist »einfache« Geräusche wie Räuspern, Schniefen oder Hüsteln. Typisch für Tics ist das Bestehen eines vorangehenden umschriebenen Vorgefühls, die kurzzeitige willentliche Unterdrückbarkeit, ein altersabhängiger Verlauf, spontane Fluktuationen und situative Einflussfaktoren. Bei 80 bis 90 % der Patient*innen bestehen komorbide psychiatrische Störungen wie ADHS, Zwänge, Depressionen und/oder Ängste.

Die typischen Symptome einer funktionellen ticähnlichen Störung sind komplexe Bewegungen und Lautäußerungen. Die Bewegungen finden sich primär an Armen, Kopf und Oberkörper. Oft ist der Beginn plötzlich nach dem 12. Lebensjahr. Meist verschlechtern sich die Symptome kontinuierlich. Häufigste Komorbiditäten sind Angststörungen und Depressionen.

Kurzzeitig wurde nach dem gehäuften Auftreten funktioneller ticähnlicher Störungen diskutiert, ob es sich hierbei wegen des Überwiegens von Mädchen und Frauen möglicherweise um die »weibliche Form« des Tourette-Syndroms handeln könne, mit deutlich unterschiedlicher Phänomenologie als von bisher überwiegend männlichen Populationen beschrieben (Conelea et al., 2022). Die große Mehrzahl der Tourette-Expert*innen hat sich dieser Auffassung nicht angeschlossen und versteht funktionelle ticähnliche Störungen als separates Krankheitsbild, auch wenn beide Erkrankungen im Sinne einer funktionellen Überlagerung kombiniert auftreten können (Malaty et al., 2022; Müller-Vahl et al., 2024; Sarchioto et al., 2024).

31.7.1 Geschlechtsspezifische Unterschiede bei Ticstörungen

Wiederholt wurde über ein leicht geringeres Erkrankungsalter bei Jungen im Vergleich zu Mädchen berichtet (Baizabal-Carvallo & Jankovic, 2022; Dy-Hollins et al., 2025; Sambrani et al., 2016). Allerdings wurde auch spekuliert, dass das häufigere komorbide Auftreten einer ADHS und bei Jungen in dieser Altersstufe stärker ausgeprägte Tics zu einer früheren ärztlichen Vorstellung und dies wiederum zu einer früheren Diagnose der Ticstörung führen könnten. Generell scheint bei Jungen die Diagnose einer Ticstörung früher gestellt zu werden als bei Mädchen (Santangelo et al., 1994).

In einer Studie von Girgis et al. (2022) wurde berichtet, dass Frauen schwerere Tics haben als Männer, während in zahlreichen anderen Studien in keiner Altersgruppe Geschlechtsunterschiede festgestellt wurden (Freeman et al., 2000b; Gagnon et al., 2024; Larsh et al., 2024; Sambrani et al., 2016) oder bei Frauen sogar eine geringere Ticausprägung gefunden wurde (Dy-Hollins et al., 2025). Bei Mädchen wurde allerdings ein altersabhängiger stärkerer Einfluss der COVID-19-Pandemie auf die Ticschwere beobachtet als bei Jungen (Larsh et al., 2024). Bei Frauen führen starke Tics möglicherweise häufiger als bei Männern zu einer allgemeinen Beeinträchtigung des Lebensstils und zu Depression und Ängsten (Lewin et al., 2012).

Es gibt Hinweise darauf, dass sich die Tics bei Jungen und Männern im Vergleich zu den Tics bei Mädchen und Frauen unterscheiden. So fanden sich bei männlichen Patienten häufiger motorische Tics mit Augenrollen und komplexe vokale und motorische Tics wie Koprolalie (Aussprechen obszöner Wörter), Kopropraxie (Zeigen obszöner Gesten) und Palilalie (Wiederholen von Wörtern ähnlich einem Stottern) sowie eine stärkere Zunahme von dystonen und Armtics im Verlauf der Erkrankung (Baizabal-Carvallo & Jankovic, 2022; Sambrani et al., 2016). Bei männlichen Jugendlichen unter 18 Jahren wurden häufiger einfache motorische Tics mit Augenzwinkern und komplexe motorische Tics sowie eine größere Anzahl an vokalen Tics beobachtet als bei gleichaltrigen Mädchen (Baizabal-Carvallo & Jankovic, 2022). Bei Frauen über 18 Jahre – im Vergleich zu Frauen unter 18 Jahre – wurden häufiger komplexe motorische Tics, Augenzwinkern, Grimassieren und Armtics beobachtet (Baizabal-Carvallo & Jankovic, 2022). Im Erkrankungsverlauf im Erwachsenenalter wurde bei Frauen im Vergleich zu Männern eine Zunahme der Tics sowie eine stärkere Ausbreitung der Tics auf den ganzen Körper festgestellt (Garcia-Delgar et al., 2022; Baizabal-Carvallo & Jankovic, 2022).

Zur Wahrnehmung des Vorgefühls, das den Tics vorangeht, wurden diskrepante Daten mit einer häufigeren Wahrnehmung von Frauen (Essing et al., 2022) und von Männern berichtet (Leckman et al., 1993; Sambrani et al., 2016).

Einheitlich werden in zahlreichen Studien über deutliche geschlechtsabhängige Unterschiede im bei den psychiatrischen Komorbiditäten berichtet. So bestehen bei Jungen mit Tourette-Syndrom häufiger als bei Mädchen komorbid eine ADHS, Lernschwierigkeiten, oppositionelles Trotzverhalten, Wutausbrüche und eine Störung des Sozialverhaltens (Freeman et al., 2000a; Gagnon et al., 2024; Garcia-Delgar et al., 2022; Girgis et al., 2022). Bei Mädchen und Frauen wiederum ist die Prävalenz von Zwängen, Depressionen, Ängsten, Schlafstörungen und Essstörungen höher als bei Jungen und Männern (Garcia-Delgar et al., 2022; Girgis et al., 2022; Sambrani et al., 2016). Allerdings wurde in einer großen, europaweiten Studie gefunden, dass Zwänge bei männlichen Jugendlichen unter 12 Jahre stärker ausgeprägt waren als bei gleichaltrigen Mädchen. Bei den Mädchen kam es mit zunehmendem Alter aber zu einer stärkeren Zunahme der Zwänge (Garcia-Delgar et al., 2022).

In einer Studie von Larsh et al. (2024), in der speziell die Lebensqualität von Jugendlichen mit Ticstörungen untersucht wurde, fanden sich keine geschlechtsabhängigen Unterschiede. Tic- und nicht ticbedingte Beeinträchtigungen waren in der Gruppe der älteren Jungen geringer als bei den jüngeren Jungen, während ein solcher altersabhängiger Unterschied bei den Mädchen nicht bestand. In einer anderen Studie (Gagnon et al., 2024) hatten Mädchen (7–14 Jahre) eine geringere allgemeine Lebenszufriedenheit im Vergleich zu gleichaltrigen Jungen.

In psychologischen Tests zeigten Mädchen (7–14 Jahre) eine geringere funktionelle Inflexibilität, eine geringere Effektivität der funktionellen Planung und eine höhere Beeinträchtigung des psychischen Wohlbefindens als gleichaltrige Jungen. Während Jungen ein negativeres Selbstkonzept hatten, zeigten Mädchen ein geringeres soziales Selbstwertgefühl (Gagnon et al., 2024).

31.7.2 Geschlechtsspezifische Unterschiede bei funktionellen ticähnlichen Störungen

Bisher liegen keine Studien vor, die über Geschlechtsunterschiede bei Patient*innen mit funktionellen ticähnlichen Störungen berichten. Sie lassen sich aber anhand einer Reihe typischer Merkmale von primären Tics unterscheiden. Kürzlich wurden folgende klinische Charakteristika mittels eines internationalen Delphi-Konsensus ermittelt (Pringsheim et al., 2023):

- Erkrankungsalter 12 Jahre oder älter
- Akuter Beginn und rasches Fortschreiten der Symptome
- Mindestens vier von neun klinischen Merkmalen, die auf eine funktionelle ticähnliche Störung hindeuten:
  - Große Anzahl von Bewegungen und Lautäußerungen mit einem Überwiegen von komplexen gegenüber einfachen Symptomen
  - Große Variabilität der Symptome
  - Komplexe Arm- und Handbewegungen wie Schlagen auf Brust/Kopf, Werfen von Gegenständen, beleidigende Gesten
  - Fehlen eines rostrokaudalen Verteilungsmusters mit Überwiegen der Bewegungen an den Armen
  - Komplexe Vokalisationen mit Wörtern, kontextabhängigen Kommentaren und Beleidigungen
  - Ähnlichkeiten mit anderen Personen
  - Starke Symptomschwankungen innerhalb eines Tages mit stundenlangen symptomfreien Phasen
  - Ständiges Auftreten neuer Symptome
  - Symptomzunahme während der Untersuchung

Prädisponierende Faktoren sind das weibliche Geschlecht und das Bestehen psychiatrischer Komorbiditäten wie Ängste und Depressionen.

31.8 Diagnostik

Weder für Ticstörungen noch für funktionelle ticähnliche Störungen sind Biomarker bekannt. Die Diagnose orientiert sich daher an den ICD-11-Kriterien und den typischen klinischen Merkmalen. Nachdem seit 2019 die Zahl der Patient*innen mit funktionellen ticähnlichen Störungen stark zugenommen hat, wurde versucht, Kriterien zu erarbeiten, die nicht nur eine Differenzierung erleichtern, sondern auch eine positive Diagnosestellung einer funktionellen ticähnlichen Störung ermöglichen, statt diese lediglich als Ausschlussdiagnose zu verstehen (Sarchioto et al., 2024). Folgende klinische Merkmale wurden als wegweisend definiert:

- Weibliches Geschlecht
- Komorbide Angststörung und Depression

- Fehlende Familienanamnese für Tics
- ADHS und Zwänge
- Symptombeginn im Jugendalter
- Abrupter Beginn mit komplexen Bewegungen
- Überwiegen von komplexen gegenüber einfachen Bewegungen
- Große Zahl komplexer Vokalisationen
- Anfallsartiges Auftreten
- Fehlendes rostrokaudales Verteilungsmuster
- Nichtansprechen auf etablierte Anti-Tic-Medikamente

31.9 Therapie

31.9.1 Ticstörungen

Die Psychoedukation sollte am Beginn jeder Therapie stehen. Darüber hinaus sollten Tics immer dann behandelt werden, wenn sie zu einer relevanten psychosozialen Beeinträchtigung führen. Stets ist zu prüfen, ob psychiatrische Komorbiditäten bestehen und primär therapiebedürftig sind, da diese häufig zu einer stärkeren Beeinträchtigung der Lebensqualität führen als die Tics. Als Therapie der ersten Wahl gelten Verhaltenstherapien mit Gewohnheitsumkehrtraining (Habit Reversal Training, HRT, bzw. Comprehensive Behavioral Intervention for Tics, CBIT) oder Exposition mit Reaktionsverhinderung (Exposure and Response Prevention Training, ERP). Während beim HRT eine mit dem jeweiligen Tic inkompatible Gegenbewegung ausgeführt wird, werden beim ERP alle Tics gleichzeitig bestmöglich unterdrückt.

In der Pharmakotherapie gelten Dopaminrezeptorantagonisten als Therapie der ersten Wahl, vornehmlich Aripiprazol, auch wenn bis heute Haloperidol in Deutschland das einzige zugelassene Arzneimittel ist (Müller-Vahl et al., 2022b; Pringsheim et al., 2019). Während mehrheitlich davon ausgegangen wird, dass alle verfügbaren Therapien bei Jungen und Männern die gleiche Wirkung zeigen wie bei Mädchen und Frauen, liegen aus einer 1989 durchgeführten Studie Hinweise darauf vor, dass Haloperidol bei Frauen besser wirksam sein könnte (Schwabe & Konkol, 1989). Hingegen war in einer neuen kontrollierten Studie der Cannabisextrakt Nabiximols in der Behandlung von Tics bei Männern wirksamer als bei Frauen (Müller-Vahl et al., 2023).

31.9.2 Funktionelle ticähnliche Störungen

Bisher wurden keine kontrollierten Studien zur Behandlung von Patient*innen mit funktionellen ticähnlichen Störungen durchgeführt. Empfohlen werden verschiedene psychotherapeutische Konzepte. Eine medikamentöse Behandlung wird lediglich unterstützend bei gleichzeitig bestehenden klinisch relevanten Komorbiditäten empfohlen (Howlett et al., 2022; Malaty et al., 2022). Bisher liegen auch keine Studien vor, die über ein geschlechtsspezifisches Ansprechen auf die Behandlung berichten.

31.9.3 Sozialer Dienst und Multiprofessionalität

Die Behandlung von Patient*innen mit Ticstörungen und Patient*innen mit funktionellen ticähnlichen Störungen erfordert einen interdisziplinären Ansatz (Cen et al., 2020; Willford & Deeb, 2023). Denn die Symptome treten über die gesamte Lebensspanne auf und die »neurologische Bewegungsstörung« ist in aller Regel kombiniert mit psychiatrischen Erkrankungen. Die Behandlung von Ticstörungen ist komplex; sie kann von psychotherapeutischen Elementen über eine Pharmakotherapie bis hin (in selten Fällen) zur operativen Behandlung mittels tiefer Hirnstimulation reichen. Idealerweise setzt sich daher das multidisziplinäre Team zusammen aus Psychiater*innen, Neurolog*innen, Psycholog*innen und Psychotherapeut*innen und in seltenen Einzelfällen Neurochirurg*innen (Willford & Deeb, 2023). Dies ermöglicht eine frühe Diagnosestellung, vermeidet Fehldiagnosen und unnötige Zusatzuntersuchungen sowie fehlerhafte Behandlungen, spart Kosten und garantiert eine Kontinuität der Betreuung über die Lebensspanne hinweg.

Wichtig ist darüber hinaus die soziale Unterstützung etwa durch Gewährung von Nachteilsausgleichen, Zuerkennung eines Grades der Behinderung und das Vermeiden von Benachteiligung etwa bei der Berufswahl, dem Führerscheinerwerb oder Versicherungsabschluss. Selbsthilfegruppen kommt eine wichtige Rolle in der Unterstützung der Patient*innen und Familien zu.

Bisher wurden keine geschlechtsspezifischen Leitlinien für die Behandlung von Patient*innen mit Ticstörungen und funktionellen ticähnlichen Störungen veröffentlicht. Zukünftige Therapiestudien sollten einen stärkeren Fokus auf mögliche Geschlechtsunterschiede legen. Allerdings ist dies wegen der unterschiedlichen Geschlechtsverteilungen mit einem Überwiegen von Jungen und Männern bei Ticstörungen und einem Überwiegen von Mädchen und Frauen bei funktionellen ticähnlichen Störungen in der praktischen Umsetzung schwierig.

31.10 Zusammenfassung

Lange Zeit blieben geschlechtsspezifische Aspekte in Zusammenhang mit der primären Ticstörung und dem Tourette-Syndrom weitestgehend unbeachtet. Auch wenn die bisher vorliegenden Untersuchungen auf gewisse Unterschiede zwischen weiblichen und männlichen Betroffenen hinweisen, so scheinen hinsichtlich der Tics selbst nur geringe Unterschiede zu bestehen. Ob bei Jungen tatsächlich stärkere Tics bestehen als bei Mädchen und im Verlauf ins Erwachsenenalter bei Männern die Schwere und Komplexität der Tics abnimmt, während sie bei Frauen zunimmt, muss in weiteren Studien untersucht werden. Durch das drei- bis viermal häufigere Auftreten von Ticstörungen bei Männern als bei Frauen ist es allerdings stets schwierig, ausreichend Frauen in klinische Studien einzuschließen. Ob die aktuell verfügbaren Behandlungsansätze für Tics unterschiedliche Wirkungen beim weiblichen und männlichen Geschlecht haben, ist weitestgehend unbekannt.

Beträchtlich unterscheiden sich die Geschlechter mit primären Ticstörungen allerdings bei den psychiatrischen Komorbiditäten, der Lebensqualität und der empfundenen Beeinträchtigung. Während bei Jungen und Männern häufiger eine ADHS, eine Störung des Sozialverhaltens und oppositionelles Trotzverhalten bestehen, finden sich bei Mädchen und Frauen häufiger Ängste, Depressionen und Zwänge.

Funktionelle ticähnliche Störungen treten – wie alle dissoziativen Störungen – deutlich häufiger bei Mädchen und Frauen auf. Bemerkenswert ist der hohe Anteil an Personen, die sich als geschlechtsdivers bezeichnen. Da das Erkrankungsbild in relevanter Häufigkeit erst seit 2019 beobachtet wird, fehlen bisher Daten zum Langzeitverlauf.

31.11 Autorinnen

Natalia Szejko, MD, PhD; Klinik für Psychiatrie, Sozialpsychiatrie und Psychotherapie, Medizinische Hochschule Hannover.
E-Mail: szejko.natalia@mh-hannover.de
Prof. Dr. med. Kirsten R. Müller-Vahl, Klinik für Psychiatrie, Sozialpsychiatrie und Psychotherapie, Medizinische Hochschule Hannover.
E-Mail: mueller-vahl.kirsten@mh-hannover.de

31.12 Vertiefungsmöglichkeiten

Müller-Vahl, K. (2024): Tourette-Syndrom und andere Ticstörungen (3., aktualisierte und erweiterte Aufl.). Berlin: Medizinisch Wissenschaftliche Verlagsgesellschaft.

Interview mit Kirsten R Müller-Vahl und Ewgeni Jakubovski – »Stop that! It's not Tourette's but a new type of mass sociogenic illness«: https://www.youtube.com/watch?v=-nsIZwlHUBM

Interview mit Kirsten Müller-Vahl – »Kann man sich auf Instagram, YouTube oder TikTok mit Tourette anstecken?«: https://www.youtube.com/watch?v=gC2Dkhw4xcI

31.13 Verständnisfragen

1. Was sind die wichtigsten klinischen Merkmale, die auf die Diagnose einer Ticstörung hinweisen?
2. Was sind die wichtigsten klinischen Merkmale, die auf die Diagnose einer funktionellen ticähnlichen Störung hinweisen?
3. Welche Behandlung steht für Patient*innen mit Tics zur Verfügung?
4. Welche Behandlung steht Patient*innen mit funktionellen ticähnlicher Störungen zur Verfügung?
5. Was ist in Zusammenhang mit der Geschlechtsidentität auffällig bei Patient*innen mit funktionellen ticähnlichen Störungen?
6. Wie unterscheiden sich weibliche und männliche Betroffene mit primären Ticstörungen im Hinblick auf psychiatrische Komorbiditäten?

31.14 Literatur

Armstrong-Javors, A.; Realbuto, E.; Dy-Hollins, M. E. et al. (2024): Increase in functional tic presentations in sexual orientation and gender identity minority youth during coronavirus disease 2019. In: Pediatric Neurology, 155, S. 182–186. doi:10.1016/J.PEDIATRNEUROL.2024.03.027

Baizabal-Carvallo, J. F.; Jankovic, J. (2022): Sex differences in patients with Tourette syndrome. In: CNS Spectrums, 28 (2), S. 205–211. doi:10.1017/S1092852922000074

Berg, L.; Martino, D.; L'Erario, Z. P.; et al. (2024a): Symptom severity and health impacts of functional tic-like behaviors in youth. In: Pediatric Neurology, 155, S. 68–75. doi:10.1016/J.PEDIATRNEUROL.2024.03.016

Berg, L.; Pringsheim, T. M.; Lerario, M.; et al. (2024b): Psychological factors associated with functional tic-like behaviours during the COVID-19 pandemic. In: Research on Child and Adolescent Psychopathology, 52 (7), S. 1157–1172. doi:10.1007/S10802-024-01184-Y

Bortolato, M.; Frau, R.; Godar, S. C.; et al. (2013): The implication of neuroactive steroids in Tourette's syndrome pathogenesis: A role for 5α-reductase? In: Journal of Neuroendocrinology, 25 (11), S. 1196–1208. doi:10.1111/JNE.12066

Branca, C.; Bortolato, M. (2024): The role of neuroactive steroids in tic disorders. In: Neuroscience and Biobehavioral Reviews, 160. doi:10.1016/J.NEUBIOREV.2024.105637

Cavanna, A. E.; Rickards, H. (2013): The psychopathological spectrum of Gilles de la Tourette syndrome. In: Neuroscience and Biobehavioral Reviews, 37 (6), S. 1008–1015. doi:10.1016/J.NEUBIOREV.2012.10.011

Cen, S. S.; Yu, J.; Wang, Q.; et al. (2020): Multidisciplinary telemedicine care for Tourette syndrome: Minireview. In: Frontiers in Neurology, 11, S. 573576. doi:10.3389/FNEUR.2020.573576/BIBTEX

Conelea, C. A.; Bervoets, J.; Bethan Davies, E.; et al. (2022): A call for caution: »Stop that« sentiments threaten tic research, healthcare and advocacy. In: Brain: A Journal of Neurology, 145 (4), S. E18–E20. doi:10.1093/BRAIN/AWAC028)

Dy-Hollins, M. E.; Chibnik, L. B.; Tracy, N. A.; et al. (2025): Sex differences in natural history and health outcomes among individuals with tic disorders. In: Neurology, 104 (3). doi:10.1212/WNL.0000000000210249

Eliot, L.; Ahmed, A.; Khan, H.; et al. (2021): Dump the »dimorphism«: Comprehensive synthesis of human brain studies reveals few male-female differences beyond size. In: Neuroscience & Biobehavioral Reviews, 125, S. 667–697. doi:10.1016/J.NEUBIOREV.2021.02.026)

Essing, J.; Jakubovski, E.; Psathakis, N.; et al. (2022): Premonitory urges reconsidered: Urge location corresponds to tic location in patients with primary tic disorders. In: Journal of Movement Disorders, 15 (1), S. 43. doi:10.14802/JMD.21045

Freeman, R. D.; Fast, D. K.; Burd, L.; et al. (2000a): An international perspective on Tourette syndrome: Selected findings from 3,500 individuals in 22 countries. In: Developmental Medicine and Child Neurology, 42 (7), S. 436–447. doi:10.1017/S0012162200000839)

Freeman, R. D.; Fast, D. K.; Burd, L.; et al. (2000b): An international perspective on Tourette syndrome: Selected findings from 3500 individuals in 22 countries. In: Developmental Medicine and Child Neurology. doi:10.1017/S0012162200000839

Gagnon, M.; Singer, I.; Morand-Beaulieu, S.; et al. (2024): Sex differences in youth with chronic tic disorder and Tourette syndrome: Evaluation of tic severity, psychological profiles, and quality of life. In: Journal of Clinical Medicine, 13 (9). doi:10.3390/JCM13092477)

Garcia-Delgar, B.; Servera, M.; Coffey, B. J.; et al. (2022): Tic disorders in children and adolescents: Does the clinical presentation differ in males and females? A report by the EMTICS Group. In: European Child & Adolescent Psychiatry, 31 (10), S. 1539–1548. doi:10.1007/S00787-021-01751-4)

Girgis, J.; Martino, D.; Pringsheim, T. (2022): Influence of sex on tic severity and psychiatric comorbidity profile in patients with pediatric tic disorder. In: Developmental Medicine and Child Neurology, 64 (4), S. 488–494. doi:10.1111/DMCN.15088)

Grossen, S. C.; Arbuckle, A. L.; Bihun, E. C.; et al. (2024): We've all been wrong about provisional tic disorder. In: Comprehensive Psychiatry, 134, 152510. doi:10.1016/J.COMPPSYCH.2024.152510

Hartung, K.; Klages, C.; Fremer, C.; et al (2024): Prevalence of mass social media-induced illness presenting with Tourette-like behavior in Germany between 2019 and 2021. In: Journal of Psychiatric Research, 177, S. 234–238. doi:10.1016/j.jpsychires.2024.07.011

Howlett, M.; Martino, D.; Nilles, C.; et al. (2022): Prognosis of rapid onset functional tic-like behaviors: Prospective follow-up over 6 months. In: Brain and Behavior, 12 (6). doi:10.1002/BRB3.2606

Kola, S.; Larson, D. (2023): Gender identity and treatment response in patients with functional tic-like behavior (P12-11.013). In: Neurology, 100 (17_supplement_2). doi:10.1212/WNL.0000000000202467

Kompoliti, K.; Goetz, C. G.; Leurgans, S.; et al. (2001): Estrogen, progesterone, and tic severity in women with Gilles de la Tourette syndrome. In: Neurology, 57 (8), S. 1519. doi:10.1212/WNL.57.8.1519

Larsh, T. R.; Wu, S. W.; Huddleston, D. A.; et al. (2024): Differences in tic severity among adolescent girls and boys with Tourette syndrome during the pandemic. In: Neuropediatrics, 55 (1), S. 67–70. doi:10.1055/A-2039-4425

Leckman, J. F.; Walker, D. E.; Cohen, D. J. (1993): Premonitory urges in Tourette's syndrome. In: American Journal of Psychiatry, 150 (1), S. 98–102. doi:10.1176/AJP.150.1.98

Lewin, A. B.; Murphy, T. K.; Storch, E. A.; et al. (2012): A phenomenological investigation of women with Tourette or other chronic tic disorders. In: Comprehensive Psychiatry, 53 (5), S. 525–534. doi:10.1016/J.COMPPSYCH.2011.07.004)

Lidstone, S. C.; Costa-Parke, M.; Robinson, E. J.; et al. (2022): Functional movement disorder gender, age and phenotype study: A systematic review and individual patient meta-analysis of 4905 cases. In: Journal of Neurology, Neurosurgery, and Psychiatry, 93 (6). doi:10.1136/JNNP-2021-328462

Malaty, I. A.; Anderson, S.; Bennett, S. M.; et al. (2022): Diagnosis and management of functional tic-like phenomena. In: Journal of Clinical Medicine, 11 (21). doi:10.3390/JCM11216470/S1

Meoni, S.; Macerollo, A.; Moro, E. (2020): Sex differences in movement disorders. In: Nature Reviews Neurology, 16 (2), S. 84–96. doi:10.1038/S41582-019-0294-X

Müller-Vahl, K. R.; Pisarenko, A.; Fremer, C.; et al. (2024): Functional tic-like behaviors: A common comorbidity in patients with Tourette syndrome. In: Movement Disorders Clinical Practice, 11 (3), S. 227–237. doi:10.1002/MDC3.13932

Müller-Vahl, K. R.; Pisarenko, A.; Jakubovski, E.; et al. (2022a): Stop that! It's not Tourette's but a new type of mass sociogenic illness. In: Brain, 145 (2), S. 476. doi:10.1093/BRAIN/AWAB316

Müller-Vahl, K. R.; Pisarenko, A.; Szejko, N.; et al. (2023): CANNA-TICS: Efficacy and safety of oral treatment with nabiximols in adults with chronic tic disorders – results of a prospective, multicenter, randomized, double-blind, placebo controlled, phase IIIb superiority study. In: Psychiatry Research, 323, 115135. doi:10.1016/J.PSYCHRES.2023.115135

Müller-Vahl, K. R.; Sambrani, T.; Jakubovski, E. (2019): Tic disorders revisited: Introduction of the term »tic spectrum disorders«. In: European Child & Adolescent Psychiatry, 28 (8), S. 1129–1135. doi:10.1007/S00787-018-01272-7

Müller-Vahl, K. R.; Szejko, N.; Verdellen, C.; et al. (2022b): European clinical guidelines for Tourette syndrome and other tic disorders: Summary statement. In: European Child & Adolescent Psychiatry, 31 (3), S. 377–382. doi:/10.1007/S00787-021-01832-4

Nilles, C.; Pringsheim, T. M.; Martino, D. (2022): The recent surge of functional movement disorders: Social distress or greater awareness? In: Current Opinion in Neurology, 35 (4), S. 485–493. doi:10.1097/WCO.0000000000001074

Nilles, C.; Szejko, N.; Martino, D.; et al. (2024): Prospective follow-up study of youth and adults with onset of functional tic-like behaviours during the COVID-19 pandemic. In: European Journal of Neurology, 31 (1). doi:10.1111/ENE.16051

Pappert, E. J.; Goetz, C. G.; Louis, E. D.; et al. (2003): Objective assessments of longitudinal outcome in Gilles de la Tourette's syndrome. In: Neurology, 61 (7), S. 936–940. doi:10.1212/01.WNL.0000086370.10186.7C

Park, J. E. (2018): Clinical characteristics of functional movement disorders: A clinic-based study. In: Tremor and Other Hyperkinetic Movements, 8, 504. doi:10.7916/D81N9HK4

Pringsheim, T.; Ganos, C.; Nilles, C.; et al. (2023): European Society for the Study of Tourette Syndrome 2022 criteria for clinical diagnosis of functional tic-like behaviours: International consensus from experts in tic disorders. In: European Journal of Neurology, 30 (4), S. 902–910. doi:10.1111/ENE.15672

Pringsheim, T.; Martino, D. (2021): Rapid onset of functional tic-like behaviours in young adults during the COVID-19 pandemic. In: European Journal of Neurology, 28 (11), S. 3805–3808. doi:10.1111/ENE.15034

Pringsheim, T.; Okun, M. S.; Müller-Vahl, K.; et al. (2019): Practice guideline recommendations summary: Treatment of tics in people with Tourette syndrome and chronic tic disorders. In: Neurology. doi:10.1212/WNL.0000000000007466

Roelofs, J. J.; Teodoro, T.; Edwards, M. J. (2019): Neuroimaging in functional movement disorders. In: Current Neurology and Neuroscience Reports, 19 (3), 12. doi:10.1007/S11910-019-0926-Y

Sambrani, T.; Jakubovski, E.; Müller-Vahl, K. R. (2016): New insights into clinical characteristics of Gilles de la Tourette syndrome: Findings in 1032 patients from a single German center. In: Frontiers in Neuroscience, 10 (SEP). doi:10.3389/FNINS.2016.00415

Santangelo, S. L.; Pauls, D. L.; Goldstein, J. M.; et al. (1994): Tourette's syndrome: What are the influences of gender and comorbid obsessive-compulsive disorder? In: Journal of the American Academy of Child and Adolescent Psychiatry, 33 (6), S. 795–804. doi:10.1097/00004583-199407000-00004

Sarchioto, M.; Frey, J.; Ganos, C.; et al. (2024): Diagnostic criteria for primary tic disorders: Time for reappraisal. In: Movement Disorders: Official Journal of the Movement Disorder Society, 39 (8), S. 1276–1281. doi:10.1002/MDS.29868

Scahill, L.; Specht, M.; Page, C. (2014): The prevalence of tic disorders and clinical characteristics in children. In: Journal of Obsessive-Compulsive and Related Disorders, 3 (4), S. 394–400. doi:10.1016/J.JOCRD.2014.06.002

Schrag, A. E.; Martino, D.; Wang, H.; et al. (2022): Lack of association of group A streptococcal infections and onset of tics: European Multicenter Tics in Children Study. In: Neurology, 98 (11), S. E1175–E1183. doi:10.1212/WNL.0000000000013298

Schwabe, M. J.; Konkol, R. J. (1989): Treating Tourette syndrome with haloperidol: Predictors of success. In: Wisconsin Medical Journal, 88 (10), S. 23–27.

Schwabe, M. J.; Konkol, R. J. (1992): Menstrual cycle-related fluctuations of tics in Tourette syndrome. In: Pediatric Neurology, 8 (1), S. 43–46. doi:10.1016/0887-8994(92)90051-Y

Thomsen, B. L. C.; Teodoro, T.; Edwards, M. J. (2020): Biomarkers in functional movement disorders: a systematic review. In: Journal of Neurology, Neurosurgery, and Psychiatry, 91 (12), S. 1261–1269. doi:10.1136/JNNP-2020-323141

Tomczak, K. K.; Worhach, J.; Rich, M.; et al. (2024): Time is ticking for TikTok tics: A retrospective follow-up study in the post-COVID-19 isolation era. In: Brain and Behavior, 14 (3), e3451. doi:10.1002/BRB3.3451

Willford, S.; Deeb, W. (2023): Scoping review of multidisciplinary care in Tourette syndrome. In: Movement Disorders Clinical Practice, 10 (6), S. 868–877. doi:10.1002/MDC3.13731

Wolff, N.; Luehr, I.; Sender, J.; et al. (2016): A DTI study on the corpus callosum of treatment-naïve boys with »pure« Tourette syndrome. In: Psychiatry Research Neuroimaging, 247, S. 1–8. doi:10.1016/J.PSCYCHRESNS.2015.12.003

Worbe, Y.; Marrakchi-Kacem, L.; Lecomte, S.; et al. (2015): Altered structural connectivity of cortico-striato-pallido-thalamic networks in Gilles de la Tourette syndrome. In: Brain: A Journal of Neurology, 138 (Pt 2), S. 472–482. doi:10.1093/BRAIN/AWU311

32 Geschlechts-inkongruenz

Jeder Fall ist anders

Florian Daxer & Thomas Lempp

Die Geschlechtsinkongruenz im Kindes- und Jugendalter äußert sich als ausgeprägte und anhaltende fehlende Übereinstimmung zwischen dem subjektiv empfundenen und dem bei Geburt zugewiesenen anatomischen Geschlecht. Sie wird nicht länger als Krankheit aufgefasst, dennoch suchen viele Betroffene Kontakt zu professionellen Helfersystemen. Hilfreich erscheint ein patientenorientierter, ideologiefreier Ansatz, der die subjektiven Äußerungen der Betroffenen akzeptiert und ernst nimmt und gleichzeitig unterschiedliche Entwicklungswege ausreichend lange offenhält. Eine sorgfältige, im Entwicklungsprozess wiederholte Diagnostik und eine ausreichend lange Alltagserprobung erhöhen die prognostische Sicherheit, um ab dem im Jugendalter einzelfallbasierte Entscheidungen für geschlechtsangleichende Maßnahmen gemeinsam mit Patient*innen und Eltern treffen zu können.

Anmerkung zur Begrifflichkeit von Gender: In der Gendermedizin wird der Begriff Gender im Sinne von »körpergeschlechtssensible Heilkunst« genutzt. Im Themenbereich der Geschlechtsinkongruenz versteht man unter Gender hingegen das subjektiv empfundene Geschlecht einer Person im Gegensatz zum Körpergeschlecht (engl. sex).

Lernziele: Sie werden Kenntnisse zur aktuellen Konzeption von Normvarianten der Geschlechtsidentität im Kindes- und Jugendalter und dem pragmatischen Umgang damit erwerben. Sie werden ein Verständnis für die geschlechtsspezifischen Besonderheiten im Beratungs- und Behandlungsprozesse entwickeln.

Schlagworte: Geschlechtsinkongruenz, Geschlechtsdysphorie, Prozessdiagnostik, partizipative Entscheidungsfindung, comprehensive care

32.1 Zwei typische Fallbeispiele aus unseren Sprechstunden

32.1.1 Fallbeispiel 1

Die Eltern des 5-jährigen Milan berichten, dass ihr Kind im Alter von 3 Jahren zum Erstaunen beider Eltern ernsthaft und nachdrücklich erklärt habe, ein Mädchen zu sein. Bereits in diesem Alter habe es die Mutter gefragt, wann »sie« ihre Brüste bekomme, und habe sich mit der Information, dass Jungen keine Brüste bekommen, nicht abgefunden, sondern immer wieder nach dem Warum gefragt. Hinweisen im Kindergarten, er könne keine Feuerwehrfrau, sondern ein Feuerwehrmann werden, widersprach das Kind heftig und begann zu weinen. Das Kind habe auf ein Foto von sich als nacktes Baby gezeigt, auf dem der Penis zu sehen gewesen sei, mit den Worten »Dieses Kind ist jetzt im Himmel, weil ich ein Mädchen bin«. Von diesem Tag an habe sich das Kind seinen Mitmenschen nur noch als Mädchen präsentiert und dies bei allen Vorlieben (Kleidung, Frisur, Farben, gemalte Kinderbilder, anhaltendes Interesse für Meerjungfrauen, trägt mit Vorliebe nach dem Baden ein Handtuch um den Kopf, um damit lange Haare zu imitieren, etc.) so eindeutig zum Ausdruck gebracht, dass mittlerweile das gesamte soziale Umfeld das Kind als Mädchen sehe und akzeptiere. Die soziale und emotionale Entwicklung verlaufe seither völlig unauffällig. Das Kind lebe in der weiblichen Rolle unter dem Rufnamen »Mila« und wird in Familie und Kindergarten als fröhliches und ausgeglichenes Mädchen beschrieben. In der Selbstbeschreibung spricht sie von sich als »Mädchen mit Penis«.

32.1.2 Fallbeispiel 2

Die 13-jährige Sophie gibt bei der Vorstellung an, sie möchte »Kim« genannt werden. Die Eltern berichten von einer mädchentypischen »rosaroten Kindheit« bei einem durchgehend schüchternen Temperament. Seit Eintritt der Pubertät habe sich ein stetig zunehmendes Störgefühl gegenüber den weiblichen Körpermerkmalen entwickelt. Sie leide massiv unter ihrer Periodenblutung (»die Sache«) und gehe an diesen Tagen nicht aus dem Bett. Vor Kurzem habe Kim die Eltern gebeten, einen Binder zu bestellen, um die Brüste (»die Dinger«) zu kaschieren. Seit einigen Monaten empfinde Kim sich als Junge. Kim gibt an, dass er im Internet recherchiert (Suchbegriff »Mädchen fühlt sich wie Junge«) und darüber sehr viel gelesen und nachgedacht habe. Aus bestehenden Sozialkontakten habe Kim sich weitgehend zurückgezogen und wirke zunehmend depressiv. Kim habe sich vor Kurzem den Eltern offenbart, habe sich daraufhin in der Schule als trans Junge geoutet und wünsche nun »ganz schnell« eine Hormonbehandlung. Die Eltern fühlen sich verunsichert (»überfahren«) und sagen, sie seien »noch nicht so weit.«.

Im Verlauf einer mehrmonatigen psychotherapeutischen Prozessbegleitung wird zunehmend deutlich, dass eine persistierende Geschlechtsinkongruenz vorliegt. Kim beginnt eine Alltagserprobung, stellt sich in der erweiterten Familie, im Freundeskreis und in der Schule als Junge vor und trägt ausschließlich männlich konnotierte Kleidung und einen Kurzhaarschnitt. Das fühlt sich für ihn »alles voll toll« an. Anderweitige psychische Störungen lassen sich ausschließen. Kim und seine Eltern finden in den Gesprächen wieder zueinander und die Eltern werden zunehmend sicherer durch die Beobachtung, dass ihr Kind in der männlichen Geschlechtsrolle aufblüht und sich sozial nicht mehr zurückzieht. Im weiteren Verlauf über mehrere Jahre werden aufgrund einer ausgeprägten Körperdysphorie schrittweise medizinische somatische Transitionsbehandlungen eingeleitet (Hormonbehandlung mit Testosteron im Alter von 15 und eine Mastektomie im Alter von 16 Jahren). Im Vierjahresverlauf sind Wohlbefinden, gesundheitliche und schulische Entwicklung stabil bei anhaltender hoher Zufriedenheit mit seinem mittlerweile altersgerecht männlich wirkenden körperlichen Erscheinungsbild und einem damit verbundenen stabilen Gefühl von Stimmigkeit.

32.2 Die Abkehr vom Krankheitsbegriff

In der medizinischen Fachwelt hat sich in den vergangenen zwei Jahrzehnten ein Paradigmenwechsel im Verständnis nonkonformer Geschlechtsidentitäten vollzogen, der auch neue Begrifflichkeiten erforderte. Entsprechend gibt es in der ICD-11 keine »Störungen der Geschlechtsidentität« mehr. Dieser Begriff sollte, ebenso wie der Begriff »Transsexualität« nicht mehr verwendet werden. Stattdessen wurde die Diagnose der Geschlechtsinkongruenz (GI) eingeführt (im US-amerikanischen DSM-5 der Begriff Geschlechtsdysphorie). Die Geschlechtsinkongruenz ist in der ICD-11 nicht mehr den (psychischen) Erkrankungen zugeordnet, sondern wird unter einer neuen Rubrik »Zustände mit Bezug zur sexuellen Gesundheit« (engl. conditions related to sexual health) geführt. Die Geschlechtsinkongruenz gilt somit als »condition« und nicht als krankheitswertig. Sie ist aber ein gesundheitsrelevanter Zustand, der die Notwendigkeit psychotherapeutischer und medizinischer Behandlungen begründen kann, um einen damit verbundenen krankheitswertigen Leidenszustand abzuwenden oder zu reduzieren. Wenn dies nicht der Fall wäre, könnten betroffene Familien keine Hilfen mehr bekommen, die von der Krankenkasse bezahlt werden.

Dieser Paradigmenwechsel erfordert ein Umdenken:

- Frühere Annahmen, wonach eine nonkonforme Geschlechtsidentität durch eine psychopathologische Fehlentwicklung bedingt sei, haben sich als wissenschaftlich nicht haltbar erwiesen. Die Geschlechtsinkongruenz ist als Normvariante menschlicher Entwicklung zu verstehen.
- Die Entwicklung der Geschlechtsidentität kann im Entwicklungsverlauf fluide sein. Sie ist aber weder durch erzieherische noch durch psychotherapeutische Interventionen beeinflussbar.
- Bei Vorliegen einer Geschlechtsinkongruenz sollen therapeutische Interventionen darauf zielen, die Person darin zu unterstützen, die eigene Persönlichkeit im Einklang mit ihrer empfundenen Geschlechtsidentität zu entfalten, sich dabei selbst zu akzeptieren und sich sozial akzeptiert zu fühlen (Coleman et al., 2022).
- Wenn eine Geschlechtsinkongruenz im Jugendalter dauerhaft persistiert, können körpermodifizierende Maßnahmen zur Unterstützung einer sozialen Transition medizinisch sinnvoll und notwendig sein.

32.3 ICD-11-Diagnosen

In der ICD-11 wird das Phänomen einer Geschlechtsinkongruenz bei präpubertären Kindern von der Geschlechtsinkongruenz im Jugend- und Erwachsenenalter diagnostisch unterschieden. Dies ist sinnvoll, da das Vorgehen unterschiedlich ist.

32.3.1 GI im Kindesalter

Diagnostische Kriterien einer Geschlechtsinkongruenz im Kindesalter (HA61) nach ICD-11

- Starker Wunsch oder das Insistieren, einem anderen als dem zugewiesenen Geschlecht zuzugehören
- Starke Abneigung des Kindes gegenüber seiner sexuellen Anatomie oder den erwarteten sekundären Geschlechtsmerkmalen

- Und/oder ein starkes Verlangen nach den primären und/oder erwarteten sekundären Geschlechtsmerkmalen, die dem erlebten Geschlecht entsprechen
- Spielaktivitäten und Spielkamerad*innen, die typisch für das erlebte Geschlecht und nicht für das zugewiesene Geschlecht sind

Zudem wird für die Diagnose als Zeitkriterium bei Kindern gefordert, dass die Inkongruenz seit mindestes zwei Jahren bestehen muss. Diagnostisch wegweisend ist v. a. der Veränderungswunsch zu einem anderen Geschlecht und nicht die isolierte Ablehnung geschlechtstypischen Rollenverhaltens.

Allein bestehende geschlechtsuntypische Verhaltensweisen und Vorlieben sind keine Grundlage für die Diagnose einer Geschlechtsinkongruenz.

Die Eindeutigkeit, mit der manche Kinder mit einer früh beginnenden Geschlechtsinkongruenz ihr Zugehörigkeitsempfinden zu einem anderen als dem Körpergeschlecht ausdrücken, kann frappierend sein (siehe Fallbeispiel 1). Typisch sind Fremdanamnesen, die erkennen lassen, dass die geschlechtsnonkonforme Selbstbeschreibung genuin vom Kind ausging und von diesem initiiert wurde. Häufig berichten Eltern, ihr Kind verhalte sich »schon immer« geschlechtsinkongruent und äußere mit einer auffallenden Selbstverständlichkeit, einem anderen Geschlecht anzugehören (»Wenn ich groß bin, werde ich eine Frau mit wunderschönen Brüsten«).

Bei Geschlechtsinkongruenz im Kindesalter besteht häufig Informationsbedarf für das familiäre Umfeld, wofür Kenntnisse über die Variationsbreite von Entwicklungsverläufen wichtig sind. Bisherige Studien zu gendernonkonformen Kindern zeigen, dass diese mehrheitlich im Jugendalter keine persistierende Geschlechtsinkongruenz entwickelten (Übersicht in: Romer & Lempp, 2022), das heißt, diese Kinder können in ihrem Geschlechtsempfinden wieder zu ihrem Geburtsgeschlecht zurückkehren. Vor Pubertätseintritt kann nicht mit ausreichender Sicherheit vorhergesagt werden, ob sich aus einer Geschlechtsinkongruenz im Kindesalter im Verlauf eine dauerhaft persistierende Geschlechtsinkongruenz entwickelt oder nicht. Daher darf vor Pubertätsbeginn keine Indikationsstellung für medizinische Behandlungsschritte erfolgen, und die Familien benötigen in diesem Zeitraum eher die Sicherheit, »nicht den eventuellen Zeitraum dafür zu verpassen«, als eine Diskussion von Vor- und Nachteilen endokrinologischer Interventionen.

Hilfreiche Sätze für ein Elterngespräch

- »Wir müssen diese Unsicherheit jetzt gemeinsam aushalten. Ich bleibe aber an Ihrer Seite und werde mit Ihnen und Ihrem Kind im Entwicklungsverlauf die Situation immer wieder neu und sorgfältig anschauen.«
- »Eine Pubertät beginnt zum Glück nicht plötzlich mit Menstruation oder Stimmbruch, sondern zunächst mit Brustwachstum oder Hodenwachstum. Bis es so weit ist, lassen Sie uns gemeinsam darauf achten, dass Ihr Kind ausreichende soziale Kontakte hat und sich keine Zukunftssorgen machen muss.«
- »Je geringer Ihre Zukunftssorgen sind, desto zuversichtlicher wird auch Ihr Kind sein. Was benötigen Sie dafür, dass Sie ein Gefühl der Sicherheit bekommen?«

Bei einer Geschlechtsinkongruenz im Kindesalter kann vor Pubertätsbeginn nicht vorhergesagt werden, ob diese ins Jugendalter persistiert oder nicht.

Aus der Diagnose einer Geschlechtsinkongruenz im Kindesalter leitet sich keine therapeutische Konsequenz ab. Eine niederfrequente Begleitung und Beratung ist dennoch sinnvoll, um die Eltern in einem möglichst gelassenen Umgang zu stärken, auf die adäquate Bewältigung kindlicher Entwicklungsaufgaben zu achten (»beyond the gender issue«) und mögliche begleitende psychische Erkrankungen frühzeitig zu erkennen.

32.3.2 Geschlechtsinkongruenz im Jugendalter

Die Geschlechtsinkongruenz (HA60) ist für Jugendliche und Erwachsene in der ICD-11 definiert als eine

> *»ausgeprägte und anhaltende Inkongruenz zwischen dem empfundenen Geschlecht einer Person und dem zugewiesenen Geschlecht, die oft zu dem Wunsch nach einer ›Transition‹ führt, um als eine Person des erlebten Geschlechts zu leben und akzeptiert zu werden, und zwar durch eine Hormonbehandlung, einen chirurgischen Eingriff oder andere Gesundheitsdienstleistungen, um den Körper der Person so weit wie möglich und gewünscht an das erlebte Geschlecht anzupassen.« (BfArM, 2025, o. S.).*

Ethische Herausforderung: Die Herausforderung bei der Behandlung einer Geschlechtsinkongruenz im Jugendalter besteht darin, dass einerseits die zunehmende Irreversibilität der konstant fortschreitenden körperlichen Pubertätsentwicklung mit erhöhten Risiken für die psychische Gesundheit einhergeht, wodurch hoher Leidensdruck und ein Entscheidungsdruck entstehen können. Andererseits sind Selbstfindungsprozesse gerade im Jugendalter von hoher Fluidität gekennzeichnet. Ein abwartendes Vorgehen erscheint intuitiv oft sinnvoll, ist hier aber keine neutrale Option: Vielmehr können durch die damit verbundene fortschreitende Vermännlichung bzw. Verweiblichung des körperlichen Erscheinungsbildes irreversible schädliche Langzeitfolgen für die psychische Gesundheit entstehen, die bei frühzeitiger Behandlung vermeidbar wären (Wiesemann, 2020). Es besteht somit nach aktuellen medizinethischen Maßgaben für Behandelnde eine gleichermaßen hohe ethische Begründungslast sowohl für die Indikation zu einer geschlechtsangleichenden medizinischen Behandlung im Jugendalter wie auch für deren Unterlassen oder für das Hinauszögern ihres Beginns (Deutscher Ethikrat, 2020). Um in dieser Situation sorgfältige, auch langfristig gute Therapieentscheidungen treffen zu können, benötigt es ein hohes Maß an gegenseitigem Vertrauen im Begleitungsprozess. Dieses kann nur entstehen, wenn die Jugendlichen von Beginn an eine grundsätzliche Akzeptanz ihres subjektiven Geschlechtsempfindens erfahren (Prinzip der »Akzeptanz des Augenblicks«).

Abgrenzung von phasenhaften Verläufen: Im Rahmen ihrer Identitätsfindung probieren sich manche Jugendliche temporär in diversen genderbezogenen Stilen und Rollen aus – ein Phänomen, das in den letzten Jahren zugenommen hat. Typisch für ein fluides gendernonkonformes Verhalten im Jugendalter, aus dem sich oft keine persistierende Geschlechtsinkongruenz entwickelt, ist, wenn das soziale Ausleben einer gewünschten Geschlechtsrolle bereits zu subjektiver Zufriedenheit führt, ohne dass ein körperbezogener Leidensdruck (fort-)besteht. Eher typisch für eine persistierende Geschlechtsinkongruenz ist hingegen, wenn sich ein körperbezogener Leidensdruck durch einen vollzogenen sozialen Rollenwechsel, trotz positiver Erfahrungen sozialer Akzeptanz, nicht anhaltend reduzieren lässt.

Symptomatik im Jugendalter: Eine Geschlechtsinkongruenz kann mit gravierenden Beeinträchtigungen der sozialen Teilhabe einhergehen (z. B. sozialer Rückzug, jahrelanger Verzicht auf Schwimmbadbesuche und Veranstaltungen mit Übernachtungen, Meiden adoleszenztypischer Intimkontakte).

32.3.3 Geschlechtsspezifische Besonderheiten

Trans Jungen (weibliches Geburtsgeschlecht) leiden besonders an ihrem weiblichen Brustwachstum, welches dauerhaft nicht in das eigene Körperbild integriert werden kann. Sie komprimieren infolgedessen häufig ihre Brüste durch Abbinden oder Abkleben, um die Sichtbarkeit der Brustwölbung durch die Kleidung zu minimieren. Die Menstruation wird von Beginn an und anhaltend als zutiefst »falsch« oder nicht zur eigenen Person gehörig erlebt.

Trans Mädchen (männliches Geburtsgeschlecht) äußern meist ein großes Unbehagen oder Ängste bei der Vorstellung eines pubertären Stimmwechsels (Stimmbruch) sowie der Vorstellung von Bartwuchs und männlicher Körperbehaarung (Romer & Lempp, 2020).

Hilfreiche Sätze für ein Gespräch mit Jugendlichen:

- »Eine von dir gewünschte Geschlechts*umwandlung* ist medizinisch nicht möglich. Dieser Begriff verspricht mehr, als möglich ist. Realistisch zu erwarten ist eine Geschlechts*angleichung*, deren Endergebnis im Einzelfall nicht vorhersehbar ist.«
- »Wir sollten alles tun, damit du die soziale Rolle, die du lebenslang einnehmen möchtest, ausreichend lange ausprobieren und erkunden kannst, bevor wir Entscheidungen treffen, die nicht rückgängig gemacht werden können.«
- »Es wird nicht ganz so schnell gehen, wie du das vielleicht möchtest, aber es wäre auch nicht fair dir gegenüber, wenn wir nicht sehr sorgfältig eine Entscheidung treffen würden, die dein ganzes zukünftiges Leben ausmachen wird.«

32.4 Häufigkeiten

Steigende Fallzahlen bei Jugendlichen: In den vergangenen zehn Jahren ist die Zahl Jugendlicher, die spezialisierte geschlechtsangleichende Behandlungsangebote aufsuchen, international stark angestiegen. Parallel ist aber ebenso die Zahl medizinischer Transitionsbehandlungen bei erwachsenen trans Personen deutlich gestiegen (Statistisches Bundesamt, 2023). In einer aktuellen Übersicht über repräsentative Surveys bei Jugendlichen kommen die Autor*innen der internationalen Leitlinie der World Professional Association for Transgender Health (WPATH) zu dem Ergebnis, dass zwischen 1,2 und 2,7 % der Jugendlichen sich selbst als »transgender« beschrieben (Coleman et al., 2022), was nicht mit der medizinischen Diagnose einer Geschlechtsinkongruenz gleichzusetzen ist. Die realen Fallzahlen für hormonelle Behandlungen im Jugendalter liegen nach wie vor weit unter der aufgrund der oben genannten Zahlen zu erwartenden Prävalenz. 2014 gab es in Deutschland ca. 330 neu begonnene geschlechtsangleichende Hormonbehandlungen bei Minderjährigen; 2019 ca. 1060 – der Faktor für den Anstieg ist also 3,3. Zum Vergleich: 2014 haben in Deutschland 510 volljährige Personen zwischen 18 und 30 Jahren eine geschlechtsangleichende Hormonbehandlung neu begonnen; 2019 waren es ca. 1800 Personen – Anstieg: Faktor 3,5 (Romer & Lempp, 2023). Es gibt keinen Beleg dafür, dass der beobachtete Anstieg bei den Behandlungszahlen ein spezielles Phänomen im Jugendalter darstellt oder sich ausgeprägter darstellt als bei erwachsenen trans Personen. Vieles spricht dafür, dass sich die Dunkelziffer von trans Personen aktuell altersübergreifend reduziert. Als Grund dafür werden mehrere Hypothesen diskutiert:

- Gesellschaftspolitische Veränderungen (Sichtbarkeit, Akzeptanz, Entstigmatisierung)
- Systematische Unterschätzung in früheren Studien
- Verbesserter Zugang zu qualifizierter Gesundheitsversorgung
- »Zeitgeist«-Phänomen/Ausdruck anderer psychischer Probleme

Unterschiedliche Gender-Ratio bei Kindern und Jugendlichen: Während bei präpubertären Kindern die Mehrzahl der in Spezialambulanzen vorgestellten Fälle ein biologisch männliches Zuweisungsgeschlecht haben (mehr trans Mädchen), weisen ca. 80 % der in Spezialsprechstunden vorgestellten Jugendlichen ein weibliches Zuweisungsgeschlecht auf; es stellen sich also mehr trans Jungen vor (Kaltiala et al., 2020). Ein nahezu gleiches Geschlechterverhältnis (mehr trans Mädchen) zeigt sich auch in einer Auswertung sehr gründlich diagnostizierter n = 420 Begutachtungen nach dem früheren »Transsexuellengesetz« (Meyenburg et al., 2021). Die genaue Ursache dafür ist bisher nicht bekannt. Am plausibelsten erscheint uns, dass transmännliche Jugendliche in unserer Gesellschaft besser akzeptiert werden als transweibliche Jugendliche. Dazu kommt, dass es trans Jungen aus biologischen Gründen häufig weniger schwerfällt, von ihren Mitmenschen äußerlich als männlich wahrgenommen zu werden, im Gegensatz zu körpergeschlechtlichen Jungen in oder nach der Pubertät, die versuchen, sich ein mädchentypisches Aussehen zu geben. Aus Studien im Erwachsenenalter wissen wir, dass trans Frauen im Durchschnitt zehn Jahre später mit ihrer sozialen Transition (»Coming-out«) beginnen als trans Männer, was also soziale Transitionen von transweiblichen Personen vor Erreichen des 20. Lebensjahrs seltener macht.

32.5 Prognose

Ab wann kann eine lebenslange Persistenz der Geschlechtsinkongruenz bei Jugendlichen angenommen werden? Wenn bereits aus der Kindheit eine Geschlechtsinkongruenz über Jahre beschrieben ist, zeigt sich meist bald nach Pubertätsbeginn, das heißt bis zum ca. 13. Lebensjahr (für beide Geschlechter), ob diese dauerhaft persistiert (Steensma et al., 2013). Bis in die frühe Adoleszenz gibt es also noch Fälle, bei denen sich die seit Kindheit bestehende Geschlechtsinkongruenz auflöst.

Das geschlechtsinkongruente Empfinden tritt jedoch auch häufig erst nach Eintritt der Pubertät erstmalig in Erscheinung. Dies macht die diagnostische und prognostische Einschätzung dann schwieriger, ist aber ebenfalls mit einer ergebnisoffenen Prozessbegleitung möglich, die zunächst bewusst Entwicklungswege offenhält. Gerade diese Patient*innen dürfen vonseiten der Fachpersonen nicht weniger ernst in ihrem geäußerten Selbstempfinden ihrer Geschlechtsidentität genommen werden, da auch bei ihnen persistierende Verläufe bestehen können und da nur durch hohes gegenseitiges Vertrauen das Risiko für Fehlentscheidungen im Verlauf reduziert wird.

32.6 Geschlechtsabhängige Symptomatik

32.6.1 Trans Mädchen (männliches Geburtsgeschlecht)

Symptome und Verhaltensweisen der trans Mädchen sind:

- Großes Unbehagen/Ängste durch
  - männlichen Stimmwechsel
  - zunehmenden Bartwuchs und männliche Körperbehaarung
  - kantige Gesichtszüge
  - Entwicklung breiterer Schultern
  - hervorstehenden Adamsapfel
- Oft seit Jahren kein Schwimmbadbesuch, Vermeidung von Familienurlauben, Klassenfahrten, Intimkontakten
- Oft lebenslange starke Unzufriedenheit mit körperlichem Erscheinungsbild
- Abbinden/Abkleben des Genitals, damit es von außen nicht sichtbar ist (»Tucking«)
- Keine Möglichkeit, schwanger zu werden, wird leidvoll erlebt

32.6.2 Trans Jungen (weibliches Geburtsgeschlecht)

Symptome und Verhaltensweisen der trans Jungen sind:

- Jegliche Sichtbarkeit der Brustwölbung durch die Kleidung wird leidvoll erlebt
- Spürbarkeit der Brust bei Bewegung (z. B. beim Sport oder nachts) wird leidvoll erlebt
- Brüste werden abgebunden (»Binder«) oder abgeklebt (»Trans-Tape«)
- Oft seit Jahren kein Schwimmbadbesuch, Vermeidung von Familienurlauben, Klassenfahrten, Intimkontakten
- Menstruation wird als etwas Falsches erlebt (»Gehört nicht zu mir«)
- Vorstellung zunehmender weiblicher Rundungen an Oberschenkeln und Hüften wird leidvoll erlebt

32.7 Diagnostik

Exploration der Geschlechtsidentität: Nach der Erhebung der allgemeinen Entwicklungs- und Familienanamnese sowie eines psychopathologischen Befundes sollte zunächst der Schwerpunkt auf die Entwicklung der Geschlechtsidentität gelegt werden. Es ist dabei hilfreich, mit Beginn in der frühen Kindheit eine Entwicklungsanamnese bezüglich geschlechtstypischer und -atypischer Merkmale zu erheben, ohne vorzeitig eine Bewertung oder Einordnung vorzunehmen. Naturgemäß weichen hier häufig die Erlebnisse und Schilderungen der Betroffenen und der Sorgeberechtigten voneinander ab, und es ist wichtig, beide Sichtweisen zunächst gleichberechtigt nebeneinander stehen zu lassen. Wichtig zu erfassen ist, wer und wann über die subjektiv abweichende Geschlechtsidentität informiert wurde und wie die einzelnen Mitmenschen darauf reagiert haben. Körperdysphorie und dadurch bedingte Probleme und Einschränkungen sollten in einem Einzelgespräch (ohne Beisein der Eltern) erfragt werden, ebenso wie Maßnahmen, diesen entgegenzuwirken.

Psychische Auffälligkeiten: Auch wenn die Geschlechtsinkongruenz keine psychische Störung ist, sind psychopathologische Auffälligkeiten häufig zu beobachten, bei Jugendlichen mehr als bei Kindern. Dies ist oft, aber nicht immer mit der dauerhaften Stressbelastung durch eine anhaltende körperbezogene Dysphorie im Zuge der pubertären Reifung erklärbar. Die am häufigsten berichteten psychischen Auffälligkeiten im Jugendalter sind depressive Störungen, Angststörungen (vor allem soziale Ängste), selbstverletzendes Verhalten und Suizidalität (Steensma et al., 2014). Die Betroffenen können meist gut zwischen

Symptomen einer Geschlechtsdysphorie und davon unabhängigen psychopathologischen Auffälligkeiten unterscheiden. Als bedeutsamste protektive Faktoren für die psychische Gesundheit wurden ein unterstützendes familiäres Milieu, eine gute fachliche Begleitung und die Inanspruchnahme geschlechtsangleichender medizinischer Behandlung ermittelt (Wiech et al., 2020). Mehrere Untersuchungen haben zudem eine überzufällige Häufung sowohl von autistischen Symptomen bei Kindern und Jugendlichen mit Geschlechtsinkongruenz als auch für gendernonkonformes Rollenverhalten bei Kindern und Jugendlichen mit einer Autismus-Spektrum-Störung (ASS) beschrieben. Unklar bleibt, ob ein solcher Zusammenhang auch für das Vorliegen eines Vollbildes beider Diagnosen einer ASS und Geschlechtsinkongruenz besteht (Herrmann et al., 2020).

Wichtig ist es, in jedem Einzelfall und im gesamten Behandlungsprozess eventuell vorhandene psychische Symptome und Erkrankungen zu erfassen und zu therapieren.
Von der Existenz eindeutiger Differenzialdiagnosen oder Ausschlussdiagnosen geht man nicht mehr aus.

32.8 Therapie

32.8.1 Sozialer Dienst und Multiprofessionalität

An der Behandlung von Kindern und Jugendlichen mit Geschlechtsinkongruenz sind regelhaft viele unterschiedliche Berufsgruppen (Kinder- und Jugendlichenpsychiater*innen, Kinder- und Jugendlichenpsychotherapeut*innen, Schulsozialpadägog*innen, Endokrinolog*innen, Chirurg*innen) im Sinne eines Comprehensive-care-Prinzips beteiligt. Nur durch gute Absprachen zwischen den Berufsgruppen können Missverständnisse und unterschiedliche Aussagen vermieden werden, die bei Betroffenen und Sorgeberechtigten in der ohnehin schwierigen Phase der Transition zu Verunsicherungen führen können.

32.8.2 Behandlung bei Geschlechtsinkongruenz im Jugendalter

Im Vergleich zum Erwachsenenalter ist die Evidenzlage für das Jugendalter unsicherer und deren Bewertung umstritten (Cass, 2024). Auf der Basis der Ergebnisse aus nicht kontrollierten Kohortenstudien (Coleman et al., 2022) und bisheriger klinischer Erfahrungen wird meist empfohlen, dass bei einer dauerhaft anhaltenden Geschlechtsinkongruenz in sorgfältig diagnostizierten und mehrfach untersuchten Fällen auch bereits im Jugendalter die Einleitung körpermodifizierender Maßnahmen in Verbindung mit einer sozial unterstützten Transition in Betracht zu ziehen ist, um den geschlechtsdysphorischen Leidenszustand und damit das erhöhte Risiko für psychische Erkrankungen wirksam und anhaltend zu minimieren. Hierfür kommen zunächst vor allem eine temporäre, reversible Pubertätsblockade mit GnRH-Analoga (bei trans Mädchen auch mit Antiandrogenen) in Betracht, im weiteren Verlauf eine dauerhafte geschlechtsangleichende Hormonbehandlung mit Testosteron oder Östrogen und eine Mastektomie bei trans Jungen.

Indikation für Psychotherapie: Therapieversuche mit dem Ziel, eine Geschlechtsinkongruenz »aufzulösen« (sogenannte Konversionstherapien), sind wirkungslos, unethisch und in Deutschland bei Minderjährigen zwischenzeitlich verboten. Neben der leitliniengerechten Diagnostik und Behandlung eventuell bestehender psychischer Begleiterkrankungen hat die Psychotherapie eine wichtige begleitende Funktion während der Transition. Zu Beginn bedeutet das meist eine ergebnisoffene Begleitung und Unterstützung bei der Entwicklung einer reflektierten Geschlechtsidentität und eines individuellen Rollenverständnisses. Besteht Unsicherheit bezüglich der eigenen Geschlechtsidentität, steht häufig als Ziel eine explorierende Selbstfindung im Vordergrund, wobei hier eine Ermutigung zu einer sozialen Rollenerprobung sinnvoll ist (Olson et al., 2022). Die Alltagserprobung in den unterschiedlichen Lebensbereichen sollte vorbereitet und begleitet werden. Dabei geht es auch um das Erarbeiten konkreter Alltagslösungen im Umgang mit Situationen, in denen Geschlechtertrennung üblich ist (z. B. Toilettenbenutzung, Sportumkleide), wobei hierzu das Ausstellen von Attesten zusätzlich hilfreich sein kann. Auch die Interaktion von Selbst und Umwelt und der Umgang mit und die Bewältigung von Stigmatisierung und Diskriminierung sind häufig Thema. Eine psychotherapeutische Begleitung ist auch nach Beginn körperverändernder Maßnahmen oft sinnvoll und hilfreich. Oft ist eine niederfrequente Anbindung ausreichend.

Indikation für körpermodifizierende medizinische Maßnahmen: Aufgrund der Komplexität und Tragweite der Behandlungsentscheidungen sind hohe Anforderungen an fachliche Standards zu stellen. In der S2k-Leitlinie zur Geschlechtsinkongruenz bei Kindern und Jugendlichen wird unter anderem verlangt, dass Behandlungsentscheidungen in interdisziplinärer Kooperation zwischen psychiatrisch-psychotherapeutischen und pädiatrisch-endokrinologischen Fachpersonen zu entwickeln sind und dass daran Beteiligte über mehrjährige

Erfahrungen in der Behandlung von Jugendlichen mit Geschlechtsinkongruenz verfügen sollten (DGKJP, 2024). Spätestens wenn körpermodifizierende medizinische Maßnahmen erwogen werden, ist eine kinder- und jugendpsychiatrische Diagnostik unabdingbar, um anderweitige psychische Störungen zu erfassen, die mit der diagnostischen Klarheit oder mit der erwogenen Behandlung interferieren könnten. Zudem ist eine über mehrere Jahre kontinuierliche Prozessbegleitung zu empfehlen, bei der explorative Selbstfindungsprozesse, Schritte einer sozialen Transition und abgestufte medizinische Interventionen gemeinsam mit den Patient*innen und ihren Sorgeberechtigten im Verlauf evaluiert werden. Hier sollte das Prinzip der partizipativen Entscheidungsfindung (shared decision making) zwischen Patient*in, Eltern und Fachperson Anwendung finden (DGKJP, 2024). Während in früheren Zeiten eine Orientierung an Altersgrenzen erfolgte, wurden diese gegen das am individuellen Entwicklungsstand orientierte Kriterium der Einwilligungsfähigkeit ersetzt. Bestehen Zweifel an der erforderlichen Einwilligungsfähigkeit einer minderjährigen Person, ist es ärztliche bzw. psychotherapeutische Aufgabe, den jungen Menschen darin zu unterstützen, die für eine eigenverantwortliche Entscheidung erforderlichen Kenntnisse und Kompetenzen innerhalb eines überschaubaren Zeitraumes zu erlangen (Ashley et al., 2019).

Geschlechtsabhängige Aspekte bei der Indikationsstellung von Pubertätsblockern

Bei trans Mädchen:

- Nahezu irreversibler Stimmbruch als zentrale Herausforderung bei trans Mädchen
- Oft schwereres Passing (engl. to pass = durchgehen, bestehen), größere Probleme bei der sozialen Transition/Alltagserprobung

Bei trans Jungen:

- Alternativ zu den GnRH-Analoga: Behandlung mit Kontrazeptiva im Langzyklus zur Menstruationsunterdrückung
- Oft besseres Passing

Indikation für Pubertätssuppression mit GnRH-Analoga: Nimmt pubertätsbedingt eine körperbezogene Geschlechtsdysphorie zu, kann frühestens ab einem Pubertätsstadium II (Einteilung nach Tanner) eine zeitlich begrenzte (ca. 2 bis

3 Jahre) Pubertätssuppression mit GnRH-Analoga empfohlen werden (Hembree et al., 2017). Diese Behandlung ist geeignet, den psychischen Leidensdruck betroffener Jugendlicher zu reduzieren, indem das Fortschreiten irreversibler Körperveränderungen wirksam verhindert wird. Dies ist insbesondere indiziert bei einem mehrjährigen eindeutigen Verlauf verbunden mit hohem Leidensdruck. Die Medikation führt bei behandelten Jugendlichen meist zu einer vorübergehenden psychischen Entlastung in Hinblick auf das Fortschreiten der Pubertät. Die Körperdysphorie als solche besteht meist fort. Die Behandlung ist nach heutigem Wissen über die somatische Reifeentwicklung vollständig reversibel, das heißt, bei einem Absetzen der Medikation würde die biologische Reifeentwicklung zeitverzögert nachgeholt.

Indikation für geschlechtsangleichende Hormonbehandlung: Die Auswirkungen einer Hormonbehandlung mit Testosteron und Östrogen auf das körperliche Erscheinungsbild sind zum Teil irreversibel und folgenschwer, wenn die Person ihre Behandlungsentscheidung später bereut. Deshalb bedarf es für eine fachgerechte Indikationsstellung einer hohen diagnostischen Sicherheit und einer längeren Prozessbegleitung zu deren Vorbereitung. Falls der Hormonbehandlung eine frühzeitig einsetzende Pubertätsblockade vorausging, ist eine dauerhafte Infertilität wahrscheinlich. Die Jugendlichen sollten vorab bereits ausreichend Erfahrungen mit der sozialen Rolle im empfundenen Geschlecht gemacht haben, um sowohl die Stimmigkeit als auch die »soziale Lebbarkeit« einer dauerhaften sozialen Transition überprüfen zu können. Liegen psychische oder körperliche Erkrankungen vor, muss eingeschätzt werden, inwieweit diese mit der diagnostischen Sicherheit oder mit dem Beginn einer Behandlung interferieren. Insbesondere depressive und sozial ängstliche Symptome, aber auch selbstverletzendes Verhalten entstehen häufig aufgrund der Geschlechtsdysphorie. In diesen Fällen tritt daher oft erst durch den Beginn einer körpermodifizierenden Behandlung eine Symptomverbesserung ein.

Geschlechtsspezifische Besonderheiten bei geschlechtsangleichender Hormontherapie

- Während eine Hormonersatztherapie mit Testosteron in der Regel zu einer weitgehenden Vermännlichung führt, bewirkt eine Hormonersatztherapie mit Östrogen häufig, insbesondere wenn keine Pubertätsblockade vorgeschaltet wurde, keine zufriedenstellende Feminisierung. Es sind dann weitere Behandlungsschritte wie Logopädie oder Epilationsbehandlungen erforderlich.

- Die Hormonersatztherapie bei trans Jungen führt meist zu einer Libidosteigerung, bei trans Frauen regelhaft zu erektilen Dysfunktionen und damit verbundenen Einschränkungen in Partnerschaft und Sexualität.
- Die Hormonersatztherapie mit Testosteron kann gelegentlich zu einer gesteigerten Reizbarkeit/Aggression führen.

Einbeziehung von Eltern: Die Relevanz der Einbindung von Eltern in den gesamten Prozess einer Transition bei Minderjährigen kann nicht genug hervorgehoben werden. Für die psychische Gesundheit von jungen trans Personen ist die Qualität ihrer familiären Beziehungen ebenso wie die soziale Akzeptanz unter Gleichaltrigen ein elementarer protektiver Faktor (Wiech et al., 2020). Wie ein junger Mensch eine Transition bewältigt, hängt zentral von der Unterstützung durch sein familiäres Umfeld ab. Wenn Eltern anhaltend ein Problem haben, das »Trans-Sein« ihres Kindes zu akzeptieren, sollte eine familienfokussierte Prozessbegleitung eingeleitet werden, um die Hintergründe für diese Nichtakzeptanz zu erkunden und nach Möglichkeit aufzulösen. Dies kann für eine junge trans Person existenziell bedeutsam sein, weil im Erleben Betroffener eine anhaltende Ablehnung ihres So-Seins durch die eigenen Eltern einer existenziellen Ablehnung gleichkommt (Romer & Lempp, 2022). Familienrechtliche Maßnahmen (z. B. Entzug der Gesundheitsfürsorge für ein sorgeberechtigtes Elternteil) sollten nur als absolute Ultima ratio zur Anwendung kommen.

32.9 Zusammenfassung

Gendernonkonforme Verhaltensäußerungen von Kindern und Jugendlichen sind vielfältig und zeigen eine hohe Variationsbreite in ihrer Entwicklung. Nicht immer entwickelt sich hieraus eine persistierende Geschlechtsinkongruenz. Eine Geschlechtsinkongruenz in der (präpubertären) Kindheit ist nicht behandlungsbedürftig, führt aber häufig zu Beratungsbedarf. In dieser Altersgruppe stellen sich vor allem geburtsgeschlechtliche Jungen vor, während sich im Jugendalter vermehrt geburtsgeschlechtliche Mädchen (trans Jungen) vorstellen. Bei einer Geschlechtsinkongruenz im Jugendalter ist zumeist psychotherapeutische Unterstützung sinnvoll. Oft bestehen große Ängste vor Brustwachstum/Menstruationsblutung (bei trans Jungen) und vor Bartwuchs und Stimmbruch (bei trans Mädchen). Vollständig reversible Erfahrungen mit sozialen Rollenerkundungen (Alltagserprobung) legen eine junge Person keineswegs auf ein »Gleis des

Transseins« fest, sondern sind für verlaufsoffene Selbstfindungsprozesse notwendig, ebenso wie für die Überprüfung einer sozialen Lebbarkeit einer gewünschten Transition. Medizinische Indikationsstellungen für hormonelle Interventionen im Jugendalter sind interdisziplinär zu entwickeln (comprehensive care). Testosteronbehandlungen bei trans Jungen führen dabei häufig zu besseren Effekten der Geschlechtsangleichung als eine Östrogenbehandlung bei trans Mädchen. Neben einer umfassenden psychiatrisch-psychotherapeutischen Diagnostik ist in jedem Einzelfall eine ethisch reflektierte Abwägung von Nutzen und potenziellem Schaden vorzunehmen, sowohl für den Schritt eines aktiven medizinischen Handelns als auch für dessen Unterlassen oder Hinauszögern. Dem sollte durch eine prozesshafte partizipative Entscheidungsfindung (shared decision making) zwischen Behandlungssuchenden, ihren Sorgeberechtigten und Behandelnden begegnet werden.

Die klinische Herausforderung ist, in jedem Einzelfall diagnostisch genau hinzuschauen, eine Balance zwischen Autonomie und Fürsorge zu finden, Unsicherheiten gemeinsam auszuhalten, Entwicklungsschritte über die Geschlechtsinkongruenz hinaus zu ermöglichen, Lösungen für die ganze Familie zu finden und sich ideologiefrei auf die einzelnen Patient*innen einzulassen. Gelingt dies, so kann die Begleitung der Familien eine verantwortungsvolle, aber auch sehr dankbare und schöne Aufgabe sein.

32.10 Autoren

Florian Daxer ist Leitender Oberarzt der Klinik für Psychosomatik am Clementine Kinderhospital Frankfurt am Main und leitet dort die Sprechstunde für Geschlechtsidentität und sexuelle Orientierung bei Kindern und Jugendlichen.
Dr. med. Thomas Lempp ist Chefarzt der Klinik für Psychosomatik am Clementine Kinderhospital Frankfurt am Main.

32.11 Vertiefungsmöglichkeiten

Kurze Monografien zur Einführung:

Pauli, D. (2024): Die anderen Geschlechter: Nicht-Binarität und (ganz)trans* normale Sachen. München: Beck.

Dietrich, H. (2021): Geschlechtsdysphorie und Transidentität: Die therapeutische Begleitung von Trans*Jugendlichen (Psychodynamik kompakt). Göttingen: Vandenhoeck & Ruprecht.

Lempp, T. (2026): Geschlechtsdysphorie: Leitfaden Kinder- und Jugendpsychotherapie. Hogrefe-Verlag (in Vorbereitung).

Leitlinien:

DGKJP – Deutsche Gesellschaft für Kinder- und Jugendpsychiatrie, Psychosomatik und Psychotherapie e. V. (Hg.) (2024): S2k-Leitlinie Geschlechtsinkongruenz und Geschlechtsdysphorie im Kindes- und Jugendalter – Diagnostik und Behandlung. Online verfügbar unter: https://register.awmf.org/de/leitlinien/detail/028-014 (2.12.2025).

WPATH – World professional Association for Transgender Health (o. J.). Standards of Care. Online verfügbar unter: https://www.wpath.org/soc8

Hilfreiche Internetadressen:

www.trans-kinder-netz.de (Selbsthilfe v. a. für Kindesalter)

www.dgti.org (Selbsthilfe v. a. ab Jugendalter)

Podcast für Fachpersonen:

https://consilium.podigee.io/64-neue-episode

32.12 Verständnisfragen

1. Wenn Geschlechtsinkongruenz jetzt keine Krankheit mehr ist, warum hat man das Phänomen dennoch in den Klassifikationssystemen ICD und DSM belassen?
2. Ist »trans sein« nicht auch ein Modephänomen unter Jugendlichen geworden?
3. Kann man Eltern, die einer indizierten Hormontherapie bei ihrem betroffenen Kind nicht zustimmen, die Gesundheitsfürsorge (als Teil des Sorgerechts) entziehen lassen?
4. Warum spielt die Alltagserprobung so eine große Rolle in der Begleitung von Jugendlichen mit Geschlechtsinkongruenz?
5. Wissen wir denn, welche Menschen ihre Entscheidungen später bereuen bzw. rückgängig machen (Debatte der Detransition)?
6. Warum wird die Debatte in der Fachwelt oft emotionaler geführt als bei anderen Themen? Das passiert doch bei Ticstörungen und bei Schizophrenien im Jugendalter auch nicht.

32.13 Literatur

Ashley, F. (2019): Thinking an ethics of gender exploration: Against delaying transition for transgender and gender creative youth. In: Clinical Child Psychology and Psychiatry, 24 (2), S. 223–236.

Cass, H. (2024). Independent review of gender identity services for children and young people: Final report. Online verfügbar unter: https://cass.independent-review.uk/home/publications/final-report/ (15.12.2025)

Coleman, E.; Radix, A. E.; Bouman, W. P.; et al. (2022): Standards of care for the health of transgender and gender diverse people, version 8. In: International Journal of Transgender Health, 23 (sup1), S. S1–S259.

DGKJP – Deutsche Gesellschaft für Kinder- und Jugendpsychiatrie, Psychosomatik und Psychotherapie e.V.; et al. (Hg.) (2024): S2k-Leitlinie Geschlechtsinkongruenz und Geschlechtsdysphorie im Kindes- und Jugendalter – Diagnostik und Behandlung. Online verfügbar unter: https://register.awmf.org/de/leitlinien/detail/028-014 (02.12.2025).

Deutscher Ethikrat (2020): Trans-Identität bei Kindern und Jugendlichen: Therapeutische Kontroversen – ethische Orientierungen [Broschüre]. Verfügbar unter Online verfügbar unter: https://www.ethikrat.org/publikationen/ad-hoc-empfehlungen/trans-identitaet-bei-kindern-und-jugendlichen/ (15.12.2025)

Hembree, W. C.; Cohen-Kettenis, P. T.; Gooren, L. et al. (2017): Endocrine treatment of gender-dysphoric/gender-incongruent persons: An Endocrine Society clinical practice guideline. In: Journal of Clinical Endocrinology and Metabolism, 102 (11), S. 3869–3903.

Herrmann, L.; Bindt, C.; Schweizer, K.; et al. (2020): Autismus-Spektrum-Störungen und Geschlechtsdysphorie bei Kindern und Jugendlichen: Systematisches Review zur gemeinsamen Prävalenz. In: Psychiatrische Praxis, 47 (06), S. 300–307.

Kaltiala, R.; Bergman, H.; Carmichael, P.; et al. (2020): Time trends in referrals to child and adolescent gender identity services: A study in four Nordic countries and in the UK. In: Nordic Journal of Psychiatry, 74 (1), S. 40–44.

Meyenburg, B.; Renter-Schmidt, K.; Schmidt, G. (2021): Transidentität in Jugend und Adoleszenz: Zur Veränderung der Sexratio und der Prävalenz in den letzten eineinhalb Jahrzehnten. In: Zeitschrift für Kinder- und Jugendpsychiatrie und Psychotherapie, 49 (2), S. 93–100.

Olson, K. R.; Durwood, L.; Horton, R.; et al. (2022): Gender identity 5 years after social transition. In: Pediatrics, 150 (2), e2021056082.

Romer, G. R.; Lempp, T. (2022): Geschlechtsinkongruenz im Kindes- und Jugendalter: Ethische Maßgaben und aktuelle Behandlungsempfehlungen. In: Nervenheilkunde, 41 (05), S. 309–319.

Statistisches Bundesamt (2023): Operationen für Geschlechtsumwandlungen in Deutschland in den Jahren 2012 bis 2022. https://de.statista.com/statistik/daten/studie/272600/umfrage/anzahl-von-operationen-fuer-geschlechtsumwandlungen-in-deutschland/

Steensma, T. D.; McGuire, J. K.; Kreukels, B. P. C.; et al. (2013): Factors associated with desistence and persistence of childhood gender dysphoria: A quantitative follow-up study. In: Journal of the American Academy of Child & Adolescent Psychiatry, 52 (6), S. 582–590.

Wiech, M.; Kutlar, C.; Günthard, M.; et al. (2020): Psychische Auffälligkeiten und gesundheitsbezogene Lebensqualität bei Jugendlichen mit Geschlechtsdysphorie. In: Praxis der Kinderpsychologie und Kinderpsychiatrie, 69 (6), S. 554–569.

Wiesemann, C. (2020): Trans-Identität bei Kindern und Jugendlichen: Medizinethische Grundsätze für individuelle Behandlungsentscheidungen. In: Praxis der Kinderpsychologie und Kinderpsychiatrie, 69 (6), S. 517–523.

33 Nicht-suizidale Selbstverletzung und Suizidalität

Narben, die ein Leben erzählen

Isabel Boege

In diesem Kapitel werden selbstverletzendes Verhalten und Suizidalität im Kindes- und Jugendalter erläutert. Sie erhalten einen Überblick über wesentliche Unterscheidungsmerkmale, epidemiologische Entwicklungen sowie geschlechtsspezifische Unterschiede im Hinblick auf Symptome, Entstehung, Therapie und Prognose. Sie werden lernen, dass Selbstverletzung gezielt, Narben gewollt sein können, worauf bei beiden Formen von selbstschädigendem Verhalten zu achten ist, dass Suizidalität meist impulsiv erfolgt und Jungen und Mädchen unterschiedliche Formen bevorzugen. Es werden Screening- bzw. Erhebungsinstrumente sowie Therapieansätze dargestellt.

Lernziele: Sie erwerben Kenntnisse zu geschlechtsspezifischen Unterschieden von selbstverletzenden Verhaltensweisen und Suizidalität; Sie lernen, anhand anamnestischer Daten bzw. Aussagen Symptome voneinander zu differenzieren sowie ein Verständnis für mögliche Hintergründe beider Verhaltensweisen und für die Ambivalenz von Patient*innen zu entwickeln.
Schlagworte: selbstverletzendes Verhalten, Ritzen, Schneiden, Suizidalität, Suizidversuch, vollendeter Suizid

33.1 Persönliche Annäherung

Eine Patient*in bringt mir einen Text mit. Sie berichtet, sie habe am Tag zuvor wieder geschnitten, habe es nicht ausgehalten – das Gefühl in ihr. Nach dem Schneiden sei es besser gewesen und sie habe ihre Gedanken aufgeschrieben. Ich lese:

»Starren, stehen, reglos, schreien wollen, zerstören wollen, ausbrechen wollen, explodieren. Doch es ist still, Implosion, schneiden, bluten, fallen, sterben, aufgeben.
Egal wie hilflos ich bin, das Schneiden bleibt immer eine Konstante. Es ist meine Entscheidung, meine Kontrolle, meine Sicherheit.
Die Narben, bleibende Narben, sind meine Geschichte, meine Erinnerung, mein Zuhause, meine Identifikation, mein Leben, meins.
Narben, die meine Schmerzen zeigen, meinem Leben Ausdruck verleihen.
Was wäre ich ohne meine kostbaren Spuren auf meinem Körper. Nichts.«

Ich bin beeindruckt. Wie viel lebendiges Leben, wie viel Druck, wie viel Hilflosigkeit, wie viel Selbstbestimmtheit, wie viele Fragezeichen sind in diesem Mädchen.

33.2 Definition gemäß ICD-11

Die Motivation, Schmerzen, Verletzungen und Gefahr zu vermeiden, ist normalerweise ein grundlegender Instinkt des Menschen, der uns das Überleben ermöglicht. Im Widerspruch hierzu ziehen sich Beschreibungen selbstverletzenden Verhaltens durch alle Jahrtausende durch, wobei die ersten bis in die griechische Antike zurückdatieren. So beschrieb erstmals Herodot, dass sich sein Heerführer Kleomones nach einer verlorenen Schlacht selbst verletzte. Es folgen in den nächsten Jahrhunderten multiple Beschreibungen, vor allem in religiösen Kontexten, wie z. B. Selbstgeißelungen oder Initiationsriten.

Die erste eher wissenschaftliche Beschreibung von selbstverletzendem Verhalten wird dem deutschen Psychiater Bergmann (1846) zugeschrieben. Er beschrieb in dem Artikel »Ein Fall von religiöser Monomanie, die eine unerhörte Selbstverletzung veranlasste« einen Mann, der sein Auge verstümmelte und um Amputation von Gliedmaßen bat. In den 1940er Jahren nahm Karl Menninger eine erste Einteilung von Selbstverletzungen vor: (1) Selbstverletzung im Rahmen organischer Erkrankungen und (2) im Rahmen neurotischer oder psychotischer Erkrankungen, (3) konventionelle und (4) religiös motivierte Selbstverletzungen.

Im Rückblick würde die damals als neurotische Selbstverletzung bezeichnete Form unter die jetzige Definition von nicht-suizidalem selbstverletzendem Verhalten (NSSV) fallen. Unterschieden werden:

Suizid ist eine Handlung, die das Ziel hat, zu sterben, und auch den Tod nach sich zieht.

Suizidale Handlung beinhaltet selbstverletzendes Verhalten mit der Absicht, zu sterben, das aber nicht den Tod nach sich zieht.
Suizidalität bedeutet Gedanken oder Handlungsdruck, die den Wunsch ausdrücken, zu streben.
Nicht-suizidales selbstverletzendes Verhalten (NSSV) ist definiert als freiwillige direkte Zerstörung oder Veränderung des Körpergewebes ohne suizidale Absicht, die sozial nicht akzeptiert ist, eine unmittelbar verletzende Auswirkung hat und einen repetitiven Charakter aufweisen kann, wobei sie meist nur zu kleinen oder moderaten Schädigungen führt. Nicht unter NSSV werden gezählt: indirekte selbstverletzende Verhaltensweisen wie Essstörungen, Drogenmissbrauch, suizidales Verhalten und sozial akzeptierte Verhaltensweisen (Tätowierung, Piercing oder religiöse Rituale).
Repetitives nicht-suizidales selbstverletzendes Verhalten liegt vor, wenn sich die Betroffenen innerhalb eines Jahres an fünf oder mehr Tagen (nach ICD-11; BfArm, 2025) absichtlich selbst eine Schädigung von Körpergewebe zugefügt haben.

Während einige Forscher die definierte Dichotomie zwischen NSSV und Suizidalität kritisieren, sind andere der Ansicht, dass NSSV und Suizid auf einem Kontinuum selbstschädigenden Verhaltens zu verstehen sind.

In der ICD-11 werden Suizidalität/Suizid sowie NSSV nicht als diagnostische Entität geführt. Im DSM-5 wurde der Versuch gemacht, nicht-suizidales selbstverletzendes Verhalten (NSSV) ebenso wie Suizidversuche im Rahmen der suizidalen Verhaltensstörung als eigenständige Störungsbilder zu fassen (unter »Conditions for further study« in der Sektion III). Dieser Ansatz des DSM-5 wurde in der ICD-11 zwar überlegt, aber nicht aufgegriffen.

So finden sich in der ICD-11 (BfArM, 2025) selbstverletzende Verhaltensweisen nicht im Kapitel der psychischen Störungen (06), sondern im Kapitel »Symptome, Zeichen oder klinische Befunde, anderenorts nicht klassifiziert« (21) in der Unterkategorie »Symptome oder Zeichen mit Beteiligung des Erscheinungsbilds oder des Verhaltens« (MB23).

Selbstverletzende Verhaltensweisen in der ICD-11

Nicht-suizidale Selbstverletzung (NSSV) (MB23.E)
»Absichtliche Selbstverletzung des Körpers, meist durch Schneiden, Kratzen, Brennen, Beißen oder Schlagen, in der Erwartung, dass die Verletzung nur zu einem geringen körperlichen Schaden führt.«

Suizidversuch (MB23.R)
»Eine spezifische Phase von selbstschädigendem Verhalten, die mit der bewussten Absicht unternommen wird, das eigene Leben zu beenden.«

Suizidales Verhalten (MB23.S)
»Konkrete Handlungen, wie z. B. der Kauf einer Waffe oder das Anlegen eines Medikamentenvorrats, die in Vorbereitung auf die Erfüllung des Wunsches, das eigene Leben zu beenden, vorgenommen werden, aber keinen tatsächlichen Suizidversuch darstellen.«
(BfArM, 2025, o.S.)

Fachlich umstritten ist, inwiefern man NSSV auch als Suchtverhalten klassifizieren kann. In einer Studie von Plener et al. (2013) gaben die Jugendlichen an, dass oft die Schwere der Selbstverletzung bzw. die Frequenz sowie das Denken an die nächste Selbstverletzung mit der Zeit zunehmen. Auch wurde benannt, dass nicht selten für einen gleichen Effekt tiefer geschnitten werden muss. 21 % der Jugendlichen gaben drei von vier Suchtkriterien nach DSM-IV an. Auf der anderen Seite wurde argumentiert, dass NSSV nicht passiere, wenn sich ein unspezifischer Suchtdruck aufbaue, im Sinne eines Cravings, sondern NSSV eigentlich immer als Reaktion auf aversive emotionale Zustände erfolge.

33.3 Häufigkeiten

33.3.1 Suizidalität

Während Suizide bei Kindern und Jugendlichen, verglichen mit Erwachsenen, seltener auftreten, sind Suizidgedanken ein eher häufig auftretendes Phänomen. Hierbei ist nach Alter und Geschlecht zu differenzieren. Während im Kindesalter (< 12 Jahren) die Prävalenz von Suizidgedanken bei Jungen und Mädchen ähnlich ist (7,9 % für Jungen gegenüber 6,4 % für Mädchen) (Geoffroy et al., 2022), sieht dies im Jugendalter anders aus. Einerseits nimmt die generelle Prävalenz von Suiziden und Suizidgedanken vom Kindes- zum Jugendalter zu, andererseits ergeben sich geschlechtsbezogene Unterschiede in der Anzahl von vollendeten Suiziden bzw. Suizidgedanken.

So kam es im Jahr 2023 in Deutschland zu insgesamt 195 vollendeten Suiziden bei Kindern und Jugendlichen, 22 bei Kindern unter 15 Jahren, 173 bei

Jugendlichen im Alter von 15 bis 19 Jahren. Zwei Drittel der Suizide (n = 133) wurden von Jungen verübt, ein Drittel von Mädchen (n = 62). Dabei bleibt dieses Verhältnis im Erwachsenenalter gleich. Im Vergleich hierzu verübten 2023 10 109 Erwachsene einen vollendeten Suizid. 7 345 der vollendeten Suizide wurden von Männern verübt, 2 764 von Frauen.

Suizidgedanken sind bei Jugendlichen deutlich häufiger. Hier liegt einer großen Metaanalyse zufolge die Lebenszeitprävalenz für Suizidgedanken bei 18 % und die Einjahrespunktprävalenz bei 14,2 %. Die Lebenszeitprävalenz von Suizidversuchen hingegen liegt im Kindes- und Jugendalter bei 6 %, während die Einjahrespunktprävalenz für Suizidversuche bei 4,5 % liegt. Suizidpläne kommen bei ca. 9,9 % (Lebenszeitprävalenz) respektive 7,5 % (Einjahrespunktprävalenz) der Kinder und Jugendlichen vor (Lim et al., 2019; Esposito et al., 2023).

Dabei unternehmen Mädchen etwa doppelt so häufig einen Suizidversuch wie Jungen, während Jungen etwa zweieinhalbmal häufiger einen vollendeten Suizid begehen als Mädchen.

33.3.2 Nicht-suizidales selbstverletzendes Verhalten

Nicht-suizidales selbstverletzendes Verhalten (NSSV) ist im Kindes- und Jugendalter ein häufiges Phänomen. Kinder verletzen sich noch selten (Jungen 3,5 %, Mädchen 3,0 %), das ändert sich dann drastisch bei Jugendlichen. So treten bei Jugendlichen Lebenszeitprävalenzen von einmaligem NSSV von bis zu 25 bis 35 % auf. Die Einjahresprävalenz liegt bei ca. 19,5 %. Die Anzahl an Jugendlichen, die repetitives selbstverletzendes Verhalten zeigen (mehr als fünfmal pro Jahr) liegt mit 1,5 bis 6,7 % deutlich niedriger (Esposito et al., 2023).

In klinischen Stichproben steigen diese Zahlen allerdings drastisch an. So können hier für einmaliges NSSV Einjahresprävalenzen von bis zu 60 % gefunden werden, während Jugendliche für repetitives selbstverletzendes Verhalten eine Prävalenz von bis zu 49,6 % aufweisen (Kaess et al., 2013).

Deutschland gehört zumindest im europäischen Vergleich zu den Ländern mit den höchsten Prävalenzraten. Plener et al. (2009) berichteten von einer Lebenszeitprävalenz von 27,6 % von zumindest einmaligem selbstverletzendem Verhalten; 4 % der Studienteilnehmenden hatten sich entsprechend den DSM-5 Kriterien bereits mehr als fünfmal pro Jahr selbst verletzt.

Im Geschlechtervergleich liegen Mädchen deutlich vorne. Das weibliche Geschlecht gilt als Risikofaktor für NSSV. So gaben z. B. in der Millennium Cohort Study im Vereinigten Königreich 15,4 % der Jugendlichen im Alter von 14 Jahren an, dass sie sich selbst verletzten, wobei Mädchen 2,6-mal mehr NSSV angaben als Jungen (Diggins et al., 2024).

Bei trans Patient*innen sieht es nochmals anders aus. Es wurde eine NSSV-Lebenszeitprävalenz von 46,3 % festgestellt; 28,73 % gaben eine NSSV-Punktprävalenz an. Es zeigte sich, dass Patient*innen mit NSSV eine deutlich stärkere allgemeine Psychopathologie und ein geringeres Selbstwertgefühl aufwiesen, häufiger unter Ängsten litten und größere zwischenmenschliche Probleme hatten als diejenigen ohne NSSV. Insgesamt berichteten biologisch männliche Personen über weniger soziale Unterstützung als biologisch weibliche, wobei NSSV bei Patient*innen mit biologisch weiblichem Geschlecht häufiger vorkam. Ebenso wiesen diese weiblichen Personen per se eine höhere allgemeine Psychopathologie auf. Eine Behandlung mit gegengeschlechtlichen Hormonen zeigte keinen Effekt auf die allgemeine Psychopathologie.

33.4 Prognose

33.4.1 Suizidalität

Der vollendete Suizid ist eine der Hauptursachen für die Sterblichkeit von Jugendlichen. So war Suizid lange Jahre (2000–2023) die zweithäufigste Todesursache bei den 10- bis 24-Jährigen in den USA (CDC, 2023). Insbesondere bei Jugendlichen sind Suizide schwer vorherzusehen, da Impulsivität nicht selten eine Rolle spielt. Dabei treten vollendete Suizide häufiger bei Jungen als bei Mädchen auf, unter anderem da Jungen sicherere Methoden für einen vollendeten Suizid wählen (z. B. Erschießen). Suizidversuche hingegen sind häufiger bei weiblichen Jugendlichen zu finden.

Interessant ist, dass bei Jugendlichen die Korrelation zwischen NSSV und nachfolgendem vollendeten Suizid größer ist als zwischen NSSV und vorherigem Suizidversuch oder drängenden Suizidgedanken (Castellvi et al., 2017).

33.4.2 Nicht-suizidales selbstverletzendes Verhalten

Bisherige Studien deuten auf einen natürlichen selbstlimitierten Verlauf von NSSV mit einem Anstieg von NSSV in der Jugend, einem Gipfel im Alter von 15 bis 17 Jahren und einem Rückgang im jungen bis mittleren Erwachsenenalter. In einer Studie von Moran et al. (2012) sistierte NSSV z. B. bei 89,7 % der Patient*innen im jungen Erwachsenenalter, wobei Mädchen zu einem höheren Prozentsatz über fortgesetztes NSSV berichteten (9,6 %) als Jungen (0,7 %).

Dabei waren depressive und ängstliche Symptome in der Jugend deutlich mit weiterem Vorliegen von NSSV im jungen Erwachsenenalter verbunden.

Aber auch andersherum traten bei Jugendlichen mit NSSV im Jugendalter vermehrt Depressionen und Angststörungen im jungen Erwachsenenalter auf.

NSSV kann demnach bei unregelmäßigem, seltenen Auftreten zumindest ein Marker oder – sollte es repetitiv vorkommen – ein Risikofaktor für spätere psychische Erkrankungen sein. Mädchen sind hierbei häufiger betroffen als Jungen (Daukantaitė et al., 2021).

33.5 Geschlechtsunabhängige Risikofaktoren

33.5.1 Suizidalität

Ätiologisch betrachtet gibt es zahlreiche Erklärungsansätze für Suizidalität. Einig ist man sich darin, dass verschiedene Faktoren zusammenkommen müssen, um zu einer akuten Suizidalität zu führen. So muss z. B. neben dem Suizidwunsch (z. B. sich als eine Last für andere fühlen, Hoffnungslosigkeit, Isolation) auch die Möglichkeiten für eine suizidale Handlung vorliegen (z. B. Waffen, hinreichende Menge an Medikation), um eine Hochrisikosituation herzustellen.

Dabei werden verschiedene Phasen durchlaufen:

1. Erwägungsstadium: Im Erwägungsstadium liegt noch eine hinreichende Distanzierungs- und Steuerungsfähigkeit vor.
2. Ambivalenzstadium: Es liegen bereits Suizidimpulse vor und die Distanzierung vom Suizid sowie die Steuerungsfähigkeit sind eingeschränkt.
3. Entschlussstadium: Es kommt zu Suizidvorbereitungen. In diesem Stadium kann es auch, sobald der Entschluss zum Suizid gefällt wurde, zu einer scheinbaren Entlastung und Stimmungsaufhellung der Betroffenen führen, was dann den sich daran anschließenden Suizid umso unverständlicher macht.
4. Umsetzung: Der Suizid wird durchgeführt.

An Risikofaktoren für akute Suizidalität sind dabei geschlechtsunabhängige und geschlechtsabhängige Risikofaktoren bekannt.

Geschlechtsunabhängige *individuelle* Risikofaktoren für suizidales Verhalten bei Jugendlichen sind:

- Alter > 15 Jahre
- Vorherige psychische Erkrankung, vor allem Depression, aber auch bipolare, psychotische, Verhaltens-, Angst-, Persönlichkeits-, Substanzkonsum- und Traumastörungen

- Vorangegangene Suizidversuche, nicht-suizidales selbstverletzendes Verhalten, rezidivierende Suizidgedanken
- Verhaltenssymptome wie Impulsivität bzw. wenig Kompetenz in der Erlebnisverarbeitung bei Stressoren
- Alkohol- oder Drogensuchtmittelkonsum
- Negative Kindheitserfahrungen, erlebte zwischenmenschliche Gewalt, sexueller Missbrauch
- Erhöhter Medienkonsum mit gesundheitlichen/psychischen Folgen wie verschobenem Schlaf-Wach-Rhythmus

Geschlechtsunabhängige *soziale* Risikofaktoren sind:

- Verlust von Bezugspersonen
- Chronische somatische Erkrankungen
- Suizid in der nahen Verwandtschaft oder psychische Erkrankungen in der nahen Verwandtschaft
- Soziale Einflussfaktoren wie Mobbing, fehlende Sozialkontakte, wenig soziale Unterstützung
- Leichter Zugang zur Suizidmethode

33.5.2 Nicht-suizidales selbstverletzendes Verhalten

Immer wieder taucht die Frage nach dem Warum auf. Warum verletzen sich Jugendliche selbst? Eltern, Bezugspersonen, andere Jugendliche stellen diese Frage, oftmals mit dem eher pragmatischen Zusatz: »Das führt doch zu Narben!« Diese Frage nach dem Motiv des NSSV hat zu zahlreichen Studien geführt.

Klonsky et al. haben 2007 sieben Hauptfunktionen für NSSV dargestellt. So werde NSSV von Jugendlichen eingesetzt

- zur Affektregulation (eine negative Affektlage soll akut verbessert werden),
- als anti-dissoziative Maßnahme (soll dissoziatives Erleben oder Depersonalisationen beenden),
- als anti-suizidale Maßnahme (NSSV als Kompromiss zwischen Suizid und Nichtstun, um dem Impuls, sich zu suizidieren, nicht zu folgen),
- als Ausdruck der interpersonellen Beziehungsgestaltung (Autonomie behaupten oder eine Unterscheidung zwischen sich selbst und den anderen herstellen),
- zur interpersonellen Beeinflussung (über NSSV Hilfe suchen oder Zuwendung erhalten),

- zur Selbstbestrafung (Wut gegen sich selbst ausdrücken oder sich selbst entwerten/abwerten)
- als »Kicksuche« durch körperliche Reaktionen oder auch Reaktionen von außen.

Alternativ wurde von Nock und Prinstein (2004) das »Vier-Faktoren-Modell« postuliert: Demnach sind Ursache von NSSV (1) interpersonelle negative und (2) interpersonelle positive Verstärkung des Verhaltens sowie (3) intrapersonelle negative und (4) intrapersonelle positive Verstärkung des Verhaltens.

Eine intrapersonelle positive Verstärkung wäre z. B., einen Kick zu erreichen, intrapersonelle negative Verstärkung soll hingegen z. B. einen aversiven emotionalen Zustand beenden. Bei der interpersonellen positiven Verstärkung erhalten Patient*innen durch das NSSV z. B. Zuwendung, während die interpersonelle negative Verstärkung eher darin besteht, sich aus einer unerwünschten sozialen Situation zurückzuziehen, z. B. die Teilnahme an einer Familienaktivität. Mädchen geben dabei generell mehr Funktionen von NSSV an als Jungen (Zetterqvist et al., 2013).

Liegt körperlicher sexueller oder emotionaler Missbrauch in der Kindheit vor, ist das Risiko, NSSV zu zeigen, deutlich erhöht (Calvo et al, 2024).

Soziale Medien können NSSV auslösen, z. B. wenn Drang zur Selbstverletzung verspürt wird oder als soziale Verstärkung von NSSV. Soziale Medien können aber auch hilfreich sein, z. B. indem sie die Einsamkeit verringern oder indem die anderen zur Genesung ermutigen. Hier spielt das Nutzungsverhalten der Betroffenen eine entscheidende Rolle (Brown & Plener, 2017).

Auf der Basis dieser Ausführungen gelten folgende Faktoren als Risikofaktoren für NSSV:

- Früheres NSSV sowie frühere suizidale Gedanken/Verhaltensweisen
- Persönlichkeitsstörungen des Clusters B (antisoziale, histrionische, narzisstische und Borderline-Persönlichkeitsstörung nach ICD-10, Dilling et al., 2015)
- Hoffnungslosigkeit
- Exposition gegenüber NSSV von Gleichaltrigen
- Körperlicher, sexueller oder emotionaler Missbrauch
- Weibliches Geschlecht
- Ein höherer IQ
- Dysfunktionale Beziehungen
- Mobbing
- Sozialer Einfluss von Freunden, wobei hier die erste NSSV von sozialer

Ansteckung beeinflusst sein kann, während die Aufrechterhaltung von NSSV eher mit intrapersonellen Funktionen zusammenhängt
- Homo- und bisexuelle Orientierung
- Soziale Medien
- Geringe familiäre Unterstützung

33.6 Geschlechtsspezifische Risikofaktoren

33.6.1 Suizidalität

Mädchen begehen mehr Suizidversuche, Jungen mehr vollendete Suizide. Jungen wählen häufiger harte und demnach tödlichere Methoden (Erschießen, Erhängen) für einen Suizidversuch, Mädchen hingegen vor allem Tablettenintoxikationen. Die Erklärung dafür, dass Mädchen eher Suizidversuche statt vollendete Suizide üben, ist darin zu sehen, dass Mädchen häufiger hilfesuchendes Verhalten zeigen. So sind Mädchen generell bereiter, über emotionale Probleme zu sprechen, so sprechen sie häufiger mit Freund*innen und anderen vertrauten Personen und sind bereiter, professionelle Hilfe zu in Anspruch zu nehmen.

Jungen hingegen versuchen, ihre Probleme eher mit »maskulinen« Verhaltensweisen (Impulsivität, Aggressivität etc.) zu lösen. Sie sprechen weniger über ihre Gefühle und suchen keine Hilfe.

Je nach Geschlecht unterscheiden sich die psychischen Erkrankungen, die der Suizidalität zugrunde liegen. Bei Mädchen sind es eher internalisierende Erkrankungen wie Essstörungen, posttraumatische Belastungsstörungen, bipolare Störung, Gewalt in der Beziehung, depressive Symptome oder zwischenmenschliche Probleme, bei Jungen zeigen sich eher externalisierende Probleme wie störendes Verhalten/Verhaltensprobleme, Alkohol-, Drogenkonsum, Hoffnungslosigkeit, Trennung/Scheidung der Eltern, suizidales Verhalten von Freunden oder Familienmitgliedern, aber auch Zugang zu Hilfsmitteln wie Waffen oder harten Drogen, welche oftmals eher im dissozialen Milieu zu haben sind.

Last but not least kann auch eine »falsche Klassifizierung« weiblicher Todesfälle eine Erklärung für den Befund sein, dass Jungen häufiger vollendeten Suizid begehen. So werden Suizide bei Mädchen eher als Unfall oder unklare Todesursache gewertet, da eine derart aggressive Handlung wie die

Selbsttötung vom weiblichen Geschlecht weniger erwartet wird. Eine solche falsche Klassifizierung weiblicher Todesfälle dürfte zwar eher selten vorkommen, aber sie kommt vor und sollte berücksichtig werden.

33.6.2 Nicht-suizidales selbstverletzendes Verhalten

Nicht-suizidales selbstverletzendes Verhalten tritt wesentlich häufiger bei Mädchen auf, weswegen das weibliche Geschlecht als Risikofaktor für NSSV gilt. Hier mag eine Rolle spielen, dass gerade im Jugendalter Mädchen häufiger internalisierende Störungsbilder zeigen als Jungen. Diese sind wiederum häufiger mit Handlungen mit autoaggressivem Charakter verbunden.

Selbstverletzende Jungen weisen, anders als Mädchen, weniger Symptome einer Borderline-Persönlichkeitsstörung, geringere Suizidalität, niedrige Psychopathologie, bessere Lebensqualität und geringere Raten emotionalen und sexuellen Missbrauchs auf. Dafür liegen dem NSSV bei Jungen eher aggressive Verhaltensweisen oder Suchtverhalten zugrunde (Victor et al., 2018).

Auch bei den verwendeten Methoden der Selbstverletzung werden geschlechtsspezifische Unterschiede gefunden. Während Jungen sich eher schlagen, gegen Wände schlagen oder sich verbrennen, nutzen Mädchen häufiger »blutige« Methoden (Ritzen, Schneiden, Kratzen) (Sornberger et al., 2012).

Im sozialen Kontext ist bei Mädchen eine intensive Nutzung sozialer Medien und fehlendes Vertrauen in Familienmitglieder mit einer höheren Wahrscheinlichkeit als bei Jungen mit Selbstverletzung verbunden. Mobbing durch andere und die gleichgeschlechtliche Anziehung waren wiederum bei Jungen stärker mit Selbstverletzungen verbunden als bei Mädchen.

33.7 Diagnostik

33.7.1 Suizidalität

Die Frage nach der Einschätzung von vorliegender Suizidalität macht ca. die Hälfte aller Notfallvorstellungen in der Kinder- und Jugendpsychiatrie und -psychotherapie aus. Dabei geht es in der Abschätzung akuter Suizidalität darum, ein klinisches Urteil über das akute Risiko einer suizidalen Handlung in den nächsten Stunden oder Tagen zu treffen – unter Berücksichtigung und Gewichtung der Familienanamnese, der Eigenanamnese, der aktuellen Psychopathologie, der Risiko- und Schutzfaktoren sowie der akuten Stressoren. Dabei stellt die Exploration ein wichtiges Element der Diagnostik dar.

Lange Jahre gab es den Mythos, dass eine direkte Befragung der Jugendlichen zu Suizidalität diese »triggern« könne. Dieses ist *nicht* korrekt – im Gegenteil: Jugendliche mit akuter Suizidalität erleben oftmals eine direkte Nachfrage im Sinne einer Distanzierungsmöglichkeit sogar als entlastend.

Eine Evaluation von Suizidalität beinhaltet somit – neben einer generellen psychiatrischen Untersuchung und der Erhebung eines psychopathologischen Befundes – auch eine Befragung zu Vorliegen und Intensität von Suizidgedanken, Handlungsvorbereitungen sowie vormaligen Suizidversuchen.

Als erste Orientierungshilfe für die Exploration von Suizidalität kann das von der amerikanischen Gesellschaft für Suizidologie vorgeschlagene Akronym »IS PATH WARM?« sein, wonach Fragen zu folgenden Punkten zu stellen sind:

- **I**deation (Suizidgedanken)
- **S**ubstance abuse (Substanzkonsum)
- **P**urposelessness (Sinnlosigkeitsgedanken)
- **A**nxiety (Angst)
- **T**rapped (Gefangenheit)
- **H**opelessness (Hoffnungslosigkeit)
- **W**ithdrawl (Rückzug)
- **A**nger (Wut)
- **R**ecklessness (Rücksichtslosigkeit)
- **M**ood Changes (Stimmungsschwankung)

Diese »Risikofaktoren« können allerdings immer nur einer ersten Orientierung dienen und gelten nicht als erschöpfend. Daneben gibt es anamnestische Risikofaktoren, die nicht weniger relevant sind, wie z. B. zurückliegende Suizidversuche, psychiatrische Familienanamnese, vorherige somatische und psychiatrische Erkrankungen (siehe Kap. 33.5).

Auch muss berücksichtigt werden, dass akute Suizidalität bei Jugendlichen sich oftmals impulsiv, reaktiv darstellt und der Auslöser ein höheres Gewicht beim Entstehen der akuten Suizidalität hat als bei Erwachsenen, z. B. Mobbing, Ausschluss aus der Peergroup, Versagen, Verlust einer wichtigen Bezugsperson.

Zur Einschätzung der Schwere der vorliegenden Suizidalität ist es wichtig, die Risikofaktoren zu klassifizieren: Welche sind als modifizierbar anzusehen (z. B. Verfügbarkeit einer Suizidmethode, Stimmung, Isolation) und welche nicht (z. B. Alter, Geschlecht, chronische Erkrankungen, Todesfälle oder psychiatrische Erkrankungen in der Familie)?

In einem zweiten Schritt sollten dann protektive Faktoren erhoben werden: ein gutes soziales Netzwerk, Anerkennung in der Schule oder Ausbildung,

Selbstwirksamkeit, Problemlösefähigkeiten, somatische Gesundheit, gute Frustrationstoleranz, Copingstrategien, wichtige Bezugspersonen.

Ergänzend können dann noch diagnostische Fragebogenverfahren angewandt werden. Die Abklärung eines Suizidrisikos sollte und kann aber nie allein anhand von Fragebogen- oder Interviewinstrumenten erfolgen. Diese können höchstens dafür sorgen, dass wichtige Details nicht übersehen werden. Hierfür stehen als Erhebungsinstrumente für Jugendliche z. B. folgende zur Verfügung: das Tool for Assessment of Suicide Risk: Adolescent Version (TASR-A; Kutcher & Chehil, 2007), das Suicidal Ideation Questionnaire (Reynolds, 1998) und die Columbia Suicide Severity Rating Scale (C-SSRS; Posner, 2011).

Die diagnostische Einschätzung von Suizidalität bleibt letztendlich eine klinische Diagnose, die auf der Erfahrung des Klinikers oder Klinikerin sowie einer sogfältigen Erhebung der vorliegenden Risiko- und protektiven Faktoren beruht.

Bei aller Sorgfalt, die gerade bei dieser Fragestellung erforderlich ist, kann akute Suizidalität bei Jugendlichen nicht immer sicher erfasst werden. Diesem Fakt muss man sich jederzeit bewusst sein. Dies liegt in erster Linie daran, dass ein Suizid fast immer unvorhersehbar, sehr individuell und im Jugendalter oft impulsiv auftritt, es somit wenig Vorwarnung gibt und dieser sich daher selbst bei korrekter Erfassung aller Risikofaktoren ereignen kann. Und dennoch müssen wir bei jedem einzelnen Mal versuchen, ihn sicher vorherzusagen und zu verhindern – sowohl bei Jungen als auch bei Mädchen.

33.7.2 Nicht-suizidales selbstverletzendes Verhalten

Das diagnostische Gespräch mit den Betroffenen sollte zwei Ziele verfolgen:

- Klinische Einschätzung der Schwere, Intensität und Häufigkeit des NSSV
- Vermitteln von Hoffnung auf Veränderung

Das Gespräch sollte auf der Basis einer verstehenden, eher emotionsarmen, nicht wertenden Grundhaltung stattfinden. Die relevanten Informationen zu NSSV (z. B. Regelmäßigkeit, Methoden, Motivation, Ausmaß) sollten erhoben und dabei die Frage nach Suizidalität nicht ausgelassen werden.

Die Kliniker*innen sollten den Jugendlichen ruhig und mitfühlend begegnen und ihnen zugleich vermitteln, dass NSSV eine dysfunktionale Problemlösung darstellt und so nicht akzeptiert werden kann, sie als Person an sich aber akzeptiert werden.

Emotionale Reaktionen wie Panik, Schock, Vorwürfe oder Ablehnung im Sinne von »Wie kannst du nur so etwas tun?!« sollten vermieden werden. Vielmehr geht es darum, den Jugendlichen zu vermitteln, dass es Menschen gibt, die sich Gedanken über sie machen und ihnen helfen wollen. Es soll Verständnis gezeigt werden, dass NSSV ein Weg sein kann, mit seelischem Schmerz umzugehen, dieser aber langfristig nicht hilfreich ist. Es geht darum, Bereitschaft zum Zuhören zu vermitteln und vor allem nicht zu urteilen.

Sobald auf diese Art und Weise eine gute Gesprächsbasis hergestellt worden ist, ist Ziel des weiteren Gesprächs, Details zur Anamnese zu erfahren. Hierunter fallen:

- Aussagen zur aktuellen Selbstverletzung, z. B. Begleitumstände, auslösende Ereignisse, Intention (v. a. suizidale Intention), potenzielle Tödlichkeit der Selbstverletzung
- Psychische Vorgeschichte, z. B. bisherige NSSV, wenn es repetitiv ist: Häufigkeit, bekannte psychiatrische Erkrankungen, Vorliegen einer Persönlichkeitsstörung oder von Substanzabusus
- Psychosoziale Probleme wie somatische Erkrankungen, Familien- und biografische Anamnese
- Soziale Umstände wie soziale Integration, Copingstrategien
- Zukunftspläne (zur Einschätzung des Suizidrisikos oder des Risikos, sich nochmalig selbst zu schädigen, Vorliegen von Hoffnungslosigkeit, aber auch Einstellung, Hilfsangebote zu nutzen)

Die Jugendlichen sollten immer körperlich untersucht werden, um das Risiko dauerhafter körperlicher Schäden auszuschließen (Verletzung von Sehnen, Muskeln, aber auch Infektionen bei mangelhafter Wundversorgung).

Ziel ist es, das Ausmaß (Tiefe der Verletzung, Notwendigkeit chirurgischer Versorgung), Schwere und Dauer (alte Wunden, Narben, untypische Lokalisationen) der Selbstverletzung einzuschätzen. Häufig betroffene Stellen für Selbstverletzungen sind: Unterarm/Handgelenk, Oberarm/Ellenbogen, Unterschenkel/Knöchel, Oberschenkel/Knie, Hände/Finger, Abdomen.

Ergänzend liegen folgende standardisierte, gut evaluierte Instrumente (Fragebogen, standardisiertes Interview) zur Erfassung von NSSV im deutschsprachigen Raum vor:

Wie ich mit Stress umgehe (WIMSU): Dieser Screeningfragebogen mit 23 Items erfragt Strategien zum Umgang mit Stress, wobei ein Item NSSV als eine der möglichen Strategien beinhaltet.

Self-Harm Behavior Questionnaire (SHBQ): Das SHBQ umfasst verschiedene Aspekte selbstverletzenden und suizidalen Verhaltens in vier Hauptgruppen: Selbstverletzung, Suizidversuche, Suizidgedanken sowie Suiziddrohungen. Für die Bereiche Suizidversuche, Suizidgedanken sowie Suiziddrohungen werden

zusätzlich für die jeweils sechs Monate vor dem Auftreten des jeweiligen Verhaltens traumatische Erinnerungen abgefragt.
Deliberate Self-Harm Inventory (DSHI): Der DSHI ist ein Screeninginstrument, in dem spezifische Methoden der Selbstverletzung abgefragt werden.
Functional Assessment of Self-Mutilation (FASM): Der Hauptfokus des FASM liegt auf der Erhebung der Funktionen von NSSV. Neben den angewendeten Methoden wird auch die Häufigkeit und die medizinische Schwere von NSSV erfasst. Die Abgrenzung zwischen suizidaler und nicht-suizidaler Selbstverletzung ist hier eindeutig. Ebenso werden Alkoholkonsum, Drogenkonsum sowie das Schmerzempfinden erhoben.
Modifiziertes Ottawa/Ulm Selbstverletzungsinventar (MOUSI): Der MOUSI umfasst mehrere Seiten und ist das längste Fragebogeninstrument zu NSSV. Er erhebt sehr detailliert Daten zu Beginn und Aufrechterhaltung des NSSV sowie zu den Funktionen von NSSV. Als Besonderheit kann herausgehoben werden, dass zudem Suchtkriterien für NSSV erhoben werden.
Self-Injurious Thoughts and Behaviors Interview (SITBI): Das SITBI ist das momentan einzige zur Verfügung stehende Interview zu NSSV und Suizidalität, das bei Jugendlichen angewendet werden kann. Der SITBI besteht aus 169 Items, wobei sechs verschiedene Bereiche näher erfasst werden (Suizidgedanken, Suizidpläne, suizidale Gesten, Suizidversuche, Gedanken an NSSV, Handlungen von NSSV). Es werden Fragen zu Beginn, Häufigkeit und Methoden gestellt sowie Funktionen und auch soziale Einflussfaktoren erfasst. Die Durchführung dauert bis zu 45 Minuten.

Die Fragebögen erfüllen jeweils unterschiedliche Funktionen. Während der WIMSU und der DSHI gut für ein Screening geeignet sind, aber z. B. Suizidalität nicht berücksichtigen, erfassen SHBQ, SITBI oder MOUSI deutlich besser Suizidalität. Die Funktion von NSSV wiederum wird spezifisch vom FASM, MOUSI oder SITBI abgefragt. Diagnostiker*innen sollte deswegen auf einen differenzierten Einsatz von Fragebogen- und Interviewverfahren achten.

33.8 Therapie

33.8.1 Genderspezifische Aspekte in der Therapie

Generell können viele der Interventionsmöglichkeiten, die für suizidale Jugendliche eine Wirksamkeit gezeigt haben, auch bei Jugendlichen mit NSSV zur Anwendung kommen und umgekehrt.

In den Bereichen der psychotherapeutischen Interventionen für suizidale Jugendliche wurden in den letzten Jahren vor allem Therapieprogramme erprobt, die einen verhaltenstherapeutischen Hintergrund haben, oder jene Interventionsformen, die die Familie oder das soziale Umfeld von Jugendlichen in die Therapie miteinbeziehen. Gleichzeitig wurde auch aufgezeigt, dass verhaltenstherapeutische Interventionen zwar wirksam sind, aber keinen Unterschied zu Treatment as Usual (z. B. Gesprächspsychotherapie, Krisenintervention) aufweisen.

Wichtig ist, dass das Behandlungsangebot bei einer suizidalen Krise sehr zeitnah und intensiv erfolgt. Dabei sollte der erste Kontakt folgende fünf Punkte umfassen:

- Beziehung aufbauen
- Situation erfassen
- Symptome lindern
- Bezugspersonen einbeziehen, die unterstützen
- Einen ersten Ansatz zur Problembewältigung mit dem oder der Jugendlichen erarbeiten

Eine stationäre Aufnahme ist dabei nicht unbedingt erforderlich, sofern sich der oder die Jugendliche von weiterer Suizidalität distanzieren kann und er oder sie als absprachefähig eingeschätzt wird. Sollte eine stationäre Aufnahme dennoch erfolgen, ist eine zeitnahe Entlassung mit Einbindung in ambulante Strukturen das Ziel.

Bei Verbleib in ambulanten Strukturen bzw. nach Entlassung sollte eine ambulante Wiedervorstellung spätestens sieben Tage nach der Erstvorstellung/Entlassung aus stationärer Behandlung angeboten werden. Ebenso sollte die Möglichkeit einer 24 Stunden erreichbaren Krisenintervention vorgehalten werden.

Wichtige Faktoren in der ambulanten Therapie sind im weiteren Verlauf: Erarbeitung einer Veränderungsmotivation, Unterstützung von Alkohol- und Drogenabstinenz, Einbezug der Familie oder anderer Quellen der Unterstützung, Förderung positiver affektiver Erlebnisse sowie Förderung eines gesunden Schlafes. Ein Geschlechterunterschied ist bei diesem Vorgehen in aller Regel nicht gegeben.

Pharmakologisch gibt es keine Substanz, die spezifisch für die Behandlung von suizidalem Verhalten oder NSSV zugelassen bzw. einsetzbar ist. Setzt man Medikation ein, so wird die psychische Grunderkrankung, die zum Entstehen von Suizidalität oder NSSV geführt hat, therapiert, z. B. Neuroleptika bei

Schizophrenien, Stimmungsstabilisatoren bei bipolaren Erkrankungen). Bei dem Vorliegen einer Depression sollte eine Gabe von Antidepressiva genau abgewogen werden. Eine Effektivität von Antidepressiva im Jugendalter wurde bisher nur für Serotonin-Wiederaufnahmehemmer nachgewiesen (SSRI). Diesen wird aber auch zugeschrieben, dass sie Suizidalität auslösen können, sodass eine Gabe eines SSRI nur unter kontrollierten Bedingungen erfolgen sollte.

Grundsätzlich zeigten sich bei NSSV vor allem Behandlungsprogramme mit Ansätzen der kognitiven Verhaltenstherapie (CBT), der Mentalisierungsbasierten Therapie (MBT) oder der Dialektisch-Behavioralen Therapie für Adoleszente (DBT-A) wirksam (Apicelli et al, 2025).

NSSV oder auch Suizidalität wird in diesen Verfahren als maladaptive Strategie der Emotionsregulation angesehen. Ziel einer Behandlung ist, die positiven oder negativen Verstärker des dysfunktionalen Verhaltens zu identifizieren, die zur Aufrechterhaltung von NSSV oder Suizidalität führen, und alternative Emotionsregulations- und Problemlosestrategien zu erarbeiten.

In der Studie von Victor et al. (2018) zeigte sich, dass männliche Jugendliche NSSV nicht so häufig zur Regulierung innerer negativer Zustände einsetzen wie weibliche Jugendliche. Somit dürften Verfahren wie CBT und DBT-A, die auf der Regulierung innerer emotionaler Spannungszustände fußen, für männliche Jugendliche weniger relevant sein als für weibliche Jugendliche.

Ebenso wird von Victor et al. (2018) postuliert, dass es einen Zusammenhang zwischen hohem Selbstverletzungsdruck und schlechterem Behandlungsergebnis gibt. Männliche Jugendliche berichten in einem geringeren Ausmaß von Selbstverletzungsdruck, sie beschreiben eher impulsives Verhalten. Inwiefern Jungen allerdings tatsächlich unter weniger Anspannung stehen oder diese Anspannungszustände nur weniger offenlegen als Mädchen, ist dabei unklar. Auch wurde aufgezeigt, dass Jungen mit NSSV ein sehr männliches Rollenverständnis von sich haben. Dieses umfasst in der Regel Normen wie Dominanz, Gewalt, emotionale Kontrolle und Selbstvertrauen in ihr eigenes Verhalten.

Deshalb sollte bei der Therapie das eigene männliche Rollenbild mit dem Jugendlichen evaluiert und in seinen positiven Aspekten gestärkt werden. Gleichzeitig ist es erforderlich, auf dem Rollenbild basierende dysfunktionale Mechanismen zu identifizieren und Veränderungsmöglichkeiten aufzuzeigen. Forschungsergebnisse deuten darauf hin, dass der Einbezug männlicher Normen dabei nicht nur auf NSSV, sondern auch auf andere psychische Probleme (wie Depression, Angst, Hilfesuche) Auswirkungen hat, inklusive Verringerung von Suchtmittelkonsum, der häufig mit Männlichkeit in Verbindung gebracht wird (z. B. Abreu Minero et al., 2022).

Abschließend ein Wort zur Therapiemotivation: In einer Studie, in der Jugendliche befragt wurden, wie hoch ihre Motivation ist, das selbstverletzende Verhalten zu beenden, antworteten 30,6 %, dass sie sich als »extrem motiviert« sehen (Kandsperger et al., 2023). In einer anderen Studie wurde jedoch aufgezeigt, dass nur knapp 16 % der Jugendlichen mit repetitivem NSSV therapeutische Hilfen in Anspruch nehmen (Fu et al., 2025). Diese Diskrepanz kann mit zu geringen Hilfsangeboten, mit fehlender Motivation der Jugendlichen auf der Handlungsebene oder aber möglichen Schwellen im Versorgungssystem zusammenhängen.

33.9 Zusammenfassung

Erinnern wir uns an den Satz der Patientin zu Anfang dieses Kapitels: »Die Narben, bleibende Narben, sind meine Geschichte, meine Erinnerung, mein Zuhause, meine Identifikation, mein Leben, meins.« Diese Worte lassen uns erahnen, dass Suizidalität und NSSV etwas sehr Individuelles sind. So sollten sie auch in der Diagnostik und Therapie individuell betrachtet werden. Nicht nur der Individualität der einzelnen Person geschuldet, sondern auch geschlechtsspezifisch gibt es klare Unterschiede.

Mädchen sind deutlich gefährdeter als Jungen, einen Suizidversuch zu begehen, während Jungen ein höheres Risiko für einen vollendeten Suizid aufweisen. Zwei Drittel der vollendeten Suizide werden von Jungen verübt. Dieses ist unter anderem dem Fakt geschuldet, dass Jungen öfters härtere und demnach tödlichere Methoden (Erschießen, Erhängen) für einen Suizidversuch wählen als Mädchen, die vorwiegend Tabletten nehmen. Mädchen sind offener, Hilfe in Anspruch zu nehmen, sodass sie vor einem Suizid geschützter sind als Jungen.

Die psychischen Erkrankungen bei Mädchen und Jungen, die zu Suizidalität führen, unterscheiden sich. So liegen bei Mädchen der akuten Suizidalität eher internalisierende Erkrankungen zugrunde, z. B. Ängste, Depressionen. Bei Jungen hingegen zeigen sich vermehrt externalisierende Probleme wie störendes Verhalten/Verhaltensprobleme und Drogenkonsum. Sie haben auch leichteren Zugang zu Hilfsmitteln wie Waffen oder harte Drogen.

Nicht-suizidales selbstverletzendes Verhalten (NSSV) tritt im Kindesalter bei Jungen und Mädchen noch gleich häufig auf. Dies verändert sich im Jugendalter deutlich. Ab ca. dem 14. Lebensjahr geben Mädchen 2,6-mal so oft NSSV an wie Jungen. Und auch wenn in der Regel NSSV im Erwachsenenalter sistiert, so berichten eher Frauen als Männer von fortgesetztem NSSV.

Dabei nutzen Mädchen häufiger NSSV-Methoden, die Blut beinhalteten (Ritzen, Schneiden, Kratzen), während sich Jungen eher schlagen oder die Haut verbrennen. Wie bei der Suizidalität liegen dem NSSV bei Mädchen eher internalisierende Störungsbilder, bei Jungen eher externalisierende Störungsbilder zugrunde. Bei Mädchen ist zudem eine intensive Nutzung sozialer Medien und fehlendes Vertrauen in Familienmitglieder mit einer höheren Wahrscheinlichkeit von Selbstverletzung verbunden. Mobbing anderer und die gleichgeschlechtliche Anziehung waren wiederum bei Jungen stärker mit Selbstverletzung verbunden als bei Mädchen.

Bei trans Patient*innen wurde eine deutlich erhöhte Lebenszeitprävalenz von NSSV von 46,3 % festgestellt, 28,73 % gaben eine Punktprävalenz von NSSV an.

Die Diagnose von NSSV wird in erster Linie klinisch gestellt, eine körperliche Untersuchung sollte bei NSSV allerdings immer obligatorisch erfolgen, um Selbstverletzungen nicht zu übersehen. Fragebogenverfahren und standardisierte Interviews können ergänzend angewandt werden, alleinig sind sie nicht ausreichend. Nach erfolgtem Beziehungsaufbau bzw. bei akuter Suizidalität sind zunächst Krisenintervention und dann CBT, MBT und DBT-A als effektive Therapieverfahren nachgewiesen worden. Allerdings ist zu beachten, dass diese Therapieformen vornehmlich auf die Emotionsregulation abzielen. Da NSSV bei Jungen aber gar nicht so häufig zur Regulierung innerer negativer Zustände eingesetzt wird, ist diese Aussage eher für weibliche Jugendliche als stimmig anzusehen. Bei Jungen basiert das NSSV eher auf Männlichkeitsvorstellungen, sodass sich Interventionen bei Jungen eher auf eine Veränderung dieser Rollenbilder konzentrieren sollten. Dieses erweist sich bei ihnen als wirksamer als die oben genannten Verfahren.

33.10 Autorin

Prim. Univ.-Prof. Dr. med. Isabel Böge, Professorin für Kinder- und Jugendpsychiatrie, -psychotherapie sowie Abteilungsleitung der Kinder- und Jugendpsychiatrie an der Medizinischen Universität Graz, Primarärztin an der Abteilung für Kinder- und Jugendpsychiatrie des LKH-Universitätsklinikums Graz, Standort Süd. E-Mail: isabel.boege@medunigraz.at

33.11 Verständnisfragen

1. Welche geschlechtsspezifischen Unterschiede gibt es bei der Häufigkeit und Art von nicht-suizidalem selbstverletzendem Verhalten?
2. Was ist bei der Diagnostik von Suizidalität zu beachten?
3. Welche therapeutischen Maßnahmen haben sich als wirksam erwiesen?

33.12 Literatur

Abreu Minero, V.; Best, D.; Brown, L.; et al. (2022): Differences in addiction and recovery gains according to gender – gender barriers and specific differences in overall strengths growth. In: Substance Abuse Treatment Prevention Policy, 17 (1), 21.

Apicella, M.; Pontillo, M.; Maglio, G.; Di Vincenzo, C.; Della Santa, G.; Andracchio, E.; Vicari, S. (2025) Non-suicidal self-injury in adolescents: a clinician's guide to understanding the phenomenon, diagnostic challenges, and evidence-based treatments. In: Frontiers Psychiatry, 16, 1605508.

BfArM – Bundesinstitut für Arzneimittel und Medizinprodukte (2025). MB23 Symptome oder Zeichen mit Beteiligung des Erscheinungsbilds oder des Verhaltens (ICD-11 Entwurfsfassung Deutsch). Online verfügbar unter: https://www.bfarm.de/DE/Kodiersysteme/Klassifikationen/ICD/ICD-11/uebersetzung/_node.html (15.12.2025)

Bergmann, G. H. (1846): Ein Fall von religiöser Monomanie, die eine unerhörte Selbstverletzung veranlasste. In: Allgemeine Zeitschrift für Psychiatrie, 3, 365–380.

Brown, R. C.; Plener, P. L. (2017): Non-suicidal self-injury in adolescence. In: Current Psychiatry Reports, 19 (3), 20.

Calvo, N.; Lugo-Marín, J.; Oriol, M.; et al. (2024): Childhood maltreatment and non-suicidal self-injury in adolescent population: A systematic review and meta-analysis. In: Child Abuse and Neglect. 157, 107048.

Castellví, P.; Lucas-Romero, E.; Miranda-Mendizábal, A.; et al. (2017): Longitudinal association between self-injurious thoughts and behaviors and suicidal behavior in adolescents and young adults: A systematic review with meta-analysis. In: Journal of Affective Disorders, 215, 37–48.

CDC – Centers for Disease Control and Prevention (2023): Leading causes of death. WISQARS – Web-based Injury Statistics Query and Reporting System. Online verfügbar unter: https://wisqars.cdc.gov/lcd/?o=LCD&y1=2023&y2=2023&ct=10&cc=ALL&g=00&s=0&r=0&ry=2&e=0&ar=lcd1age&at=groups&ag=lcd1age&a1=0&a2=199 (15.12.2025)

Daukantaitė, D.; Lundh, L. G.; Wångby-Lundh, M.; et al. (2021): What happens to young adults who have engaged in self-injurious behavior as adolescents? A 10-year follow-up. In: European Child and Adolescent Psychiatry, 30 (3), S. 475–492.

Diggins, E.; Heuvelman, H.; Pujades-Rodriguez, M.; et al. (2024): Exploring gender differences in risk factors for self-harm in adolescents using data from the millennium cohort study. In: Journal of Affective Disorders, 345, S. 131–140.

Dilling, H.; Mombour, W.; Schmidt, M. H. (2015). ICD-10. Internationale Klassifikation psychischer Störungen. Bern: Hogrefe.

Esposito, C.; Dragone, M.; Affuso, G.; et al. (2023): Prevalence of engagement and frequency of non-suicidal self-injury behaviors in adolescence: An investigation of the longitudinal course and the role of temperamental effortful control. In: European Child and Adolescent Psychiatry, 32 (12), S. 2399–2414.

Fu, X.; Zhao, M.; Luo, M.; et al. (2025): Prevalence and influencing factors of non-suicidal self-injury among secondary school students seeking medical treatment. In: Frontiers Psychology, 16, 1583373.

Geoffroy, M. C.; Bouchard, S.; Per, M.; et al.

(2022): Prevalence of suicidal ideation and self-harm behaviours in children aged 12 years and younger: A systematic review and meta-analysis. In: Lancet Psychiatry, 9 (9), S. 703–714.

Kaess, M.; Parzer, P.; Mattern, M.; et al. (2013): Adverse childhood experiences and their impact on frequency, severity, and the individual function of nonsuicidal self-injury in youth. In: Psychiatry Research, 206 (2–3), S. 265–272.

Kandsperger, S.; Madurkay, J.; Schleicher, D.; et al. (2023): Treatment motivation and burden of stress among parents of adolescents with non-suicidal self-injury presenting to a child and adolescent psychiatric emergency service. In: Psychopathology, 56 (1–2), S. 148–161.

Klonsky, E. D. (2007): The functions of deliberate self-injury: A review of the evidence. In: Clinical Psychology Review, 27, S. 226–223.

Kutcher, S.; Chehil, S. (2007): Tool for Assessment of Suicide Risk: Adolescent Version (TASR-A). In: xxx Tool for Assessment of Suicide Risk (TASR) – Suicide Risk Management. Wiley.

Lim, K. S.; Wong, C. H.; McIntyre, R. S.; et al. (2019): Global lifetime and 12-month prevalence of suicidal behavior, deliberate self-harm and non-suicidal self-injury in children and adolescents between 1989 and 2018: A meta-analysis. In: International Journal of Environmental Research and Public Health, 16 (22), S. 4581.

Moran, P.; Coffey, C.; Romaniuk, H.; et al. (2012): The natural history of self-harm from adolescence to young adulthood: A population-based cohort study. In: Lancet, 379 (9812), S. 236–243.

Nock, M. K.; Prinstein, M. J. (2004): A functional approach to the assessment of selfmutilative behavior. In: Journal of Consulting and Clinical Psychology, 72, S. 885–890.

Plener, P. L.; Fischer, C. J.; In-Albon, T.; et al. (2013): Adolescent non-suicidal self-injury (NSSI) in German-speaking countries: Comparing prevalence rates from three community samples. In: Social Psychiatry and Psychiatric Epidemiology, 48, S. 1439–1445.

Plener, P. L.; Libal, G.; Keller, F.; et al. (2009): An international comparison of adolescent non-suicidal self-injury (NSSV) and suicide attempts: Germany and the USA. In: Psychological Medicine, 39, S. 1549–1558.

Posner, K.; Brown, G. K.; Stanley, B.; et al. (2011): The Columbia-Suicide Severity Rating Scale: Initial validity and internal consistency findings from three multisite studies with adolescents and adults. In: American Journal of Psychiatry, 168, S. 1266–1277.

Reynolds, W. (1998): SIQ, suicidal ideation questionnaire: Professional manual. Florida: Psychological Assessment Resources.

Sornberger, M. J.; Heath, N. L.; Toste, J. R.; et al. (2012): Nonsuicidal self-injury and gender: Patterns of prevalence, methods, and locations among adolescents. In: Suicide Life Threatening Behaviour, 42(3), 266–278.

Victor, S. E.; Muehlenkamp, J. J.; Hayes, N. A.; et al. (2018): Characterizing gender differences in nonsuicidal self-injury: Evidence from a large clinical sample of adolescents and adults. In: Comprehensive Psychiatry, 82, S. 53–60.

Zetterqvist, M.; Lundh, L. G.; Dahlström, O.; et al. (2013): Prevalence and function of non-suicidal self-injury (NSSV) in a community sample of adolescents, using suggested DSM-5 criteria for a potential NSSV disorder. In: Journal of Abnormal Child Psychology, 41 (5), S. 759–73.

34 Körperliche und seelische Misshandlung, sexueller Missbrauch, Vernachlässigung

Das kommt nicht nur bei armen Leuten vor …

Emily Sitarski, Joerg M. Fegert, Cedric Sachser

Dieses Kapitel gibt eine Übersicht über geschlechtsunabhängige, aber auch geschlechtsspezifische Risikofaktoren für das Erleben von Kindesmisshandlung. Auch Unterschiede im Hinblick auf Häufigkeiten von Kindesmisshandlungserfahrungen auf nationaler und internationaler Ebene werden erläutert. Außerdem werden typische psychische Folgen von Kindesmisshandlung, Prognosen für Entwicklungsverläufe und Reviktimisierung nach Erlebnissen von Kindesmisshandlung, Diagnostikinstrumente sowie relevante Aspekte in der Symptomatik und Therapie vorgestellt.

Lernziele: Sie werden Kenntnisse zu geschlechtsspezifischen Unterschieden zum Vorkommen der verschiedenen Kindemisshandlungsformen sowie zu ihren geschlechtsspezifischen Risikofaktoren erwerben. Außerdem werden Sie ein Verständnis für die Bandbreite an Entwicklungsverläufen und Symptommustern von Kindern und Jugendlichen, die von Kindesmisshandlung betroffen sind, entwickeln. Sie werden auch lernen, welche verschiedenen therapeutischen Interventionen für die Behandlung betroffener Kinder und Jugendlicher eingesetzt werden können und welche Aspekte aus geschlechtsunabhängiger sowie auch geschlechtsabhängiger Perspektive bei der Auswahl und Durchführung der Intervention sowie auch der Diagnostik eine zentrale Rolle spielen.

Schlagworte: Kindesmisshandlung, sexueller Missbrauch von Kindern, Kindesvernachlässigung, geschlechtsspezifische Vulnerabilität, Belastungs- und Traumabewältigung, Offenbarung, Transdiagnostik

34.1 Persönliche Annäherung

Als sich der 17-jährige Paul in der Ambulanz der Kinder- und Jugendpsychiatrie vorstellt, gibt er an, zunehmend Alkohol zu konsumieren, um seine innere Unruhe und Schlafstörungen zu bewältigen. Im Verlauf der Therapie wird deutlich, dass Paul in seiner Kindheit ab 9 Jahren über einen Zeitraum von knapp fünf Jahren körperliche Misshandlung durch seinen Vater erlitten hat sowie später im Jugendalter, ungefähr ab dem 13. bis zum 15. Lebensjahr, von seinem Vereinstrainer sexuell missbraucht wurde. Diese traumatischen Erfahrungen haben den Jugendlichen tief geprägt: Er zeigt wenig Vertrauen und schwankt stark zwischen aggressiven Ausbrüchen und Rückzug.

Jungen, die wie Paul Misshandlungserfahrungen gemacht haben, stehen häufig vor schwierigen Fragen, auch in Bezug auf ihr Geschlecht und ihre Sexualität: Wie kann ich nach diesen Erlebnissen noch als »richtiger« Mann wahrgenommen werden? Was bedeutet das Erlebte für meine Sexualität?

Transitionsphasen, wie im Beispiel von Paul der Übergang vom Jugend- in das Erwachsenenalter, sind ohnehin schon vulnerable Lebensphasen, in denen zentrale Entwicklungsaufgaben bewältigt werden müssen. Sowohl die Auseinandersetzung als auch das Finden der eigenen körperlichen und sexuellen Identität gehören definitiv zu diesen zentralen Entwicklungsaufgaben, die auch schon ohne das belastende Erlebnis von Misshandlung eine Herausforderung darstellen und zu Unsicherheiten bei Jugendlichen und jungen Erwachsenen führen können. Viele Betroffene von Kindesmisshandlung versuchen daher, die belastenden Erlebnisse und ihre damit einhergehenden Unsicherheiten zu verdrängen oder kompensieren daraus entstehende negative Gefühle und Gedanken durch Risikoverhaltensweisen wie etwa Alkohol- oder Drogenkonsum.

Die Sensibilisierung für und die Benennung von möglichen Folgen von Kindesmisshandlung aus kinder- und jugendpsychiatrischer sowie kinder- und jugendpsychotherapeutischer Sicht sind daher in der Praxis zentral. Betroffene empfinden oft starke Scham- und Schuldgefühle oder stehen in Loyalitätskonflikt gegenüber dem Täter oder der Täterin, was eine besonders sensible Herangehensweise von Fachkräften erfordert. Es ist wichtig, dass Fachkräfte über entsprechendes Wissen verfügen, um auf Fragen und Bedürfnisse der Betroffenen geschlechtssensibel reagieren zu können. Das Übersehen von Symptomen kann schwerwiegende Langzeitfolgen nach sich ziehen. Frühzeitige Interventionen bieten jedoch die Möglichkeit, eine Chronifizierung der Symptomatik zu verhindern und den Betroffenen langfristig zu helfen.

Wichtig ist jedoch auch zu erwähnen, dass ein Teil der Kinder und Jugendlichen nach Erleben von Misshandlung nach initialer Belastung keine langfristigen psychischen Störungen entwickelt. Da Misshandlungserfahrungen jedoch einen der wichtigsten prädiktiven Faktoren bezüglich der Entwicklung von psychischen Erkrankungen darstellen, spielen vor allem Kinderschutz und Prävention, also alle rechtlichen Regelungen und Maßnahmen, die dem Schutz von Kindern dienen, eine zentrale Rolle. Langfristig sollen Kinderschutzmaßnahmen präventiv gesundheitliche Störungen verhindern und Entwicklungschancen erhalten.

34.2 Definition gemäß ICD-11

34.2.1 Störungsbilder und Unterscheidungsmerkmale

Die Begrifflichkeiten Misshandlung, Missbrauch und Vernachlässigung sind in verschiedenen Forschungs- und Lehrgebieten unterschiedlich formalisiert und definiert worden. Das Modell von Leeb et al. (2008) bietet eine erste Annäherung einer Typologisierung und Systematisierung dieser Erfahrungen (siehe Abb. 36.1). Hierbei wird die Kindesmisshandlung als Überbegriff zunächst in Handlungen (»acts of commission«: körperliche Misshandlung, emotionale Misshandlung und sexueller Missbrauch) und Vernachlässigung (»acts of omission«: unterlassene Fürsorge und unterlassene Beaufsichtigung) unterteilt. Der Überbegriff »Kindesmisshandlung« wird im vorliegenden Kapitel ebenso für alle Formen der Kindesmisshandlung und -vernachlässigung verwendet.

Weitere relevante »äußere Ursachen«, die in diesem Model nicht explizit abgebildet sind, aber dennoch relevante Risikofaktoren für die Entwicklung von Gesundheitsstörungen darstellen, sind z. B. sexuelle Grenzüberschreitungen/Gewalt durch Peers, Mobbingerfahrungen durch Peers, Verlust eines Geschwisterteils, Exposition gegenüber Terror (vgl. Karatekin & Hill, 2018; Wade et al., 2025).

Die ICD-11 listet Misshandlung im Abschnitt 23 »Äußere Ursachen von Morbidität oder Mortalität« und definiert wie folgt (BfArM, 2025, o. S.):

- Körperliche Misshandlung (Code: PJ20): »Nicht versehentliche Handlungen mit körperlicher Gewalt, die zu körperlichen Schäden führen oder ein angemessenes Potenzial haben, zu solchen zu führen, oder die erhebliche Angst hervorrufen.«
- Sexuelle Misshandlung (Code: PJ21): »Bei Erwachsenen: erzwungene oder genötigte sexuelle Handlungen oder sexuelle Handlungen mit einer Person, die nicht einwilligungsfähig ist; bei Kindern: sexuelle Handlungen mit einem Kind, die dazu bestimmt sind, einem Erwachsenen sexuelle Befriedigung

Abbildung 34.1 Kodierung von Formen der Misshandlung in der ICD-11
(geordnet nach der Typisierung von Leeb et al., 2008)

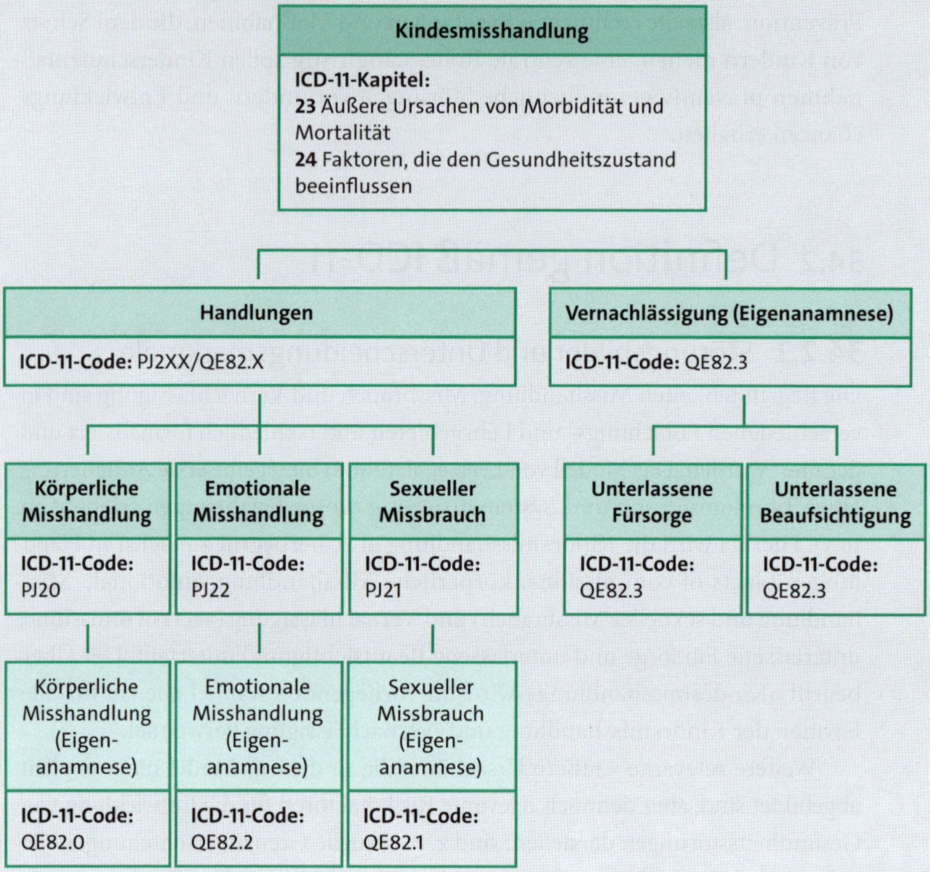

zu verschaffen. Die Kategorie wird auf das Opfer der Misshandlung angewendet, nicht auf den Verursacher.«

- Psychische Misshandlung (Code: PJ22): »Nicht versehentliche verbale woder symbolische Handlung, die zu einer erheblichen psychischen Schädigung führt.«

Des Weiteren gibt es die beiden Restkategorien »sonstige näher bezeichnete Misshandlung« (Code: PJ2Y) und » Misshandlung, nicht näher bezeichnet« (Code: PJ2Z).

Ebenso können Misshandlungen im Kapitel 24 (BfArM, 2025, o. S.) »Faktoren, die den Gesundheitszustand beeinflussen oder zur Inanspruchnahme des Gesundheitswesen führen« erfasst werden: »körperlicher Missbrauch in der Eigenanamnese« (QE82.0), »psychischer Missbrauch in der Eigenanamnese« (Code: QE82.2), »sexueller Missbrauch in der Eigenanamnese« (Code: QE82.1), »Vernachlässigung in der Eigenanamnese« sowie »sonstige näher bezeichnete Misshandlung in der Eigenanamnese« (Code: QE82.Y) und »Misshandlung in der Eigenanamnese, nicht näher bezeichnet« (Code: QE82.Z). Ein »persönliches angsterregendes Erlebnis in der Kindheit« kann mit dem Code QE83 kodiert werden.

Im Kapitel X können zudem detaillierte Angaben gemacht werden: »Aspekte von Angriff und Misshandlung«, »Täter-Opfer-Beziehung«, »Geschlecht des Täters« und »Kontext der Misshandlung« (BfArM, 2025, o. S.).

34.2.2 Häufigkeiten

Insgesamt liegen weitestgehend ähnliche Prävalenzen für die Verbreitung von erlebten Misshandlungen in der Kindheit und/oder Jugend zwischen Mädchen und Jungen vor.

Metaanalytische Untersuchungen von Stoltenborgh et al. (2015) berichten, dass es keine signifikanten Geschlechtsunterschiede weder bei physischer Misshandlung gab, deren globale Prävalenz bei 22,6 % liegt, noch bei emotionaler Misshandlung, deren weltweite Häufigkeit 26,7 % beträgt. Auch bei körperlicher und emotionaler Vernachlässigung waren keine auffälligen Unterschiede zwischen den Geschlechtern zu beobachten. Die kombinierten Prävalenzen für körperliche und emotionale Vernachlässigung betragen 16,3 % bzw. 18,4 %. Eine Ausnahme bildete der sexuelle Missbrauch: Die Prävalenzrate liegt bei Mädchen mit 18,0 % deutlich höher ist als bei Jungen mit 7,6 %.

Auf deutscher Ebene zeigen sich ebenfalls keine signifikanten Geschlechtsunterschiede bei physischer und emotionaler Misshandlung sowie bei körperlicher und emotionaler Vernachlässigung. Jedoch liegt die Prävalenz von sexuellem Missbrauch laut der NAKO-Gesundheitsstudie auch in Deutschland in einer retrospektiven Befragung bei Frauen mit 9,7 % deutlich höher als bei Männern mit 2,6 %, (Klinger-König et al., 2024).

Bezüglich der Offenlegung von Misshandlungserfahrungen, insbesondere von sexuellem Missbrauch in der Kindheit, zeigen sich wiederum ausgeprägte geschlechtsspezifische Unterschiede. Die Ergebnisse der Studie von Lev-Wiesel und First (2018) legen nahe, dass Betroffene von sexuellem Missbrauch im Vergleich zu den Misshandlungsformen körperlicher und emotionaler

Misshandlung zurückhaltender sind, ihre Erlebnisse mitzuteilen. Insbesondere Jungen zeigen demnach eine größere Zurückhaltung bei der Offenlegung aller Misshandlungsformen als Mädchen. Die Forschenden führen dies auf die Angst der Jungen zurück, als schwach oder homosexuell wahrgenommen zu werden, während Mädchen in diesem Kontext scheinbar weniger Stigmatisierung wahrnehmen. Männer berichten einer Studie von Hébert et al. (2009) zufolge auch seltener und später über ihre Missbrauchserfahrungen in der Kindheit als Frauen. Etwa 20 % der Betroffenen hatten den Missbrauch nie offengelegt, wobei Männer eine höhere Wahrscheinlichkeit hatten, sich nie jemandem anvertraut zu haben, als Frauen.

34.2.3 Prognose

Unabhängig von psychischen und somatischen Folgeerkrankungen gibt es klare Hinweise, dass ein einmaliges Erleben von Kindesmisshandlung mit einer erhöhten Wahrscheinlichkeit einer zukünftigen (Re-)Viktimisierung einhergeht. So liegt z. B. die Rate für eine sexuelle Reviktimisierung nach erlebtem sexuellem Missbrauch in der Kindheit bei etwa 50 % (Walker et al., 2019). In dieser Studie zeigte sich ein leichter Trend, dass männliche Betroffene einer erhöhten Reviktimisierung ausgesetzt waren, wobei diese Zahlen aufgrund der Primärstudien, die hauptsächlich aus komplett weiblichen Stichproben bestanden, noch nicht belastbar sind.

Auch wenn es zahlreiche Belege dafür gibt, dass Misshandlungen in der Kindheit in jedem Entwicklungsstadium langanhaltende Folgen haben können und mit einem deutlich erhöhten Risiko für psychische und somatische Erkrankungen einhergehen (Clemens et al., 2018; Felitti et al., 1998; Lippard & Nemeroff, 2023; Spinazzola et al., 2014; Witt et al., 2019), sind Entwicklungsverläufe sehr individuell und heterogen. Grundsätzlich führen Misshandlungserfahrungen nicht zwingend bei allen Betroffenen zu Beeinträchtigungen (Multifinalität). Auch lässt sich eine einzelne psychische Störung nicht auf einen bestimmten Misshandlungstyp zurückführen, sondern resultiert in der Regel aus unterschiedlichen Faktoren und Entwicklungsverläufen (Äquifinalität).

Eine Übersichtsarbeit von 54 Studien zu Entwicklungsverläufen nach belastenden Erfahrungen und traumatischen Ereignissen zeigt, dass die am häufigsten beobachteten Verläufe nach traumatischen Lebenserfahrungen im Sinne von genereller Dysfunktion bzw. Gesundheit folgendermaßen gekennzeichnet sind: Resilienz ohne die Entwicklung psychischer Symptome bei 66 % über die Studienpopulationen hinweg, Erholung (anhaltende, aber letztlich nachlassende Belastung/Störung der Funktionsfähigkeit bzw. Entstehung von Psychopathologie) bei 21 %, Entwicklung einer chronischen psychischen Erkrankung bei 11 % sowie ein zeitlich verzögertes Auftreten psychischer Erkrankungen bei 9 % (Galatzer-Levy et al., 2018). Auch bei sexuellem Missbrauch in der Kindheit und Jugend zeigte sich bei einem systematischen Review, dass der Prozentsatz der Betroffenen, die trotz des Erlebens von sexuellem Missbrauch ein normales Funktionsniveau aufwiesen, zwischen 10 % und 53 % schwankte (Domhardt et al., 2014). Die empirisch am besten belegten Schutzfaktoren für Resilienz nach Kindesmisshandlungserfahrungen sind Bildung, zwischenmenschliche und emotionale Kompetenz, Kontrollüberzeugungen, aktive Bewältigung, Optimismus, soziale Bindung, externe Schuldzuweisung (Schuld für Misshandlung wird nicht bei sich selbst gesehen) und vor allem die Unterstützung durch die Familie und das weitere soziale Umfeld (Affifi & MacMillan, 2011; Domhardt et al., 2014).

Insgesamt zeigen sich nach Exposition gegenüber traumatischen Ereignissen erhöhte Raten von Traumafolgestörungen wie etwa der PTBS für das biologisch weibliche Geschlecht (20,8 %) gegenüber dem biologisch männlichen Geschlecht (11,1 %) (Alisic et al., 2014). Daneben besteht ein Dosis-Wirkungs-Effekt in der Weise, dass eine höhere Anzahl an Misshandlungserfahrungen mit einer höheren Rate an Erkrankungen assoziiert ist (Felitti et al., 1998; Hughes et al., 2017). Ebenso zeigen empirische Untersuchungen differenzielle Auswirkungen von Vernachlässigung, Misshandlung und Missbrauch in der Kindheit während sensibler Entwicklungsphasen/Expositionszeiten, z. B. auf den Hippocampus von biologischen Männern vs. Frauen (Teicher et al., 2018). Neben einer beschriebenen Entwicklungshetereotypie von Traumafolgen (Schmid et al., 2013), die entwicklungs- und geschlechtsspezifische Charakteristika aufweist, zeigen die neurobiologischen Folgen von frühem Stress und Misshandlung in der Kindheit ebenfalls deutliche Interaktionen mit Entwicklungsphasen des Auftretens und des Geschlechts der Betroffenen (Teicher et al., 2003).

34.2.4 Geschlechtsunabhängige Risikofaktoren

Zu den zentralen Risikofaktoren für körperliche Misshandlung und Vernachlässigung zählen dysfunktionale Beziehungen zwischen Kindern und Eltern, hohes Stressniveau sowie Wut oder Hyperreaktivität der Eltern, verstärkt durch familiäre Konflikte und mangelnde familiäre Kohäsion (Stith et al., 2009). Eine Gefährdung für alle fünf Misshandlungsformen auf individueller, interpersoneller, gemeinschaftlicher und gesellschaftlicher Ebene besteht darüber hinaus insbesondere für Säuglinge, Kinder mit gesundheitlichen Beeinträchtigungen oder chronischen Krankheiten sowie solche, die in Armut leben oder deren

Eltern psychische Probleme oder Suchterkrankungen haben (Austin et al., 2020). Auch das Aufwachsen in gewaltgeprägten oder sozioökonomisch benachteiligten Nachbarschaften erhöht das Risiko für Kindesmisshandlung (Austin et al., 2020).

34.3 Geschlechtsspezifische Unterschiede

34.3.1 Mädchen

Risikofaktoren für sexuellen Missbrauch bei Mädchen unter 17 Jahren sind insbesondere Mütter mit einem niedrigen Bildungsstand sowie nicht anwesende biologische Eltern im ersten Lebensjahr des Mädchens (Butler, 2013). Zudem haben Mädchen mit niedrigen schulischen Leistungen, Sonderschulüberweisungen und internalisierenden sowie externalisierenden Verhaltensweisen ebenfalls ein höheres Risiko, sexuellen Kindesmissbrauch zu erleben (Butler, 2013). Des Weiteren erhöhen auch Armut, häufige Wechsel von Betreuer*innen sowie das vorherige Erleben körperlicher Misshandlung und sexuellen Missbrauchs das Risiko für emotionale Misshandlung signifikant für Mädchen (Meinck et al., 2017). Mädchen, die diese Risikofaktoren kumulativ erleben, haben ein besonders hohes Risiko, emotional misshandelt zu werden (Meinck et al., 2017).

Insgesamt wird jedoch deutlich, dass es wenig Forschung zu Risikofaktoren für Kindesmisshandlung spezifisch für Mädchen gibt. Dies betrifft vor allem Untersuchungen bezüglich emotionaler und körperlicher Misshandlung sowie Vernachlässigung.

34.3.2 Jungen

Geschlechtsspezifische Risikofaktoren für Misshandlung bei Jungen hängen eng mit sozialen und kulturellen Konstruktionen von Männlichkeit zusammen (Schlingmann, 2024). Jungen, die in wirtschaftlich prekären Verhältnissen aufwachsen, sind generell einem höheren Risiko ausgesetzt, sexuellen Missbrauch zu erleben. Besonders betroffen sind Jungen in Ländern, wo ökonomische Not zu Kinderarbeit führt und sie dadurch vulnerabler für Kindemisshandlung macht (Bhatia et al., 2022). Eine enge Beziehung zu Erwachsenen, wie Lehrkräften, kann ebenfalls das Risiko erhöhen, Opfer sexueller Gewalt zu werden, insbesondere in Kontexten, wo es ein Abhängigkeitsverhältnis gibt. Diese Jungen erleben häufig auch andere Formen von Misshandlung, einschließlich emotionaler und physischer Gewalt (Sumner et al., 2016). Forschende argumentieren auch, dass sexueller Missbrauch bei Jungen seltener erkannt und gemeldet wird, was auf traditionelle Geschlechternormen zurückzuführen ist, die von Männern erwarten, stark und schweigsam bei emotionalen Themen zu sein (O'Gorman et al., 2023). Diese Normen könnten dazu beitragen, dass männliche Betroffene weniger Unterstützung suchen und erhalten. Besonders gefährdet sind Jungen in dysfunktionalen Familien oder in Umgebungen mit unzureichender elterlicher Aufsicht (O'Gorman et al., 2023).

34.3.3 Geschlechtliche und sexuelle Minderheiten

Geschlechtliche und sexuelle Minderheiten erleben die gleichen Arten von Misshandlungen, jedoch zeigen z. B. Studien mit Kindern mit früher Geschlechtsnonkonformität deutlich erhöhte Raten an körperlicher und emotionaler Misshandlung sowie sexuellen Missbrauchs (Roberts et al., 2012a). Dies kann unter anderem auf elterliche Vorurteile oder auf die gezielte Auswahl durch Täter*innen zurückgeführt werden. Zum Beispiel kann elterliches Unbehagen gegenüber der Geschlechtsidentität eines Kindes das Risiko erhöhen, dass sie ihrem Kind gegenüber missbräuchlich handeln, oder Täter*innen nehmen in Bezug auf sexuellen Missbrauch geschlechtsnonkonforme Kinder dabei – ähnlich wie andere besonders verletzliche Gruppen – gezielt ins Visier (Kane et al., 2008; Putnam, 2003; Roberts et al., 2012a). Die Misshandlungsrisiken für geschlechtliche und sexuelle Minderheiten sind im Vergleich zu heterosexuellen oder cisgeschlechtlichen Jugendlichen also deutlich erhöht (Jonas et al., 2022). LGBTQ-Jugendliche haben daneben ein erhöhtes Risiko, zusätzliche Traumata zu erleben, die speziell oder teilweise mit ihrer sexuellen Orientierung und/oder Geschlechtsidentität zusammenhängen (Roberts et al., 2012b) und für die Entwicklung negativer psychischer und medizinischer Folgeerscheinungen, die mit multiplen traumatischen Erfahrungen einhergehen (Cohen et al., 2018). Higgins et al. (2024) untersuchten in einer umfassenden nationalen Studie in Australien die Prävalenz von Kindesmisshandlung bei Erwachsenen mit verschiedenen Geschlechtsidentitäten und sexuellen Orientierungen. Die Ergebnisse zeigten, dass 90,5 % der Personen mit einer diversen Geschlechtsidentität von Kindesmisshandlung betroffen waren, während 77,5 % von mehreren Formen der Misshandlung berichteten. Bei Personen mit einer diversen Sexualität lagen die Zahlen ebenfalls hoch: 85,3 % berichteten über Kindesmisshandlung und 64,3 % erlebten mehrere Misshandlungsformen. Diese Zahlen sind erheblich höher als die in der Allgemeinbevölkerung zu beobachtenden Misshandlungshäufigkeiten, was auf eine deutliche Gefährdung dieser Gruppen hinweist. Eine Metaanalyse von Friedman et al. (2011) liefert weitere Einblicke in die Disparitäten im

Missbrauchsrisiko zwischen sexuellen Minderheiten und Nichtminderheiten. Die Ergebnisse zeigen, dass sexuelle Minderheiten 3,8-mal häufiger von sexuellem Missbrauch in der Kindheit betroffen waren, 1,2-mal häufiger von Eltern oder Erziehungsberechtigten körperlich misshandelt und 1,7-mal häufiger von Mitschüler*innen bedroht oder verletzt wurden.

34.4 Symptome

Es lässt sich kein typisches Symptommuster feststellen, an dem man erkennen kann, ob Kindesmisshandlung vorliegt. Bezüglich einer psychotherapeutischen oder psychiatrischen Behandlung ist daher eine routinemäßige Abfrage von traumatischen Ereignissen und Kindesmisshandlung durch Erhebung in der Anamnese bzw. gezielter Exploration danach oder Verwendung von standardisierten Instrumenten zur Erfassung dieser (siehe Kap. 34.8) obligat. Sich entwickelnde Störungen und Erkrankungen sind transdiagnostischer Natur. So zeigen sich neben klassischen Traumafolgestörungen wie etwa der PTBS auch Assoziationen mit fast allen psychischen Erkrankungen und Risikoverhaltensweisen wie Depressionen, Angststörungen, Persönlichkeitsstörungen, Psychosen oder Aggression, Drogenkonsum, Delinquenz oder Suizidalität. Insgesamt zeigt sich ein Muster, dass verschiedene Formen der Misshandlung geschlechtsspezifische Auswirkungen auf die Ausprägung von internalisierender und externalisierender Psychopathologie haben, was auf geschlechtsspezifische ätiologische Zusammenhänge zwischen Misshandlung und Psychopathologie hinweist (Keyes et al., 2012).

34.5 Diagnostik

Zur Erfassung von Kindesmisshandlung liegen im deutschen Sprachraum unterschiedliche validierte Verfahren vor. Diese lassen sich zum einen in Selbstausfüllerfragebogen und Interviewverfahren einteilen, zum anderen in Verfahren, die Kindesmisshandlung im Kindes- und Jugendalter selbst erfassen, und in Verfahren, die Kindesmisshandlungen retrospektiv für die eigene Kindheit und Jugend bei Erwachsenen erfassen.

Im Erwachsenenalter gibt es zur subjektiven retrospektiven Einschätzung z. B. die deutschen Versionen der folgenden Instrumente: Adverse Childhood Experiences Questionnaire (ACE) (Schäfer et al., 2009), Childhood Trauma Questionnaire (CTQ) (Klinitzke et al., 2012), ISPCAN Child Abuse Screening

Tool – Retrospective Questionnaire (ICAST-R) (Jarczok et al., 2023) und das KERF-Interview (»Belastende Kindheitserfahrungen«, Thekkumthala et al., 2023). Zur Erfassung der subjektiven Einschätzung einer möglichen Misshandlung im Kindes- und Jugendalter gibt es Verfahren wie den Juvenile Victimization Questionnaire (JVQ) (deutsche Version: Averdijk et al., 2012) oder das KERF-Kinderinterview (Isele et al., 2014), welches das deutschsprachige Gegenstück zur Maltreatment and Abuse Chronology of Exposure (MACE)-Skala (Teicher & Parigger, 2011) ist. Genannt sei an dieser Stelle auch die deutsche Version des forensischen Interviewprotokolls (NICHD, Noeker & Franke, 2018) als strukturierte Befragung von Kindern bei Kindeswohlgefährdung. Neben diesen spezifischen Verfahren enthalten ebenfalls die Event-Checklisten (z. B. LEC-5, ITEM) von Fragebogen und Interviews zur Erfassung der posttraumatischen Belastungsstörung (z. B. CATS-2, ITQ-Child, CAPS-CA-5) die wesentlichen Kategorien der Kindesmisshandlung, wobei hier oftmals Vernachlässigung als Kategorie fehlt. Zur Erfassung psychischer Folgen von Kindesmisshandlung empfehlen sich standardisierte störungsspezifische Fragebogen und Interviews zu Traumafolgestörungen. Hierbei zeigen Studien, dass diese Abfrage nicht zu einer Dekompensation oder gar Retraumatisierung führt, sondern maximal zu einer initialen Belastung, die jedoch schnell wieder abklingt (Jaffe et al., 2015; Skar et al., 2019). Zudem zeigt sich in der Praxis, dass viele Betroffene entlastet reagieren, wenn die Thematik abgefragt bzw. angesprochen wird.

34.6 Therapie

Da mögliche Symptome und psychische Folgeerkrankungen von Kindesmisshandlung transdiagnostischer Natur sind und sowohl einen entwicklungs- als auch geschlechtstypischen Verlauf und Charakter haben, können evidenzbasierte Interventionen für das spezifische vorhandene Störungsbild angeboten werden. Daneben bestehen misshandlungsspezifischere Therapieangebote wie etwa bindungsbasierte Interventionen oder Bezugspersonen-Kind-Therapie für sehr junge Kinder, traumafokussierte Therapien für Kinder und Jugendliche (z. B. TF-CBT) sowie die Multisystemische Therapie für Kindesmisshandlung (MST-CAN).

Gautschi und Lätsch (2024) betrachteten im Rahmen eines Umbrella-Reviews, das 44 internationale systematische Reviews umfasste, zu welchen Interventionen zur Prävention von Kindesmisshandlung evidenzbasierte Wirksamkeit bekannt ist. Darin eingeschlossen wurden sowohl verschiedene allgemeine

Interventionen als auch spezielle Interventionsformen, z. B. Interventionen, die auf Hausbesuchen basieren, Elterntrainings, Eltern- und Familientherapien, Familienberatungen, Interventionen in der Primärversorgung, Interventionen auf Gemeinschaftsebene, medienbasierte Interventionen sowie solche, die bestimmte Risikofaktoren adressieren. Jedoch konnte keine Art von Intervention identifiziert werden, deren Durchführung in klaren und konsistent positiven Effekten in Bezug auf die Prävention von Kindesmisshandlung resultierte. Dies soll jedoch nicht heißen, dass Interventionen generell nicht wirksam sind, um Kindesmisshandlung zu verhindern oder zu verringern. Die Autoren identifizierten insbesondere methodische Schwierigkeiten bei der Messung von Effektstärken. Sie resümieren zwar, dass es insgesamt wirksamere Interventionen zur Prävention von Kindesmisshandlung braucht, allerdings wurden bereits einzelne Interventionskomponenten positiv in ihrer Wirksamkeit evaluiert. Dazu zählten z. B. die Einbeziehung von Elterntrainings in Interventionsmaßnahmen und die Durchführung von Interventionen durch professionell geschultes Personal. Gerade die MST-CAN zielt darauf ab, die Kompetenzen der Eltern zum erfolgreichen Umgang mit ihrem Kind zu fördern und gewaltfreies Erziehungsverhalten zu entwickeln. Eine zentrale Komponente von MST-CAN besteht darin, dass Kinderschutzbehörden und das MST-CAN-Team, das aus Psychotherapeut*innen, Fachärzt*innen für Psychiatrie, Sozialarbeiter*innen und Sozialpädagog*innen besteht, eng miteinander zusammenarbeiten. Die Wirksamkeit von MST-CAN konnte in der Schweiz (Bauch et al., 2022) und in den USA (Swenson et al., 2010) nachgewiesen werden hinsichtlich der Reduzierung gewaltförmiger Erziehungspraktiken, der psychischen Belastungen von Eltern, der Schwere der Vernachlässigung und elterlichen Stresses, der Verhinderung des Wiederauftretens von Vernachlässigung sowie auch der Verbesserung der Bindungsschwierigkeiten und emotionaler und Verhaltensprobleme betroffener Kinder und Jugendlichen. In Deutschland scheitert allerdings eine regelhafte Umsetzung von MST-CAN an bestehenden Ressortzuständigkeiten des Gesundheits- und des Sozialwesens.

34.6.1 Sozialer Dienst und Multiprofessionalität

Kindesmisshandlung gehört zu den schwerwiegenden Herausforderungen, die alle Fachkräfte, die mit Kindern und Familien arbeiten, vor große ethische und praktische Fragen stellen. Die Komplexität solcher Fälle erfordert einen interdisziplinären Ansatz, bei dem verschiedene Professionen zusammenarbeiten müssen und der auch durch das Gesetz zur Kooperation und Information im Kinderschutz (KKG) geregelt ist. Auch die derzeitige Kinderschutzleitlinie der AWMF, die gerade überarbeitet wird, beschreibt hierzu verschiedene Handlungsempfehlungen bezüglich der Kooperation verschiedener Professionen (AWMF, 2019).

Demzufolge ist Multiprofessionalität nicht nur bei der Identifikation und Feststellung von Kindesmisshandlung unabdingbar, sondern auch in seiner Beendigung, im weiteren Umgang mit betroffenen Kindern und deren Unterstützung. In Fällen von Kindesmisshandlung bedeutet dies, dass Fachkräfte aus dem Gesundheitswesen, der Jugendhilfe, der Justiz und der Pädagogik zusammenarbeiten müssen. Auch die Zuständigkeit und Verantwortung der einzelfallzuständigen Fachkraft des Sozialen Dienstes beginnen, sobald es bedeutsame Hinweise für eine Kindeswohlgefährdung gibt. Jeder Fachbereich bringt dabei spezifische Kenntnisse und Perspektiven ein, die helfen, das Wohl des Kindes zu sichern und eine angemessene Unterstützung der betroffenen Familie zu gewährleisten.

So beschreibt z. B. die Handlungsempfehlung Nr. 16 der Kinderschutzleitlinie der AWMF das multiprofessionelle Vorgehen (z. B. OPS), das bei der stationären Abklärung im Krankenhaus umgesetzt werden soll, um eine Kindeswohlgefährdung bestätigen oder ausschließen zu können. Der OPS stellt ein strukturiertes Verfahren dar, an dem mindestens drei Berufsgruppen beteiligt sind (z. B. Ärzt*innen, Psycholog*innen und Sozialarbeiter*innen). Demnach erfolgt zunächst eine Fallbesprechung mit mindestens drei Fachdisziplinen. Danach wird eine gemeinsame Fallkonferenz mit den einbezogenen Fachkräften und dem Jugendamt eingeleitet, in dem die Prognose eingeschätzt und ein Hilfeplan erstellt werden, meist unter Anwesenheit der Eltern bzw. Sorgeberechtigten.

Die Zusammenarbeit in einem multiprofessionellen Team im Kinderschutz erfordert insofern eine enge, zielführende Kommunikation, klare Absprachen, Regeln und Abläufe für die Zusammenarbeit und eine erfolgreiche Kooperation. In der Praxis bedeutet dies, dass neben regelmäßigen Fallbesprechungen interdisziplinäre Teamsitzungen stattfinden, in denen alle relevanten Informationen ausgetauscht werden. Ziel ist es, eine ganzheitliche Einschätzung der Situation des Kindes und der Familie zu treffen und gemeinsam Maßnahmen zu entwickeln, die sowohl den Schutz des Kindes gewährleisten als auch die Eltern bei der Bewältigung ihrer Herausforderungen unterstützen. Fachkräfte aus verschiedenen Bereichen tauschen ihre Einschätzungen, Erfahrungen und Expertisen aus, was nicht nur ein besseres Verständnis der Situation fördert, sondern auch die Entwicklung gemeinsam getragener Handlungsempfehlungen (z. B. erforderliche Interventionsmaßnahmen, Hinzuziehung des Familiengerichts, Beratungsgespräche, Hilfen für das Kind). Hier ist es wichtig, dass alle Professionen gleichberechtigt gehört werden und ihre Perspektiven einfließen können.

Um die Kooperation zwischen den verschiedenen Professionen zu stärken, ist es zentral, regelmäßige Schulungen, Fortbildungen, Trainings und Seminare durchzuführen. Diese sollten nicht nur fachliche Inhalte vermitteln, sondern auch den interdisziplinären Austausch, das Verständnis für Arbeitsweisen und -prozesse der anderen Professionen und somit eine gemeinsame Sprache fördern. Darüber hinaus sollen Handlungsleitlinien kennengelernt, Vertrauen und Transparenz geschaffen sowie die jeweiligen Grenzen des eigenen Handelns verdeutlicht werden. Für die Umsetzung in der Praxis wird zudem der Einsatz einer Kinderschutzgruppe empfohlen.

Weitere wichtige Aspekte der multiprofessionellen Zusammenarbeit sind die sorgfältige Dokumentation aller relevanten Informationen und der regelmäßige Austausch von Daten zwischen den Fachkräften. Um nämlich eine lückenlose Betreuung und den Schutz des Kindes zu gewährleisten sowie auch dem betroffenen Kind im Erwachsenenalter Rechtsansprüche, z. B. auf Opferentschädigung, zu sichern, muss jeder Schritt nachvollziehbar sein, das Ausmaß der Misshandlungserfahrungen dokumentiert und mit weiteren Befunden, z. B. aus den Frühen Hilfen, aber auch aus der Kinder- und Jugendlichenpsychiatrie und -psychotherapie, aggregiert werden (Fegert et al., 2024). Allerdings sind hierbei auch datenschutzrechtliche Bestimmungen zu beachten, die die Zusammenarbeit und den Informationsaustausch regulieren.

34.6.2 Geschlechtsspezifische Aspekte der Therapie

Zum Einfluss des Geschlechts auf den Behandlungserfolg und auf Therapieabbrüche liegt für die traumfokussierte Psychotherapie eine uneinheitliche Studienlage vor, wobei in aktuellen Studien und Metaanalysen überwiegend keine geschlechtsspezifischen Unterschiede gefunden werden (de Haan et al., 2024; Skar et al., 2022). Bezüglich des Geschlechts der Behandelnden in der traumafokussierten Psychotherapie konnte eine Studie zeigen, dass dies keinen Einfluss auf den Behandlungserfolg hatte (Pfeiffer et al., 2020).

Der in Studien berichtete Zusammenhang von erhöhten Raten an Kindesmisshandlungen und Diskriminierungs- und Misshandlungserfahrungen bei geschlechtlichen und sexuellen Minderheiten ist von entscheidender Bedeutung für das Verständnis psychischer Auffälligkeiten in diesen Populationen und gibt wesentliche Informationen für eine geschlechtssensible Therapieplanung. In der therapeutischen Arbeit mit geschlechtlichen und sexuellen Minderheiten sollten sich Therapeut*innen sehr bewusst über die eigenen Einstellungen gegenüber LGBTQ-Jugendlichen und deren Familien sein, ausreichend Wissen über das Spektrum möglicher sexueller Orientierungen und Geschlechtsidentitäten haben, Fähigkeiten und Sensibilität bezüglich der Exploration zur sexuellen Orientierung und Geschlechtsidentität erwerben und einen entsprechenden sensiblen Umgang mit LQBTQ-Jugendlichen und deren Familien pflegen.

34.7 Zusammenfassung

Es ist zentral, auf die Vielzahl der von Kindesmisshandlung betroffenen Kindern und Jugendlichen in der KJPP vorbereitet zu sein, über entsprechendes geschlechtsspezifisches Wissen zu verfügen und sie passgenau zu unterstützen. Während Jungen und Mädchen weitestgehend gleich häufig von emotionaler und physischer Misshandlung und Vernachlässigung betroffen sind, sind Mädchen häufiger als Jungen von sexuellem Missbrauch betroffen. Die Häufigkeit bei Jungen könnte aber deutlich höher sein, da Jungen seltener und später ihre Misshandlungserfahrungen offenbaren. Insofern ist in der routinemäßigen Diagnostik von Kindesmisshandlungserfahrungen Sensibilität und eine Vorgehensweise gefragt, die den Kontext traditioneller männlicher Rollenbilder miteinbezieht. Gleiches gilt auch für geschlechtliche und sexuelle Minderheiten, die ein höheres Risiko haben, Misshandlungserfahrungen zu machen.

Aufmerksamkeit ist auch insofern gefragt, als dass es kein typisches Symptommuster gibt, dass auf eine Kindesmisshandlung hinweist. Sich entwickelnde Störungen sind transdiagnostisch und es kann durchaus geschlechtsspezifische ätiologische Zusammenhänge zwischen Misshandlung und Psychopathologie geben. Allerdings darf auch hier nicht von einer Kausalität ausgegangen und zwingend Verdacht geschöpft werden, da Misshandlungserfahrungen nicht kausal bei allen Betroffenen zu Beeinträchtigungen führen. Letztendlich sind die Eckpfeiler einer geschlechtssensiblen Therapie oder therapeutischen Intervention bei von Kindesmisshandlung betroffenen Kindern und Jugendlichen übergreifend ähnlich: der vertrauensvolle Aufbau einer Beziehung, die Arbeit und der Umgang mit den Eltern, Sensibilität und Wissen um Geschlechtsaspekte sowie Aspekte der sexuellen Orientierung, die Auswahl einer Intervention, die auf die Bedarfe des oder der Betroffenen zugeschnitten ist, Reflexion der Behandelnden selbst sowie die stetige multiprofessionelle Zusammenarbeit.

34.8 Autorin und Autoren

Emily Sitarski, Soziologin, M.A., ist wissenschaftliche Mitarbeiterin und persönliche Referentin des Ärztlichen Direktors der Klinik für Kinder- und Jugend-

psychiatrie, Psychosomatik und Psychotherapie, Universitätsklinikum Ulm. Sie promoviert an der Universität Ulm im Fach Humanbiologie.
E-Mail: emily.sitarski@uniklinik-ulm.de

Prof. Dr. Jörg M. Fegert ist Ärztlicher Direktor der Klinik für Kinder- und Jugendpsychiatrie, Psychosomatik und Psychotherapie, Universitätsklinikum Ulm,Präsident (2023–2027) der europäischen Fachgesellschaft European Society for Child and Adolescent Psychiatry (ESCAP).
E-Mail: joerg.fegert@uniklinik-ulm.de

Prof. Dr. Cedric Sachser hat den Lehrstuhl für Klinische Kinder- und Jugendlichenpsychologie an der Otto-Friedrich-Universität Bamberg inne.

34.9 Vertiefungsmöglichkeiten

WDR-Doku »Wer hilft Opfern von sexueller Gewalt?«:
https://www.youtube.com/watch?v=wO-Tx_7h-3Y

Podcast »einbiszwei – Der Podcast über Sexismus, sexuelle Übergriffe und sexuelle Gewalt« vom Unabhängigen Beauftragten für Fragen des sexuellen Kindesmissbrauchs:
https://beauftragte-missbrauch.de/mediathek/podcast-einbiszwei/uebersicht-podcast-einbiszwei

Schlingmann, T.; Wittenzellner, U.; Könnecke, B.; et al. (2016): Sexualisierte Gewalt: Männliche* Betroffene unterstützen! Mythen, Fakten, Handlungsmöglichkeiten. Herausgegeben von: Dissens – Institut für Bildung und Forschung e. V. https://www.tauwetter.de/images/phocadownload/broschuere-sexualisierte-gewalt-maennliche-betroffene-unterstuetzen.pdf

Pelzer, D. J.; Pelzer, D. (1995): A child called It: One child's courage to survive (Vol. 1). Health Communications.

34.10 Verständnisfragen

1. Entwickeln alle Personen nach einer frühen Misshandlungserfahrung psychische Symptome?
2. Ist die Verwendung von Fragebogen oder Interviewverfahren ausreichend, um eine potenzielle Kindeswohlgefährdung feststellen zu können?
3. Gibt es die eine Intervention, die bei einem Fall von Kindesmisshandlung wirksam ist?
4. Welche geschlechtsspezifischen Unterschiede existieren in Bezug auf Kindesmisshandlungserfahrungen?

5. Warum ist es wichtig, dass verschiedene Professionen im Kinderschutz gemeinsam agieren?

34.11 Literatur

Afifi, T. O.; MacMillan, H. L. (2011): Resilience following child maltreatment: A review of protective factors. In: Canadian Journal of Psychiatry, 56 (5), 266–272.

Alisic, E.; Zalta, A. K.; Van Wesel, F.; et al. (2014): Rates of post-traumatic stress disorder in trauma-exposed children and adolescents: Meta-analysis. In: The British Journal of Psychiatry, 204 (5), S. 335–340.

Austin, A. E.; Lesak, A. M.; Shanahan, M. E. (2020): Risk and protective factors for child maltreatment: A Review. In: Current Epidemiology Reports, 7, S. 334–342. doi:10.1007/s40471-020-00252-3

Averdijk, M.; Mueller-Johnson, K.; Eisner, M. (2012): Sexual victimization of children and adolescents in Switzerland. UBS Optimus Foundation.

AWMF – Arbeitsgemeinschaft der Wissenschaftlichen Medizinischen Fachgesellschaften (2019): Kindesmisshandlung, -missbrauch und -vernachlässigung: Langfassung (AWMF-Register-Nummer: 174-015). AWMF, S. 72–95. Online verfügbar unter: https://register.awmf.org/assets/guidelines/027-069l_S3_Kindesmisshandlung-Missbrauch-Vernachlaessigung-Kinderschutzleitlinie_2022-01-abgelaufen.pdf (15.12.2025)

Bauch, J.; Hefti, S.; Oeltjen, L.; et al. (2022): Multisystemic therapy for child abuse and neglect: Parental stress and parental mental health as predictors of change in child neglect. In: Child Abuse and Neglect, 126, 105489. doi:10.1016/j.chiabu.2022.105489

Bhatia, A.; Parvez, M.; Pearlman, J.; et al. (2022): The epidemiology of young people's work and experiences of Violence in nine countries: Evidence from the volence against children surveys. In: International Journal of Environmental Research and Public Health, 19 (24), 16936.

BfArM – Bundesinstitut für Arzneimittel und Medizinprodukte (2025): ICD-11 in Deutsch – Entwurfsfassung: ICD-11 für Mortalitäts- und Morbiditätsstatistiken (MMS). Bundesinstitut für Arzneimittel und Medizinprodukte. Online verfügbar unter: https://www.bfarm.de/DE/Kodiersysteme/Klassifikationen/ICD/ICD-11/uebersetzung/_node.html (19.12.25).

Butler A. C. (2013): Child sexual assault: Risk factors for girls. In: Child Abuse & Neglect, 37 (9), S. 643–652. doi:10.1016/j.chiabu.2013.06.009

Clemens, V.; Huber-Lang, M.; Plener, P. L.; et al. (2018): Association of child maltreatment subtypes and long-term physical health in a German representative sample. In: European Journal of Psychotraumatology, 9 (1), 1510278.

Cohen, J. A.; Mannarino, A. P.; Wilson, K.; et al. (2018): Trauma-Focused Cognitive Behavioral Therapy LGBTQ Implementation Manual. Pittsburgh, PA: Allegheny Health Network.

Domhardt, M.; Münzer, A.; Fegert, J. M.; et al. (2014): Resilience in survivors of child sexual abuse: A systematic review of the literature. In: Trauma, Violence, & Abuse, 16 (4), S. 476–493. doi:10.1177/1524838014557288

Fegert, J. M.; Franke, S.; Gossmann, E. (2024): SGB XIV: Erhebliche Vernachlässigung und psychische Gewalt. In: Kindschaftsrecht und Jugendhilfe (ZKJ), 2, S. 44–51.

Felitti, V. J.; Anda, R. F.; Nordenberg, D.; Williamson, D. F.; et al. (1998): Relationship of childhood abuse and household dysfunction to many of the leading causes of death in adults. The Adverse Childhood Experiences (ACE) Study. In: American Journal of Preventive Medicine, 14 (4), S. 245–258. doi:10.1016/s0749-3797(98)00017-8

Friedman, M. S.; Marshal, M. P.; Guadamuz, T. E.; et al. (2011): A meta-analysis of disparities in childhood sexual abuse, parental physical abuse, and peer victimization among sexual minority and sexual nonminority individuals. In: American Journal of Public Health, 101 (8), S. 1481–1494. doi:10.2105/AJPH.2009.190009

Galatzer-Levy, I. R.; Huang, S. H.; Bonanno, G. A. (2018): Trajectories of resilience and dysfunction following potential trauma: A review and statistical evaluation. In: Clinical Psychology Review, 63, S. 41–55.

Gautschi, J.; Lätsch, D. (2024): The effectiveness of interventions to prevent and reduce child maltreatment in high-income countries: An umbrella review. In: Child Abuse & Neglect, 153, 106845.

de Haan, A.; Meiser-Stedman, R.; Landolt, M. A.; et al. (2024): Efficacy and moderators of efficacy of cognitive behavioural therapies with a trauma focus in children and adolescents: An individual participant data meta-analysis of randomised trials. In: The Lancet Child & Adolescent Health, 8 (1), S. 28–39.

Hébert, M.; Tourigny, M.; Cyr, M.; et al. (2009): Prevalence of childhood sexual abuse and timing of disclosure in a representative sample of adults from Quebec. In: The Canadian Journal of Psychiatry/La Revue canadienne de psychiatrie, 54 (9), S. 631–636.

Higgins, D. J.; Lawrence, D.; Haslam, D. M.; et al. (2024): Prevalence of diverse genders and sexualities in Australia and associations with five forms of child maltreatment and multi-type maltreatment. In: Child Maltreatment. doi:10.1177/10775595231226331

Hughes, K.; Bellis, M. A.; Hardcastle, K. A.; et al. (2017): The effect of multiple adverse childhood experiences on health: A systematic review and meta-analysis. In: The Lancet Public Health, 2 (8), e356-e366.

Isele, D.; Teicher, M. H.; Ruf-Leuschner, M.; et al. (2014): KERF–ein Instrument zur umfassenden Ermittlung belastender Kindheitserfahrungen. In: Zeitschrift für Klinische Psychologie und Psychotherapie.

Jaffe, A. E.; DiLillo, D.; Hoffman, L.; et al. (2015): Does it hurt to ask? A meta-analysis of participant reactions to trauma research. In: Clinical Psychology Review, 40, S. 40–56.

Jarczok, M.; Lange, S.; Meinck, F.; et al. (2023): Widening epidemiological data on the prevalence of child maltreatment: Validation of the German ICAST-R in a student sample and national household survey. In: Child Abuse & Neglect, 137, 106038.

Jonas, L.; Salazar de Pablo, G.; Shum, M.; et al. (2022). A systematic review and meta-analysis investigating the impact of childhood adversities on the mental health of LGBT+ youth.In: JCPP Advances, 2 (2), e12079. doi:10.1002/jcv2.12079

Kane, E. W.; Spade, J. Z.; Valentine, C. G. (2008): »No way my boys are going to be like that!« Parents' responses to children's gender nonconformity. In: C. K. G. Valentine, M. N. Trautner, J. Z. Spade (Hg.), The kaleidoscope of gender: Prisms, patterns, and possibilities, S. 72–118, 2nd ed. Thousand Oaks, CA: Pine Forge Press/Sage Publications.

Karatekin, C.; Hill, M. (2018): Expanding the original definition of adverse childhood experiences (ACEs). In: Journal of Child & Adolescent Trauma, 12 (3), S. 289–306. doi:10.1007/s40653-018-0237-5

Keyes, K. M.; Eaton, N. R.; Krueger, R. F.; et al. (2012): Childhood maltreatment and the structure of common psychiatric disorders. In: British Journal of Psychiatry, 200 (2), S. 107–115.

Klinger-König, J.; Erhardt, A.; Streit, F.; et al. (2024): Childhood trauma and somatic and mental illness in adulthood. In: Deutsches Ärzteblatt International, 121 (1), S. 1–8. doi:10.3238/arztebl.m2023.0225

Klinitzke, G.; Romppel, M.; Häuser, W.; et al. (2012): Die deutsche Version des Childhood Trauma Questionnaire (CTQ) – psychometrische Eigenschaften in einer bevölkerungsrepräsentativen Stichprobe [The German Version of the Childhood Trauma Questionnaire (CTQ): psychometric characteristics in a representative sample of the general population]. In: Psychotherapie, Psychosomatik, medizinische Psychologie, 62 (2), S. 47–51. doi:10.1055/s-0031-1295495

Leeb, R. T.; Paulozzi, L. J.; Melanson, C.; et al. (2008): Child maltreatment surveillance: Uniform definitions for public health and recommended data elements. Centers for Disease Control and Prevention. Online verfügbar unter: https://www.cdc.gov/child-abuse-neglect/communication-resources/CM_Surveillance-a.pdf (15.12.2025)

Lippard, E. T.; Nemeroff, C. B. (2023): The devastating clinical consequences of child abuse and neglect: Increased disease vulnerability and poor treatment response in mood disorders. In: American Journal of Psychiatry, 180 (8), S. 548–564.

Meinck, F.; Fry, D.; Ginindza, C.; et al. (2017): Emotional abuse of girls in Swaziland: Prevalence, perpetrators, risk and protective factors and health outcomes. In: Journal of Global Health, 7 (1), 010410. doi:10.7189/jogh.07.010410

Noeker, M.; Franke, I. (2018): Structured interviewing of children in suspected child endangerment cases: The German version of the revised NICHD Investigative Interview Protocol. In: Bundesgesundheitsblatt-Gesundheitsforschung-Gesundheitsschutz, 61, S. 1587–1602.

O'Gorman, K.; Pilkington, V.; Seidler, Z.; et al. (2023): Childhood sexual abuse in boys and men: The case for gender-sensitive interventions. In: Psychological Trauma: Theory, Research, Practice, and Policy. doi:10.1037/tra0001520

Pfeiffer, E.; Ormhaug, S. M.; Tutus, D.; et al. (2020): Does the therapist matter? Therapist characteristics and their relation to outcome in trauma-focused cognitive behavioral therapy for children and adolescents. In: European Journal of Psychotraumatology, 11 (1), 1776048.

Putnam, F. W. (2003). Ten-year research update review: Child sexual abuse. In: Journal of the American Academy of Child and Adolescent Psychiatry, 42 (3), 269–278.

Roberts, A. L.; Rosario, M.; Corliss, H. L.; et al. (2012a): Childhood gender nonconformity: A risk indicator for childhood abuse and posttraumatic stress in youth. In: Pediatrics, 129 (3), S. 410-417.

Roberts, A. L.; Rosario, M.; Corliss, H. L.; et al. (2012b): Elevated risk of posttraumatic stress in sexual minority youths: Mediation by childhood abuse and gender nonconformity. In: American Journal of Public Health, 102 (8), S. 1587–1593. doi:10.2105/AJPH.2011.300530

Schäfer, I.; Wingenfeld, K.; Spitzer, C. (2009): ACE-D Deutsche Version des Adverse Childhood Experiences Questionnaire (ACE). Online verfügbar unter: https://www.zep-hh.de/files/zep/pdf/Infos_ACE_Bogen.pdf (15.12.2025)

Schlingmann, T. (2024): Sexualisierte Gewalt gegen Jungen. In: Brzank, P. J.,

Blättner, B. & Hahn, D. (Hg.), Praxishandbuch. Interpersonelle Gewalt und Public Health (1. Aufl.). Beltz: Weinheim.

Schmid, M.; Petermann, F.; Fegert, J. M. (2013): Developmental trauma disorder: Pros and cons of including formal criteria in the psychiatric diagnostic systems. In: BMC Psychiatry, 13, S. 1–12.

Skar, A. M. S.; Braathu, N.; Jensen, T. K.; et al. (2022): Predictors of nonresponse and drop-out among children and adolescents receiving TF-CBT: Investigation of client-, therapist-, and implementation factors. In: BMC Health Services Research, 22 (1), 1212.

Skar, A. M. S.; Ormhaug, S. M.; Jensen, T. K. (2019): Reported levels of upset in youth after routine trauma screening at mental health clinics. In: JAMA Network Open, 2 (5), e194003–e194003.

Spinazzola, J.; Hodgdon, H.; Liang, L. J.; et al. (2014): Unseen wounds: The contribution of psychological maltreatment to child and adolescent mental health and risk outcomes. In: Psychological Trauma: Theory, Research, Practice, and Policy, 6 (S1), S18.

Stith, S. M.; Liu, T.; Davies, L. C.; et al. (2009): Risk factors in child maltreatment: A meta-analytic review of the literature. In: Aggression and Violent Behavior, 14 (1), S. 13–29. doi:10.1016/j.avb.2006.03.006

Stoltenborgh, M.; Bakermans-Kranenburg, M. J.; Alink, L. R. A.; et al. (2015): The prevalence of child maltreatment across the globe: Review of a series of meta-analyses. In: Child Abuse Review, 24 (1), S. 37–50. doi:10.1002/car.2353

Swenson, C. C.; Schaeffer, C. M.; Henggeler, S. W.; et al. (2010): Multisystemic therapy for child abuse and neglect: A randomized effectiveness trial. In: Journal of Family Psychology, 24 (4), S. 497–507. doi:10.1037/a0020324

Teicher, M. H.; Anderson, C. M.; Ohashi, K.; et al. (2018): Differential effects of childhood neglect and abuse during sensitive exposure periods on male and female hippocampus. In: Neuroimage, 169, S. 443–452.

Teicher, M. H.; Andersen, S. L.; Polcari, A.; et al. (2003): The neurobiological consequences of early stress and childhood maltreatment. In: Neuroscience & Biobehavioral Reviews, 27 (1–2), S. 33–44.

Teicher, M. H.; Parigger, A. (2011): Modified Adverse Childhood Experience Scale, version 0.9; inspired by the ACE Scale. In: M. Schauer, F. Neuner, T. Elbert (Hg.), Narrative Exposure Therapy (NET). A short term intervention for traumatic stress disorders (2nd ed.). Cambridge, MA: Hogrefe.

Thekkumthala, D.; Schalinski, I.; Parigger, A.; et al. (2023): KERF-I. Belastende Kindheitserfahrungen [Verfahrensdokumentation, KERF-I, einführende Fragen, standardisierte Auswertungsrichtlinien, kompakte Auswertungsinformationen, SPSS-Syntaxen, Matrizen]. In Leibniz-Institut für Psychologie (ZPID) (Hrsg.), Open Test Archive. Trier: ZPID. doi:10.23668/psycharchives.12495

Wade, R.; Smith-Brown, C.; Lieberman, L.; et al. (2025): Expanding the concept of adverse childhood experiences: A decade of insights. In: American Journal of Preventive Medicine.

Walker, H. E.; Freud, J. S.; Ellis, R. A.; et al. (2019): The prevalence of sexual revictimization: A meta-analytic review. In: Trauma, Violence, & Abuse, 20 (1), S. 67–80.

Witt, A.; Sachser, C.; Plener, P. L.; Brähler, E.; et al. (2019): Prävalenz und Folgen belastender Kindheitserlebnisse in der deutschen Bevölkerung. In: Deutsches Ärzteblatt, 116 (38), S. 635–642.